くすりとほほえむ元気の素

レトロなお薬袋のデザイン

Packaging design of retrospective medicine

高橋善丸 著

Yoshimaru Takahashi

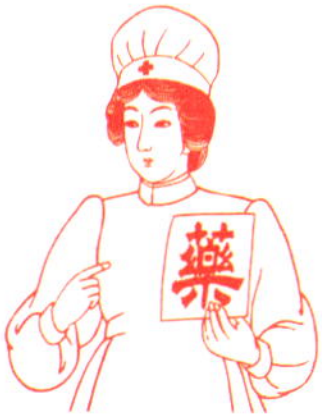

光村推古書院

元気を取り戻す
素であった薬が

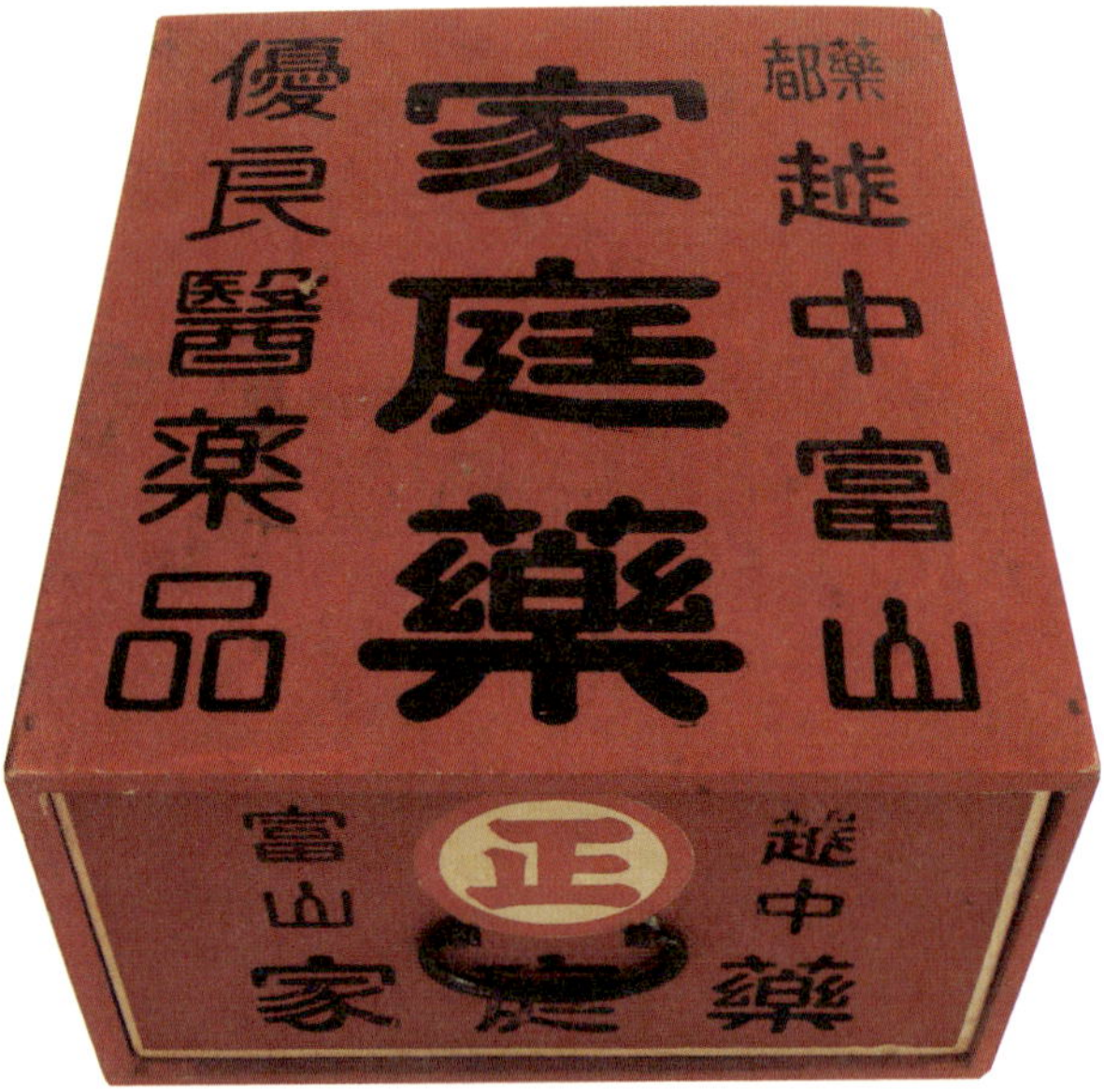

今は先人との会話に
ほほえみを誘う物に

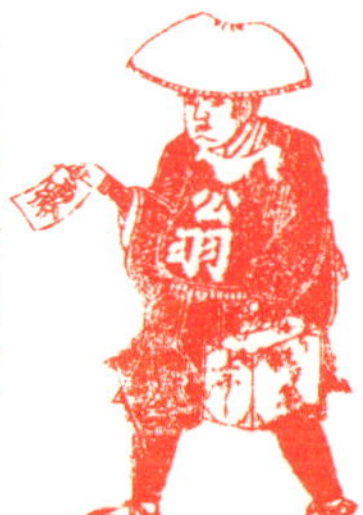

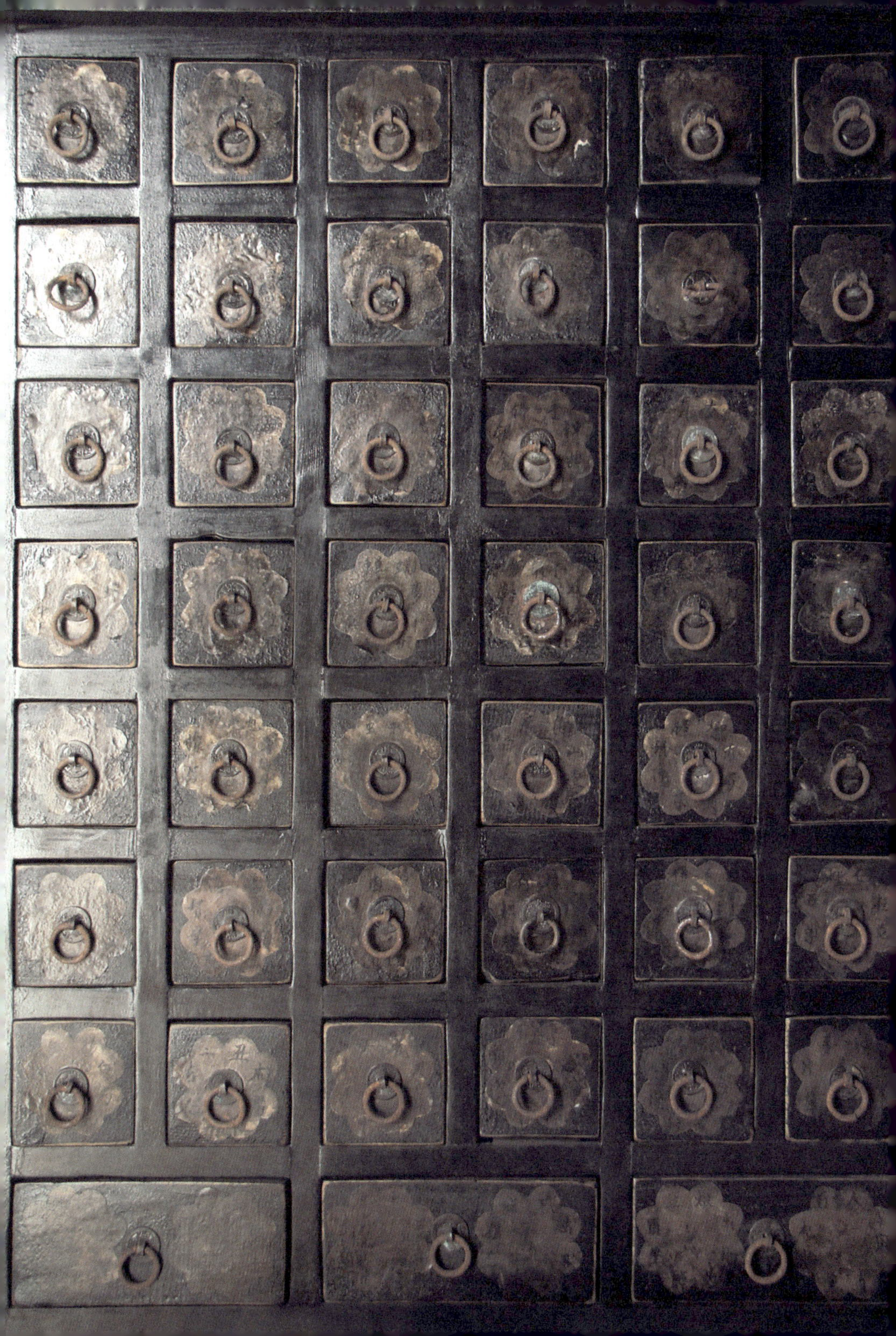

目次

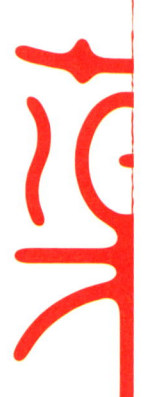

序文　売薬文化とデザイン

かつてはどこの家にもあった、売薬さんの薬箱やおおきな紙袋、中にはそれぞれの病気を連想する絵がかかれた小袋がたくさん入っており、子供心にも何か密かに家を守ってくれている気がしていました。現在のドラッグストアの棚にびっしり並んだパッケージの、特太の商品名と効能などの文字情報だけの薬に比べ、この売薬の袋には何か先人との会話がそこにあるような魅力を感じてしまいます。古に思いを馳せるのは、単に懐古趣味ばかりではなく、未来の予感の多くを過去の情報が持っていることは周知の事です。しかし、一般に歴史書を繙いても、要約するとそこには、夫々の時代の指導者の首のすげ替えや権力の構図の記録でしかなかったりします。これらは数多の民衆からみて、ほんの一握りの人たちの象徴的事象でしかないはずです。また、文化についても、それは権力者の愛でた美術や芸能、権威象徴の建築物などをさしているにすぎません。では、大多数の一般の民衆の歴史は、生活はどんなだったのかということは、ほとんど語られることなく、歴史のヒダの中に消えていくばかりです。

パッケージや広告などのデザインをするのは、グラフィックデザイナーといわれる専門の職業があり、私もそれを生業とする一人です。これら広告やデザインに求められるのは、それぞれの時代の消費者の欲求や感性にどう答えるべくかの表現方法を模索しつづけることです。したがって、このグラフィックデザインが、その時代の生活文化を雄弁に語っている、いわば時代の夢が反映されていると言っても過言ではないでしょう。まだ百年程度の歴史に過ぎないこのジャンルですが、その役割を今後担っていくことと思います。

　ある一つの広告やパッケージが時代を象徴している場合もありますが、より多くのデザインとしてのデータを縦覧することで、大きな民衆文化の時代の流れを、より確かに汲み取ることが出来ます。本書で紹介している家庭配置薬を中心とした各種薬にまつわる印刷物は、薬という生活に最も近い、時として命にさえ関わるものであるだけに、大衆の切実な感覚を見て取ることができます。また一つのジャンルを長い世代を通して、例えば定点観測のように見ることで、時代の変遷もよく捉えることが出来ます。私の５０００点を超えるコレクションを縦覧することで、その中から多くのことを学ぶことができました。

　驚くことの一つには、夫々のカテゴリー毎の絵柄のテーマが、あまりにも皆よく似ているということです。絵柄そのものに合理的意味合いがあるわけでもないのに、なぜか各社前例を踏襲し続けているのです。日々時代の先端を読み取り、少しでも新しい提案を要求されている今の私共の現場から見ると、あまりに不思議に見えます。しかし、これは皆が模倣したり類似品を作ってきたばかりとは言い切れません。よいものは見習い、気をてらわないという日本の商習慣がベースにあったと同時に、少しでも新しいものに絶対的価値観を持っている現代人に比べて、むしろ変わらないことへの安心感の方が勝っていたのだと言えます。聞き慣れた商品名、見慣れた絵柄。いわゆるそこには、「らしさ」が必要だったのです。薬という安心を得るためのアイテムなればこそ、なおさらそこには時代が培った不変の信頼が求められたのかもしれません。

ただ、大きな時代の流れで見ていくと、世相と共に、あるいは印刷技術の進化を背景として、少しづつではありますが、表現に変化を読み取ることが出来ます。江戸から明治初期に至る売薬の草創期には、成分などの説明より、神秘的、呪術的イメージが求められていました。そこには神がかったありがたさが必要だったのです。効能書も漠然と「何もかも治る」といったような言い方です。印刷は木版刷が基本であり、文字が主体なので絵柄が全面になることは稀です。明治も中頃になると、政府の西洋化奨励政策により西洋薬が推奨されだします。東洋薬学を基盤にしていた売薬業は、それに対抗して「何やら科学的」らしい匂いのする表現も現れだしました。この絵柄はその雰囲気であって必ずしも根拠がある訳ではありません。印刷も銅の凹版や凸版が使われ、広告にはクロモ石版によりカラフルで華やかな表現が可能になりました。大正時代から、ようやく現代のようなオフセット印刷が浸透しましたので、パッケージももっぱらビジュアルが主体になります。教育が未成熟のため文字の読めない人もまだ多く、何の薬であるかが絵でよく解ることも必要です。またこの頃、売薬も全盛期を迎え、一軒の家にいくつもの業者が入り競合状態になります。とは言っても、売薬さんの営業トークで決する訳ではありません。いざという時にどの薬を服用するかは、消費者がそのパッケージを見て判断するしかありません。つまり、パッケージのデザインこそが広告でありセールストークなのです。突然苦しみに見舞われた時、いかにそこに苦しさに共感する絵が描かれているかが重要です。かくしてパッケージには、それぞれの病を象徴する苦悩の表情が現れているのでした。こういった消費者にわかりやすく語りかける、コミュニケーションとしての表現であったから、今見てもつい微笑んでしまうのでしょう。

ところが、ある時代を境にして大きく表現に変化が現れてきました。それは第二次大戦を終えたいわゆる戦後です。もちろん世の中の価値観が大きく転換した時なので、あらゆる面で変化があったのは言うまでもないことですが。変わったことは、薬パッケージから苦悩が消えたこと。病の症状と薬の効能を代弁していたはずの絵柄が、どれも全快し爽快な女性の笑顔に塗り替えられてしまったのです。中には病中でありながら、笑っていることさえあります。この現象はなぜなのでしょう。戦後の暗い世相から速く抜け出したかったばかりではない。なぜなら現在でも、世の中のイメージ広告は殆ど女性が微笑んでいます。広告には、「こうなったら怖いよ、イヤでしょ」というネガティブ訴求と、「こうなったら楽しいよ、こんなに便利」というポジティブ訴求があり、戦前は苦しさに共感を呼ぶネガティブ訴求だったのが、戦後一転してポジティブ訴求になったということです。この傾向は日本の広告の特徴でもありますが、現代の広告全体のイメージとして、明るくハッピーなもの、今なら加えてカワイイものが社会を席巻しているのは誰もが認めるところでしょう。社会の暗部に目を背け、楽しいことだけを見ながら日々を過ごす、そんな風潮が当然のこととして蔓延しているのは、広告の責任も大いにあるのかも知れません。痛みを知る、社会の色々な意味で痛みの最中にある人たちの存在すら忘れてしまわないようでありたい。薬のパッケージというほんの一端の視点ではありますが、自戒の念を込めてのそんな見方もまた、サンプリングの多さならではの検証です。

病で弱った時に再び「元気を取り戻す素」になる薬、そして思わず「くすり」と微笑んでしまうパッケージ。そんな古いパッケージを懐かしく鑑賞する、あるいは未知の知恵を知るなど、さまざまに本書をご利用いただければ幸いです。

売薬さん

本書で掲載しているのは売薬の品及びその関連した物が中心ですが、一般に売薬と呼ばれているのは、正式には家庭配置薬のことです。一年に一度か二度、薬を携えて各家庭を回り、家の薬箱や置袋から古い薬を取り出して、新しい薬を補充していくというシステムで商いをする人たちを売薬さんといいます。薬を商うことは15世紀からあったようですが、売薬と言われるシステムが確立したのは17世紀終わり頃の富山藩にはじまります。その後奈良、滋賀、岡山、熊本などへと売薬の里は広がっていきました。大正時代から昭和中頃までの全盛時代を経て、現在でも引き継がれています。かつては入れ子式の柳行李に詰め込んだ薬を、黒い大きな風呂敷に包んで背負いながら、山間僻地をいとわず、また貧富のわけへだてもなく、全国津々浦々をまわりました。代金は使った分だけ後払いという独特のクレジットショッピングの先駆的この方法を「先用後利」といい、医療施設の無かった時代、庶民には無くてはならない存在でした。現在では、薬局や病院などの充実からかつての勢いはなくなりましたが、今の薬局向け大手製薬会社の商品とはメーカーも販売ルートも違っており、売薬のパッケージデザインや販促には独特のコミュニケーション手法があり、それが魅力を作り上げているのでしょう。

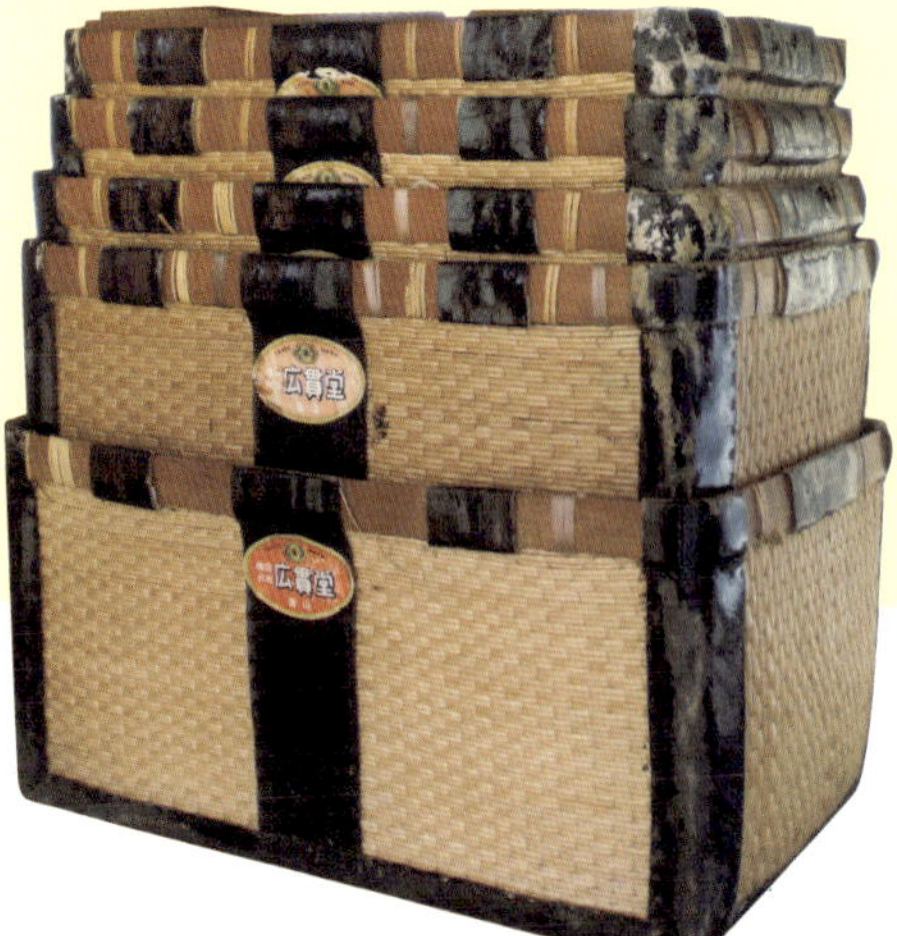

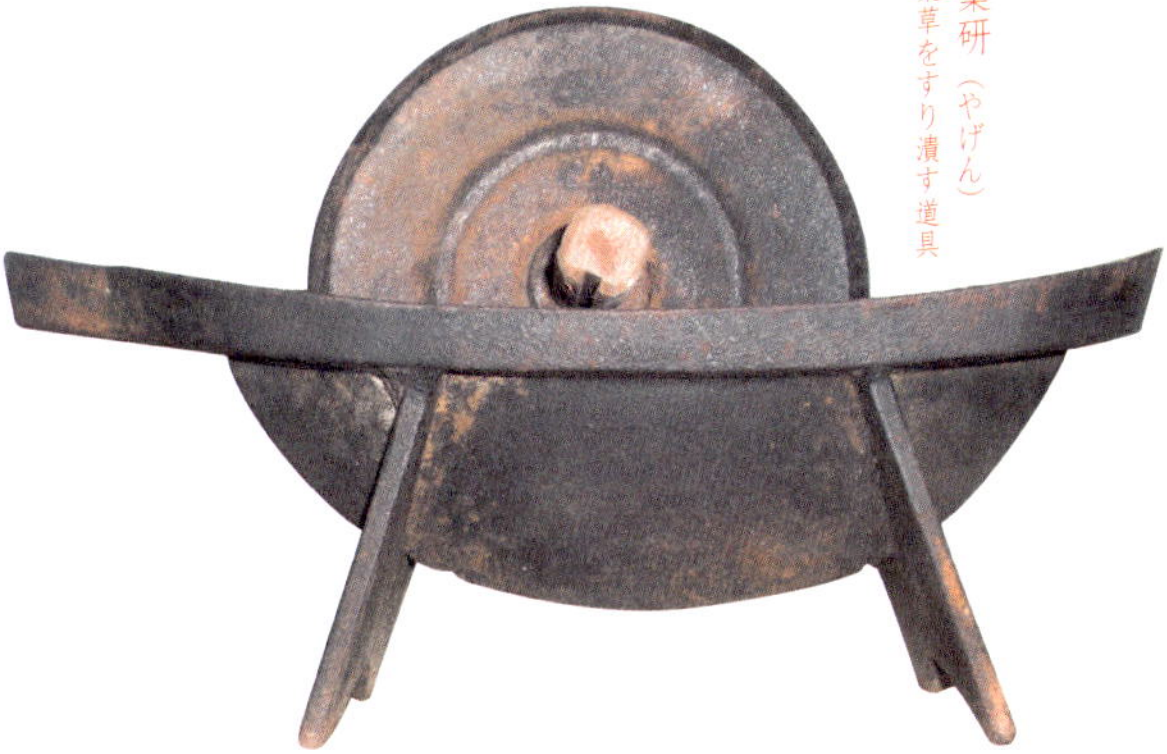

薬研（やげん）
薬草をすり潰す道具

凡例

クレジット記載の時代表記は、おおよそ左記を基準にしています。

江戸・明治前期　江戸時代末頃〜明治15年頃
明治中期　明治16年頃〜明治31年頃
明治後期・大正　明治32年頃〜大正15年頃
昭和前期　昭和元年頃〜昭和20年頃
昭和中期　昭和21年頃〜昭和35年頃
昭和後期　昭和36年頃〜昭和末頃

クレジット記載の名称は、製造所または販売所です。記載は、当時の商品表示のままであり、株式会社等の法人表記は省略しています。

薬の袋は、商品の個装である上袋と、同じ商品をまとめて入れる差袋がありますが、本書では、それらの区別なく掲載しています。

章立ては、薬の効能別にしておりますが、本書の意図がデザイン的視点である所から、効能より図案分類が優先されている場合があります。

薬袋は古く、中には保存状態も悪く、経年の劣化の激しいものがありますが、本書の意図がその時代のデザインの検証にあるところから、特に汚れの酷いものは、コンピュータにより画像修正したものもあります。

全ての図版は、著者である高橋善丸が所蔵しているものを撮影し、掲載しています。

Chapter 1

婦人薬

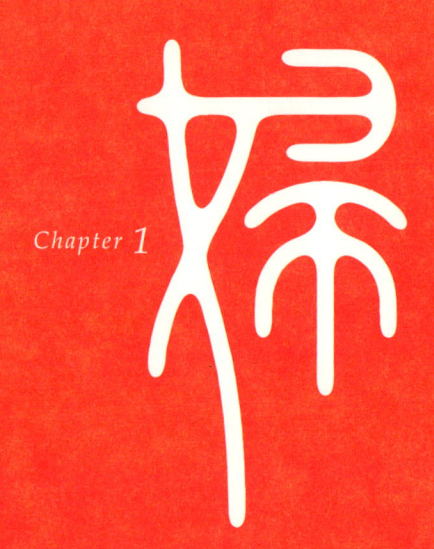

Ladys Medicine

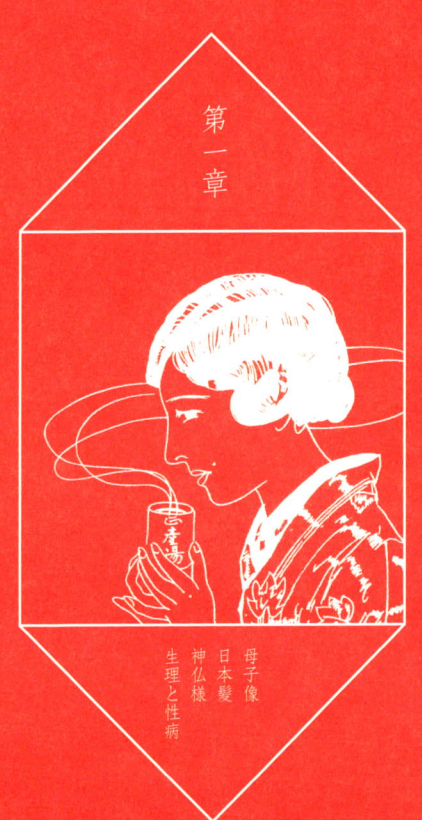

第一章

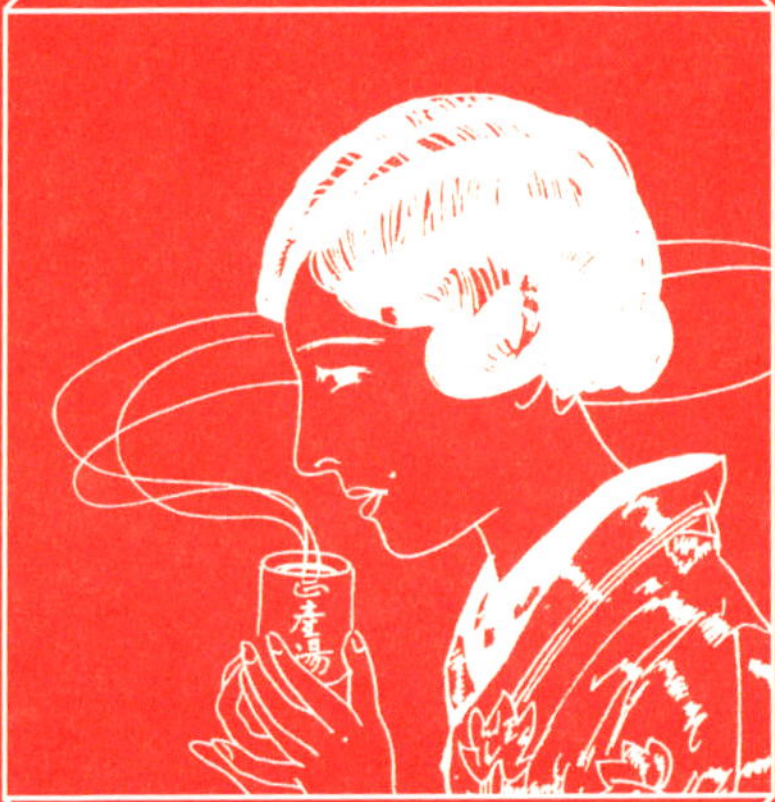

母子像
日本髪
神仏様
生理と性病

01

Ladys Medicine

婦人薬

母子像

和服に割烹着を着た母の感触を今だに覚えていますが、その記憶は郷愁が生んだ錯覚だったのか今となっては判別しません。幼い頃の母の懐は、誰にとっても安心の場でありましたが、子を抱く母からの視点であっても同じように心安らぐ行為であるらしい。優しそうな表情のお母さんが子供を抱きかかえた何とも微笑ましい、およそ薬をイメージさせない美しいラベルを、かつての婦人薬で多く見かけます。女性は一般的に視覚イメージで購買を左右しがちと言われ、女性向け商品のデザインには、機能の説得より、むしろ境遇への共感が求められます。特に出産で心身共に大きなダメージを受け、さらに長きに渡って体調を崩している母親にとって、その時期に最も共感を得られるのは、心労に対する癒しのイメージだったのでしょう。それが心和む母子像の絵、そして嗜好品のような綺麗なデザインが好まれた理由ではないかと思います。古い時代のものに、乳房をだして授乳している絵がよく有りますが、粉ミルクのなかった時代には、よくお乳が出るというのは母として必須だったからでしょう。効能にはよく「血の道の薬」と言う文句が謳われていて、物々しいその文言に、何か立ち入り難い女の世界が潜んでいるようで妖しささえ感じます。袋の絵には、美人が湯呑みでお茶のような物を飲んでいる絵がありますが、これは各種調合された生薬を、真綿で包み、それにお湯を注ぎ薬効成分を抽出するという、紅茶のティーバッグのような物です。母性愛が絶対的である事すら疑わせる事件のある昨今、母性を本能に委ねるだけでなく、愛情を受け継いで行く世相が必要なのかもしれませんね。

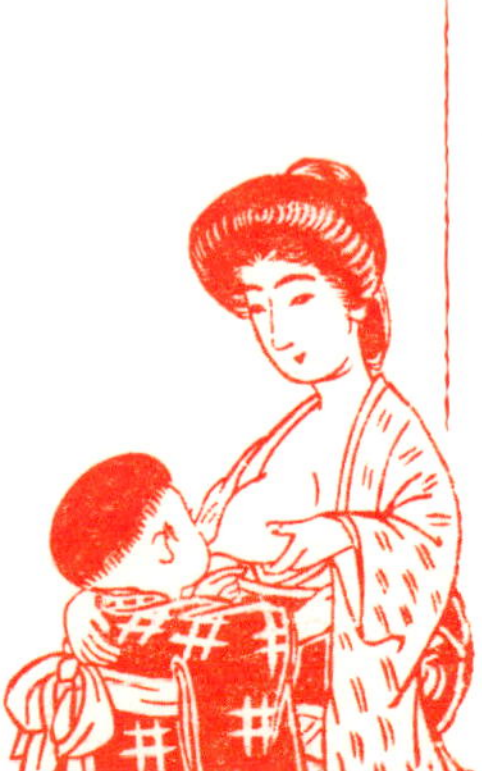

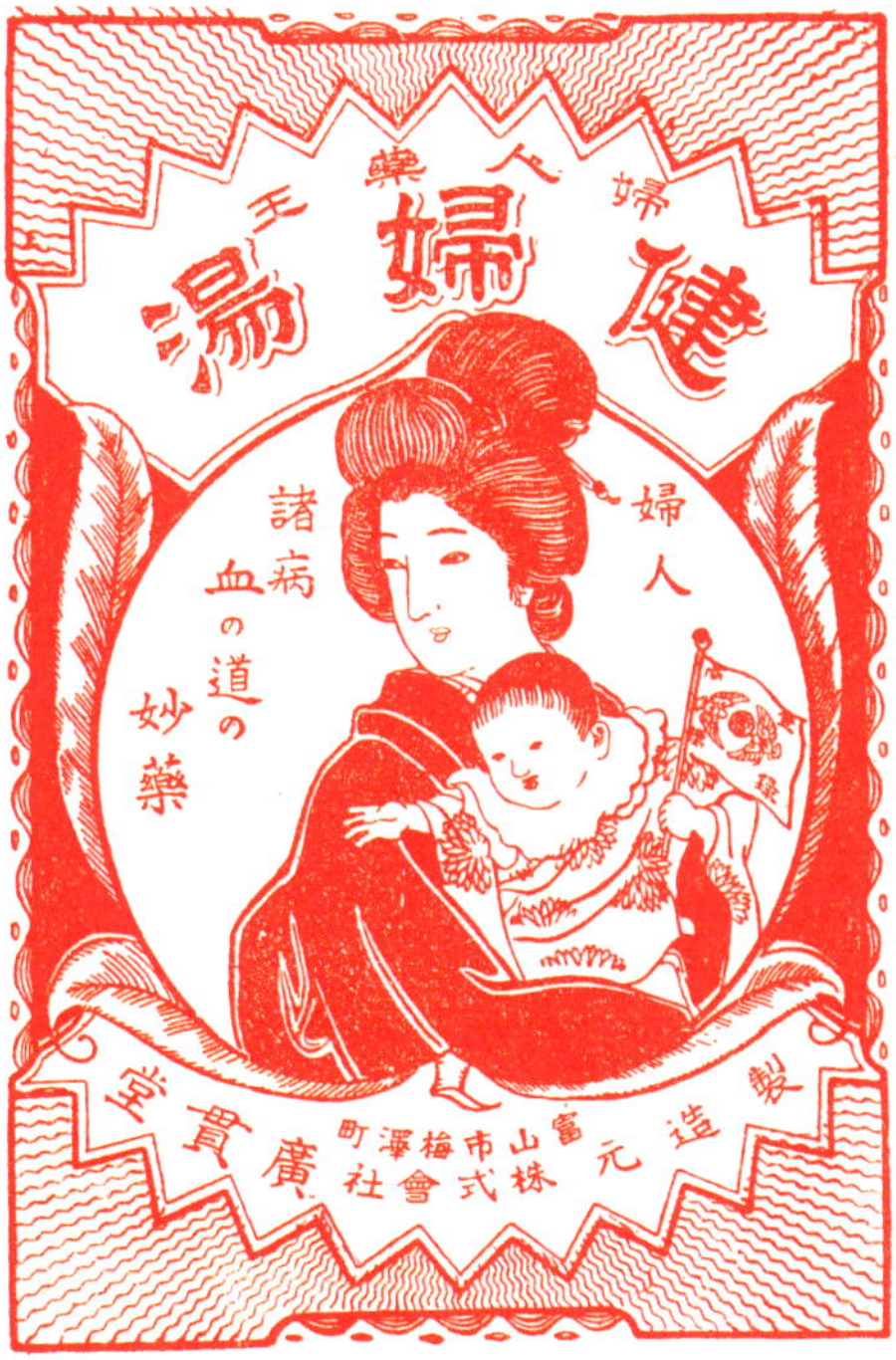

明治後期・大正　廣貫堂

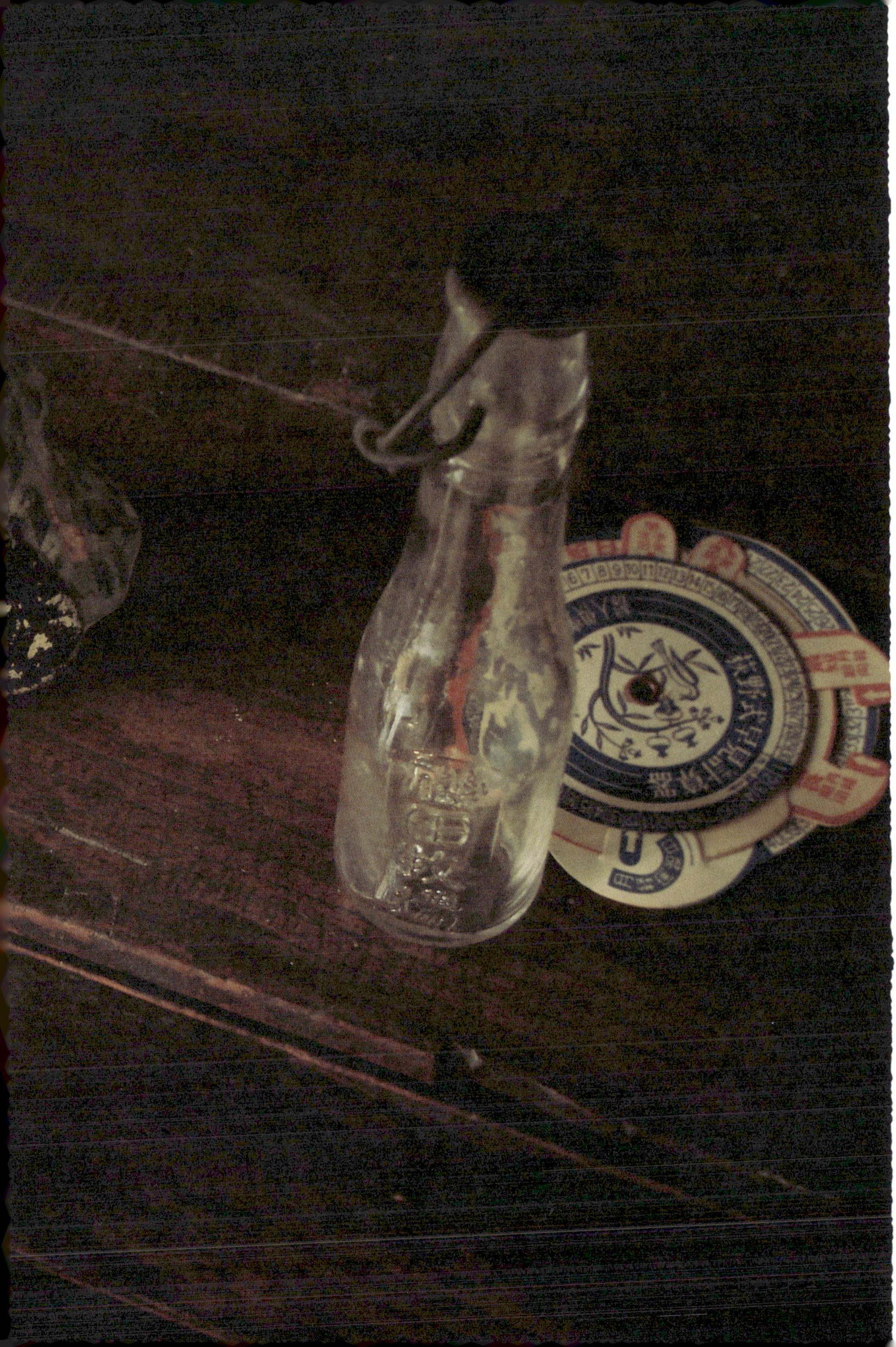

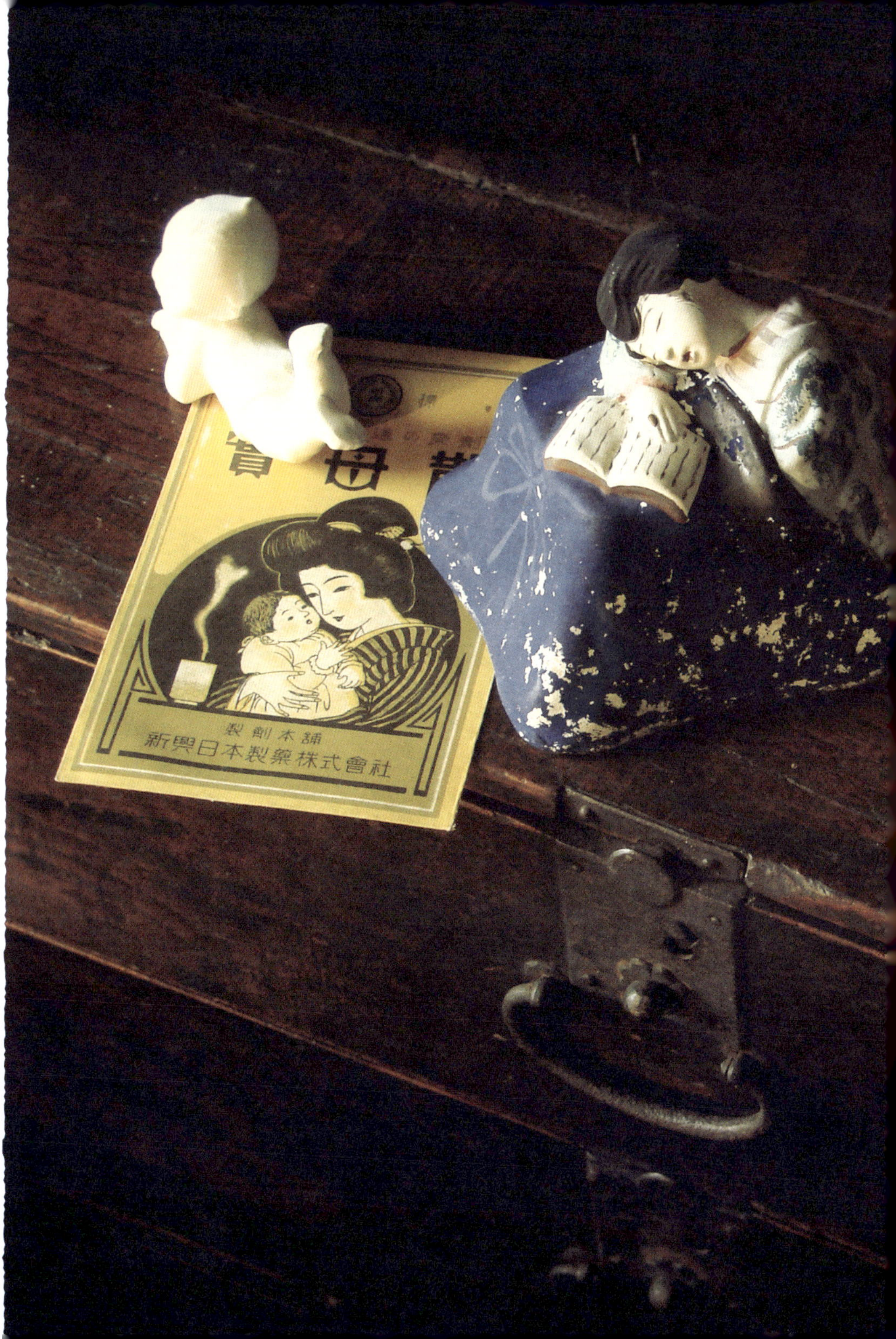
實母
製劑本舗
新興日本製藥株式會社

婦人薬・母子像 01

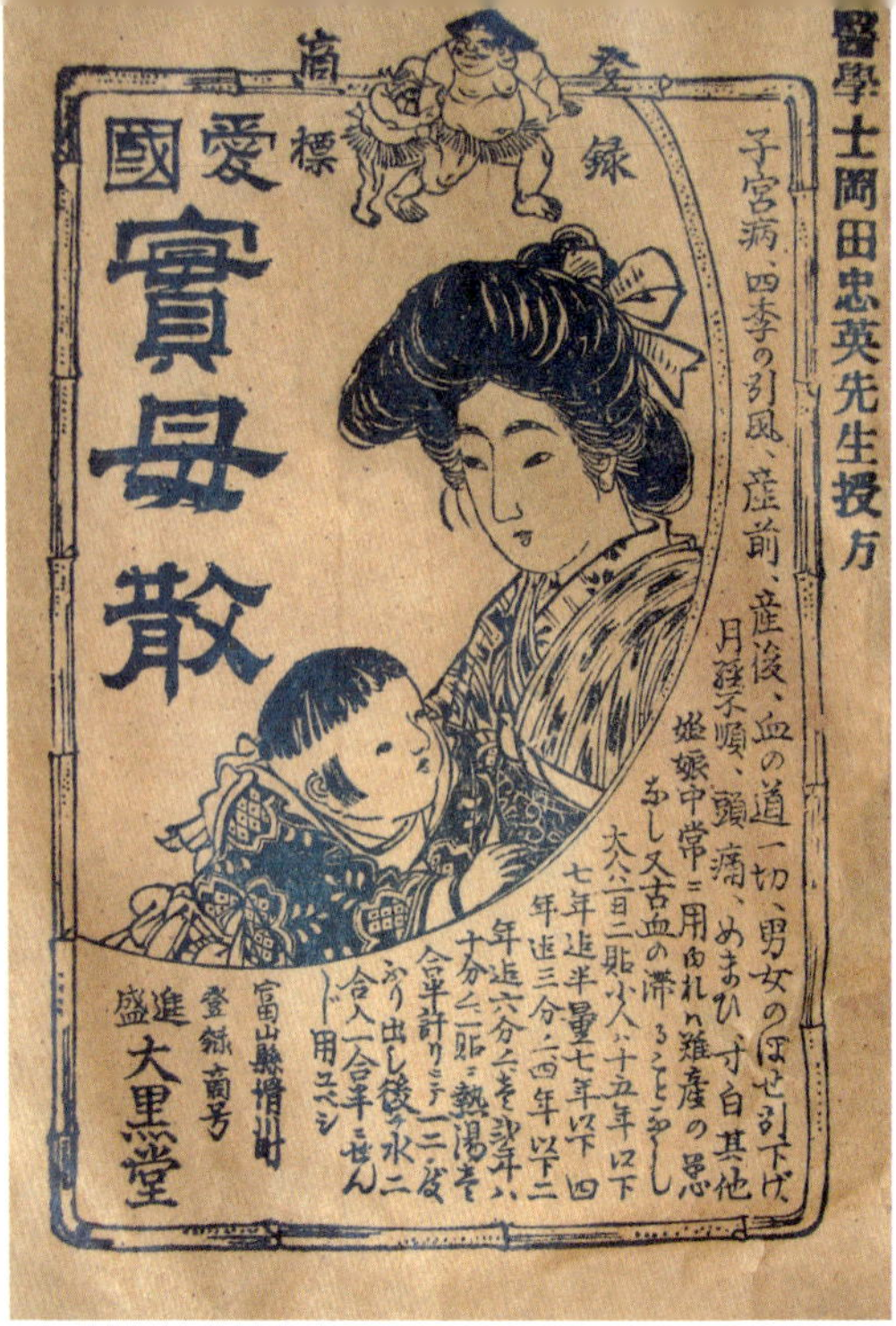

明治後期・大正　進盛大黒堂

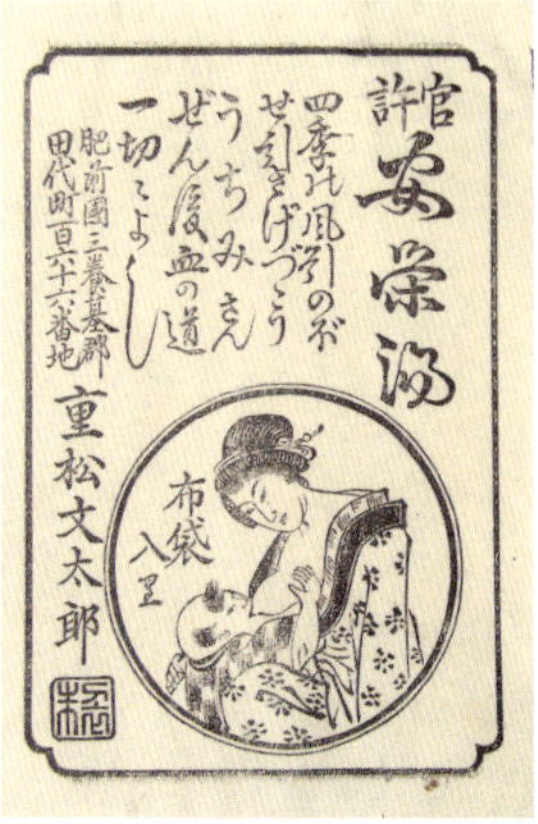

明治後期・大正　重松文太郎

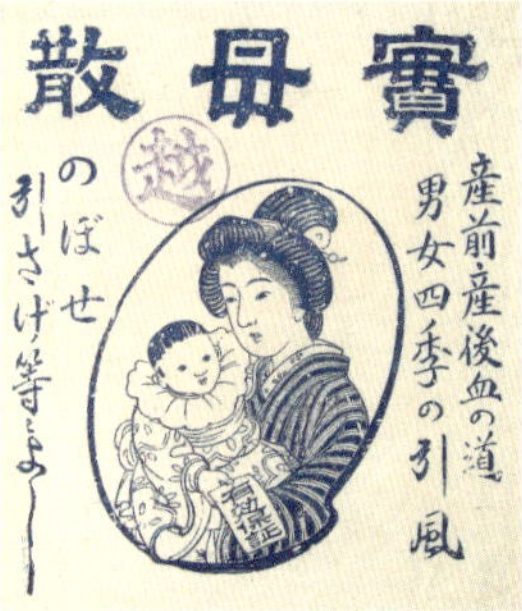

明治後期・大正

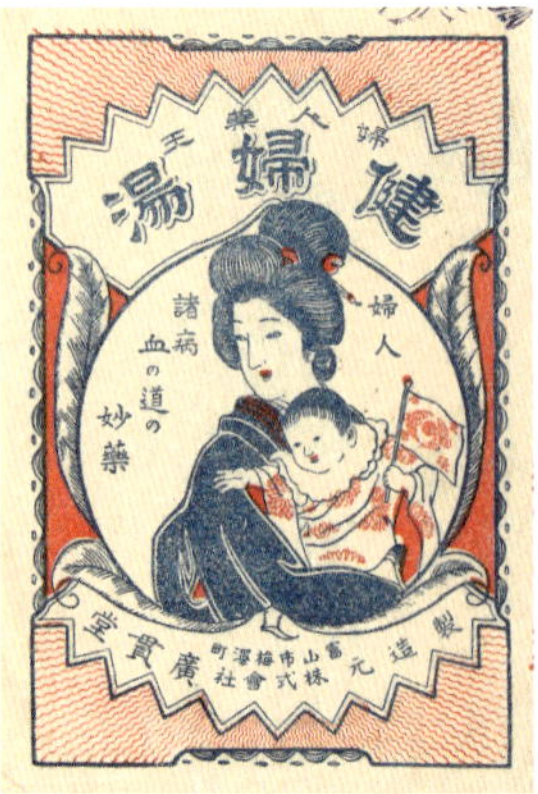

明治後期・大正　廣貫堂

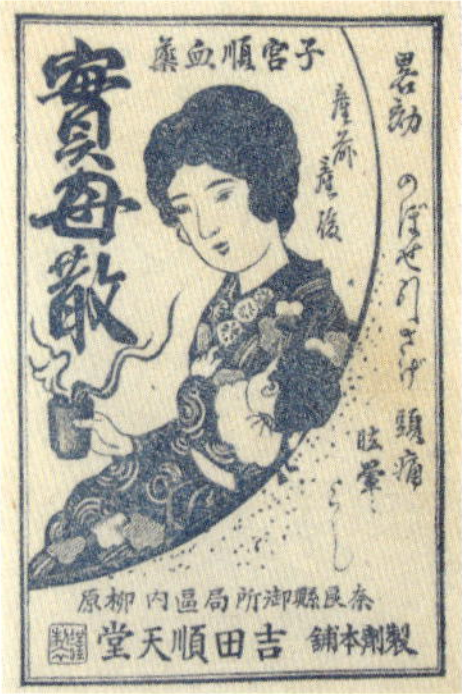

昭和前期　吉田順天堂

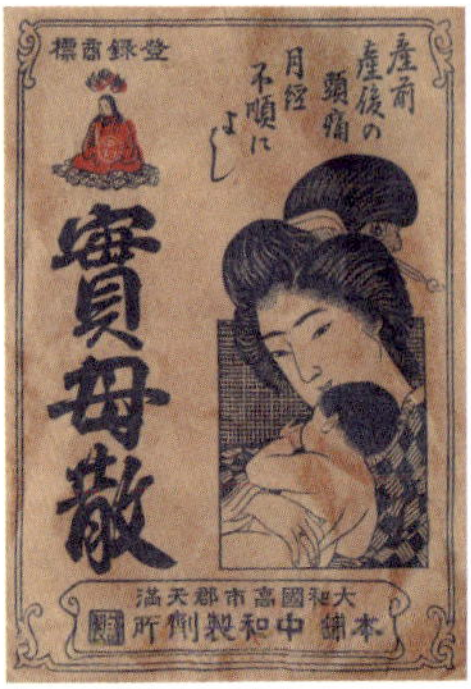

昭和前期　中和製剤所

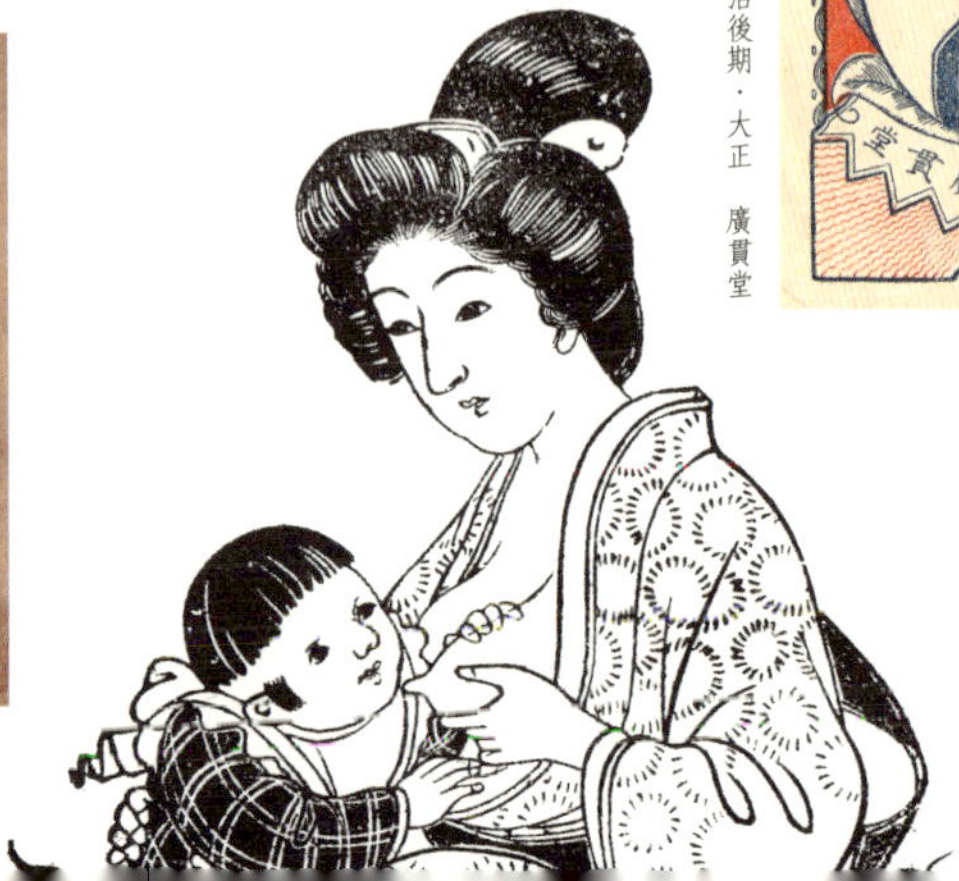

昭和前期　富國薬業

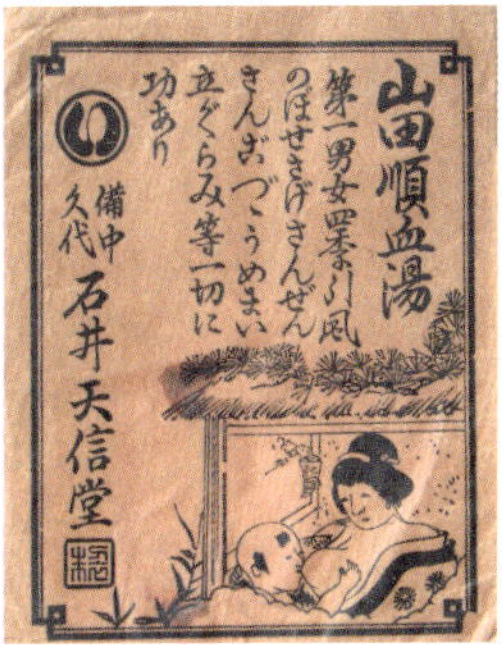

昭和前期　石井天信堂

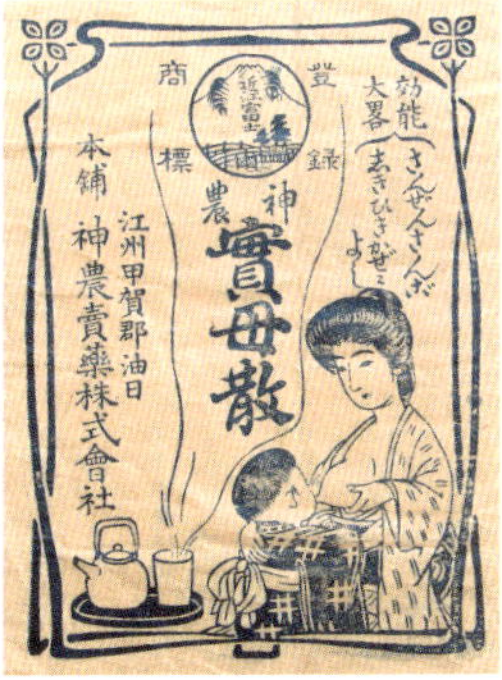

昭和前期　神農賣薬

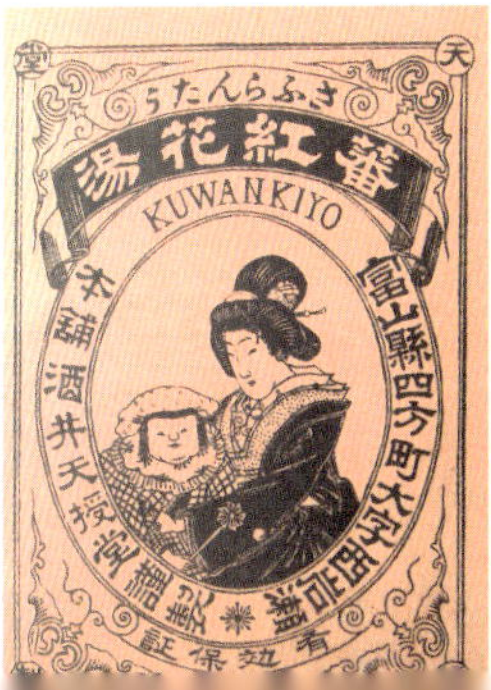

昭和前期　酒井天授堂

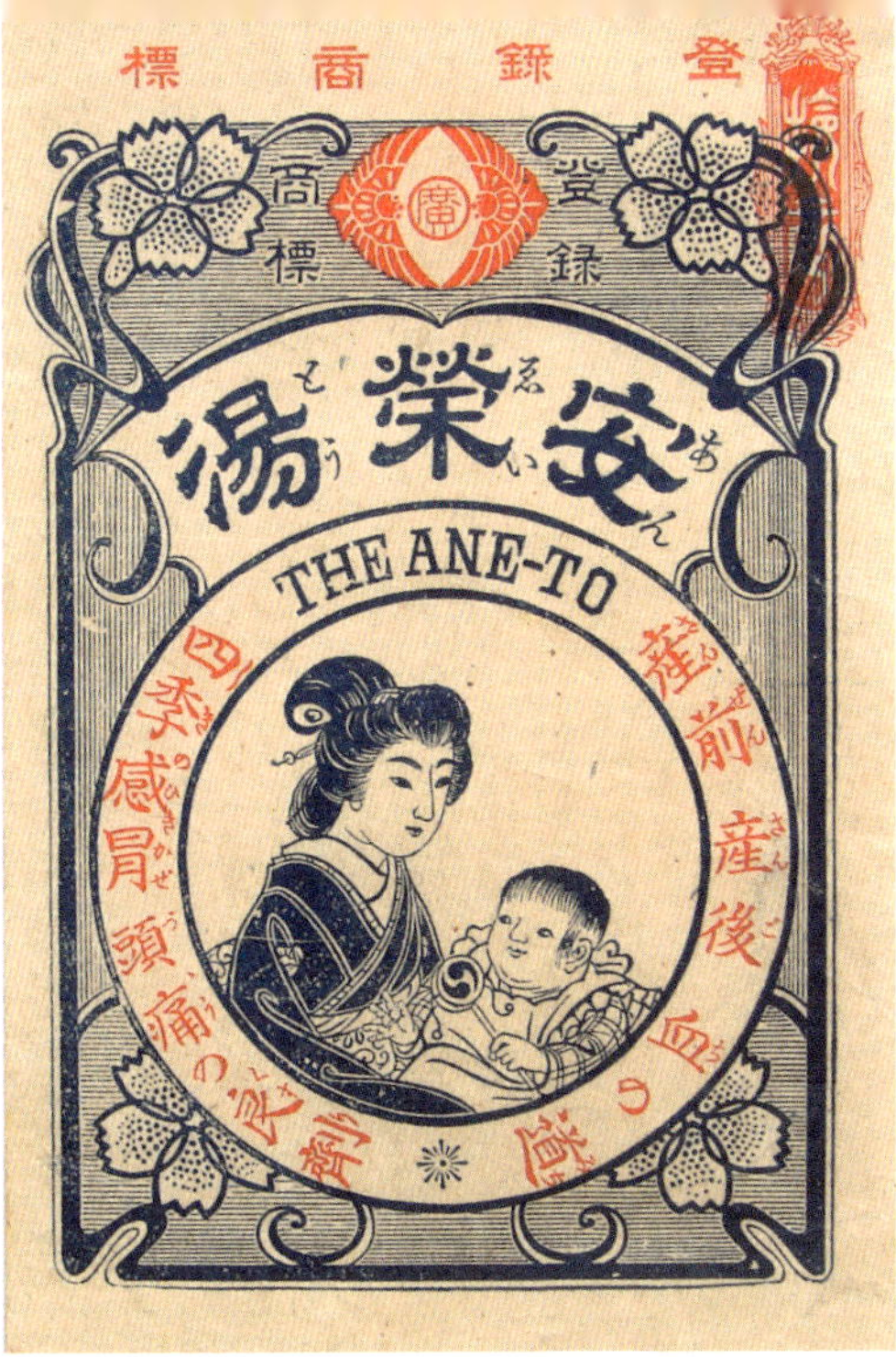

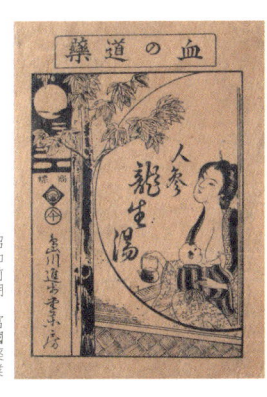

昭和前期　廣貫堂

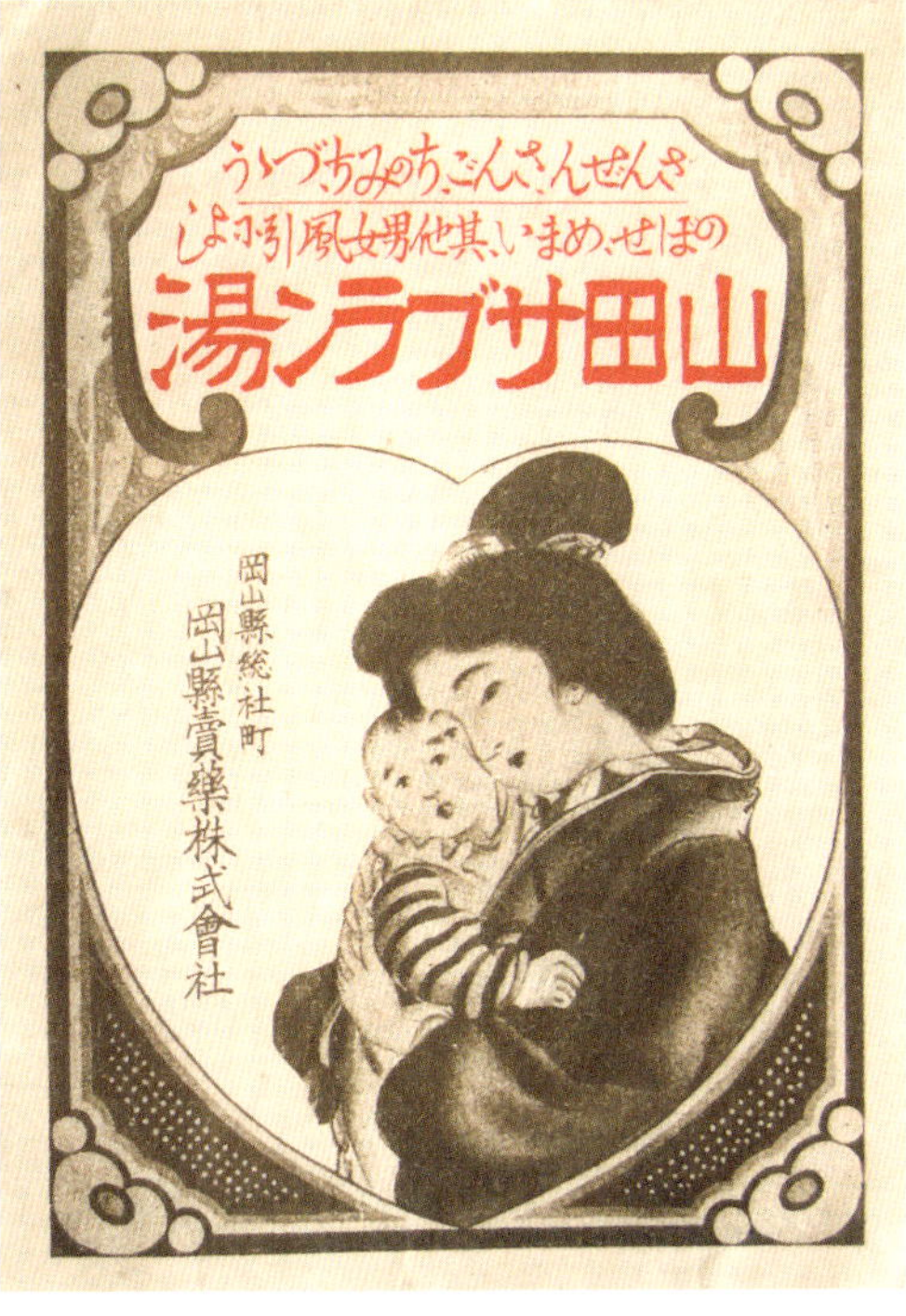

昭和前期　岡山縣賣薬

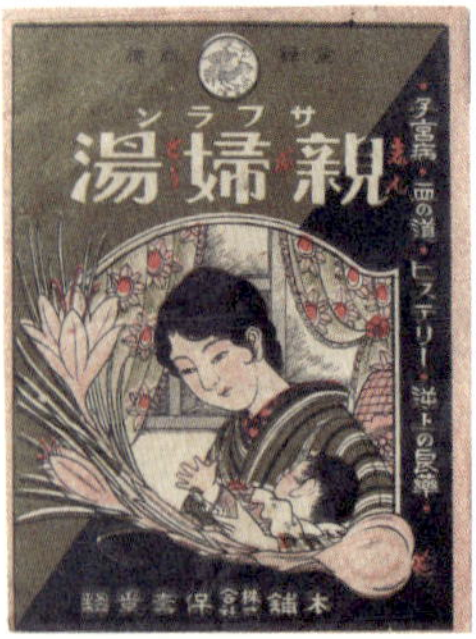

昭和前期 保壽堂

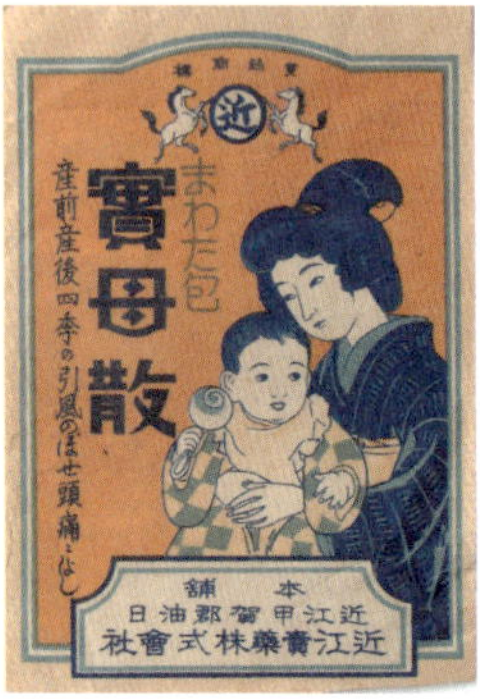

昭和前期 近江賣薬

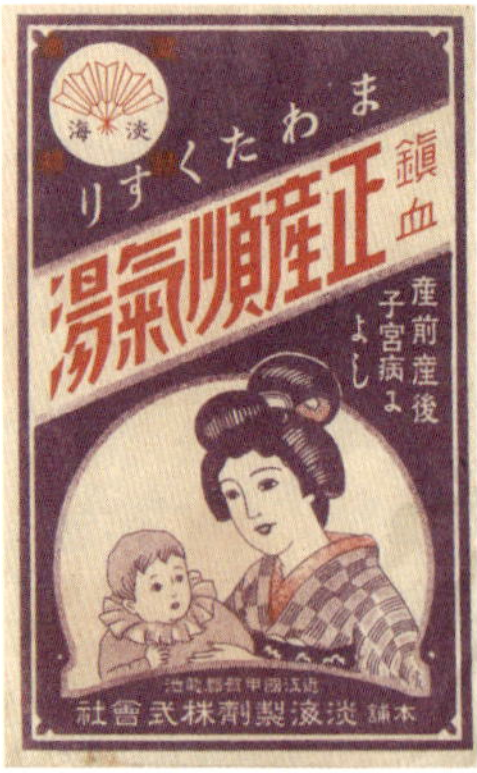

昭和前期 淡海製剤

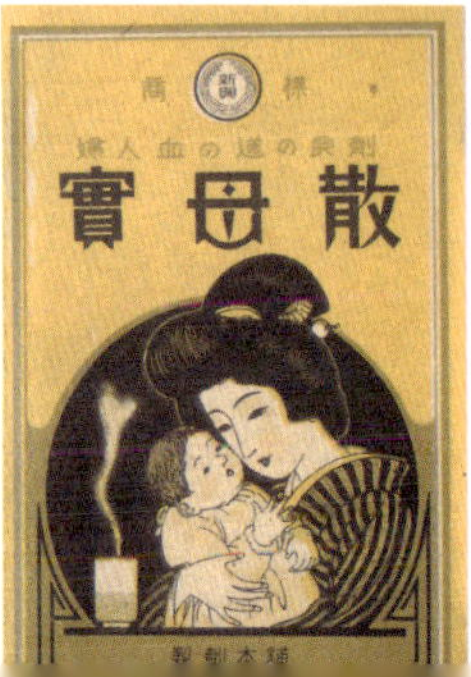

昭和前期 新興日本製薬

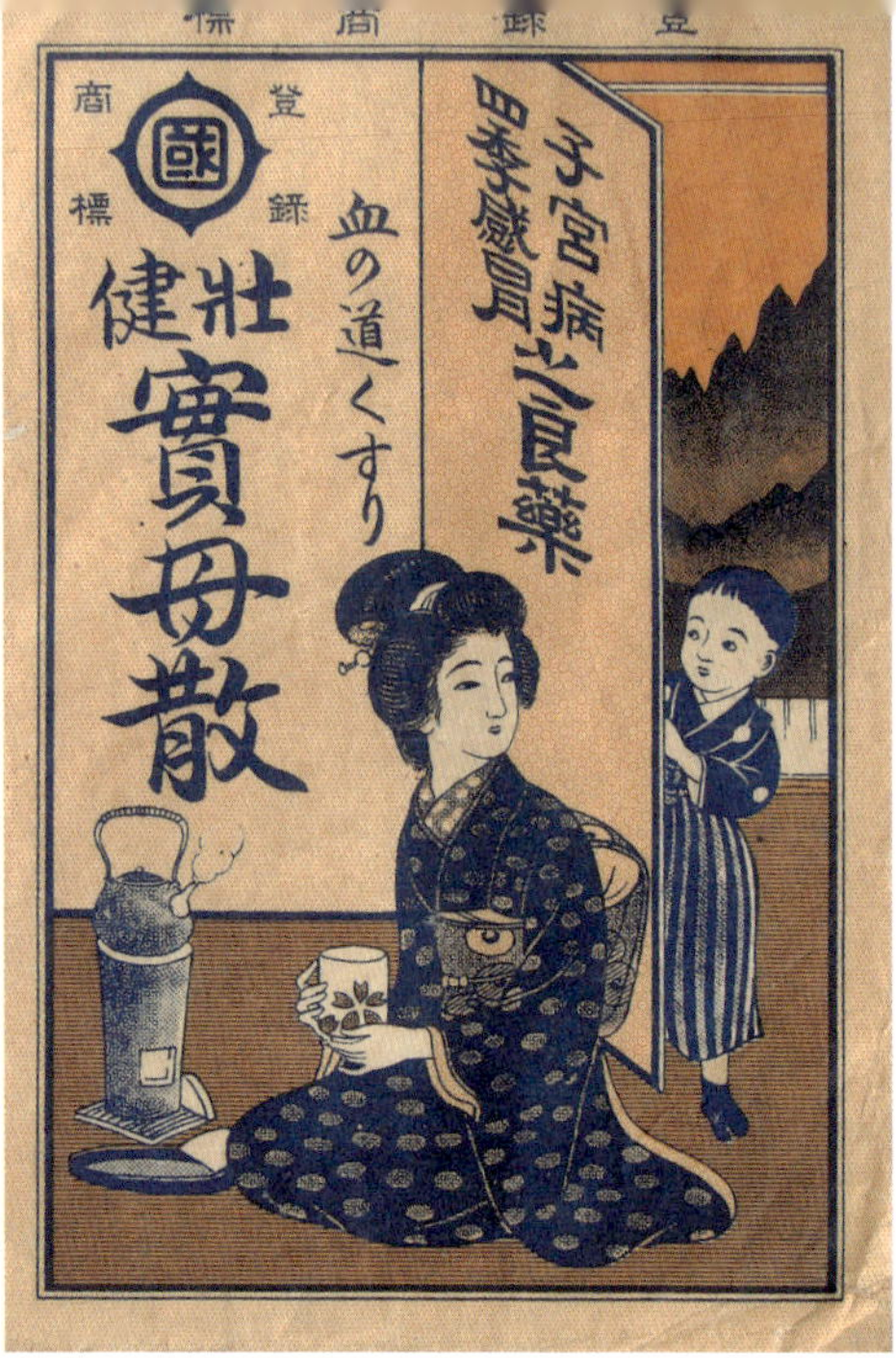

昭和前期 富国薬業

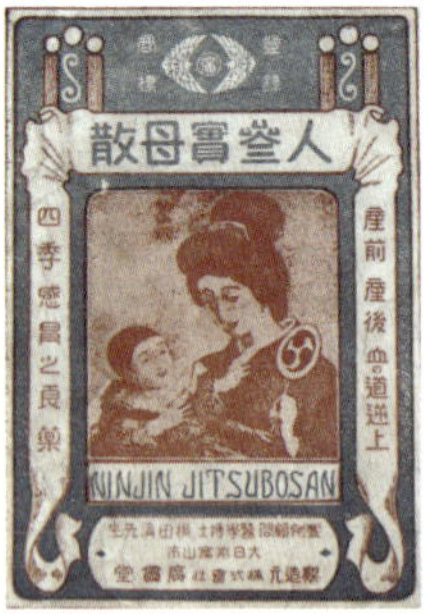

昭和前期 廣貫堂

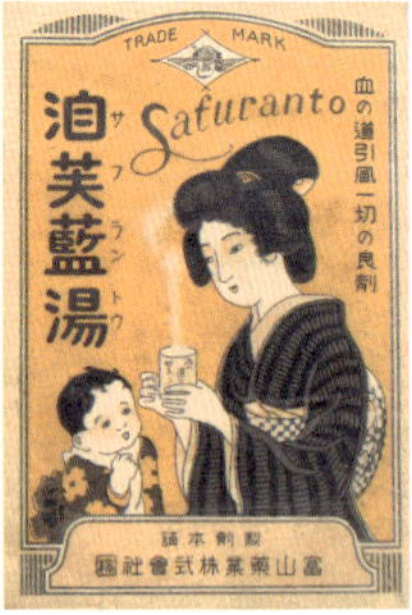

昭和前期 富山薬業

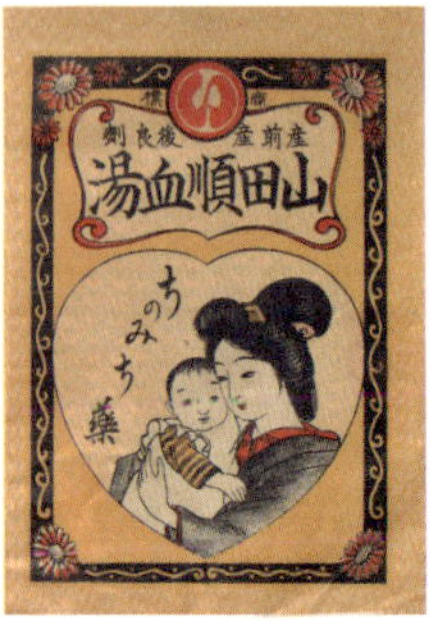

昭和前期 天信堂石井楽二

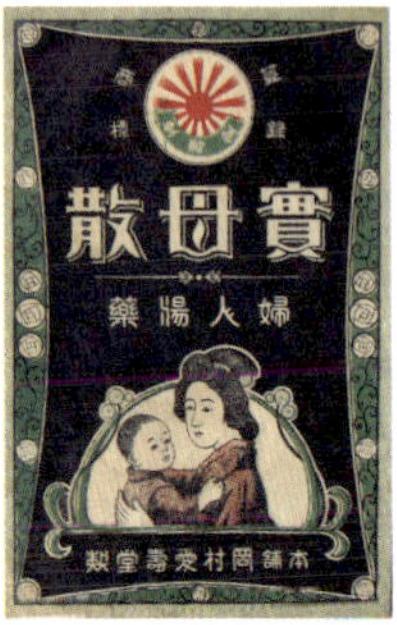

昭和前期 岡村愛壽堂

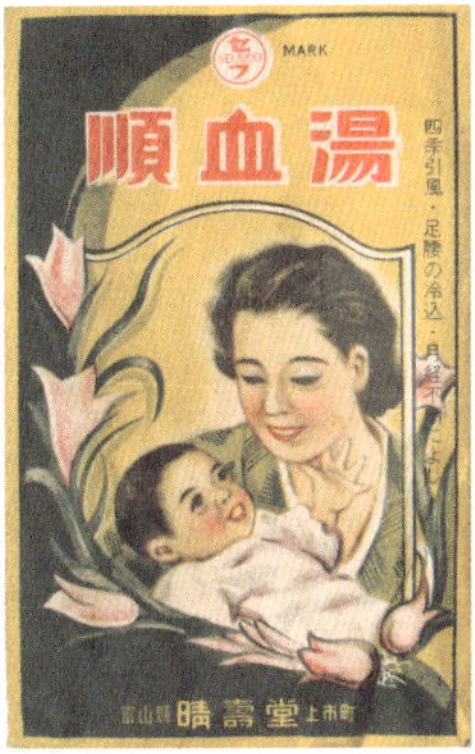

昭和中期　晴壽堂

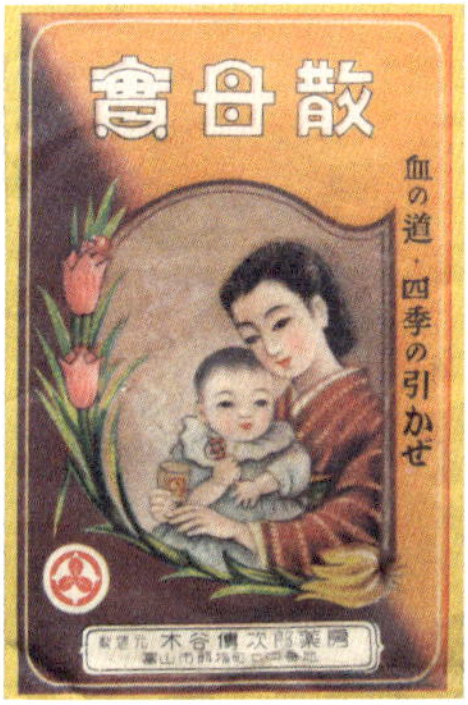

昭和中期　木谷傳次郎薬房

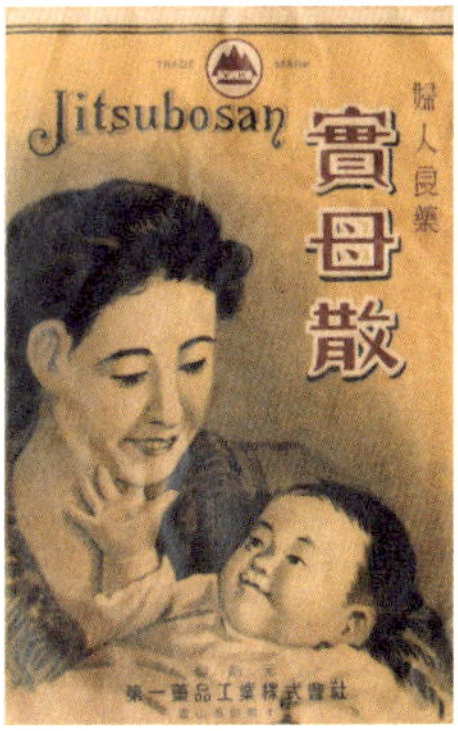

昭和中期　第一薬品工業

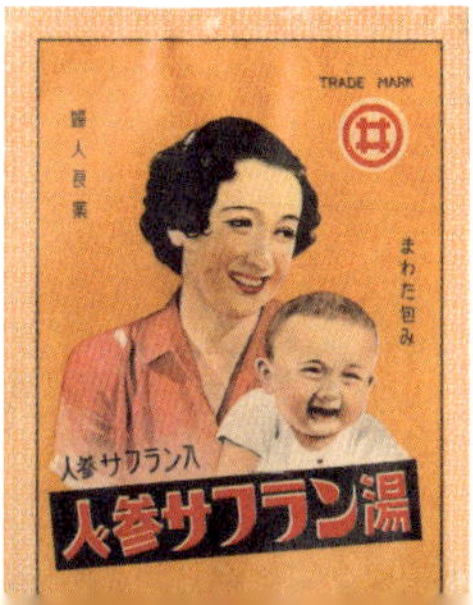

昭和中期　岡山縣製薬

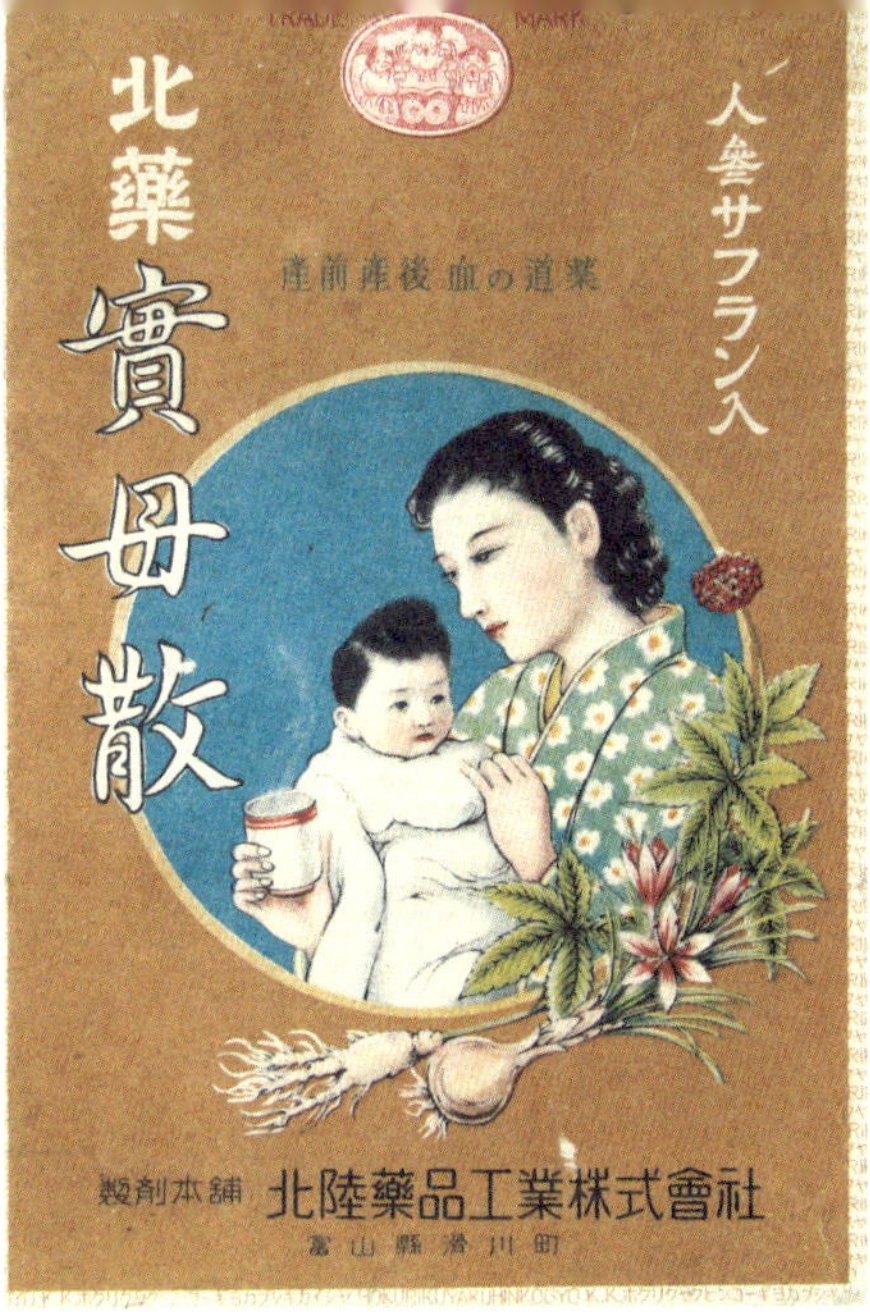

昭和中期　北陸薬品工業

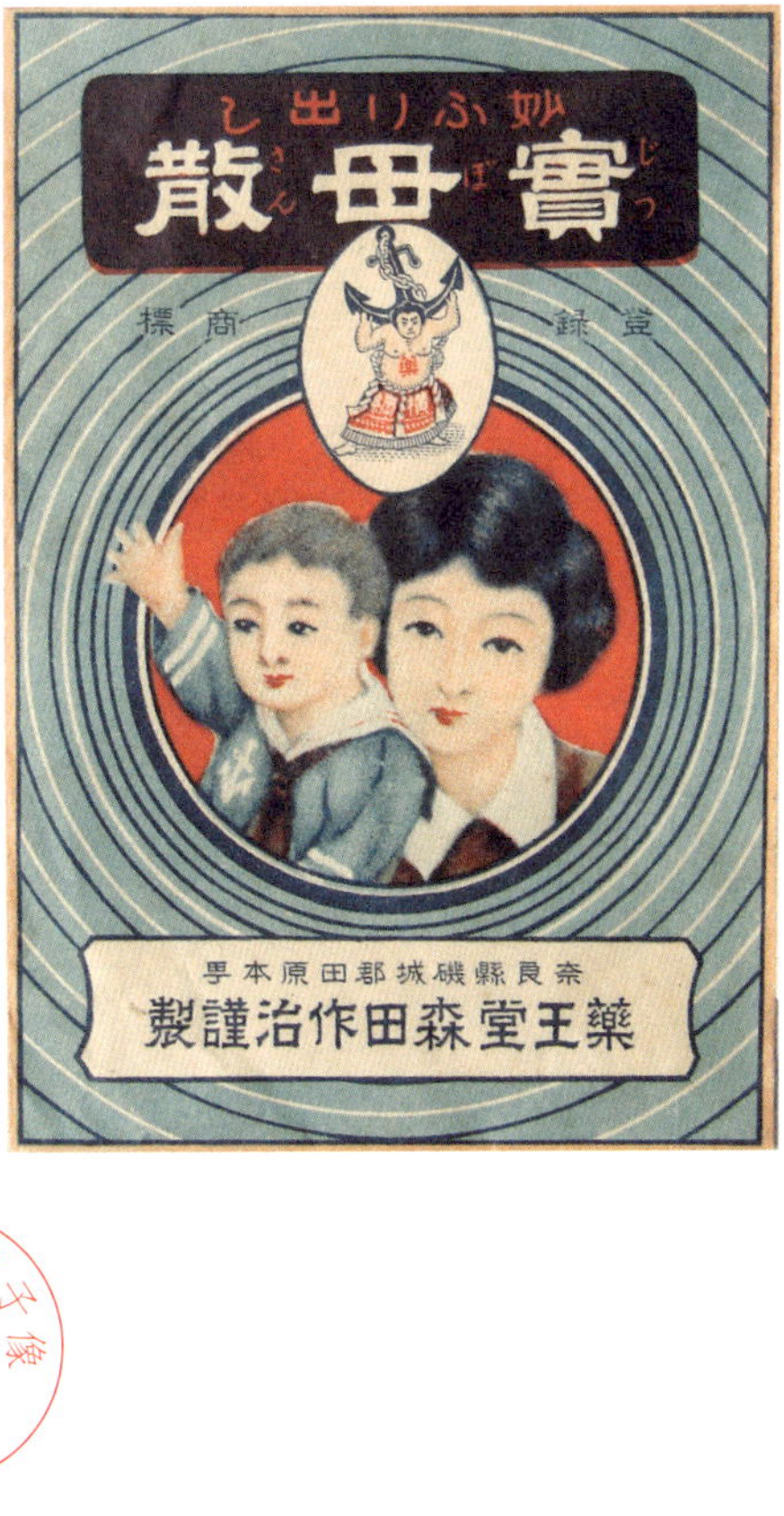

昭和前期　薬王堂　森田作治

婦人薬・母子像 01

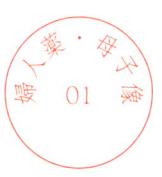

02

Ladys Medicine

婦人薬

日本髪

時代劇などでの日本髪を見るにつけ不思議に思うことは、夜に髪を気にせず眠れるのか、洗髪の頻度が少なくて痒くないのか、日常自分で結うことができるのかなどと、不合理きわまりない髪型に疑問が尽きません。明治維新の時に断髪令が施行され、男子のちょんまげがなくなったことは知られていますが、逆にその少しあと明治五年に、女子の断髪禁止令が出ていたというのには驚きます。男には髪を切ろ女には切るなという勝手な話ですが、これは必ずしも保守的弾圧ばかりだったとは言えず、女性の側でも髪を切ることに相当抵抗があったようです。社交界に洋装がはやりはじめた頃、断髪をしなくても和装にも洋装にも合う髪型として、まんじゅうをのせたような「束髪」が流行しました。これも日本髪だと思っていたら、日清戦争時には西洋文化だとして禁止された時期もあったそうです。束髪にもバリエーションが増え、大正のモガ時代の、耳を髪の毛でかくした「耳かくし」を経て昭和に入って断髪が普及しますが、戦前まで日本髪はまだ世間では生きていたようです。婦人薬にはどれも一様に「島田」や「束髪」を結った美人が描かれて絵画的美しさを表しています。女性のファッションは時代をよく反映していますから、ファッションやヘアスタイルから時代を判断する材料となります。ところが、戦後世間ではすっかり姿を消したはずの日本髪も、薬のパッケージや広告には永く登場し続けているのです。やはり女性らしさとしての日本髪のイメージは根強かったのでしょう。やがて日本髪の衰退と時を同じくして、売薬での婦人薬自体もその役目を終え姿を消していくのです。

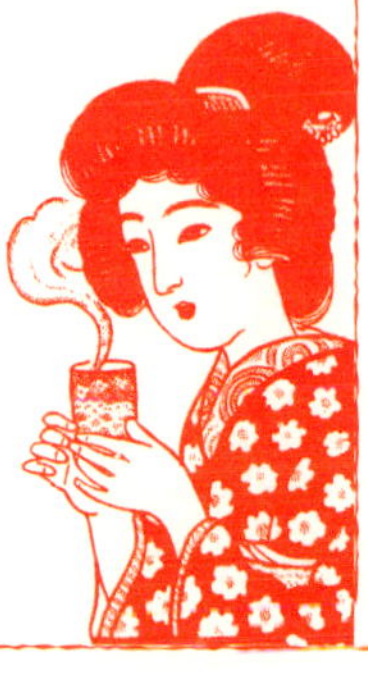

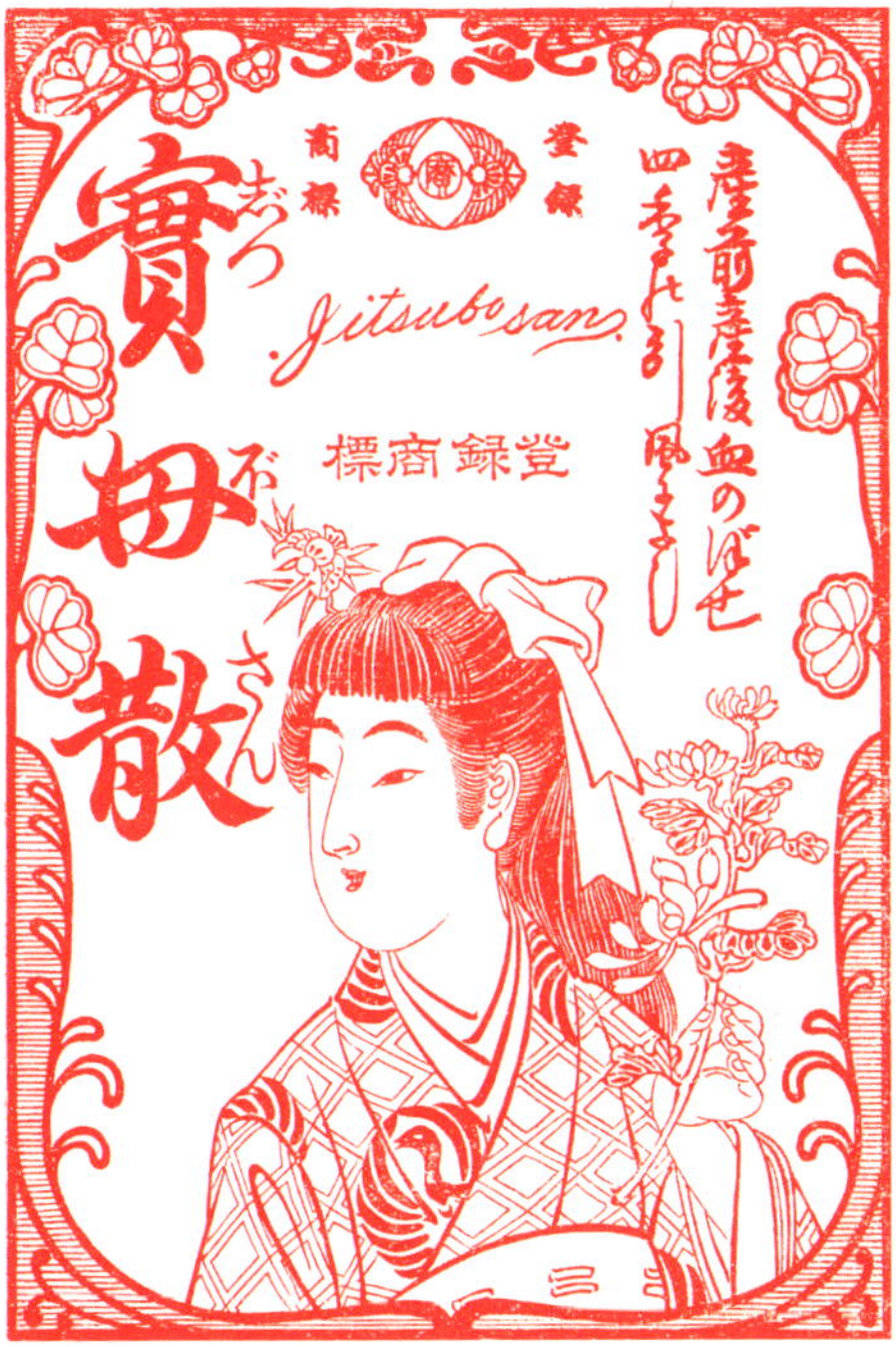

明治後期・大正　廣貫堂

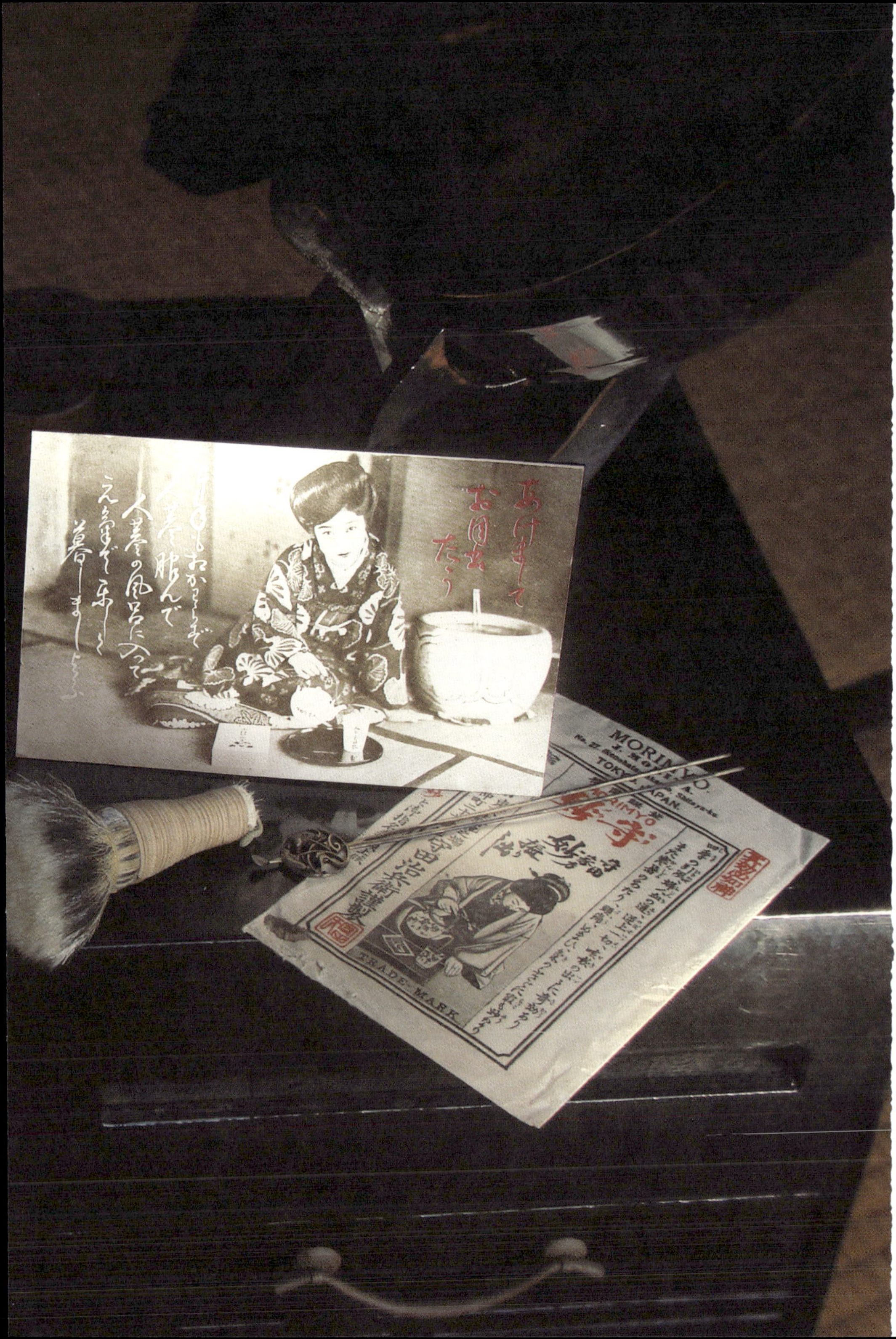
あけまして
お目出たう
MORIMYO
TOKYO, JAPAN.
守田治兵衛謹製
TRADE MARK

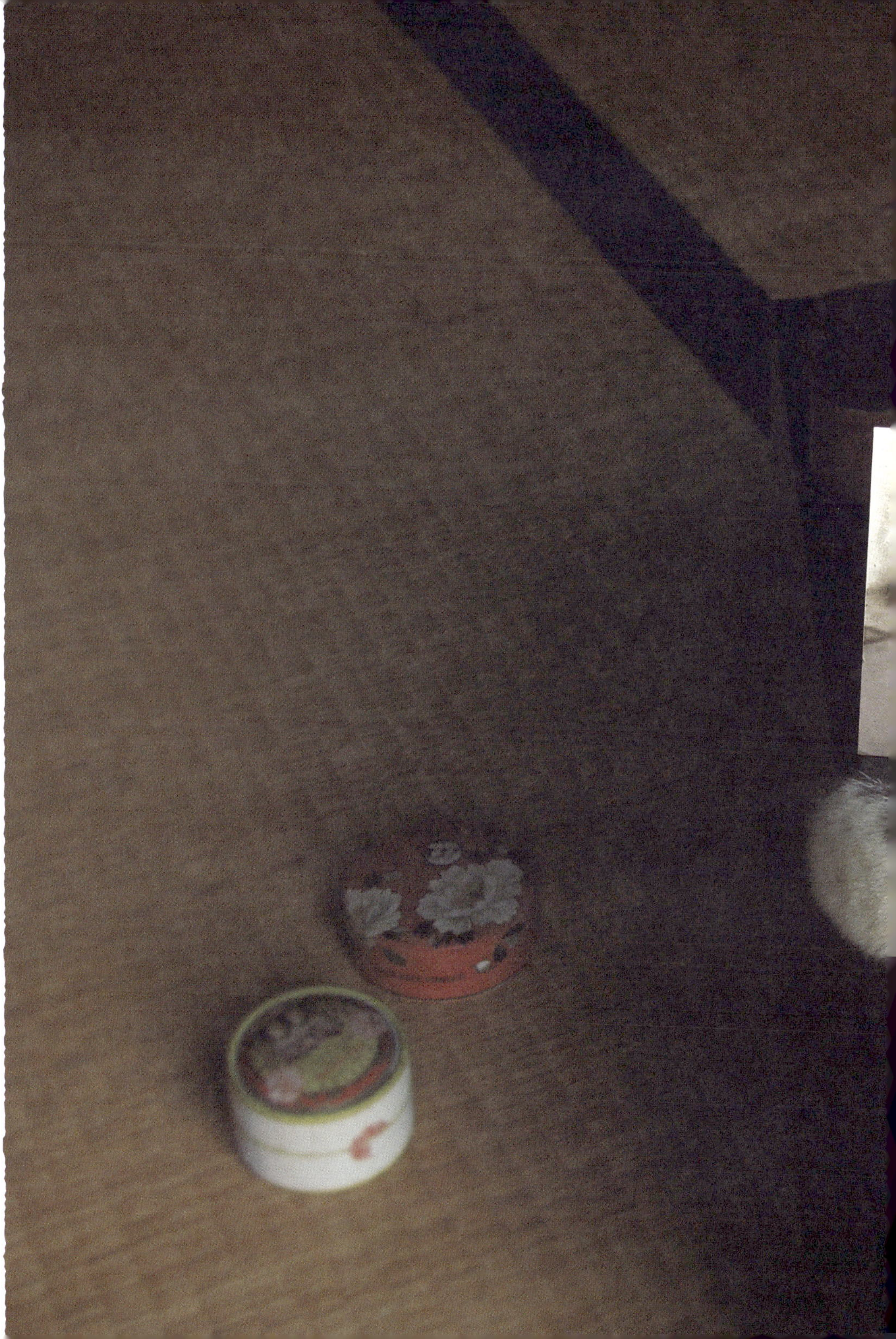

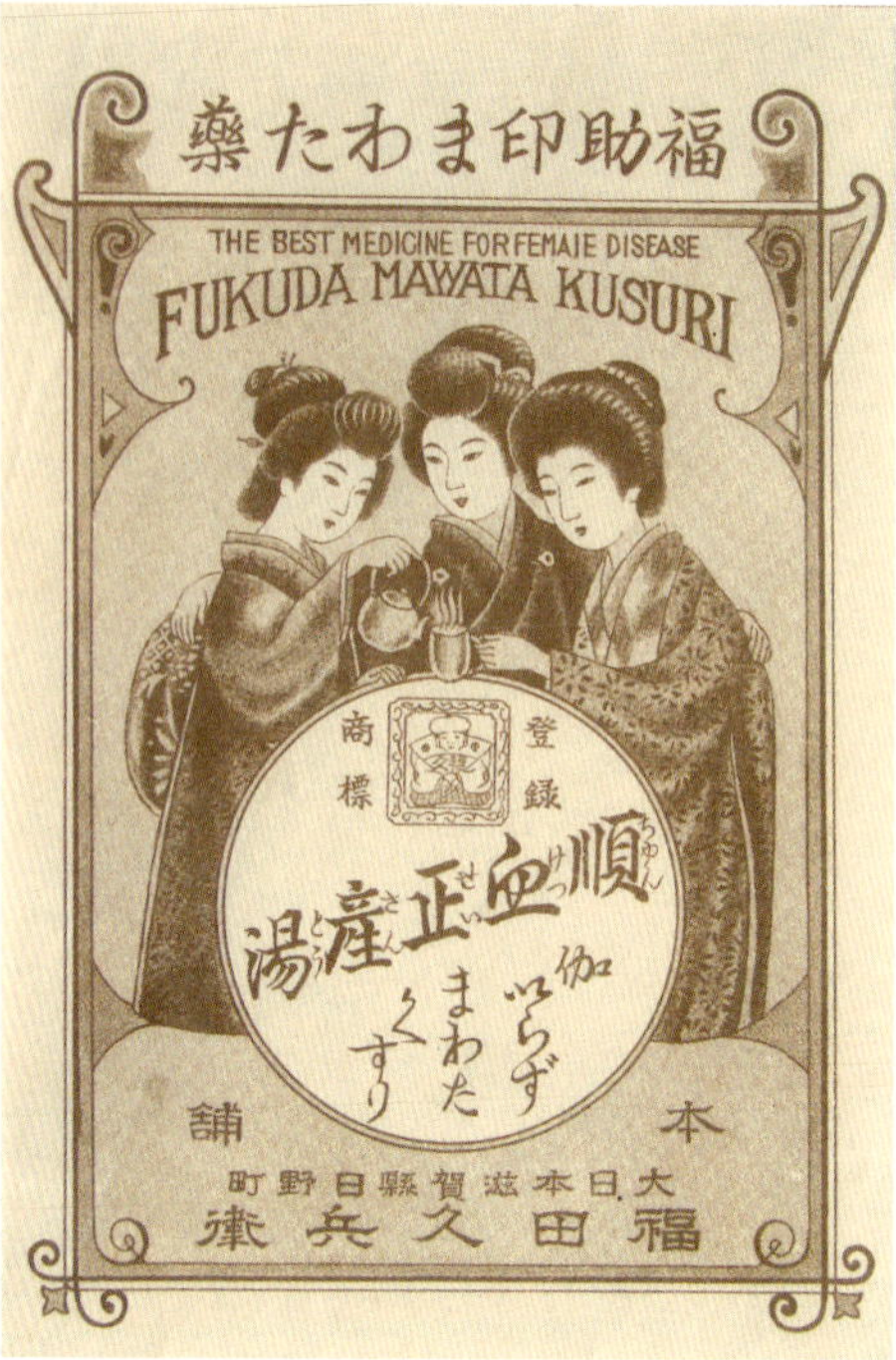

昭和前期　福田久兵衛

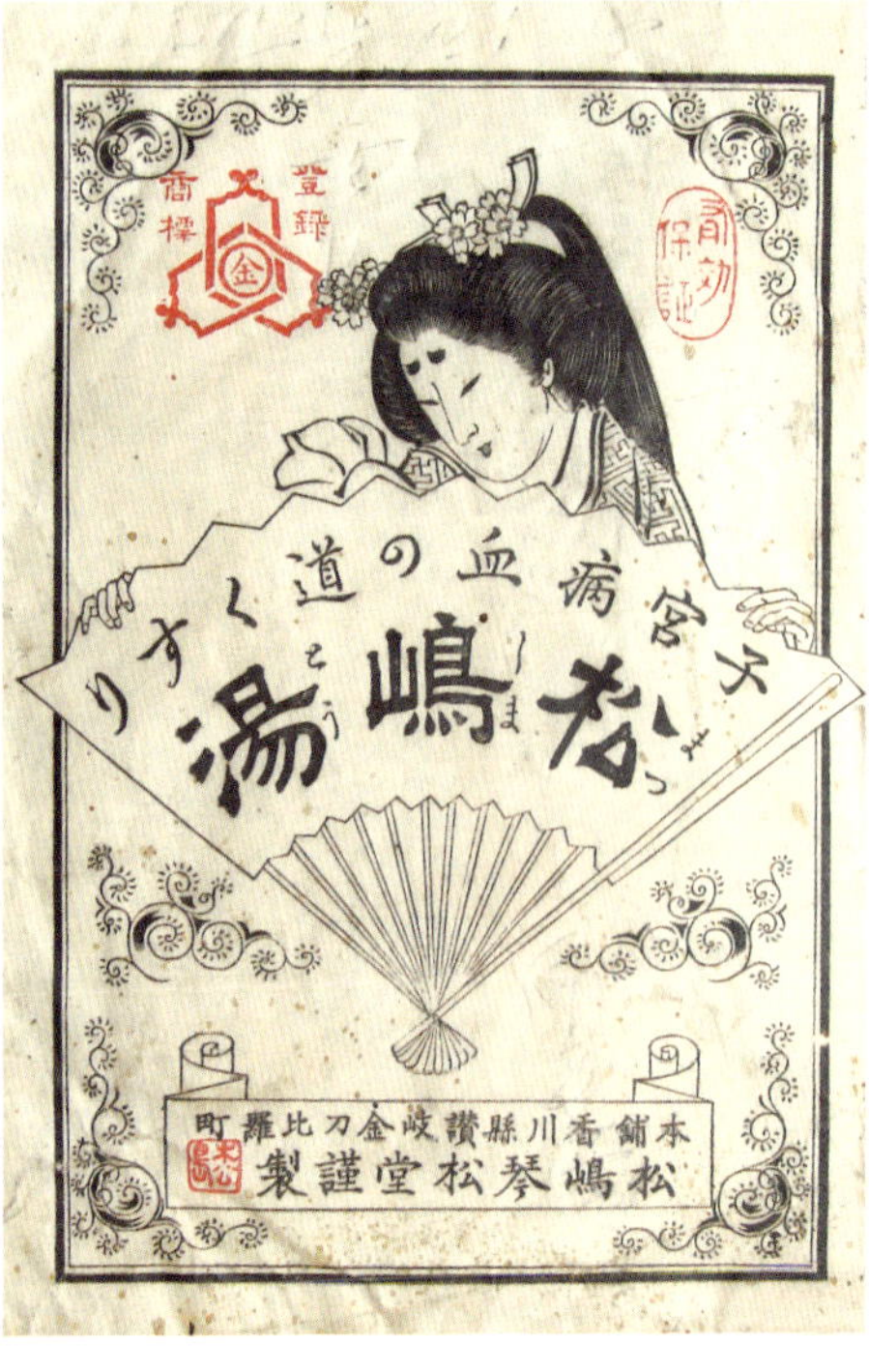

昭和前期　松嶋琴松堂

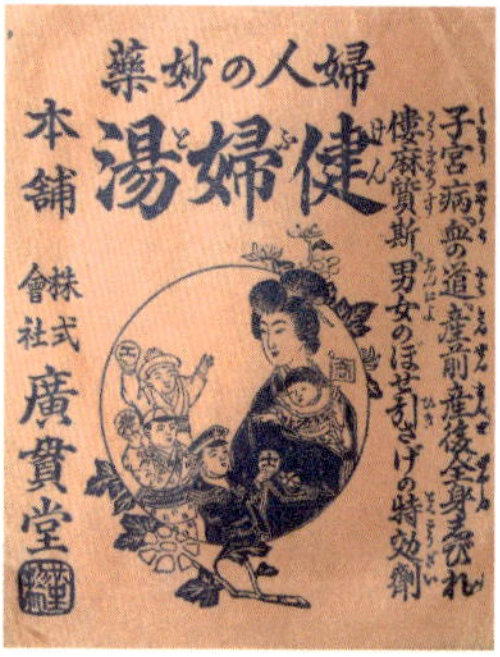

明治後期・大正　廣貫堂

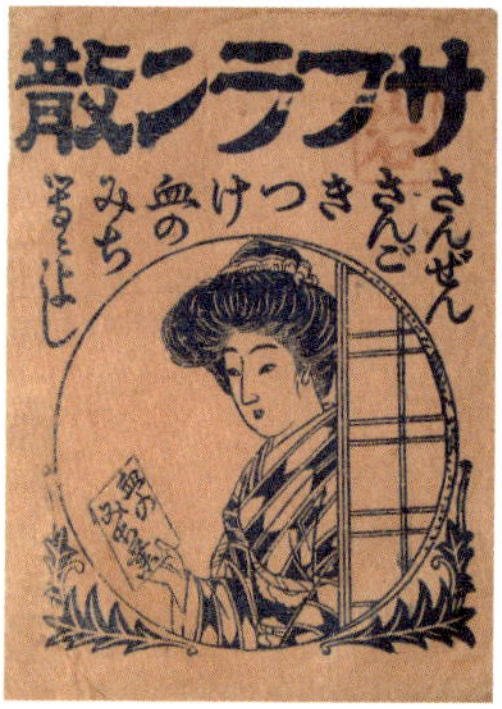

明治後期・大正

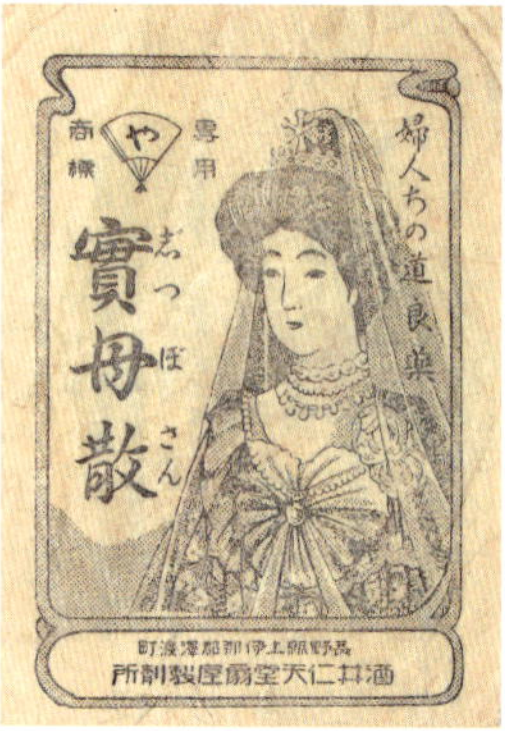

明治後期・大正　酒井仁天堂扇屋製剤所

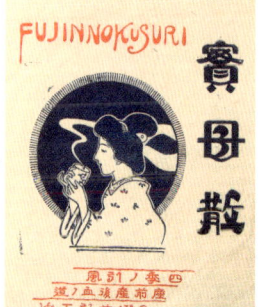

明治後期・大正

婦人薬・日本髪 02

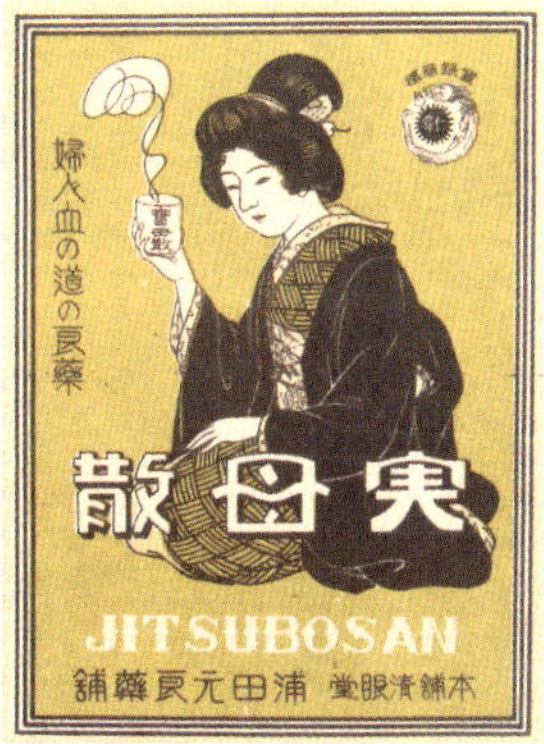

昭和前期 浦田元良薬舗

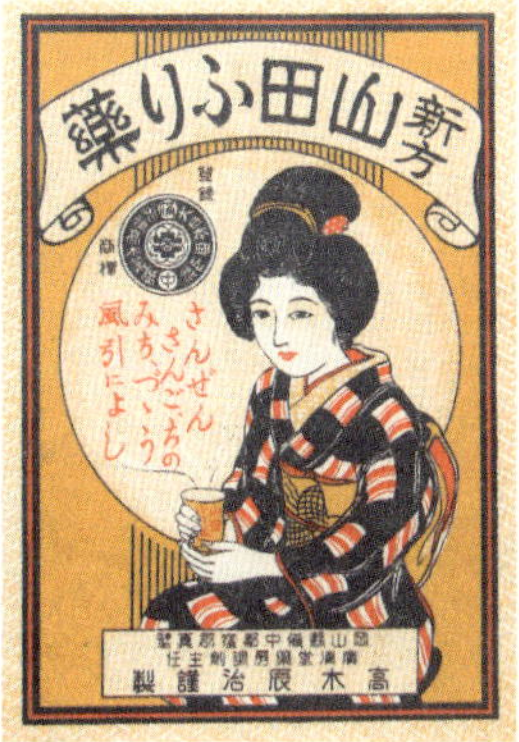

昭和前期 高木辰治

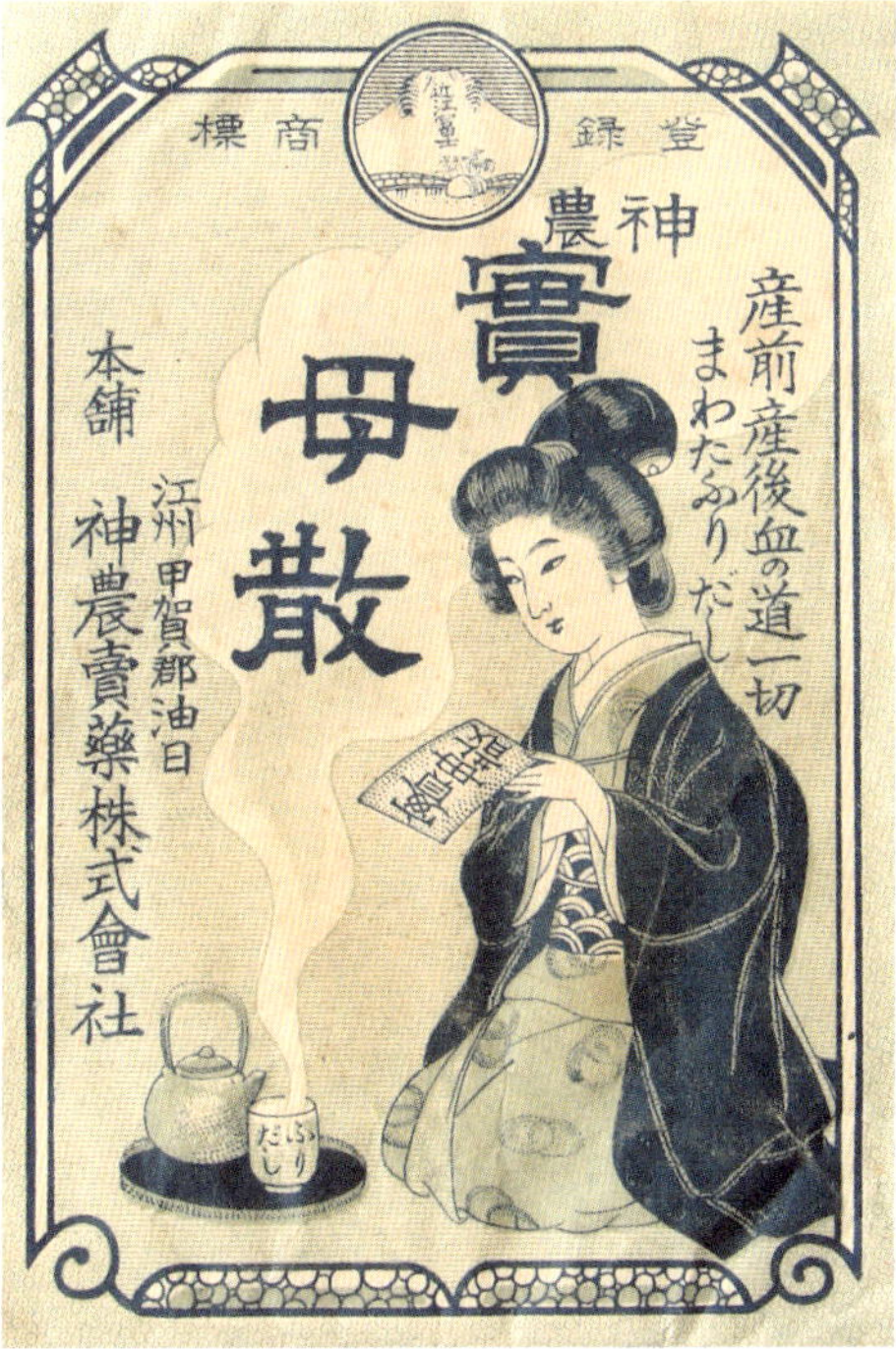

昭和前期 神農賣薬

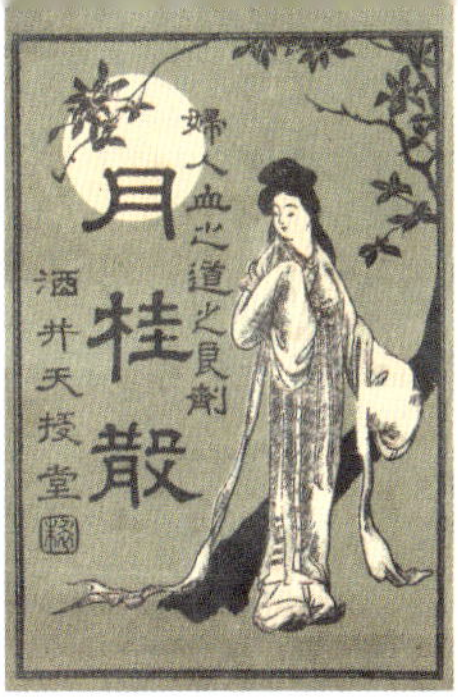

昭和前期 酒井天授堂

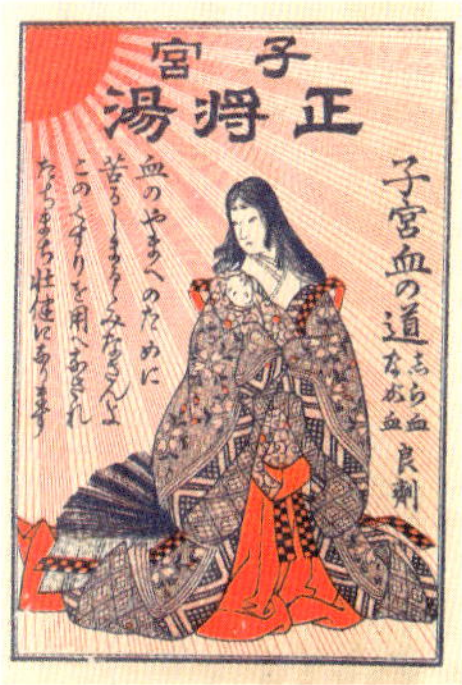

昭和前期 配薬

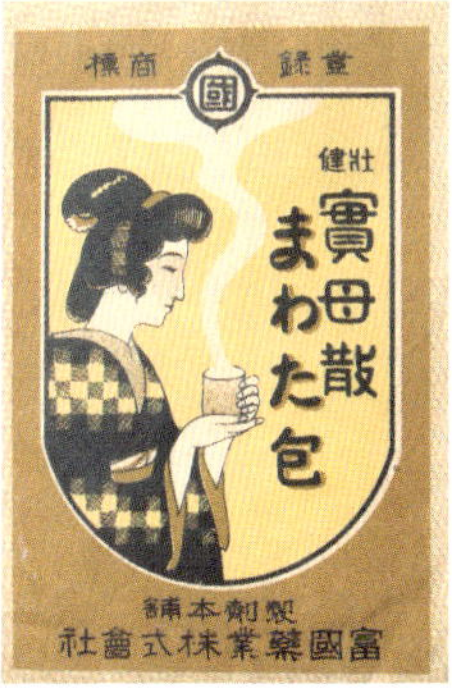

昭和前期 富國薬業

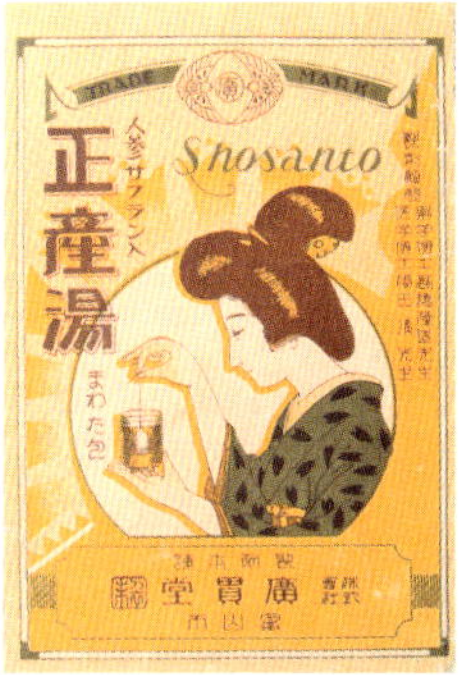

昭和前期 廣貫堂

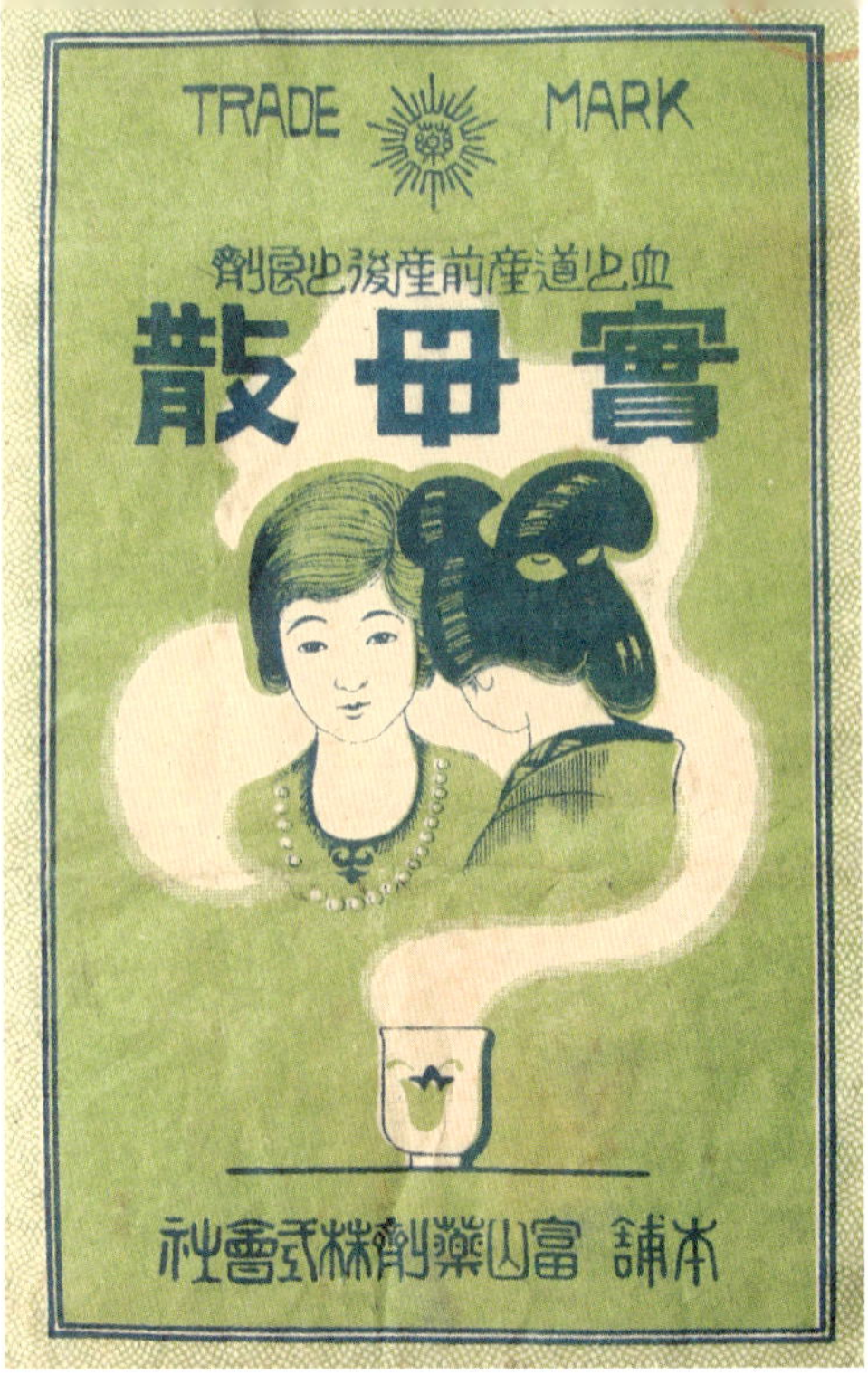

昭和前期　富山薬剤

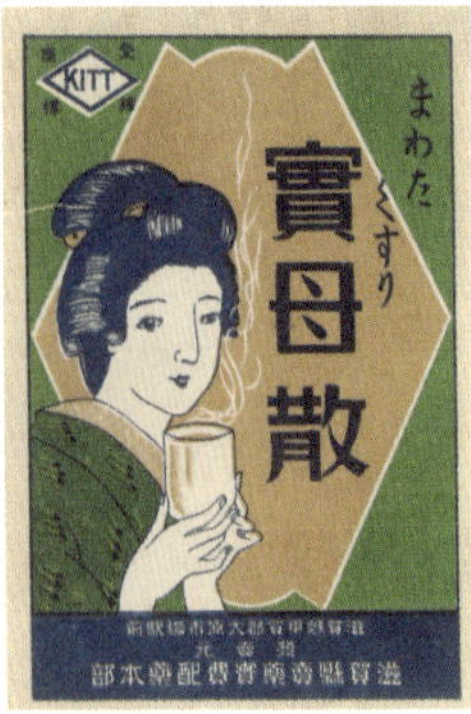

昭和前期　滋賀縣賣薬實費配薬本部

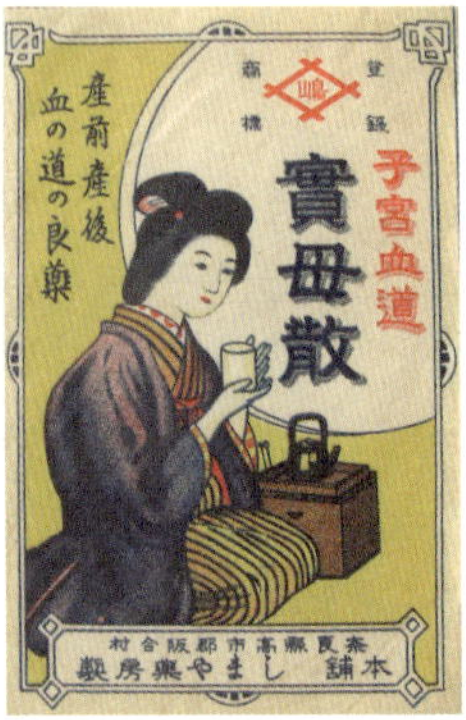

昭和前期　しまや薬房

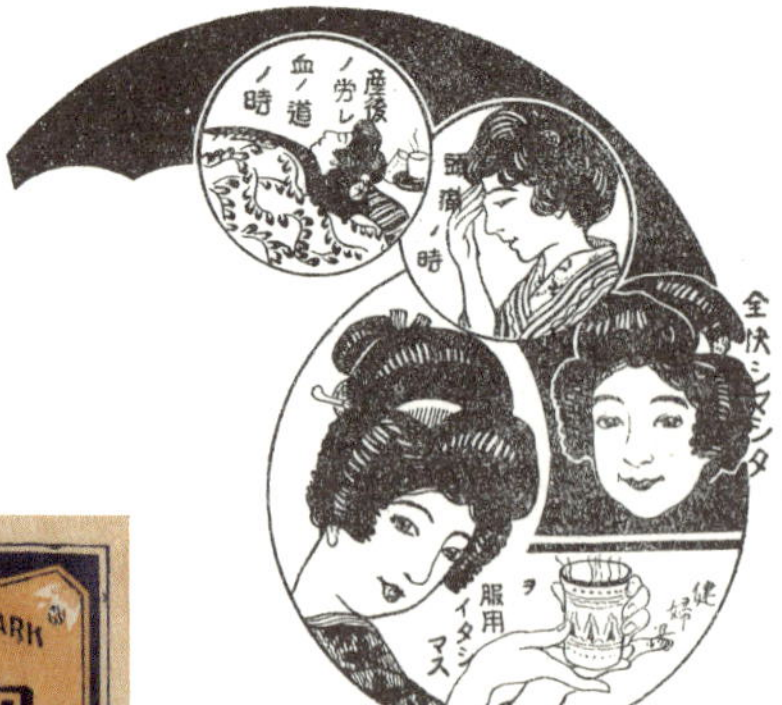

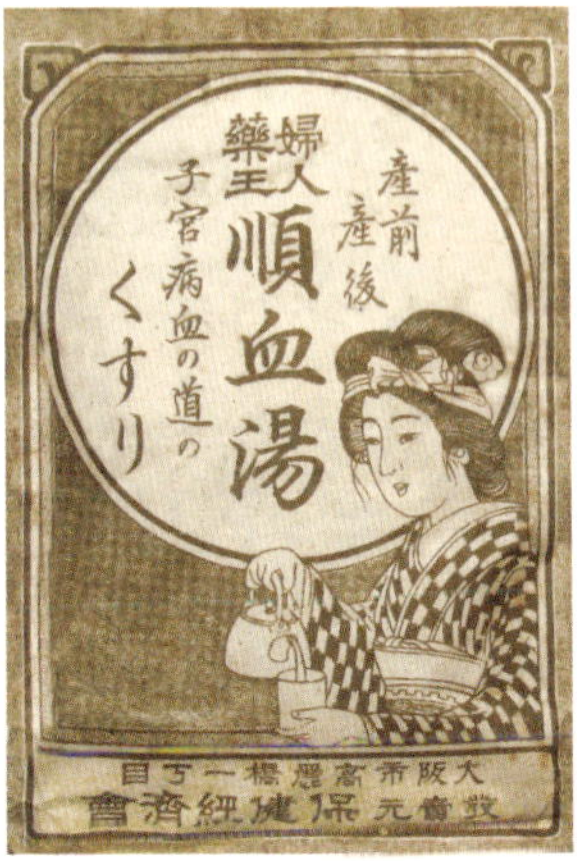

昭和前期　保健經濟會

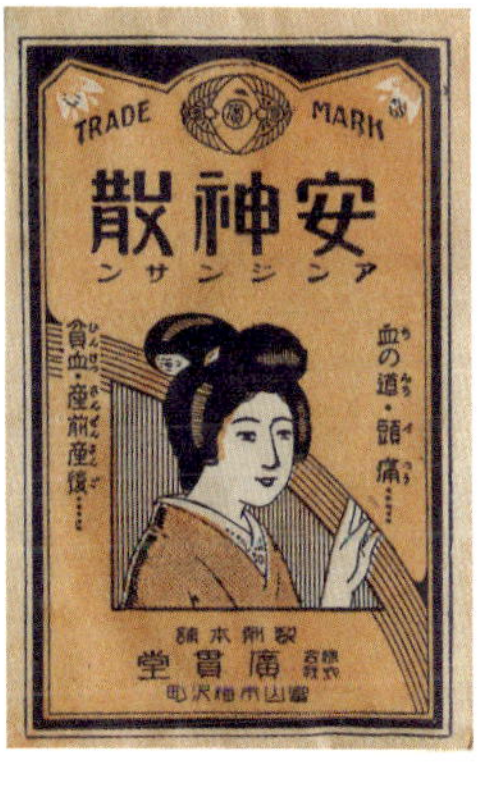

昭和前期　廣貫堂

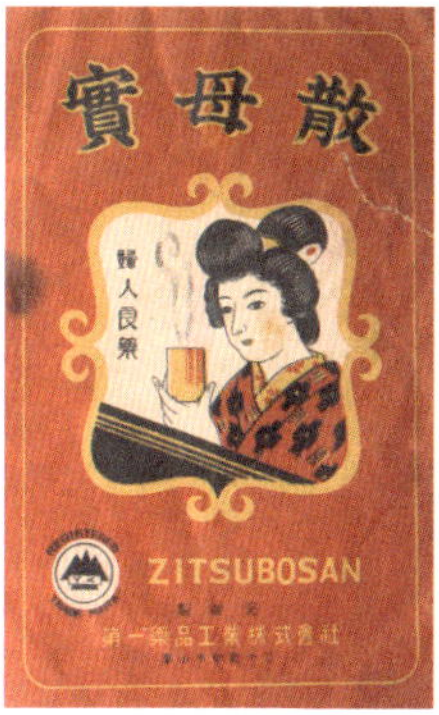

昭和中期　第一薬品工業

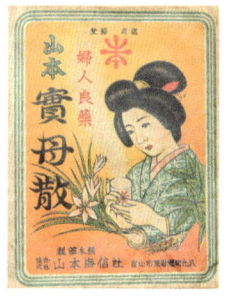

昭和中期　山本梅信社

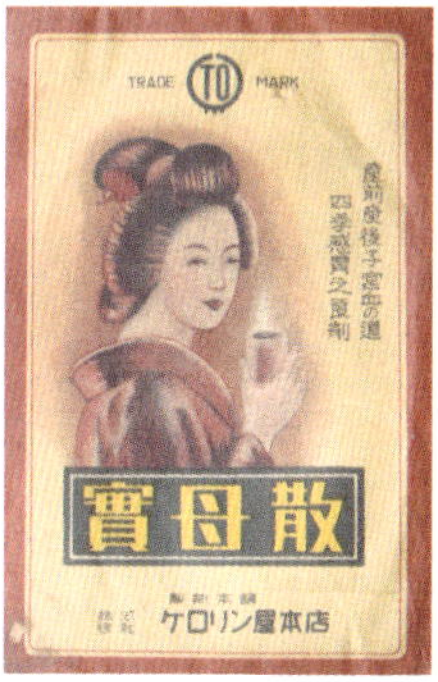

昭和中期　ケロリン屋本店

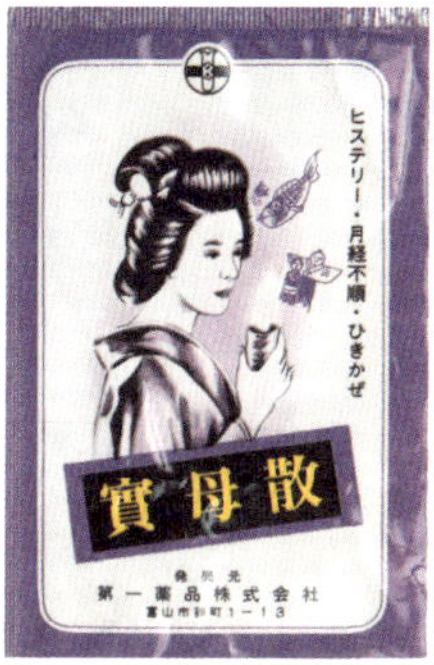

昭和後期　第一薬品

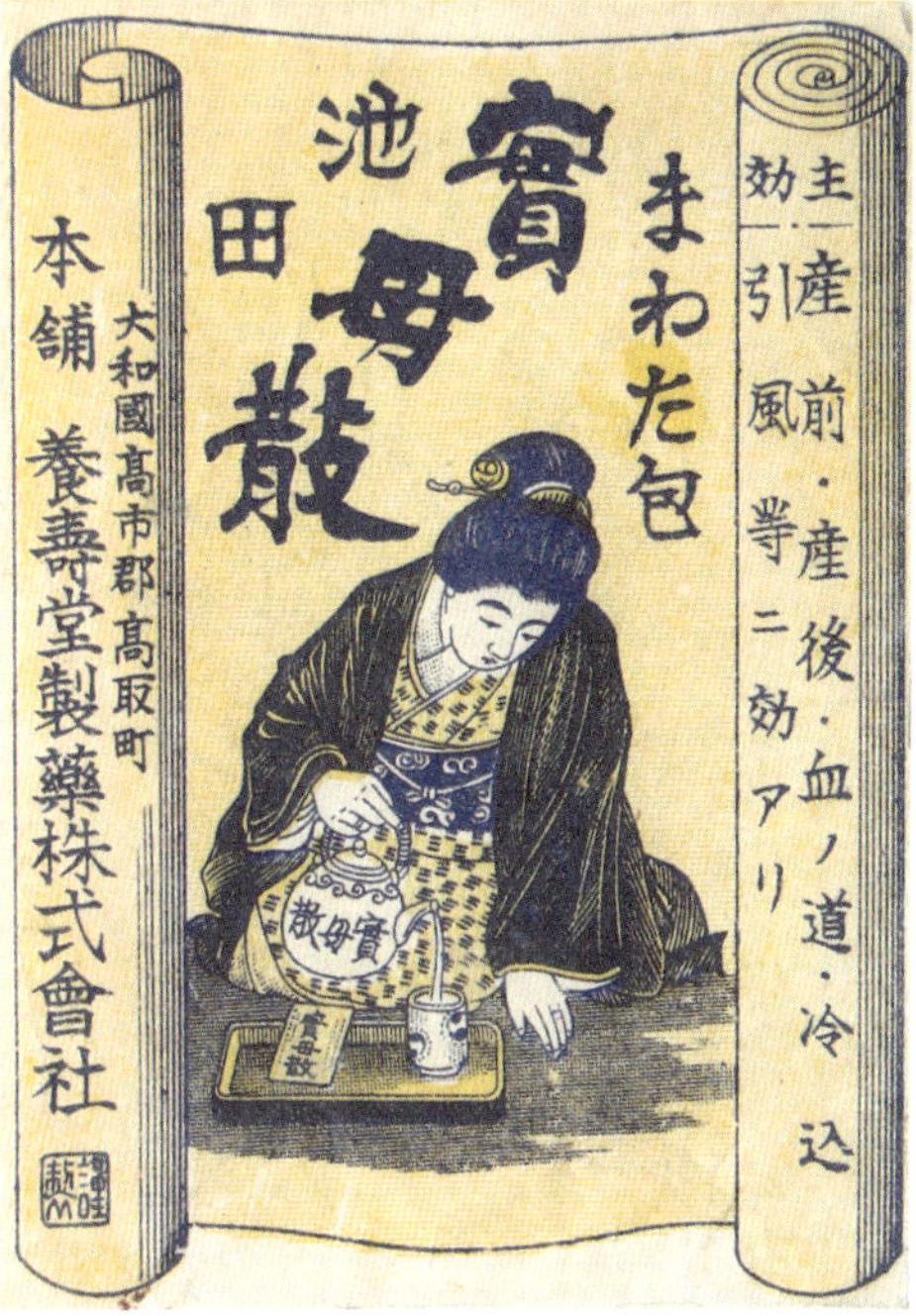

昭和中期　養壽堂製薬

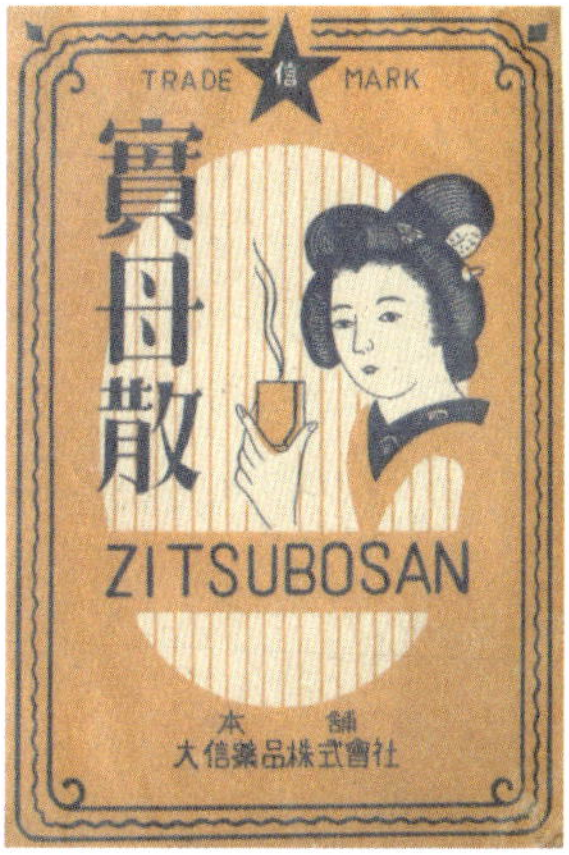

昭和中期　大信薬品

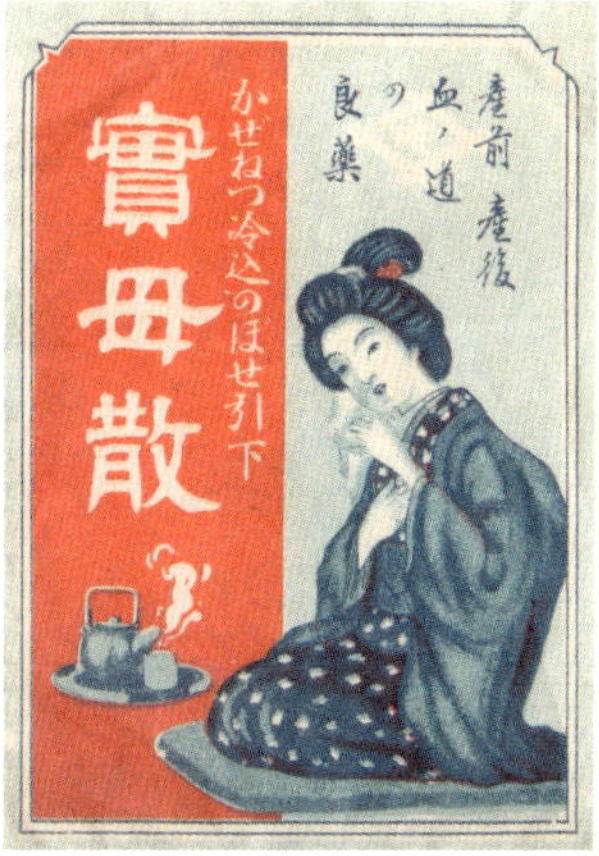

昭和中期　きぬや薬舗

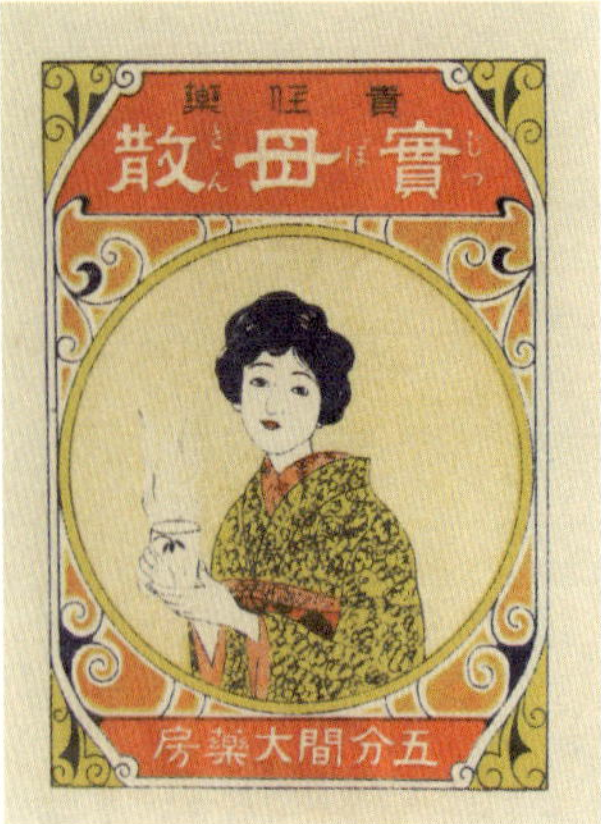

昭和前期　五分間大薬房

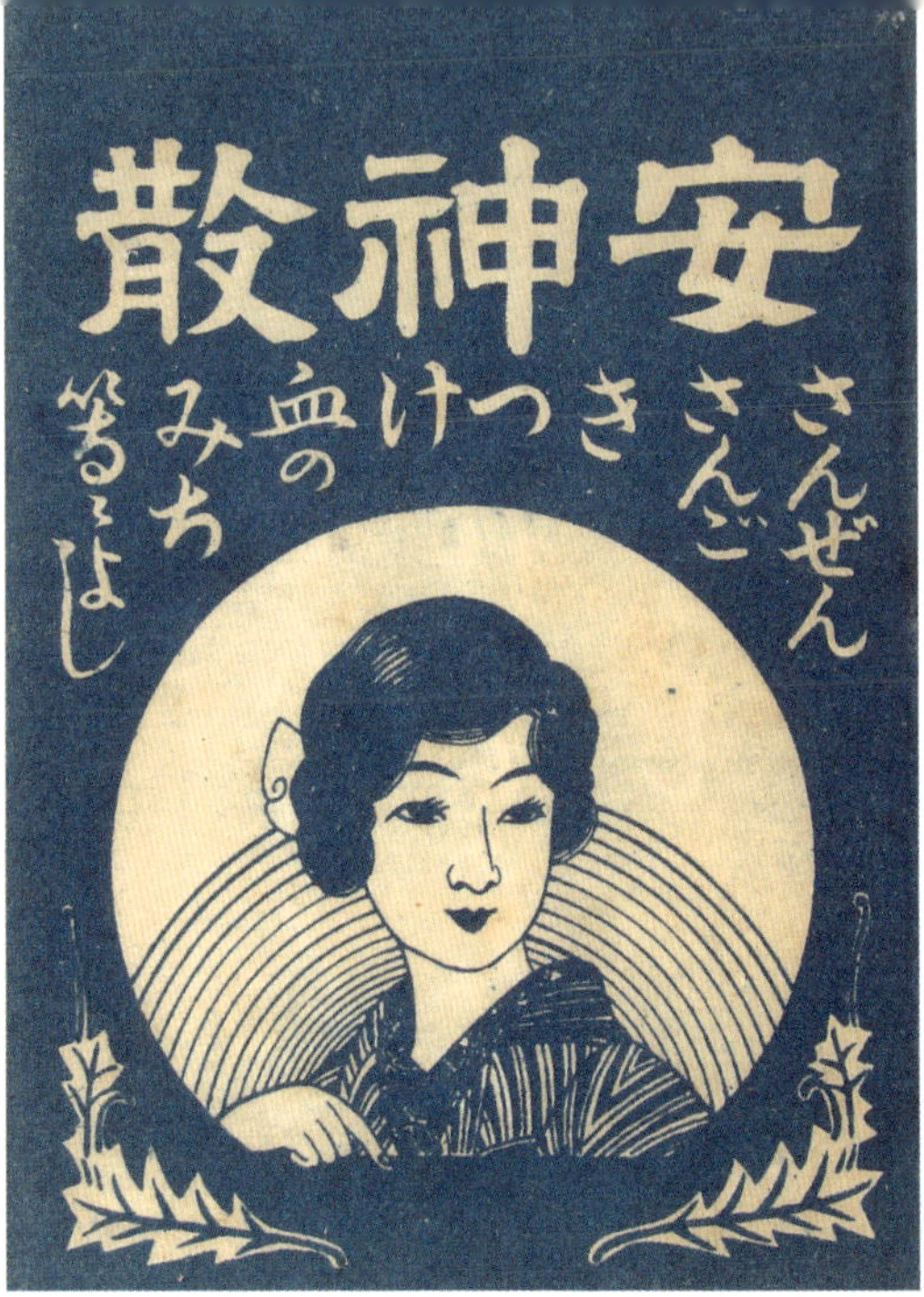

明治後期・大正

02
婦人薬・日本髪
洋髪

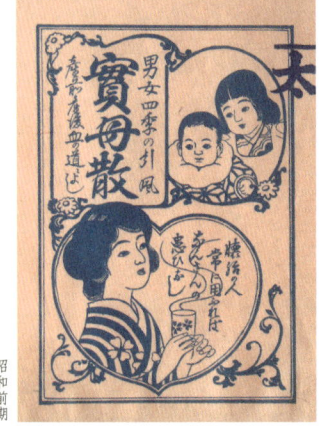

昭和前期

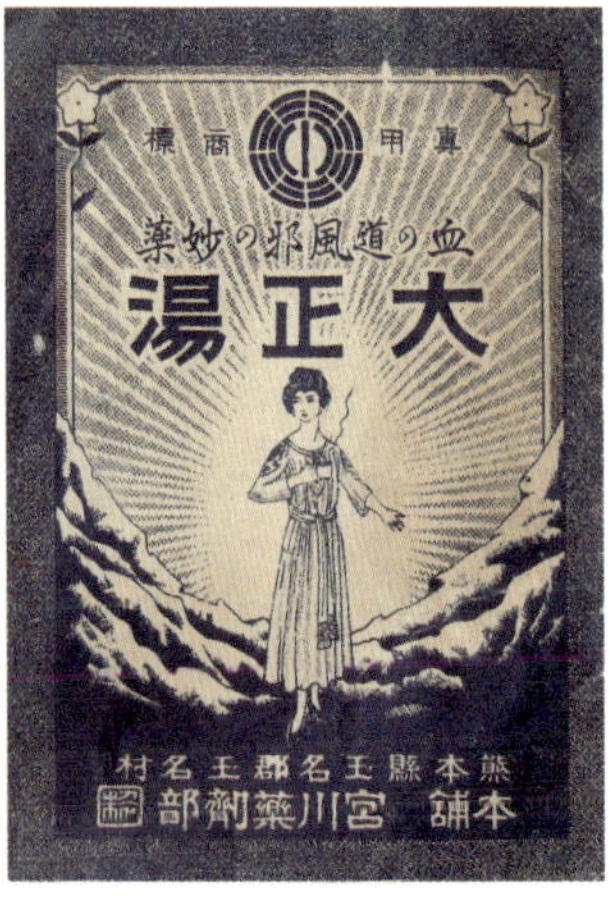

昭和前期　宮川薬劑部

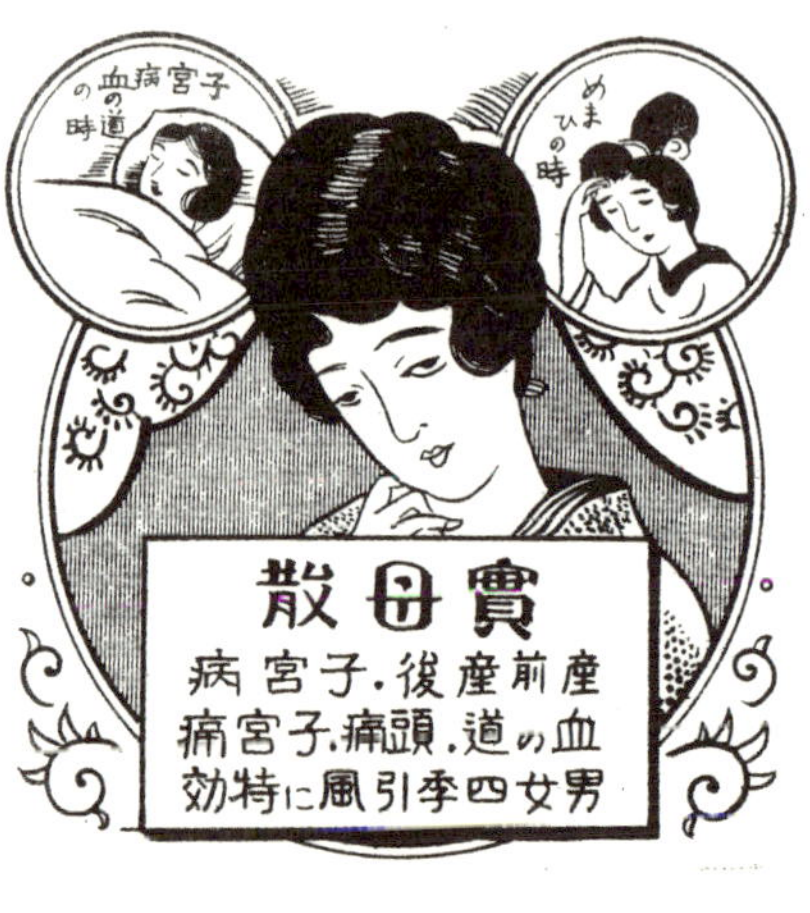

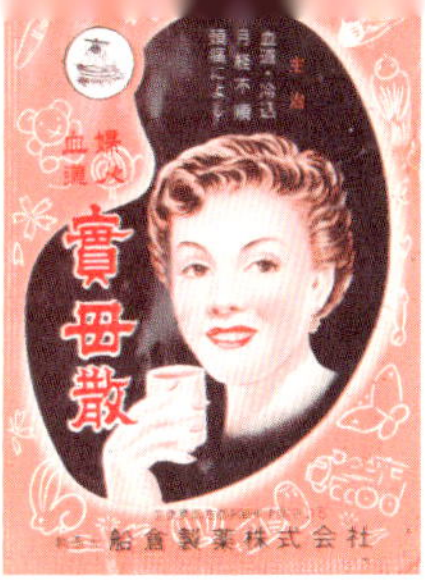

昭和後期　船倉製薬

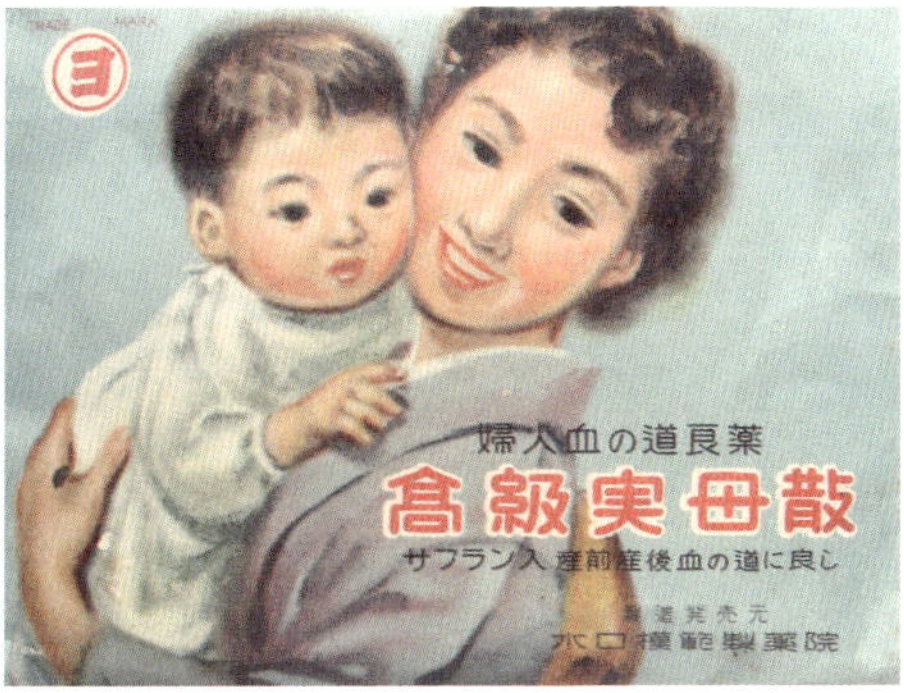

昭和中期　水口模範製薬院

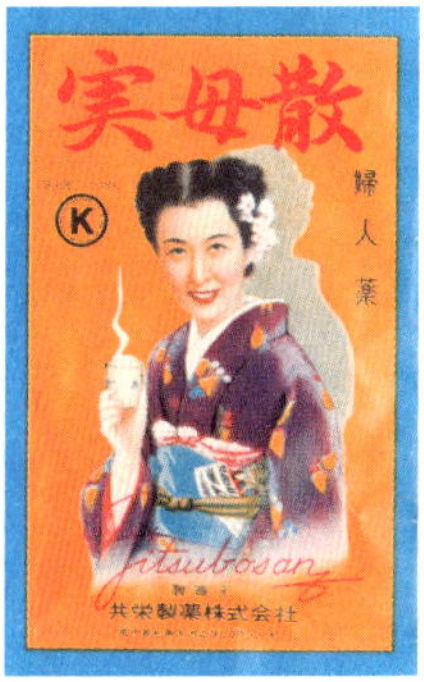

昭和後期　共栄製薬

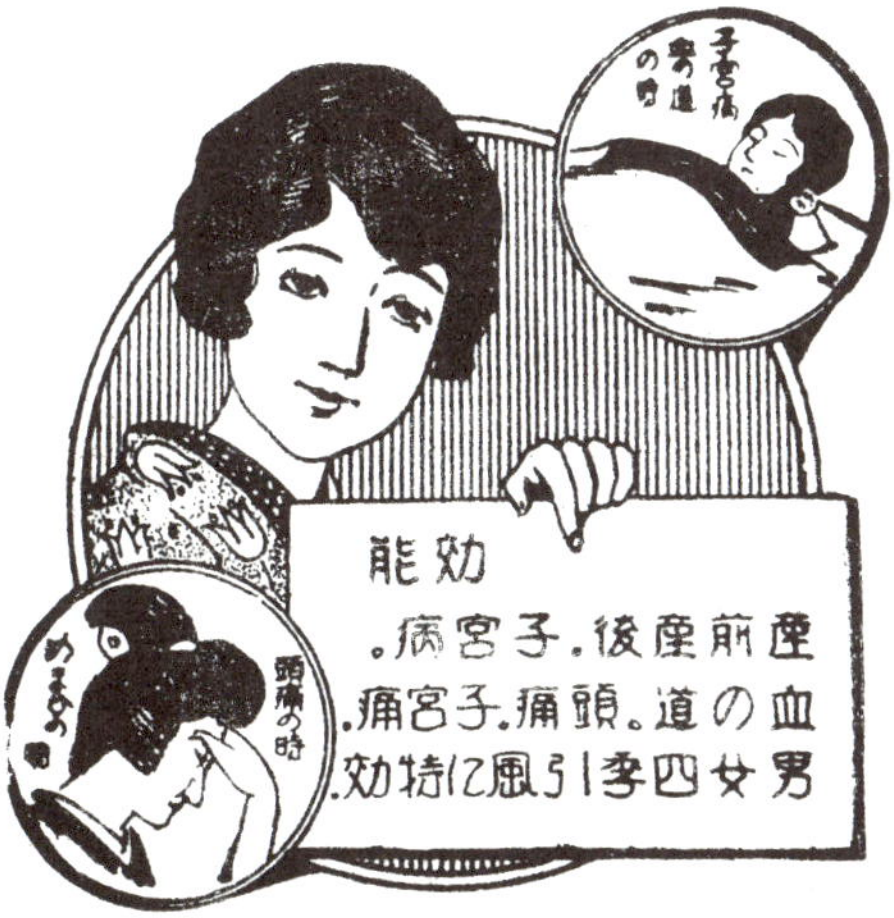

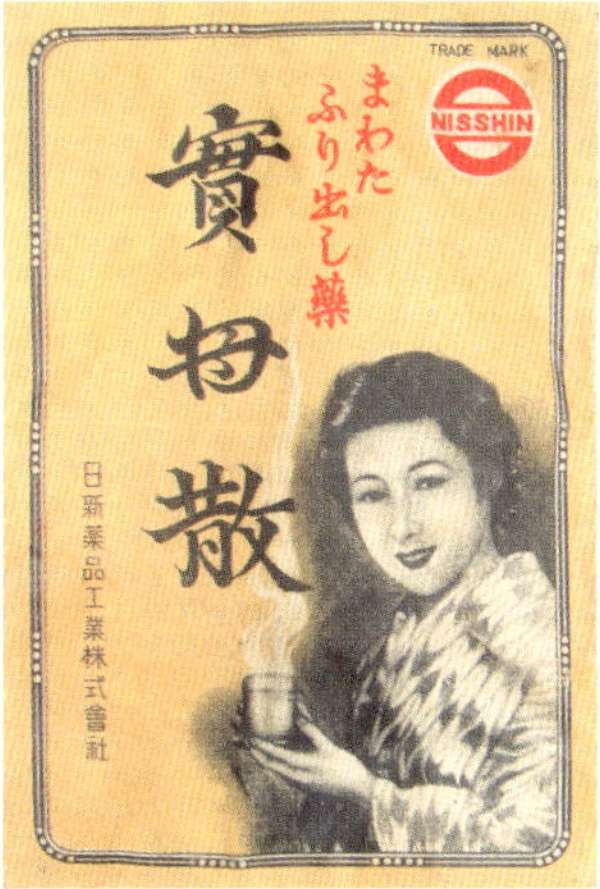

昭和中期　日新薬品工業

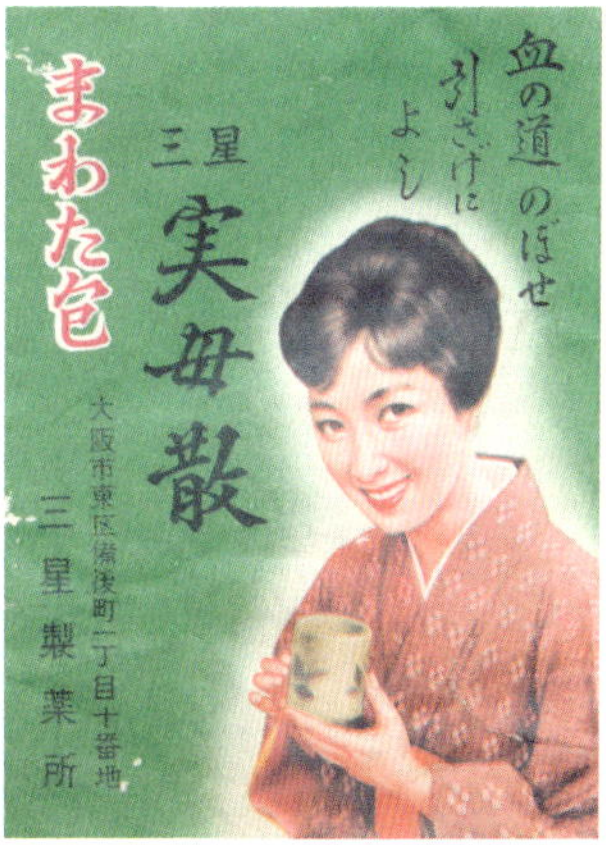

昭和中期　三星製薬所

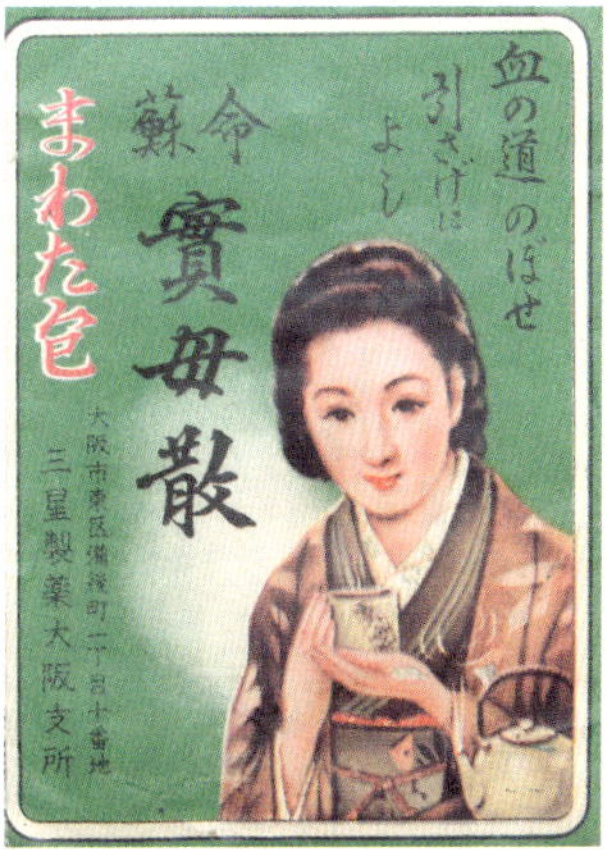

昭和中期　三星製薬大阪支所

03

Ladys Medicine

婦人薬

神仏様

よく苦しい時の神頼みと言いますが、その言葉どおり薬の袋にはよく神様の絵が描かれています。かつてまだ売薬のなかった時代、薬は寺や神社そして修験道などが施薬と言う形で配付していました。そのせいか薬の由来には「観音様や菩薩が夢枕に立たれて薬の製法を伝授して下さった」と言った物が多くあります。実際には渡来人や、大陸の漂着民の救助のお礼として教わったりした場合が多かったようですが、ありがたくもっともらしい由来に、庶民は薬に対する大いなる信頼性を見ていたのでしょう。従って、初期の薬袋は、ありがたいお札のような体をしていました。薬には人知を超えた不思議な力があると信じられていたのです。人間の心理作用にはプラシーボ効果と言って、患者の「必ず効く」という思い込みが実際の薬効以上の効果を発揮するという作用を指します。その後印刷技術の進化により、直接神様仏様の絵が使われるようになりました。その中の一つに中将湯があります。中将湯の中将姫は8世紀頃の実在の人物ですが、その伝説では、継母に虐められ山中に捨てられたりもした姫が、その後出家して自らの経験から、冷え性など女性特有の病気などの薬を考案しました。それが津村家から商品化され、ときには中将姫の絵に、当時人気画家の高畠華宵を起用するなどした、大々的な広告戦略のおかげで大いに人気を博しました。仏門に入ったゆえに神格化されたのでしょう。でもなぜか具体的に神様の絵が登場するのは婦人薬が多いのです。それもほとんどが観音様なのは、容姿が華やかなせいもあるのでしょう。何時の時代でも、女性は不思議大好きのようです。

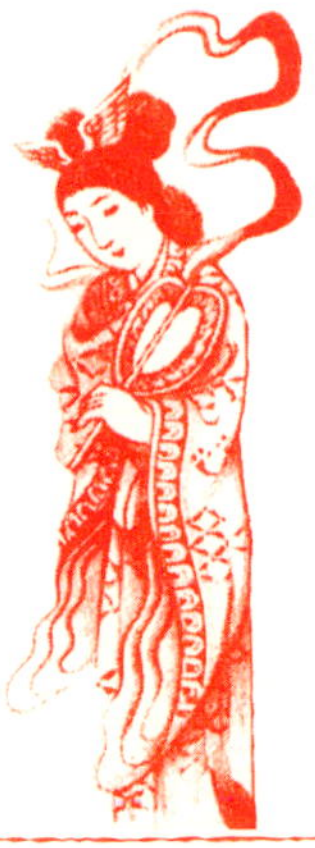

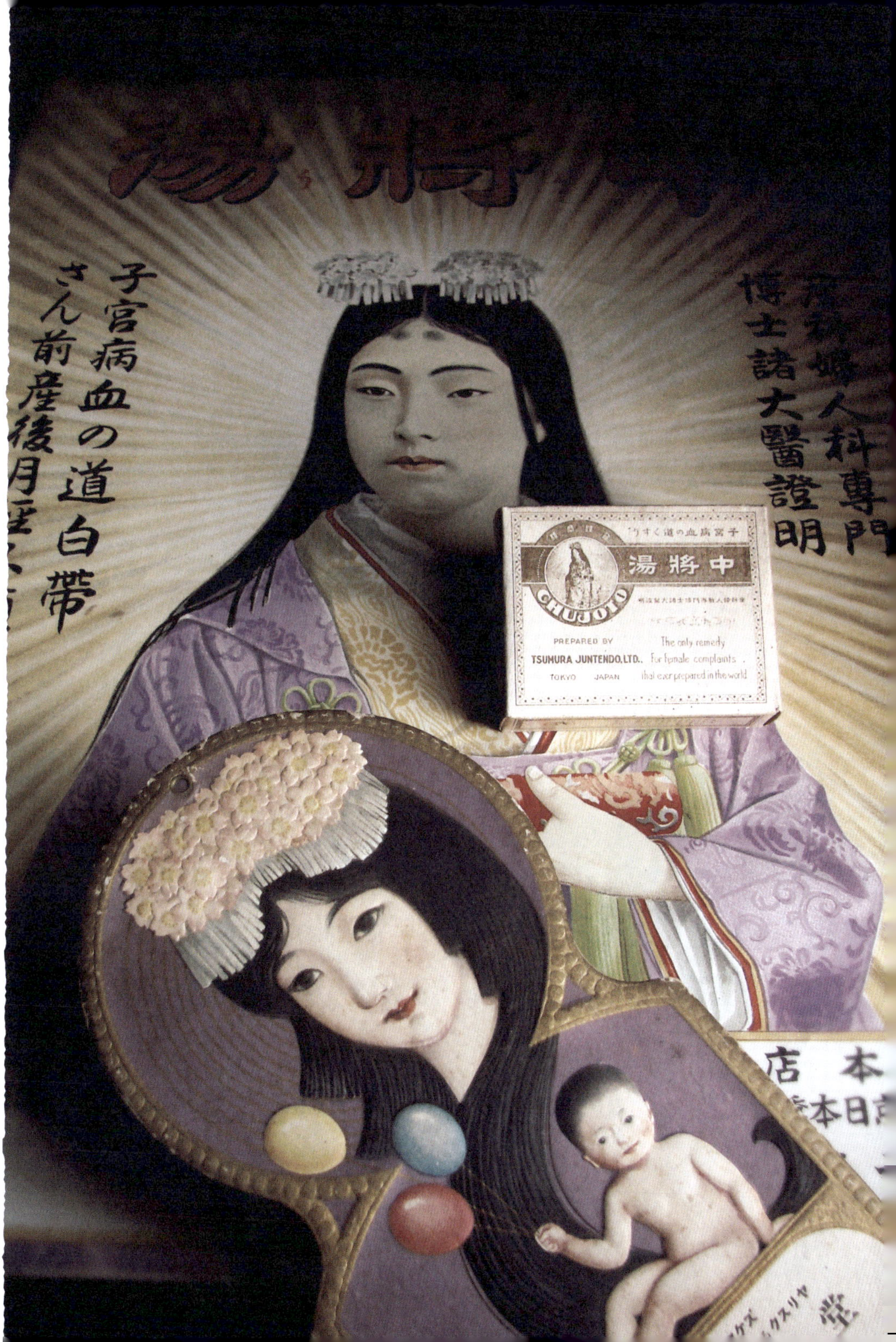
將湯
子宮病血の道白帯
さん前産後月
婦人科専門
博士諸大醫證明
子宮病血の道くすり
中將湯
CHUJOTO
PREPARED BY
TSUMURA JUNTENDO,LTD.,
TOKYO JAPAN
The only remedy
For female complaints
that ever prepared in the world
本店

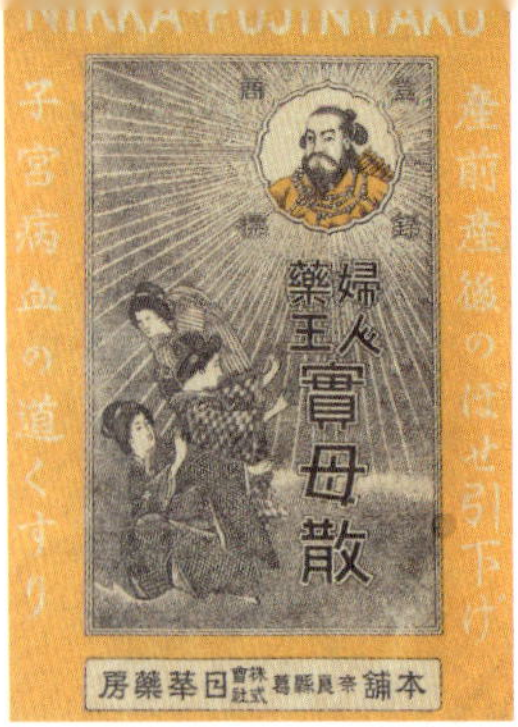

昭和前期　日華薬房

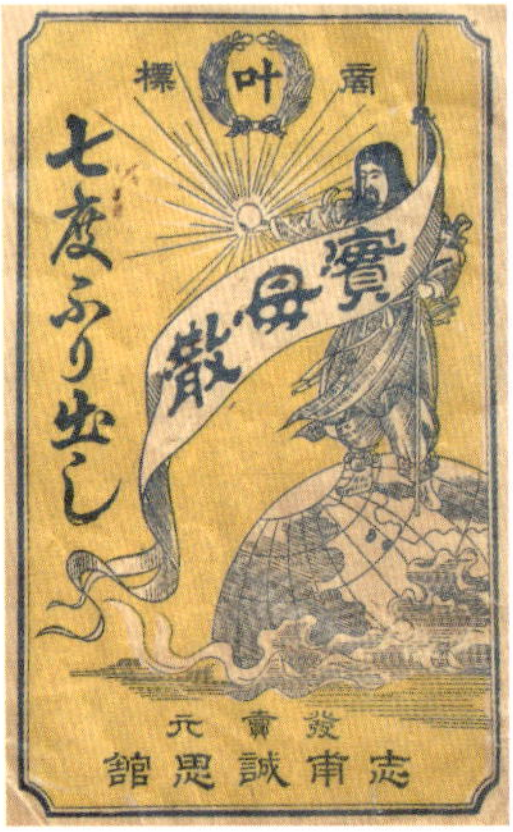

昭和前期　志甫誠思館

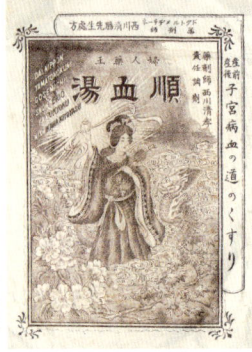

昭和前期　春榮堂薬局

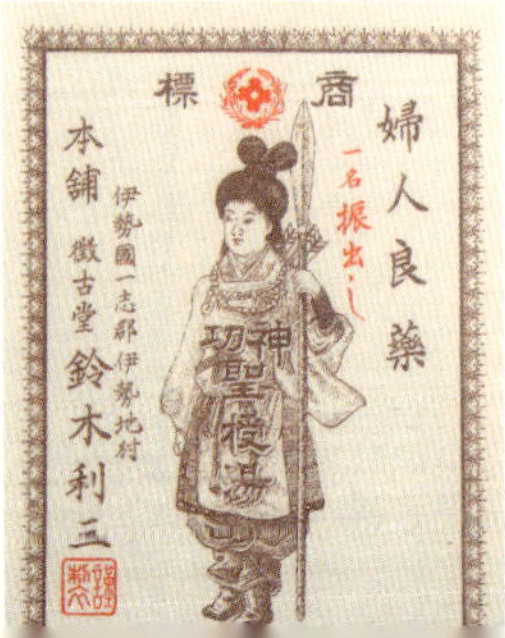

昭和前期　徴古堂

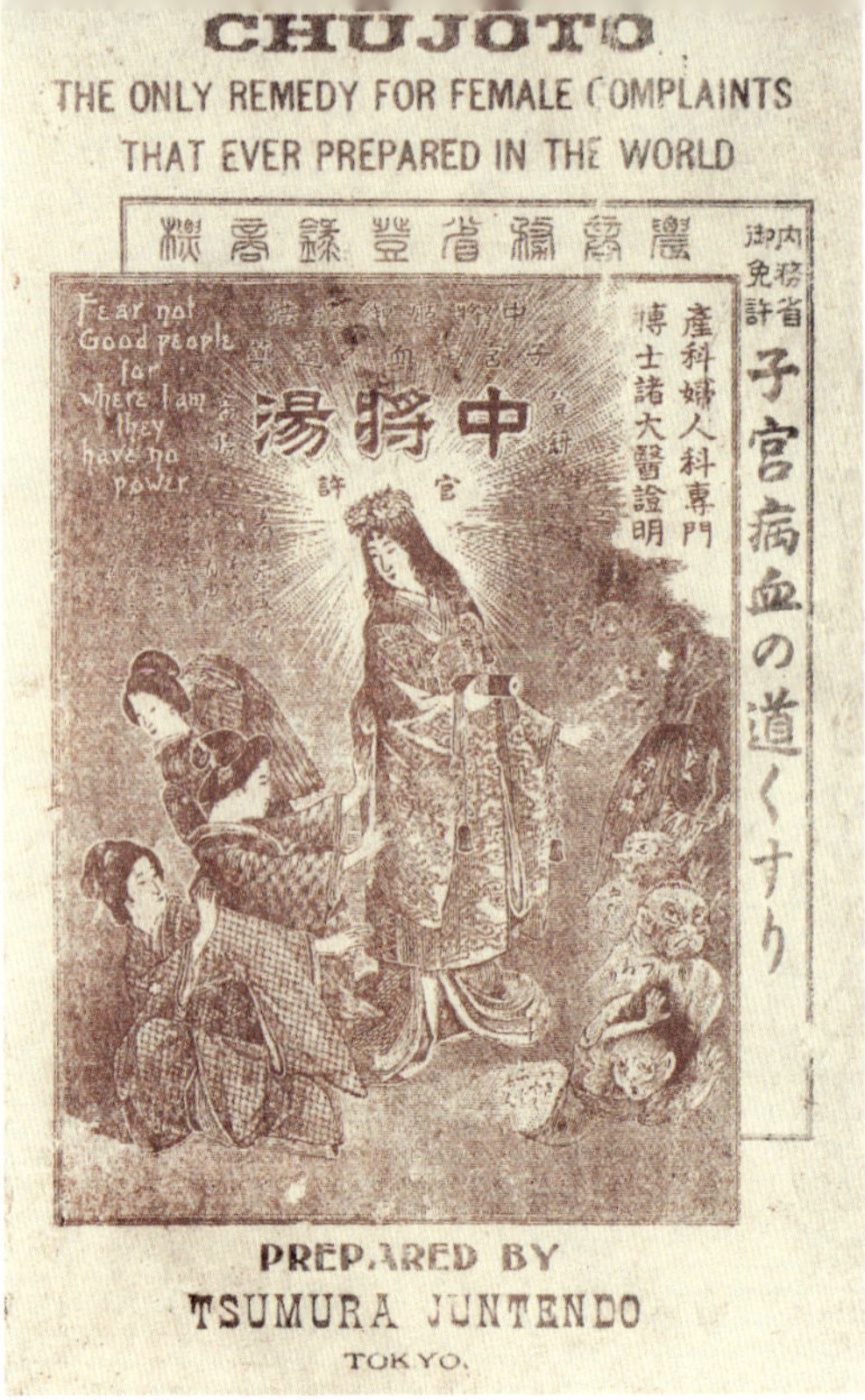

明治後期・大正　津村順天堂

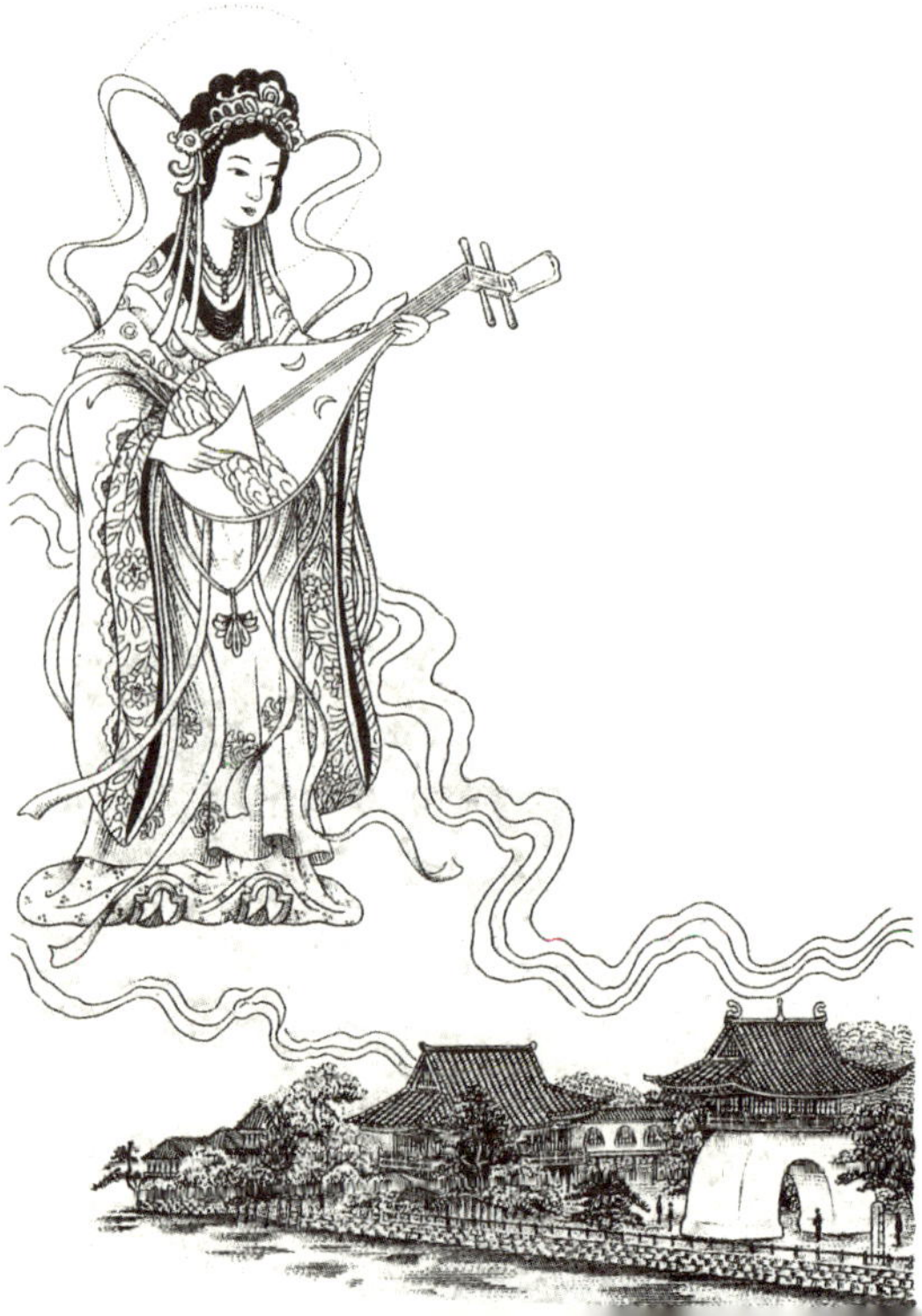

婦人薬・神仏様
03

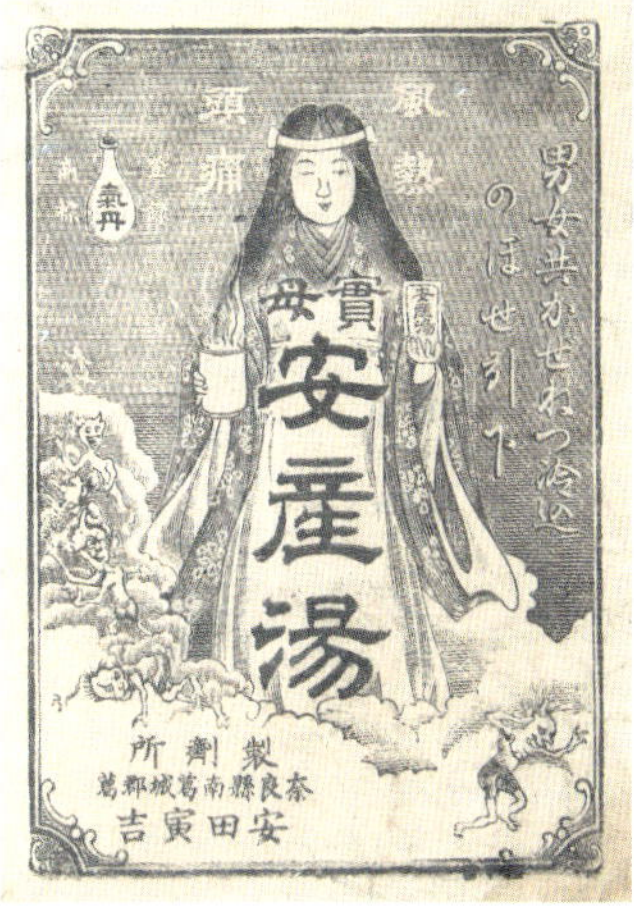

明治後期・大正　安田寅吉

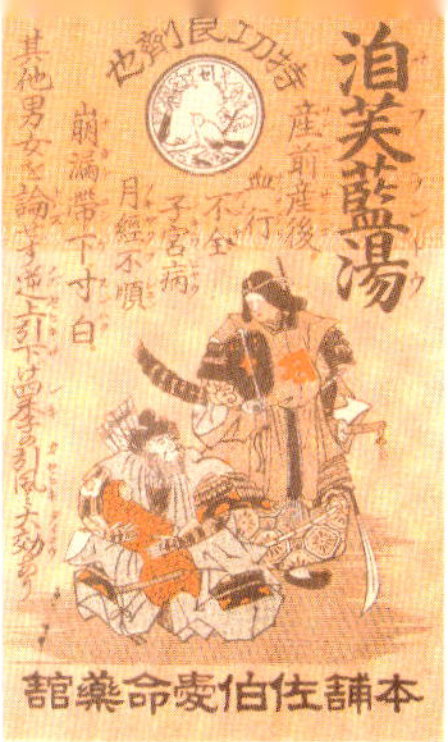

昭和前期　佐伯慶命薬館

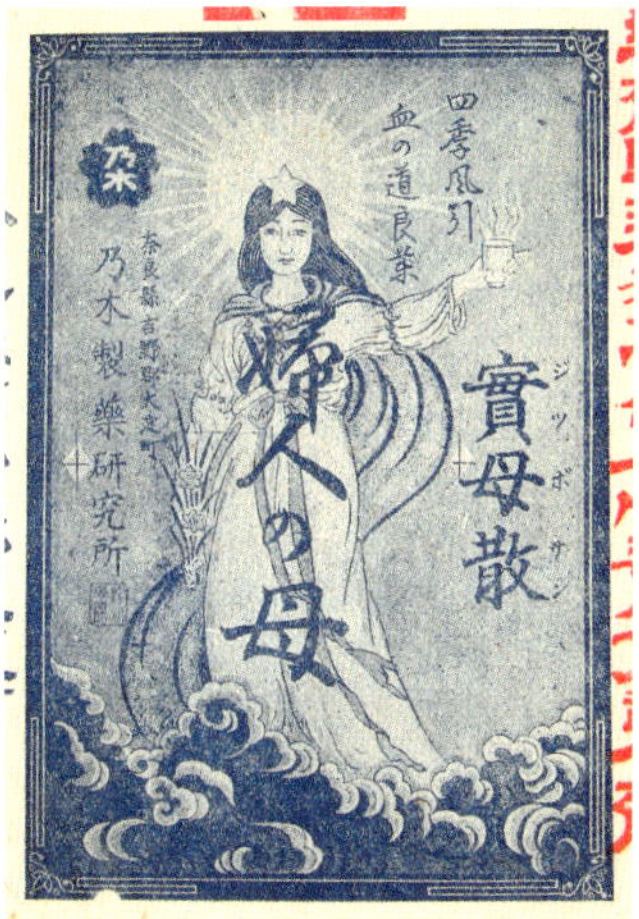

昭和前期　乃木製薬研究所

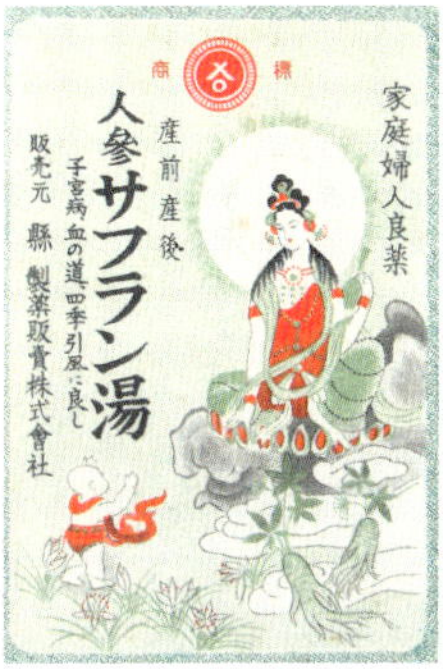

昭和前期　縣製薬販売

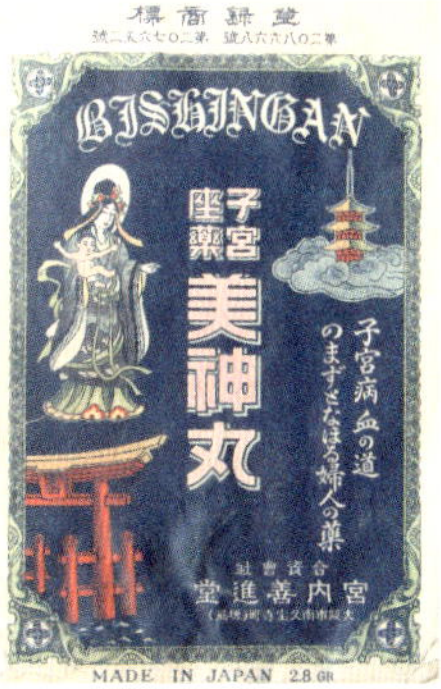

昭和前期　宮内善進堂

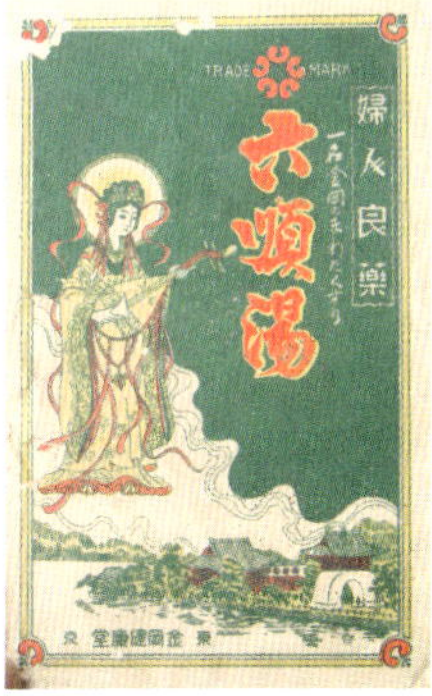

昭和前期　金岡健康堂

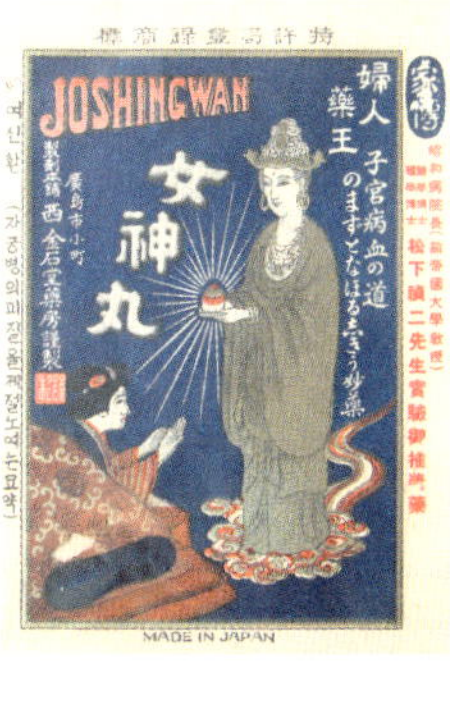

昭和前期　西金石堂薬房

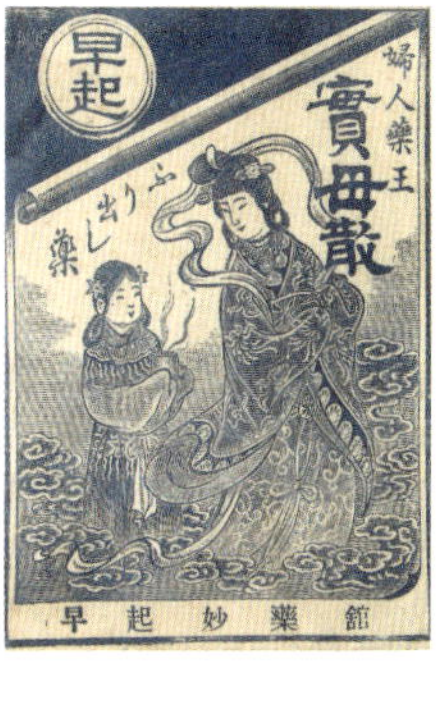

明治後期・大正　早起妙薬館

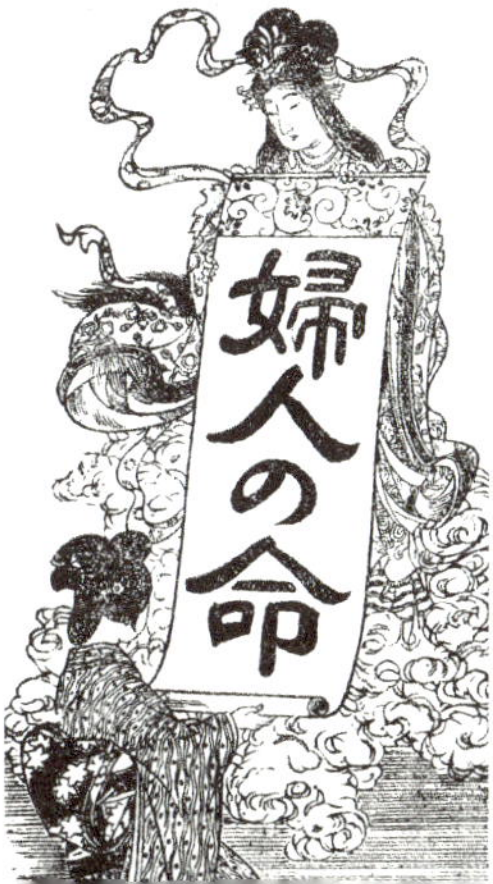

婦人薬

生理と性病

女性用生理用品の広告も今では随分明け透けになったものだと思いますが、明治末頃の広告では「しのび綿」などと言って、何とも秘密めいて情緒を感じます。現在の一般的な生理ナプキンのはしりは、昭和36年に登場したアンネナプキンですが、実はその以前から似たような物が既にありました。ナプキンのように使い捨てではなく、次頁にあるように「月経帯」といわれるもので昭和初期のものです。取扱い説明図にも見られるようにゴム製でほぼオムツに近い形状をしています。こんなゴワついたものでは外出もままならなかったでしょう。多くはブリキ缶に入ってデザインもモダンで、売薬の婦人薬とは一線を画しています。横にあるのは携帯用ビデ、ちょっと大きすぎる気もしますが。下の試験管のようなものは頭部に小さな穴が開いており、薬品の注入用と思われます。婦人薬は前述のように煎じ薬が一般的ですが、子宮座薬というものもありました。膣に直径1、5センチ程の絹で包んだ球体状の薬を挿入して、それを毎日出し入れするタイプです。飲まずに治ると謳っていますが、そんなことをするより飲む方がよっぽど楽だと思うのですが。一方、花柳病と言われていた性病は、まだ売春禁止法がなかった時代には、その名のとおり花柳界を中心に深刻な状況でした。明治中頃には全ての病院のうち実に20％程が性病の病院だったということからしてその蔓延ぶりが伺われます。たくさん出た薬の中でも仁丹の前身森下から発売した梅毒の薬「毒滅」が大いにヒットしました。

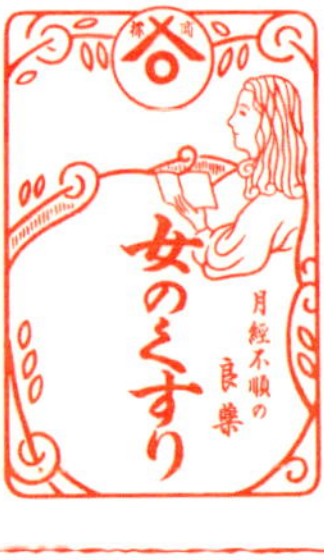

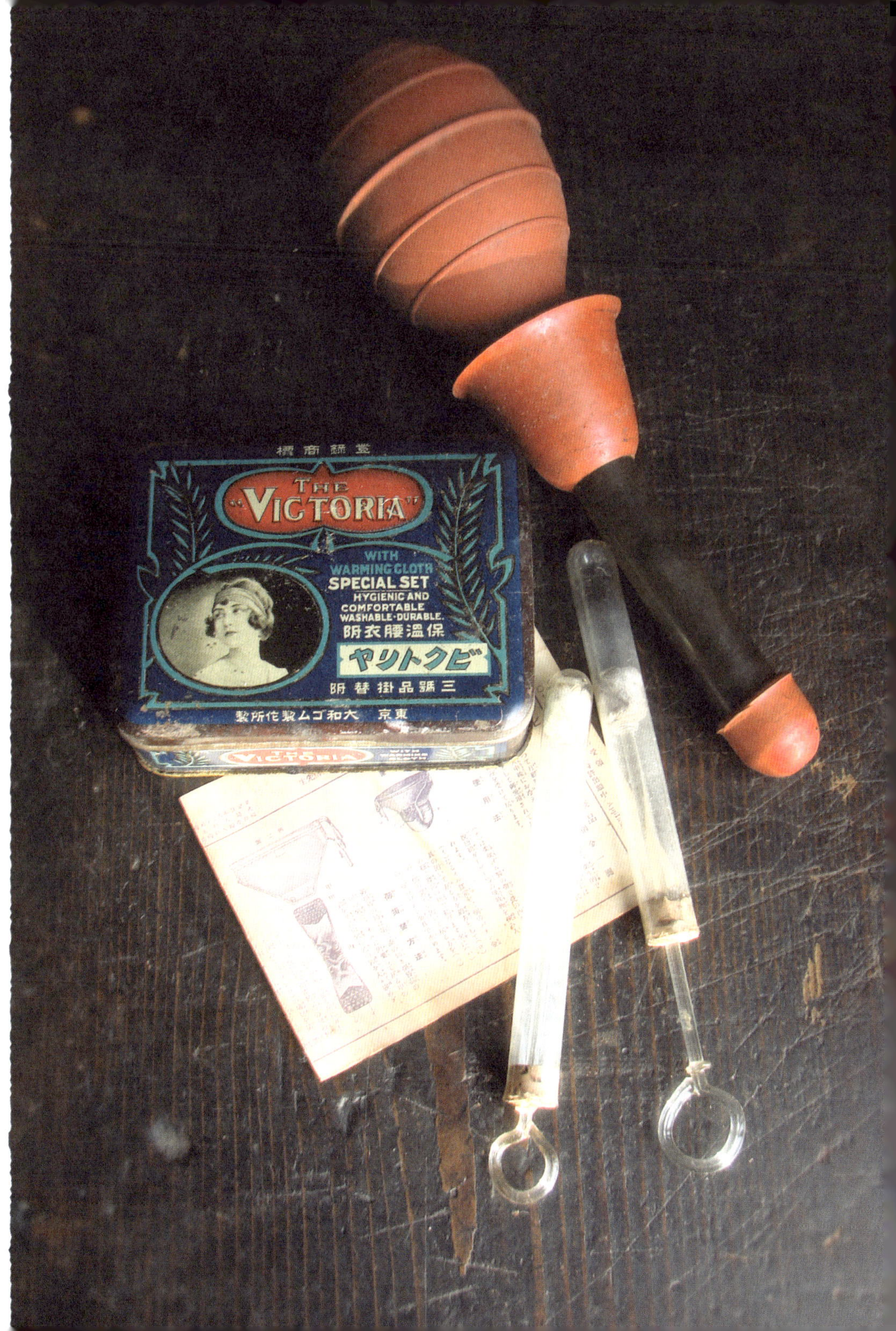
登録商標
THE
"VICTORIA"
WITH
WARMING CLOTH
SPECIAL SET
HYGIENIC AND
COMFORTABLE
WASHABLE·DURABLE.
保温腰衣附
ビクトリヤ
三號品掛替附
東京 大和ゴム製作所製

婦人薬・生理と性病 04

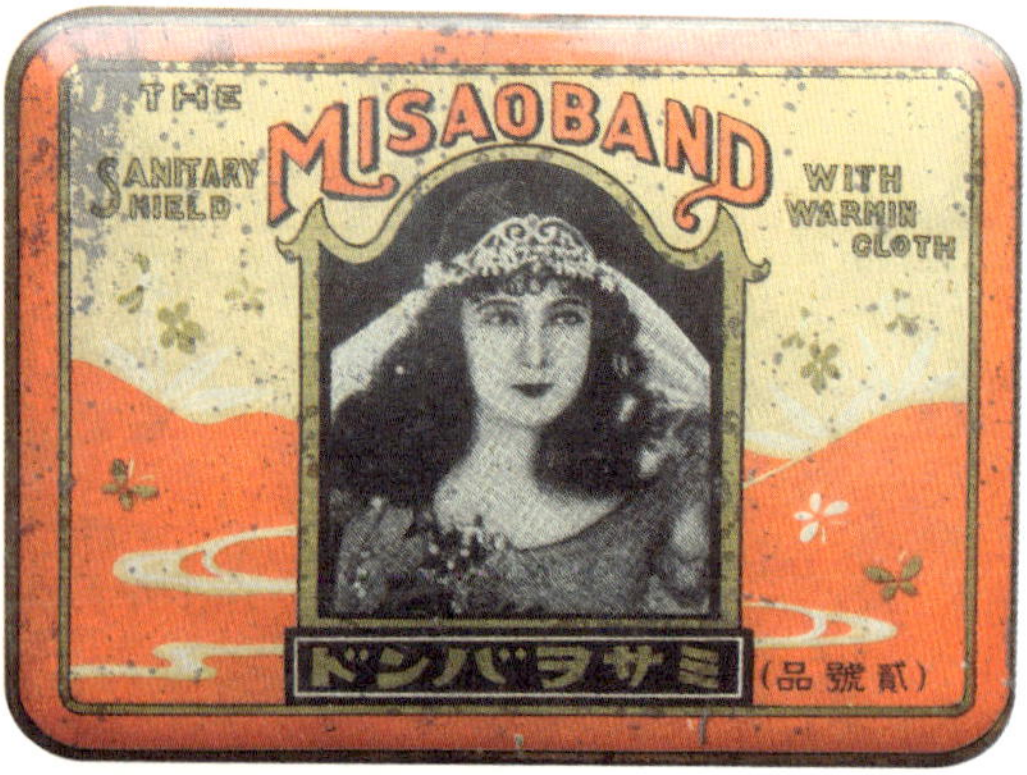

昭和前期　ミサオバンド

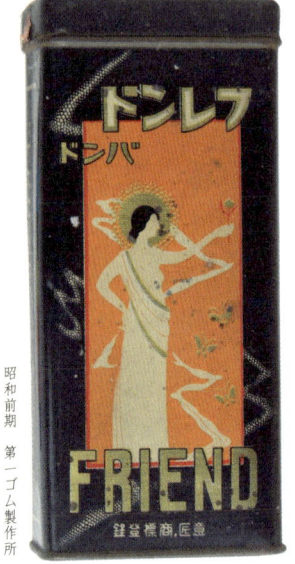

昭和前期　第一ゴム製作所

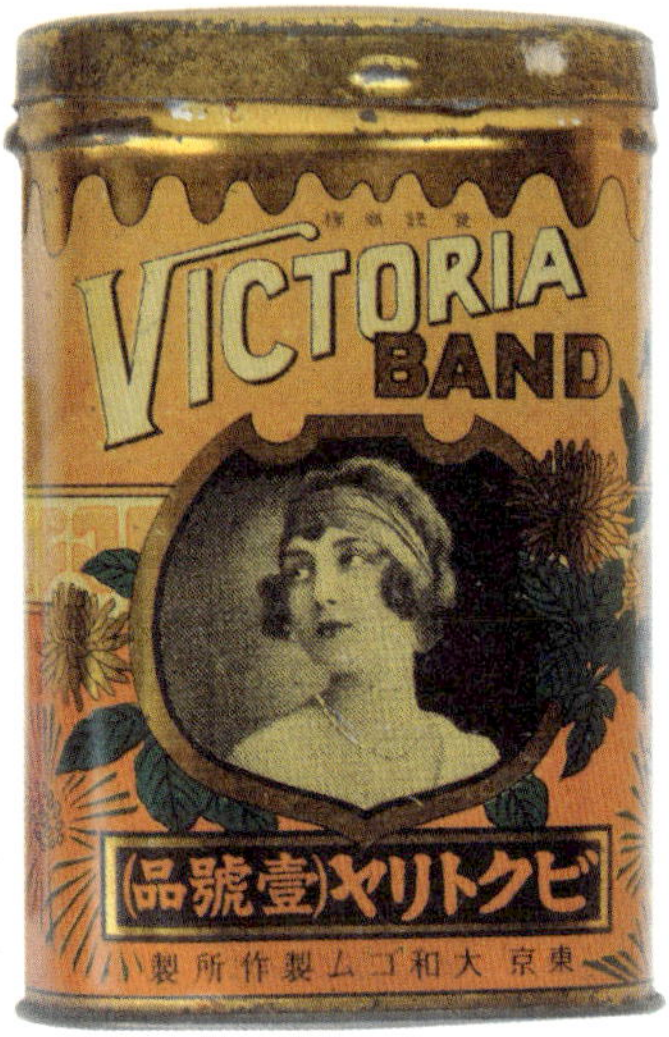

昭和前期　大和ゴム製作所

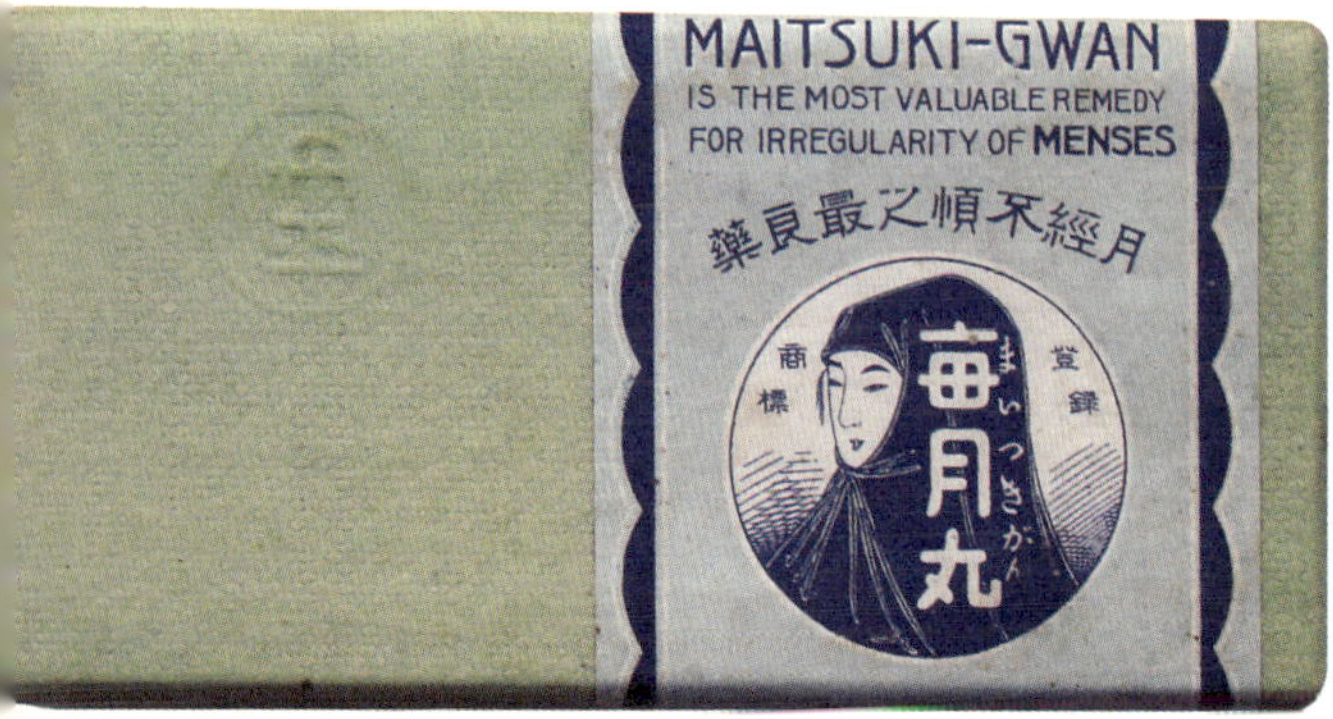

昭和前期　丹平商会

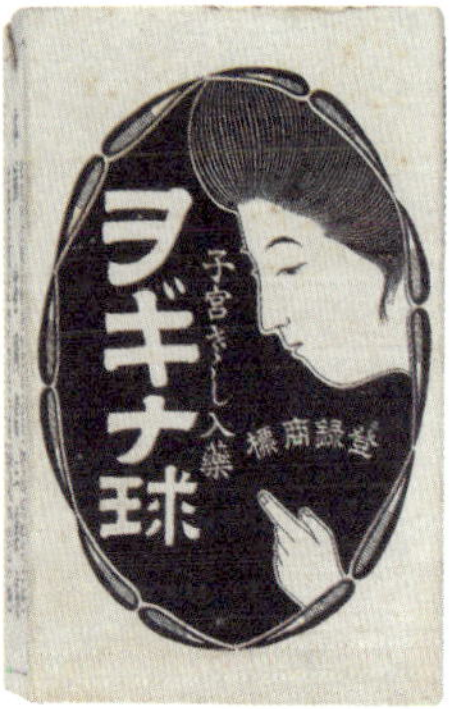

昭和前期　笹岡省三薬房

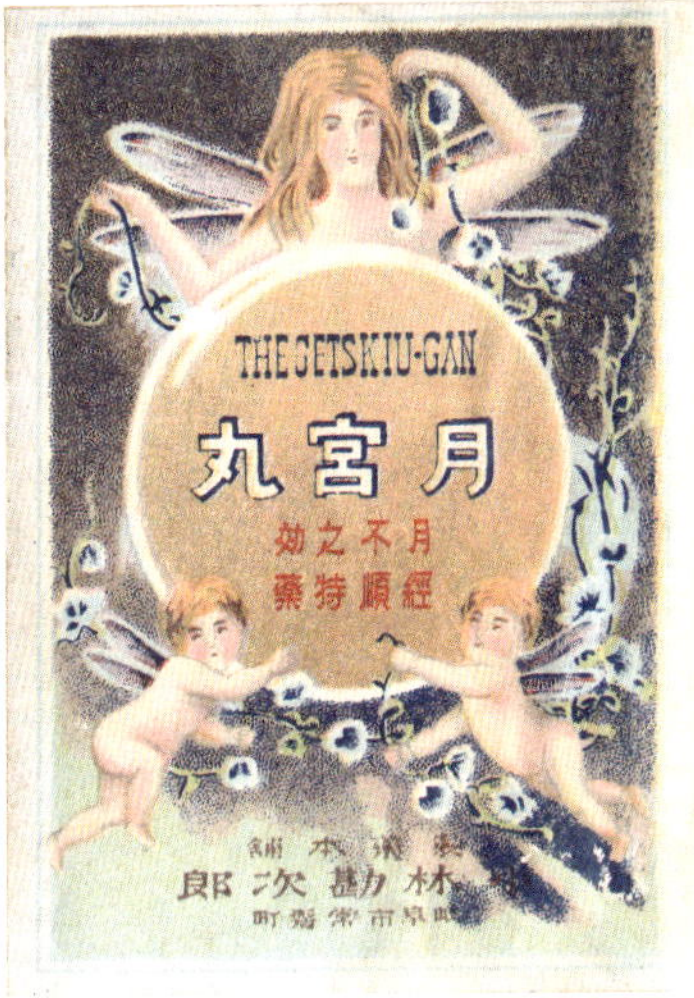

昭和前期　小林勘次郎

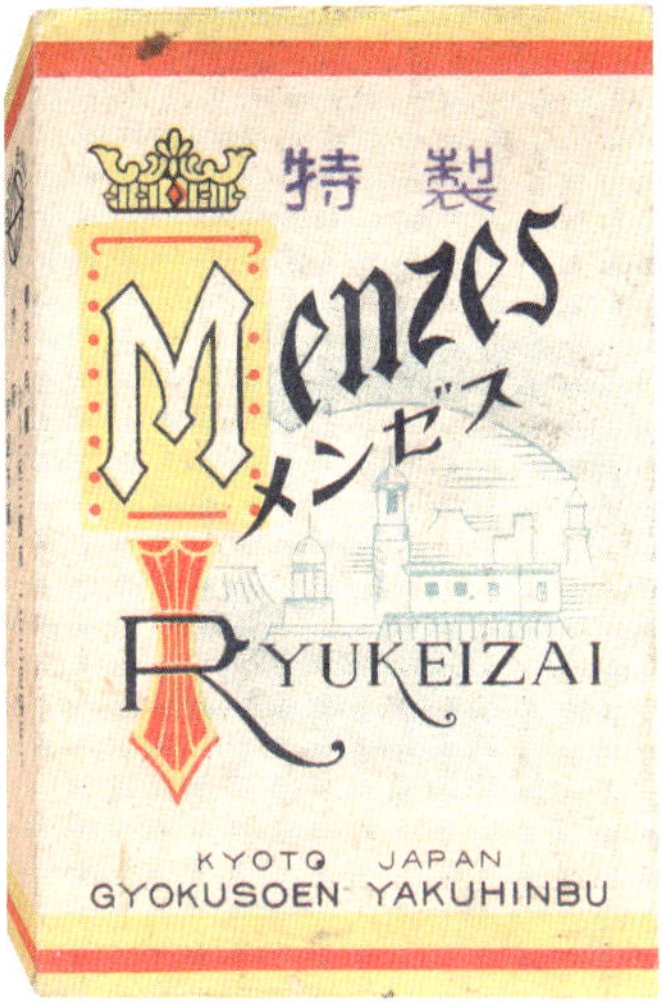

昭和後期　玉草園薬品部

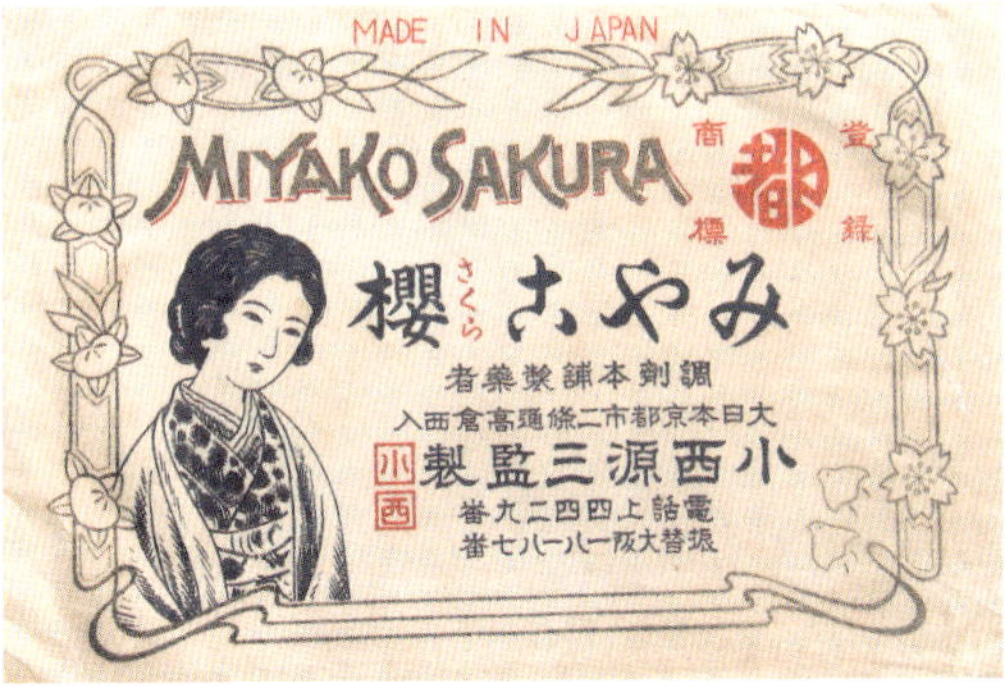

昭和前期　小西源三

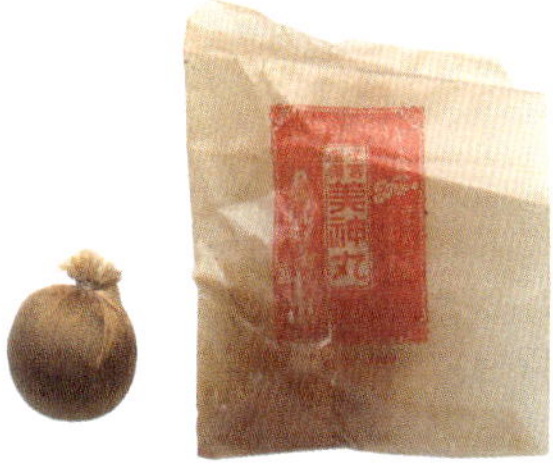

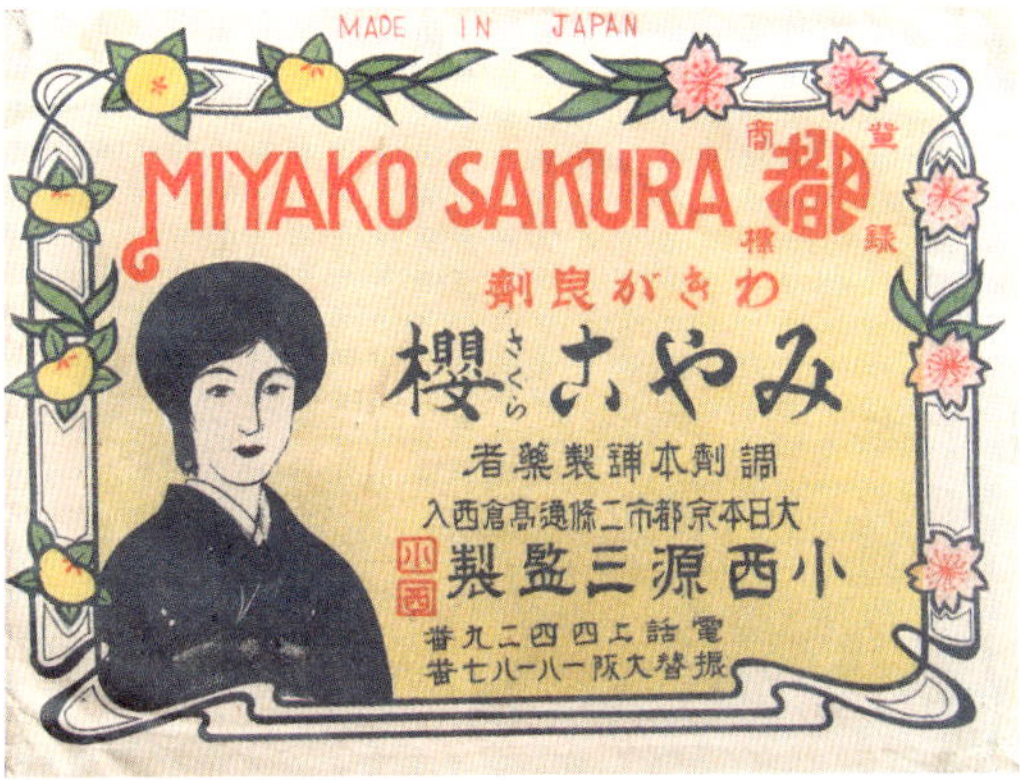

昭和前期　小西源三

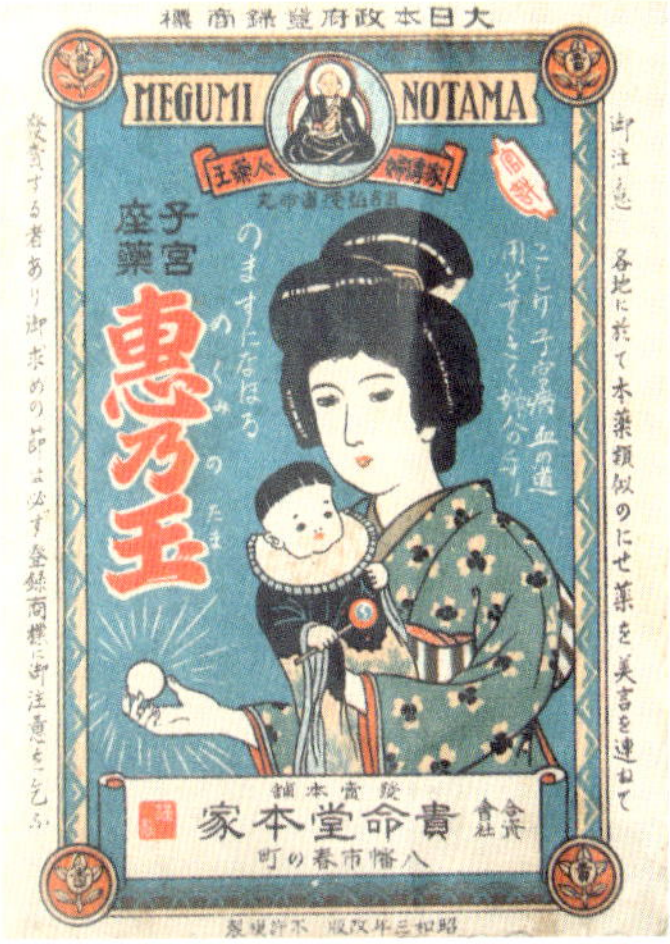

昭和前期　貴命堂本家

Column 1

文字の霊

デザインが模倣されながら広がっていくのが薬のパッケージの世界ですが、文字の書体が受け継がれていく場合もあります。万病感応丸という薬は、各製薬所から沢山出ていますが、不思議なことに、どの書体も皆同じ書体です。これは文字のフォルムが持っている文字魂が、薬と一緒になることで、はじめて呪術的な力を発揮すると思われていたのでしょう。そういえば以前に、奇妙な文字の薬袋を入手しました。明治初期の物で人物絵はオランダ人です。タイトルルビに「きなきなえん」とありますが、きなは薬の原料のキナ樹皮のことであり、圓は丸薬の意味です。さて、問題なのはこの書体です。この蚊取り線香がついた呪文のような文字をきなきなと読むにはかなり無理があります。私は随分この解読に悩みました。渦巻には宇宙や神秘を意味することが多く呪術的意味もあるのでしょうが、そもそも読めない商品名に価値があるのかという疑問が浮かびます。確かに、元来薬の伝播には信仰は切り離せないものであり、読めることより神がかった有り難さを感じる事の方が効果があったともいえます。先日、ふとこの文字を横にして見たら、何とローマ字でKinaと読めるではありませんか（iの点がありませんが）。私は狂喜しました。その後その原点であろうと思われる引き札も入手しました。しかし、そこに同時に書かれていた不思議な横文字は、解読不可能です。これは文字なのでしょうか。

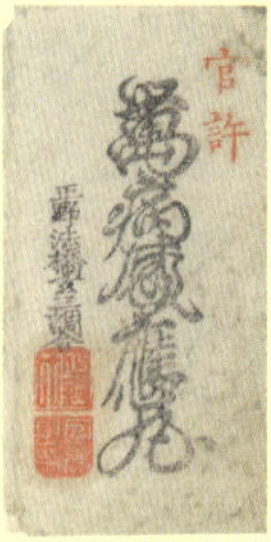

明治中期　正野法橋玄三

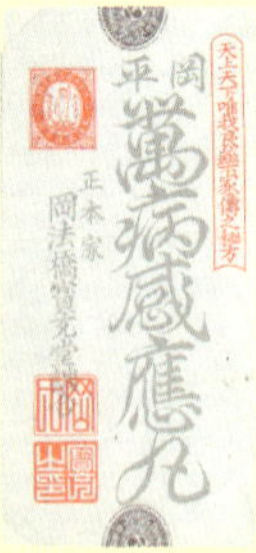

昭和前期　岡法橋寶玄堂

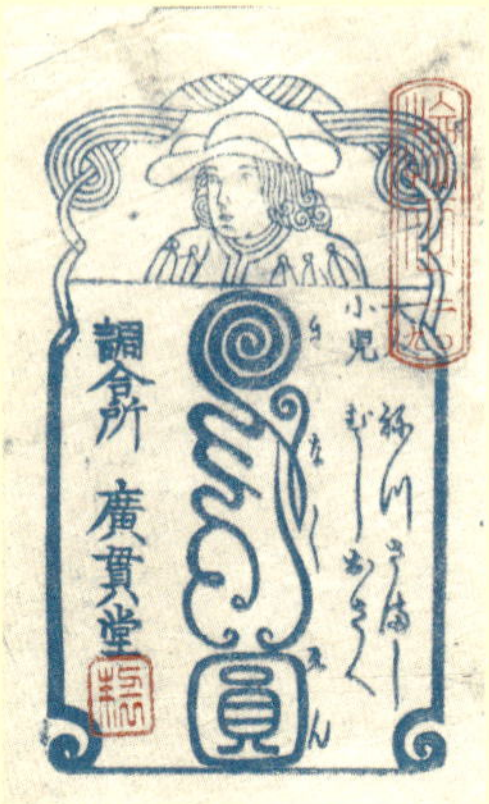

明治前期　廣貫堂

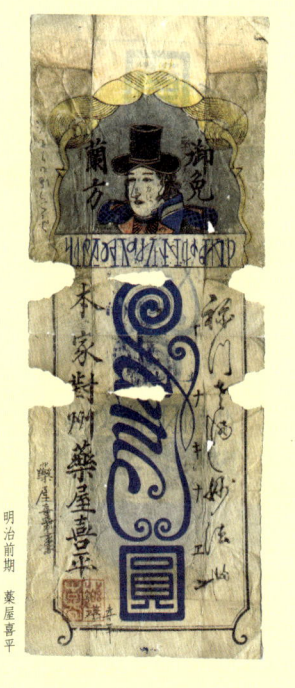

明治前期　薬屋喜平

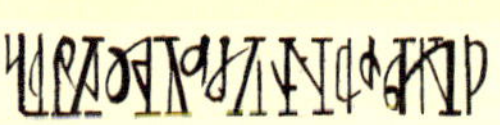

Column 2

商品名の力

近代の薬の商品名には、ひねりがあるんだか解らない、笑えるほどストレートな表現がよくあります。お腹の下り止めには、ブレーキと錠前とではどっちがよく効くんだろう。スグナオールよりアスナオールの方が効き目が遅そうだけど、奥ゆかしさを感じますね。ネットールなど語尾を伸ばせば薬っぽいネーミングになるのは、ドイツ薬風のイメージからでしょう。昔、服毒で命を絶つのに農薬が使われたのをニュースでよく耳にしていましたが、頭痛の薬にノーヤクだなんて、はやまるのはちょっと待てと言いたくなります。信じがたいネーミングと言えば、ピカトンにはさすがに驚かされます。確かにビキニスタイルの水着は、ビキニ環礁で行われた原爆実験に匹敵するほど衝撃的という意味付けらしいが、何も薬の効果の大きさを表現する比喩にピカドン（原爆）を使うのは、日本人感覚から言えばあまりに無神経でしょう。

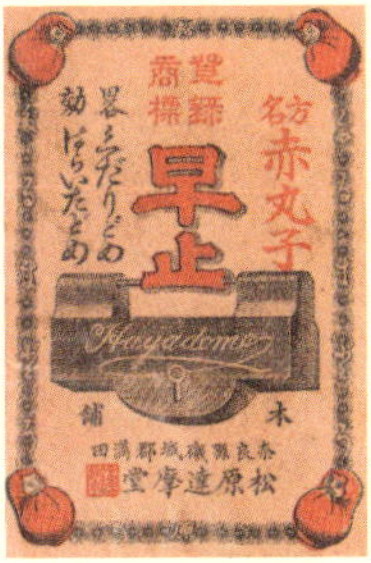

昭和前期　松原達摩堂

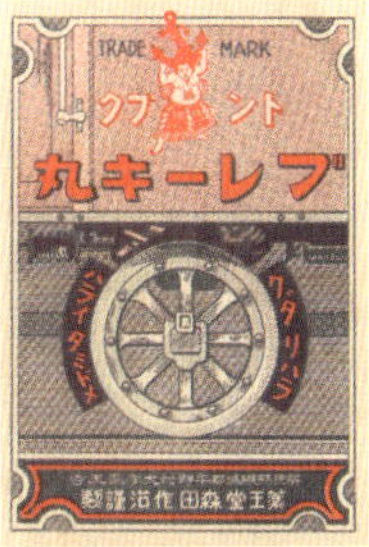

昭和前期　森田作治

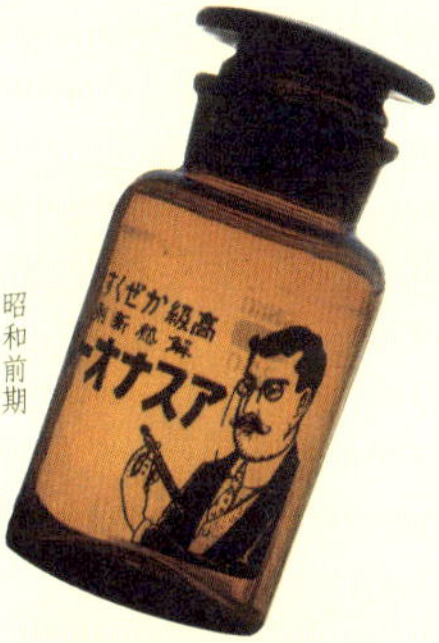

昭和前期

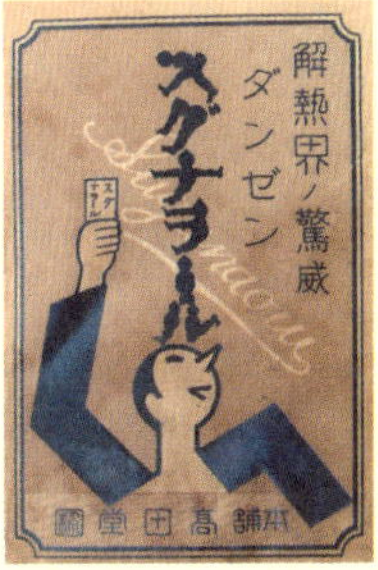

昭和前期　高田堂

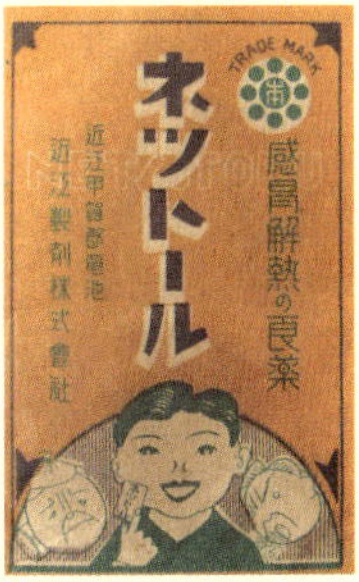

昭和前期　近江製剤

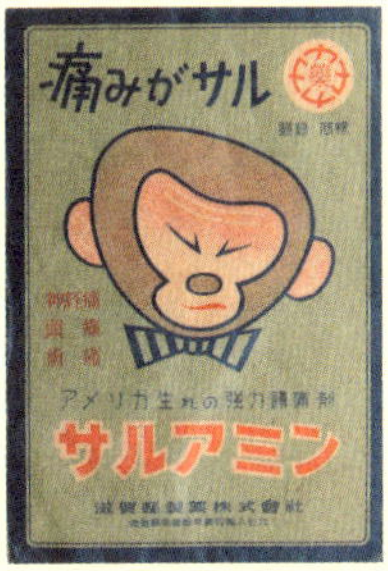

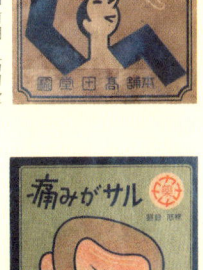

昭和中期　滋賀懸製薬

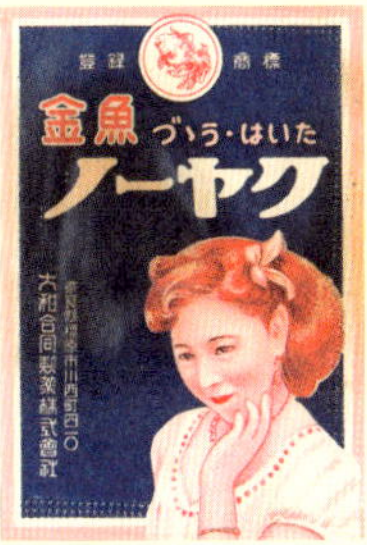

昭和中期　大和合同製薬

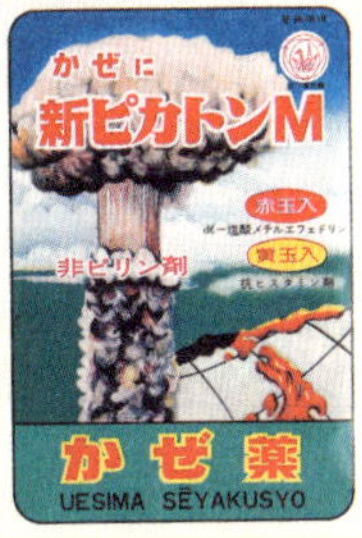

昭和中期　上島製薬所

胃腸薬

Chapter 2

Stomach Medicine

第二章

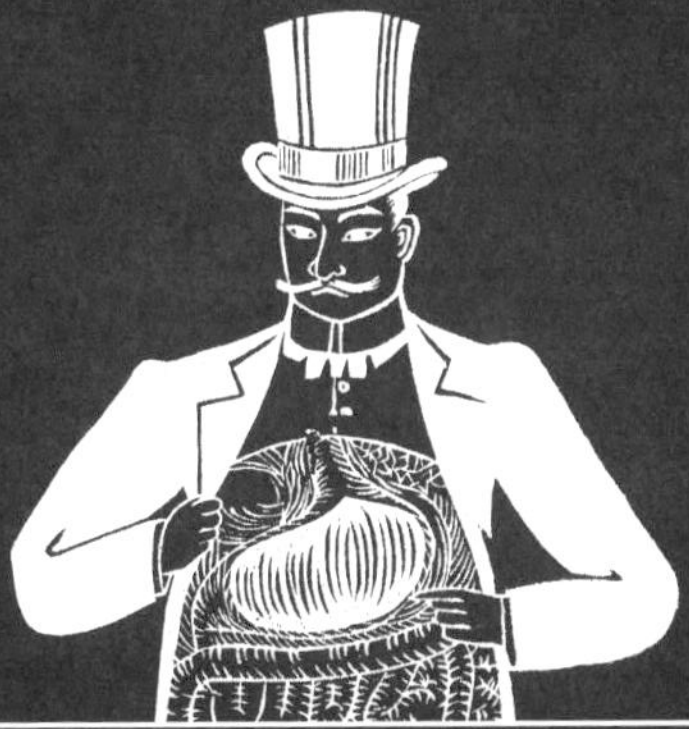

はらわた紳士
赤玉と布袋
軍事物
中華風
動物キャラ
腹痛の男

05

Stomach Medicine

胃腸薬

はらわた紳士

小学校の理科室に付随している資料室は、女子から見ればお化け屋敷のように思われていたものです。それは、カビ臭く怪しげな標本類もさることながら、何と言ってもガラスケースに飾られた人体標本の存在です。この半分は骸骨でもう半分は内臓も露な人体標本には、何か恐さと興味が入り交じった畏敬の念が生じます。薬袋にもよく内臓をむき出しにした男性の絵が描かれています。古い時代のものは、燕尾服に山高帽を冠った紳士姿ですが、これは明治末頃有名だった「胃活」をはじめ多くの腹薬が紳士服姿のキャラクターを使っていたのでそれをイメージしたのでしょう。この「どうだ」と言わんばかりにはらわたを見せびらかせて、自分は涼しい顔をしているのが何とも滑稽です。どうだと言っているわりには殆どその根拠はなく、別になにを説明しようと言うものでもないようです。でも、なぜか意味もなく迫力と説得力を感じてしまうのが不思議ですが、それが胃腸薬としての威厳を保っているようです。実は、明治以来の政府の西洋薬奨励政策で西洋医薬品が次々に輸入されました。東洋医学を基盤にしている売薬など非科学的と決めつけて、数々の法律を設けて圧迫をしました。一割の売薬税（売薬にのみ課せられた消費税）を課税するのもその一つです。また大衆の舶来品偏重思考により、売薬に否定的な見方もありました。それは漢方薬には呪術的な色合いも少しはあったからでしょう。そこで「こちらだってちゃんと科学的に解剖学に則っているんだぞ」と言うイメージを出したかったんでしょうね。でもそのわりには内蔵の配置がいいかげんです。

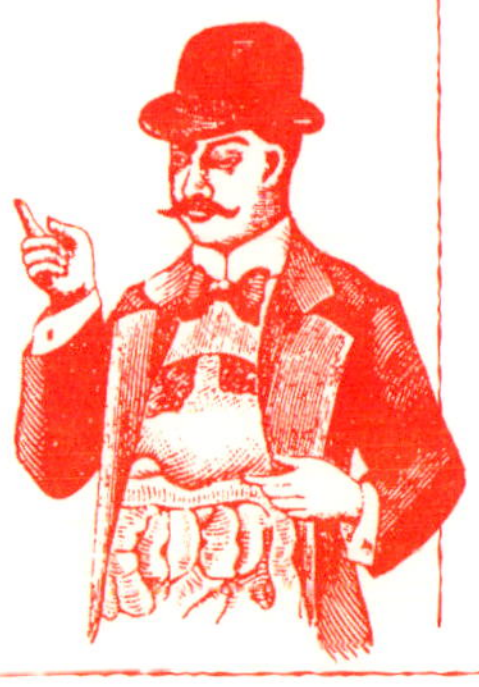

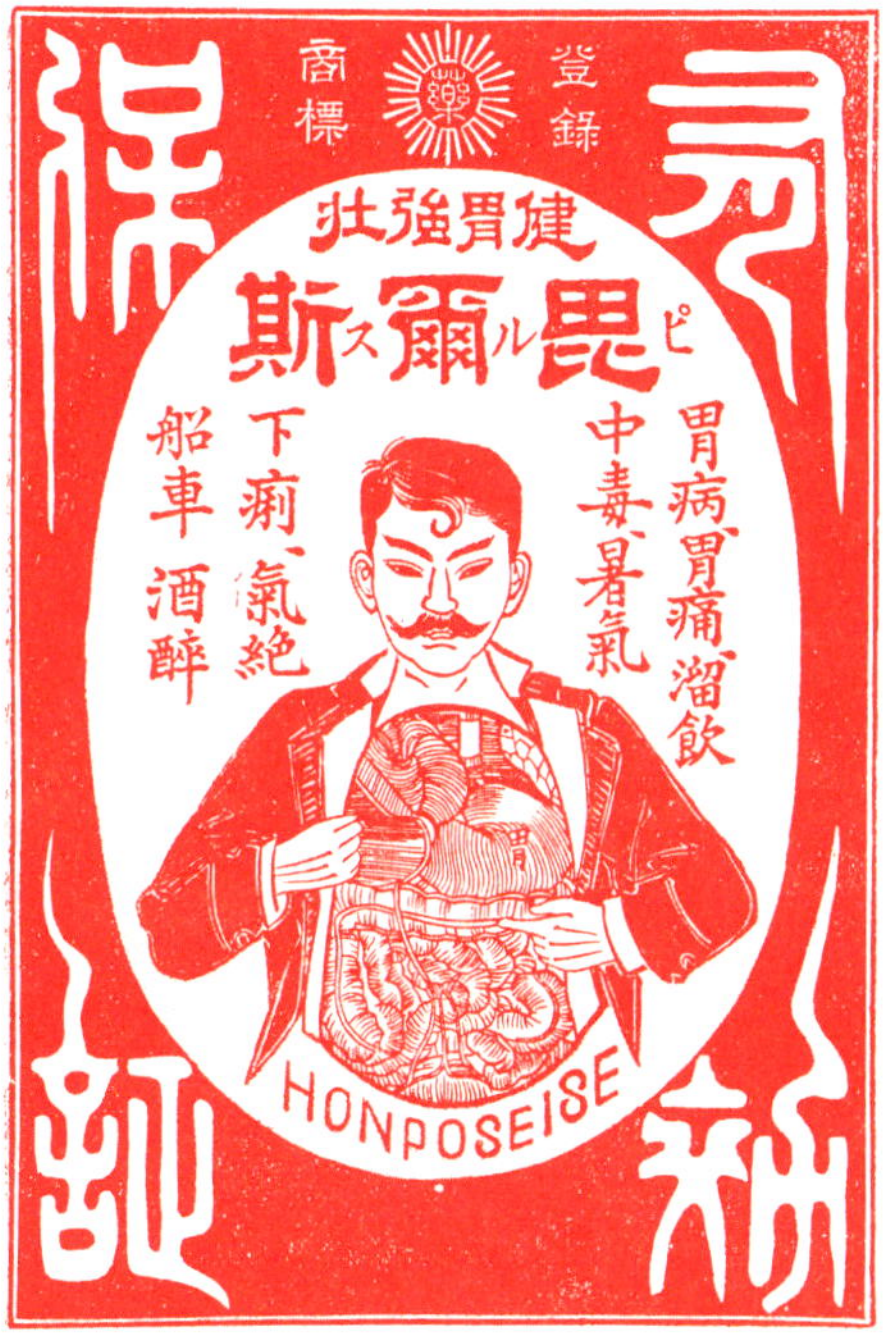

登録
商標
健胃強壮
毘《ピ》爾《ル》斯《ス》
胃病、胃痛、溜飲
中毒、暑氣
下痢、氣絶
船車酒醉
胃
HONPOSEISE

明治後期・大正　富山薬剤

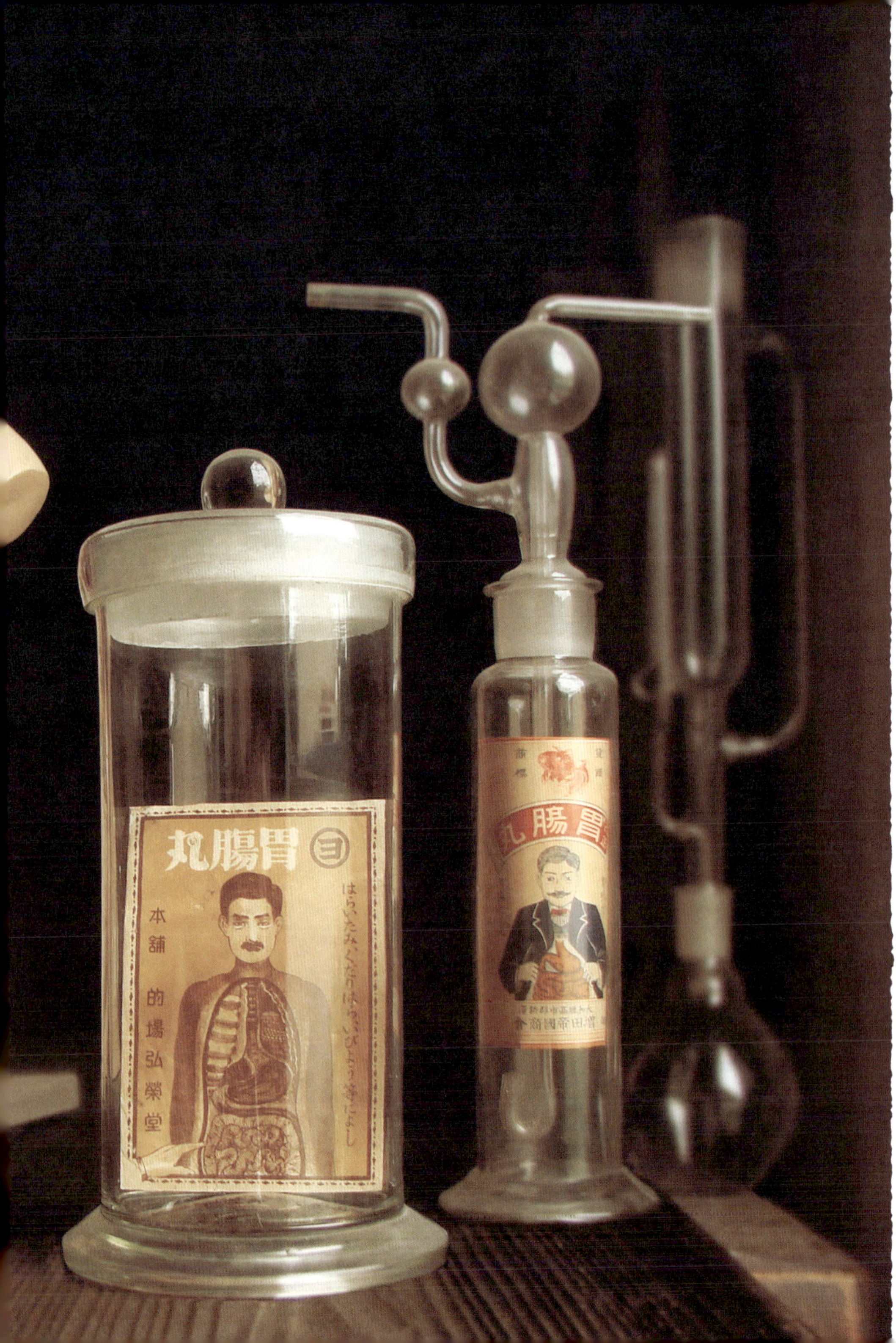

胃腸丸
本舗
的場弘榮堂
はらいたみくだりはらいびやう等によし
胃腸丸
増田帝國商會

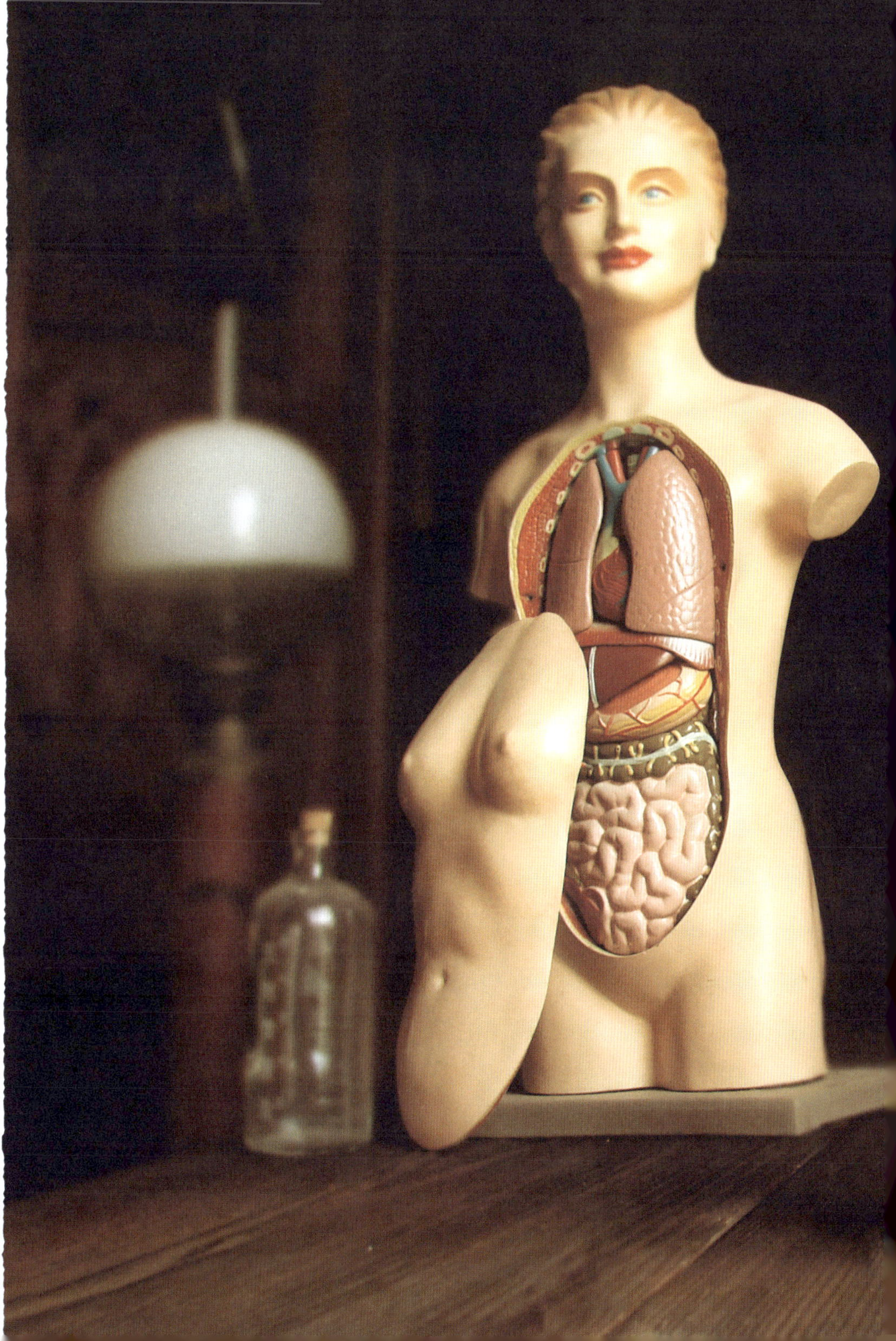

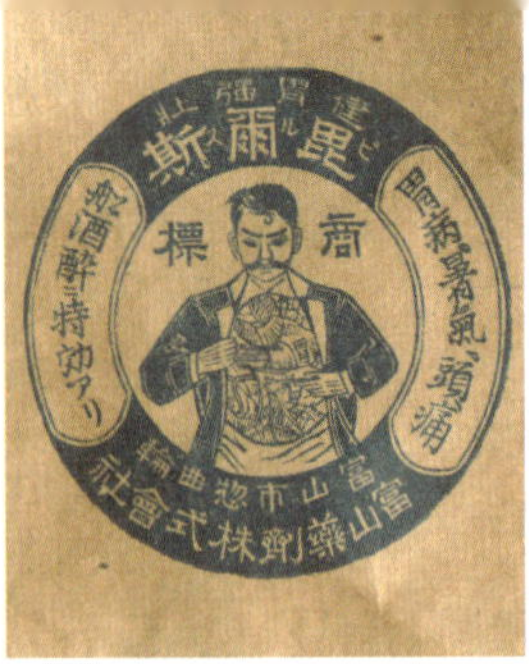

明治後期・大正　富山薬剤

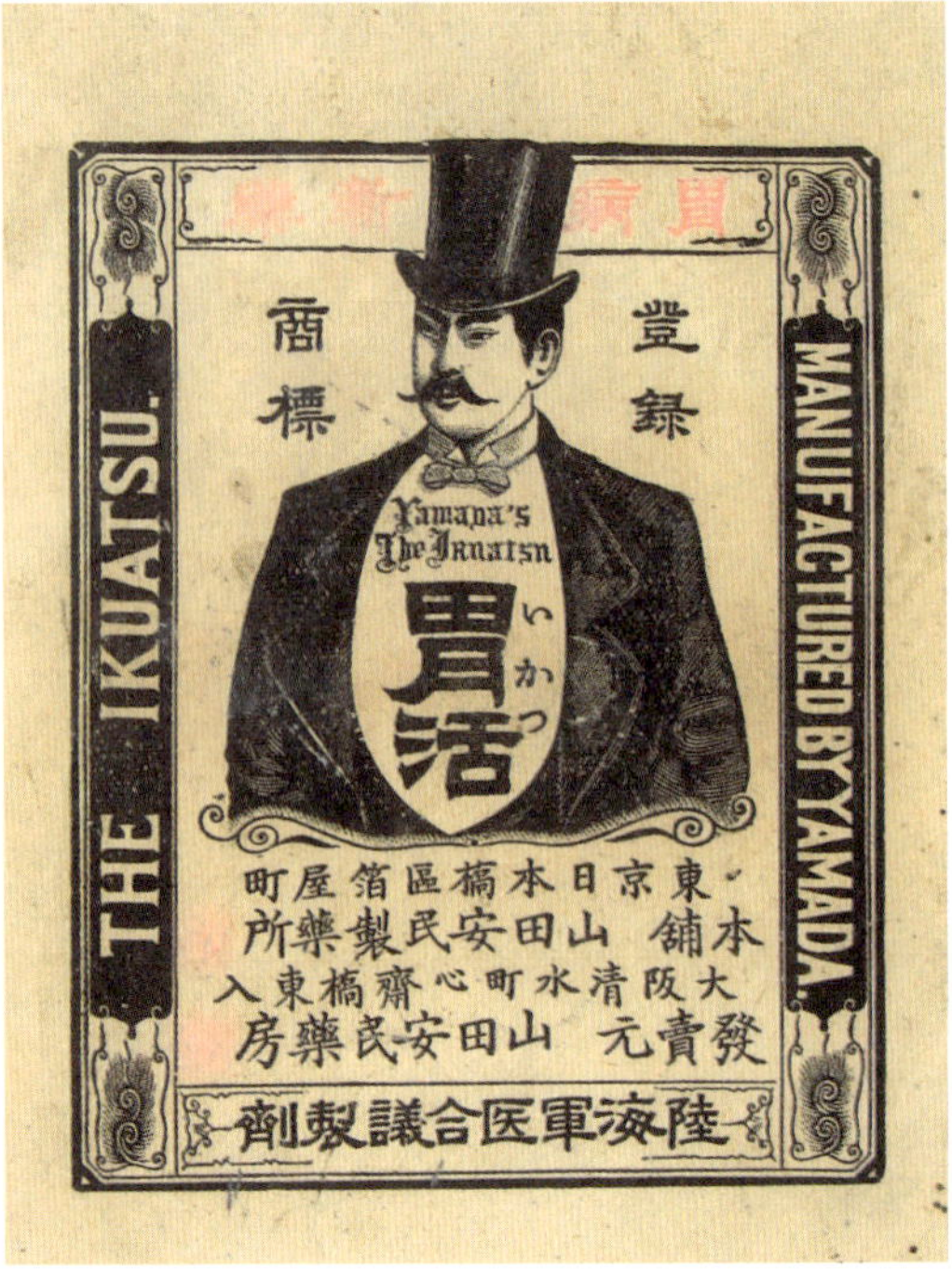

明治後期・大正　山田安民製薬所

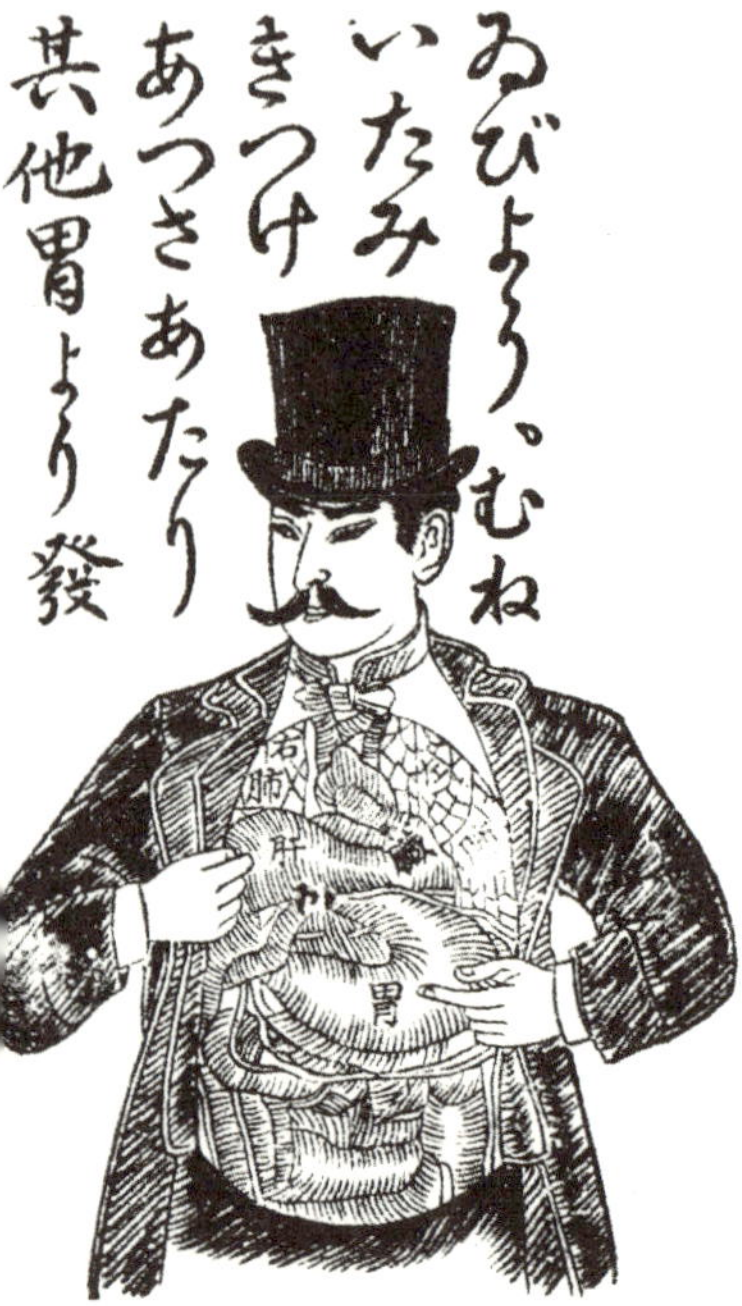

05 胃腸薬・はらわた紳士

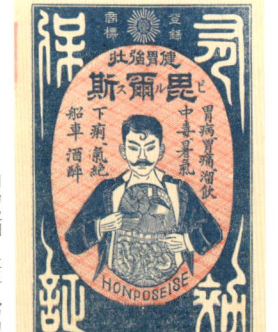

明治後期・大正　富山薬剤

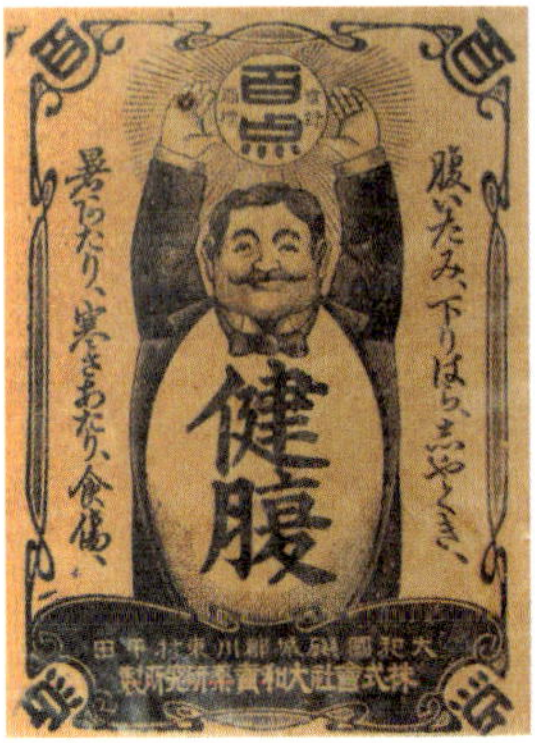

昭和前期　大和賣薬研究所

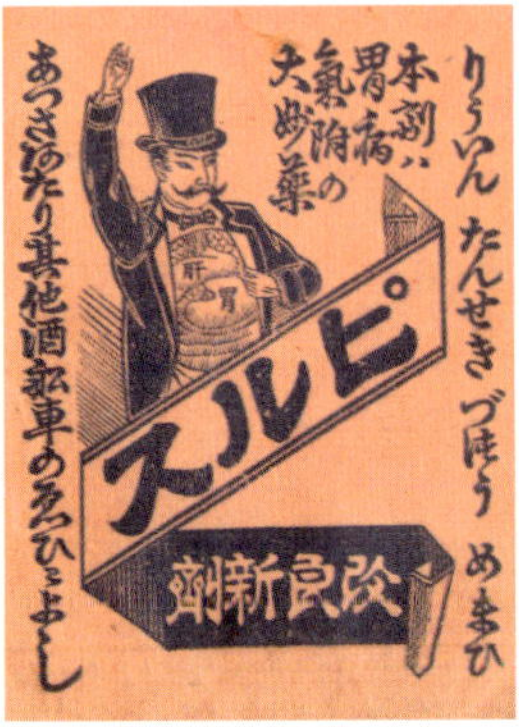

明治後期・大正

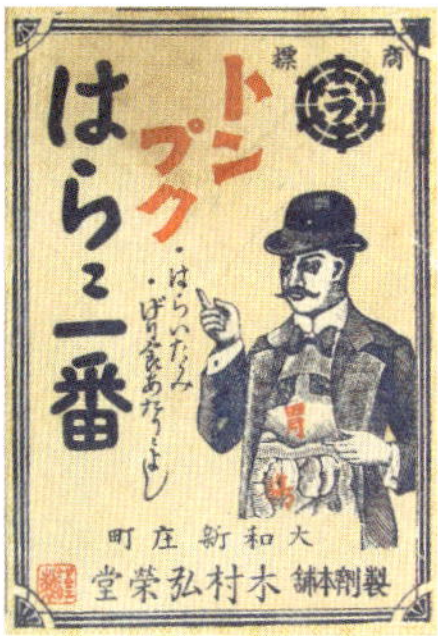

昭和前期　木村弘栄堂

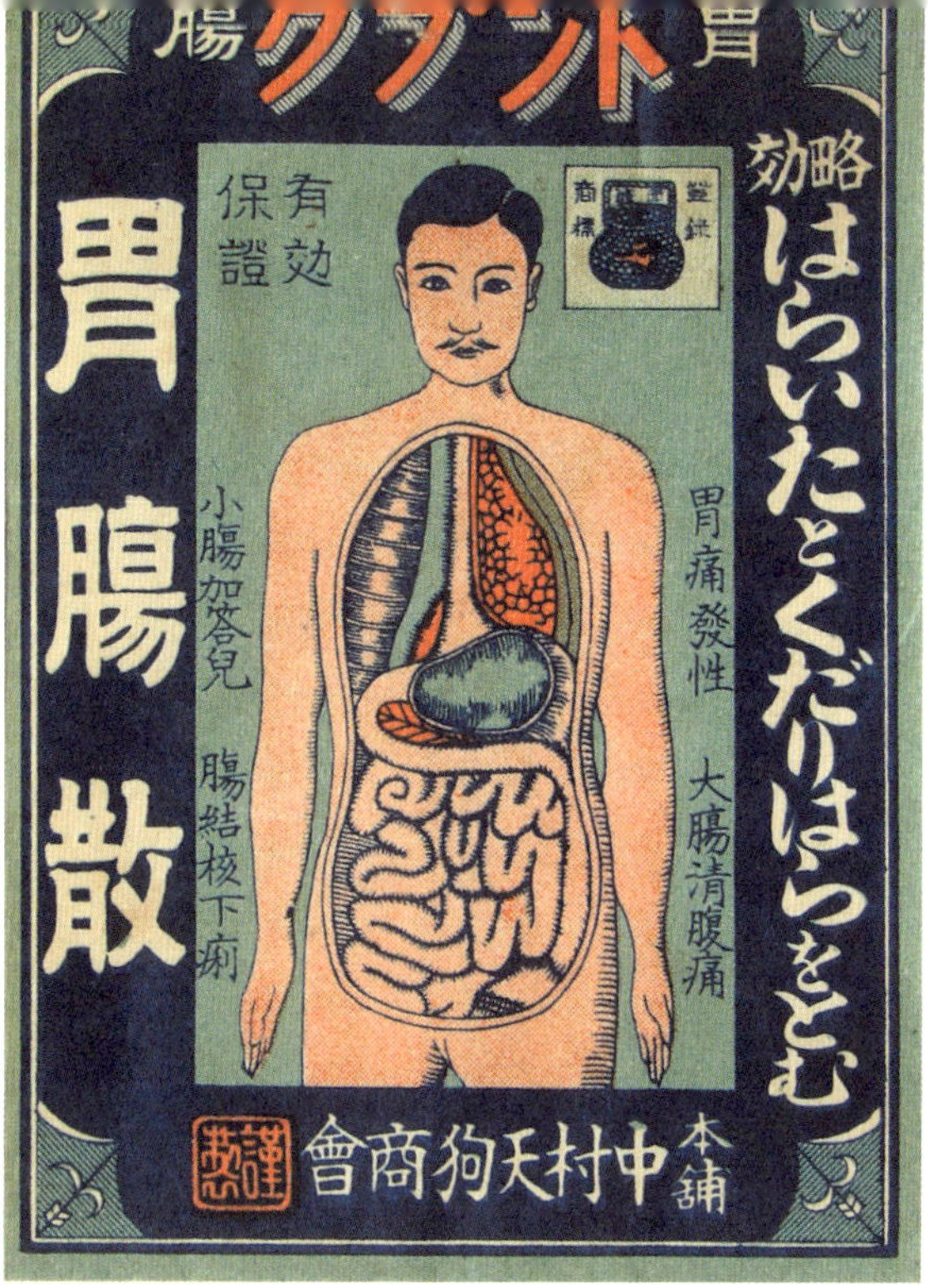

昭和前期　中村天狗商會

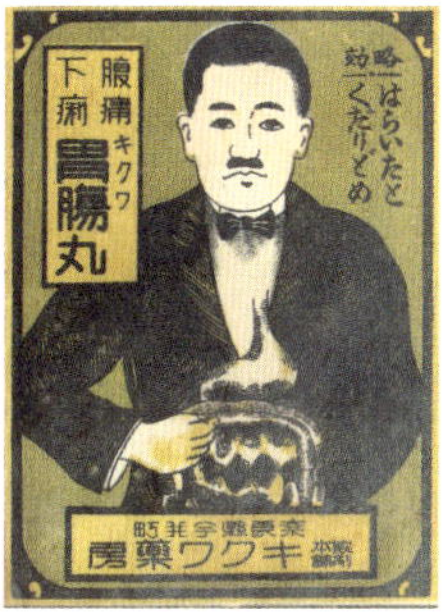

昭和前期　キクワ薬房

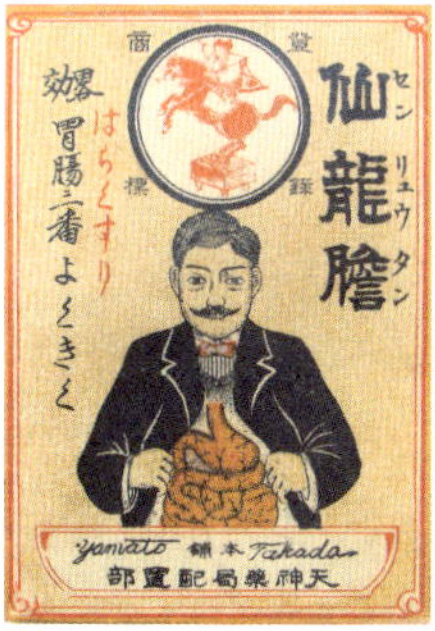

昭和前期　天神薬局配置部

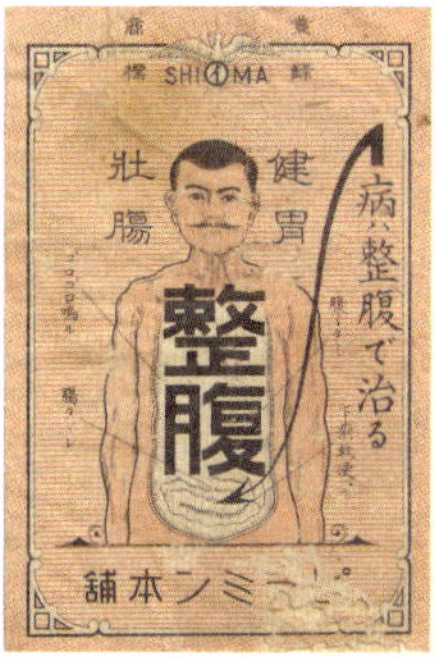

昭和前期　ピーミン本舗

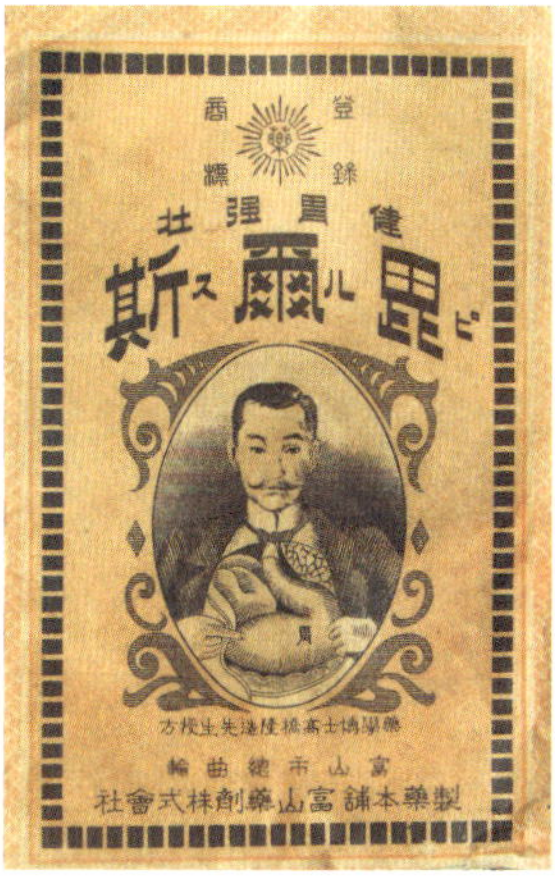

昭和前期　富山薬剤

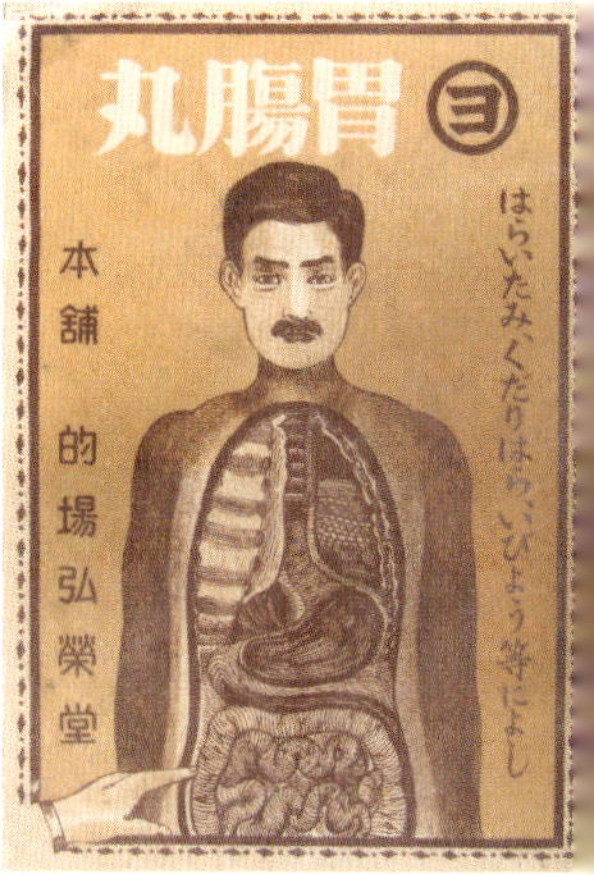

昭和前期　的場弘栄堂

胃腸薬・はらわた紳士
05

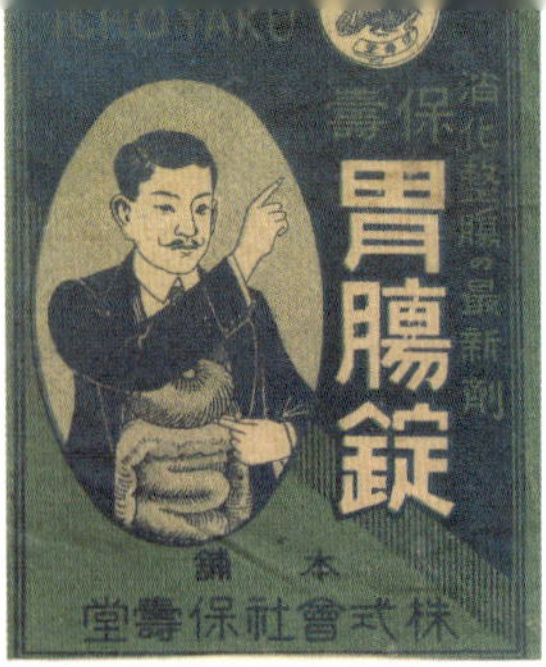

昭和前期 保壽堂

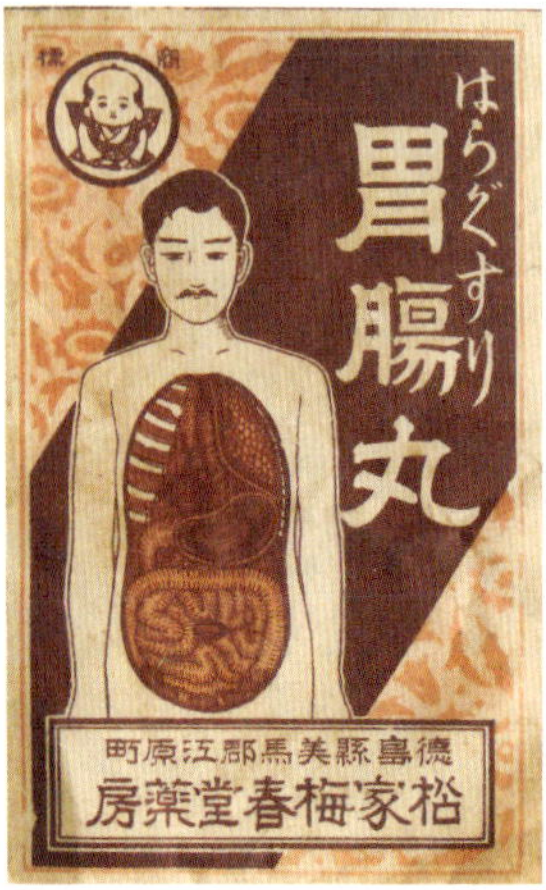

昭和前期 松家梅春堂薬房

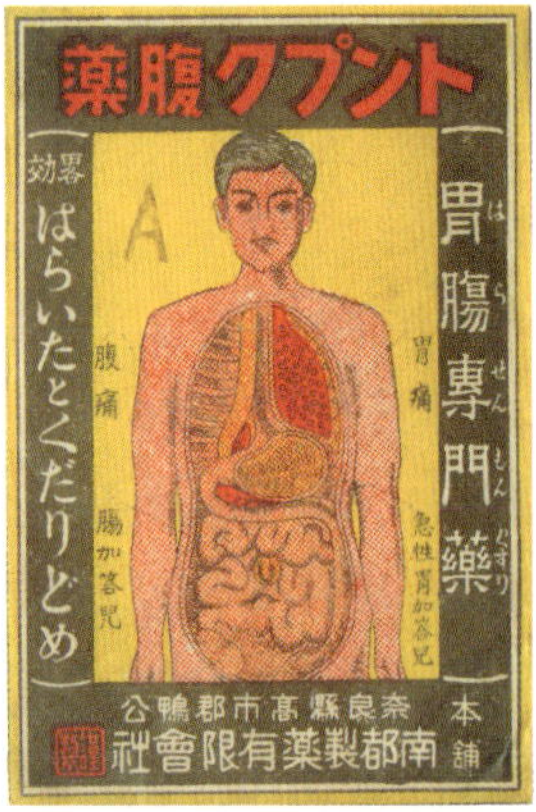

昭和中期 南都製薬

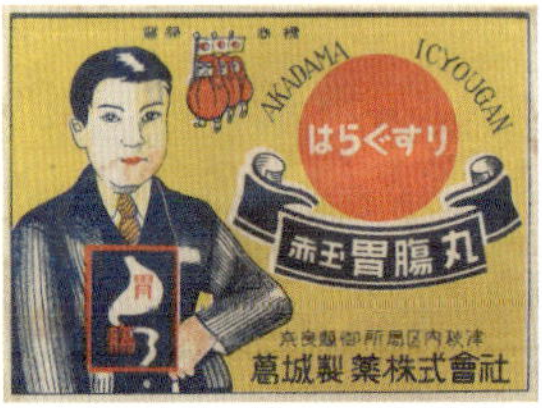

昭和中期 葛城製薬

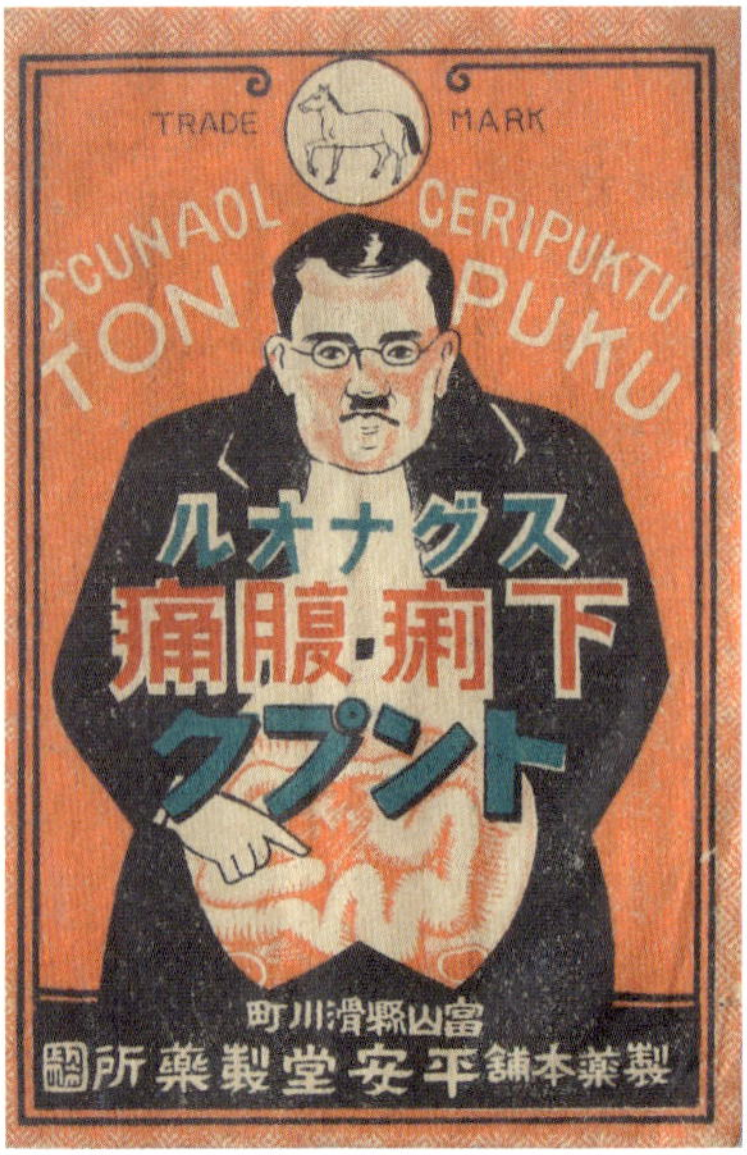

昭和前期 平安堂製薬所

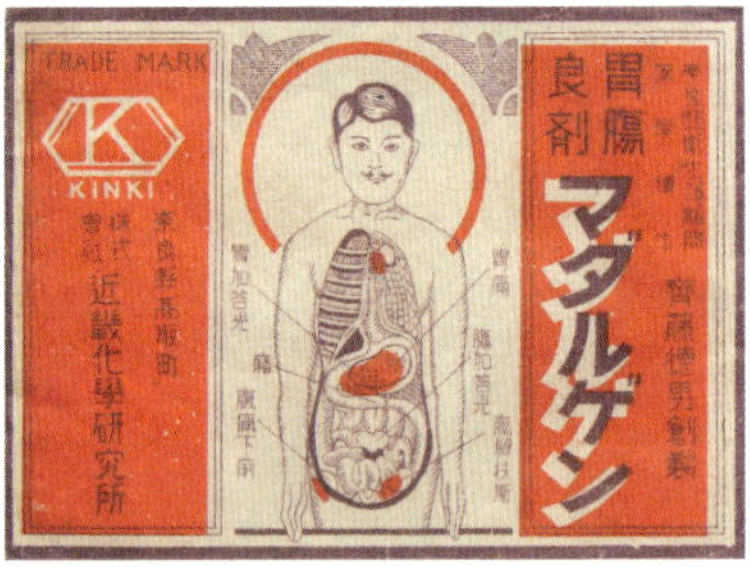

昭和前期 近畿化學研究所

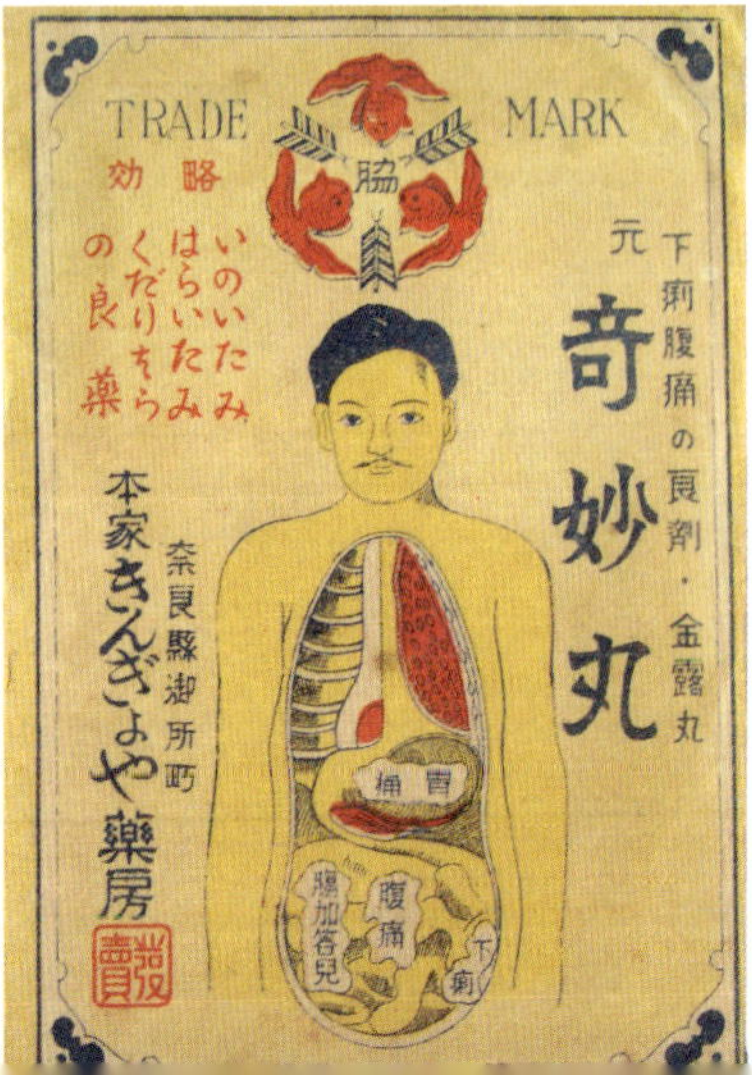

昭和前期 本家きんぎょや薬房

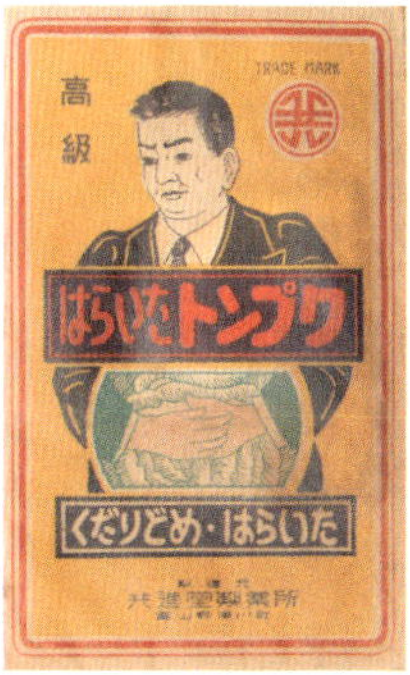

昭和中期　共進堂製薬所

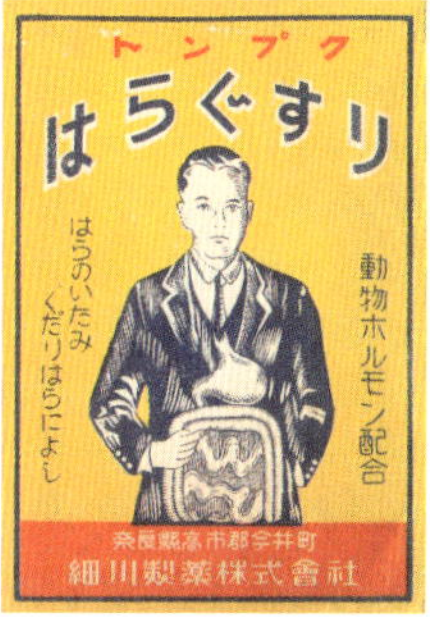

昭和中期　細川製薬

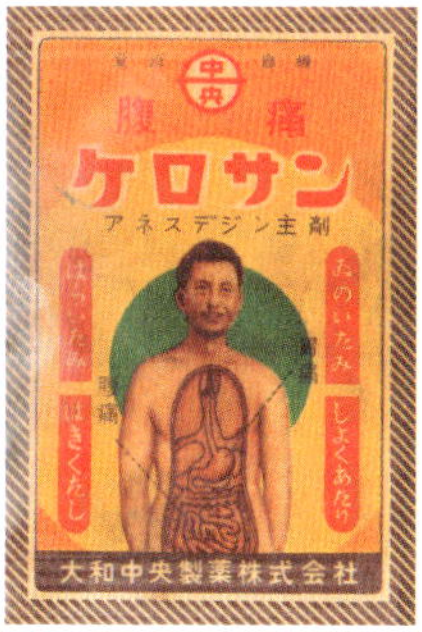

昭和後期　大和中央製薬

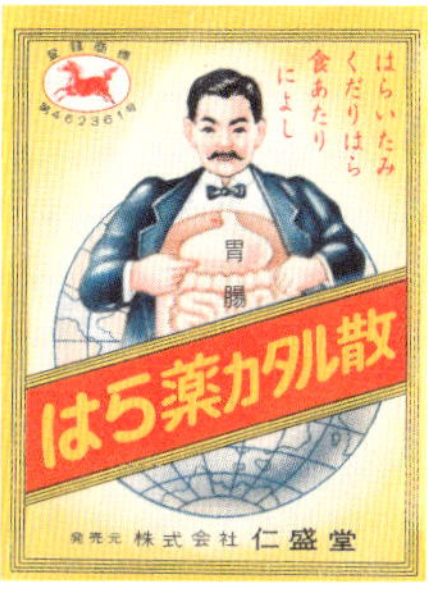

昭和後期　仁盛堂

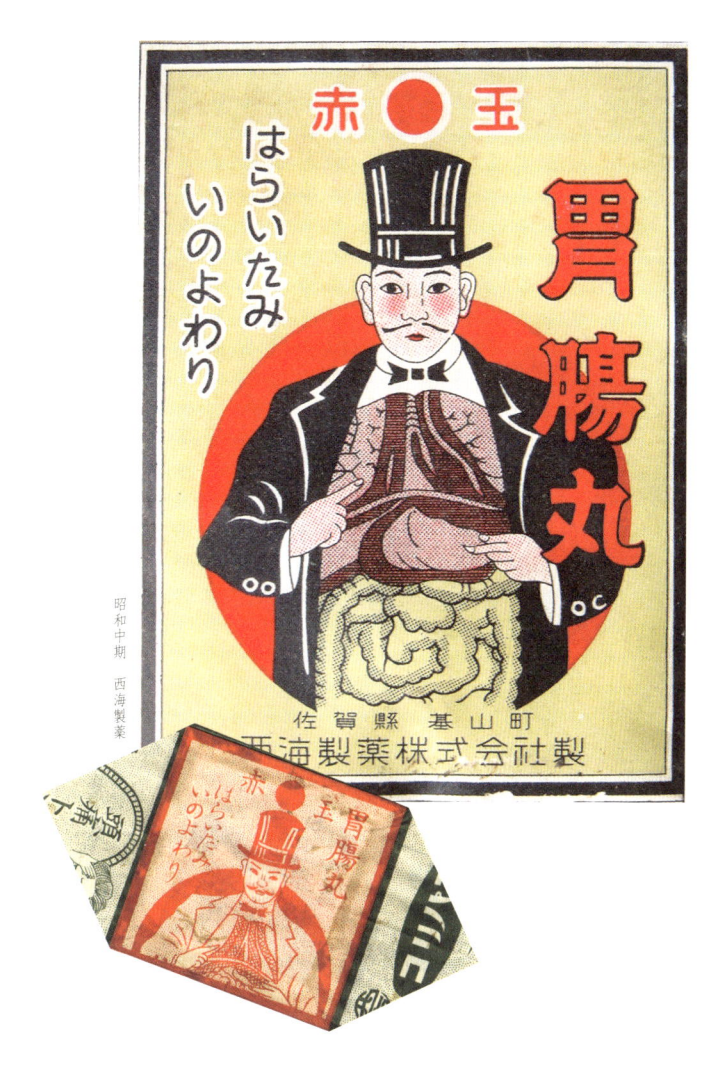

昭和中期　西海製薬

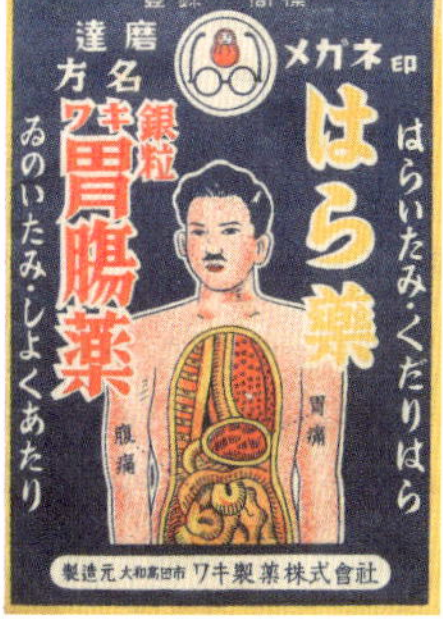

昭和中期　ワキ製薬

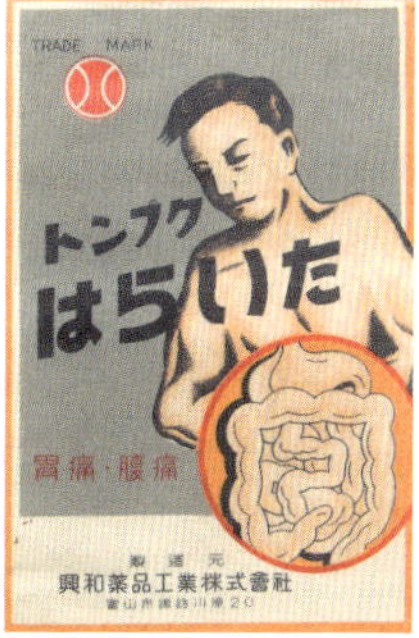

昭和中期　興和薬品工業

06

Stomach Medicine

胃腸薬

赤玉と布袋

腹痛の時、よく父から赤玉を呑めと言われたものです。子供心に、薬の名前を言わずに薬の見た目でのこの呼び方が解りやすかったのを覚えています。この売薬で最もポピュラーな腹痛の薬、赤玉は今でも健在です。赤玉の絵には、決まって布袋さんが横に座っています。おなじみ七福神の一人であり、大きな袋を背負った布袋は中国唐時代末に実在した人物らしいのですが、特に腹の神様という訳ではありません。でもあの大きなお腹はいかにも腹薬のシンボルに相応しい気がします。この赤玉と布袋のセットイメージの袋はとても多く、ここに掲載のものはほんの一部にすぎません。また、国民的に人気だった相撲の関取も登場しますが、これも布袋に似た大きなお腹と、病に勝つ強さをイメージしているのでしょう。ところでこの薬、なぜ赤いのかと言えば、防腐のために辰砂という赤い鉱物で薬を着色したのが元です。ですから薬効とは直接関係がない筈です。でも、各社薬の袋のデザインを見てみると、タイトルを含め、必要以上に赤い玉を強調しています。頭上高く掲げたポーズは、大正ごろ流行したアールデコのデザインを真似たものでしょうが、まるで宝物のような扱いです。同じ防腐効果でも、仁丹のように銀色の鉱物を使う方は一向に色を強調しません。効能よりも、赤い玉の薬である事が売りになる理由は何なのでしょう。それは、赤は宗教的にも疱瘡神をはじめ邪気を払う力があると信じられていたように、赤と言う色の持つ力に毒を消す力を託していたのです。そして太陽のように再生のエネルギーのシンボルだとイメージ出来たからではないでしょうか。

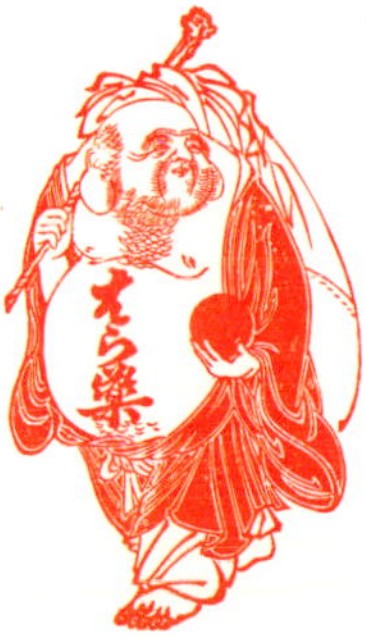

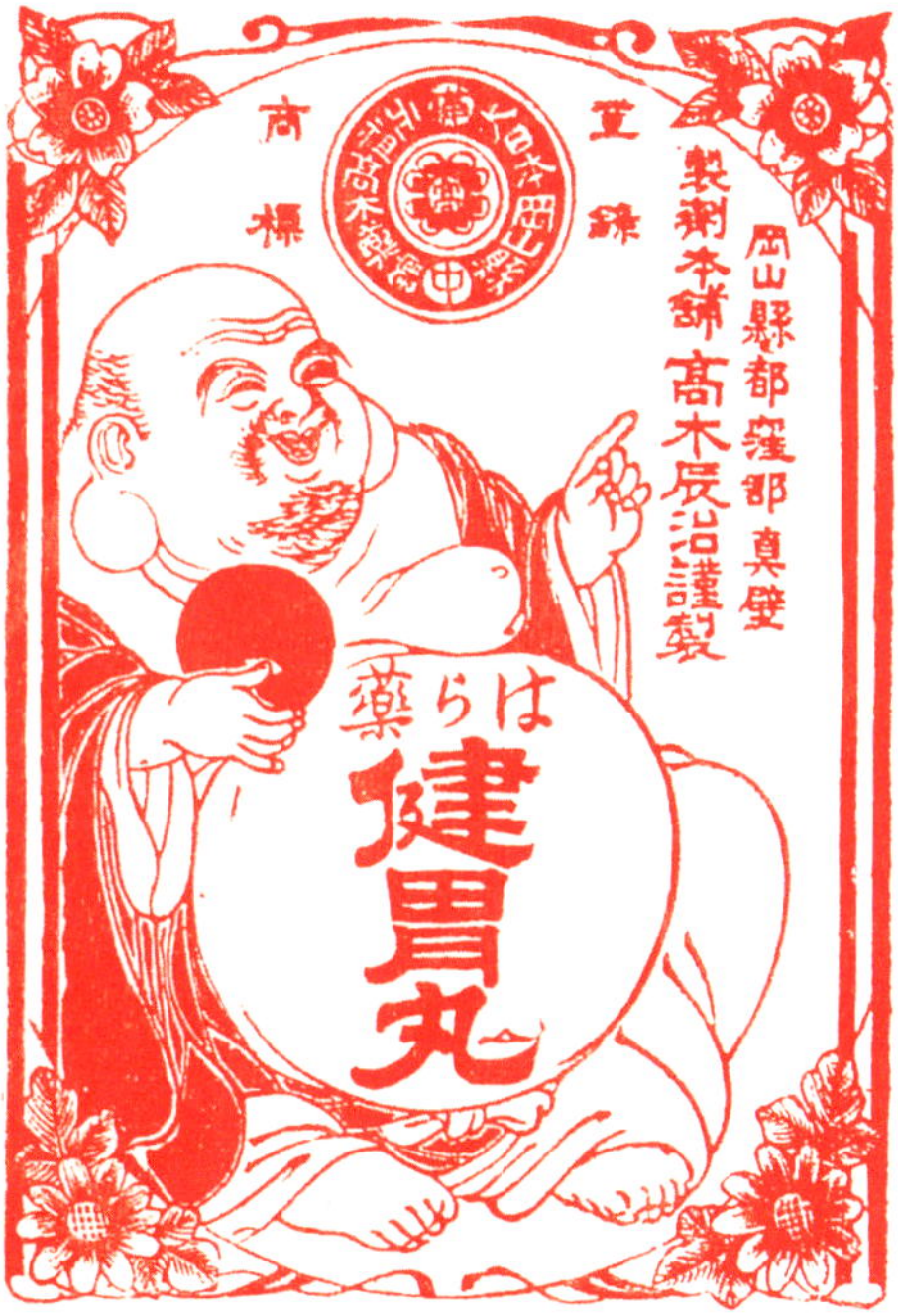

明治後期・大正 高木辰治

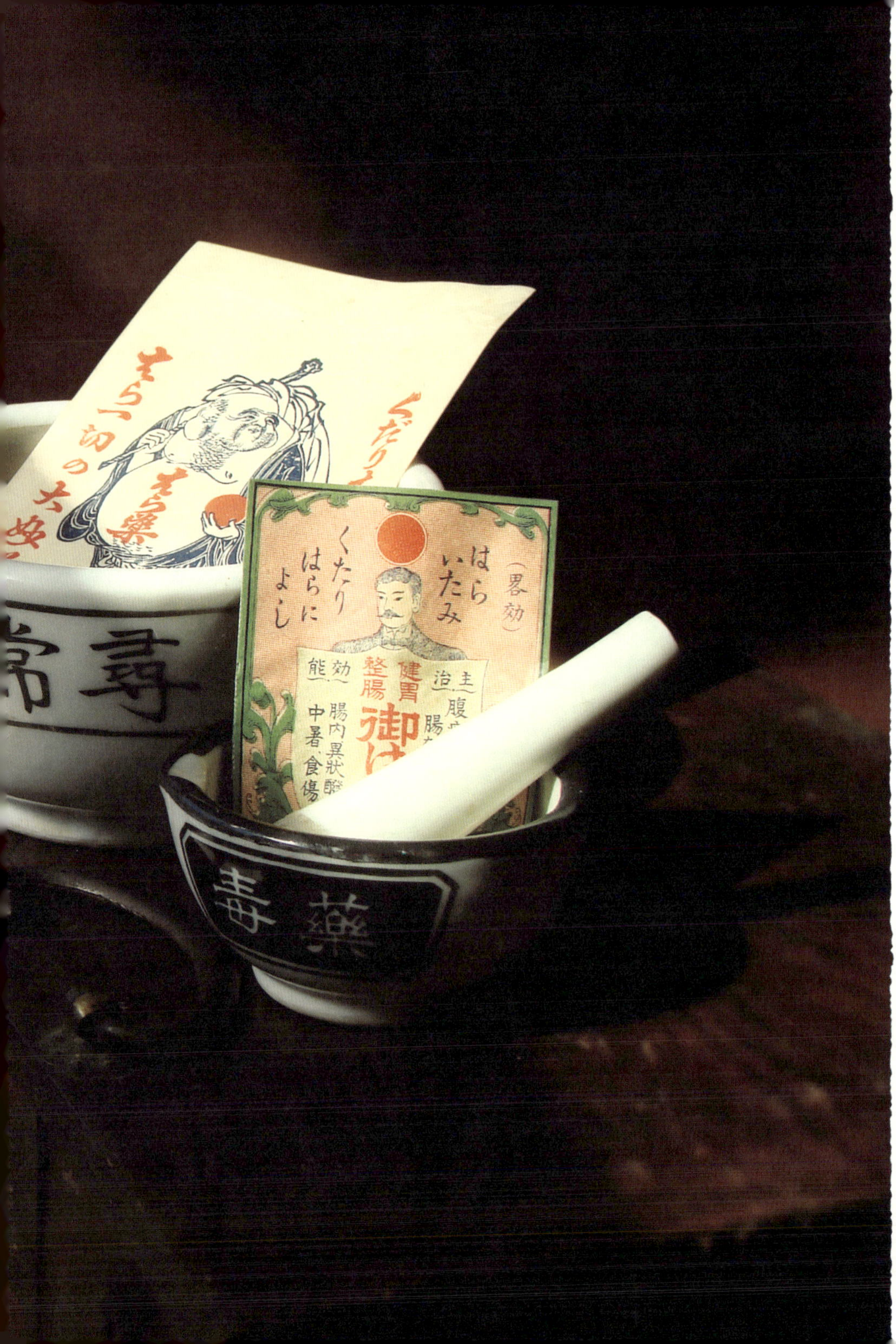

畧効
はら いたみ
くたり はらに よし
健胃 整腸
効能
中暑、食傷
毒藥

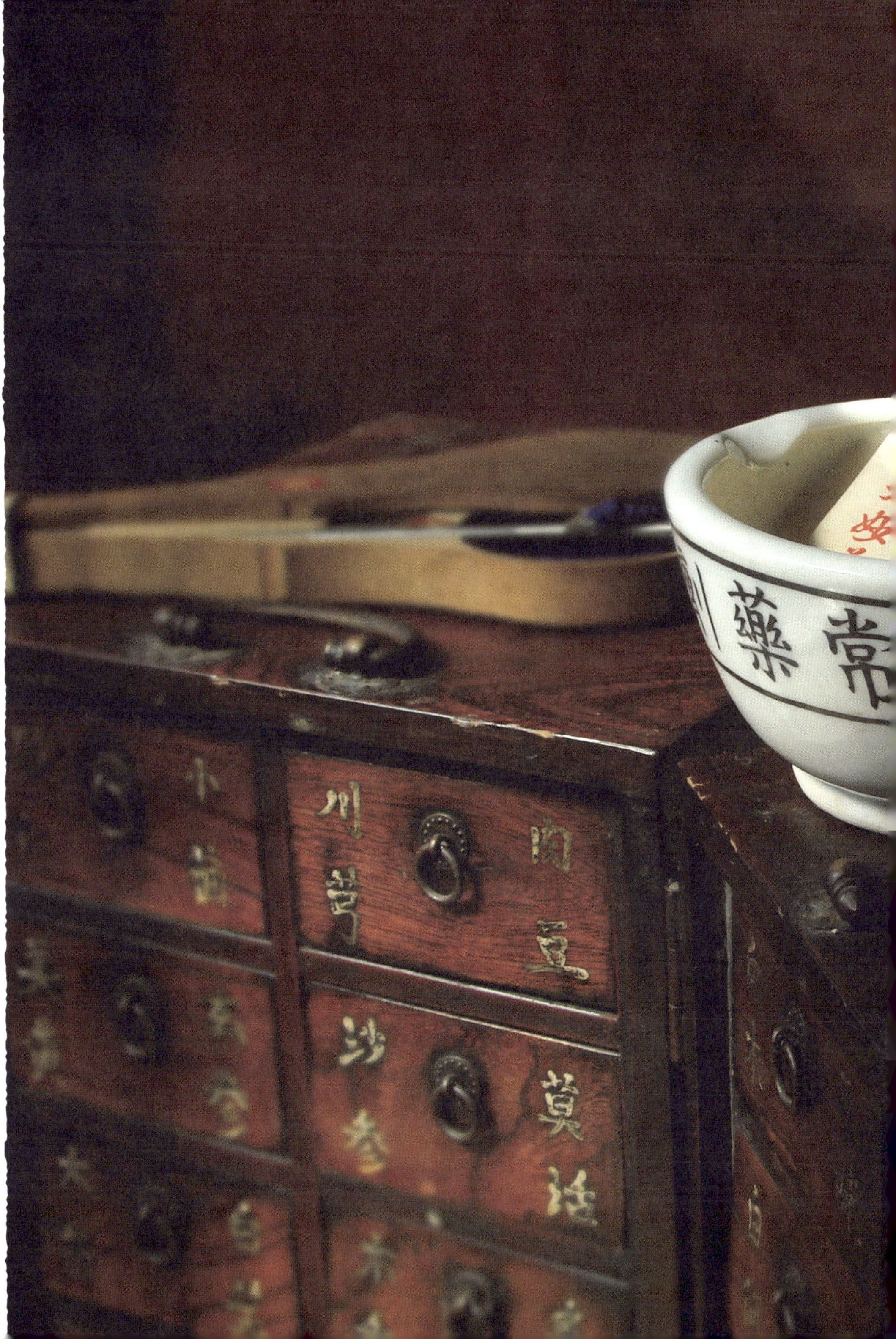
川芎
肉豆
沙参
藥

胃腸薬・赤玉と布袋 06

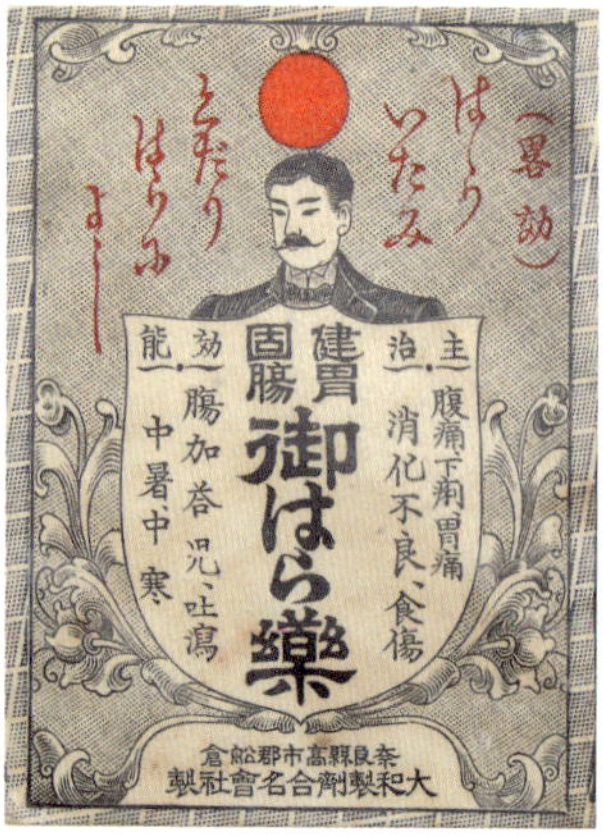

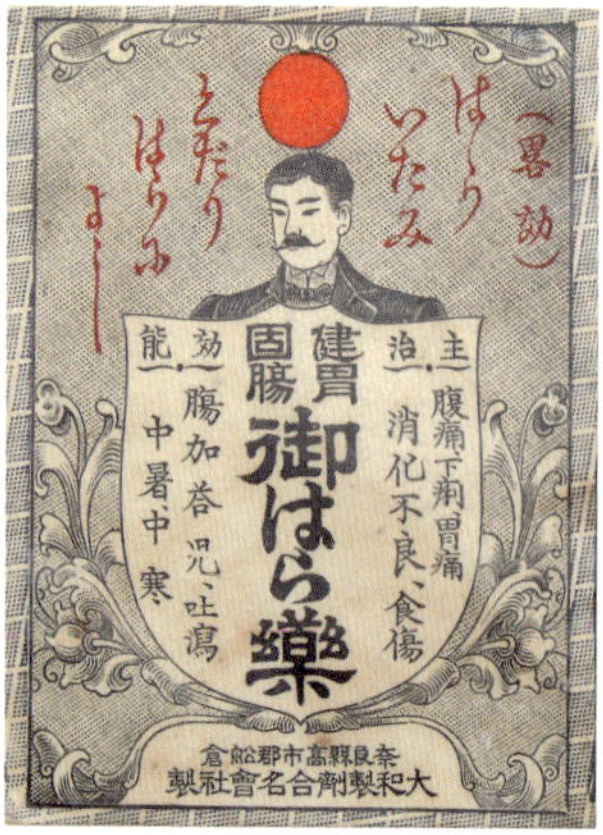

明治後期・大正　大和製剤

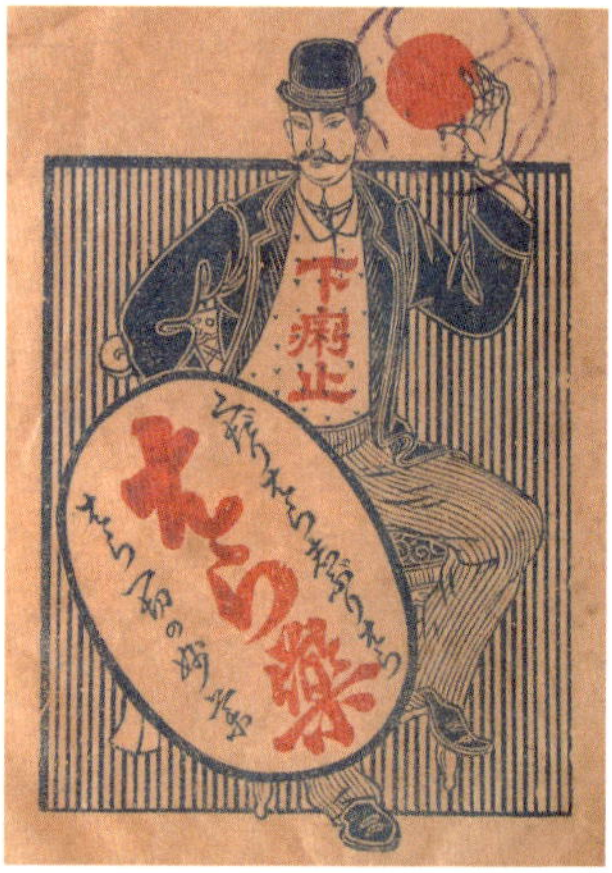

明治後期・大正

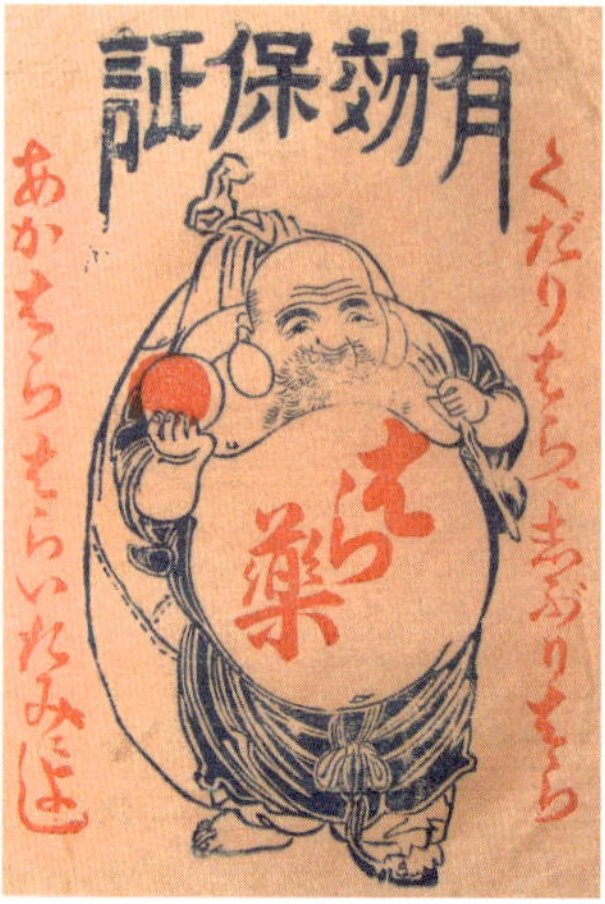

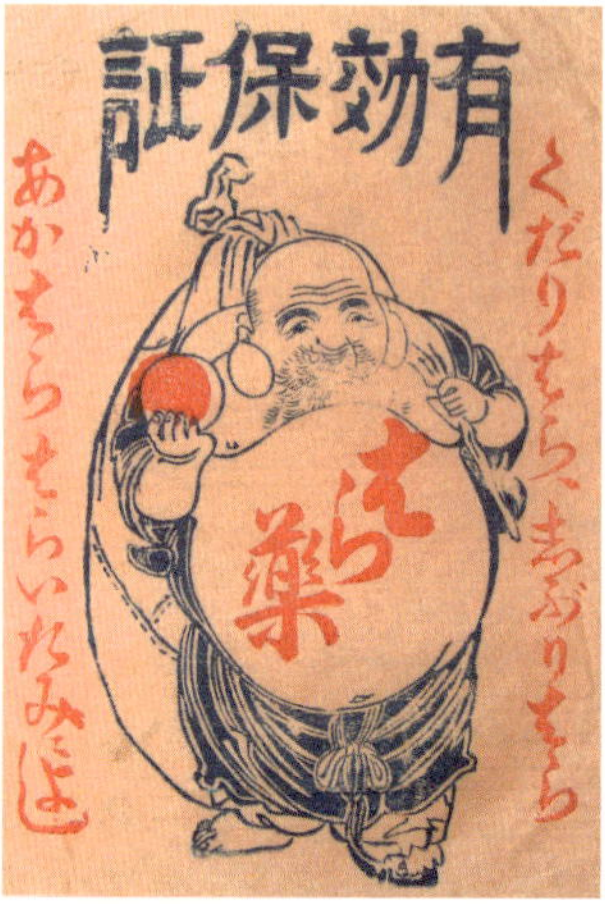

明治後期・大正

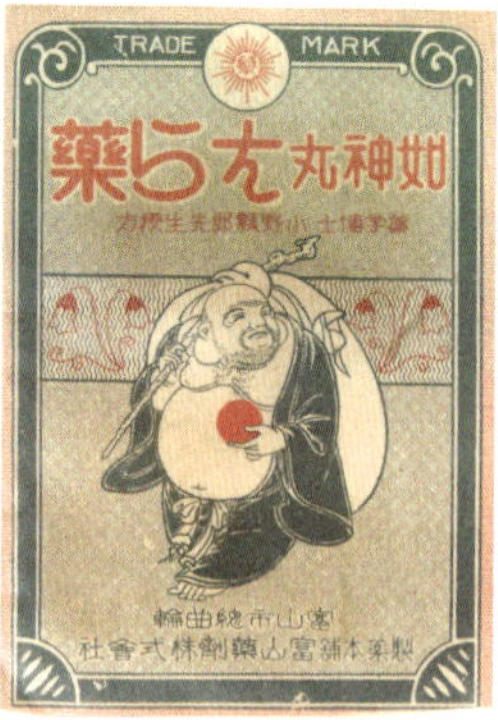

昭和前期　富山薬剤

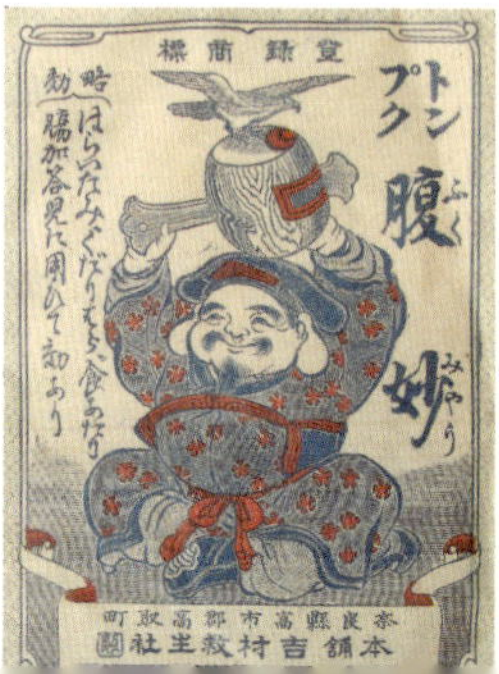

昭和前期　吉村救生社

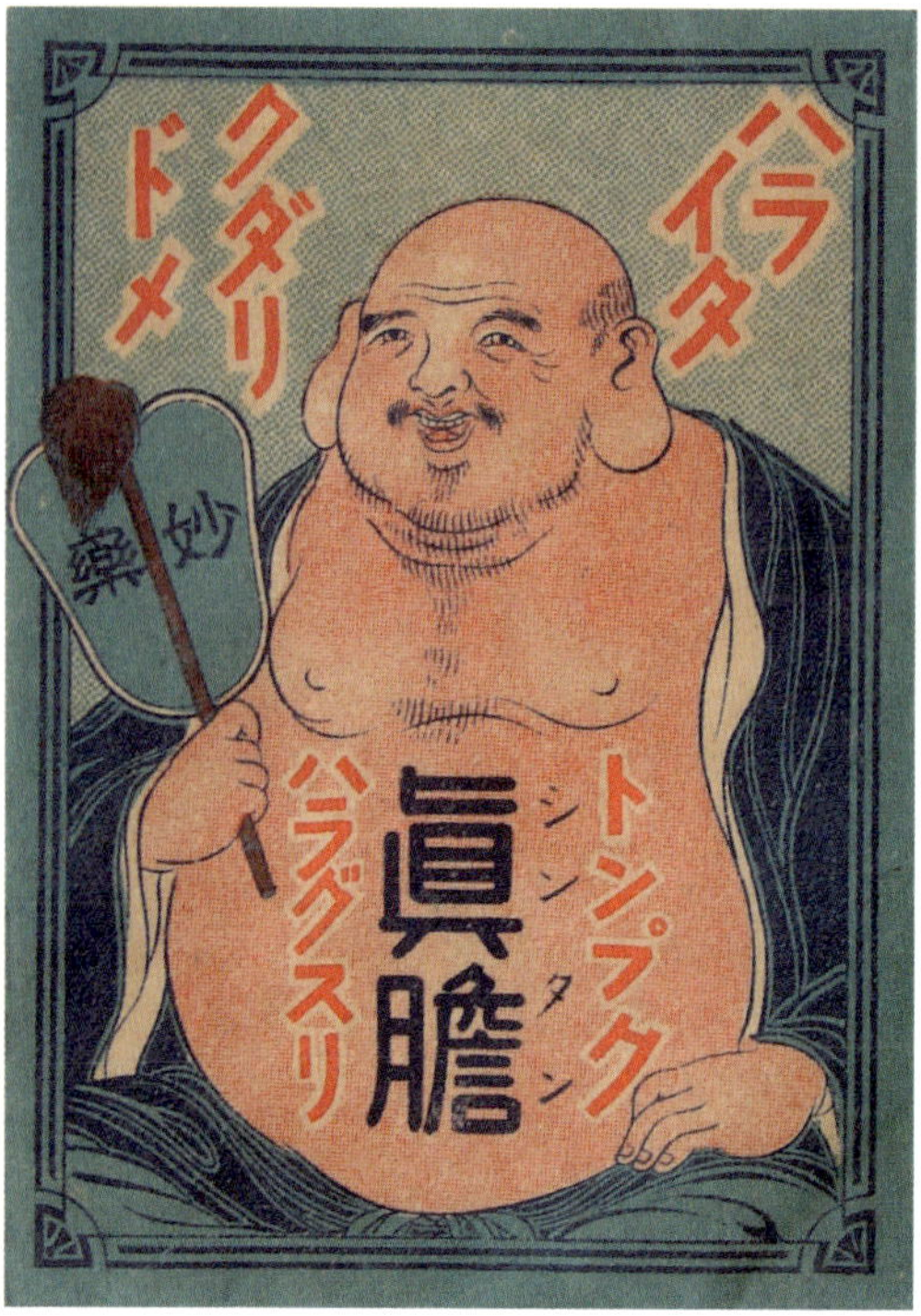

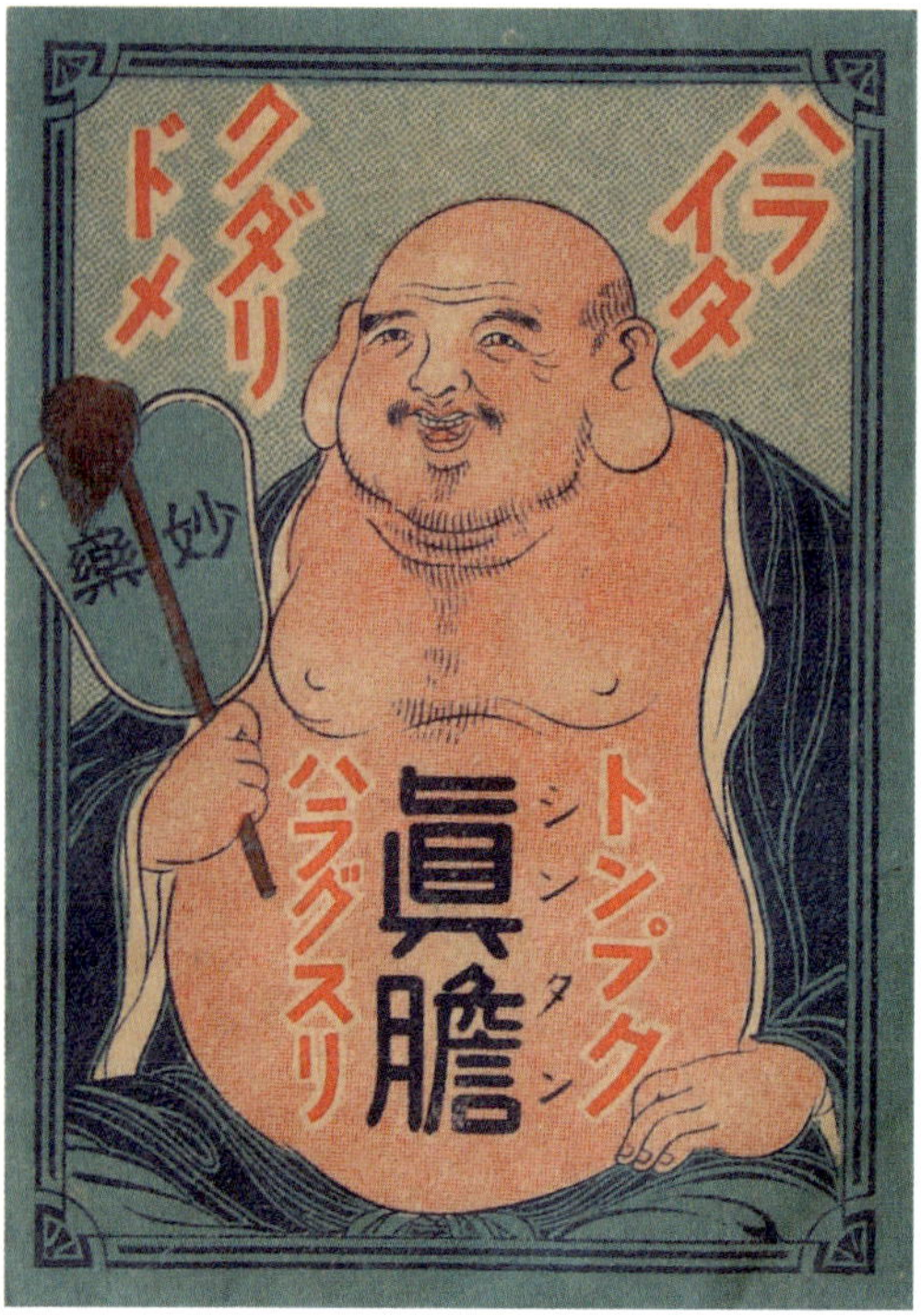

昭和前期　吉川菊蔵

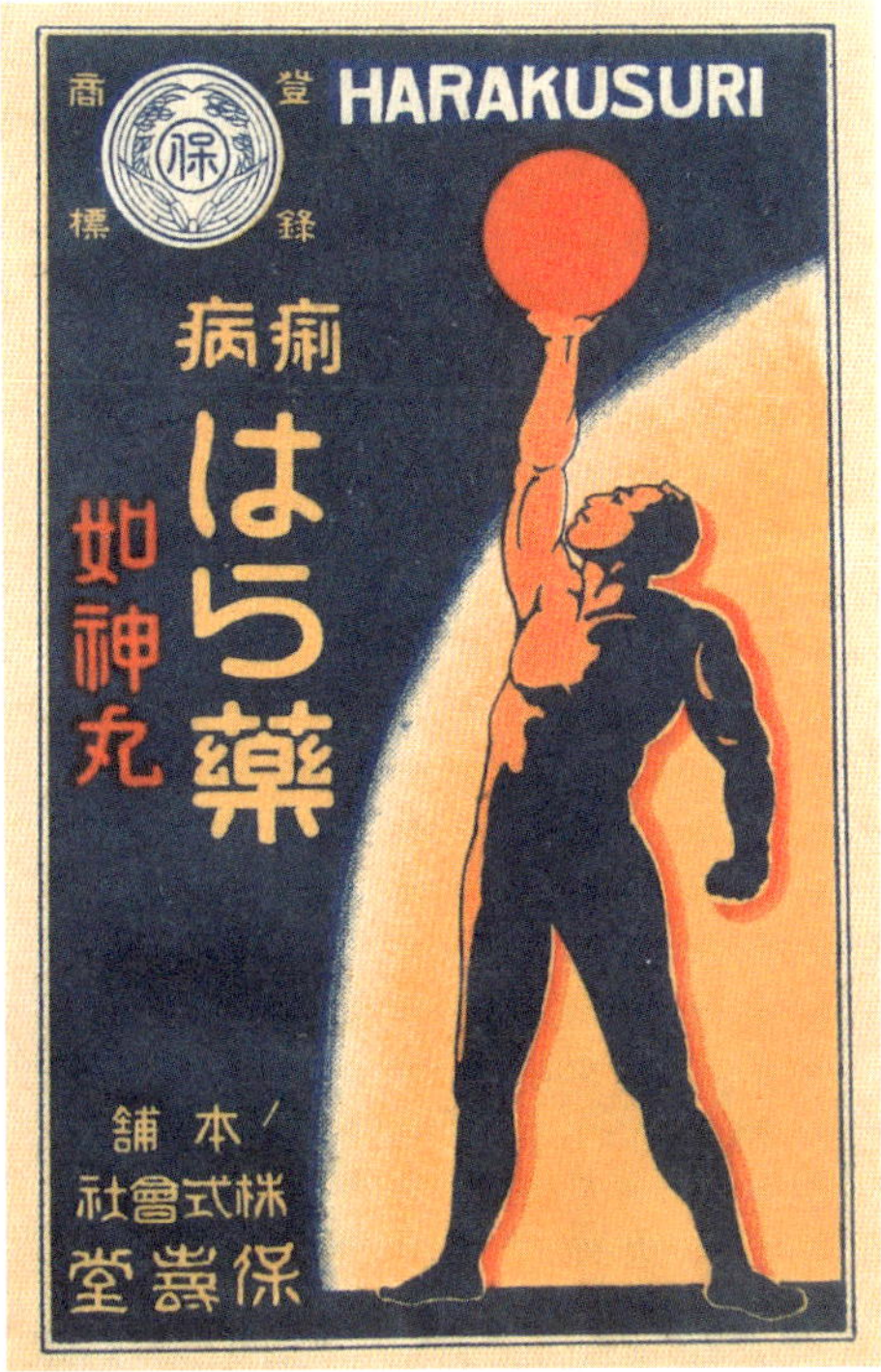

昭和前期　保壽堂

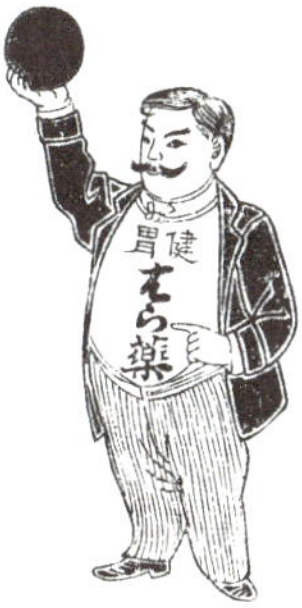

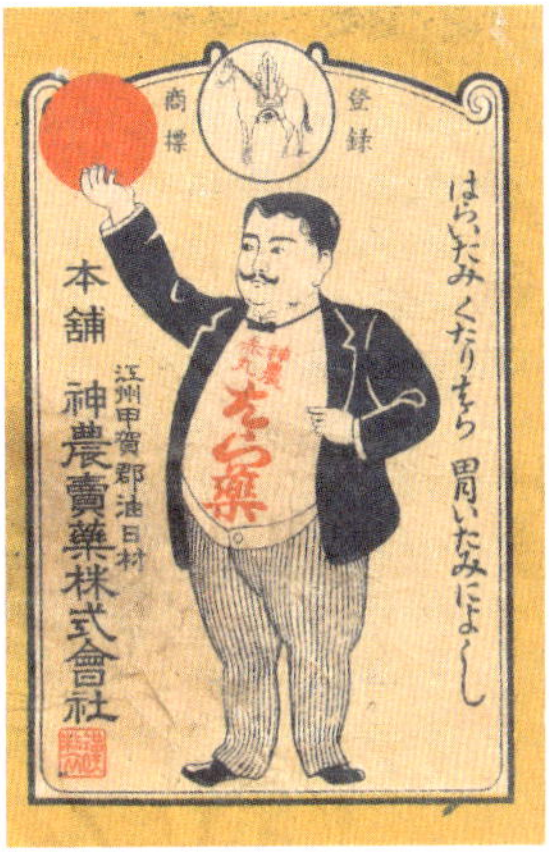

昭和前期　神農賣薬

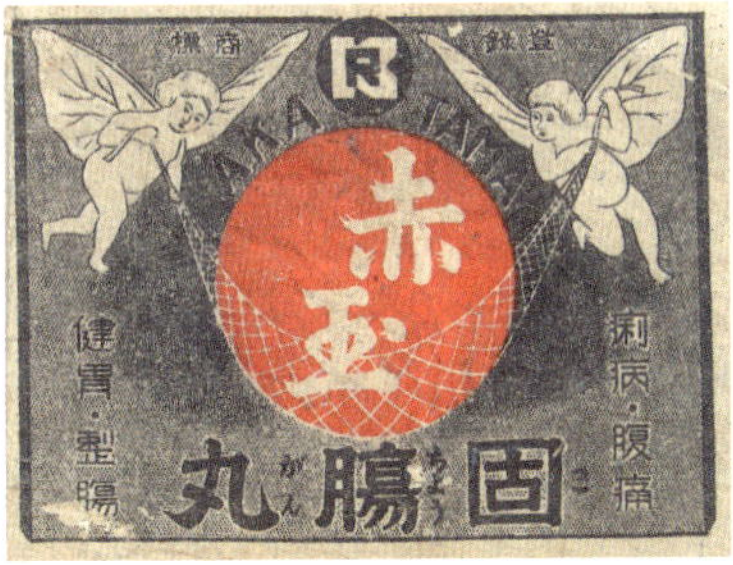

昭和前期　楽天製薬

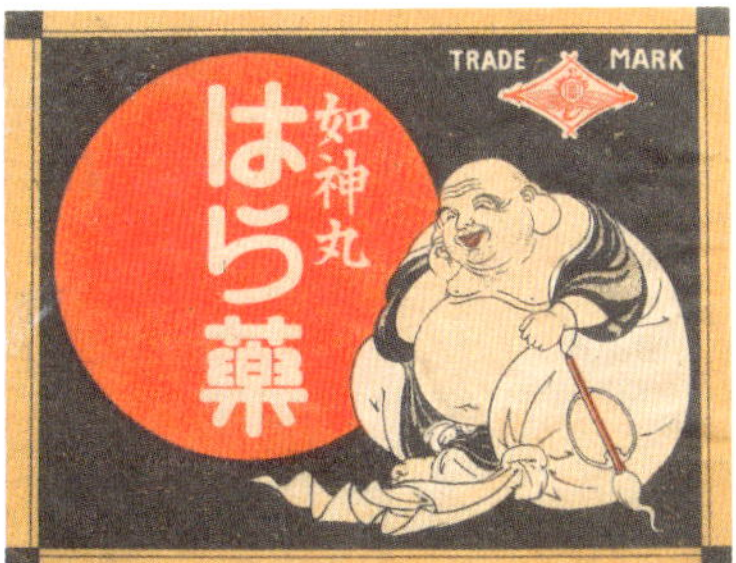

昭和前期　富山薬業

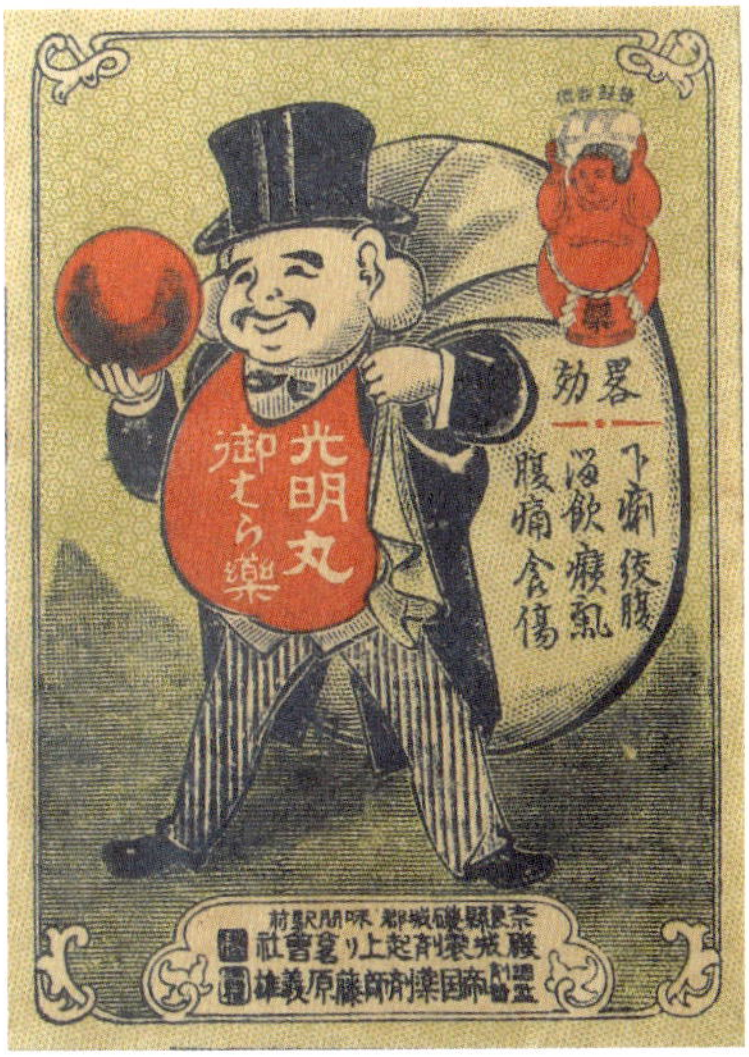

昭和前期　磯城製剤

胃腸薬・赤玉と布袋
06

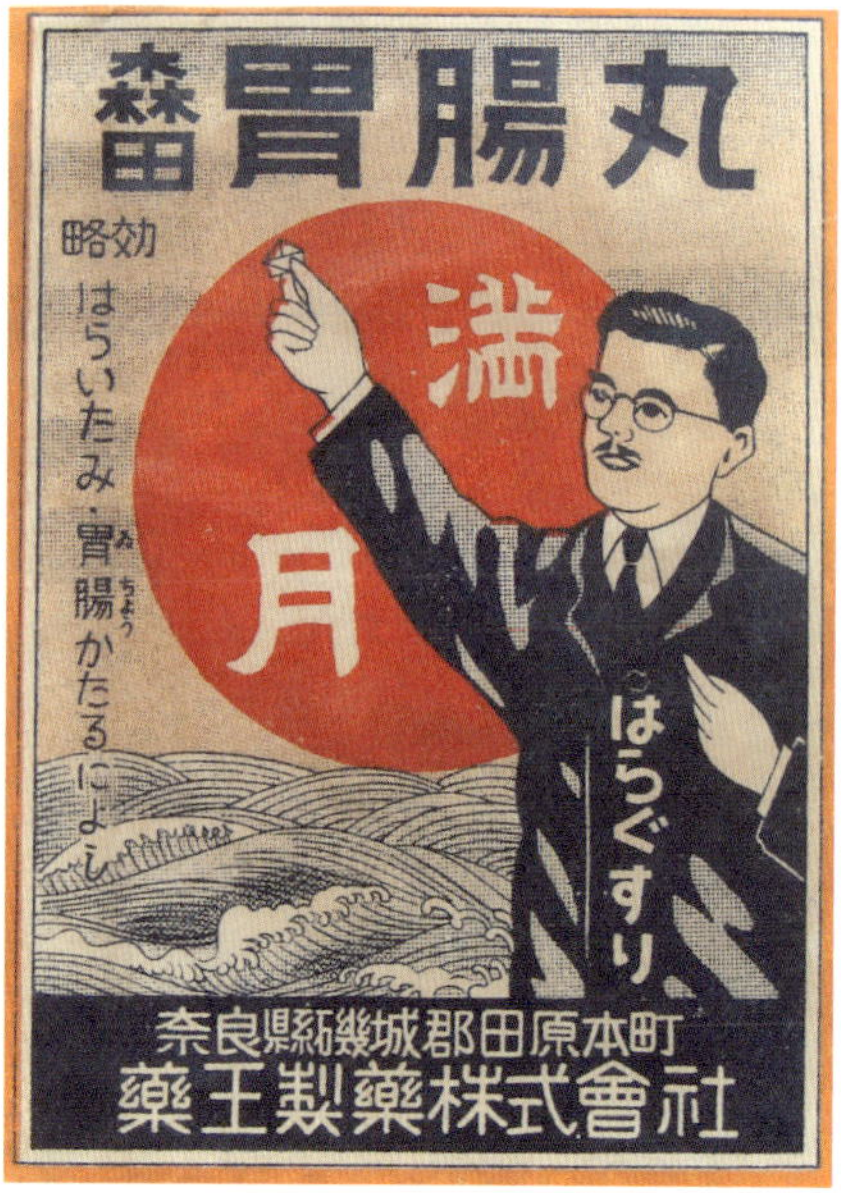

昭和中期　薬王製薬

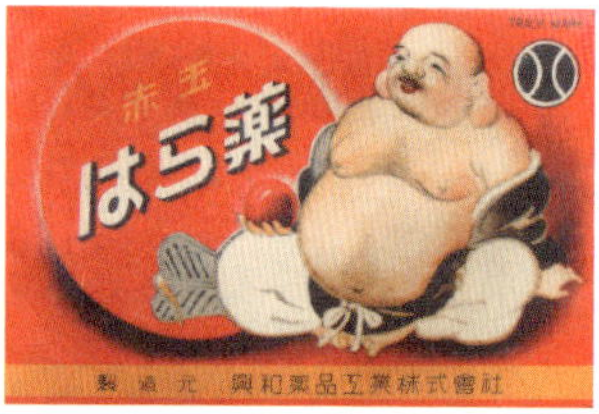

昭和中期　興和薬品工業

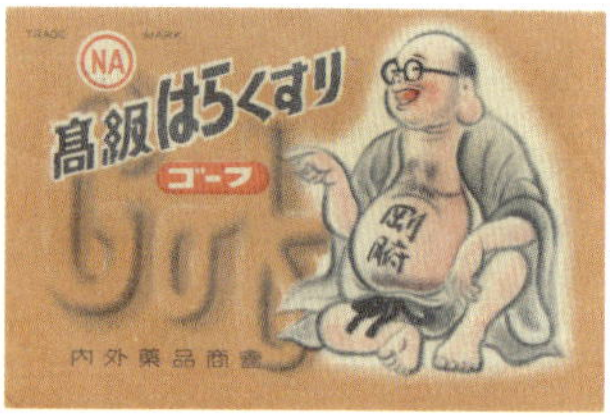

昭和中期　内外薬品商会

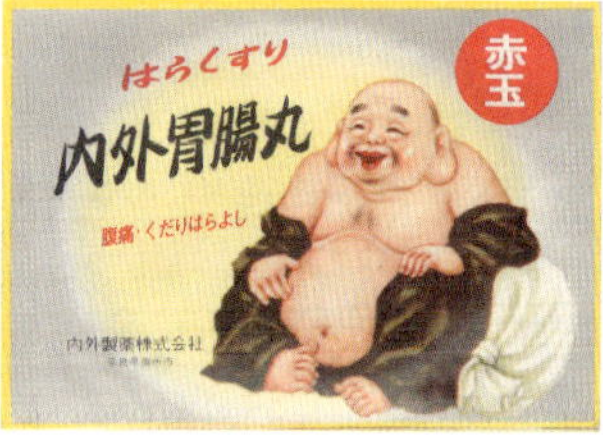

昭和後期　内外製薬

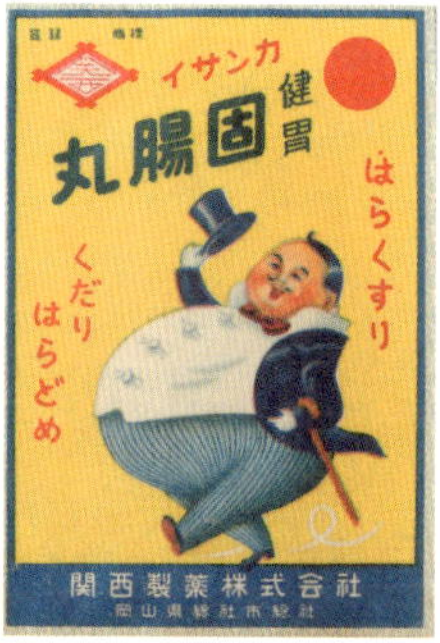

昭和中期　関西製薬

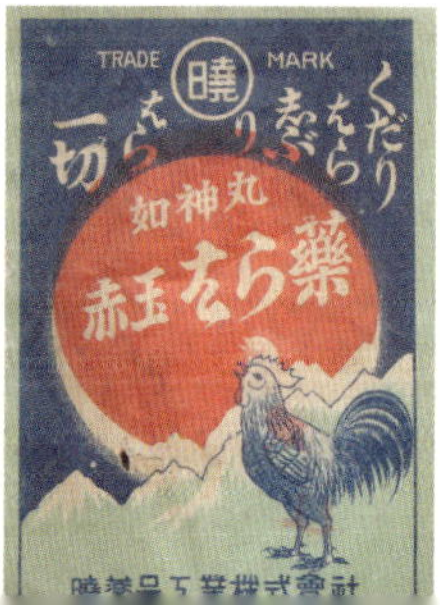

昭和中期　暁薬品工業

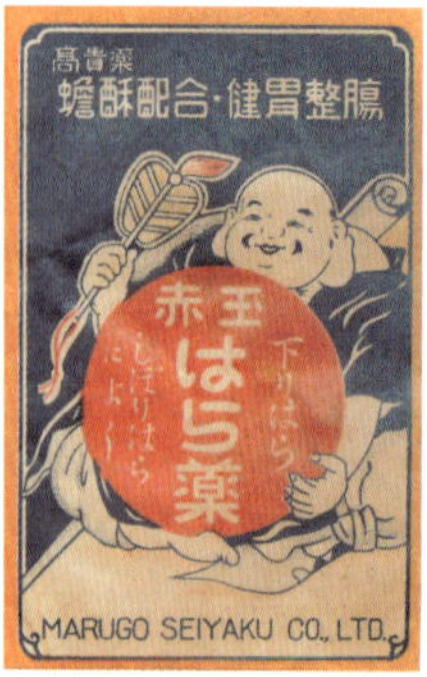

昭和中期　マルゴ製薬

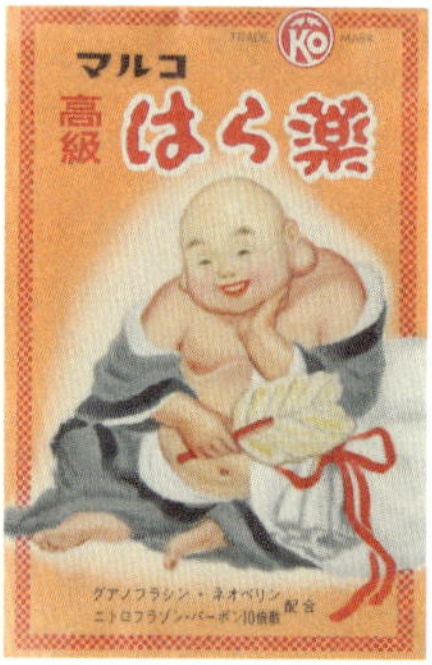

昭和中期　マルコ製薬

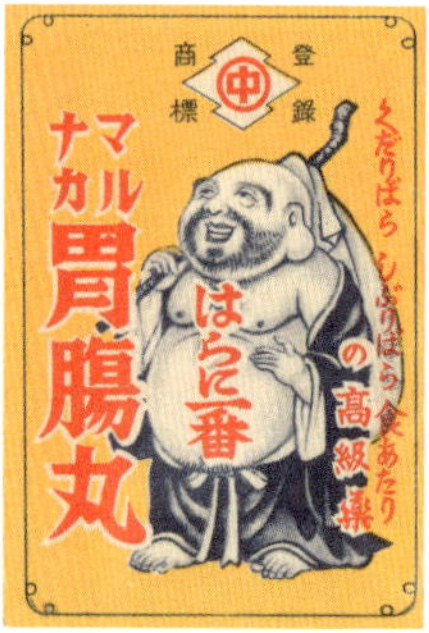

昭和後期　マルナカ医薬品工業

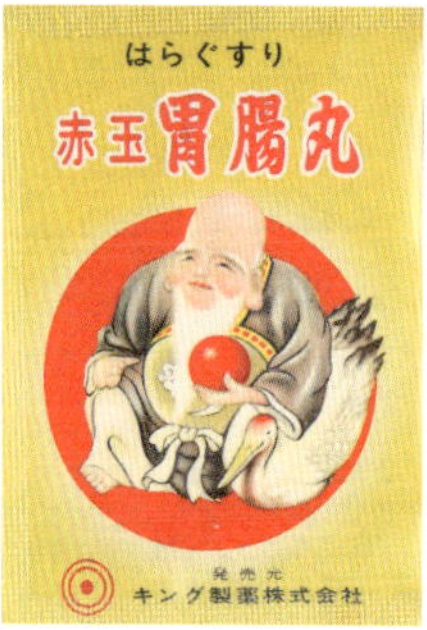

昭和後期　キング製薬

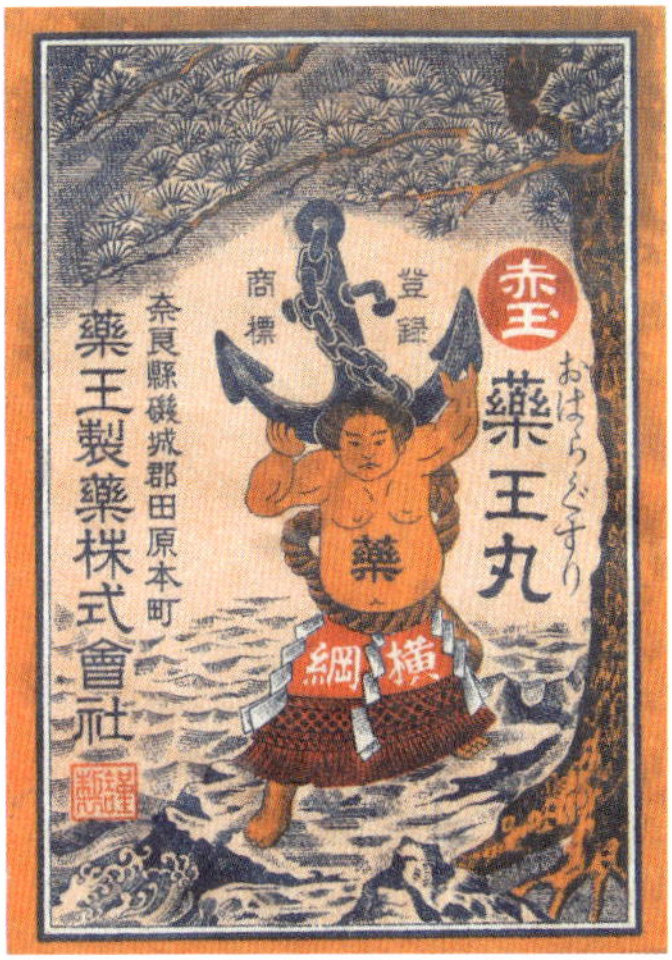

昭和中期　薬王製薬

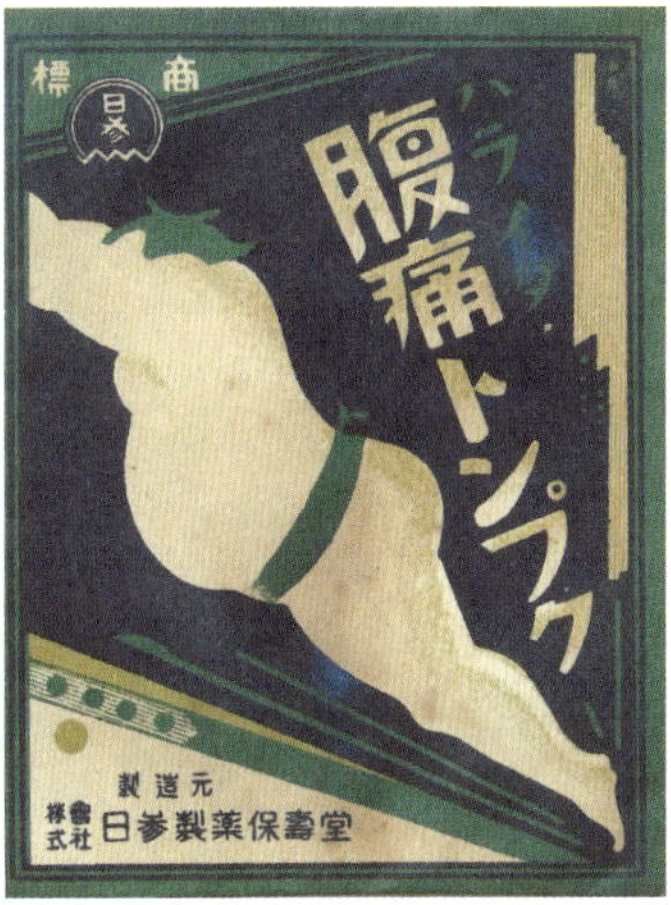

昭和中期　日参製薬保壽堂

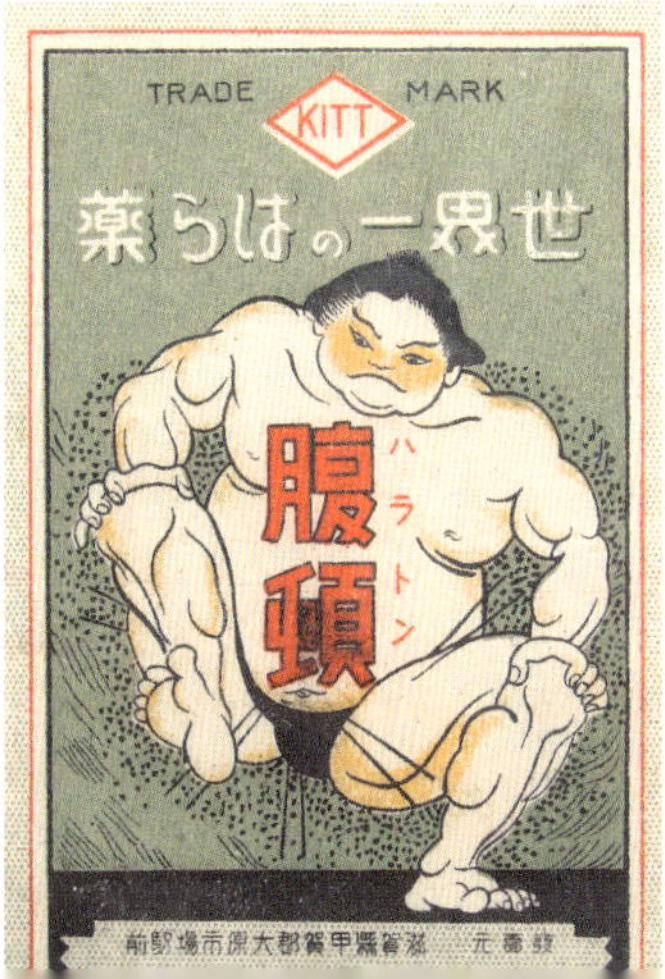

昭和前期　キット商會

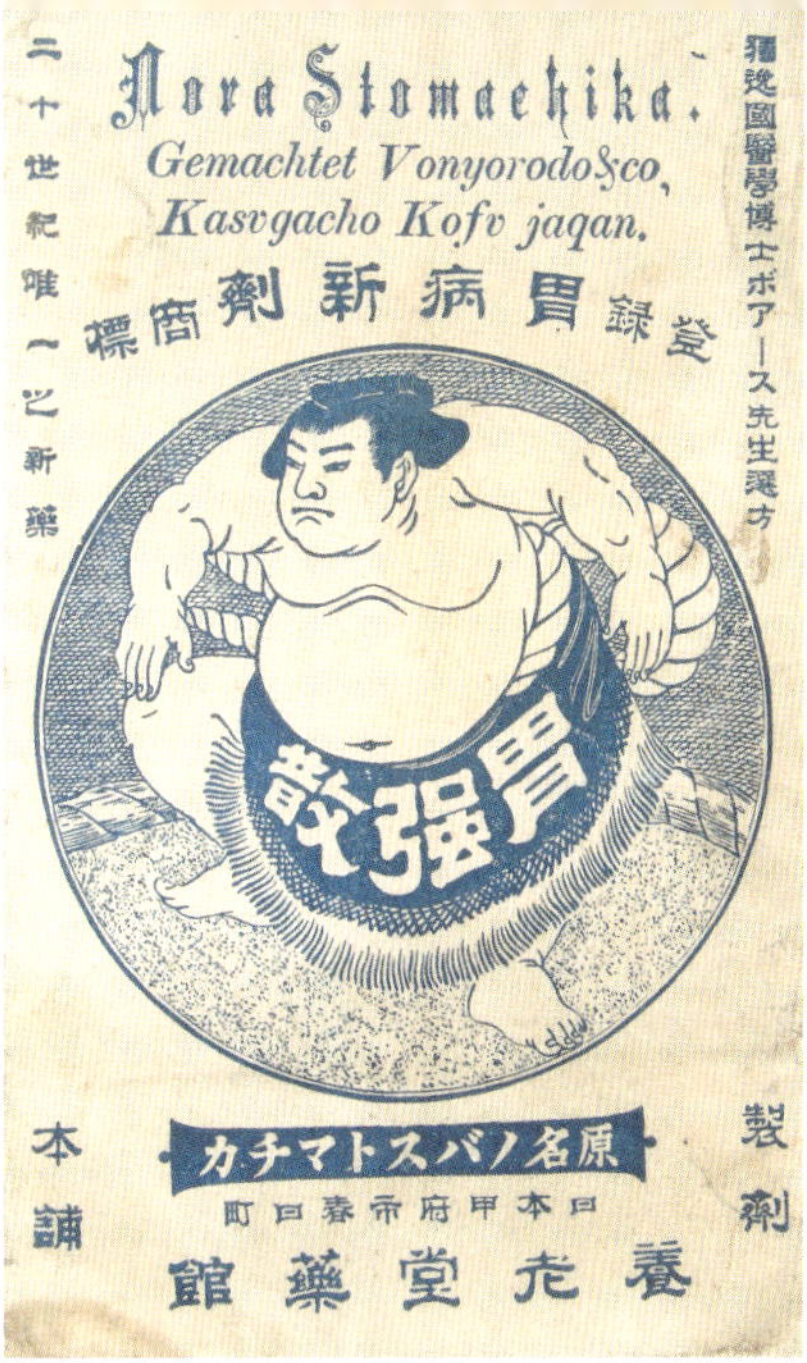

明治後期・大正　養老堂薬館

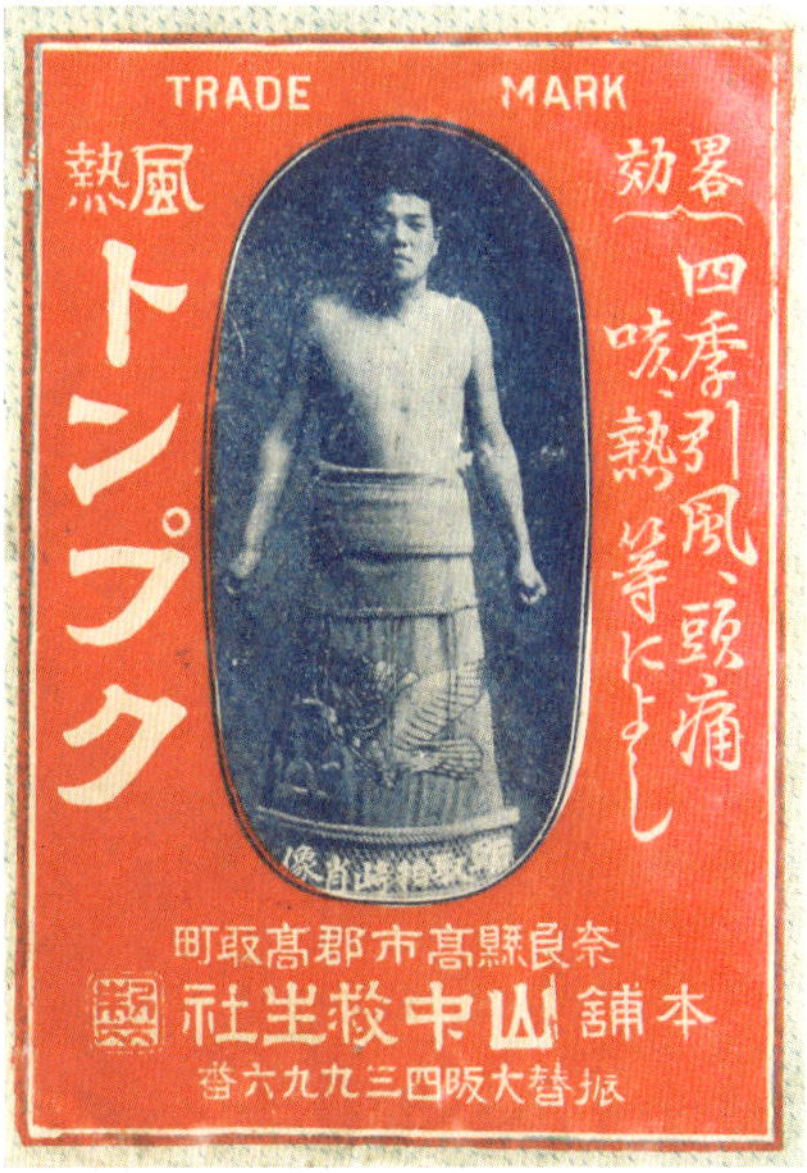

昭和前期　山中救生社

胃腸薬・赤玉と布袋
06
関取

07

Stomach Medicine

胃腸薬

軍事物

戦時中、父が南方戦線へ派兵されていた時のこと、現地の子供が歯痛のためひどく泣いていた。そこで持ち合わせていた「クレオソート丸」を一粒虫歯につめてやったら、ピタリと泣きやんだ。喜んだ子供の親は、お礼にドッサリ果物をくれたという話をよくしていました。それで私も虫歯になると件の薬をよく詰められたものです。このクレオソートを主成分としたクレオソート丸というのは「正露丸」の別名です。元は「征露丸」と表示され、明治35年頃の日露戦争の時、文字どおりロシアを征するという目的で軍により製造された解毒薬です。不衛生な戦地で、戦死者と同数くらいといわれた程の病死者を防ぐために配給されました。しかし、最初はあまりの匂いに兵士が服用を嫌ったので、「陛下のご命令」ということで強制させました。次頁の「軍令丸」もその当時の名残りでしょう。その甲斐あってそれからはよく服用され、その効果から今度は逆に戦地では貴重品にまでなったという事です。日露戦争は辛勝したものの、国内ではあらゆる所で戦勝ムードに包まれました。私も子供の頃祖母から当時流行った征露の歌まで教えてもらったものです。この頃の各種の薬袋も戦果にあやかった戦時物が多く、ブームにすらなっています。でもそれは第二次大戦時代の、国策広告による戦意高揚を目的としたものとは少し赴きがって見えます。もちろん、軍事物は単にブームにあやかっただけではなく、病魔に勝つ強者のシンボルとしてのイメージ効果もあったのでしょう。戦後征は正に改められましたが、その人気は高く正露丸の名称は普通名詞にまでなり、現在でも数十社から販売されています。

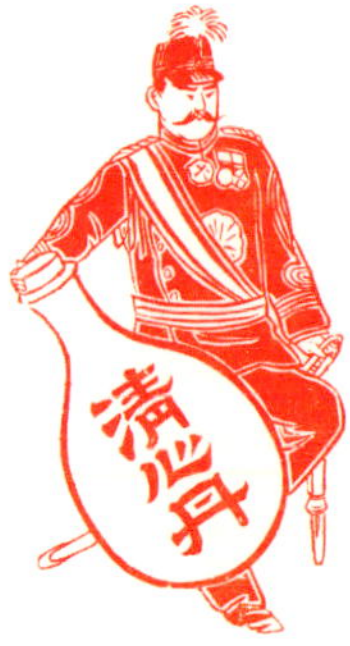

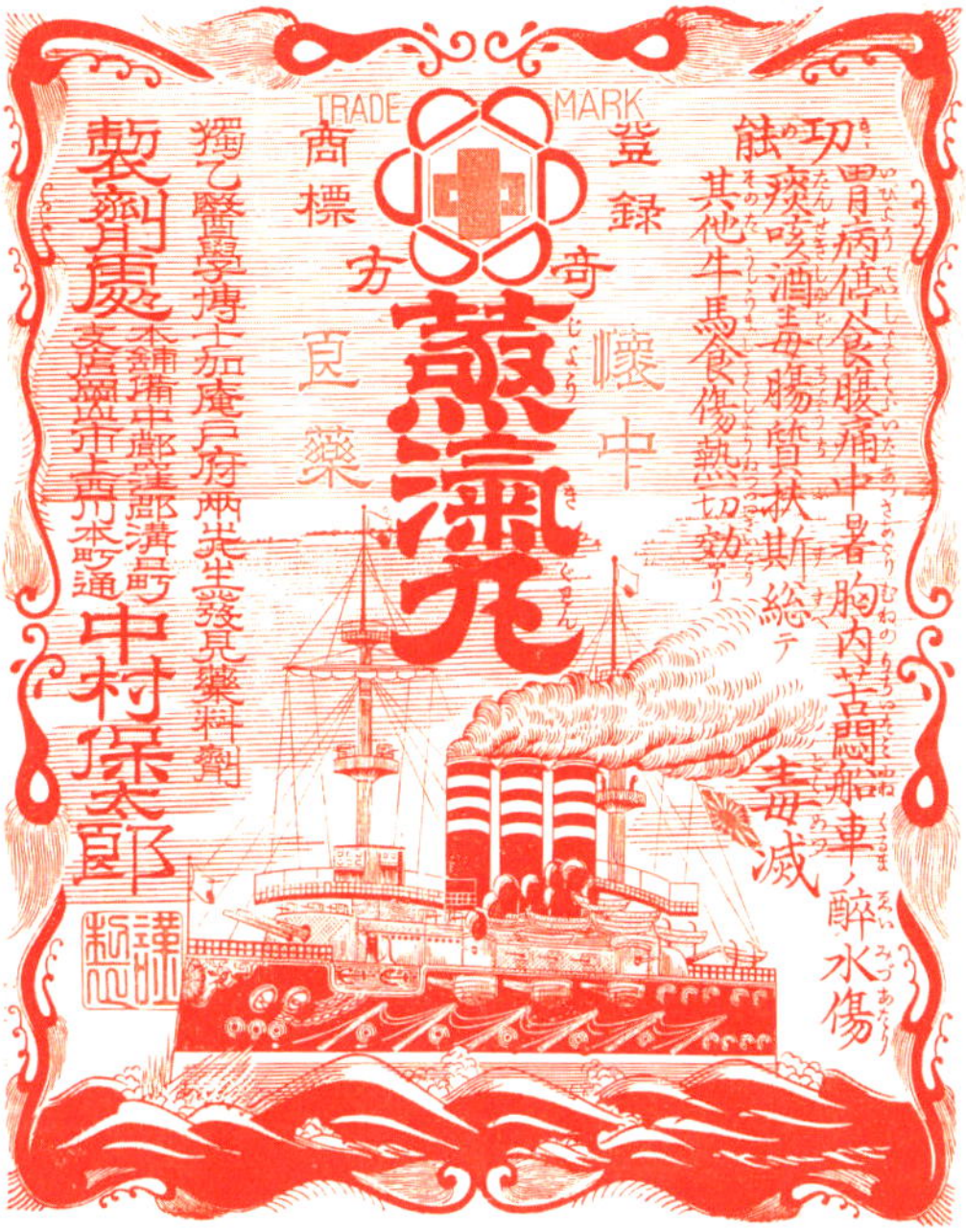

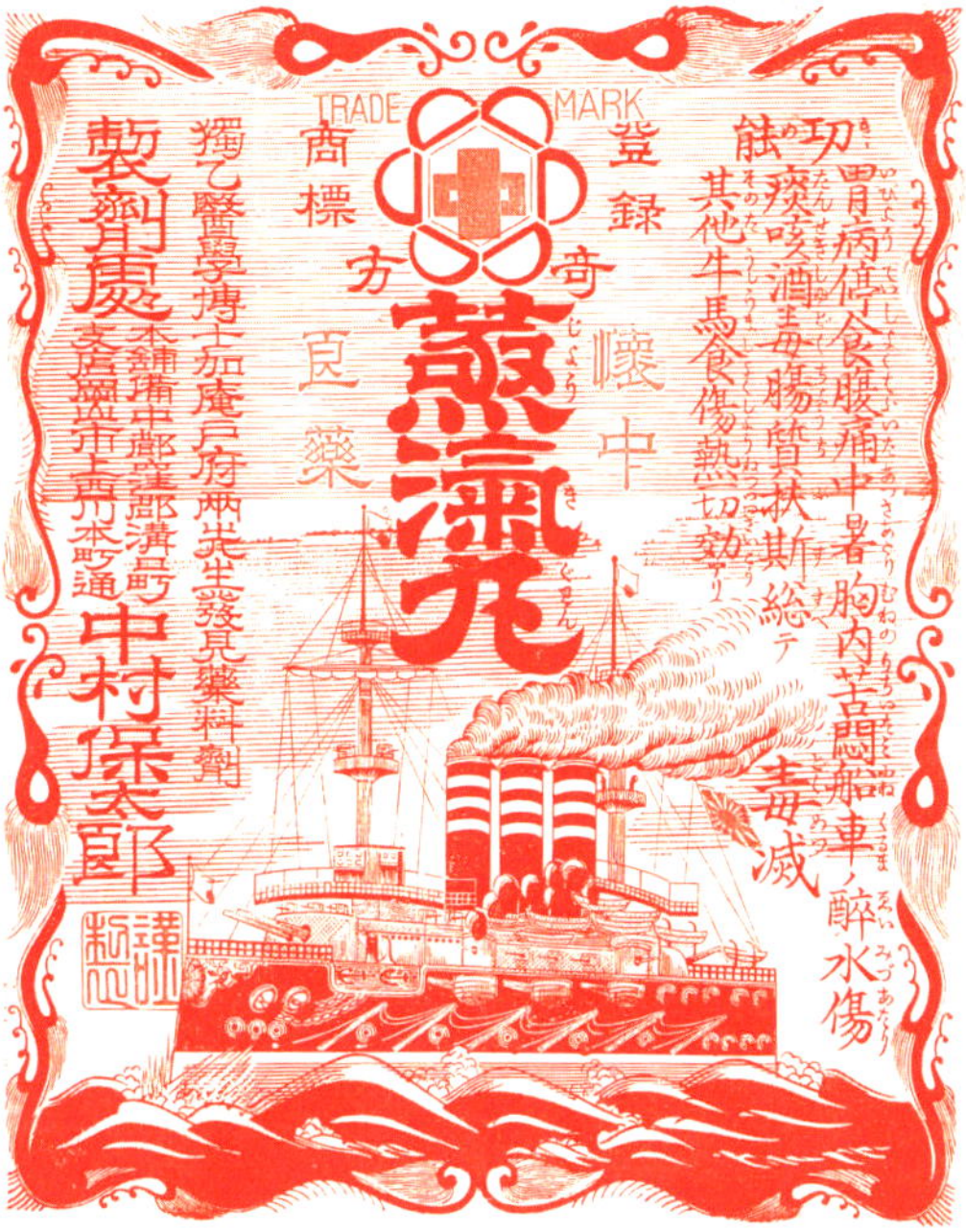

明治後期・大正　中村保太郎

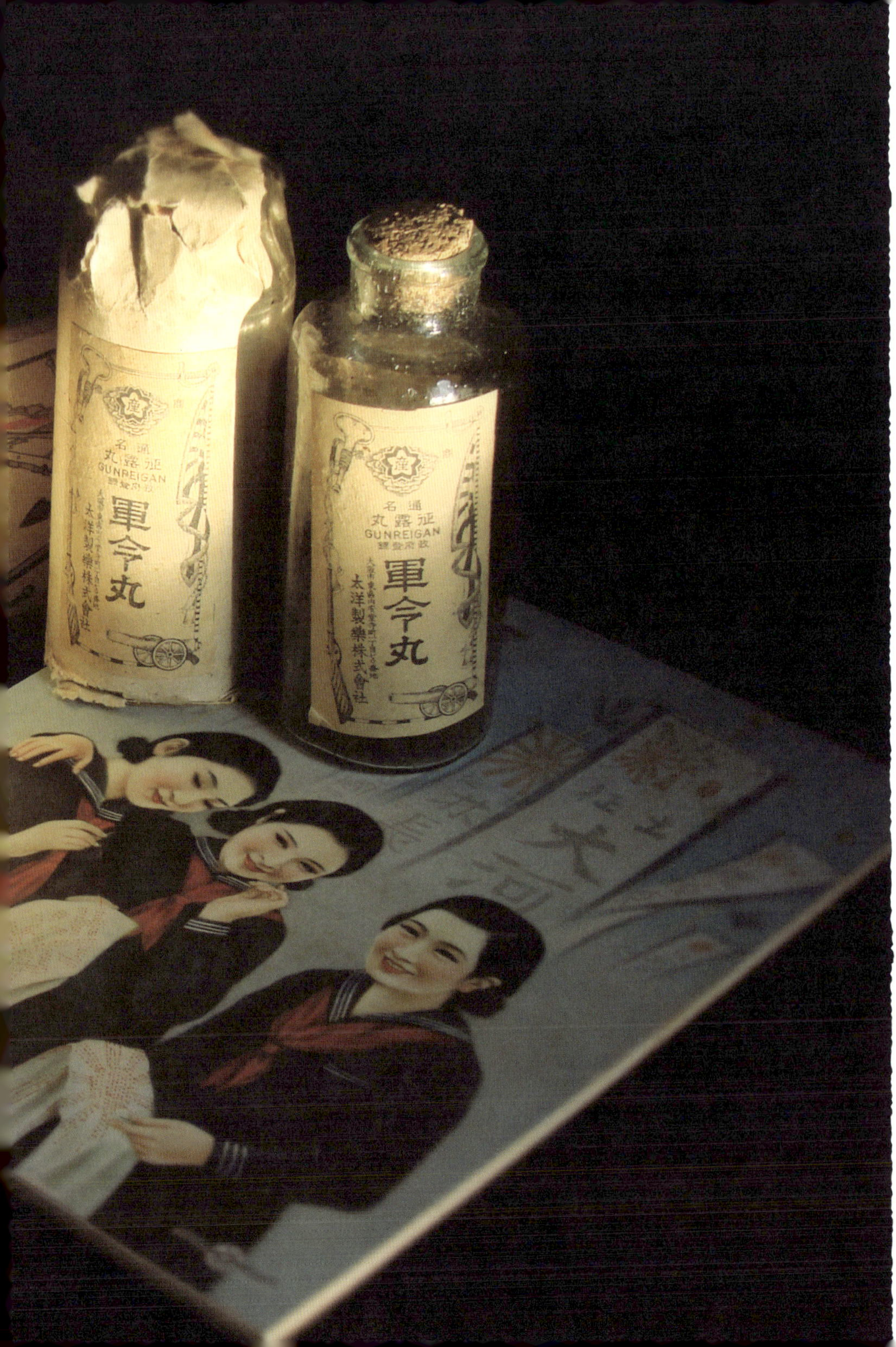
通名
征露丸
GUNREIGAN
政府登録
軍令丸
太洋製藥株式會社

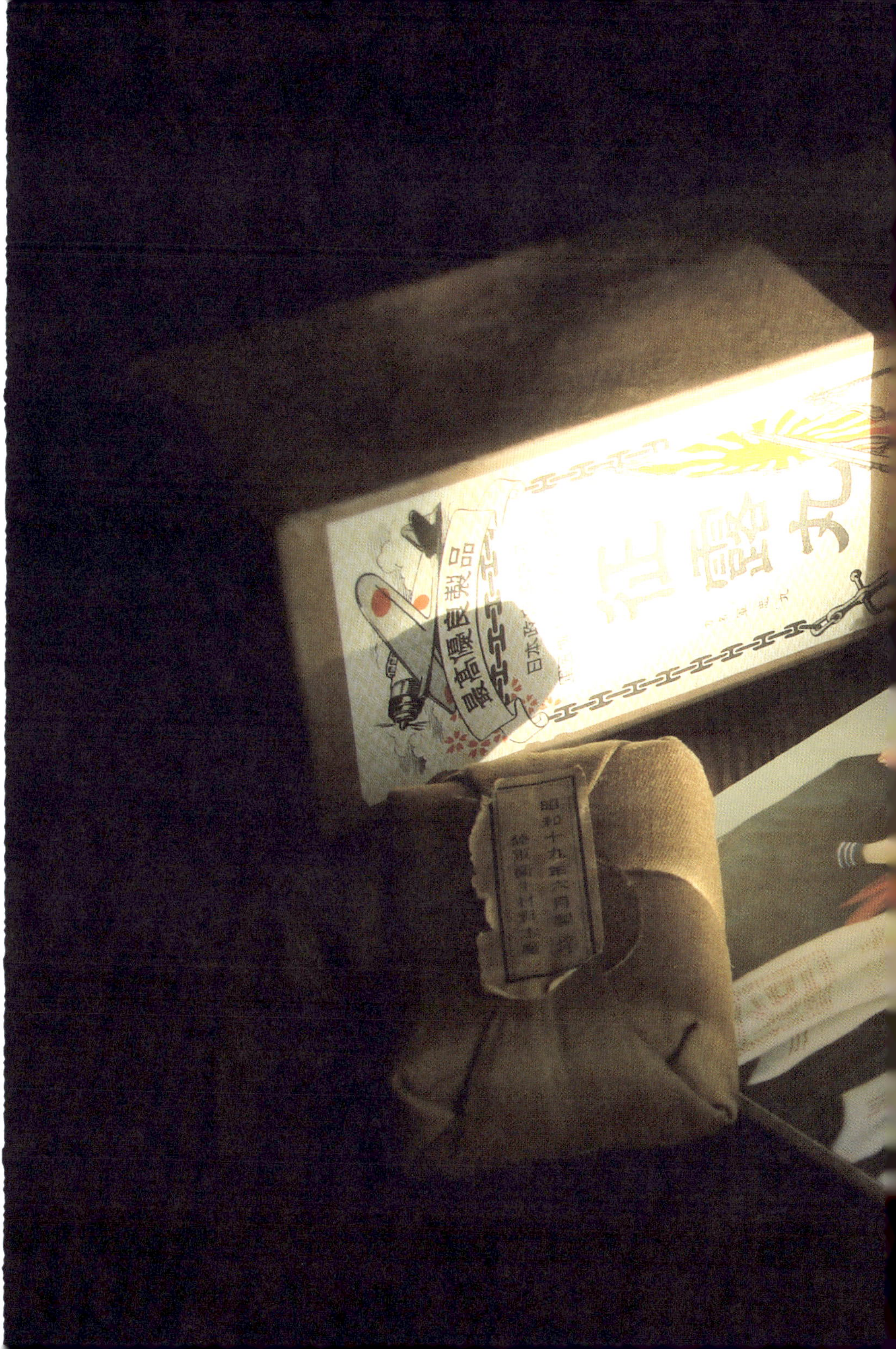

最高優良製品
征露丸
昭和十九年六月製造

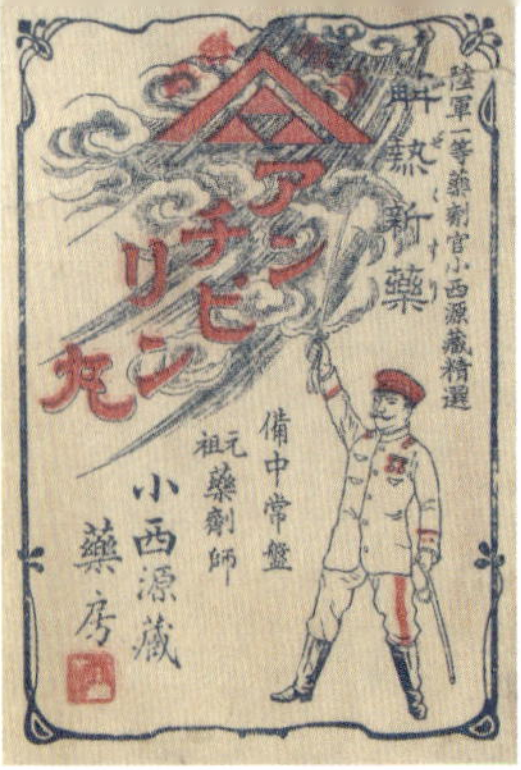

明治後期・大正　小西源蔵薬房

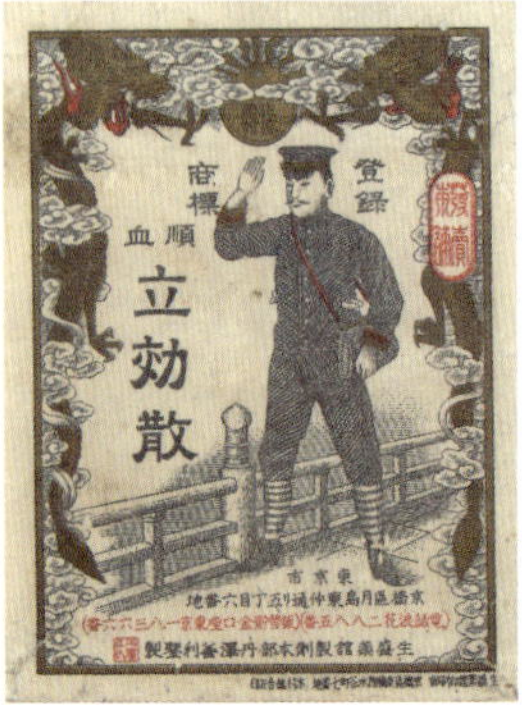

明治後期・大正　生盛薬館製剤本部

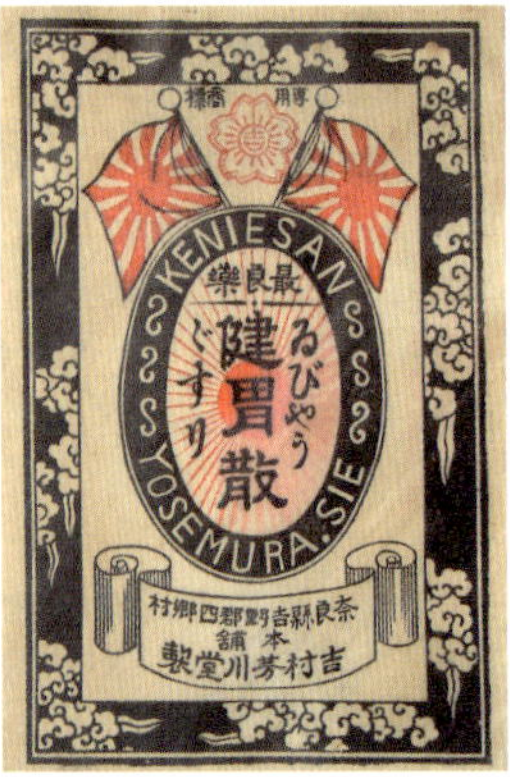

明治後期・大正　吉村芳川堂

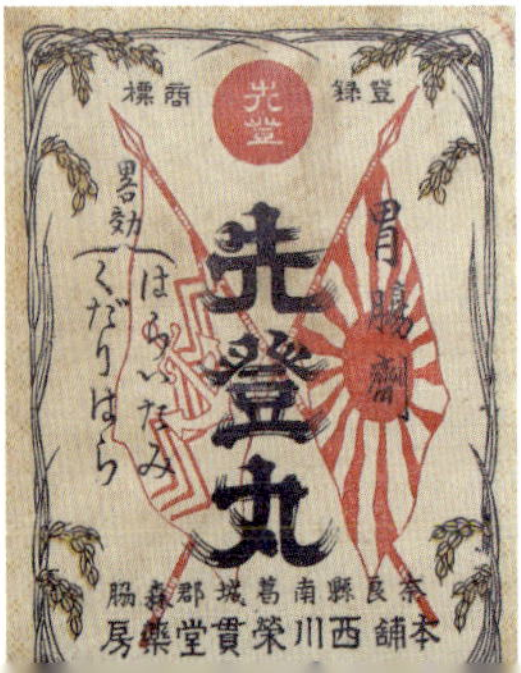

昭和前期　西川栄貫堂薬房

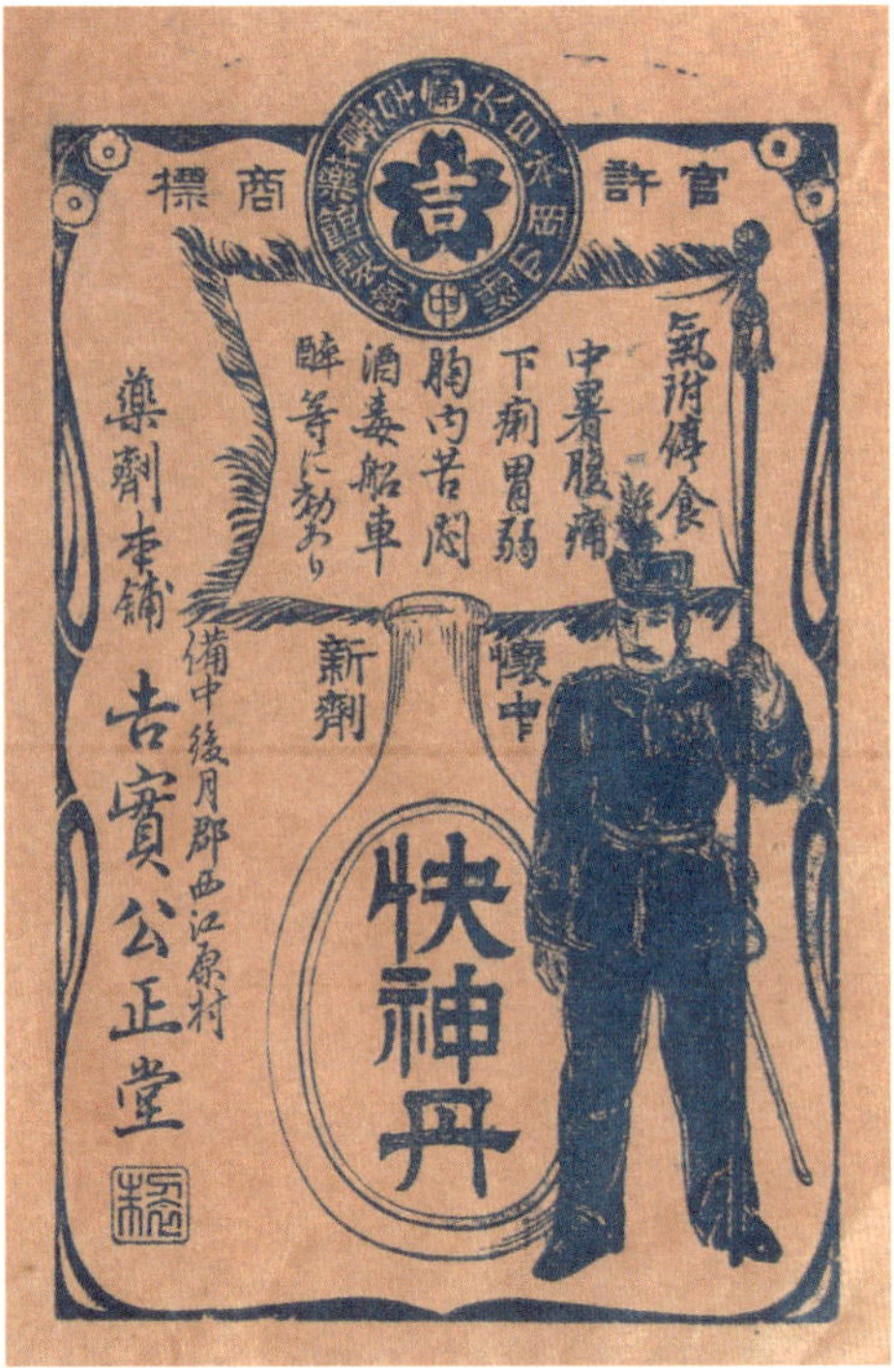

明治後期・大正　吉實公正堂

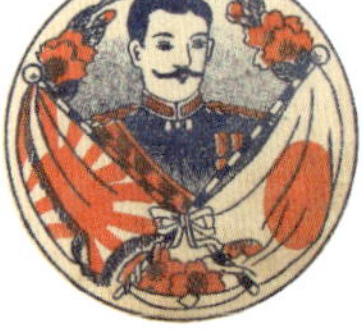

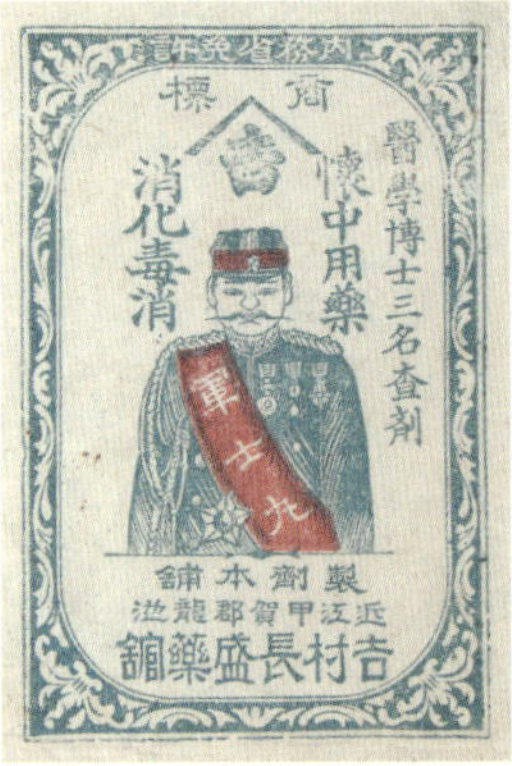

明治後期・大正　吉村長盛薬館

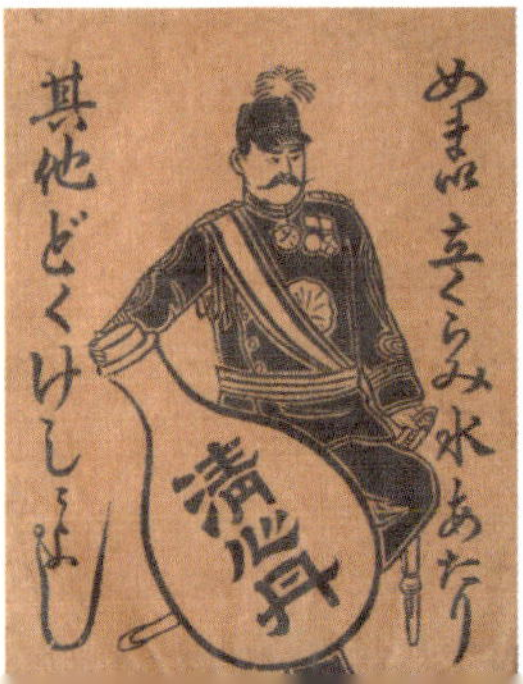

明治後期・大正

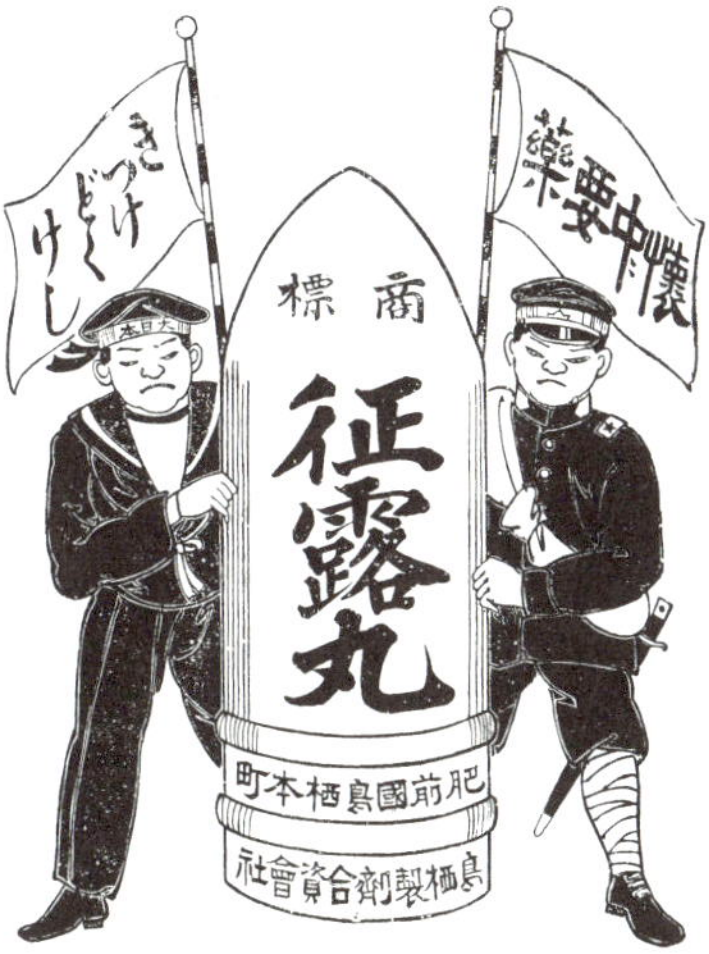

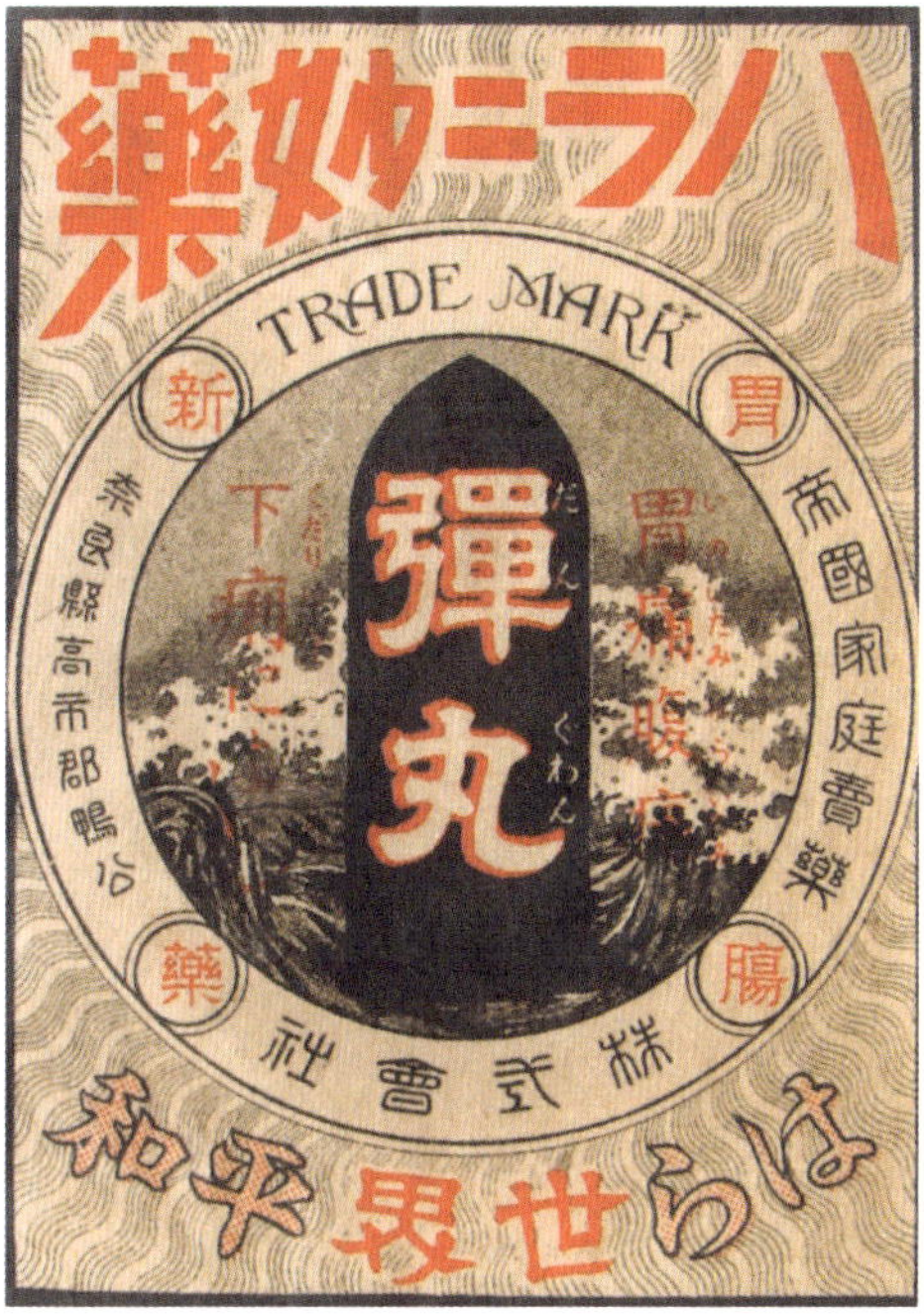

昭和前期 帝國家庭賣薬

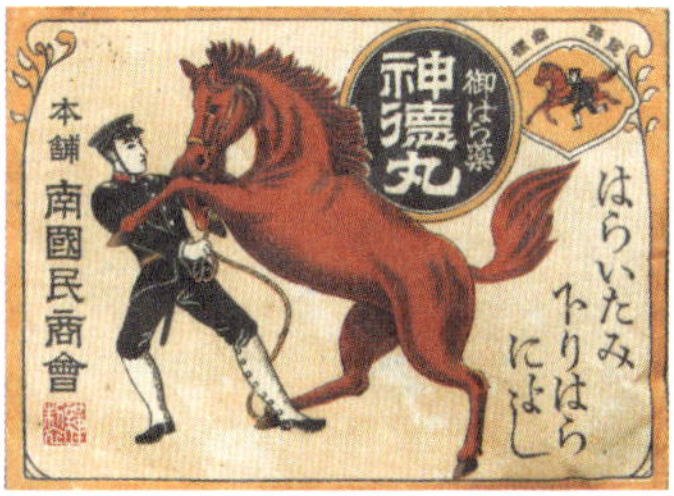

昭和前期 南國民商會

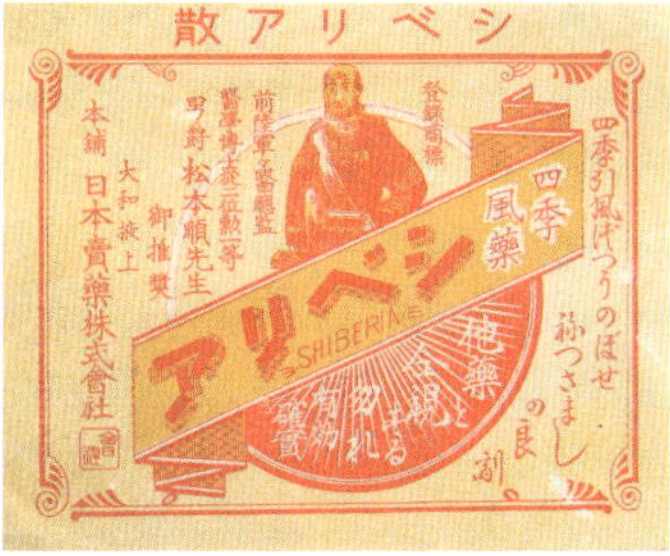

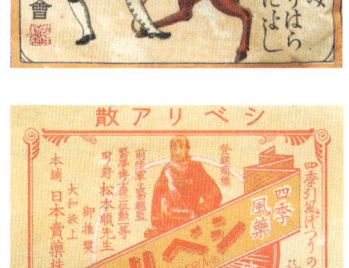

昭和前期 日本賣薬

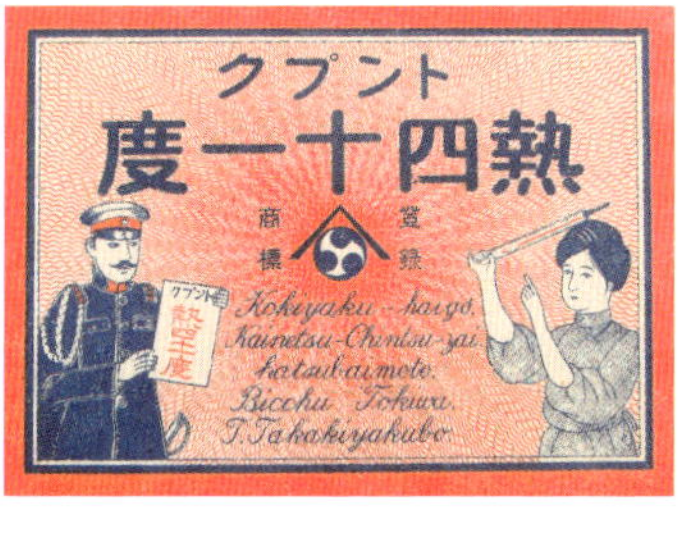

昭和中期 高木廣清堂薬房

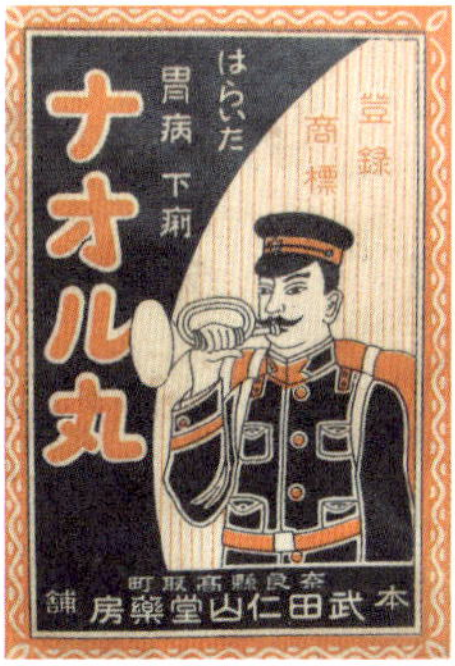

昭和前期 武田仁山堂薬房

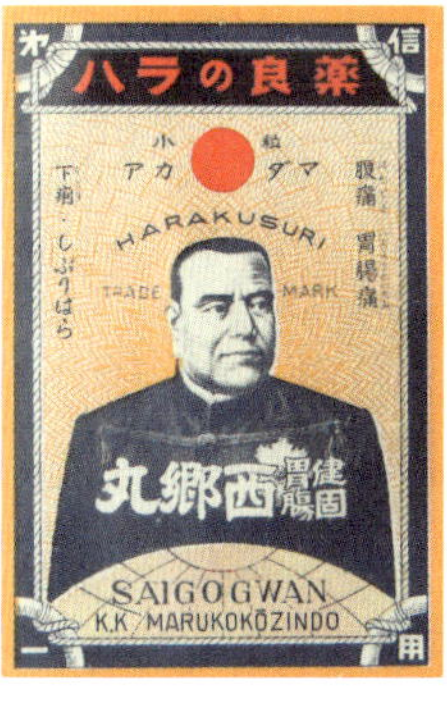

昭和中期 丸小厚順堂

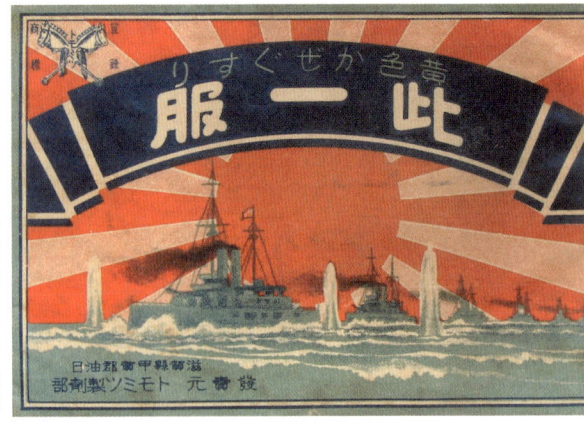

昭和前期　トモミツ製剤部

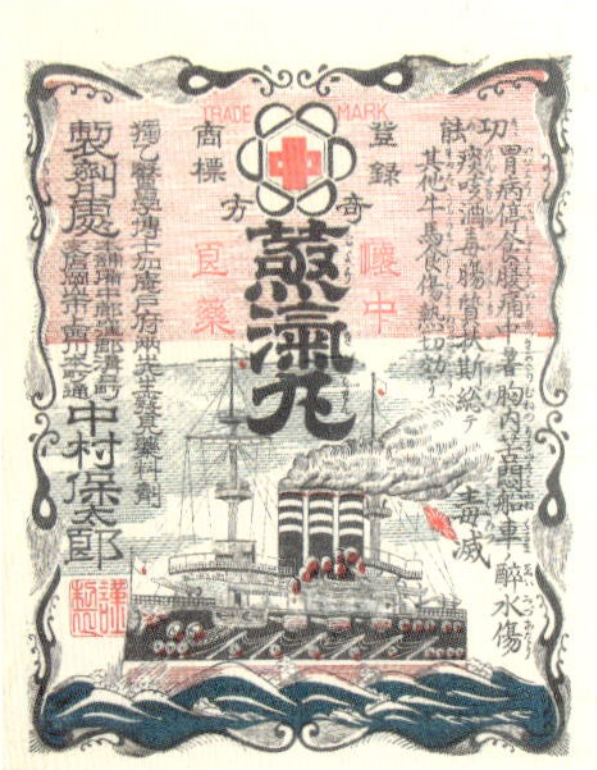

明治後期・大正　中村保太郎

胃腸薬・軍事物
07
蒸気船

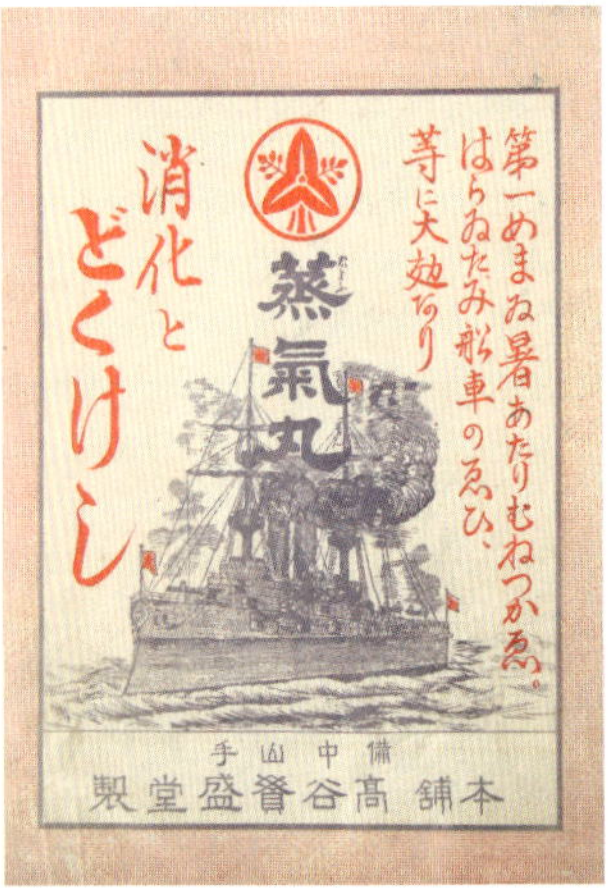

昭和前期　高谷貫盛堂

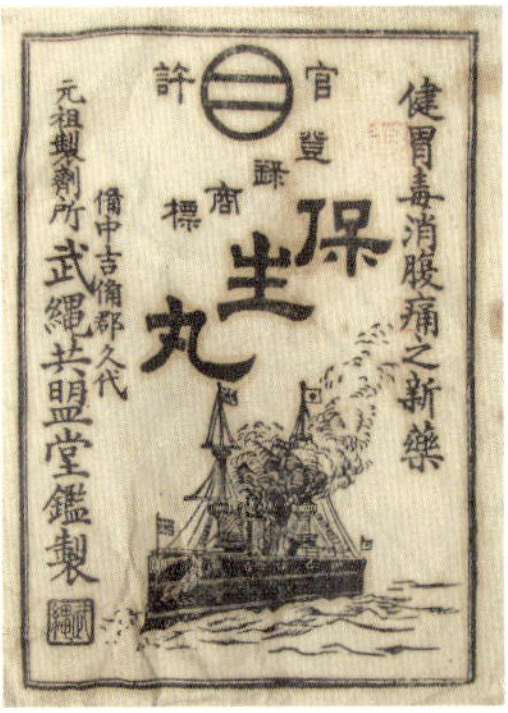

明治後期・大正　武縄共盟堂

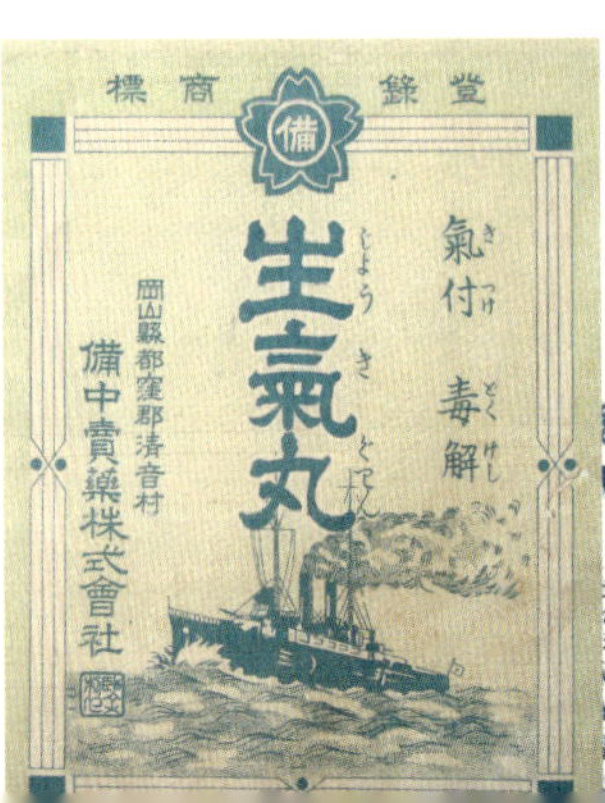

昭和中期　備中賣薬

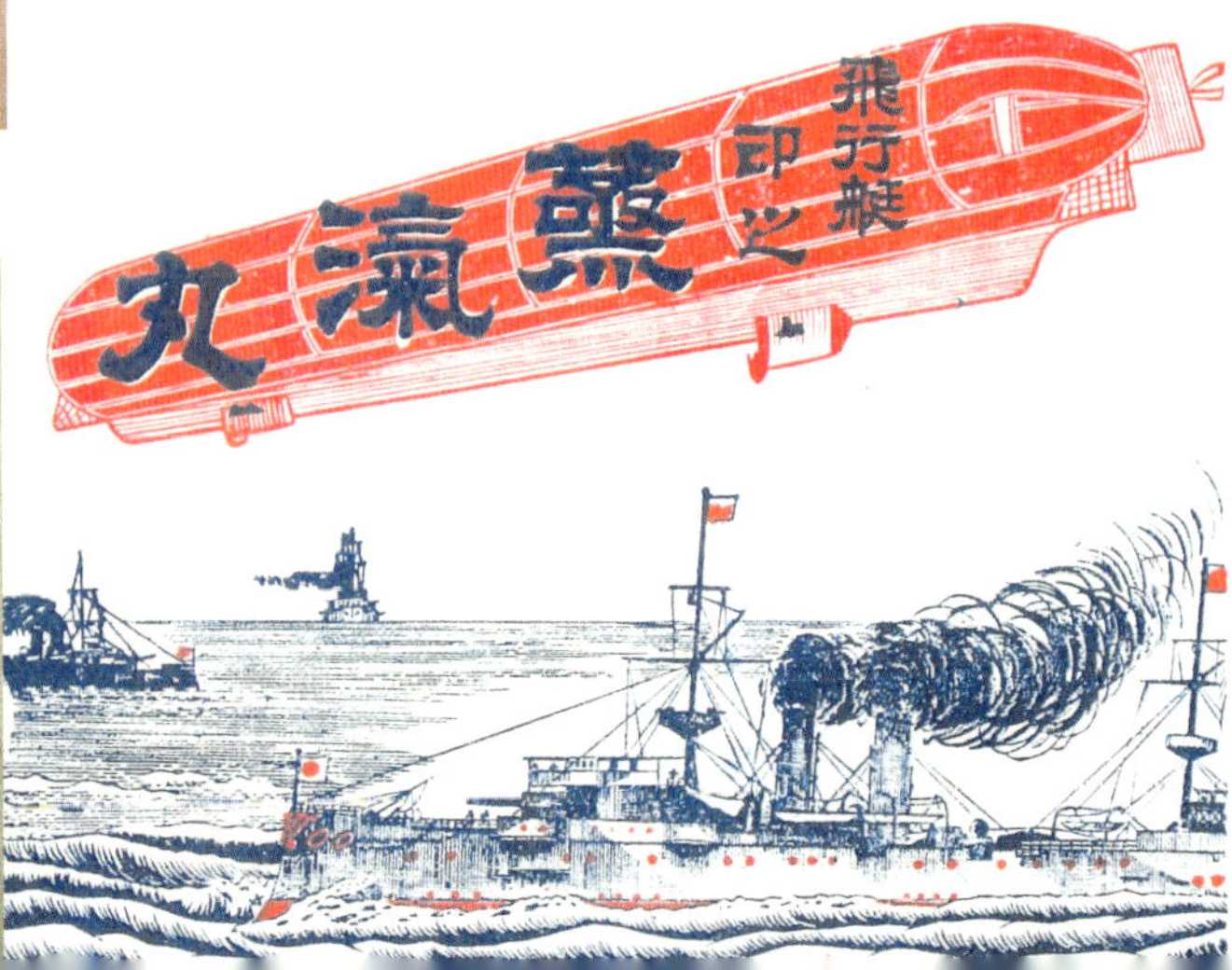

胃腸薬・軍事物
07
子供

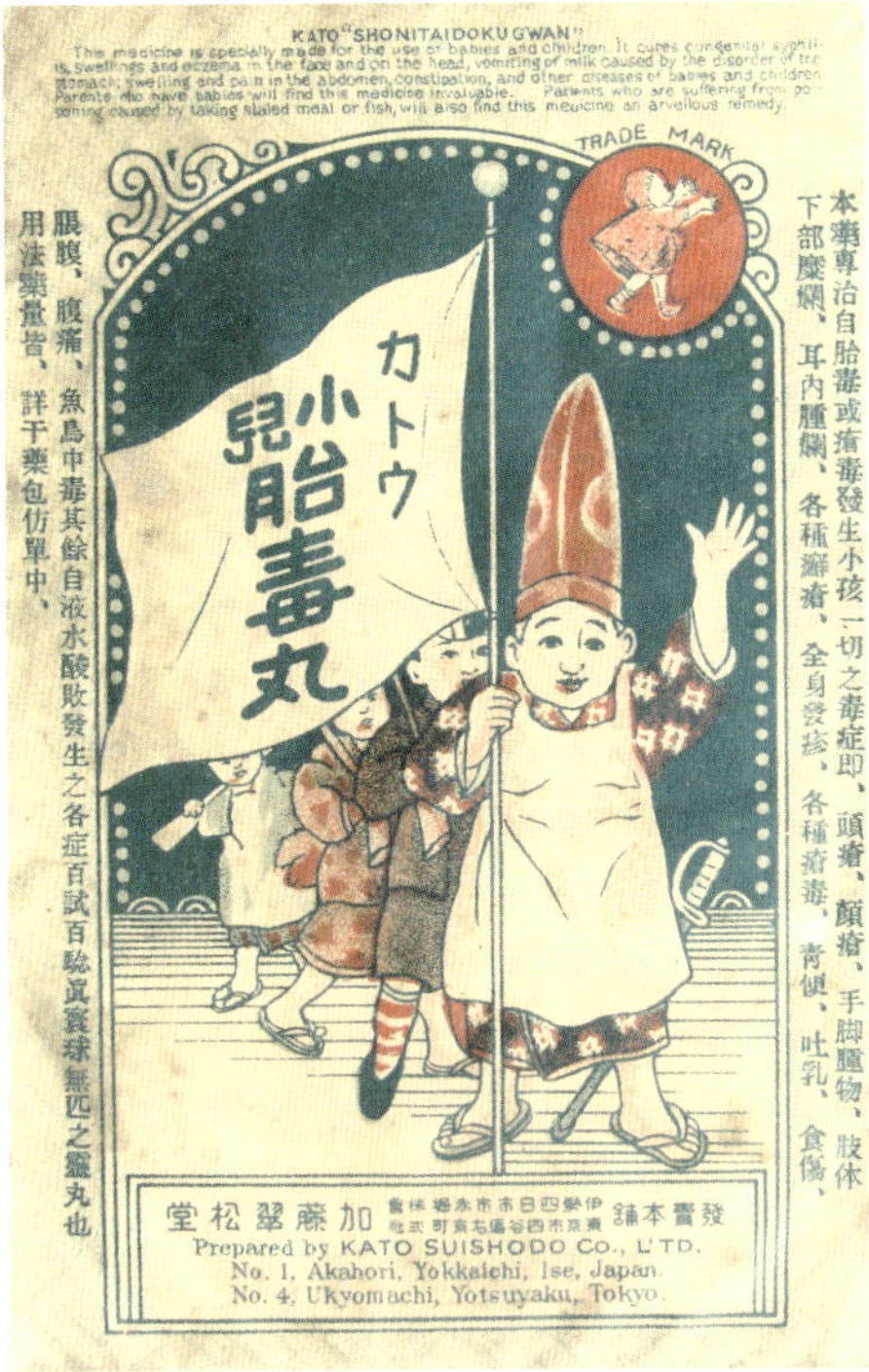

昭和前期　加藤翠松堂

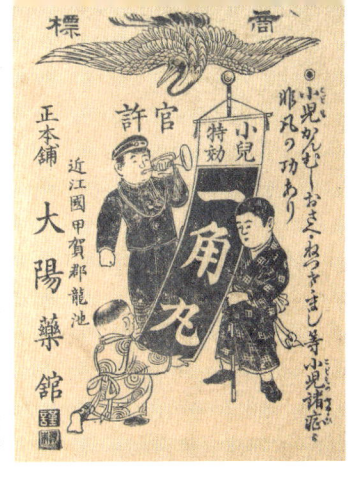

明治後期・大正　大陽薬館

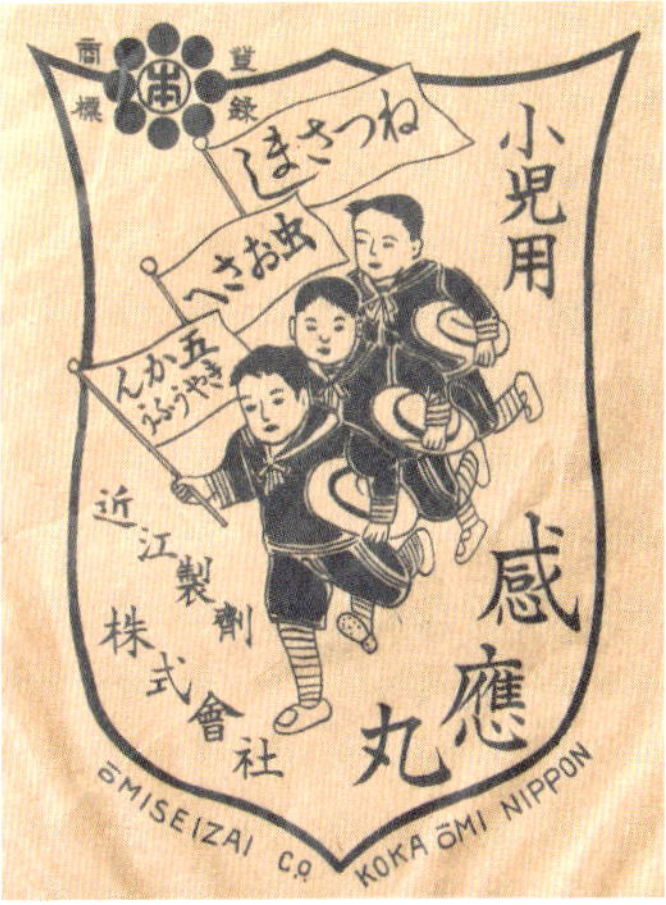

昭和前期　近江製剤

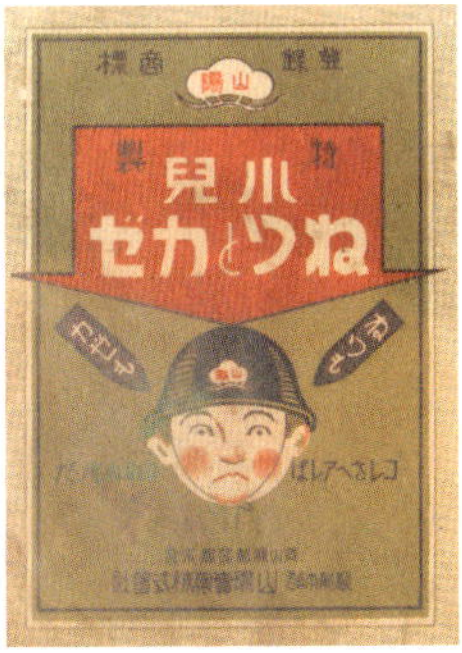

昭和前期　山陽売薬

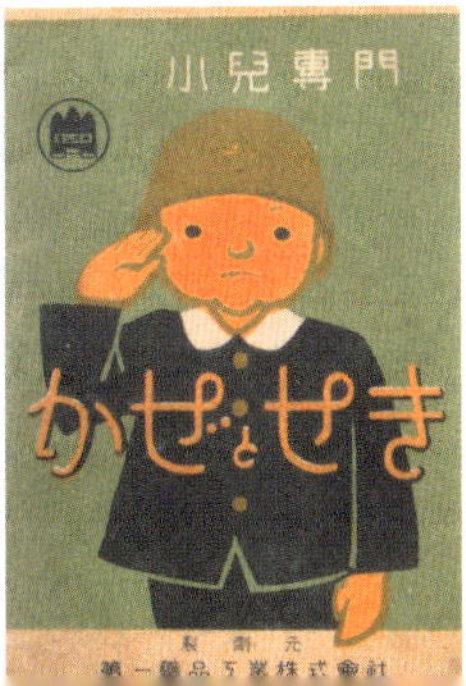

昭和前期　第一薬品工業

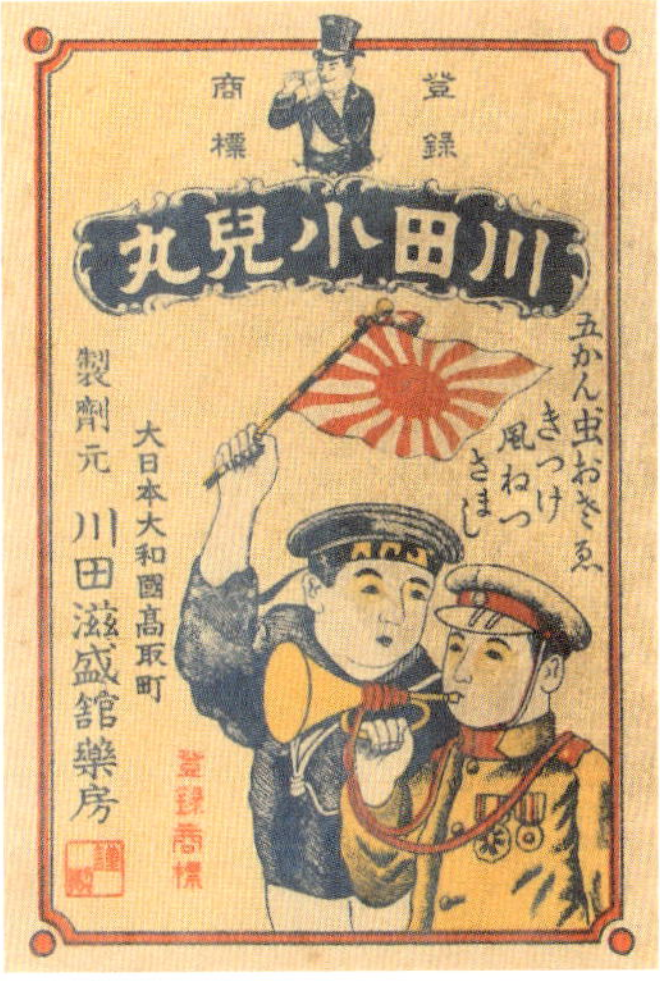

昭和前期　川田滋盛館薬房

08

Stomach Medicine

胃腸薬

中華風

数年前に中国の抗州を旅行した際、予想外の急な冷え込みで突然高熱を出してしまい、ホテルに相談した所、かかりつけの薬剤師が来て薬（亀とスッポンの原料らしい）を飲ませてくれました。翌日うそのように回復して旅を続けられ、さすが薬の国だと関心しました。ここ数年の中国の急発展は凄まじく、アッと言う間に世界第2位の経済大国にまでのし上がったという感がありますが、考えてみると、古来中国は日本より遥かに先進国であり、日本の殆どの文化・文明が中国より伝わっていたはずです。薬もその一つで、中国から伝播した薬は漢方薬として現在までも受け継がれていますが、商品としては名前もデザインも殆ど日本風にアレンジされて来ました。六神丸と言う薬は、中国で二千年の歴史がある心臓と胃腸の高貴薬です。一粒6ミリグラムのごく小さな丸薬で、6種類の生薬が配合されているからなど、その名前の由来には諸説あります。日本への輸入は京都井筒屋が明治中頃とあって比較的新しいため、逆に外来の中国色を前面に打ち出して販売されました。その後多数の会社から売り出されましたが、必ず中国人や龍、壷などがデザインにあしらわれて、いわゆる中華風のデザインになっています。このゴージャスな過剰装飾を施したり、また、恭しく桐箱に納めたりしたことが、いっそう薬を高価なイメージに引き立てています。そして何を隠そう、そのデザインイメージこそが薬の利き目に大きく作用していたのです。ここでも前述の、思い込みによる心理作用のプラシーボ効果が生きています。そうです「病は気から」なら「利き目も気から」なのです。

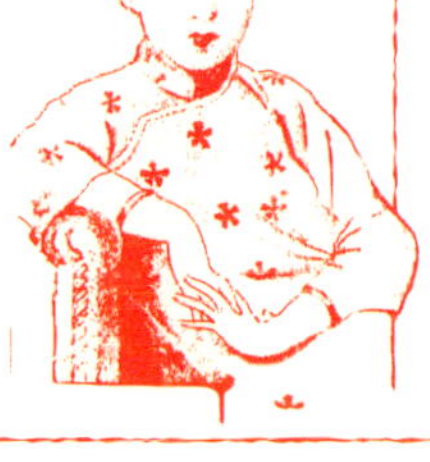

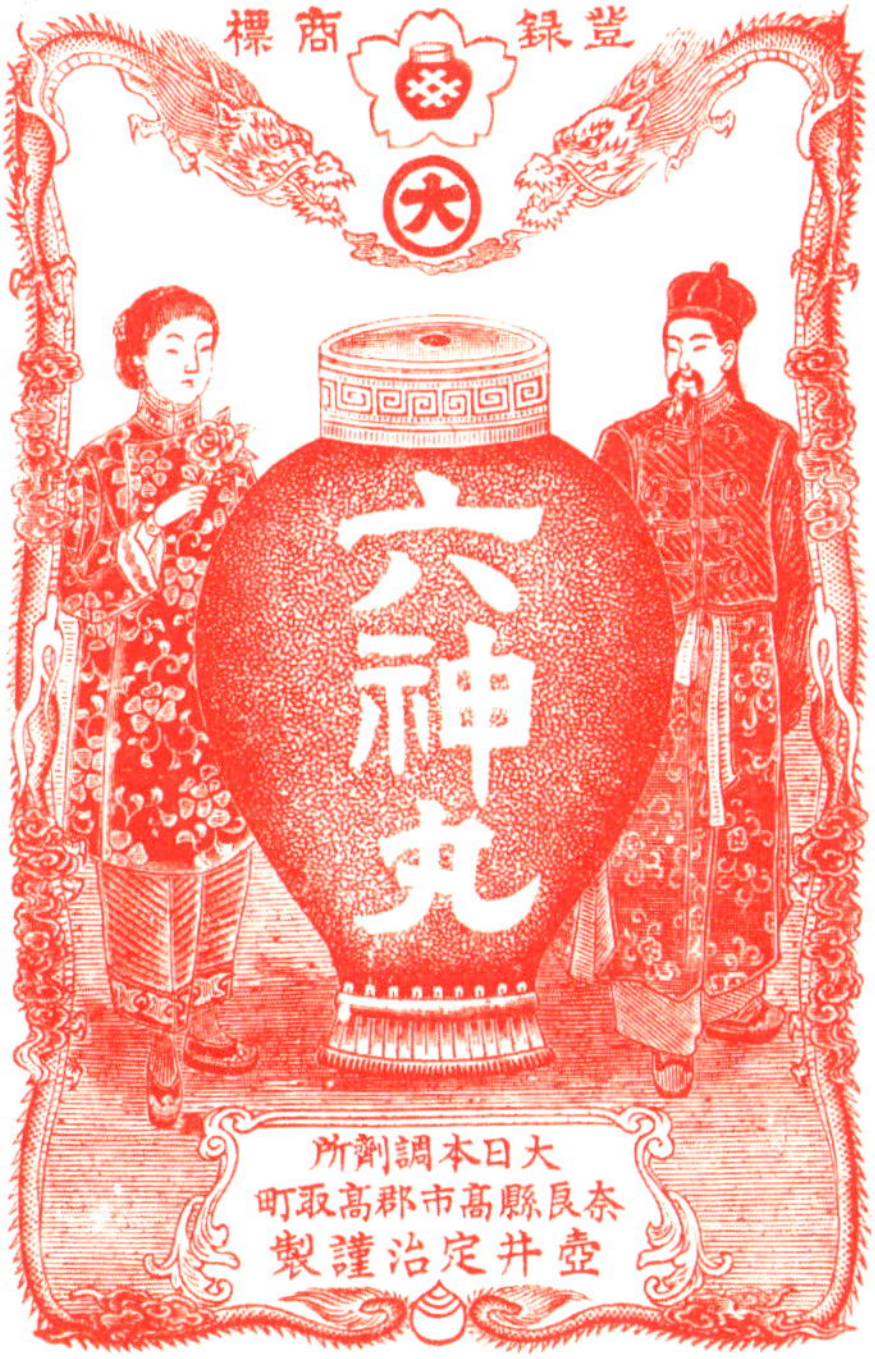
登録商標
大
六神丸
大日本調劑所
奈良縣高市郡高取町
壺井定治謹製

明治後期・大正　壺井定治

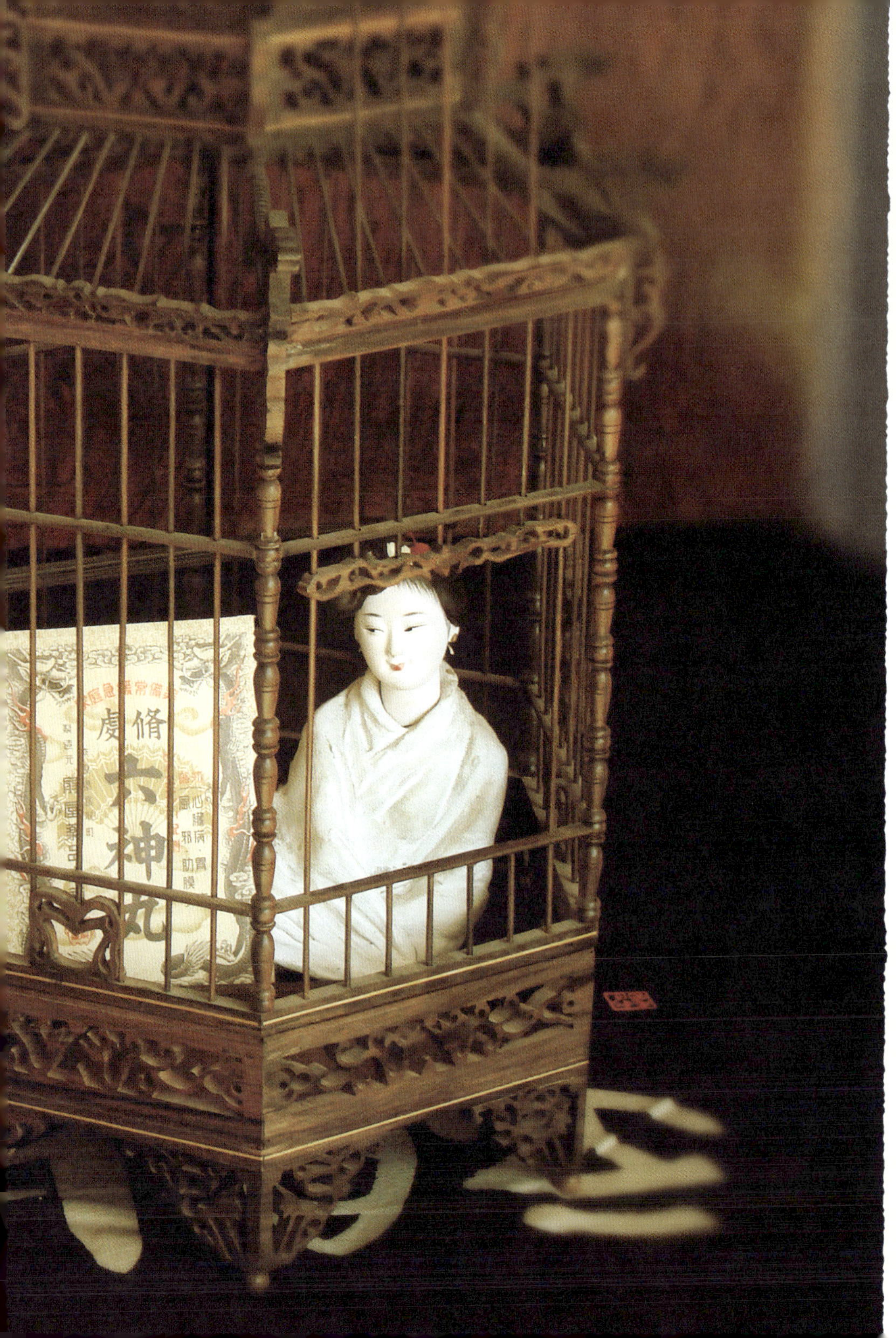
六神丸

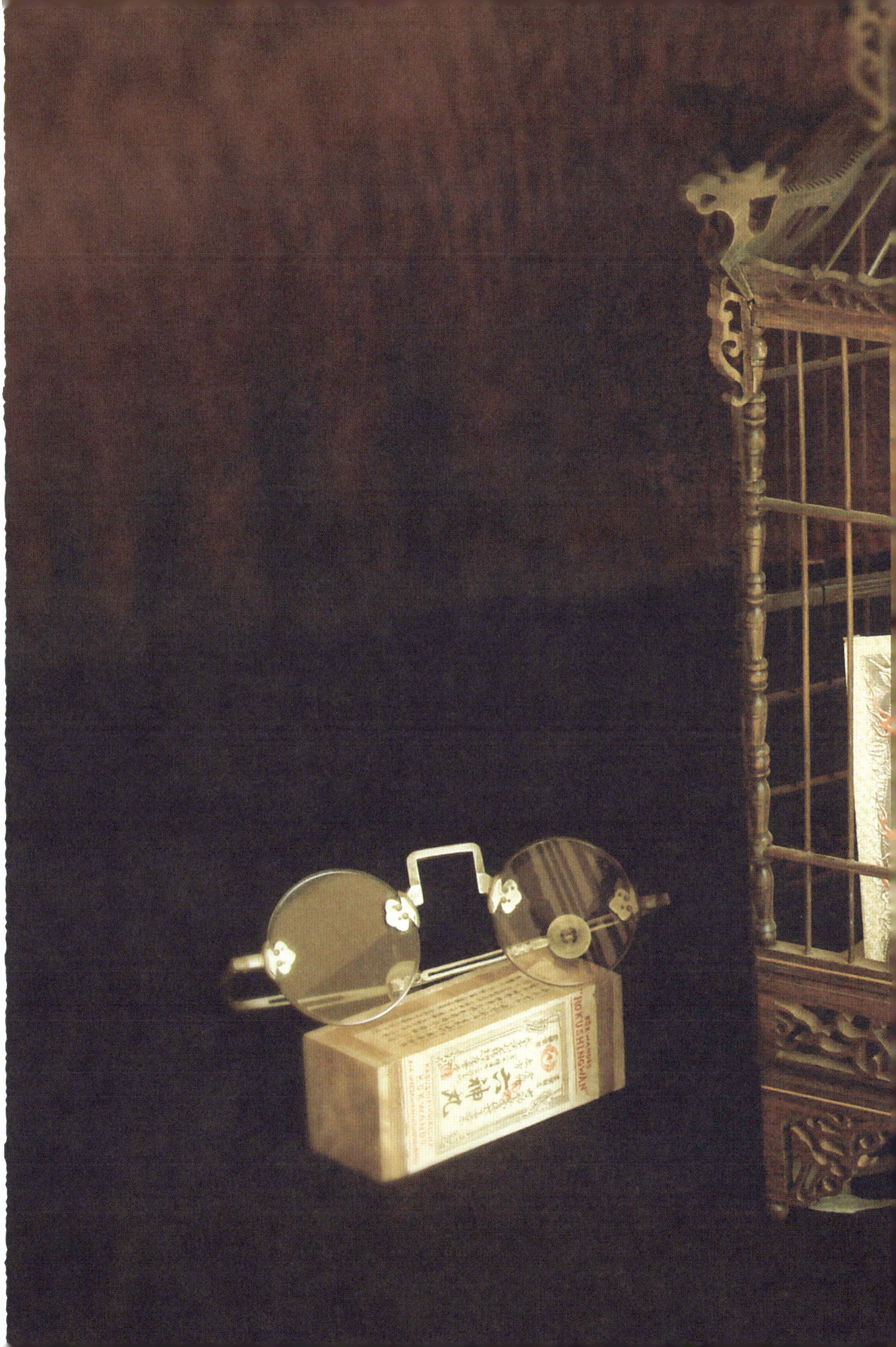
六神丸

胃腸薬・中華風 08

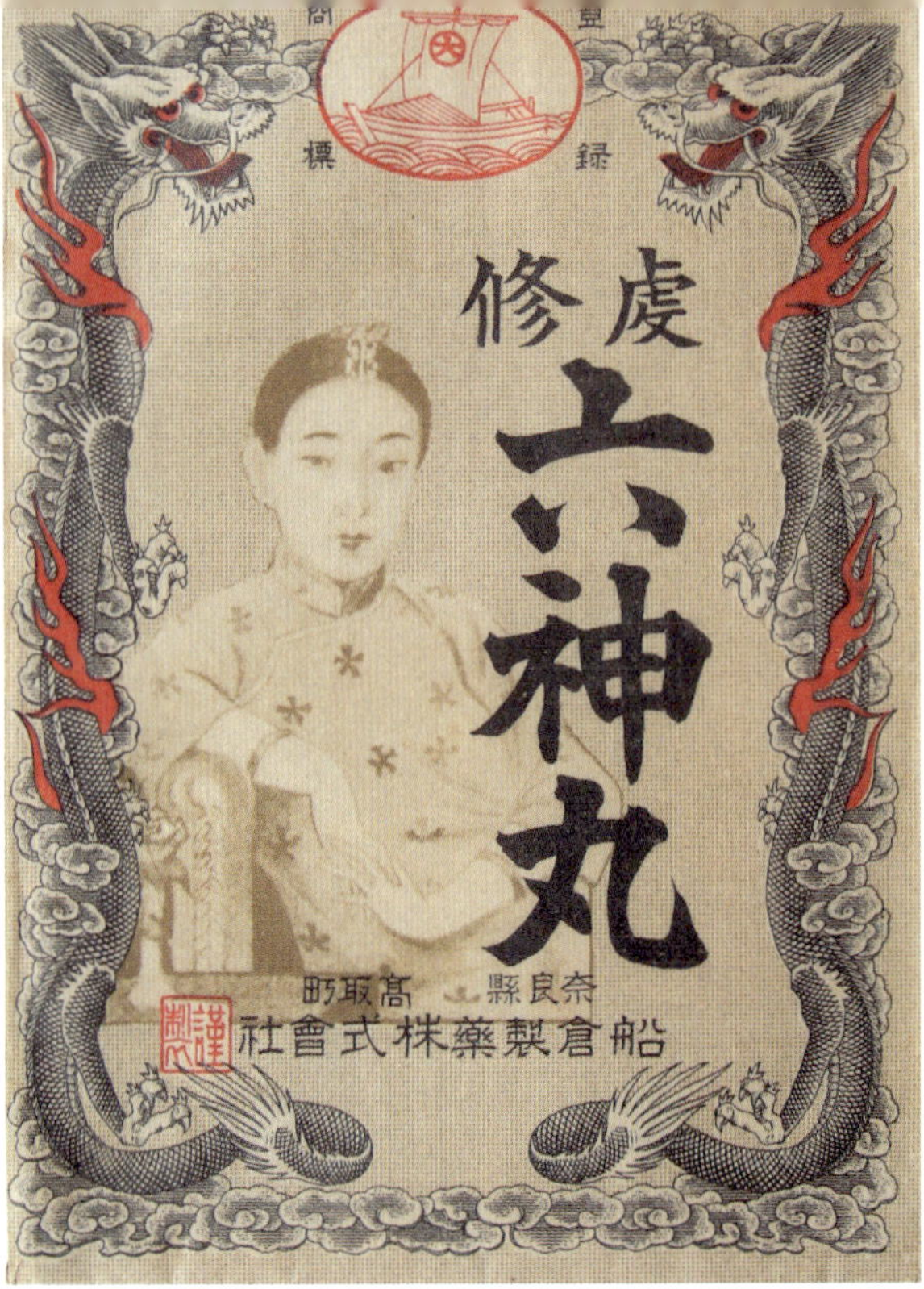

昭和前期 船倉製薬

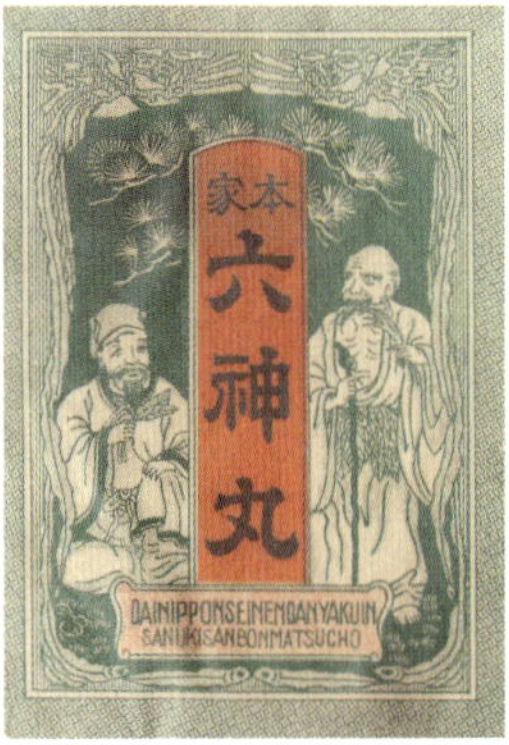

本家
六神丸
DAINIPPONSEINENDANYAKUIN
SANUKISANBONMATSUCHO

昭和前期 大日本青年団役員

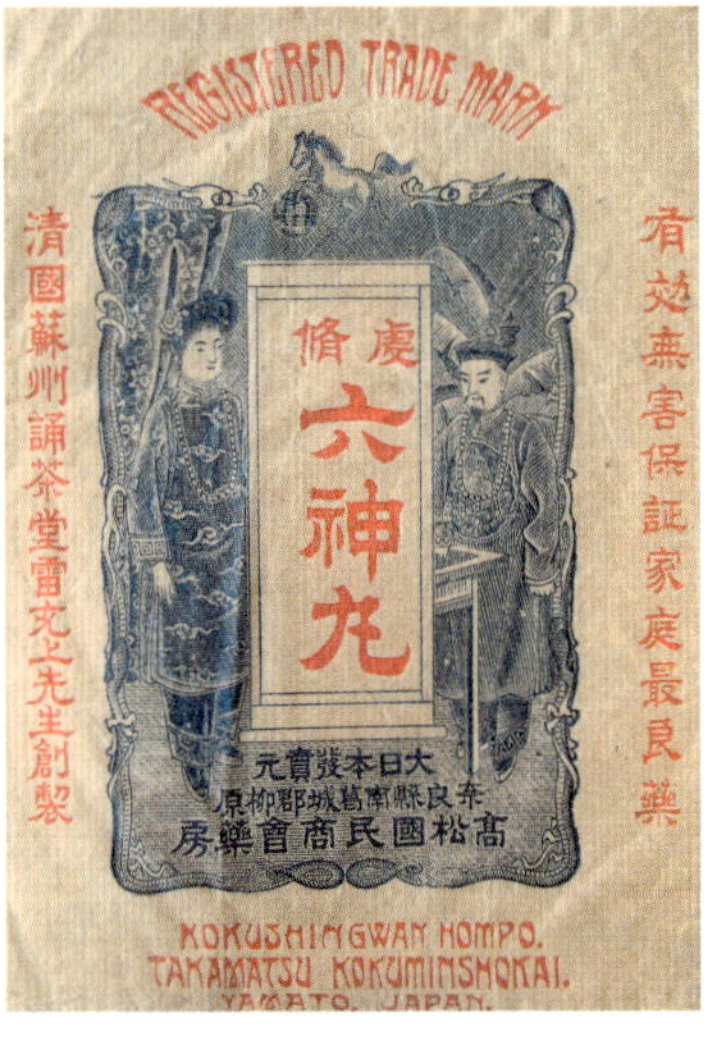

REGISTERED TRADE MARK
清國蘇州誦芬堂雷允上先生創製
有効無害保証家庭最良薬
虔脩
六神丸
大日本發賣元
奈良縣南葛城郡柳原
高松國民商會藥房
KOKUSHINGWAN HOMPO.
TAKAMATSU KOKUMINSHOKAI.
YAMATO. JAPAN.

昭和前期 高松國民商會薬房

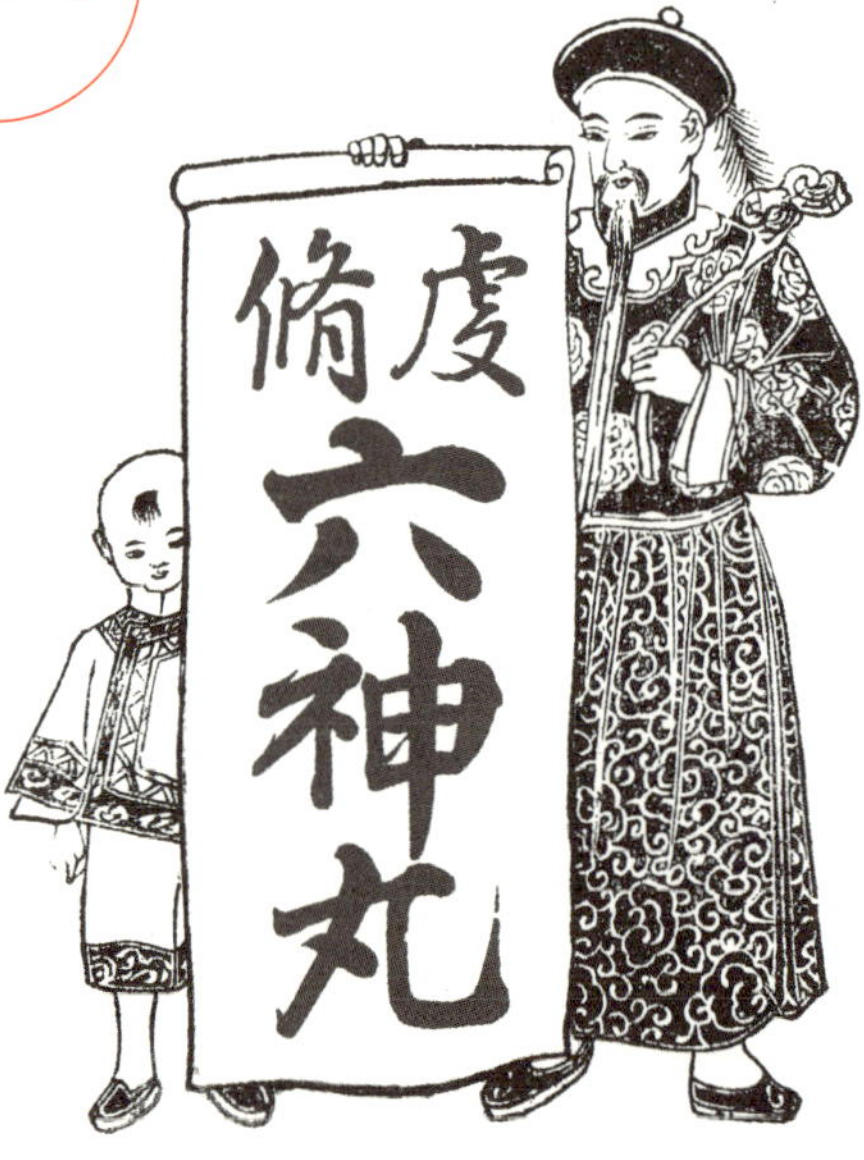

虔脩
六神丸

昭和前期 五分間大薬房

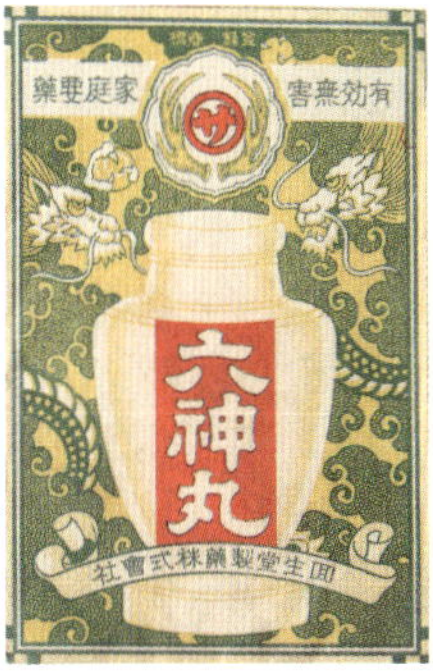

昭和中期　回生堂製薬

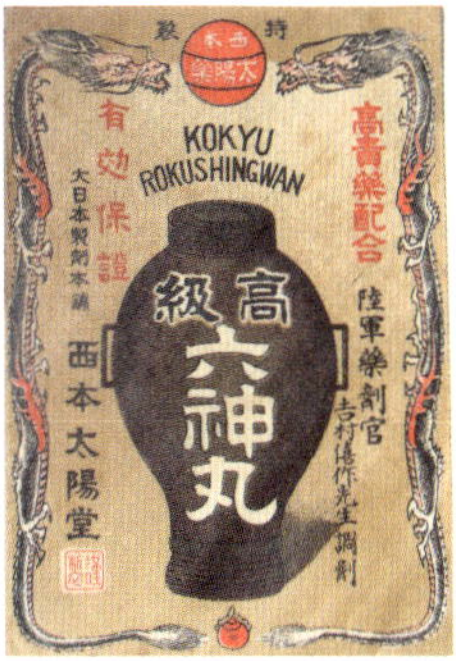

昭和前期　西本太陽堂

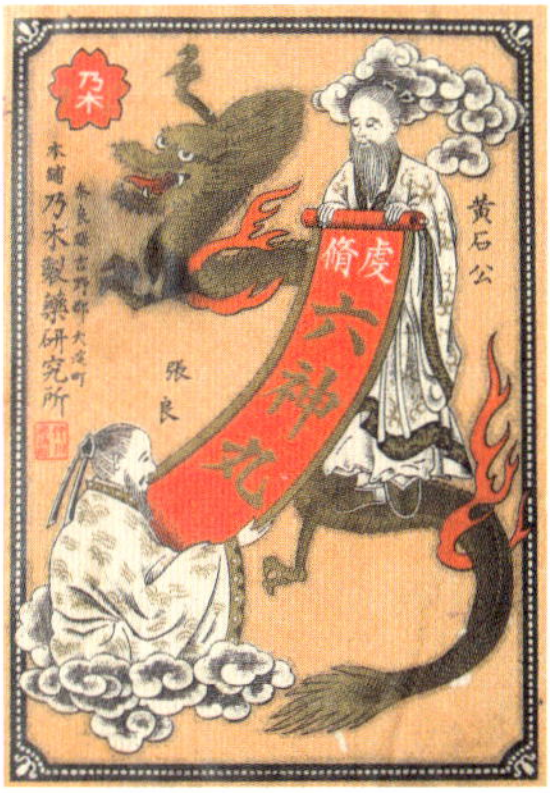

昭和前期　乃木製薬研究所

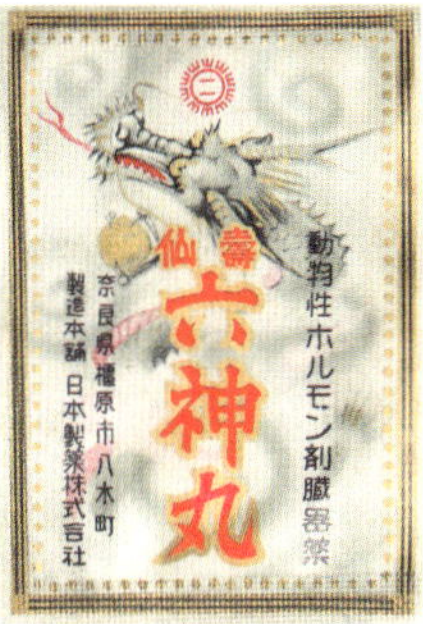

昭和後期　日本製薬

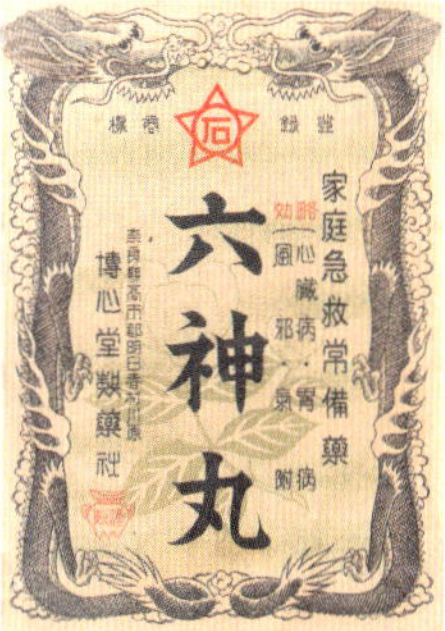

昭和中期　博心堂製薬社

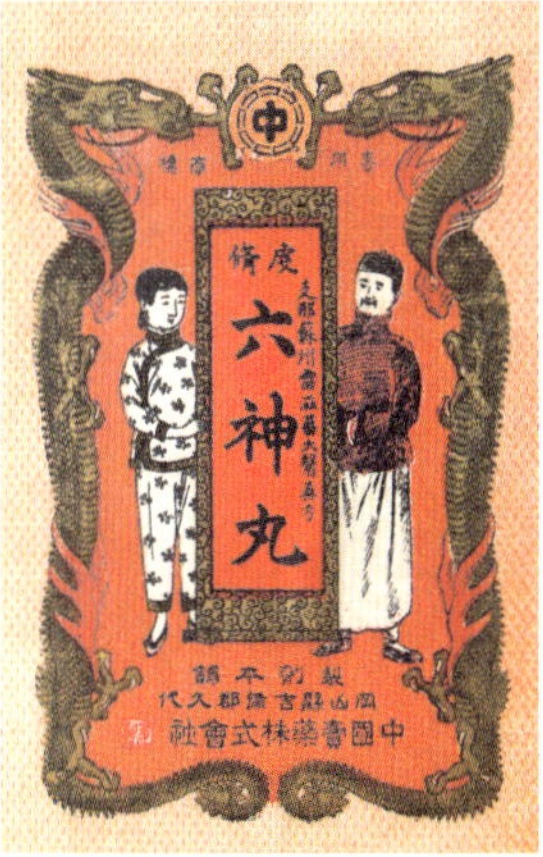

昭和中期　中國賣薬

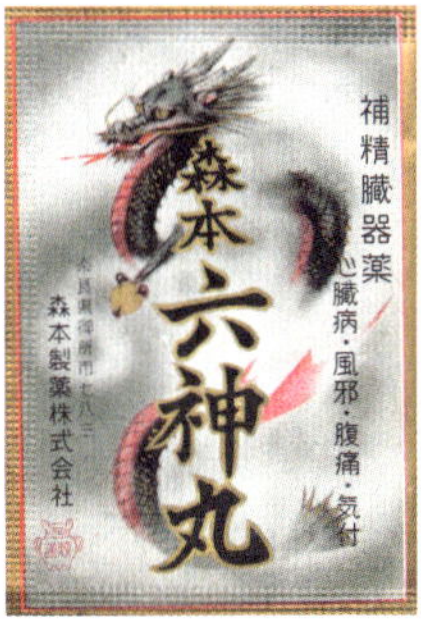

昭和後期　森本製薬

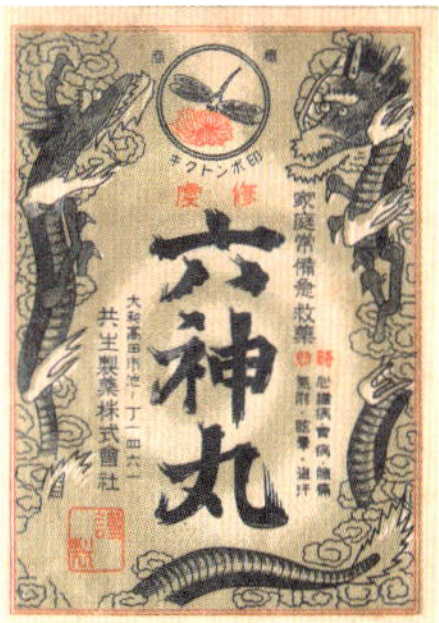

昭和中期　共生製薬

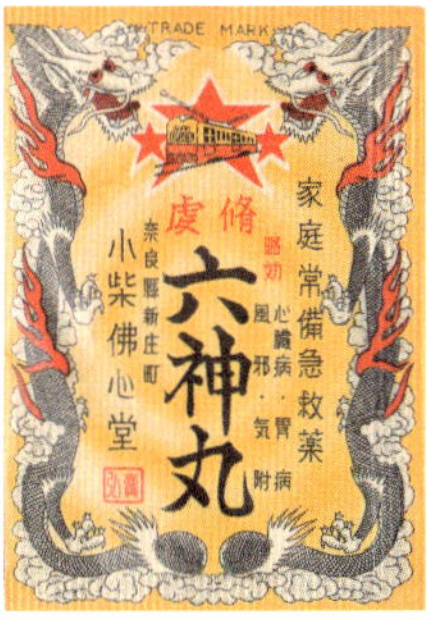

昭和後期　小柴佛心堂

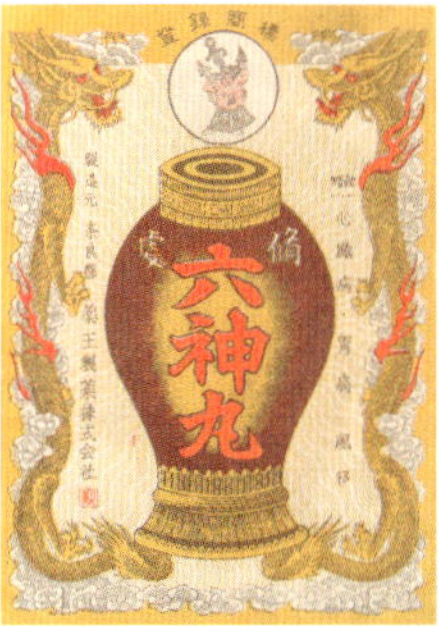

昭和中期　薬王製薬

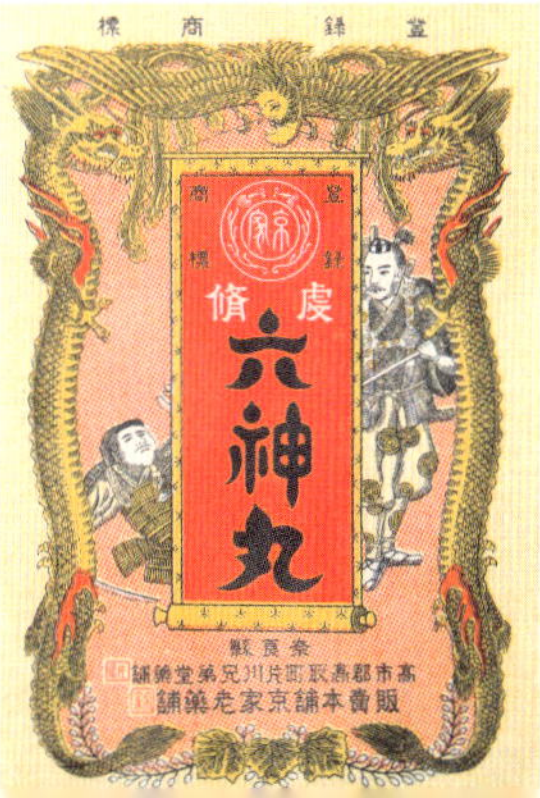

昭和中期　京家老薬舗

Stomach Medicine

胃腸薬

動物キャラ

あちこちの地方都市で「ゆるキャラ」が蔓延っていますが、なぜかキャラクターと言えば、圧倒的に動物の擬人化という形態をとってしまうんですね。そしてそれに幼児性を加えれば、確実に愛される条件が揃ってしまい、心がゆるみます。テレビコマーシャルでは、大手製薬会社が、盛んに自社の動物キャラクター、兎、象、蛙などの名を連呼しています。社名を覚えるより動物の名と形態に置き換えてイメージしたほうが記憶しやすく親しみやすい。それが動物キャラクターを作ることの利点です。往年の売薬業界でも動物キャラは存在していました。よく見かけるのは熊ですが、これはキャラクターと言うより、熊胆のシンボルです。古くから定評ある熊の胆嚢を使った腹痛の薬で、味、匂いともに強烈なので、文字どおりにがい経験をされた方も多いでしょう。現在でも人気は衰えませんが、もちろん今の胆嚢は熊の物ではありません。傷薬や膏薬には、大道香具師の元祖「ガマの油」の印象から蛙がよく使われています。鯉や鮎の胆嚢を使い、絵にしている物から、馬、虎、狸、鶴、鷲、鯛、金魚等、イメージのみで生まれた物など枚挙にいとまがありません。でも、現代のように、カワイイという所に価値基準をおいていなかったので、あまりキャラクターがかわいくないのですね。むしろ勇ましいとか、強いとか、美しいとかが重要なキーワードだった時代背景の表れでしょう。ただ最近のキャラクターは、動物の原型とのギャップが大きすぎますね。

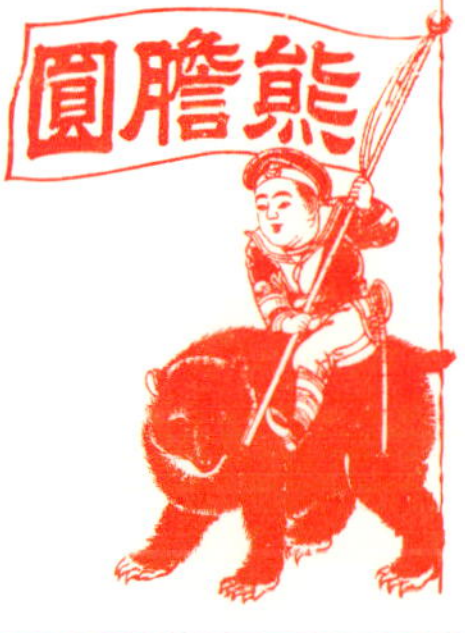

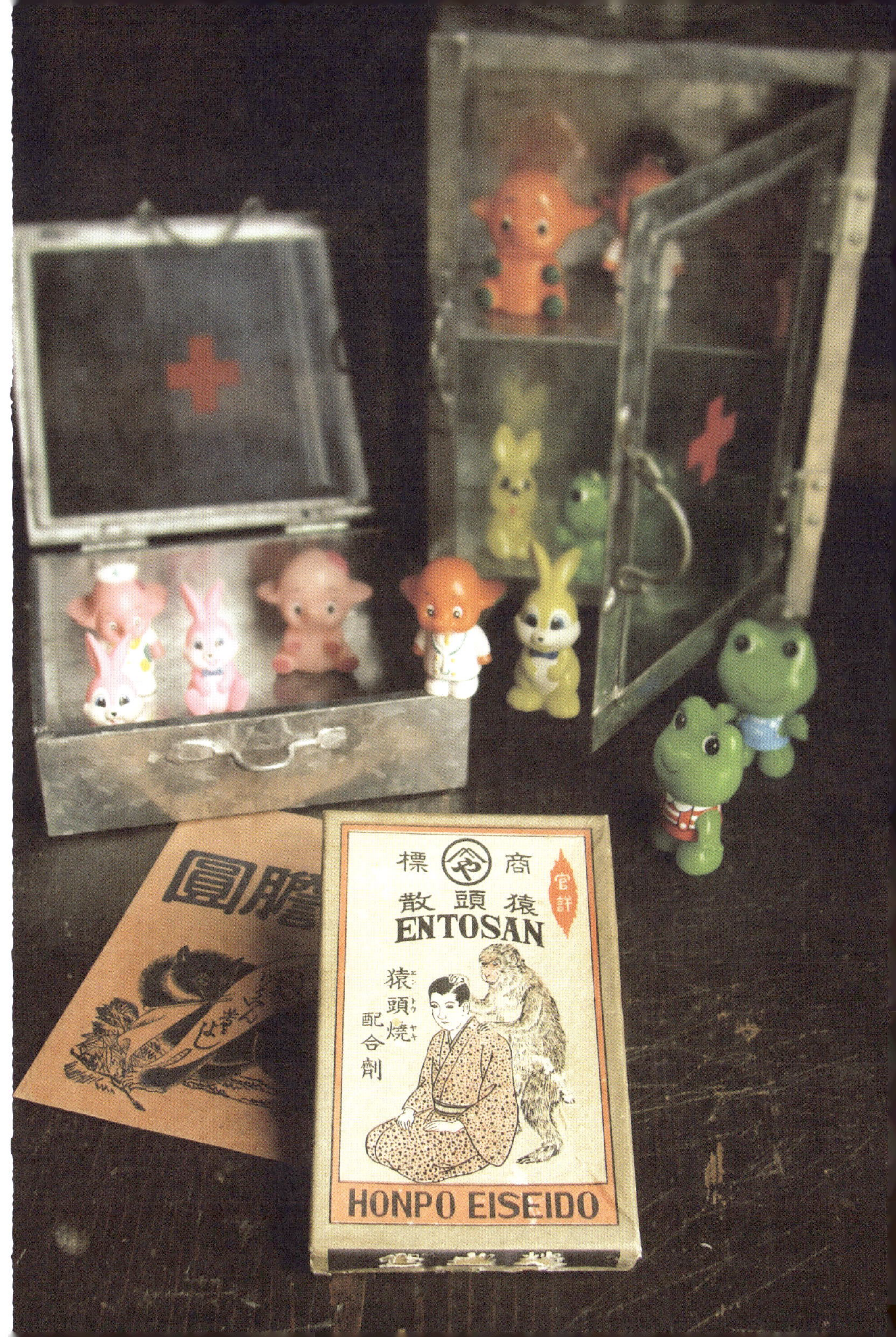
膽圓
商標
官許
猿頭散
ENTOSAN
猿《エン》頭《トウ》焼《ヤキ》
配合剤
HONPO EISEIDO

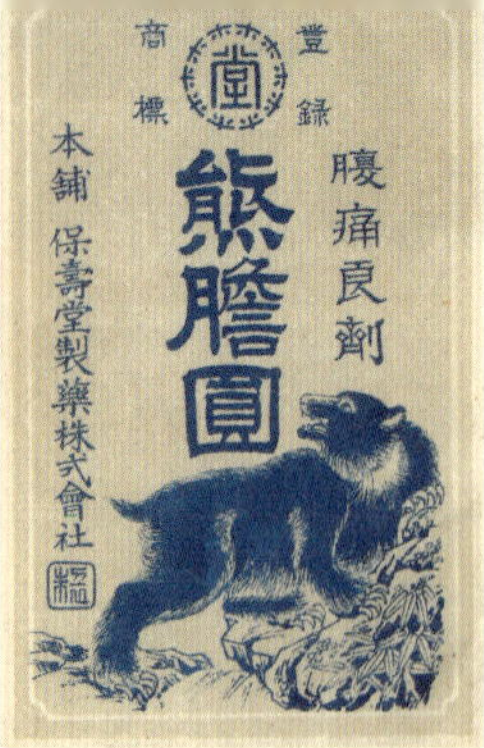

明治後期・大正　保壽堂製薬

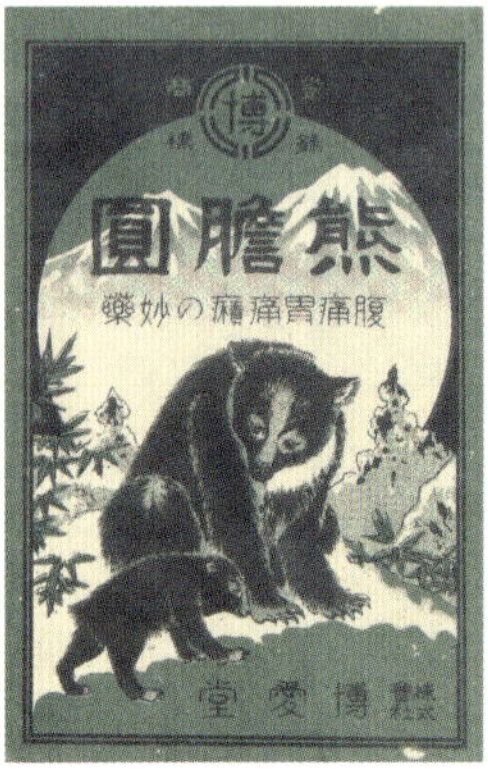

昭和前期　博愛堂

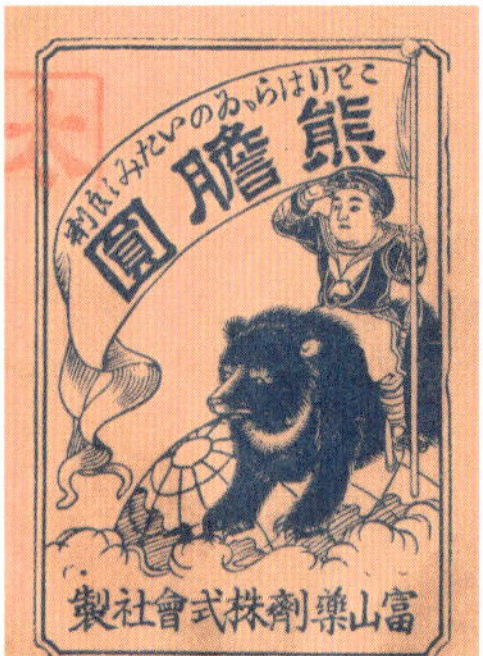

昭和前期　富山薬剤

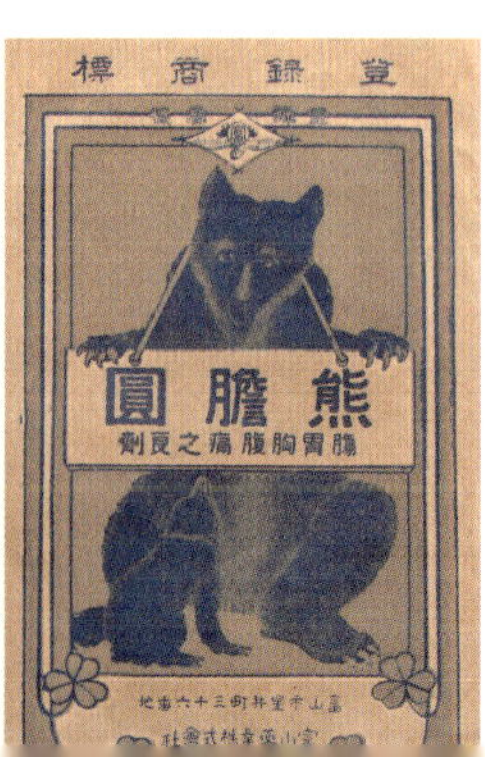

昭和前期　富山薬業

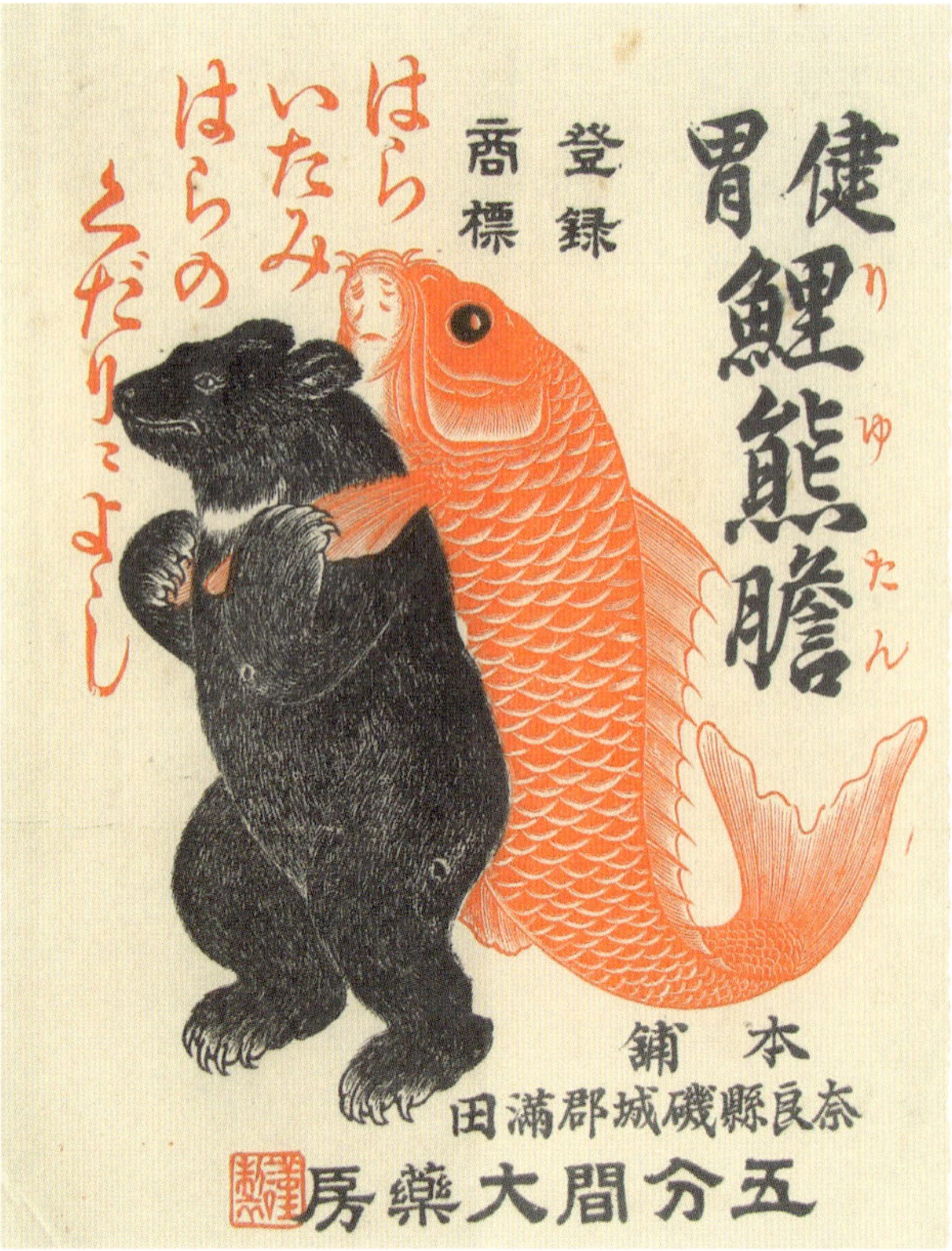

昭和前期　五分間大薬房

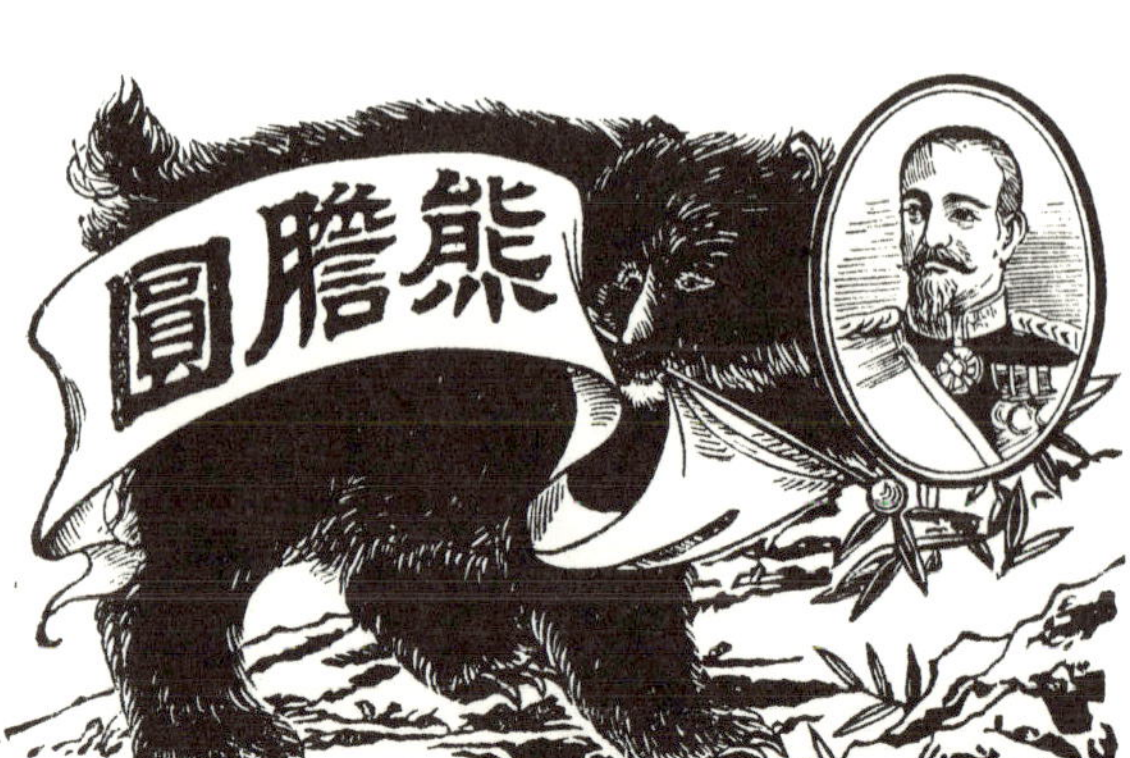

盛進堂薬房

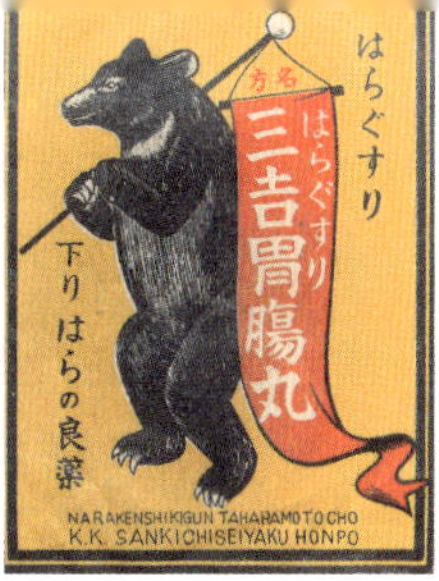

昭和中期　三吉製薬本舗

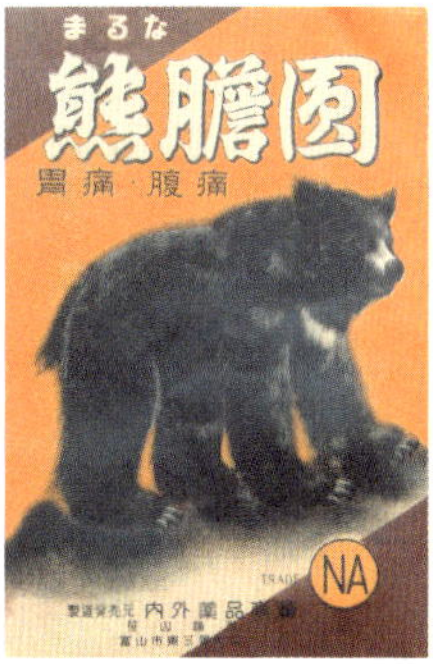

昭和中期　内外薬品商會

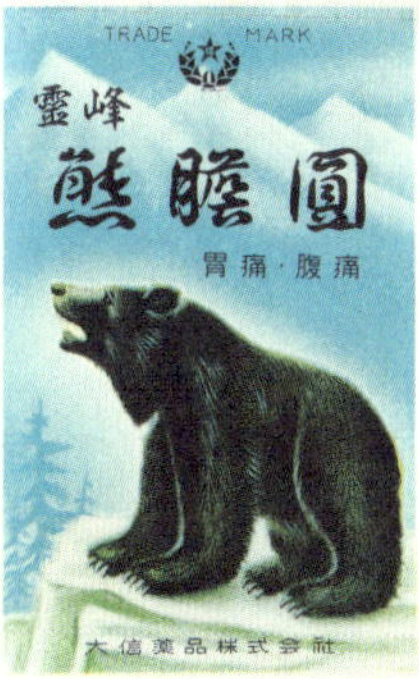

昭和中期　大信薬品

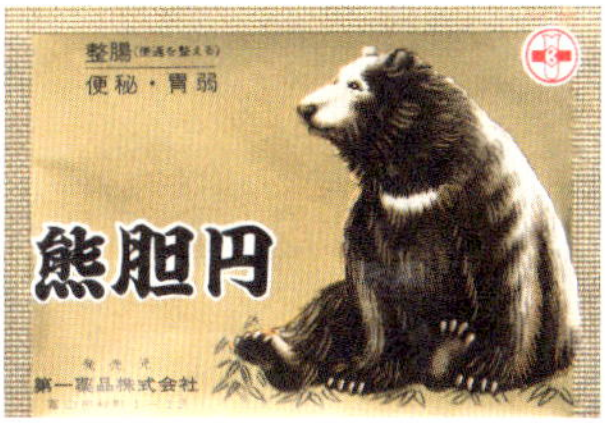

昭和後期　第一薬品

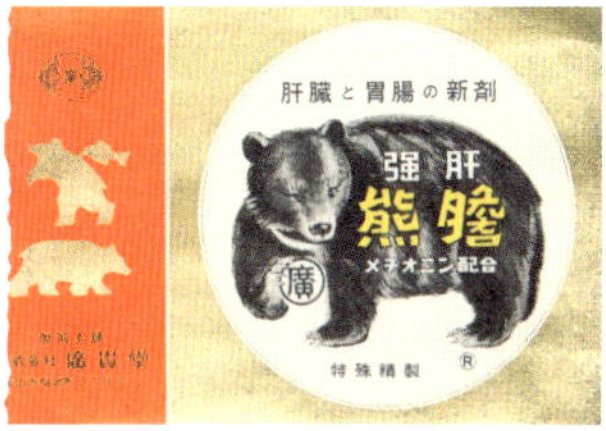

昭和後期　廣貫堂

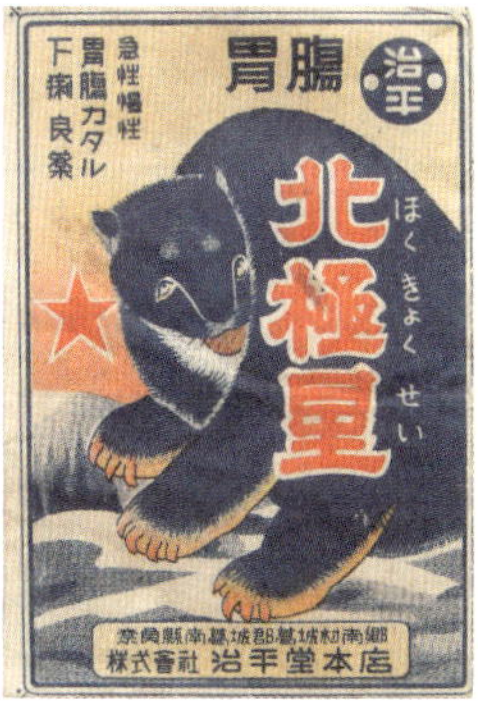

昭和中期　治平堂本店

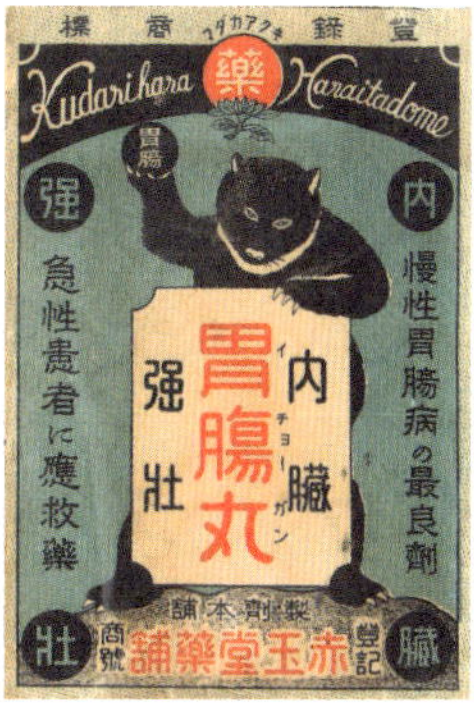

昭和前期　赤玉堂薬舗

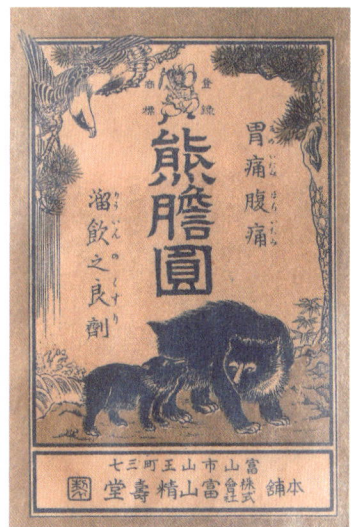

昭和前期　富山精壽堂

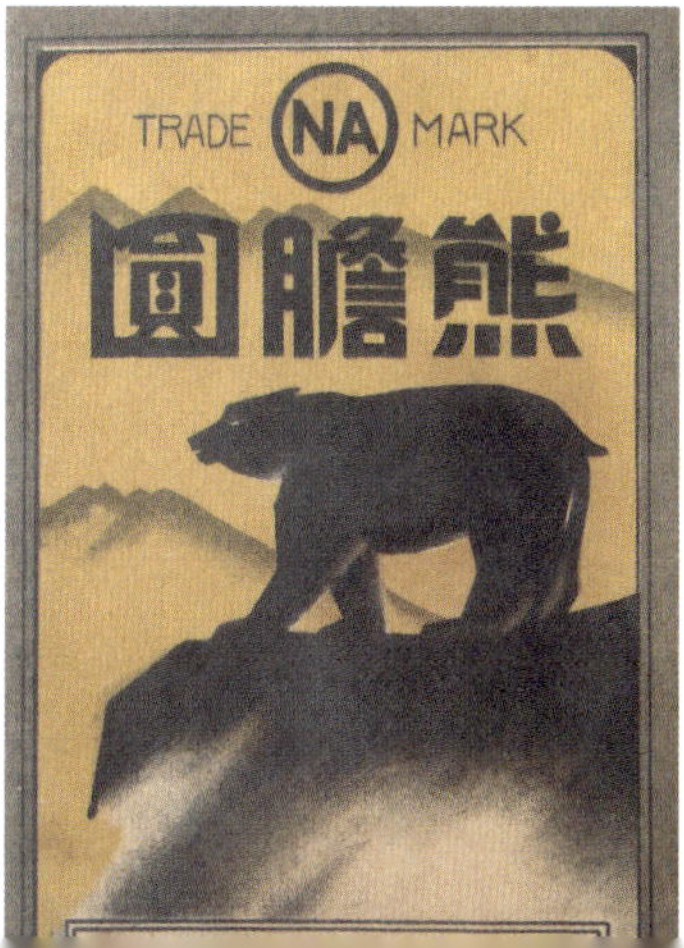

昭和前期　内外薬品商會

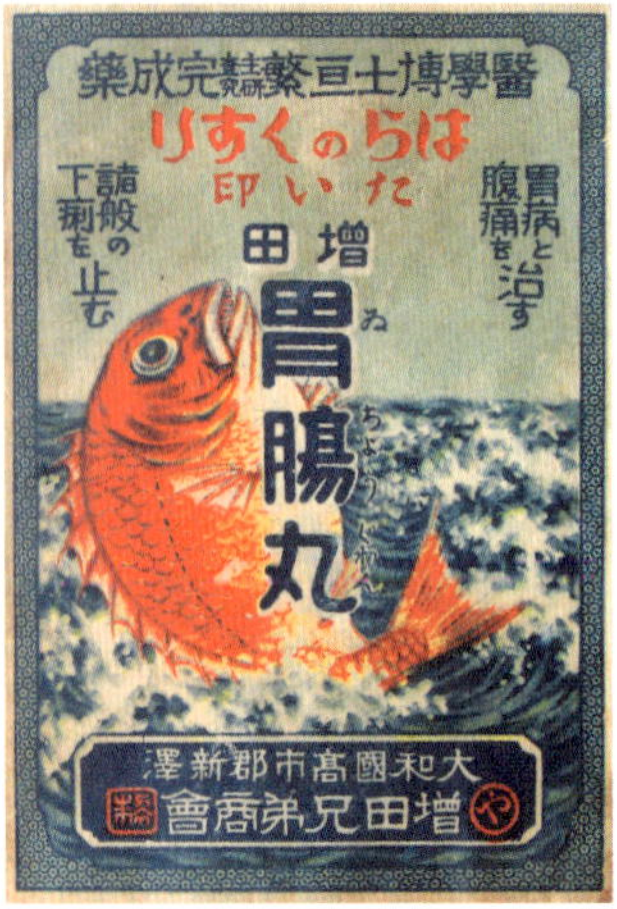

昭和前期　増田兄弟商會

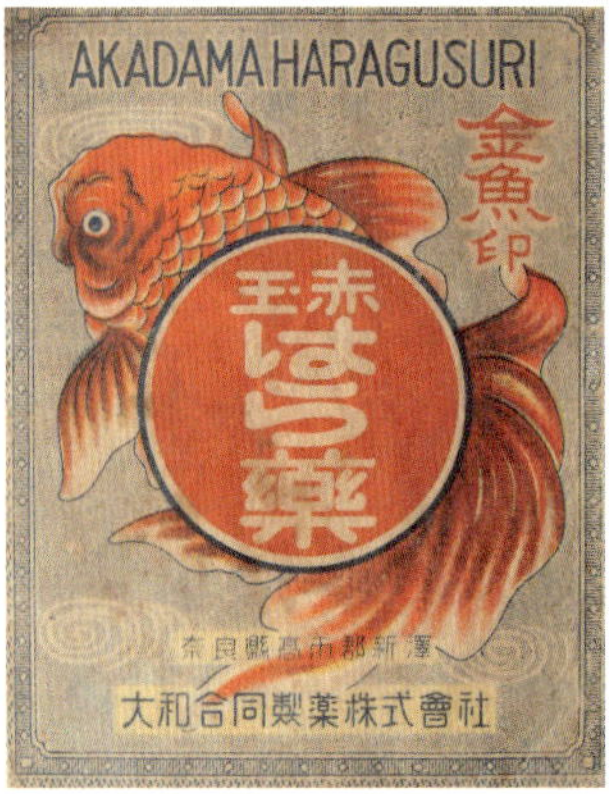

昭和中期　大和合同製薬

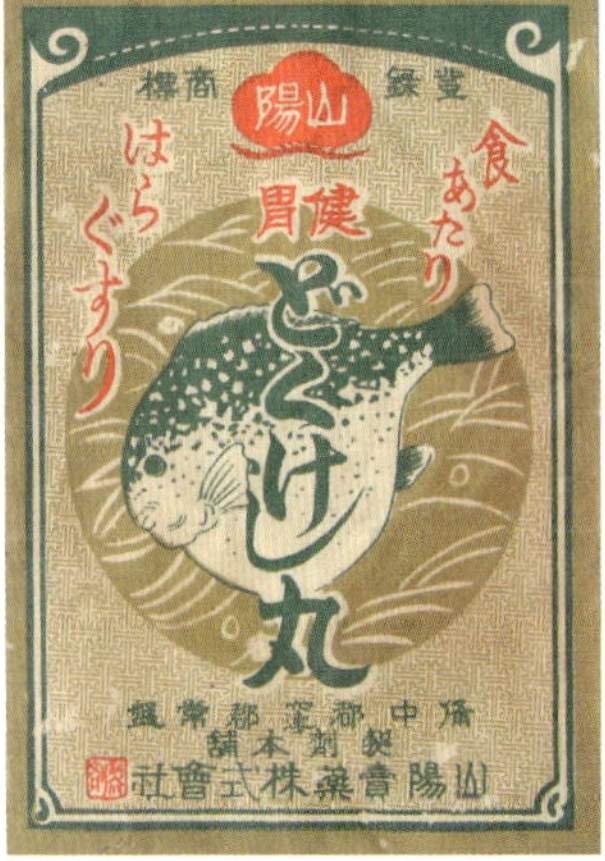

昭和前期　山陽賣薬

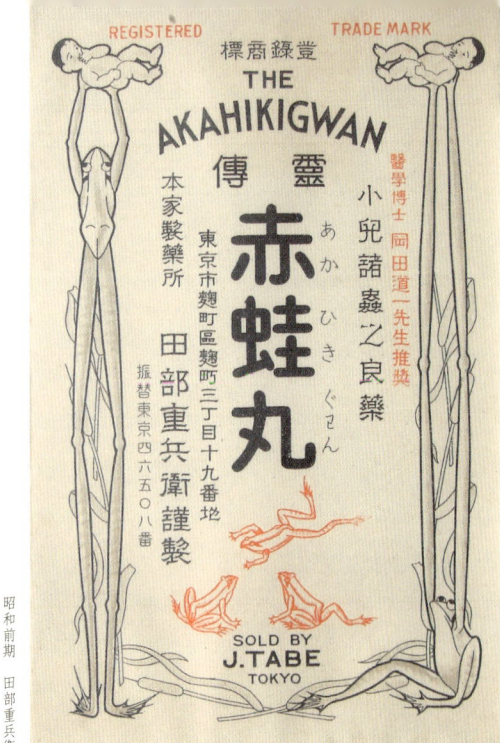

昭和前期　田部重兵衛

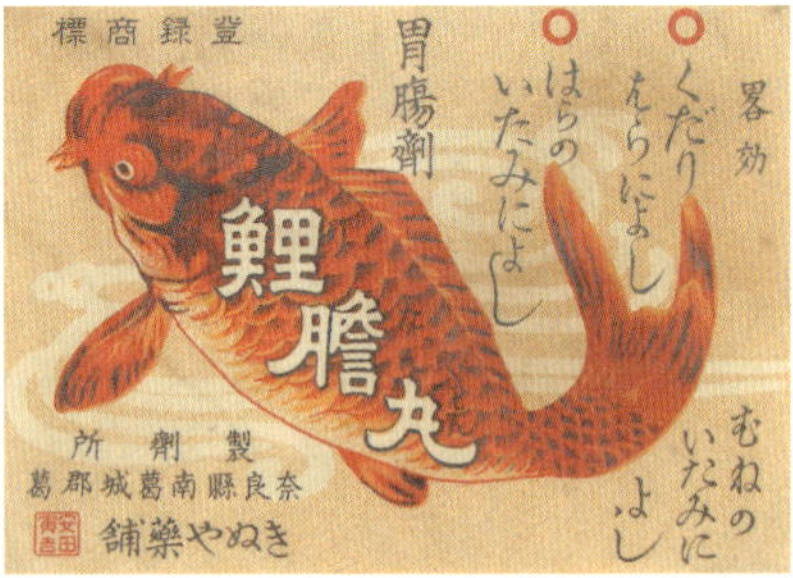

昭和前期　きぬや薬舗

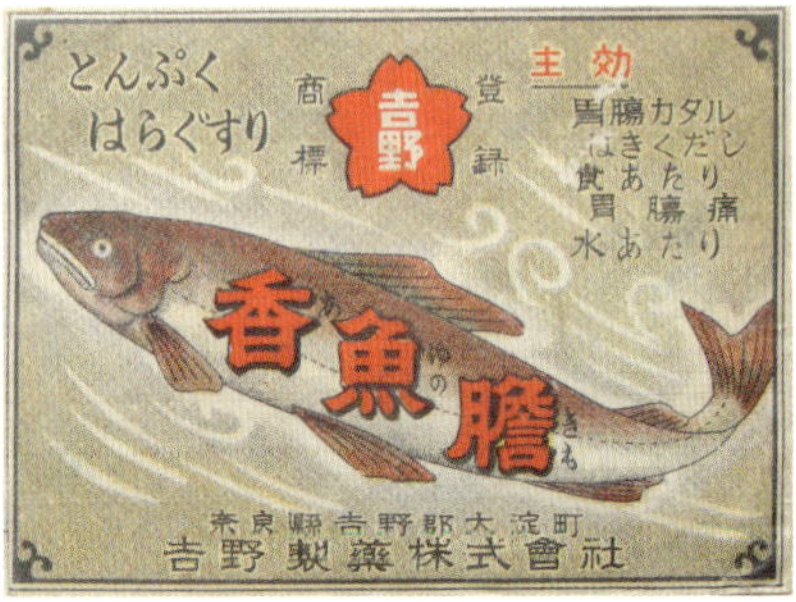

昭和中期　吉野製薬

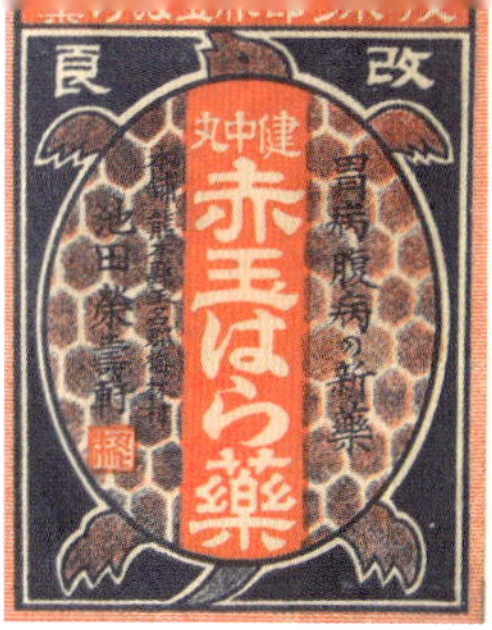

昭和前期　池田栄壽軒

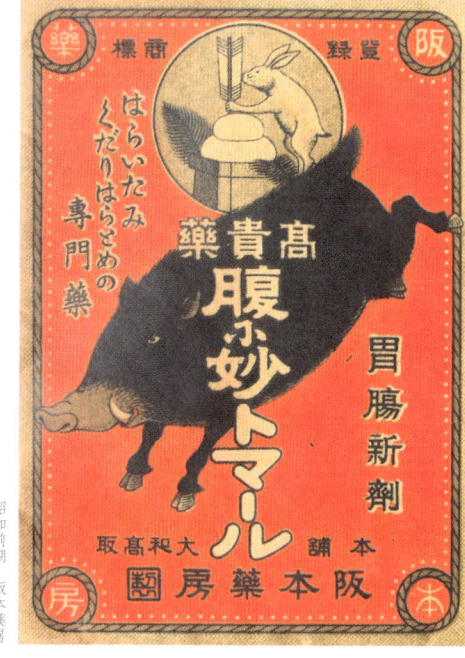

昭和前期　阪本薬房

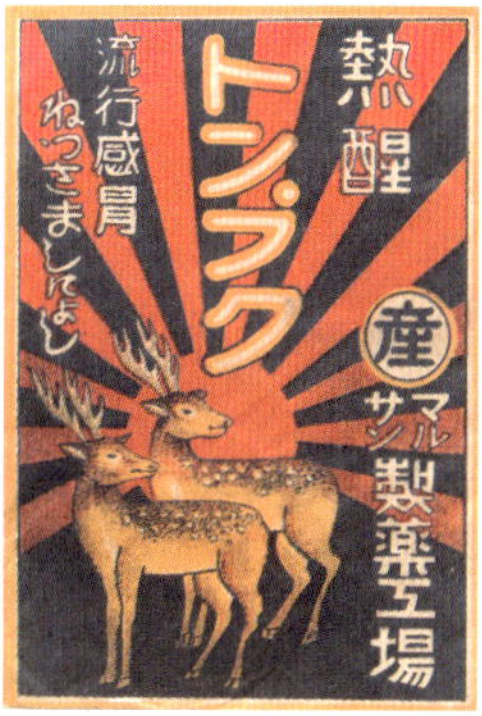

昭和前期　マルサン製薬

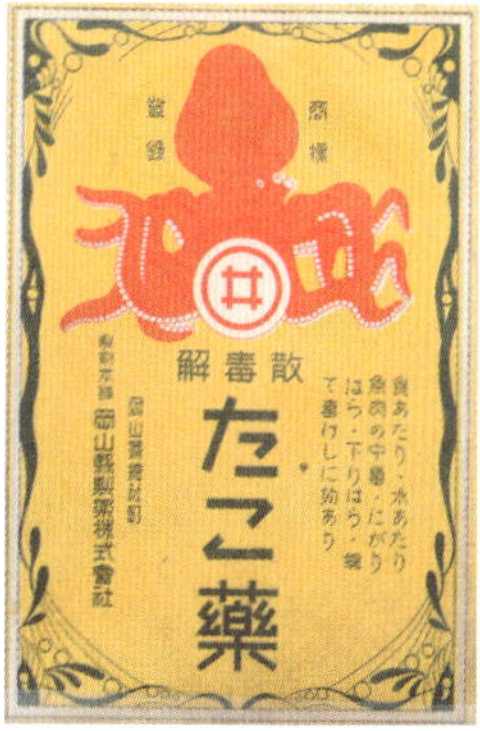

昭和中期　岡山縣製薬

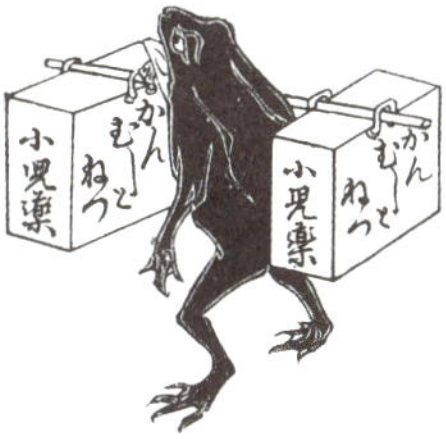

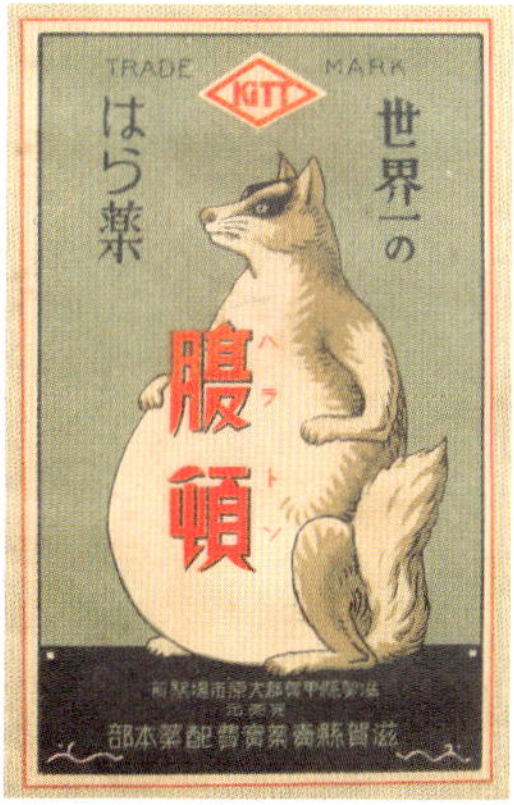

昭和前期　滋賀縣賣薬實費配薬本部

胃腸薬・動物キャラ
09

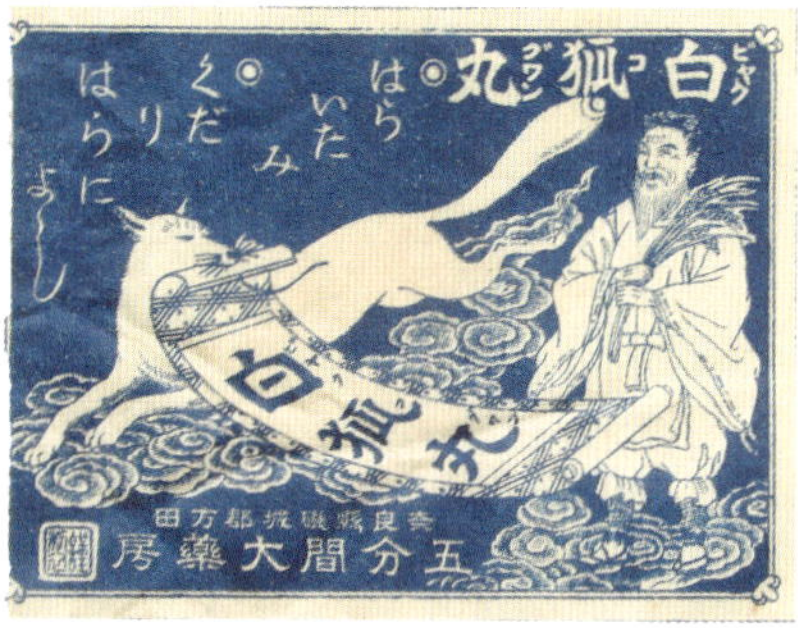

昭和前期　五分間大薬房

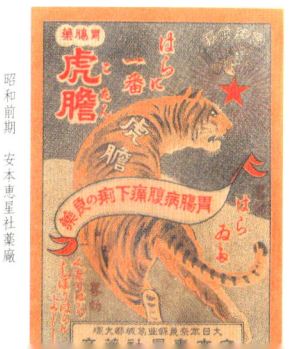

昭和前期　安本恵星社薬廠

10

Stomach Medicine

胃腸薬

腹痛の男

草創期の薬の効能はやはり腹痛が基本です。商品としての薬の草分けである「透朕香」も腹薬です。腹痛は一般的な症状でありながら最も緊急性が必要だからでしょう。富山売薬発祥のエピソードとしてよく話されているのは、元禄三年江戸城内で、秋田河内守の突然の腹痛に、居合わせた富山藩主前田政利公が、持参の反魂丹を口中に含ませるとたちまち治まった。各藩主がぜひ我藩でもと申し出、早速帰藩のち製造販売に力を入れ、売薬システムを築き、それがひいては逼迫した藩の財政を立て直すまでに至ったというものです。これは明治頃の広告のための捏造であるという説もありますが、あくまでよくわかる伝説として捉えたいと思います。件の反魂丹は、備中の医師万代掃部助が境港の漂着民から救助のお礼に製法伝授されたということです。尾籠な話で恐縮ですが、女性には便秘が多く男性には下痢が多いといわれます。かく言う私も年中下痢とはお友達です。確かに便秘薬の広告はほぼ女性向けであり、腹痛の薬袋はどの時代を通しても、女性の登場はあまり見られません。ここに紹介しているように、最近まで多く見られる絵柄で、いずれも男がお腹を抱えて苦しんでいる状況です。風邪薬や頭痛薬のように、時代が新しくなればいずれも全快笑顔の女性に書き換えられていく中、腹薬だけはやはり男性の世界のようです。男が構造的に胃腸が弱いのか、はたまた仕事や社会環境など、諸々のストレスが胃腸を攻撃しているのか、私の場合はあくまで後者と考えますが。

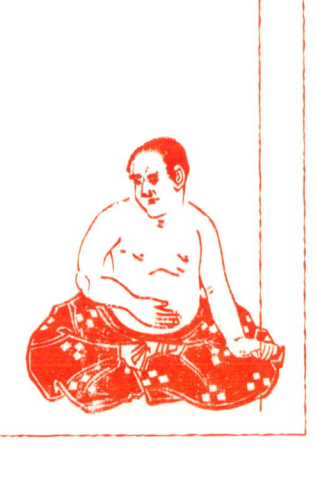

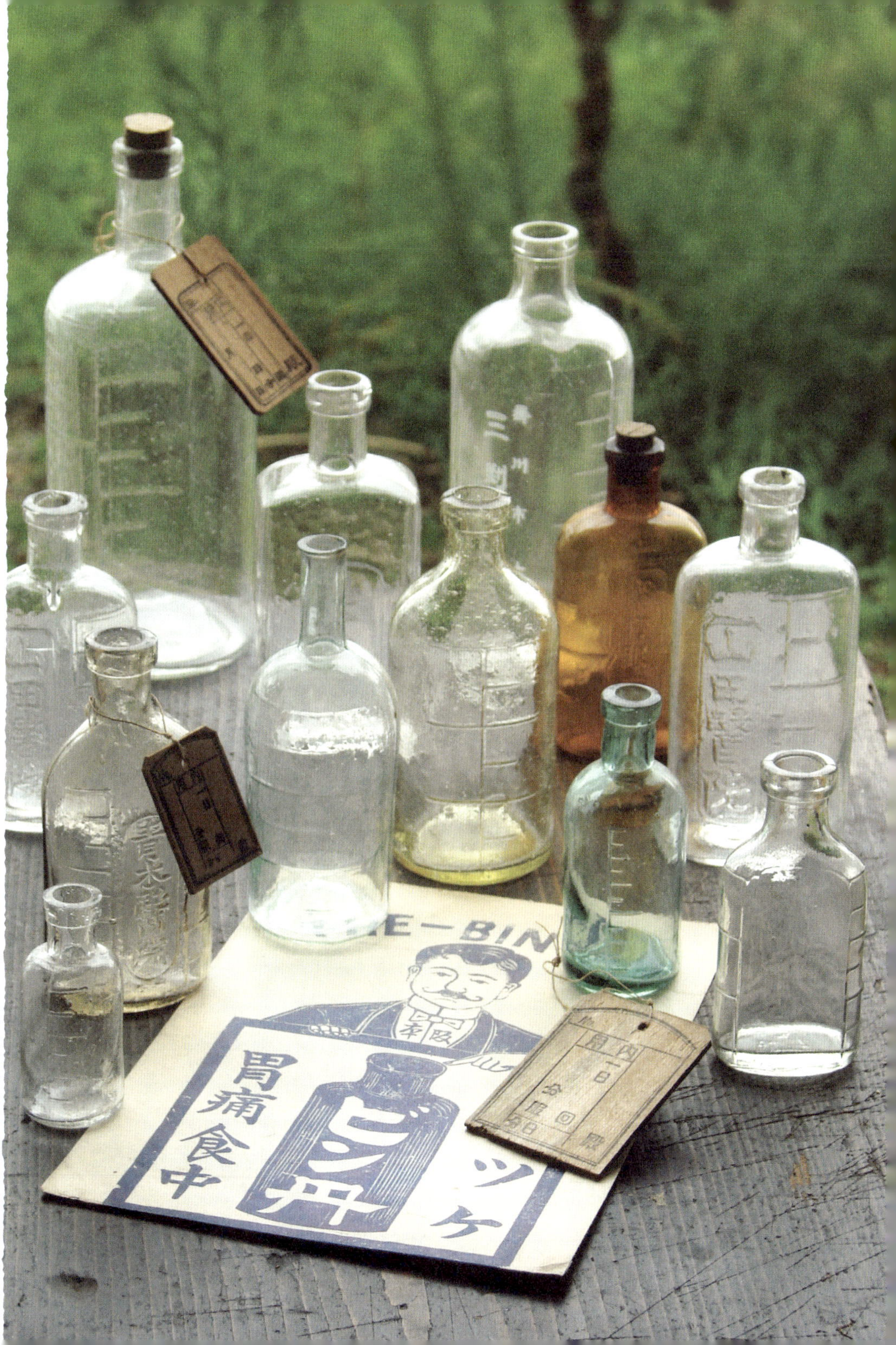
E-BIN
胃痛食中
ビン丹
ツケ

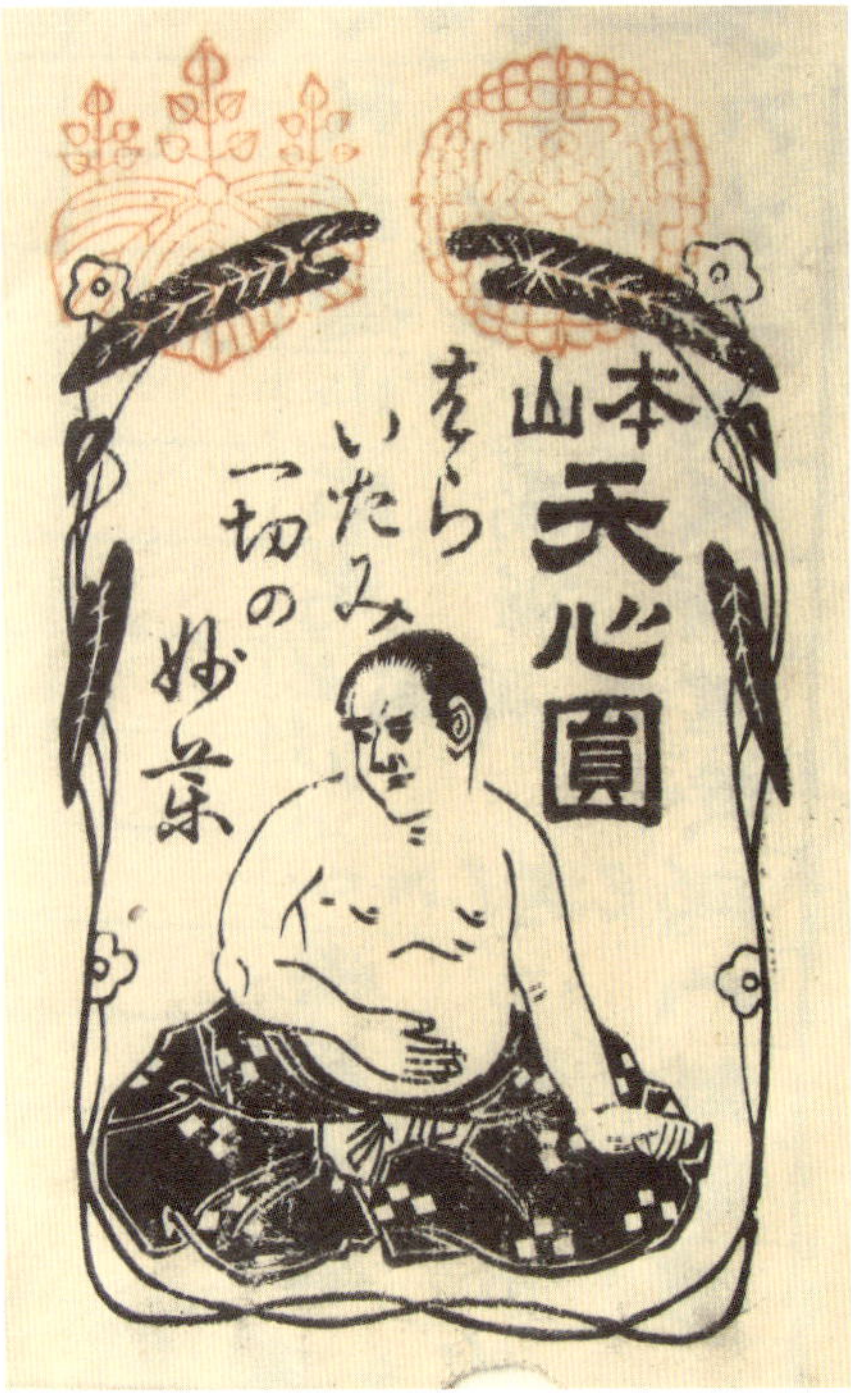

昭和前期

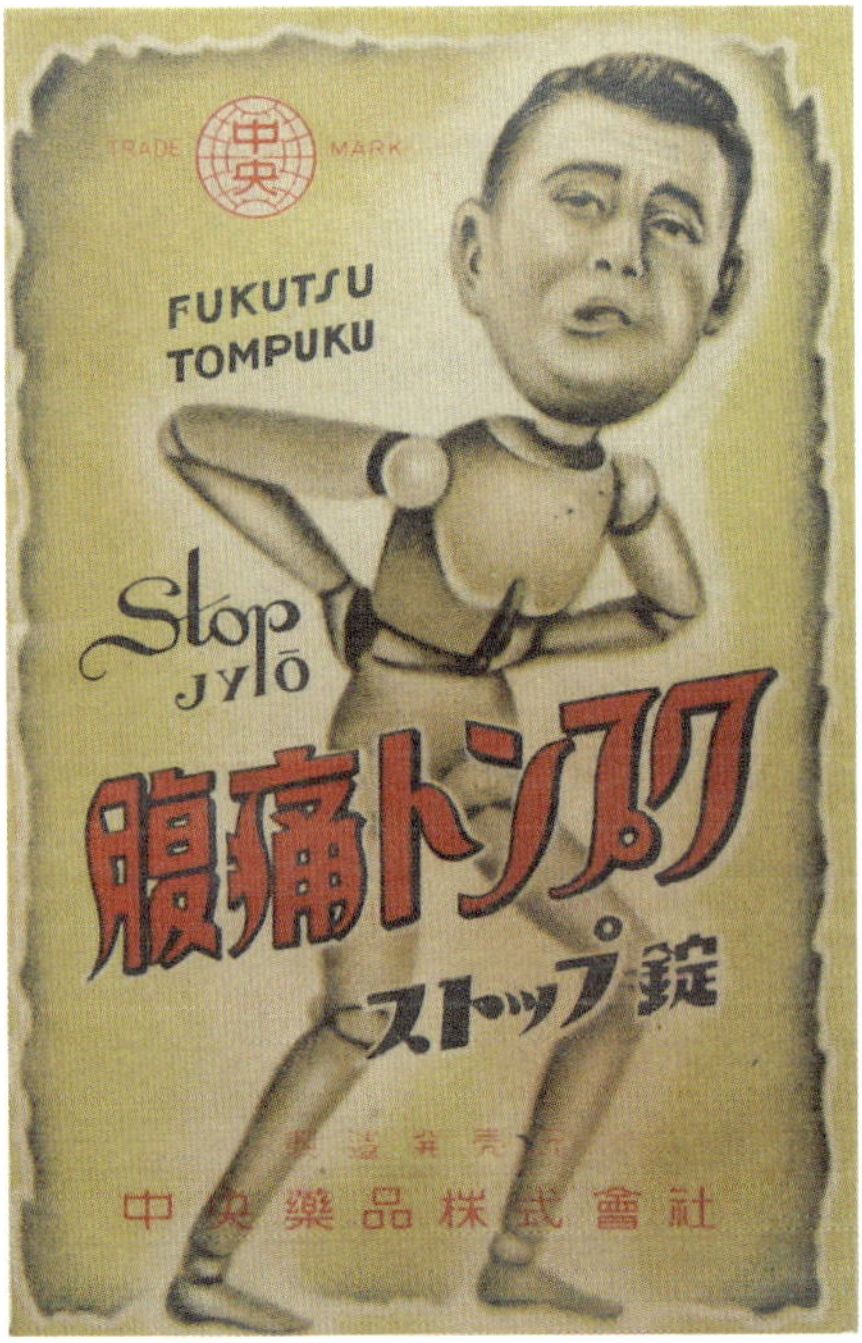

昭和中期　中央薬品

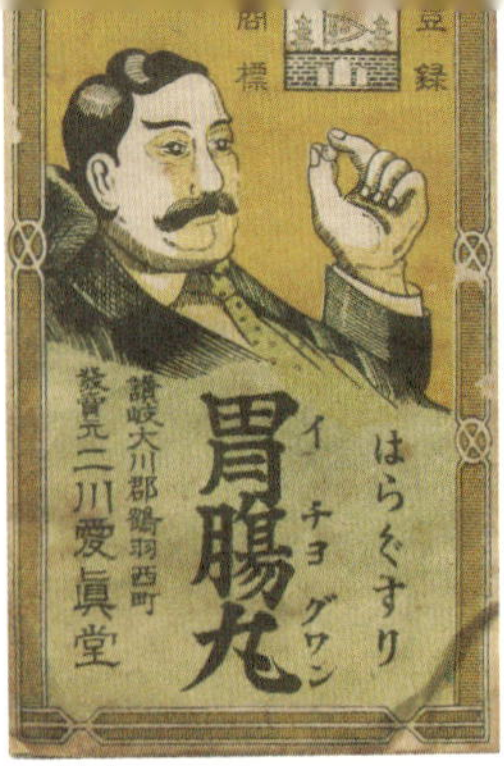

昭和前期　二川愛眞堂

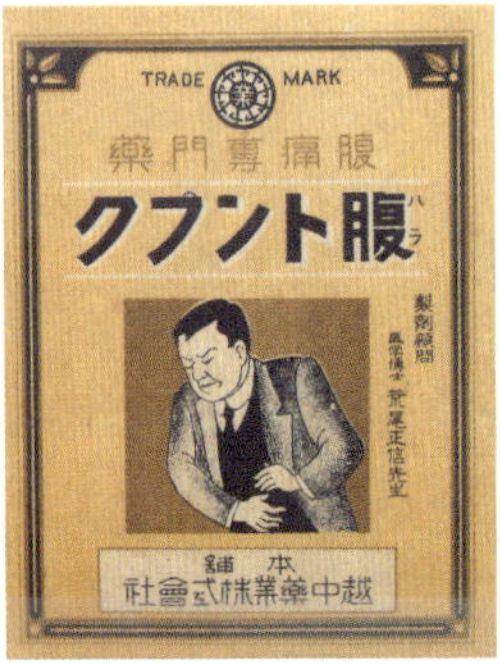

昭和前期　越中薬業

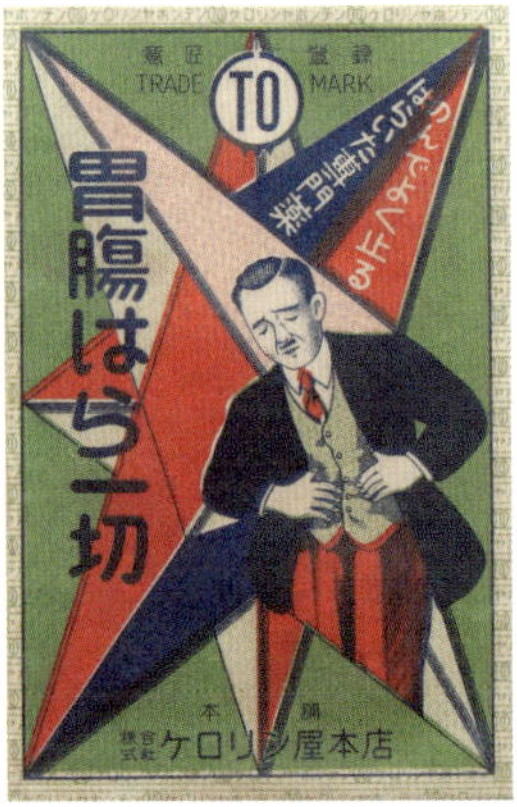

昭和中期　ケロリン屋本店

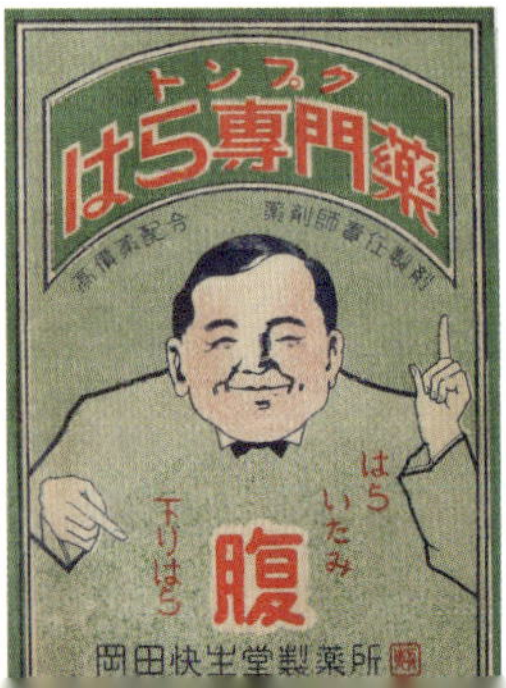

昭和中期　岡田快生堂製薬所

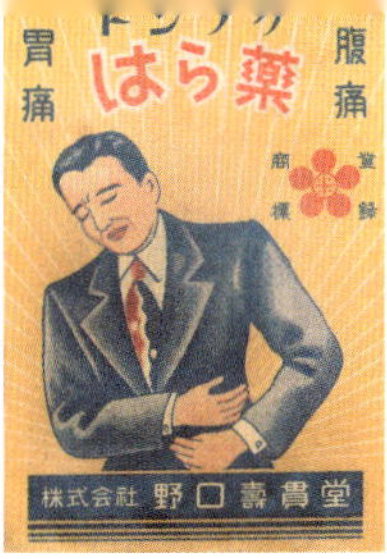

昭和中期 野口壽貫堂

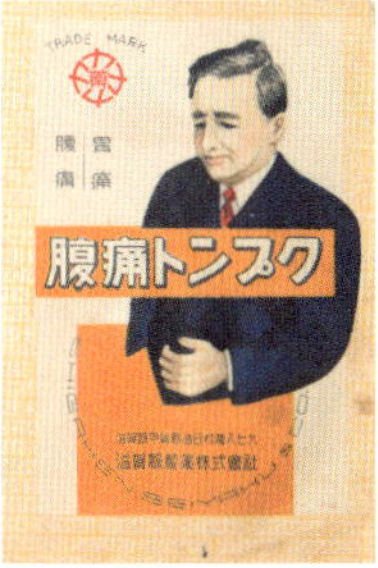

昭和中期 滋賀縣製薬

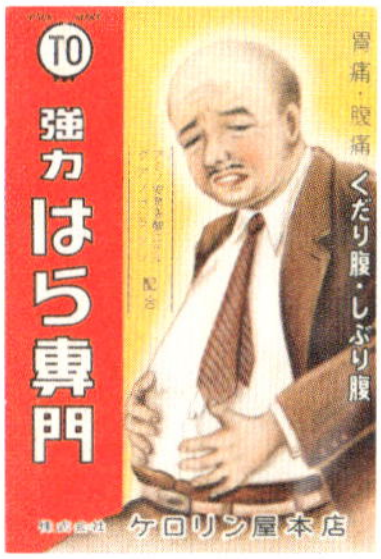

昭和後期 ケロリン屋本店

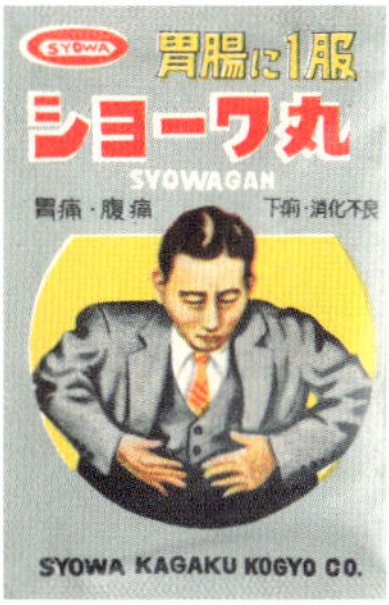

昭和後期 昭和化学工業

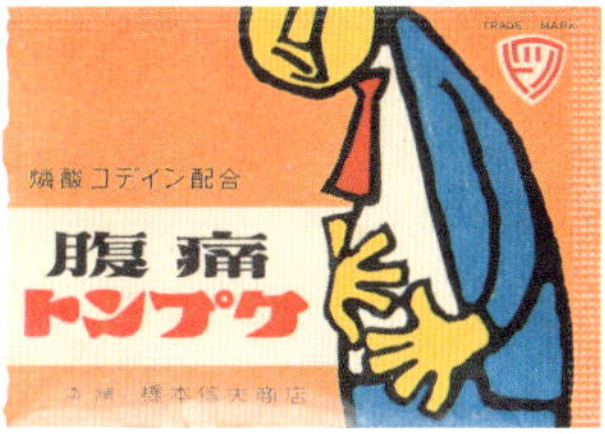

昭和後期 橋本信夫商店

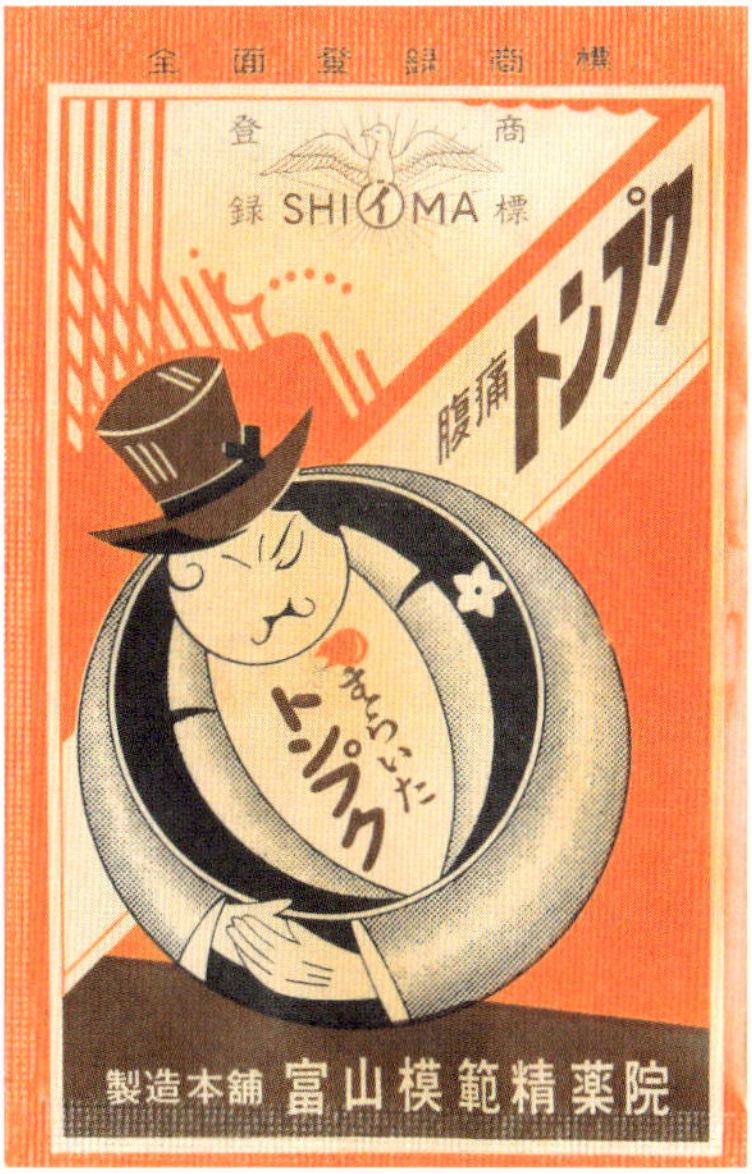

昭和後期 富山模範精薬院

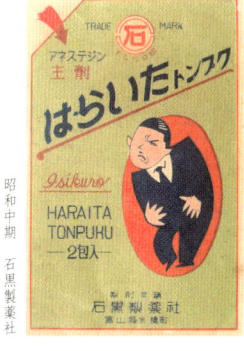

昭和中期 石黒製薬社

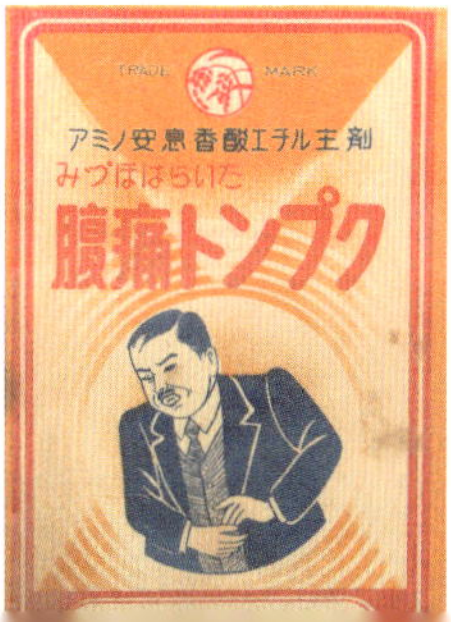

昭和中期 岡山薬品工業

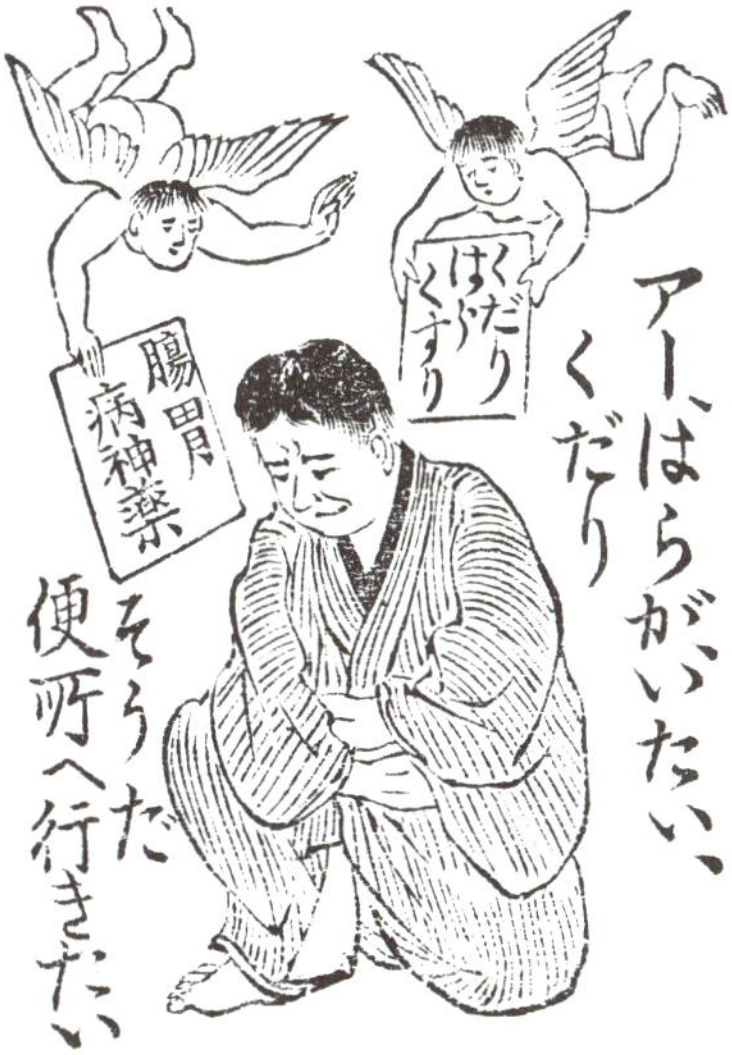

Column 3

個性商標

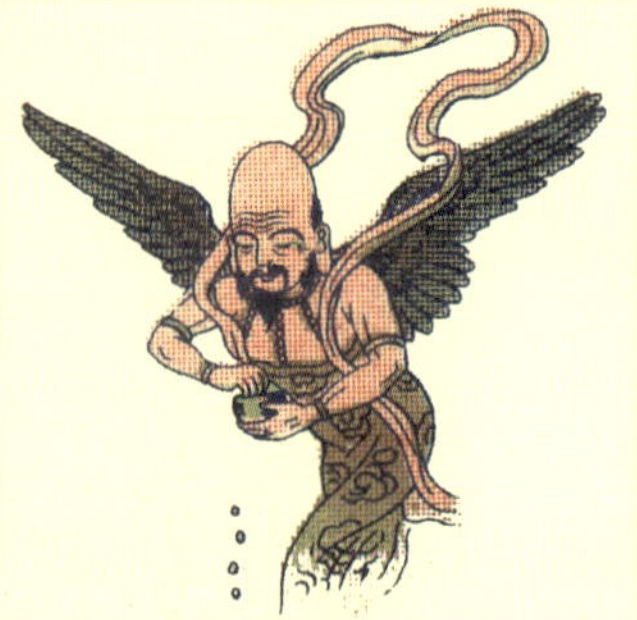

登録商標は明治17年の商標条例に始まりますが、現代のように、認識しやすく合理的でシンプルなシンボルマークというより、当時は絵柄そのものを登録していたようです。そしてそこには創設者の願いなどが意味付けされた図像が多かったのです。例えば、「清九郎丸」は、観音様に薪を奉納しようとした清九郎が川を渡る時、観音様の力で何と水の上を歩いて渡れたという逸話を絵にしたものですが、そのドラマの絵画表現がそのまま商標になっています。一方、天使の項で後述する、和製天使も興味深かったのですが、頭の禿たオジさんが羽衣を着て天使の羽根まで生えた図には驚きます。和洋折衷もこれには少し無理があるでしょう。だいいち、日本の羽衣と西洋の天使の翼は、空を舞うという役割としては同じのはずなんですから。これは寿老人が空から種を蒔いているのでしょうか。それにつけても「ハナダカ印」の名前のとうりのポーズをとったこの商標にはどんな意味があるのでしょうか。普通鼻高はプライドを意味しますが、あまり良い使われ方はしないはずです。それとも天狗印のパロディなのでしょうか。ブルマーを履いたランニングポーズは、明らかにグリコの女性版でしょう。鯉に乗った猪が弓を引いている図など、いかにも背景談がありそうです。ネーミングからすると、猪や鯉の胆のうを使っているのでしょうが、なぜ弓なのでしょう。まだまだ商標の絵解きには謎がつきません。

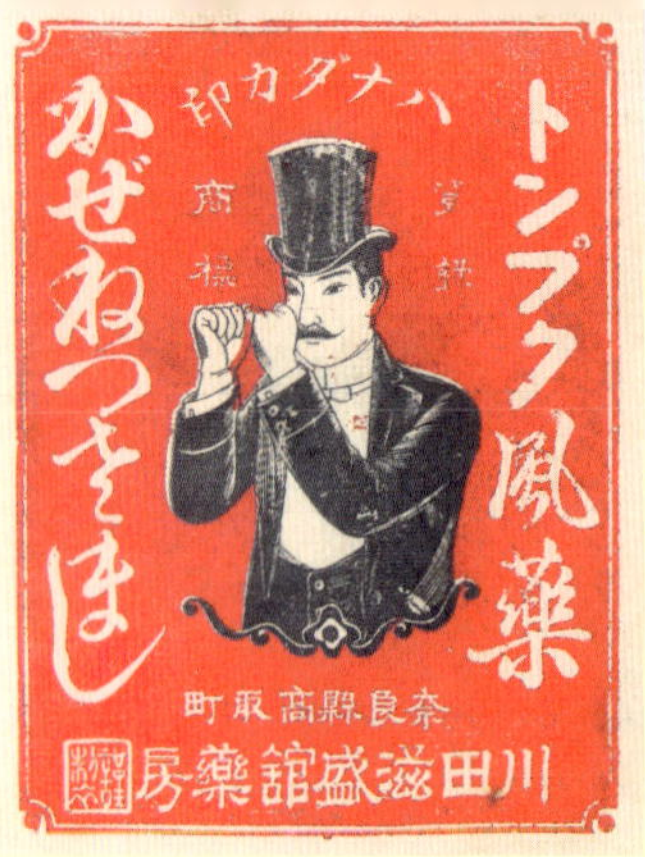

明治中期　川田滋盛館薬房

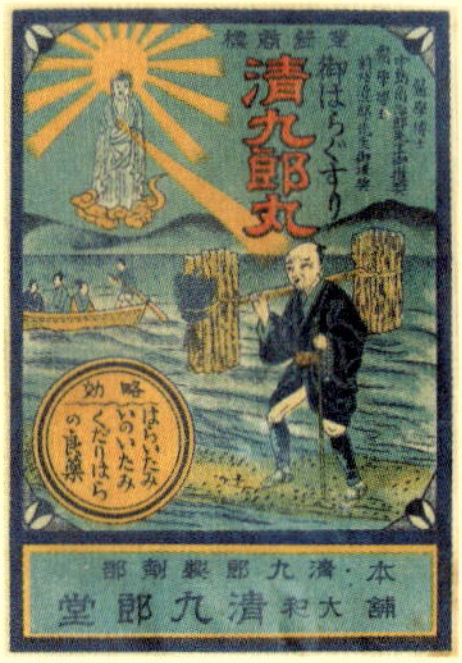

昭和前期　清九郎堂

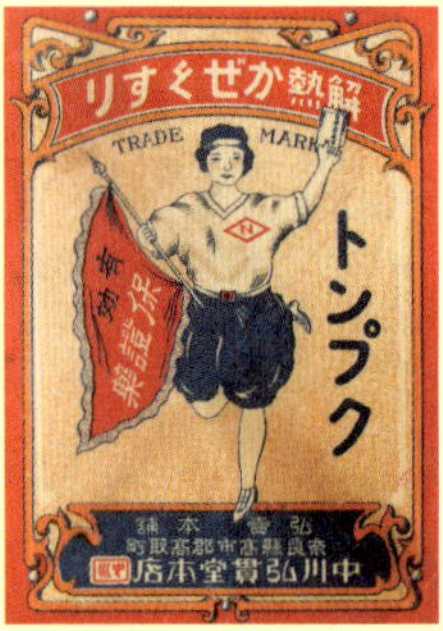

昭和前期　中川弘貫堂

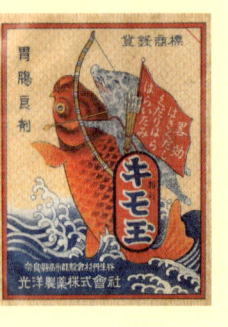

昭和前期　光洋製薬

Column 4

国際性

グローバリズムは何も今に始まったことではありません。明治維新後には怒濤のように海外文化が押し寄せた、急激なグローバリズムの時代と言えます。江戸末期の蘭学の時はオランダ、明治からはドイツ医学などのヨーロッパが先進性を表し、その名も「ヤーラッパ丸」が登場。そんな世界に眼を向けた意識から、薬のパッケージにも地球などがよくあしらわれるようになりました。明治生まれの祖母は、私が子供の頃まだ大地は平たいと思っていたようですから、いわんやこの頃、庶民にとっては地球が丸いというだけでも新鮮だったのでしょう。ただ、この時代の地球は雰囲気だけであり、陸地がシミのように描かれて地図の機能を全く果たしていません。大正から昭和初期にかけては、グローバリズムというよりは、亜細亜制覇を企んだ国策を反映して、どの薬も日本だけならず、朝鮮半島や台湾までも赤く塗りつぶした地球が強調されています。それが何と戦後は一転してアメリカ礼賛になるのです。戦後生まれの私も、アメリカ文化の模倣の中で育ったのですが、薬がなんでアメリカやワシントンなのか、ナゾです。

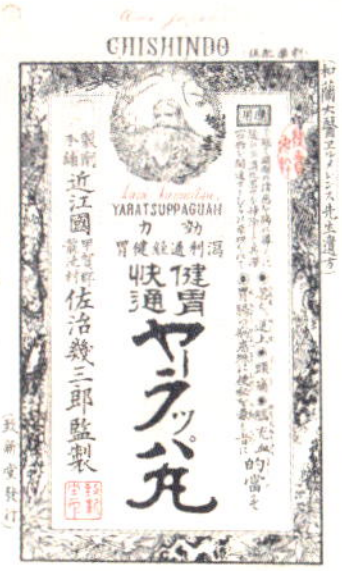

明治中期　ギシンドウ

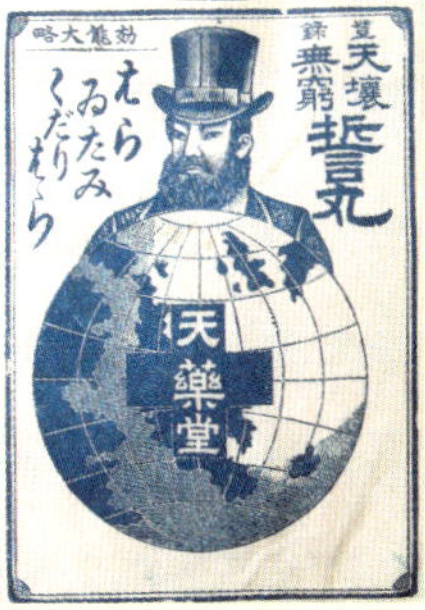

昭和後期～大正　天薬堂

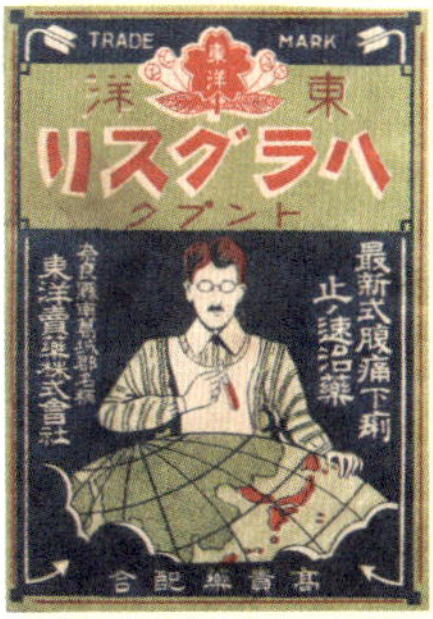

昭和前期　東洋賣薬

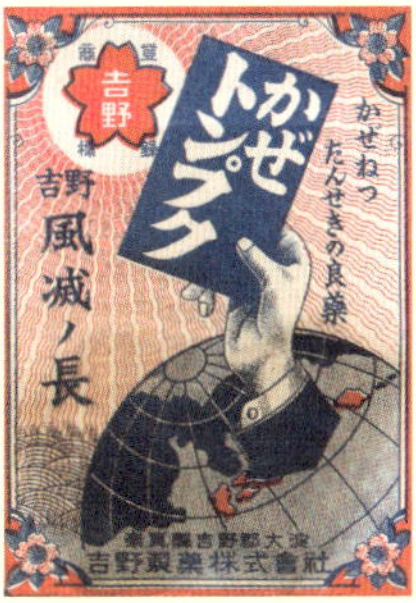

昭和中期　吉野製薬

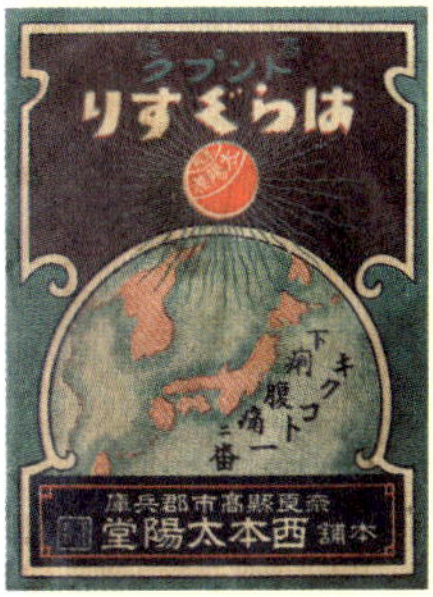

昭和前期　西本太陽堂

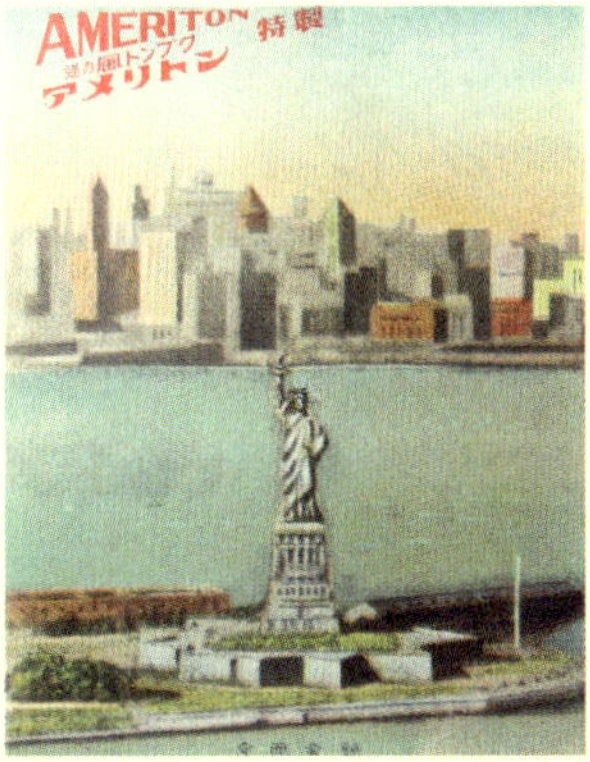

昭和中期　九小厚順堂

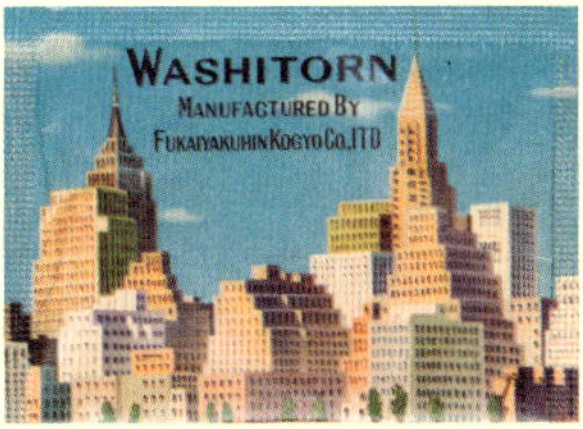

昭和後期　深井薬昌工業

風邪薬

Chapter 3

Cold Remedy

第三章

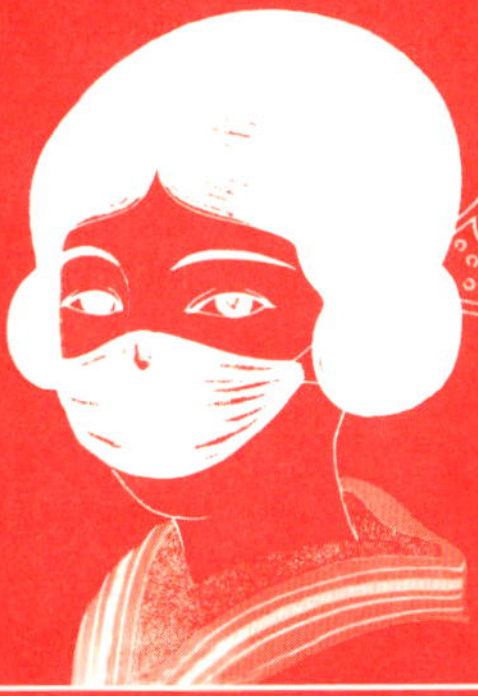

ダルマ
邪鬼
医者
看護婦
マスク
咳と笑顔
文明の利器

11

Cold Remedy

風邪薬 ダルマ

日常の中でのダルマと言えば、もう、選挙の時に勝利者が残された片目を書き加えるという、あの報道くらいでしかお目にかからなくなりました。このダルマのモデルとなった達磨大師は、5～6世紀頃の南インドの王子で、禅宗の開祖と伝えられている人物です。壁に向かって9年の座禅を組み、手足が腐ったという伝説のために、現在のようないわゆるダルマ形になったということです。売薬の薬袋の中でも一番お馴染みなのがだるまさんの絵でしょう。だからと言って、別に達磨大師が医薬に貢献したというのではありません。ダルマの玩具の起き上がり小法師のように「寝てもすぐ起きる」と言うシャレから来ているのです。そんな安易な発想のわりには、売薬業界への普及度が圧倒的だったのは、縁起物として商売をする人に好まれたのに加えて、赤い色が、疱瘡を引き起こす疱瘡神が嫌う色だったので、病魔除けのまじないとしても慕われていたのです。それに加えて、厳つい顔に真っ赤でシンプルなフォルムの体がとても印象が強く、どの時代でも生きる永遠のキャラクター性があったからなのだと思われます。しかし、薬袋ではこれがなかなかじっとしていません。馬に乗っただるま、鳥に乗っただるま、車輪を付けたのやら、自動車に乗っただるままでいます。共通しているのは、「石の上にも三年」という諺に例えられるように、じっと耐える忍耐と言うだるま本来の意味に反して、躍動的なパワーで病魔に打ち勝つイメージを出そうとしている事です。果ては、何と手足の生えただるままで登場しています。病に手も足も出ないというのでは困るのでしょう。

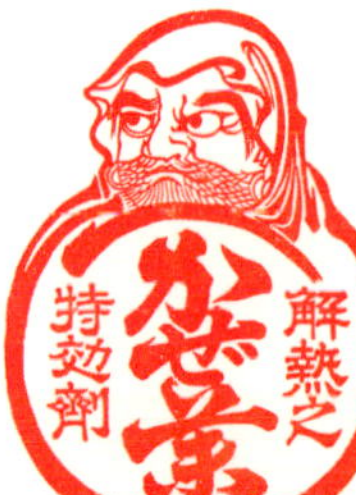

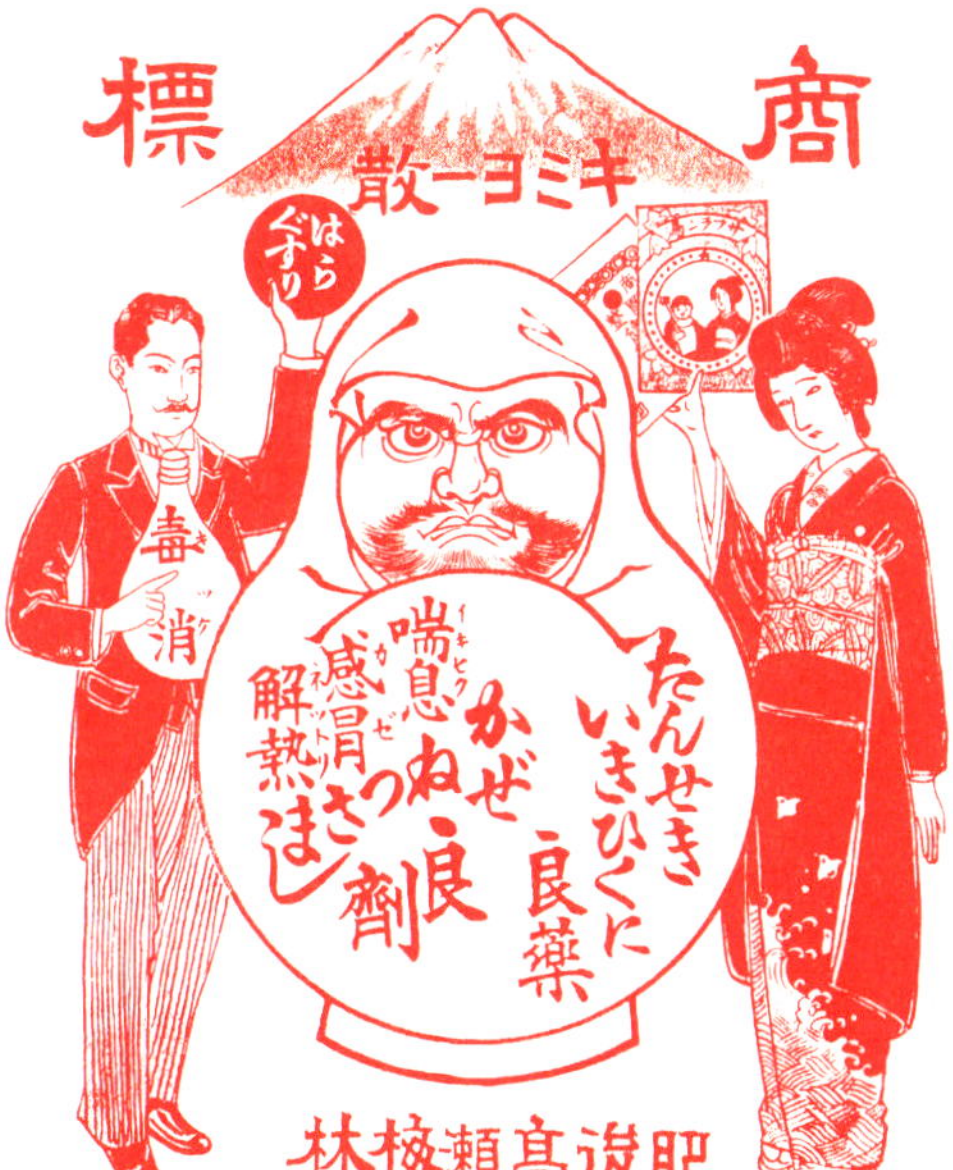
商標
キミヨー散
はらぐすり
毒消
たんせき
いきひくに
良薬
かぜ
ねつさまし
良剤
喘息《イキヒク》
感冒《カゼ》
解熱《ネツトリ》
肥後高瀬梅林
梅林賣藥株式會社

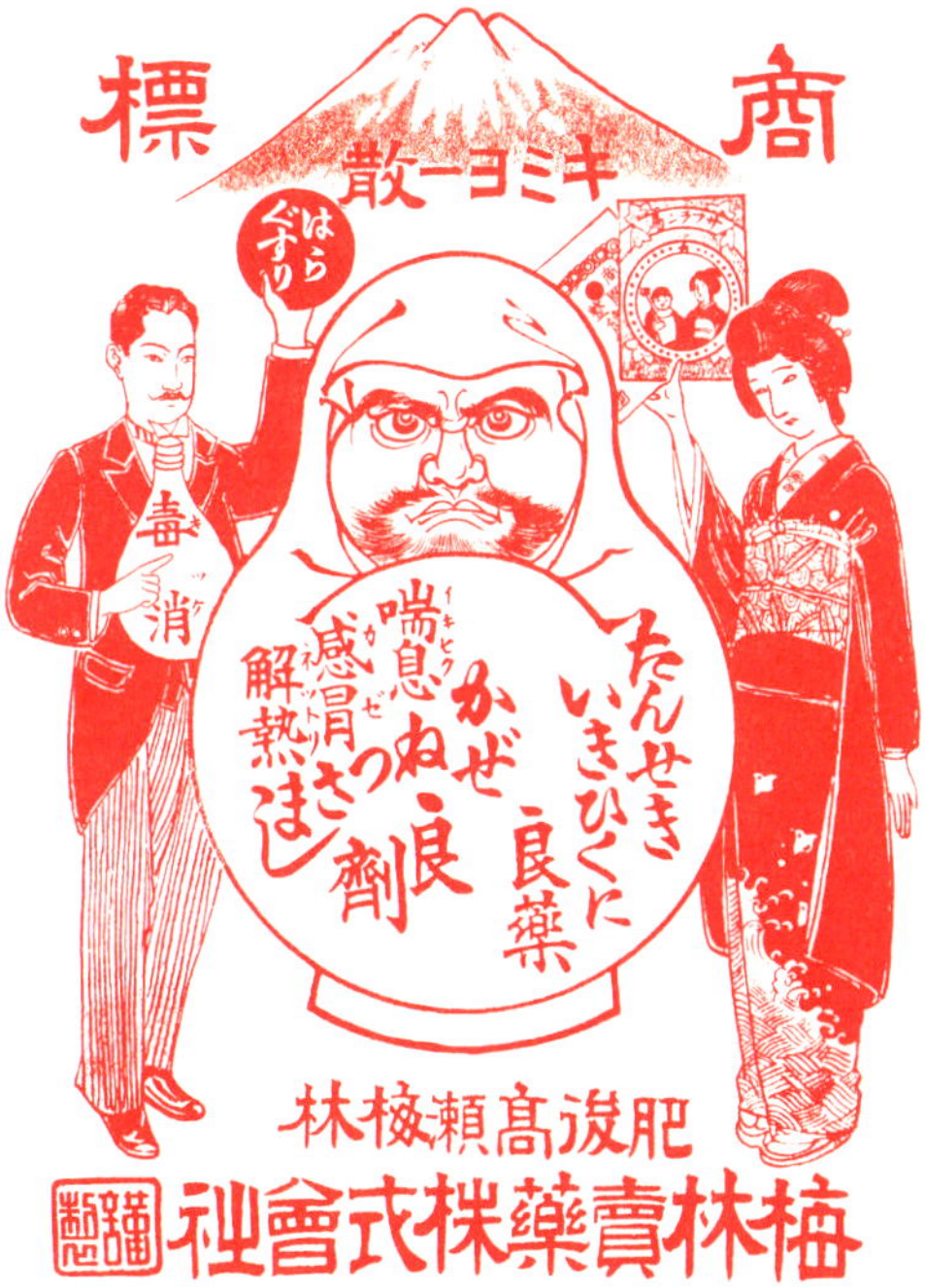

昭和前期　梅林賣藥

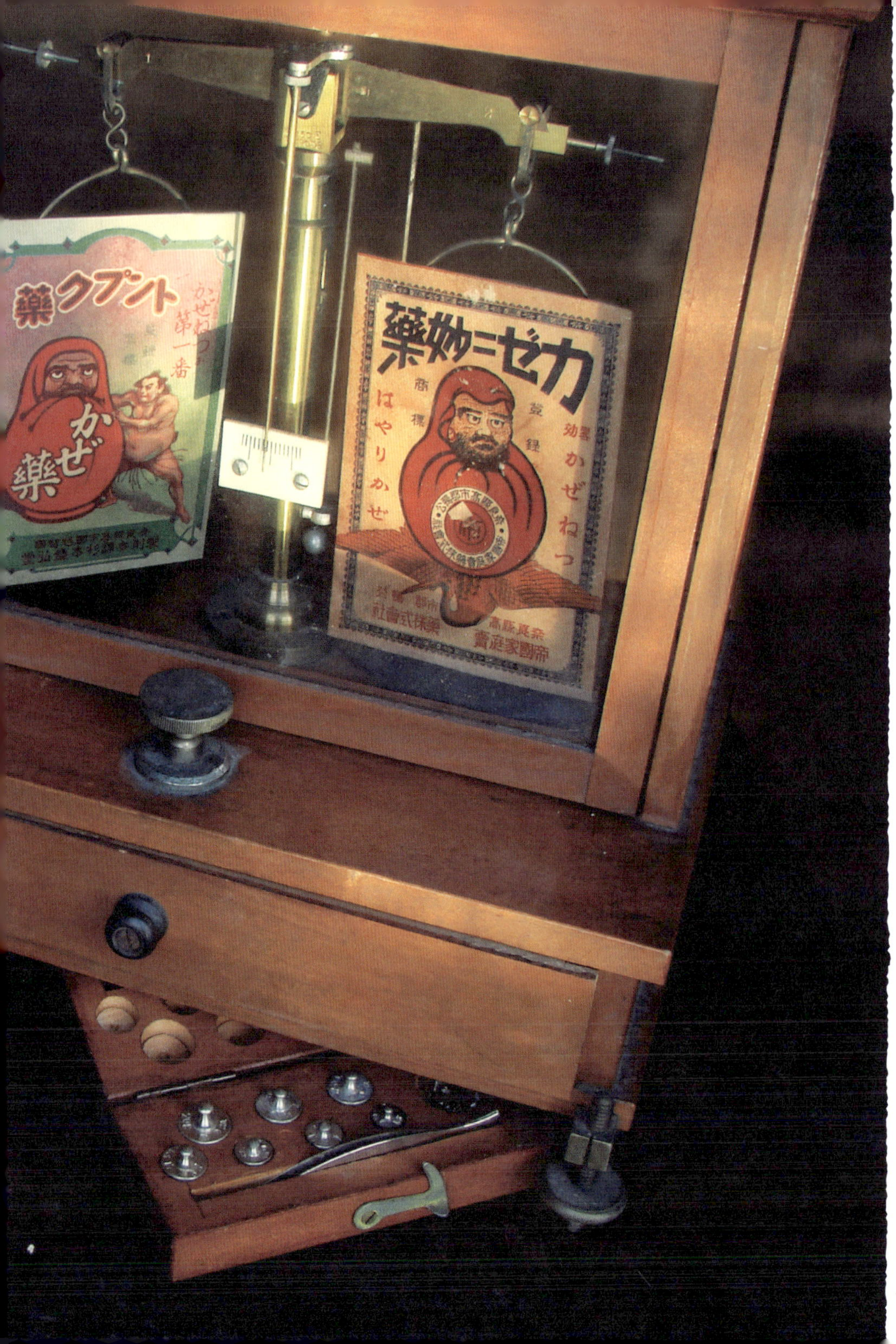
トンプク薬
かぜねつ第一番
かぜ薬
カゼニ妙薬
商標登録
はやりかせ
かぜねつ
帝國家庭薬

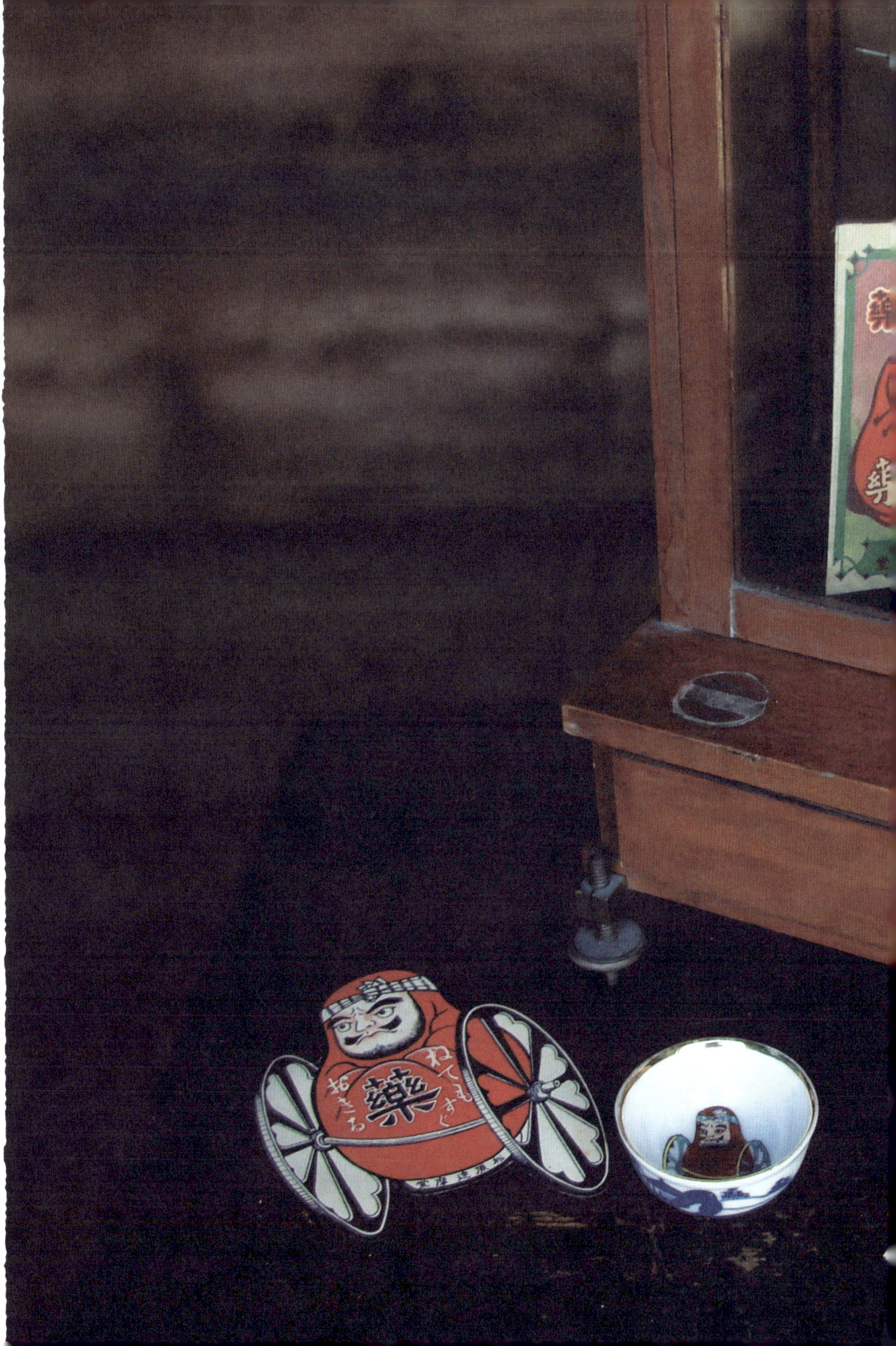
ねてもすぐ
藥
おきたる

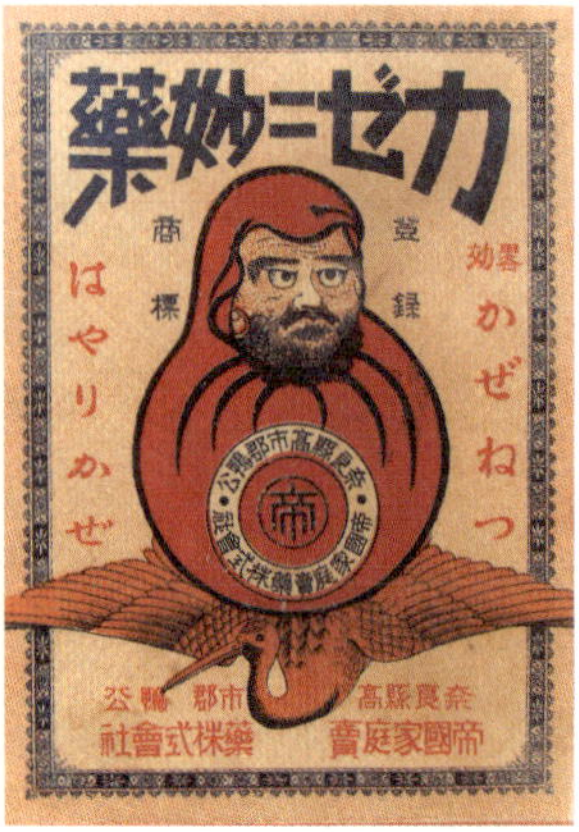

昭和前期　帝國家庭賣薬

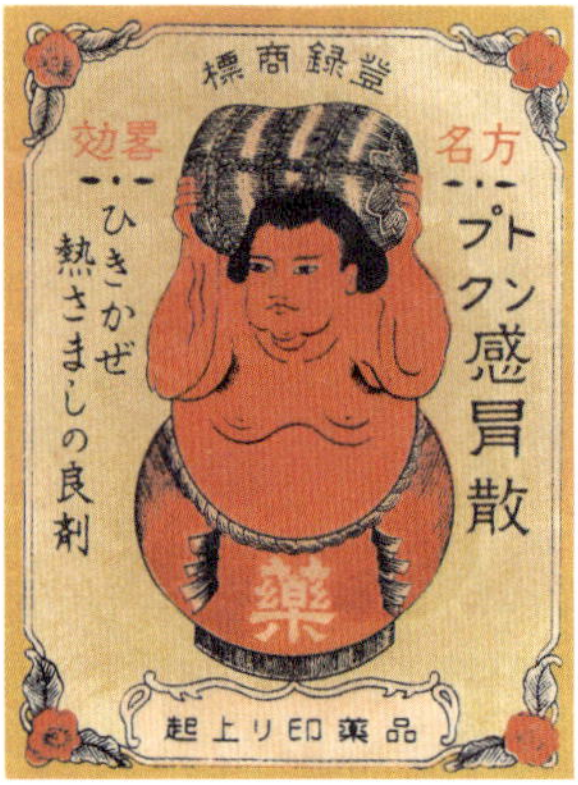

昭和前期　起上り印薬品

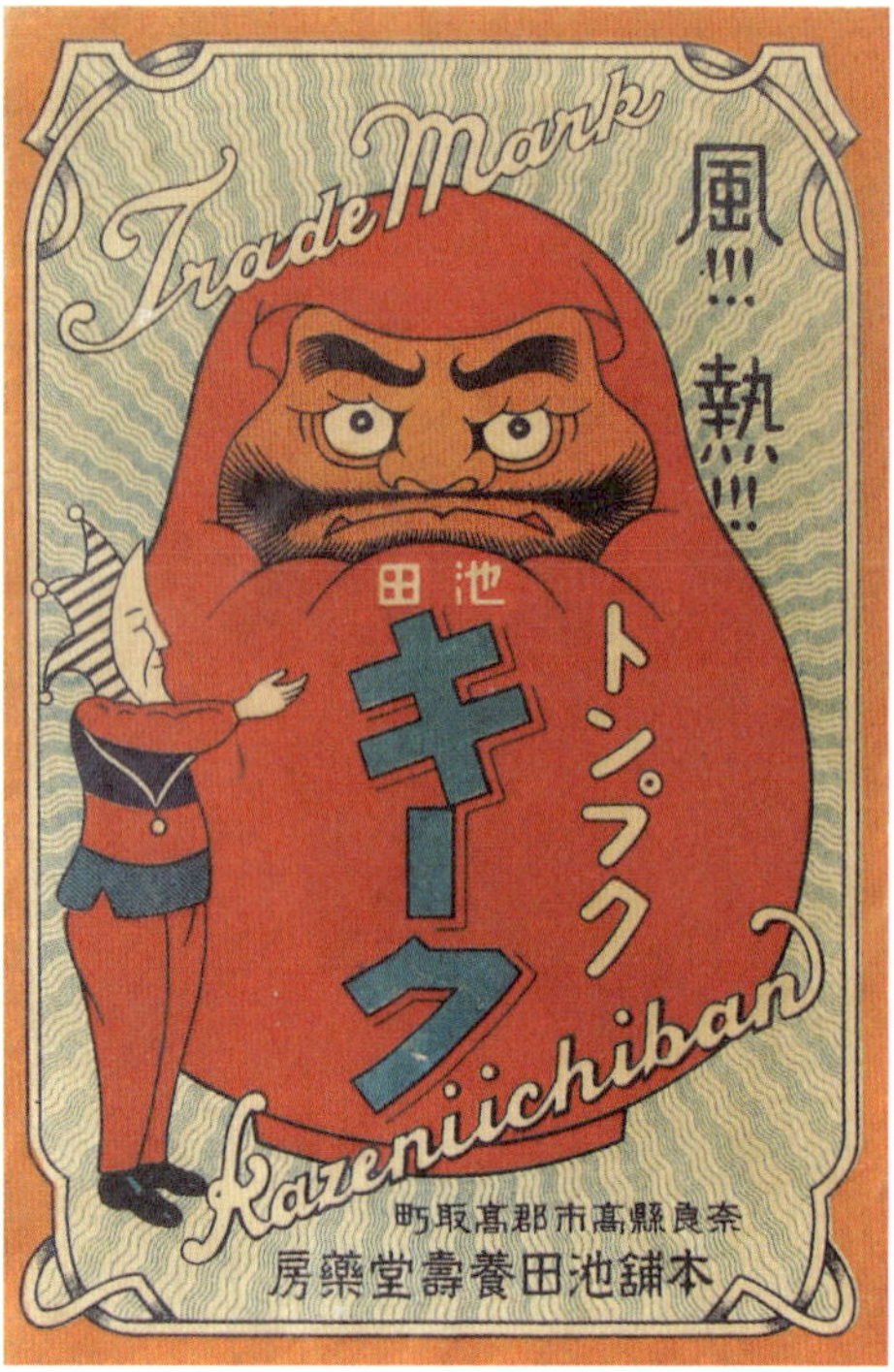

昭和前期　池田養壽堂薬房

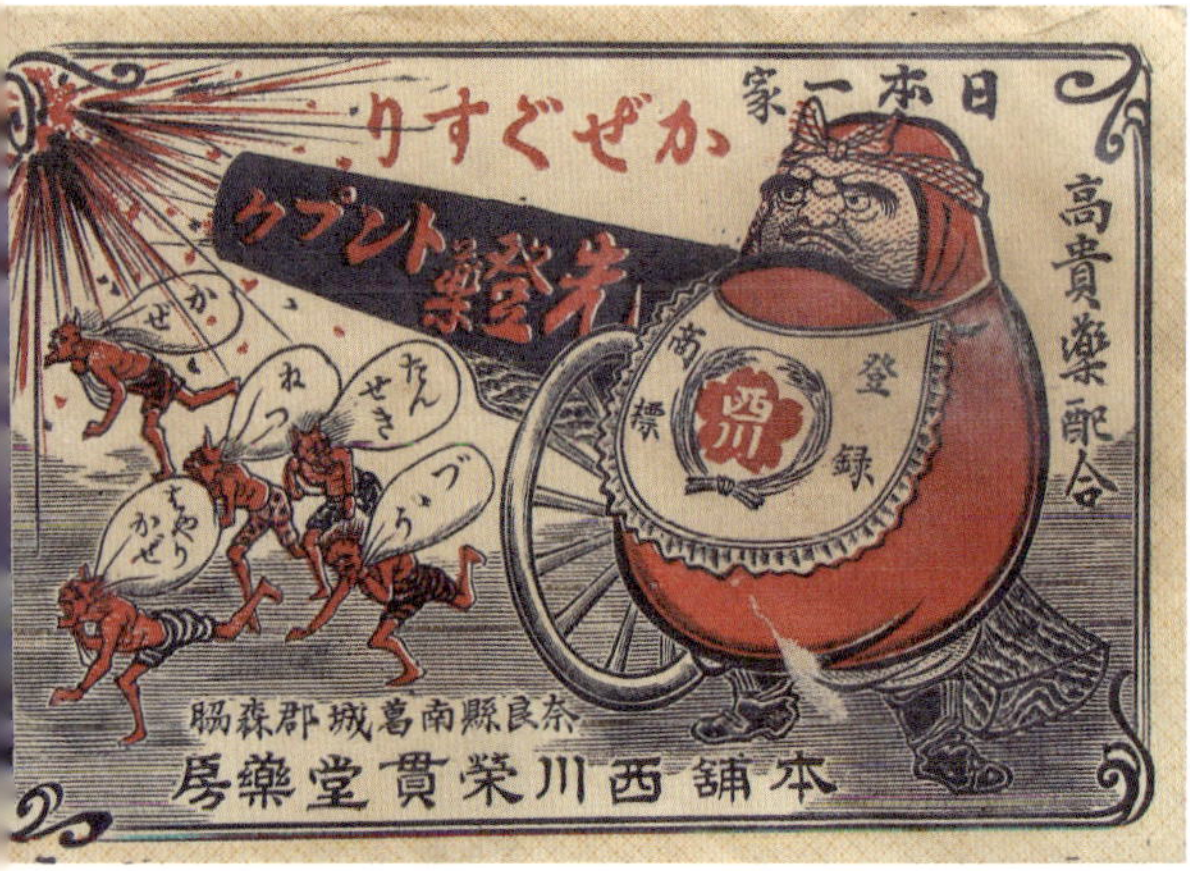

昭和前期　西川栄貫堂薬房

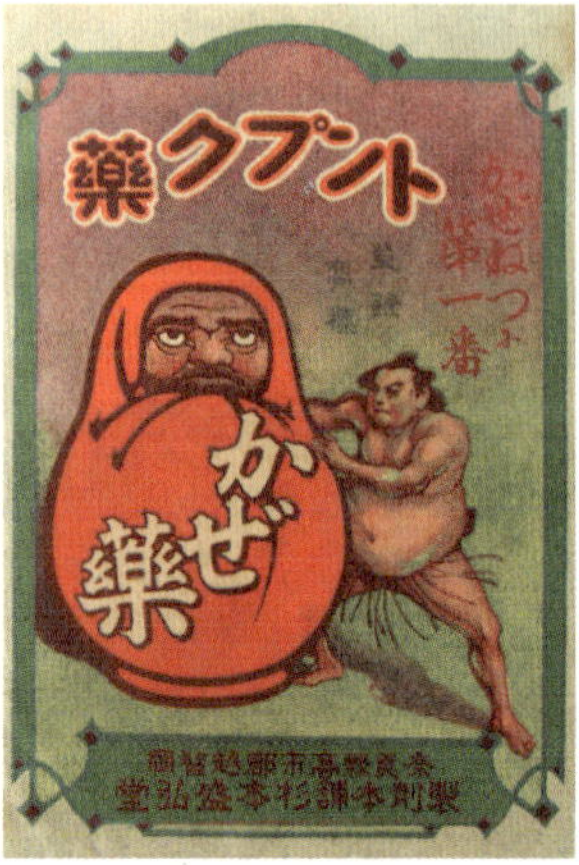

昭和前期　杉本盛弘堂

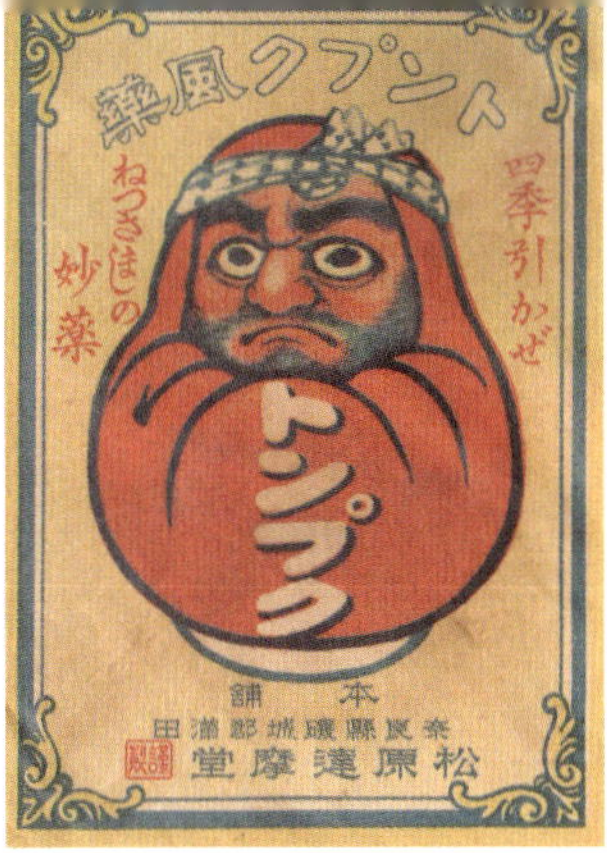

昭和前期　松原達摩堂

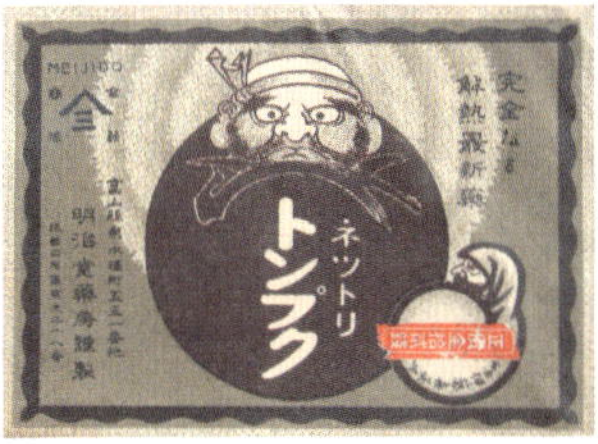

昭和前期　明治堂薬房

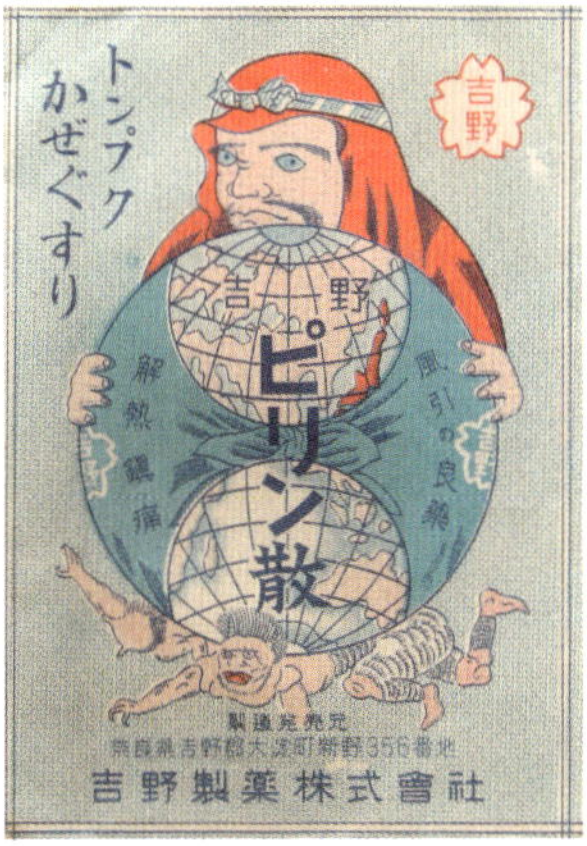

昭和中期　吉野製薬

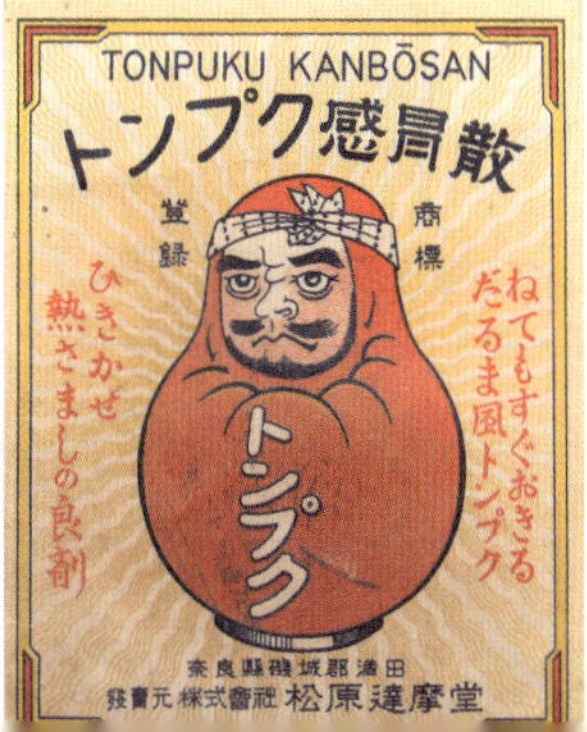

昭和中期　松原達摩堂

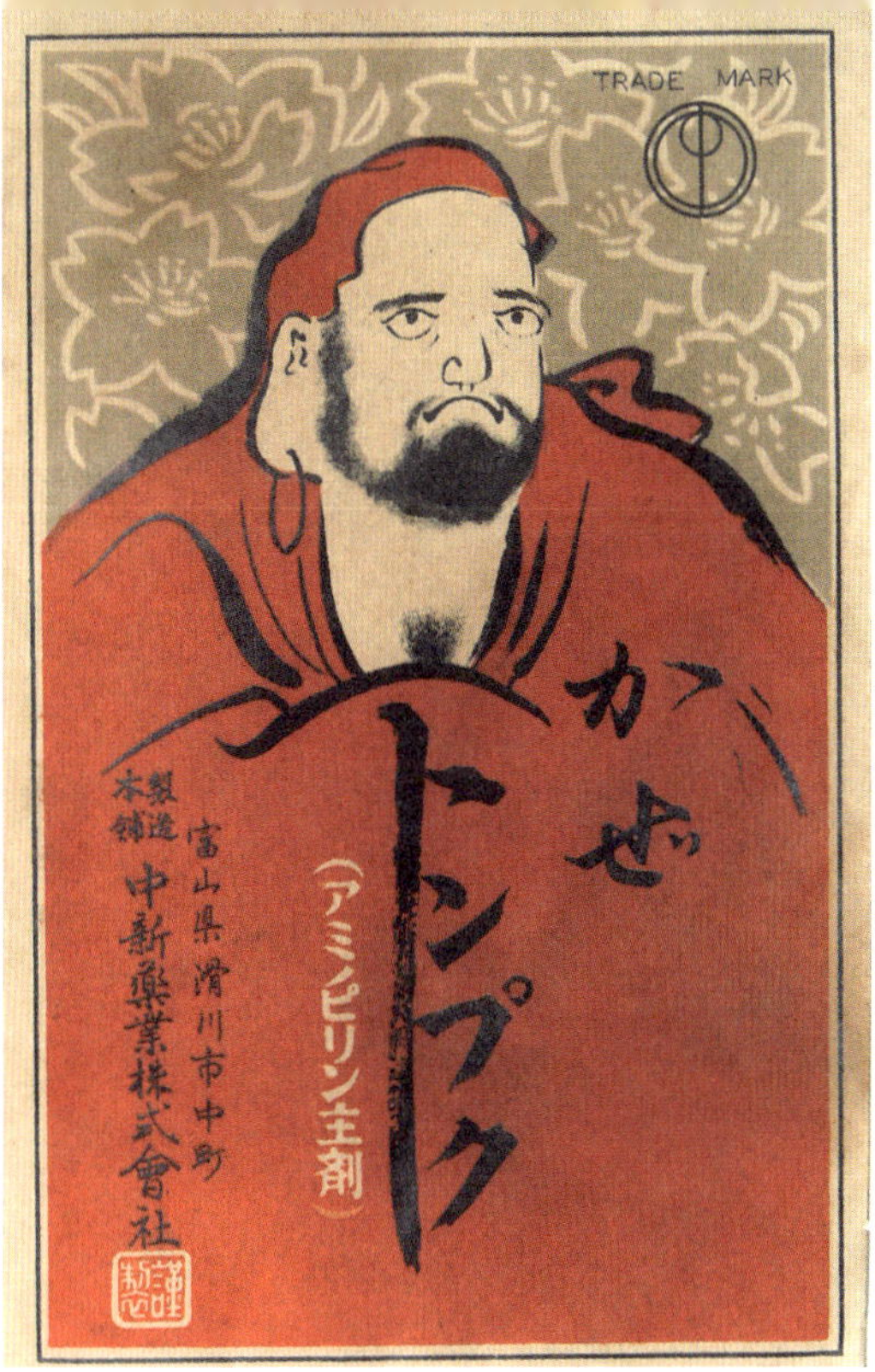

昭和中期　中新薬業

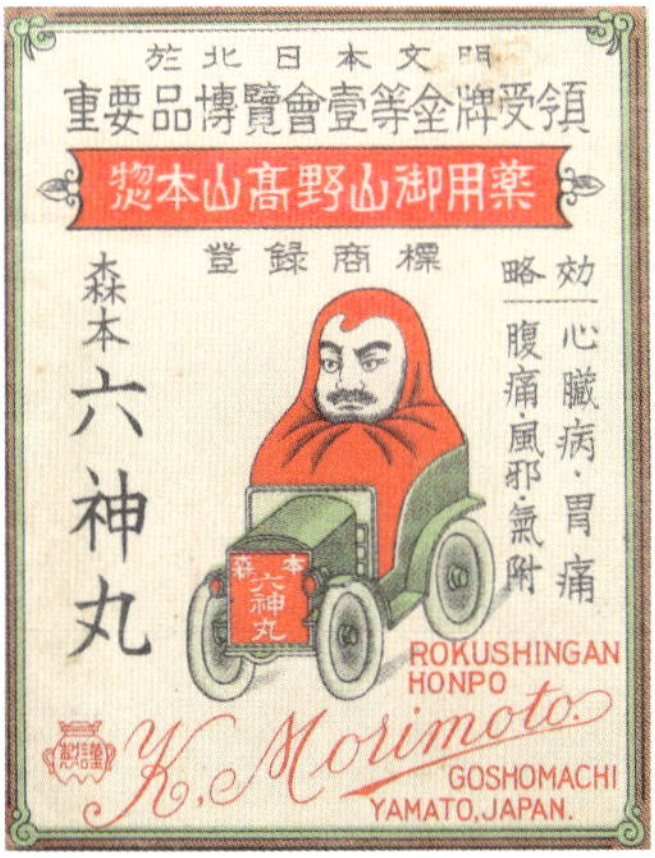

昭和中期　森本製薬

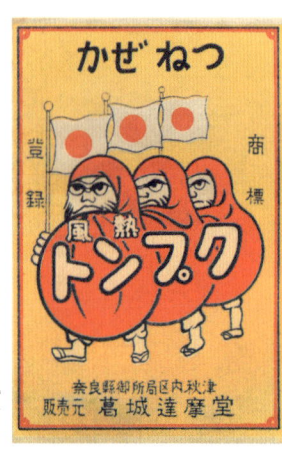

昭和中期　葛城達摩堂

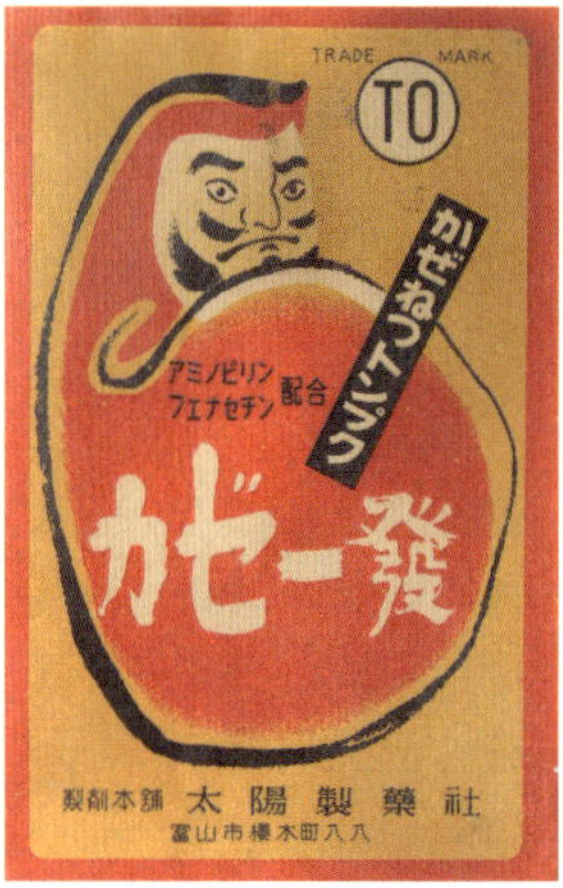

昭和中期　太陽製薬社

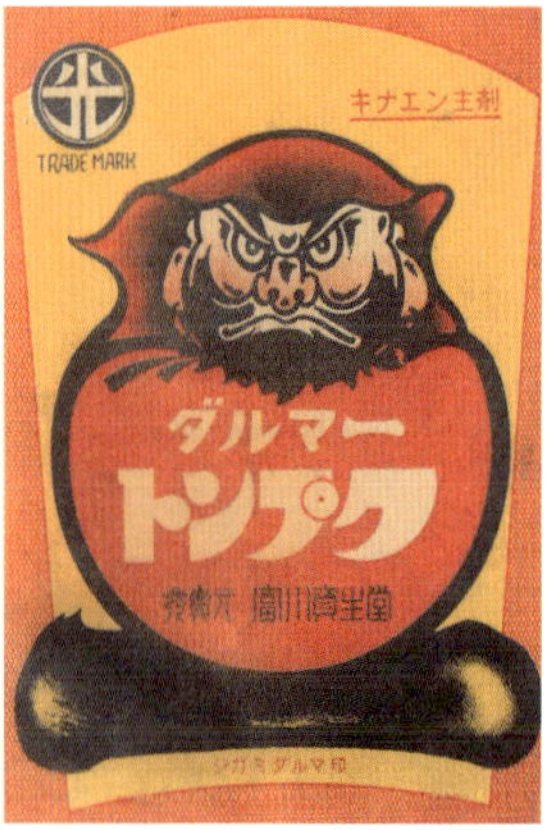

昭和中期　富川資生堂

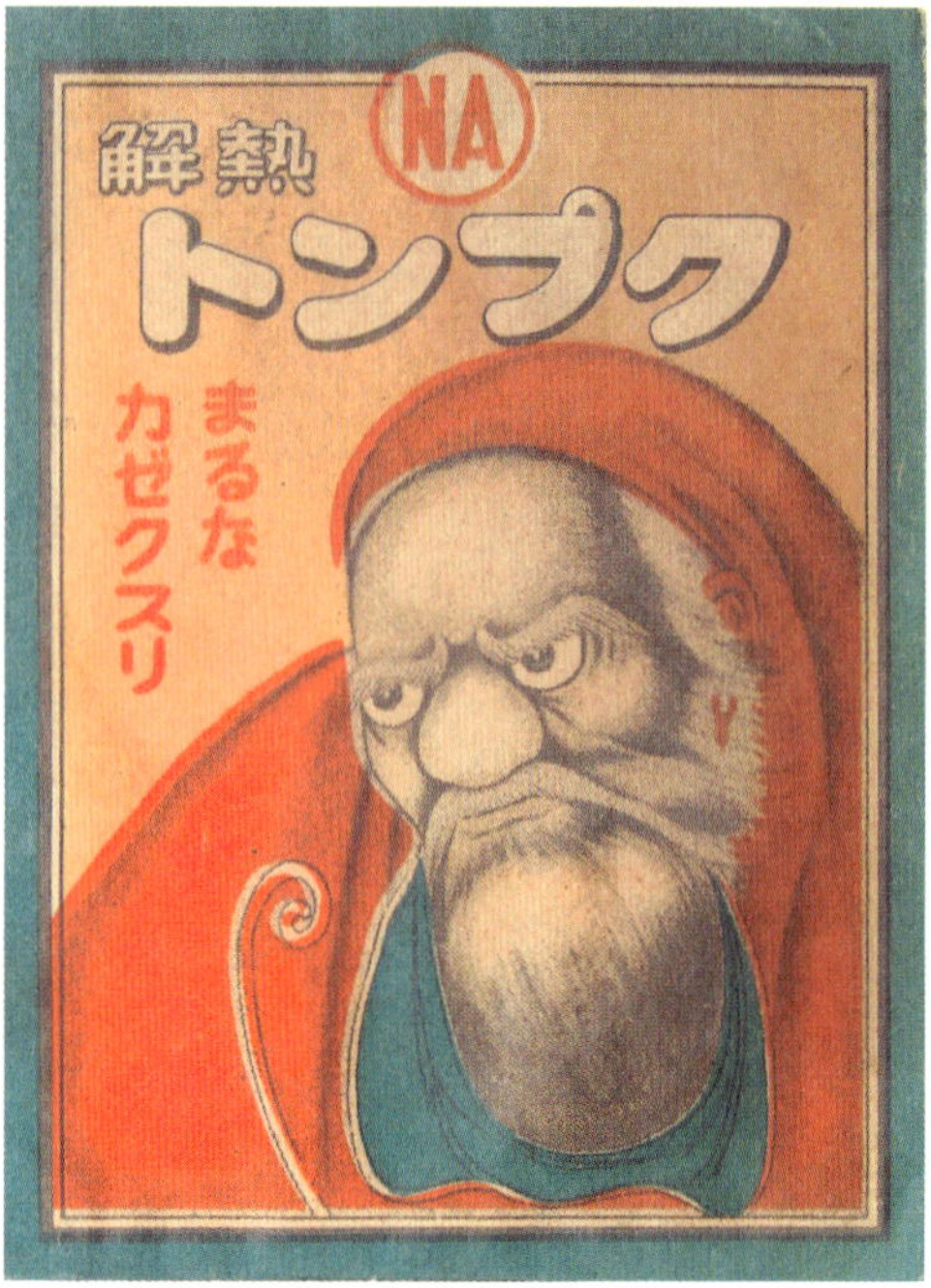

昭和中期　内外薬品

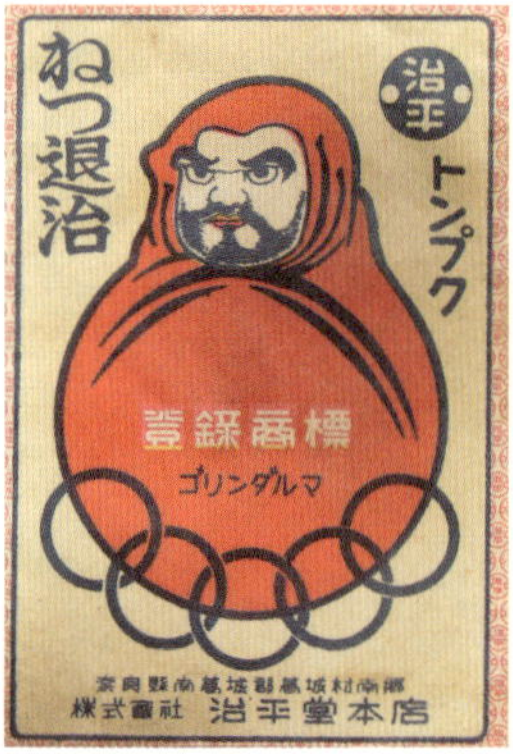

昭和中期　治平堂本店

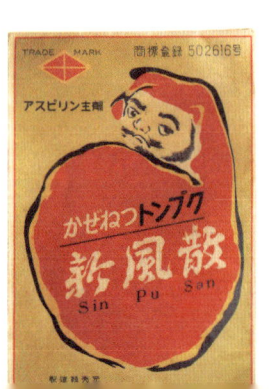

昭和中期　新新薬品工業

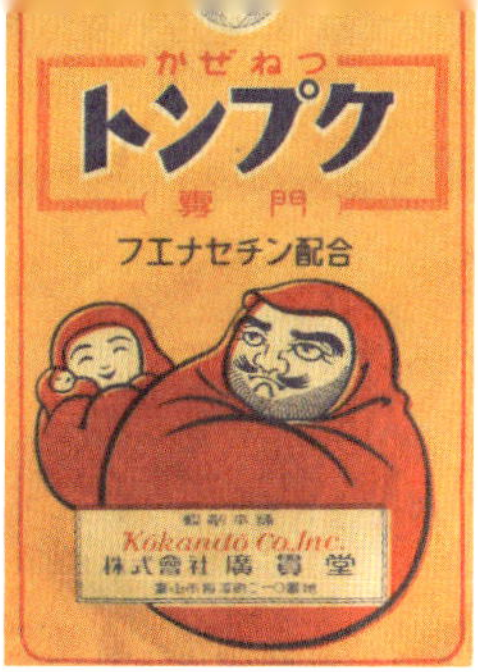

昭和中期　廣貫堂

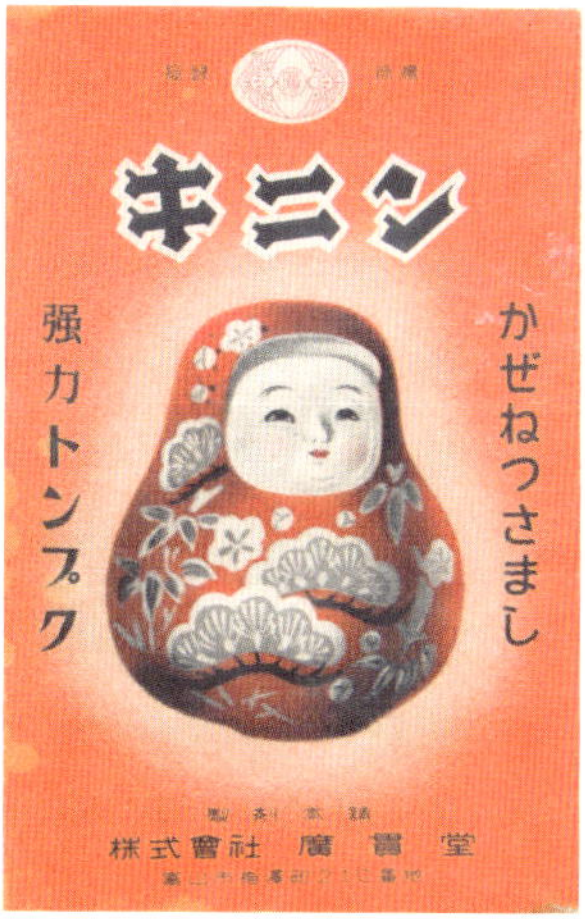

昭和中期　廣貫堂

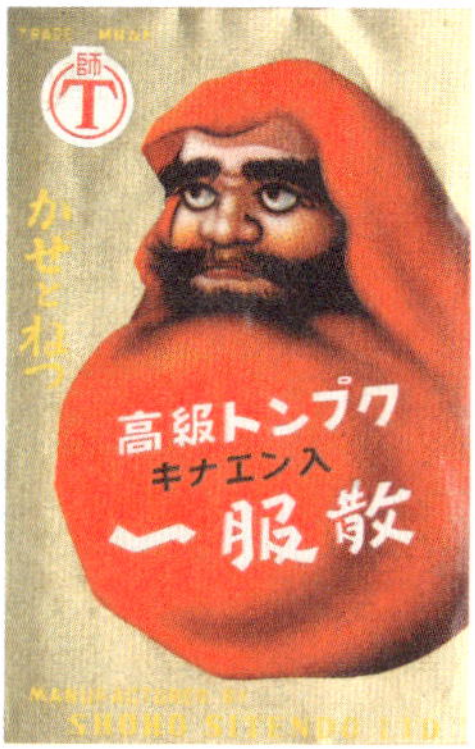

昭和中期　正甫師天堂

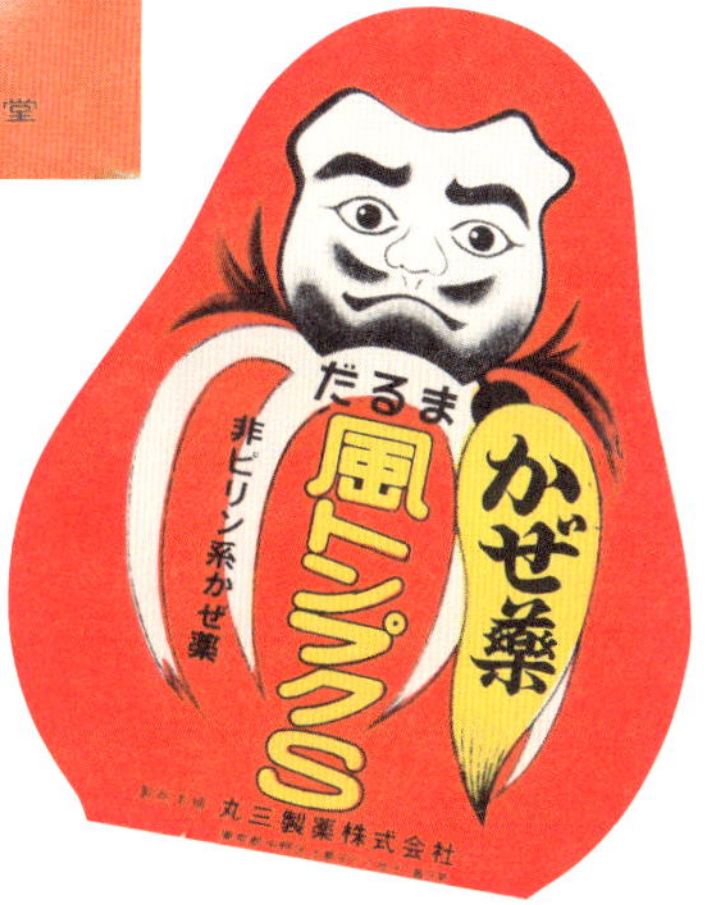

昭和後期　丸三製薬

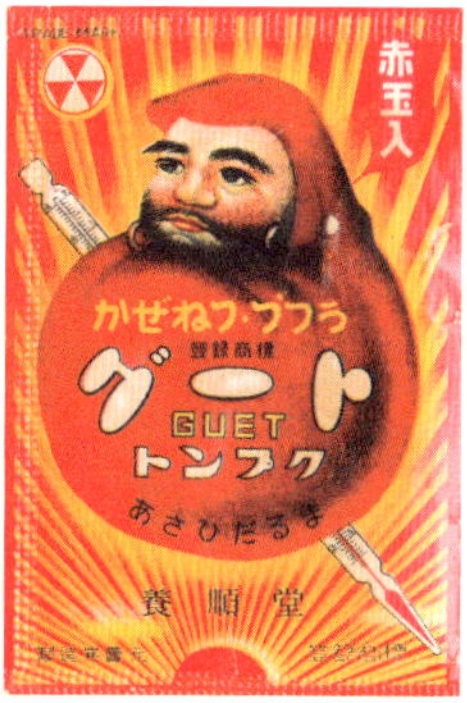

昭和後期　養順堂

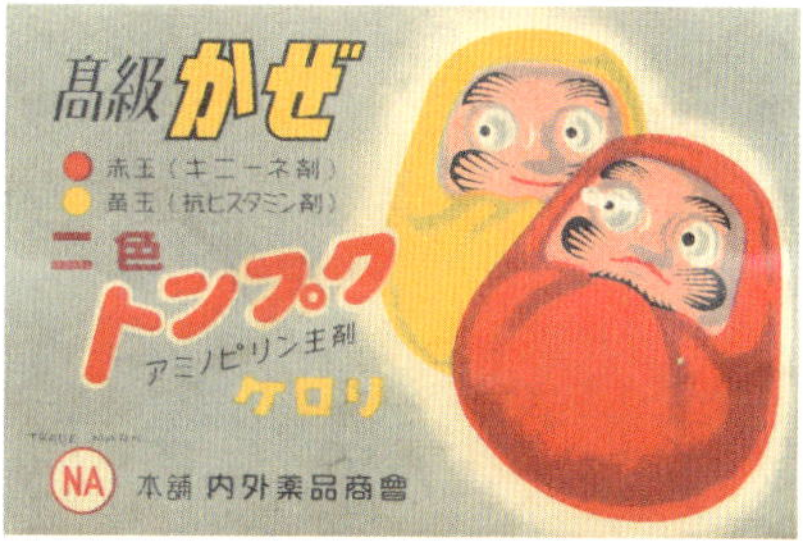

昭和中期　内外薬品商會

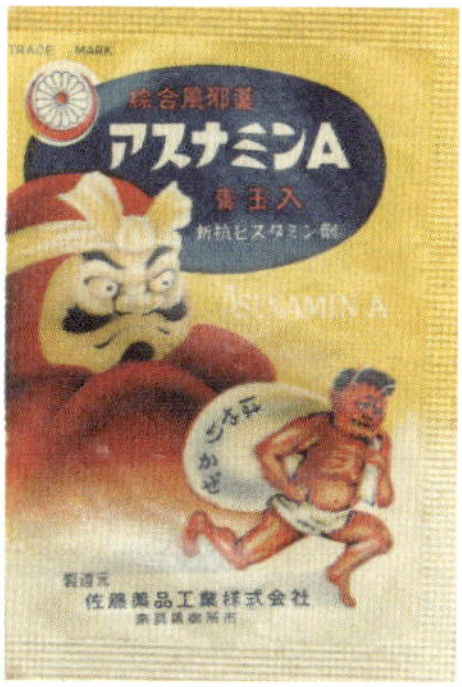

昭和後期　佐藤薬品工業

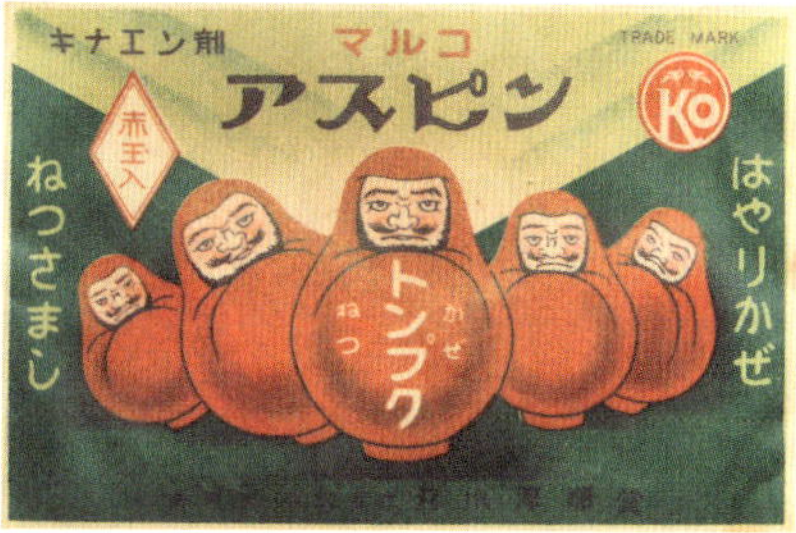

昭和中期　丸小厚順堂

12

Cold Remedy

風邪薬

邪鬼

私がサラリーマンを辞めて独立しようとしていた頃、先に独立していた友人に、「独立して何が大きく変わった？」と聞いたところ、「風邪を引かなくなった」という返事が返ってきました。たしかに、季節の変わり目になるたび、風邪を引いていた私ですが、独立して数年は全く風邪を引きませんでした。風邪を引いている暇がないという気力がドーパミンを多く出していたのかもしれません。ところで、よく考えてみると、他の病気には普通「掛かる」と言っているのに、なぜ風邪だけが「引く」と言うのでしょう。それは古く中国では、体の中に気の元があって、そこから気が湧いて来るのだと信じられていました。だから健康だと「元気」があるといわれる訳です。ところが、その気が滞ってしまうと病気になるのだということです。しかし、風邪だけはそうではなく、外の悪い気を体内に引き込むからだと考えられていたのです。邪悪な風気を引くから「風邪」と書くのでしょう。風邪薬にはよく病魔としての邪鬼が描かれています。もちろん昭和に至ってもまだ、古い中国の思想が信じられていた訳ではないでしょう。でも、風邪の諸症状が書かれた袋を担いだ鬼達が退散する図は、いかにも薬の効能を解りやすく理解させてくれます。一方追い払う方としては、なにぶん相手が妖怪なので妖怪に強い鍾馗が描かれています。これは唐の玄宗皇帝の夢に現れ、夜ごと悩ます邪鬼を退治したという云われから、鬼に勝つ神となりました。また、鬼退治をしたという伝説の須佐之男命、または商品である薬その物の絵がその役目を果たします。まさに神仏絵解き物語のようです。

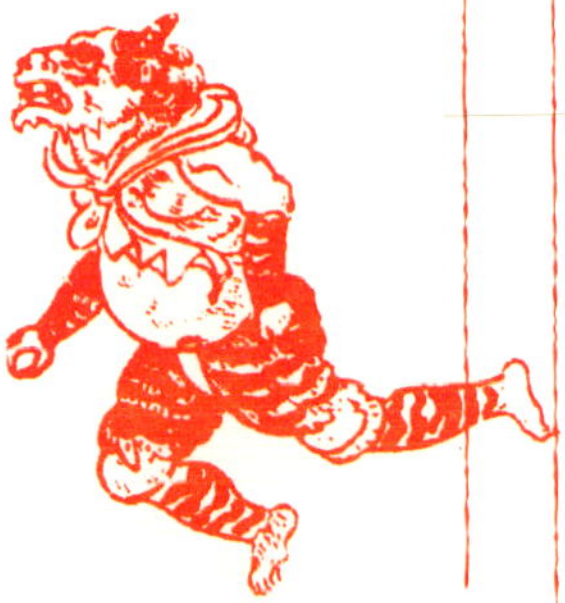

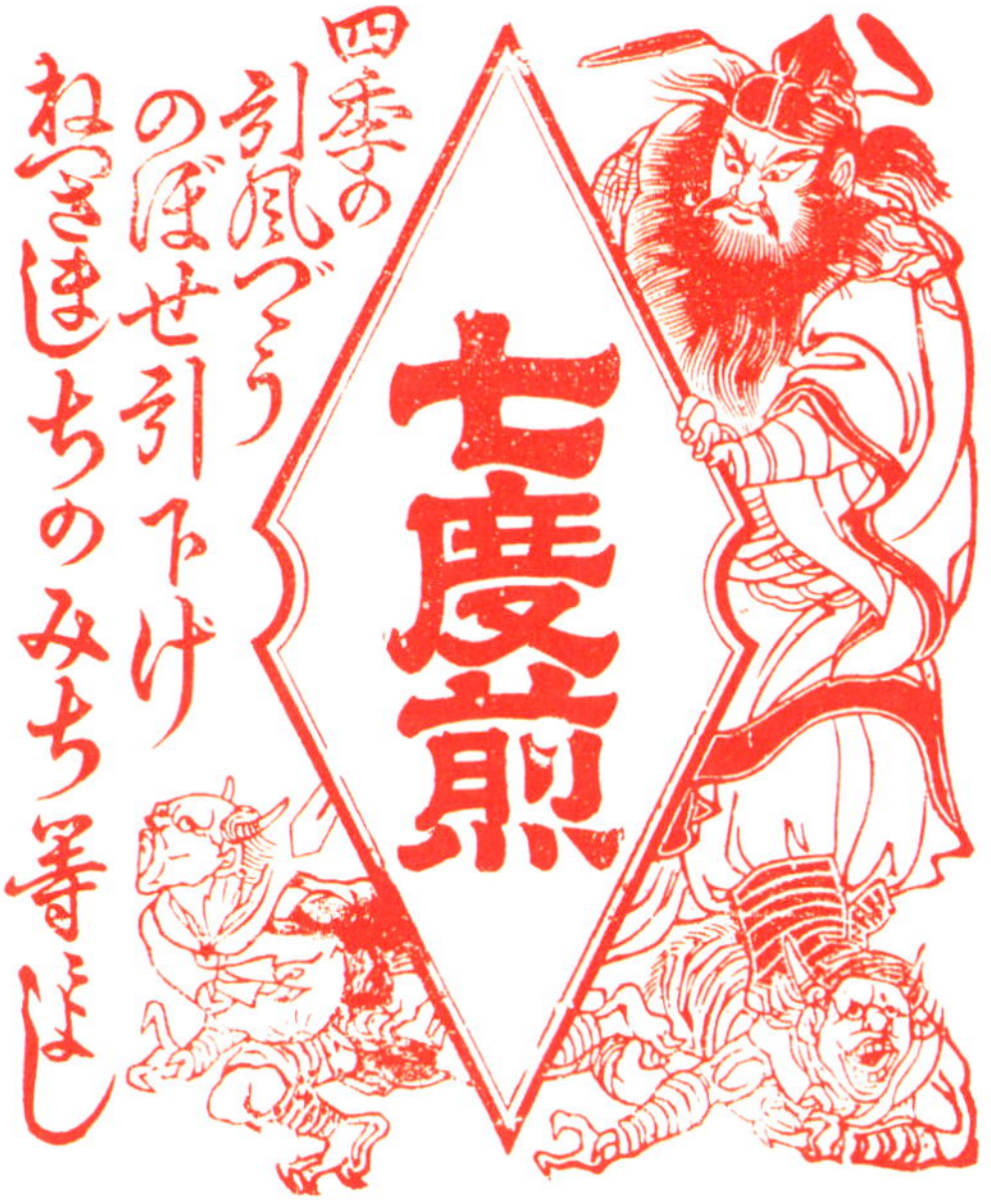
七度煎
四季の
引風づゝう
のぼせ引下げ
ねつさましちのみち等よし

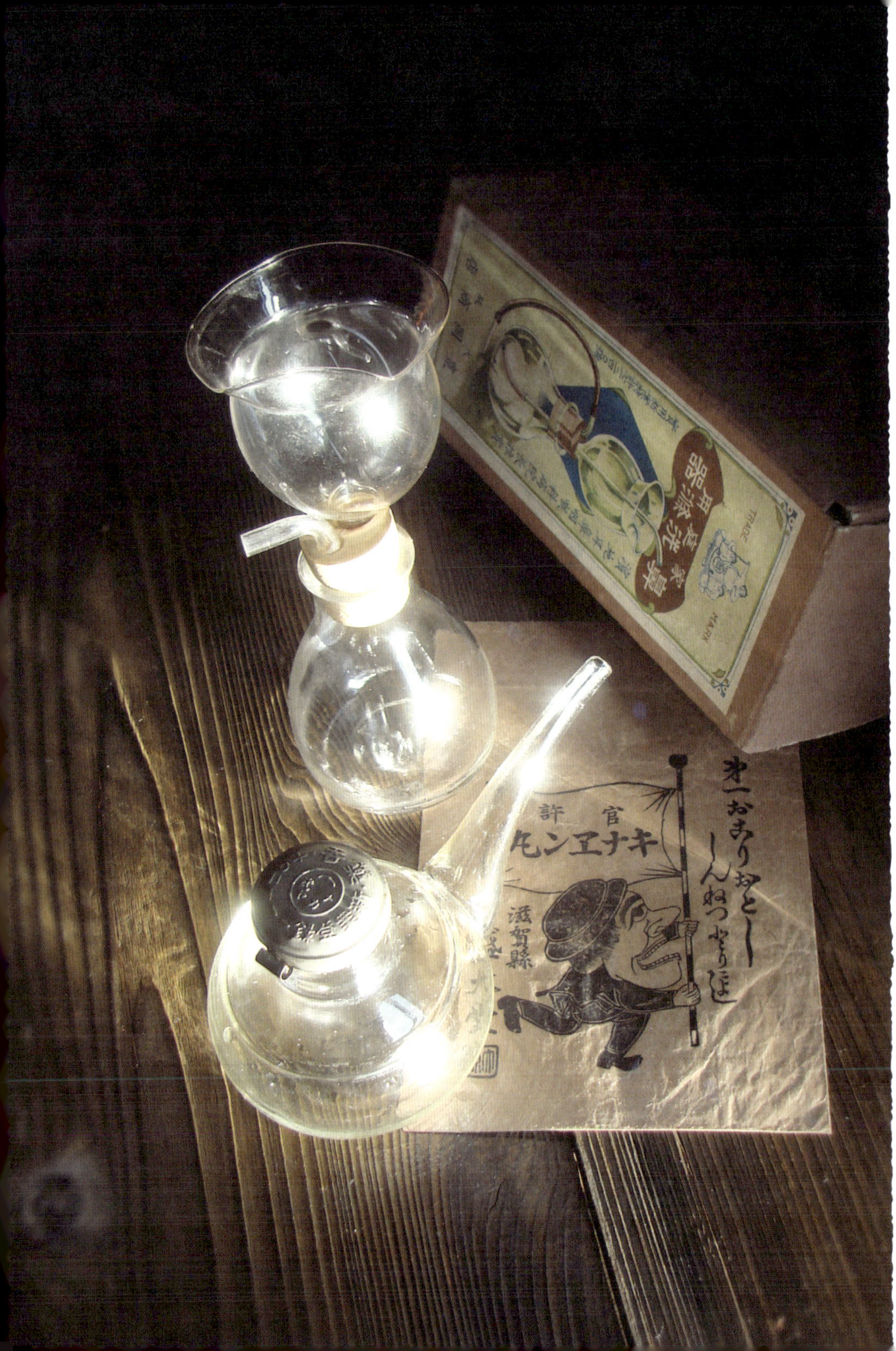

官許
滋賀縣
TRADE MARK

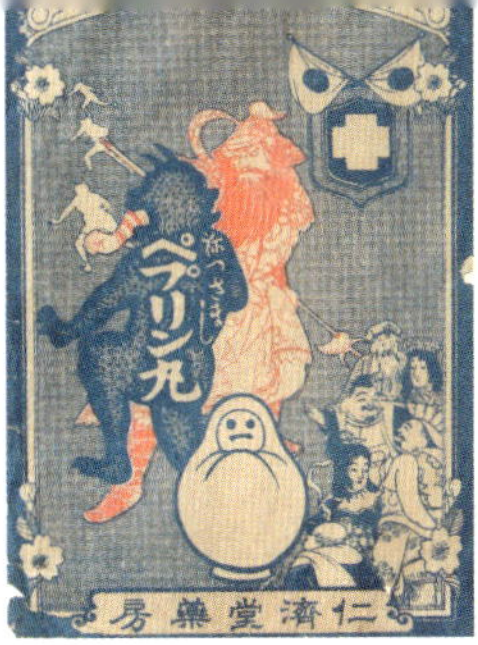

明治後期・大正　仁濟堂薬房

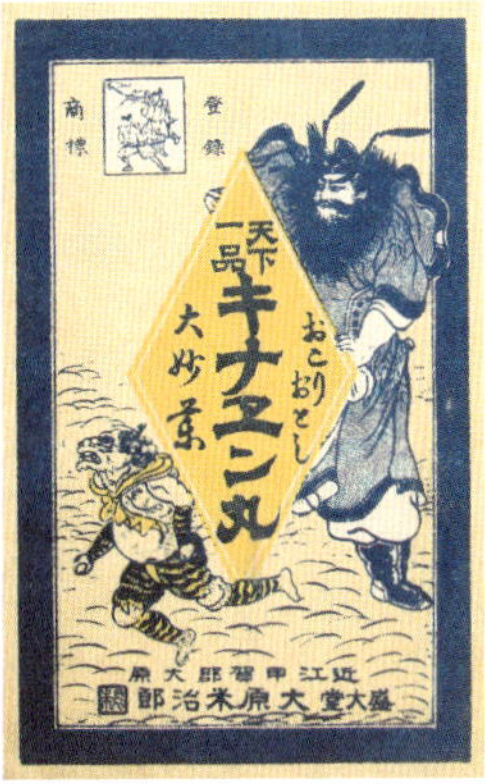

昭和前期　盛大堂　大原米治郎

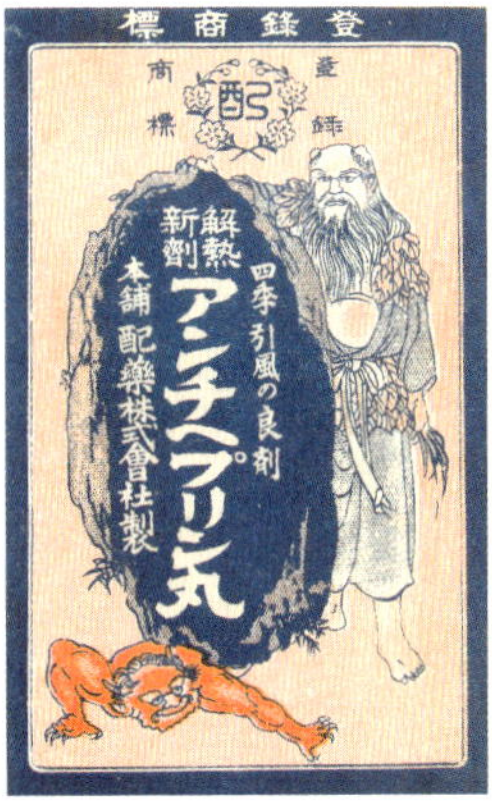

昭和前期　配薬

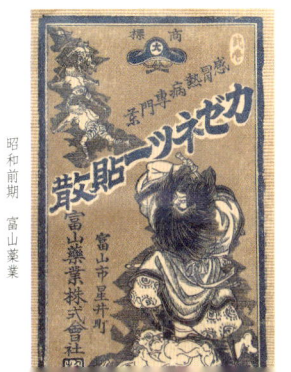

昭和前期　富山薬業

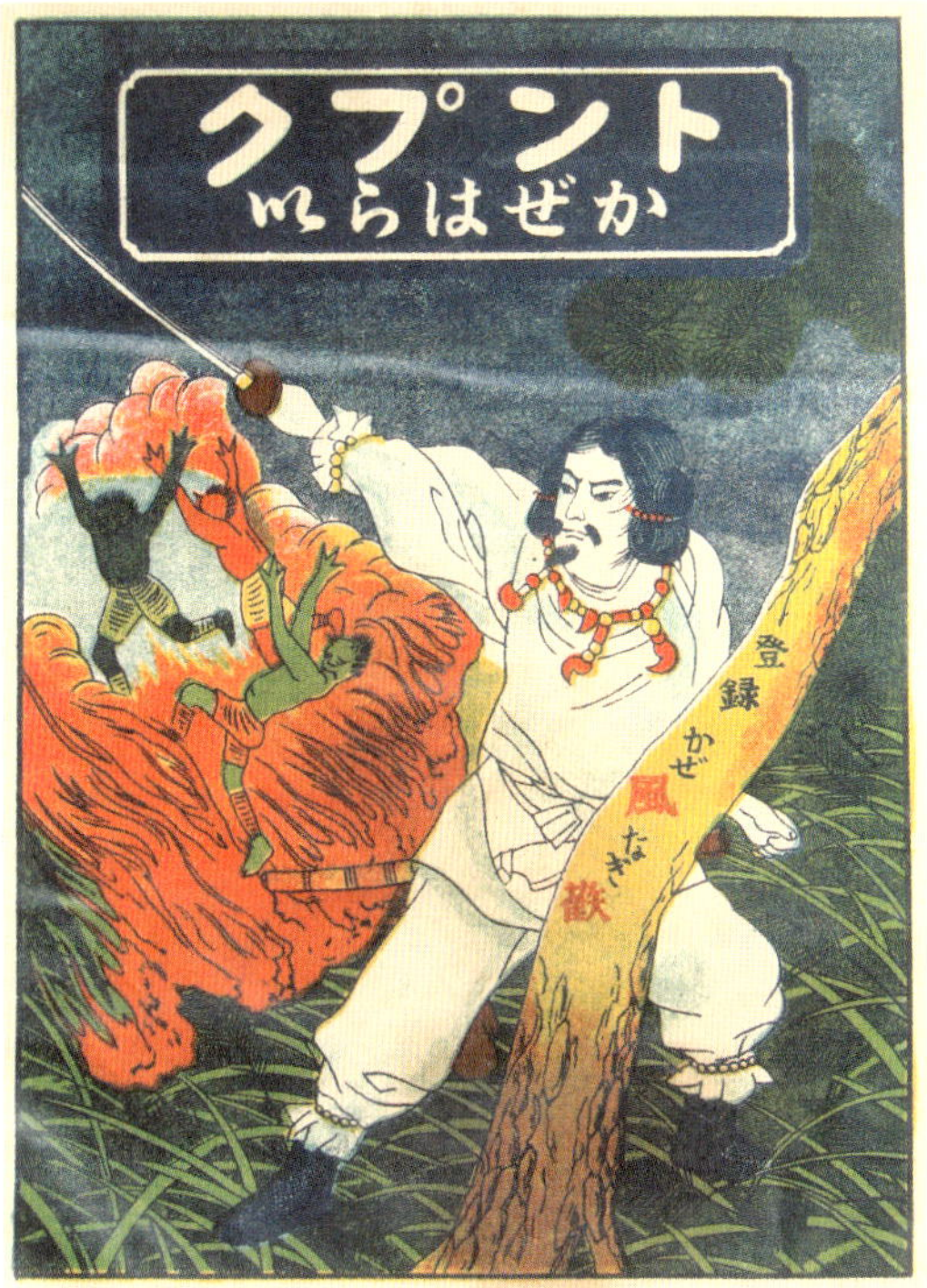

昭和前期　大和製剤

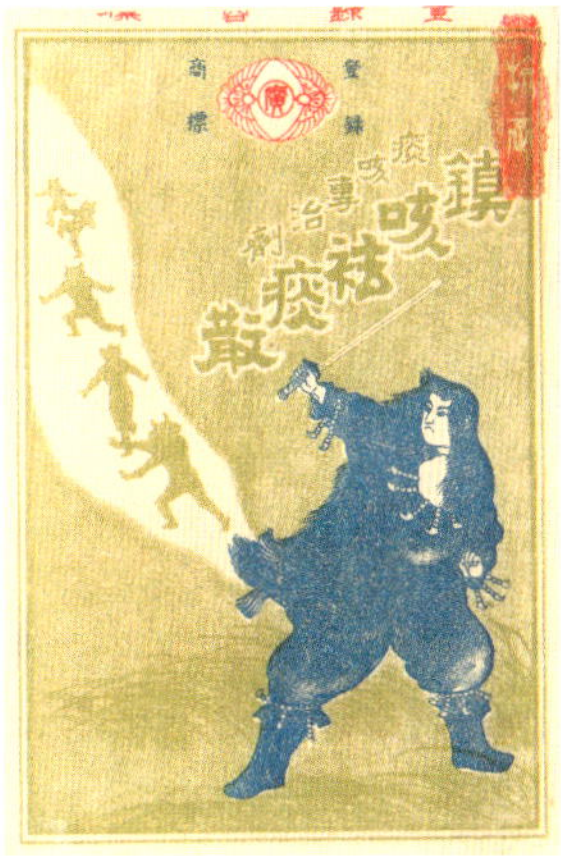

明治後期・大正　廣貫堂

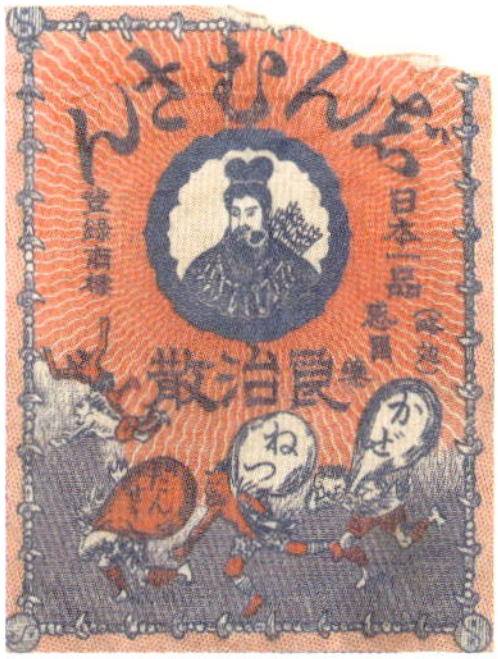

明治後期・大正

風邪薬・邪鬼
12

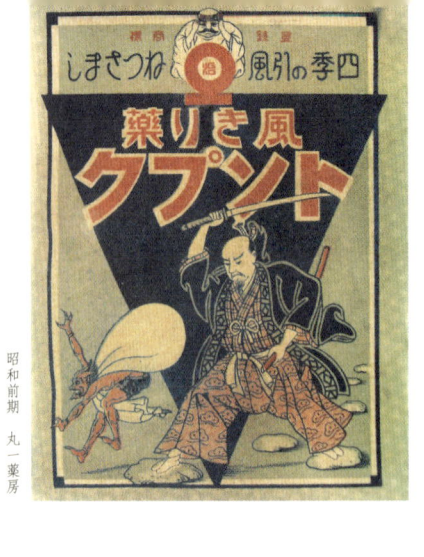

昭和前期　丸一薬房

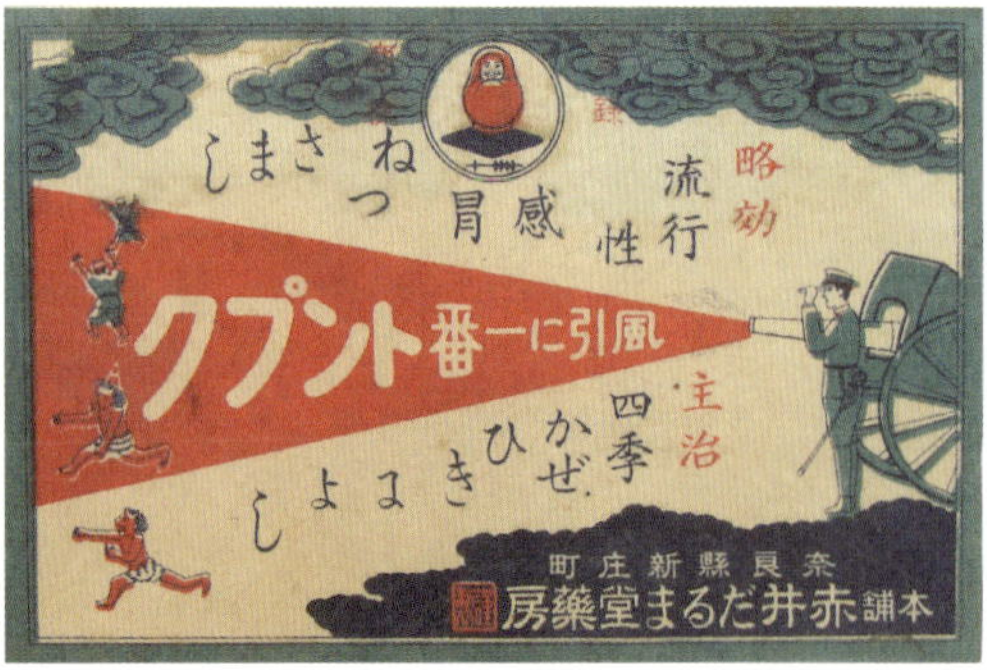

昭和前期　赤井だるま堂薬房

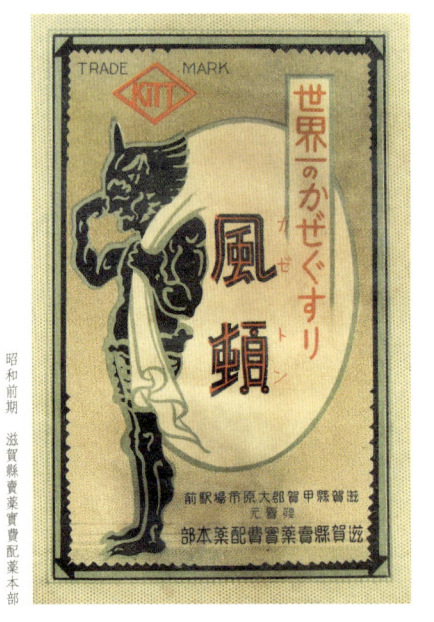

昭和前期　滋賀縣賣薬實費配薬本部

風邪薬・邪鬼
12

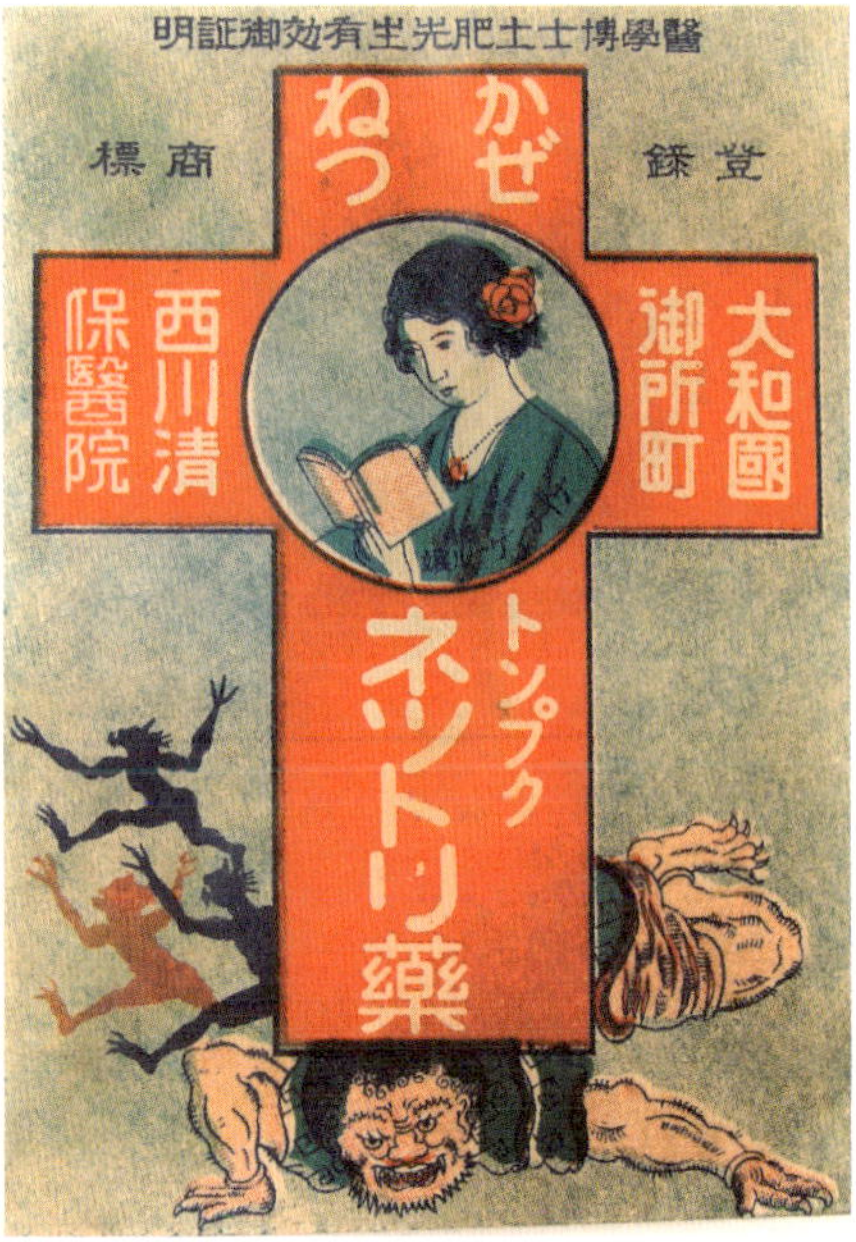

昭和前期　西川清保醫院

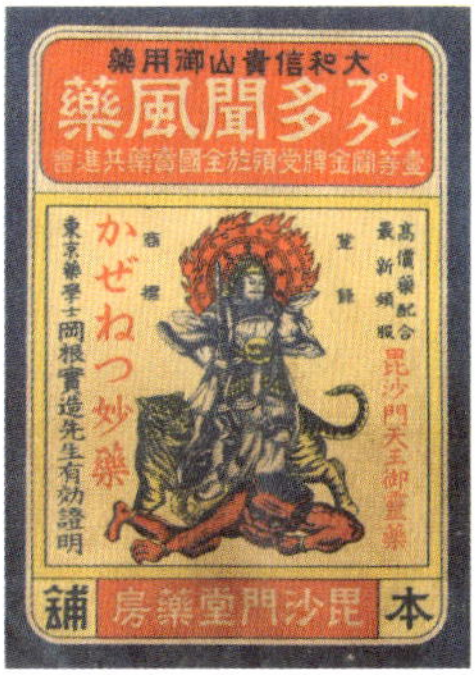

昭和前期　毘沙門堂薬房

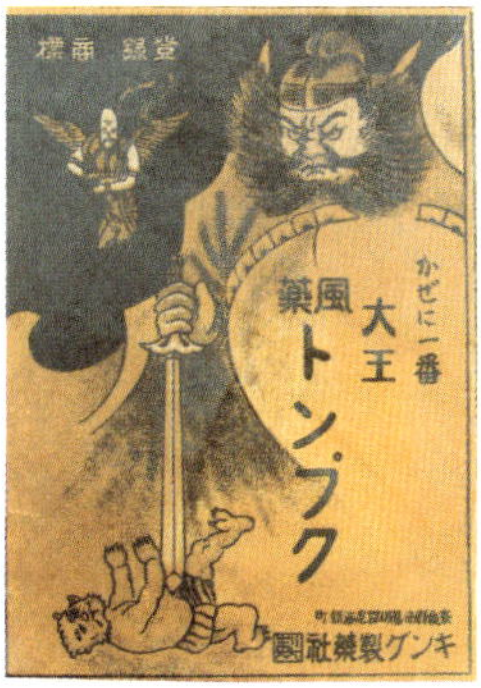

昭和前期　キング製薬社

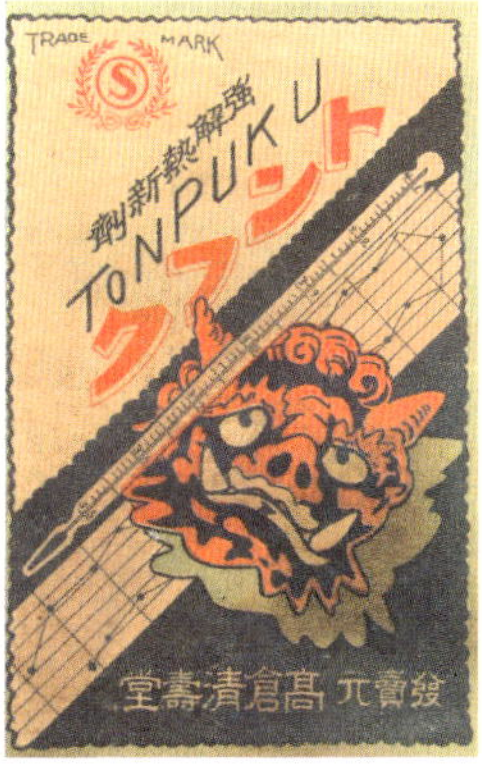

昭和前期　高倉清壽堂

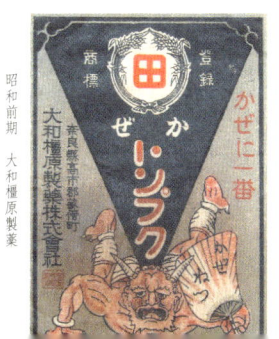

昭和前期　大和橿原製薬

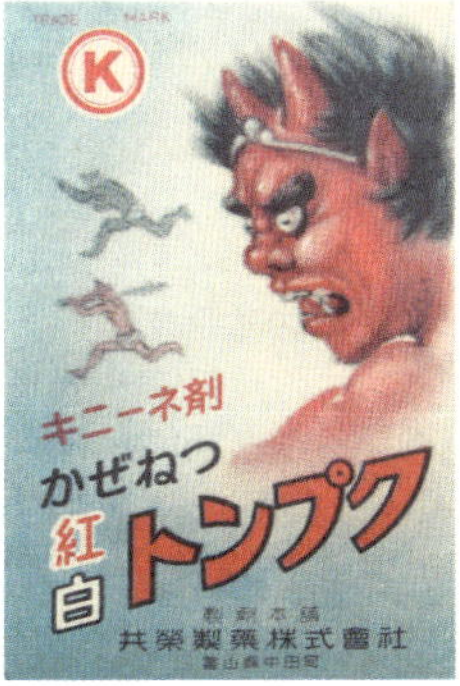

昭和中期　共榮製薬

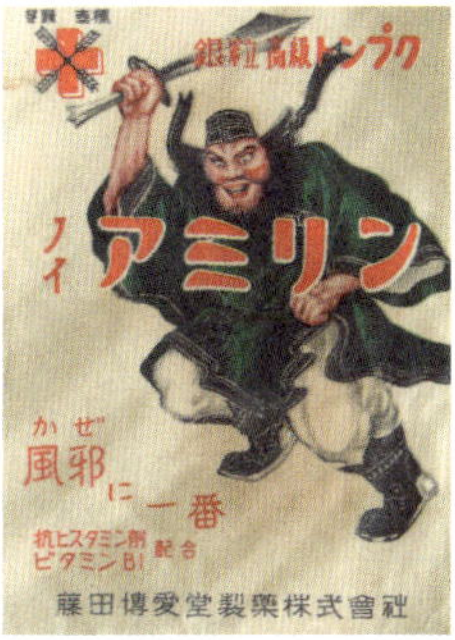

昭和中期　藤田博愛堂製薬

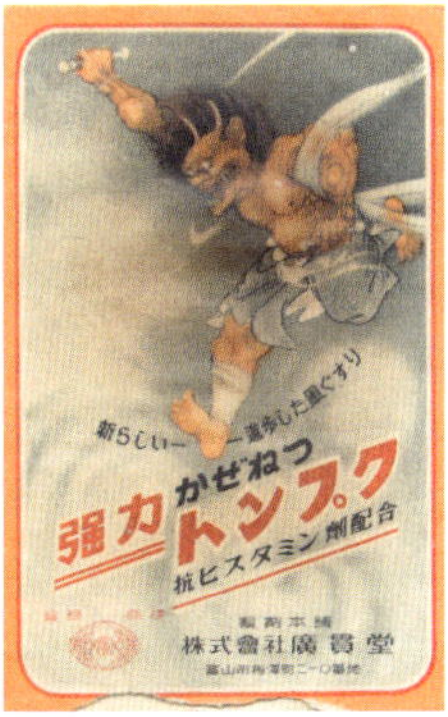

昭和中期　廣貫堂

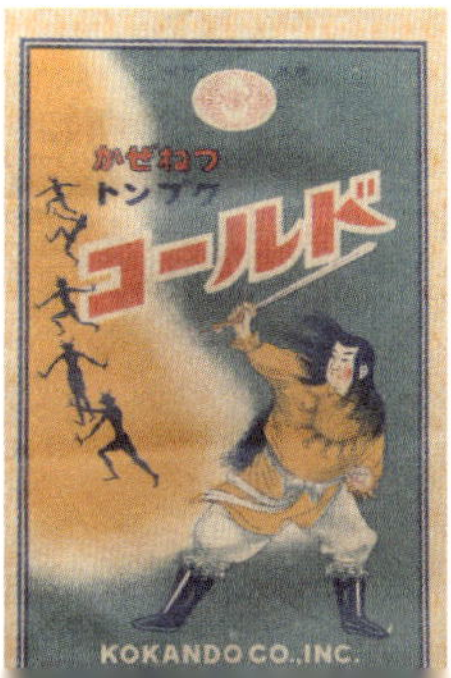

昭和中期　廣貫堂

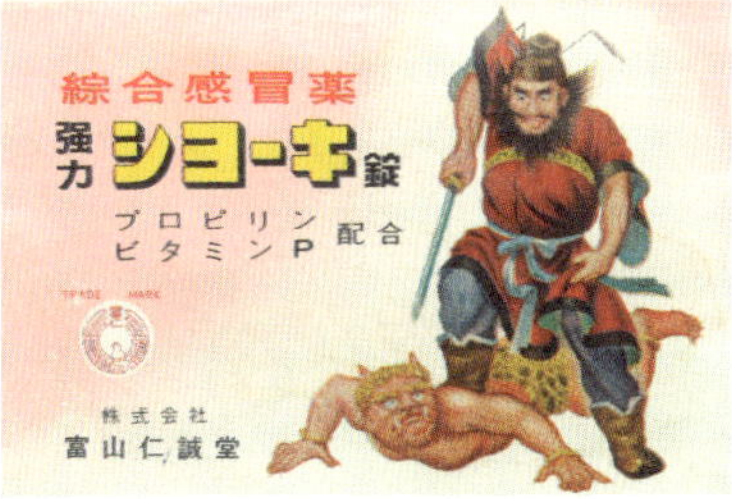

昭和中期　富山仁誠堂

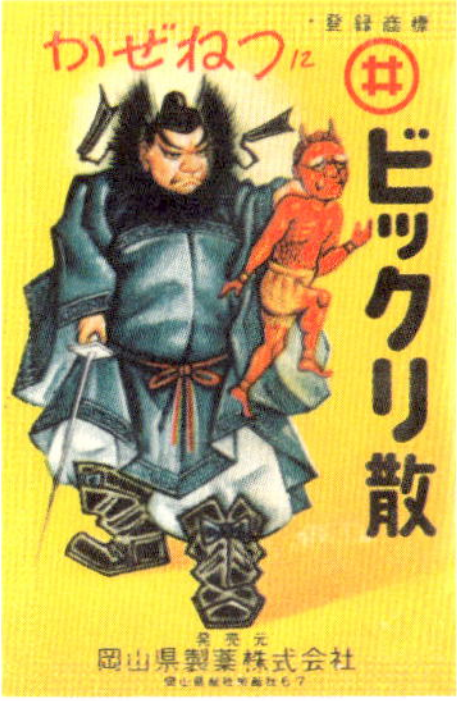

昭和後期　岡山県製薬

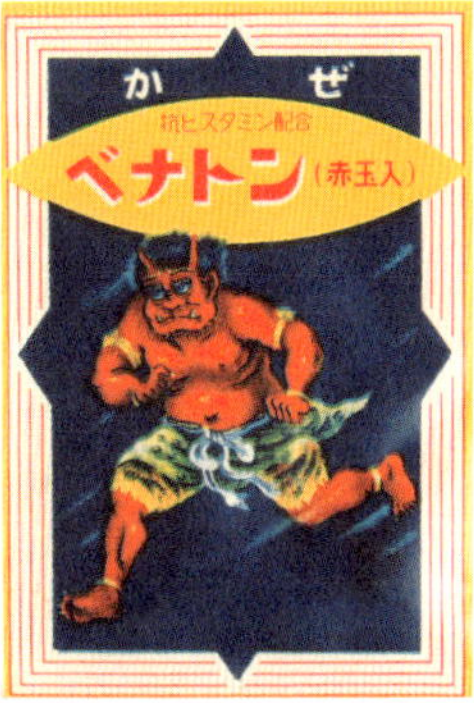

昭和後期

13

Cold Remedy

風邪薬

医者

身近な人が、生死に直面するほどの病に見舞われた時に、患者に対する医師の接し方（あるいは心遣い）を見ていると、本当に難しさを思い知らされます。すがるも恨むも、神がいなければ医師しか頼れない状況の中では、一喜一憂させるその言葉の重みに、医は仁術という言葉を思い出さされます。しかし、医院、病院の施設が今ほど整っていなく、その医師にかかる機会さえ少ない時代、当然の事として配置薬に頼るしかありません。医師に対する信頼は高いので、明治頃の袋には、〇〇大医や〇〇博士、あるいは〇〇軍医先生が処方したという風に表示して、その薬の信憑性を上げるのに効果があったようです。病床の中では、薬袋に偉そうな医師の名前が書かれているだけで、すがりたい気持ちになったのでしょう。大正頃より医者そのもののイラストが登場するようになります。それらは威厳高く、実験器具に囲まれて何やら難しい研究をしているような状況が描かれています。ここでこれらの説明が何もあるわけではないけれど、何か大きな科学的根拠に裏付けされている薬のように見えてしまいます。言葉を超えた視覚コミュニケーションの効果がここにもあります。それにつけても、次々ページ下のイラストは、当時の医師と患者の立ち位置を象徴していて、今の広告としては信じがたい光景です。今にしてみれば、医師の何と上から目線の態度なのか。薬を提供する側としてこの表現はいかがなものかと、驚きを超えてむしろ滑稽ですらあります。

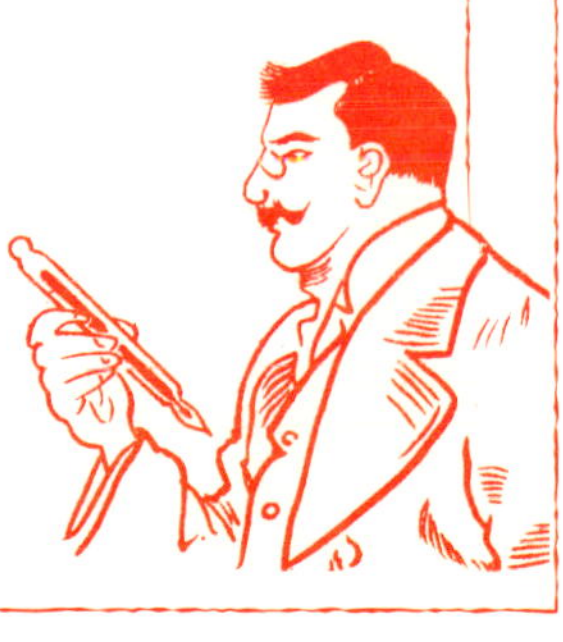

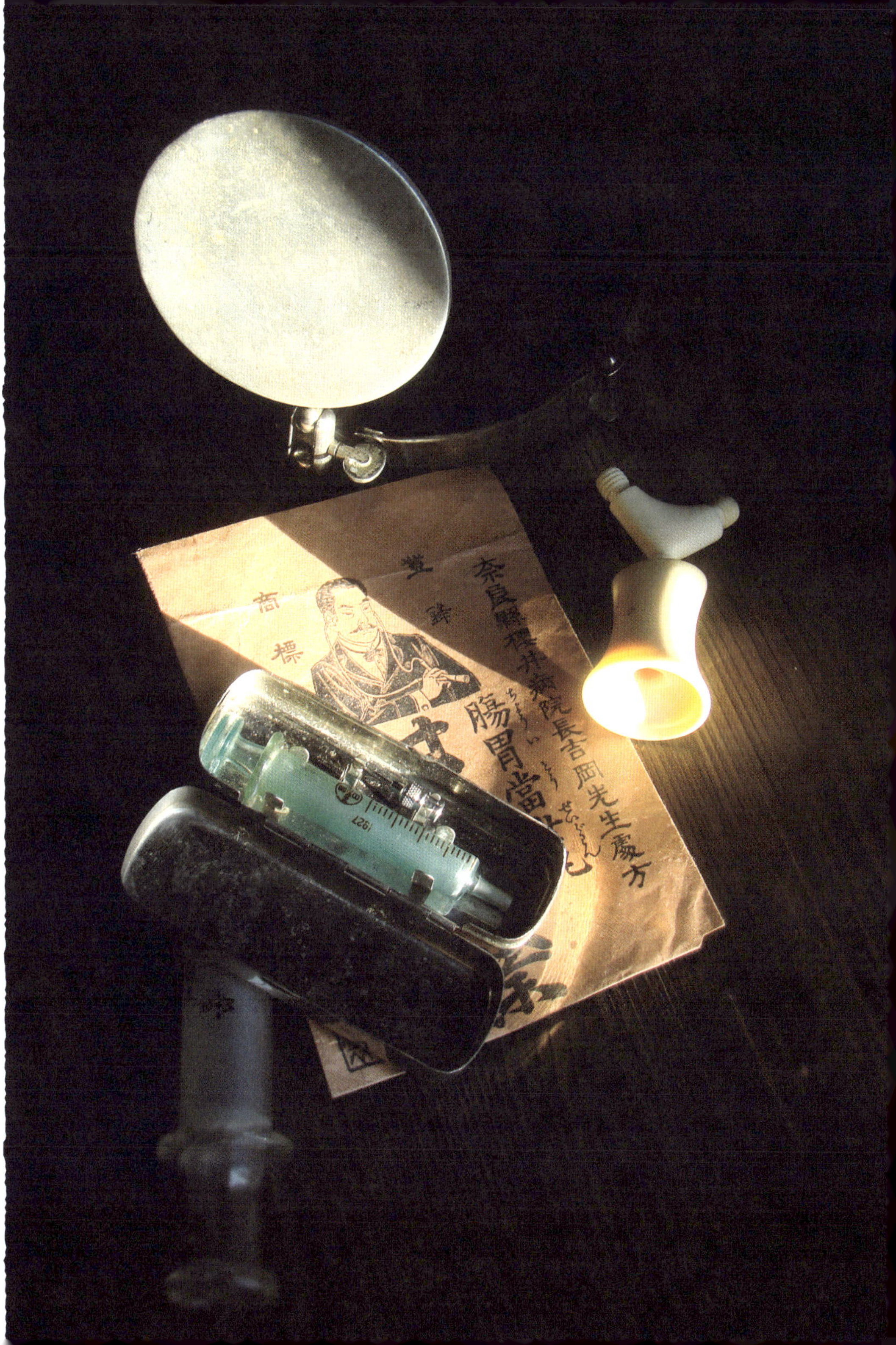
奈良縣櫻井病院長吉岡先生處方
登録
商標
腸胃當

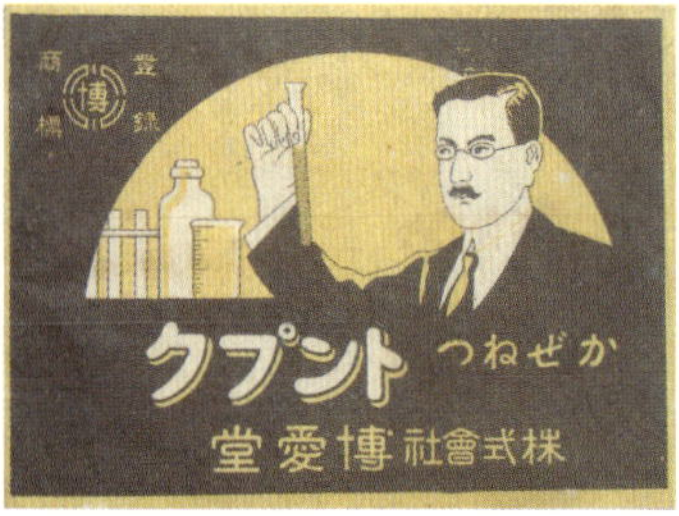

昭和前期　博愛堂

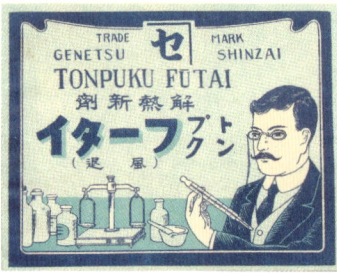

昭和前期　佐伯一郎

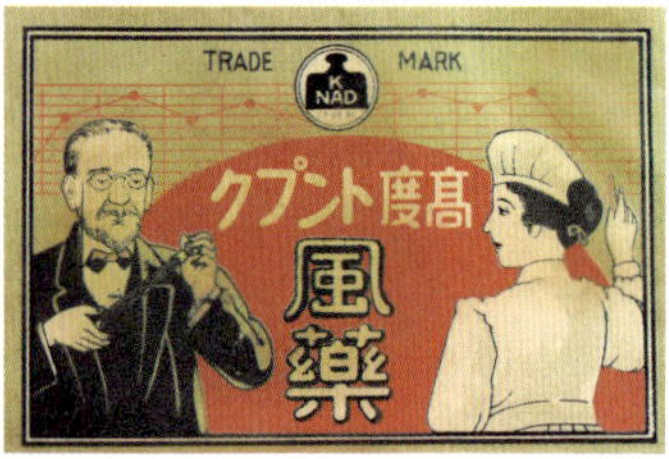

昭和前期　中田製薬

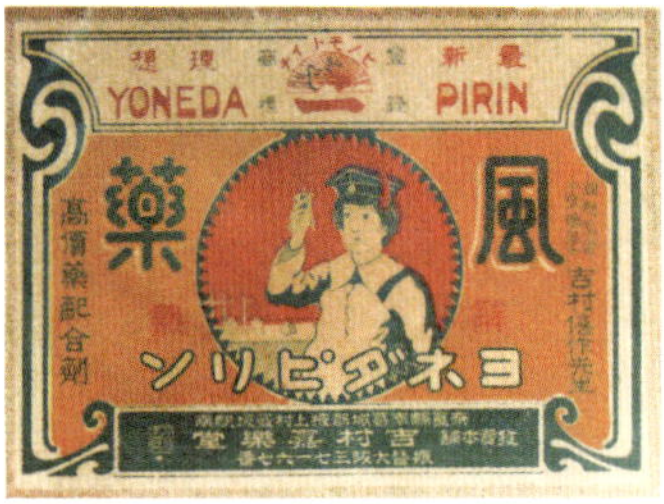

昭和前期　吉村嘉楽堂

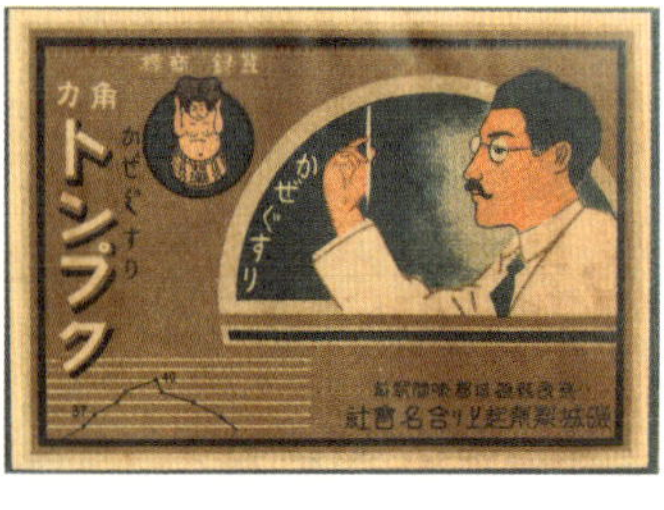

昭和前期　磯城製剤起上り

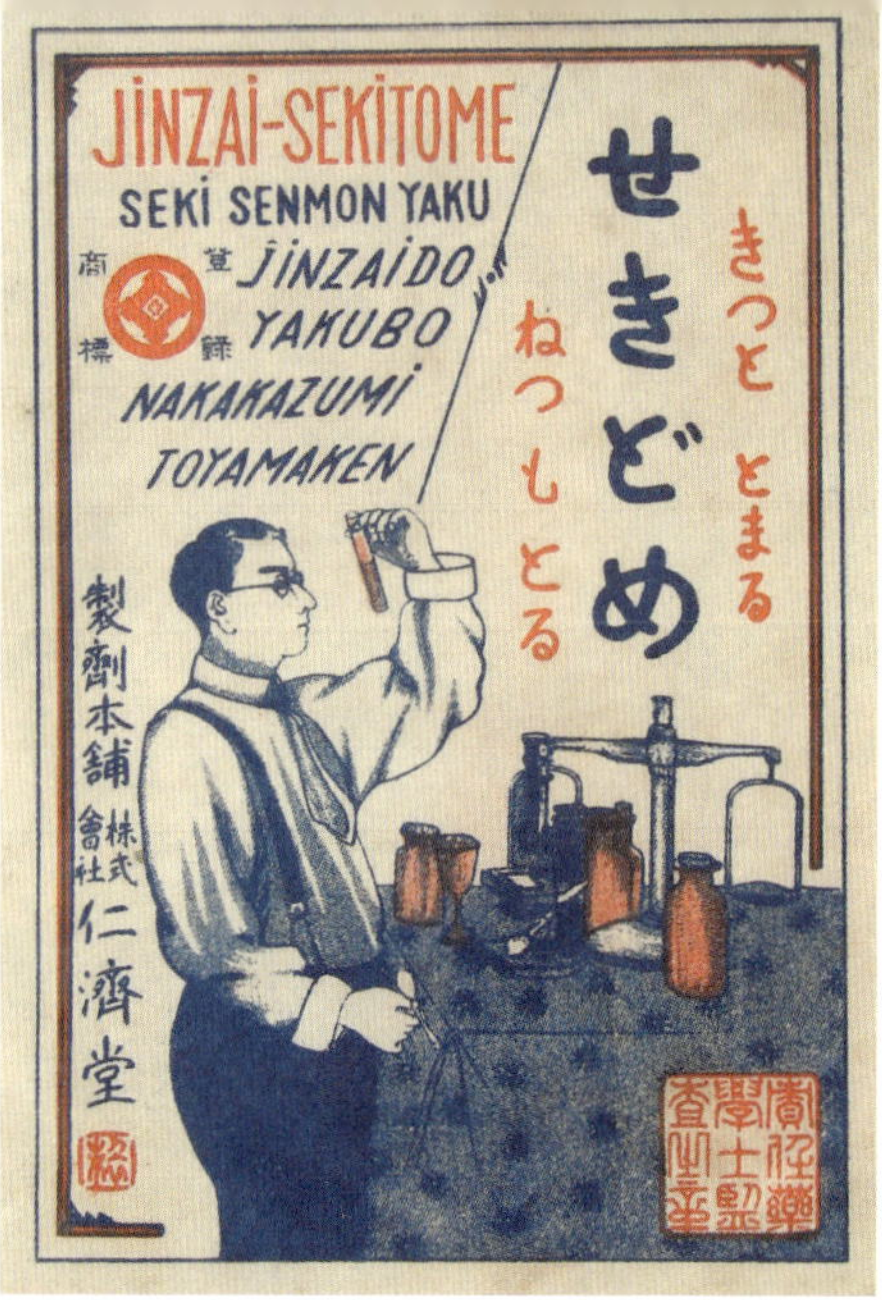

昭和前期　仁濟堂

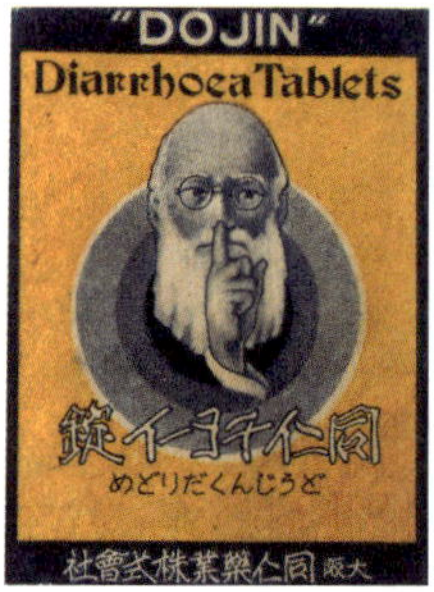

昭和前期　同仁薬業

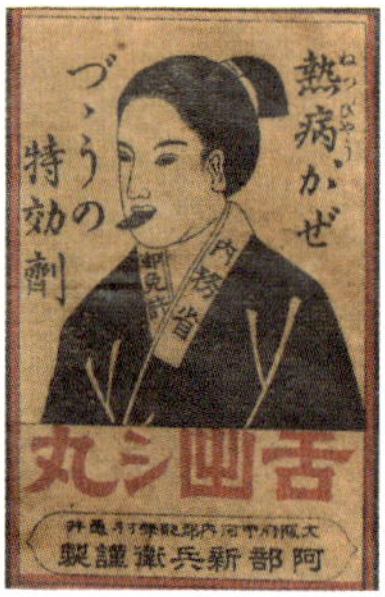

明治後期・大正　阿部新兵衛

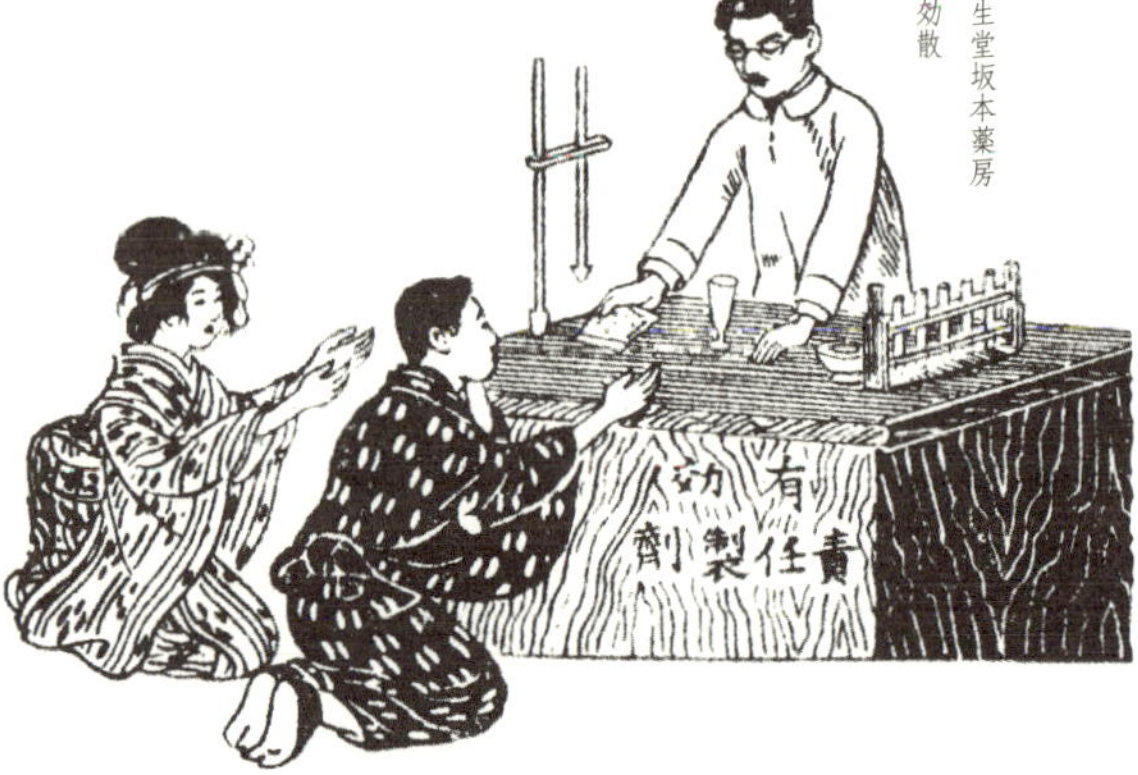

快生堂坂本薬房
脳効散

風邪薬・医者
13

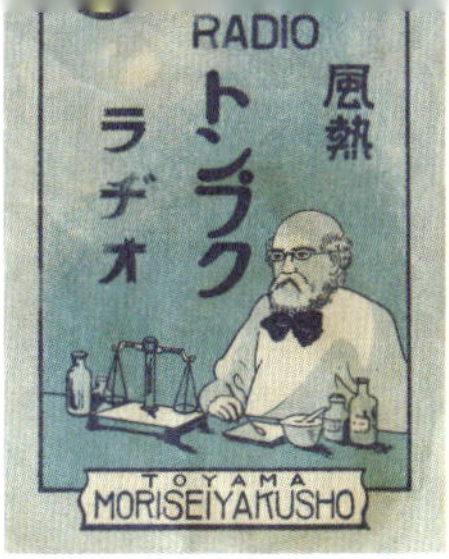

昭和前期　森製薬所

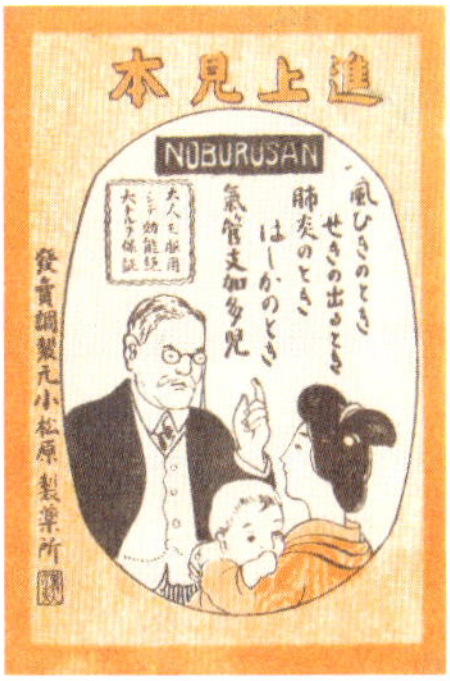

昭和前期　小松原製薬所

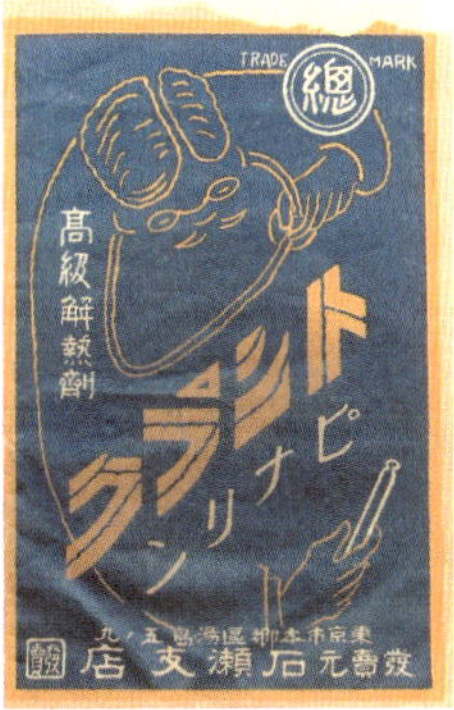

昭和前期　石瀬支店

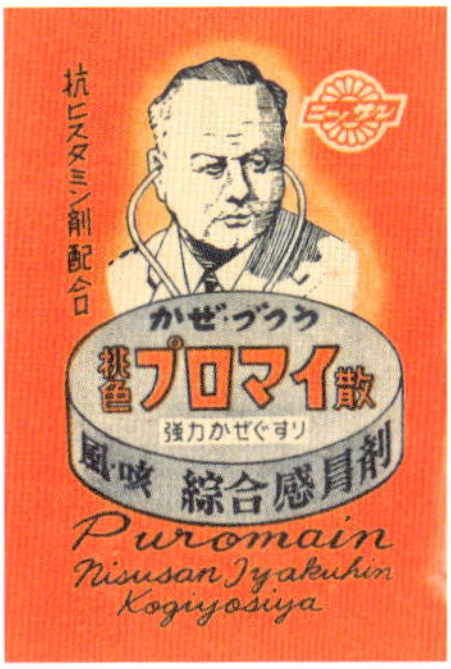

昭和中期　日参薬品工業

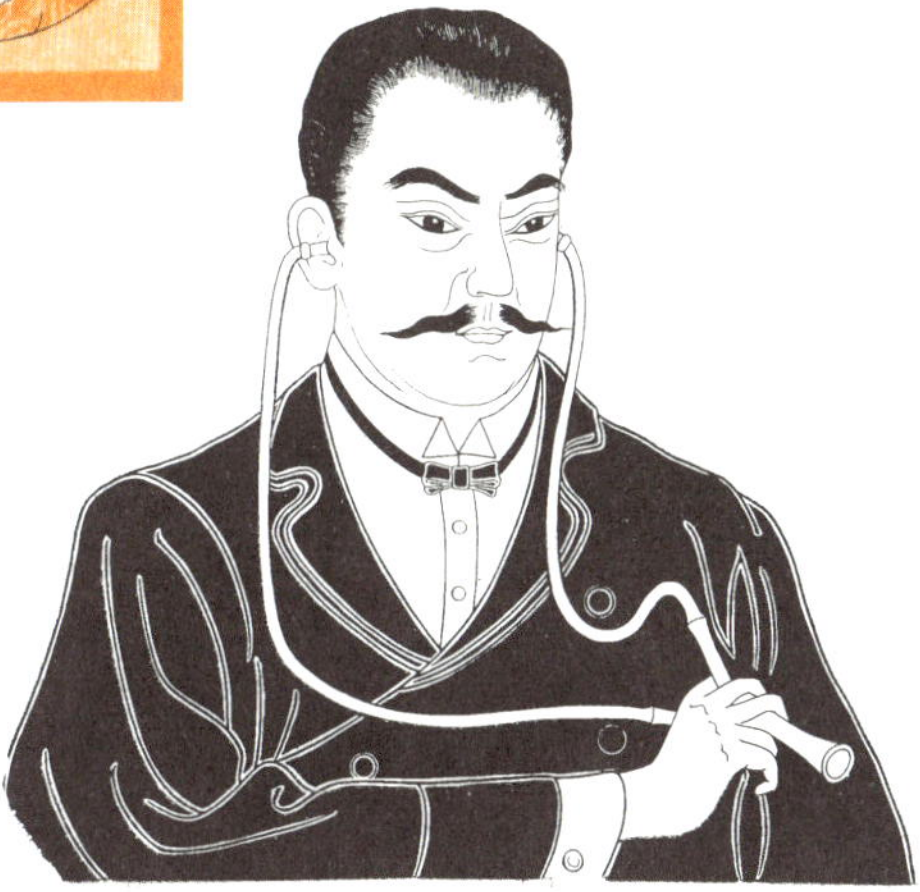

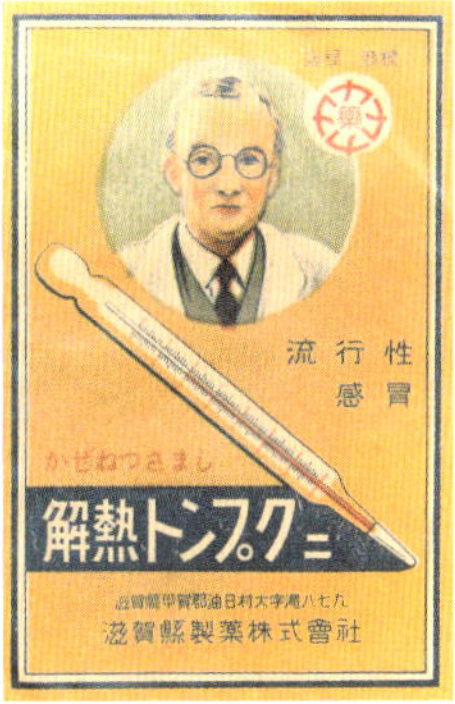

昭和中期　滋賀縣製薬

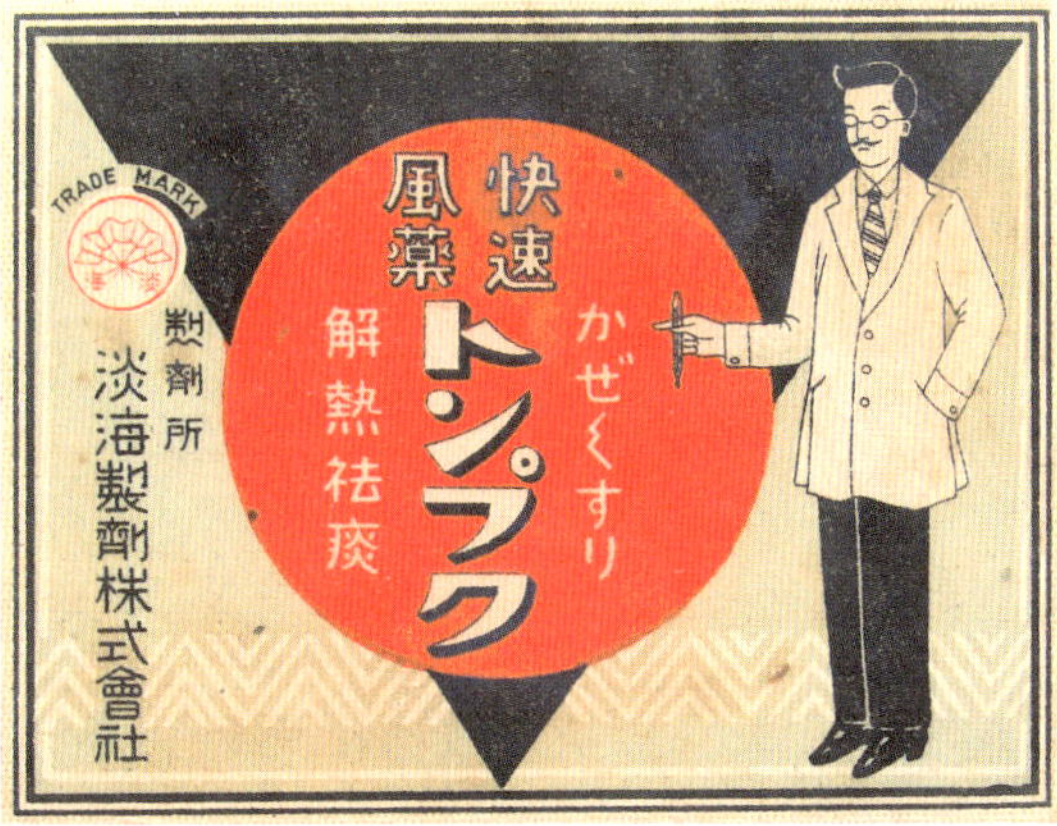

昭和前期　淡海製劑

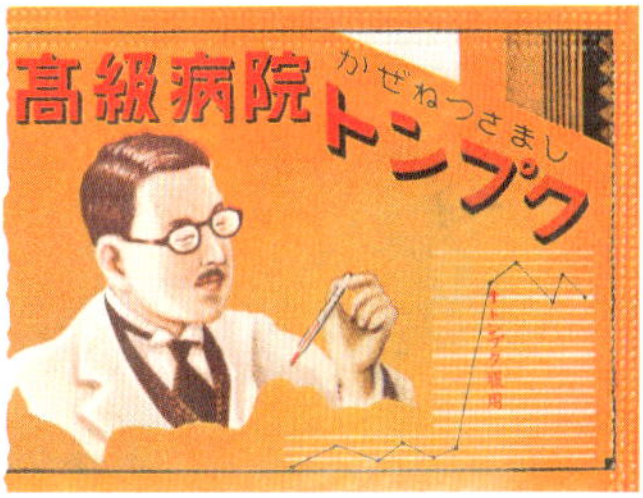

昭和後期　日本医薬品製造

14

Cold Remedy

風邪薬

看護婦

病院で心細く気弱になっている時の、看護婦さんのあの献身的な優しさには、「白衣の天使」と呼ばれることが決して誇張した言葉でないことは、私も身を持って実感しています。ただ彼女らは、そう呼ばれることは不本意であるという話を聞いた事があるので、憧ればかりの軽卒な発言をお詫びしないといけません。現在では看護師と言いますが、本書掲載物の時代から考慮して、ここではあえて旧名で呼ばせてもらいます。売薬の袋では昭和初期頃、それまで多かった医学者の絵が姿を消し、変わって看護婦さんが多く登場するようになっています。この時代の配置薬処置と言うのは、さほど深刻でない病気への対処になってきており、医者に対する信頼性より、看護婦さんの優しさに縋りたい気持ちの方が勝ってきたのでしょう。明治時代の古い薬袋の絵では、16弁の菊花をかたどったと言うコックさんのような帽子を冠り、肩の上がったドレスのような白衣を着ています。当時この職業は先端的であったので、このコスチューム自体もファッションとしての憧れがあったようです。次々ページの絵はがきの黒いコスチュームも、実際に使われていたものではなく、イメージとしてのファッション写真でしょう。現代の看護婦さんのシンボル、ナースキャップはナイチンゲールに始まると言われていますが、日本では、昭和戦前頃からの普及です。この看護婦の象徴でもあるナースキャップも、昨今は衛生面や活動性のため、各所で廃止に追い込まれる運命にあるようです。あの白衣もパンツタイプになったり、何だか天使から羽根をもぎ取られたようで寂しい気がします。

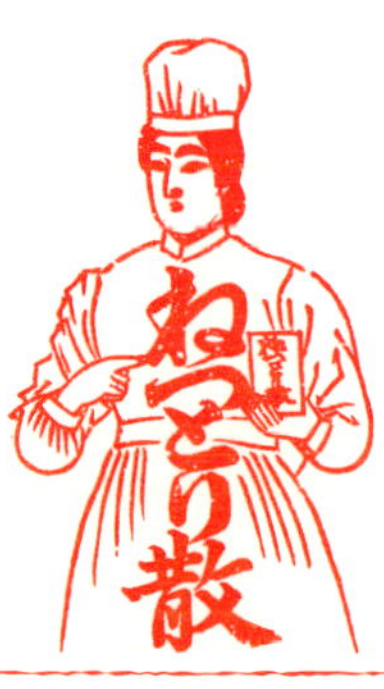

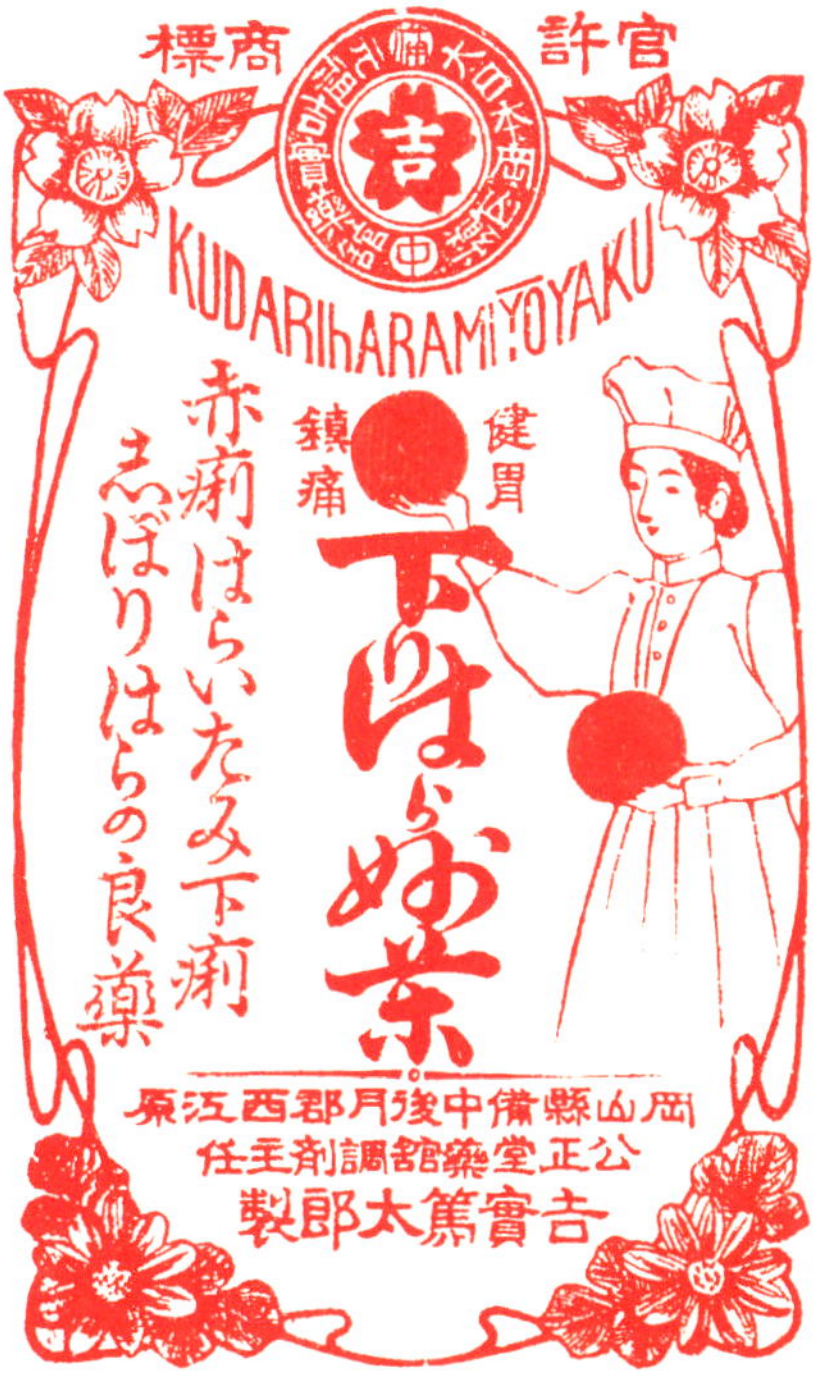
官許商標
吉
KUDARIhARAMI:TOYAKU
健胃
鎮痛
下りはらみ茶
赤痢はらいたみ下痢
しぼりはらの良薬
岡山縣備中後月郡西江原
公正堂藥舘調剤主任
吉實篤太郎製

明治後期・大正　吉實篤太郎

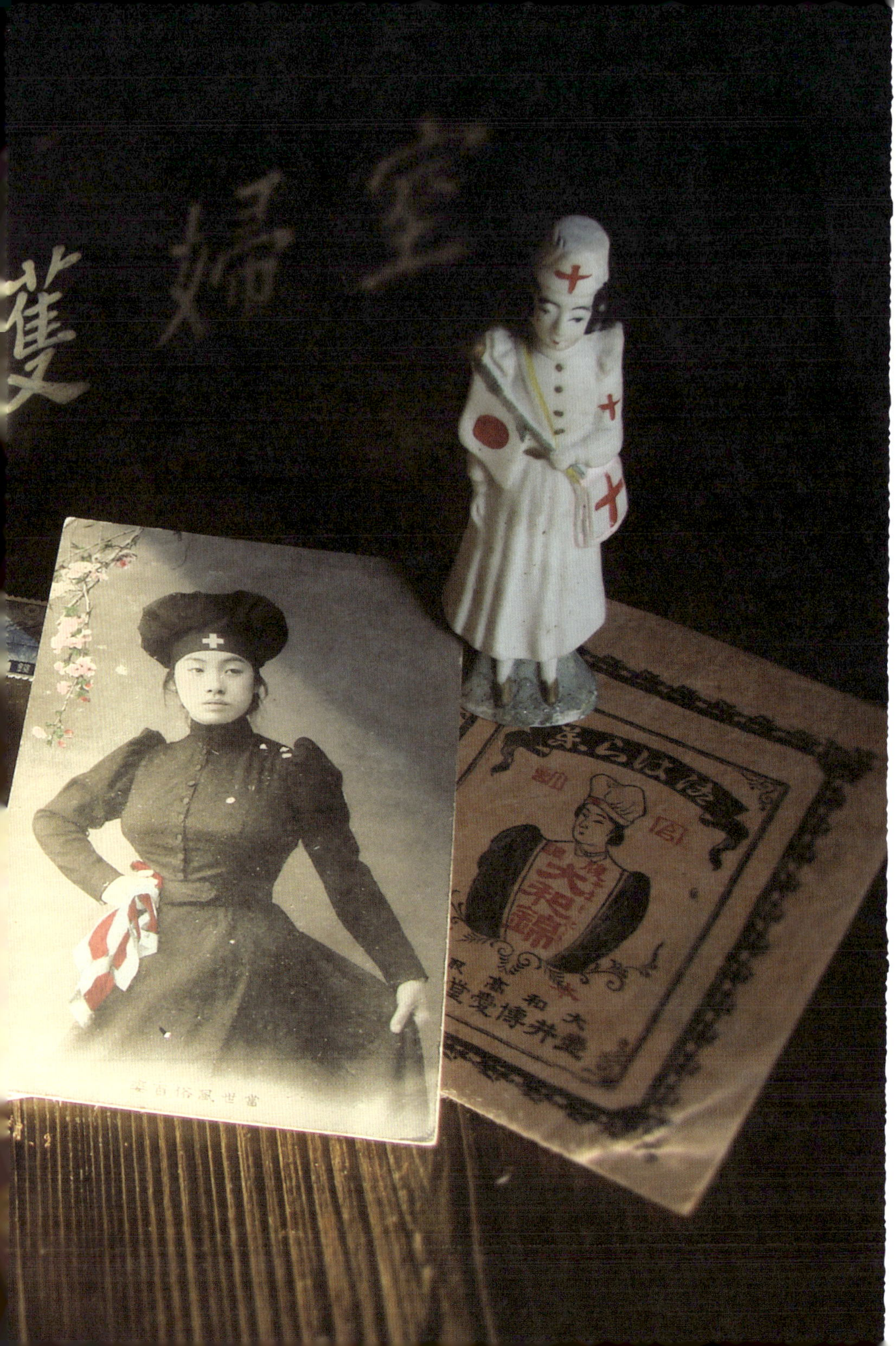

當世風俗百姿
大和錦

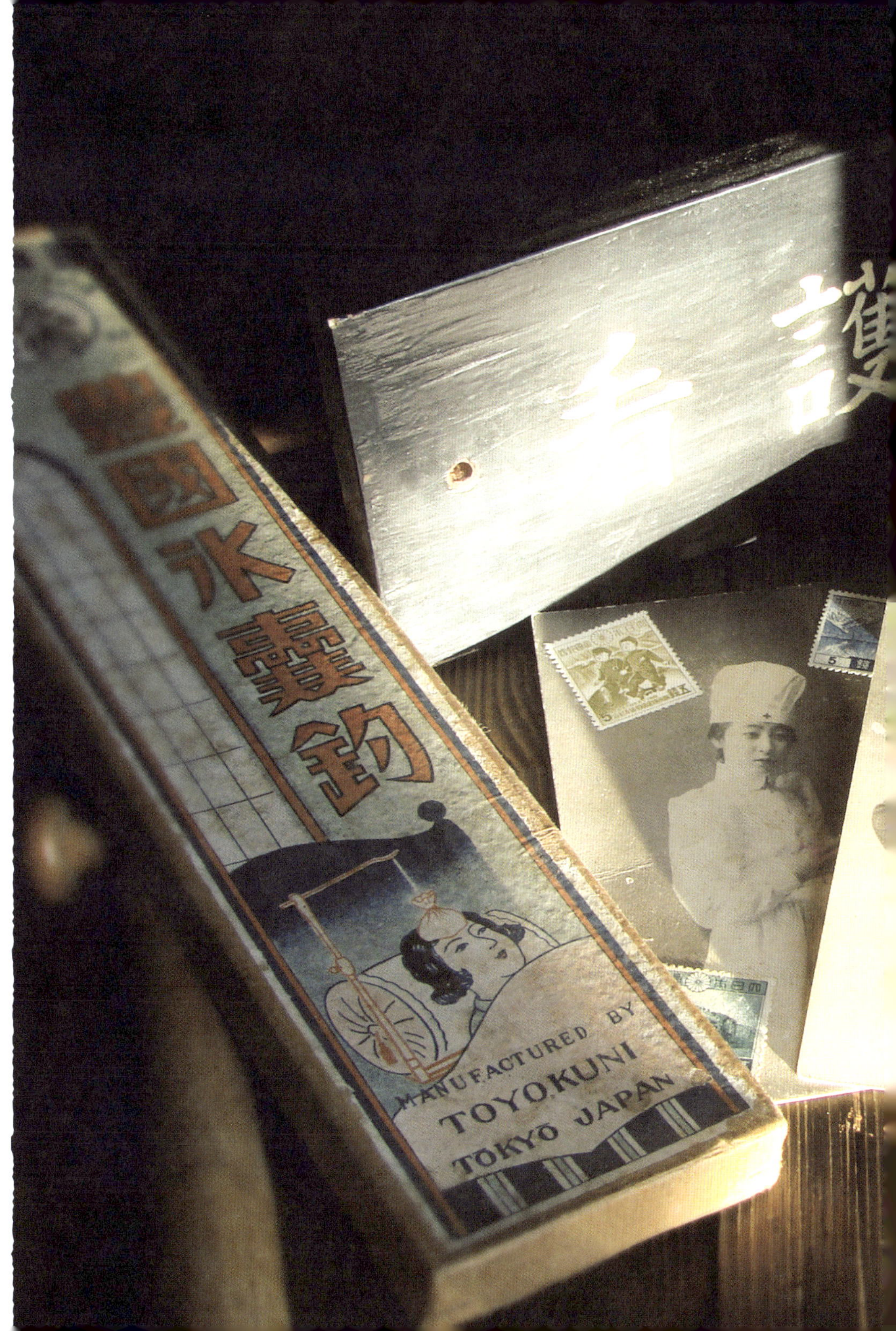

氷嚢釣
MANUFACTURED BY
TOYOKUNI
TŌKYŌ JAPAN

風邪薬・看護婦 14

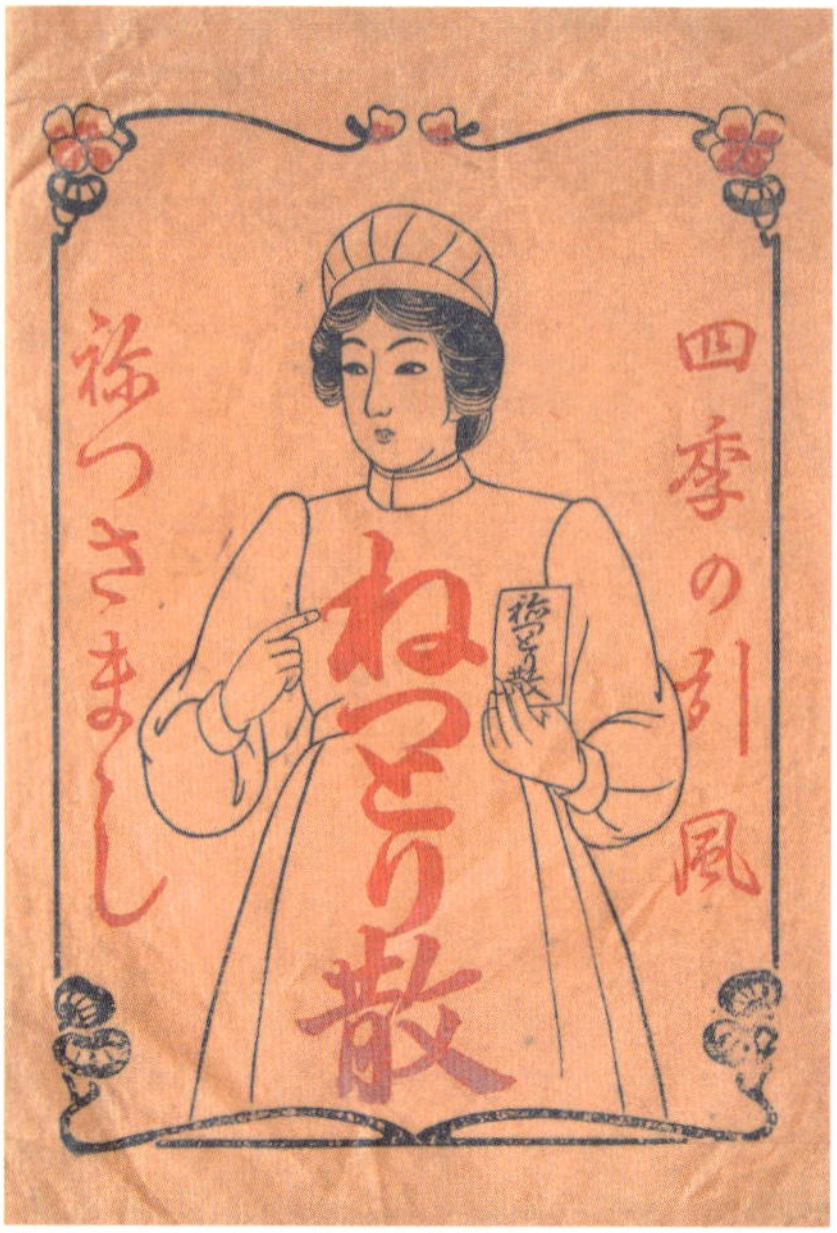

明治後期・大正

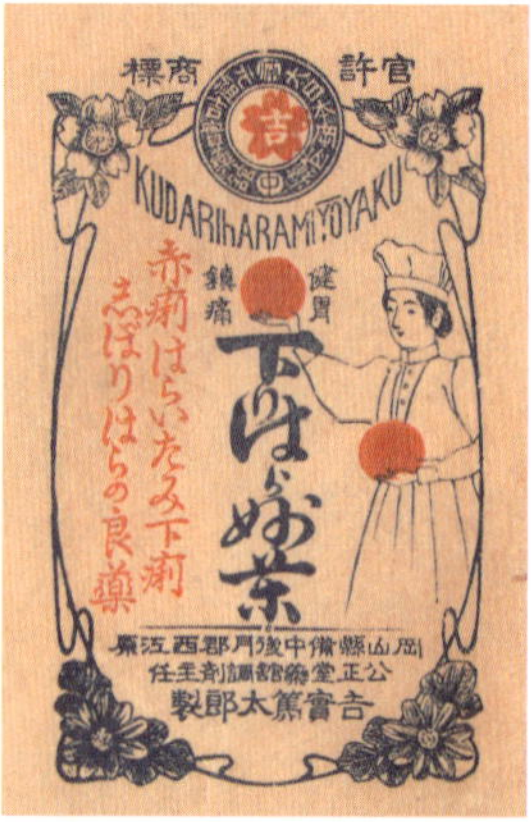

明治後期・大正　吉實篤太郎

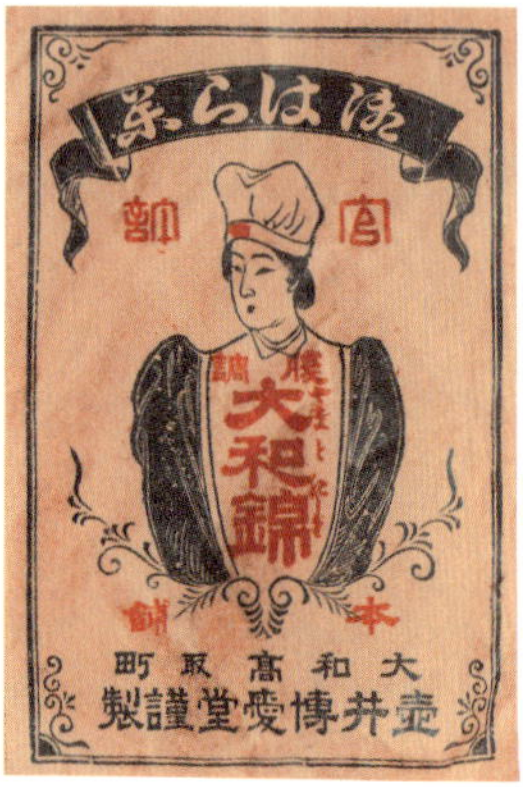

明治後期・大正　壷井博愛堂

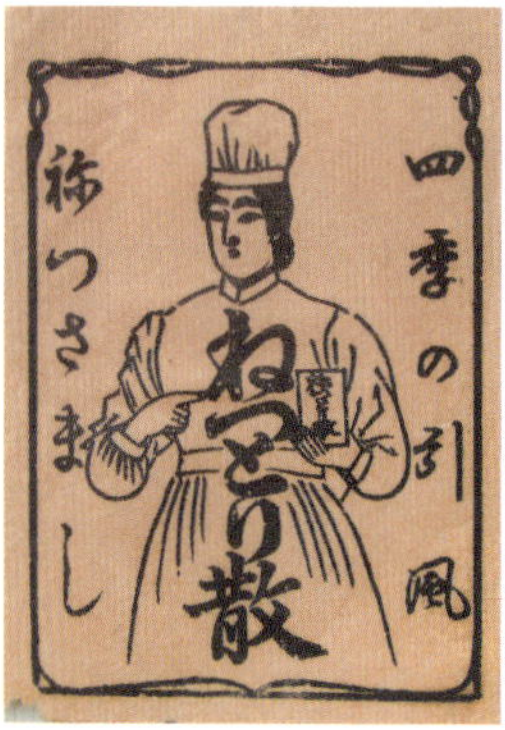

明治後期・大正

昭和前期　森川養命堂

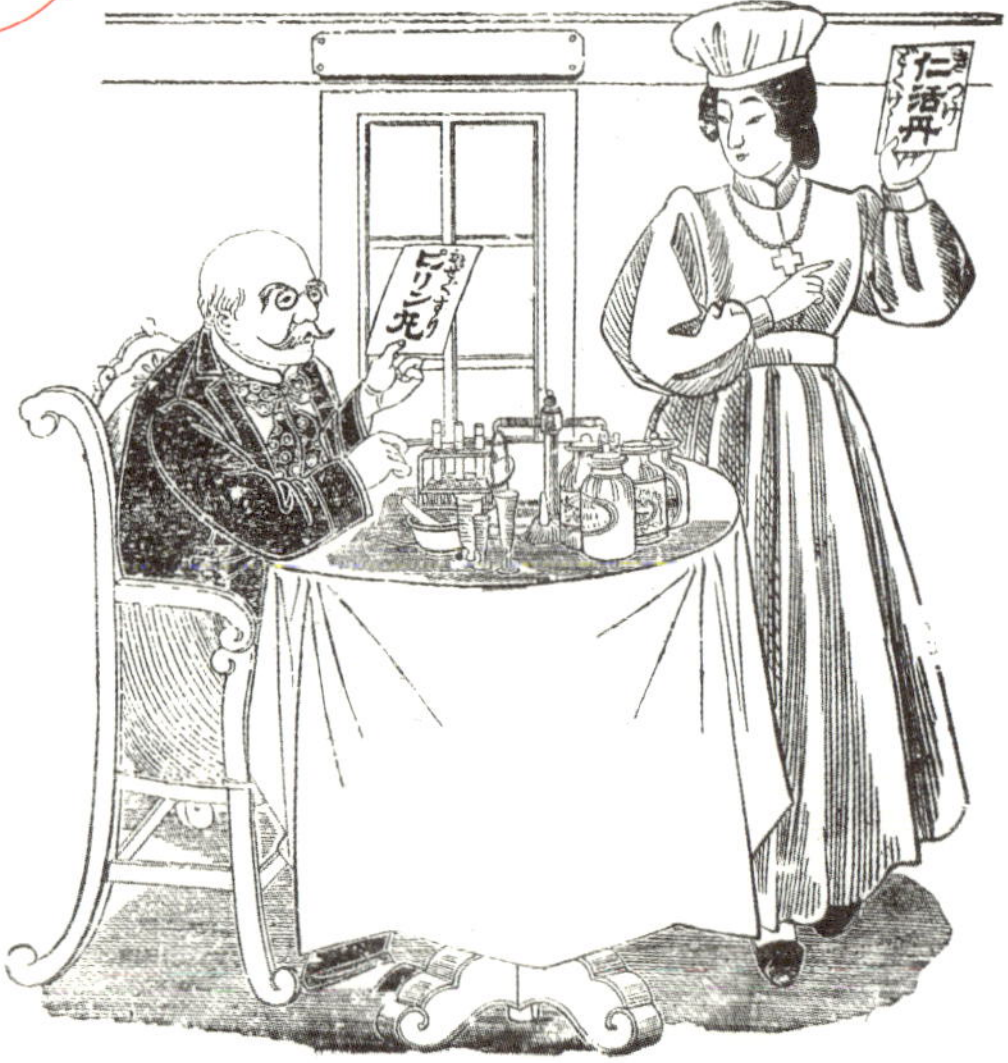

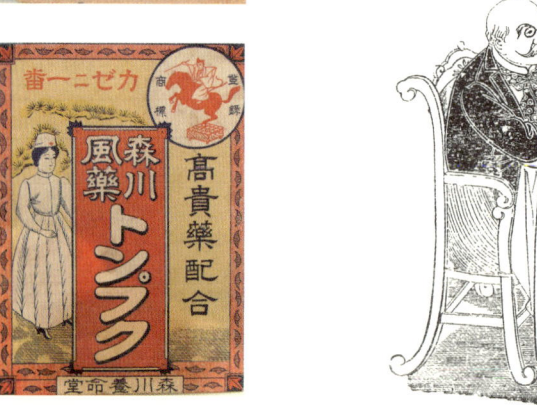

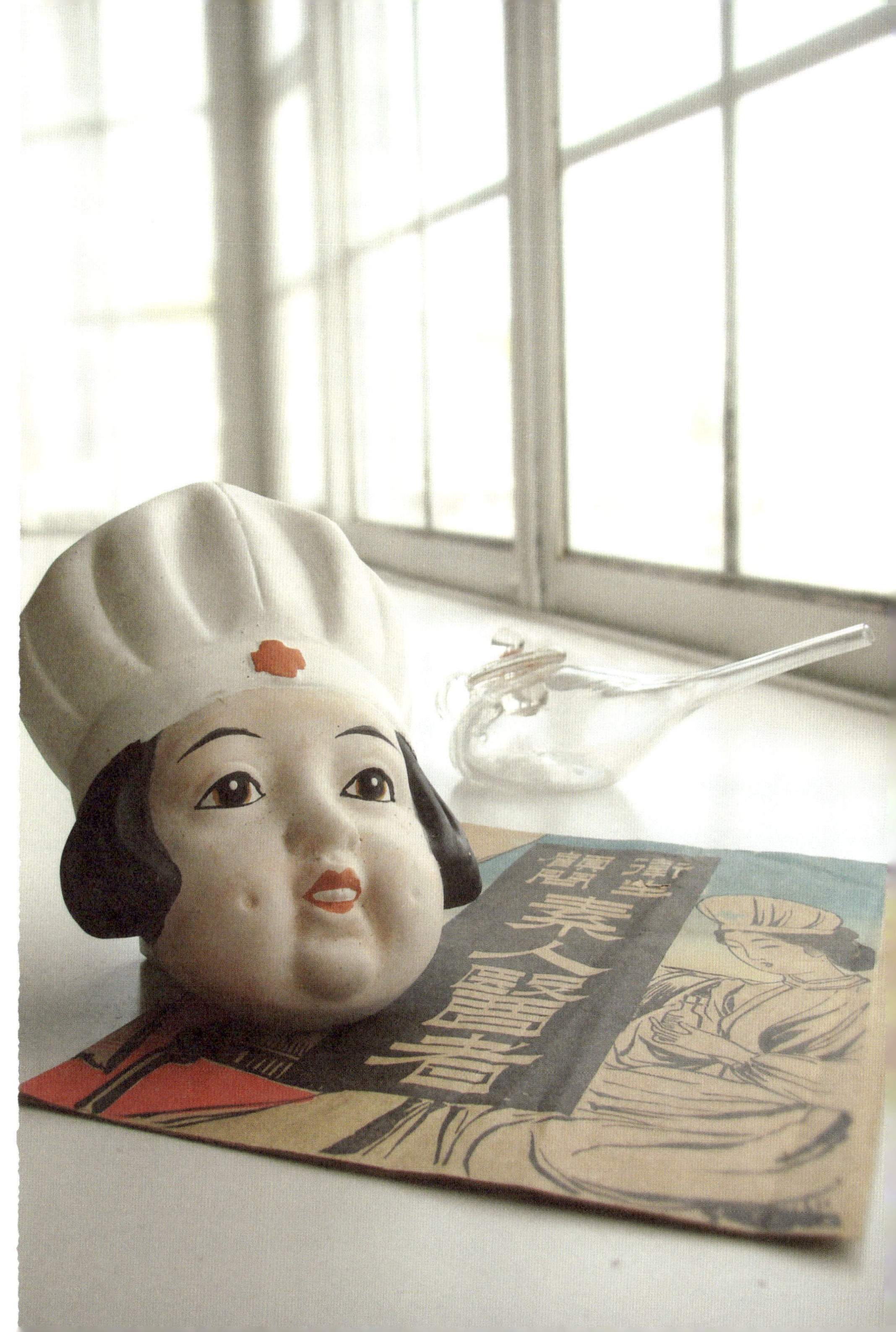
衛生顧問
素人醫者

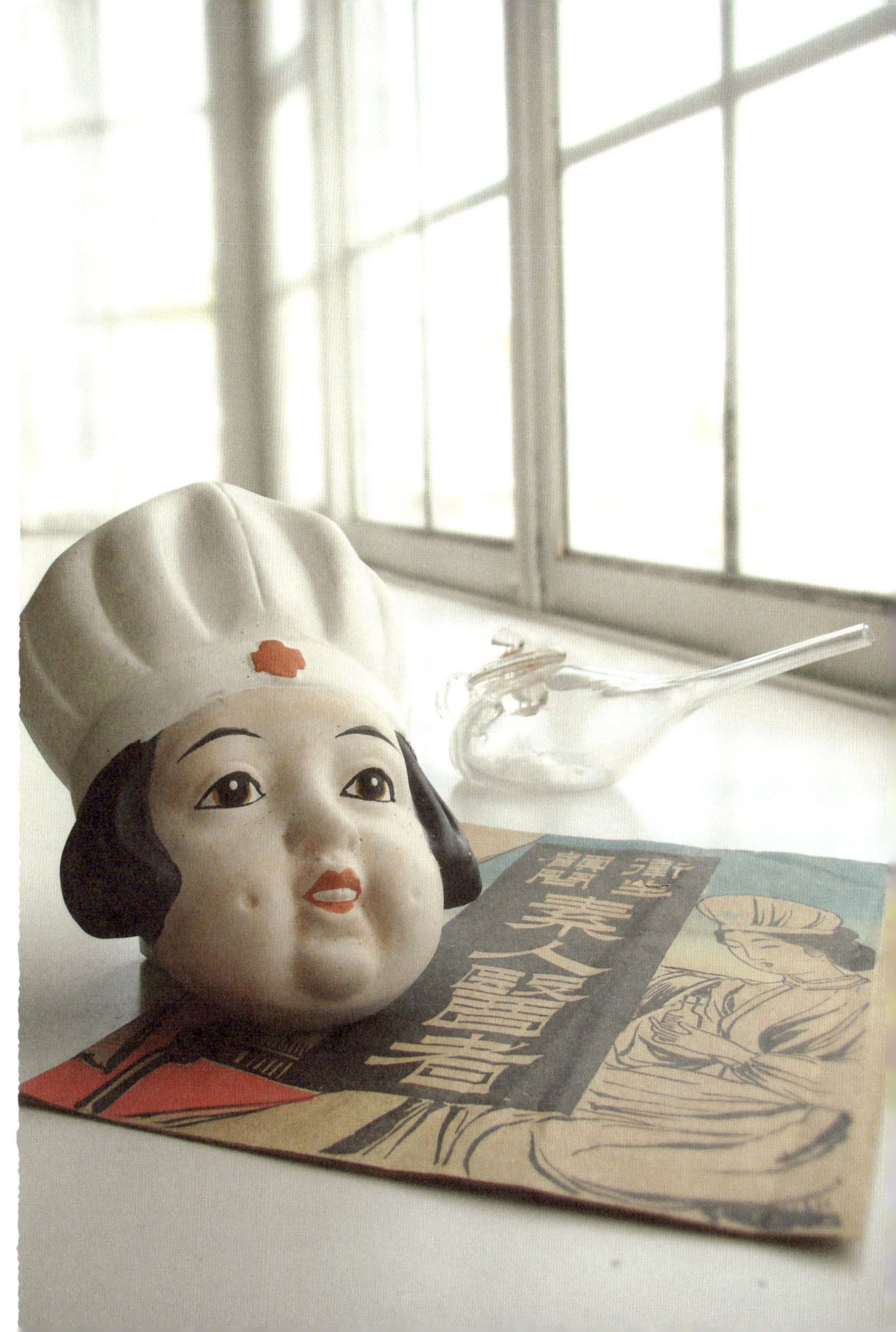

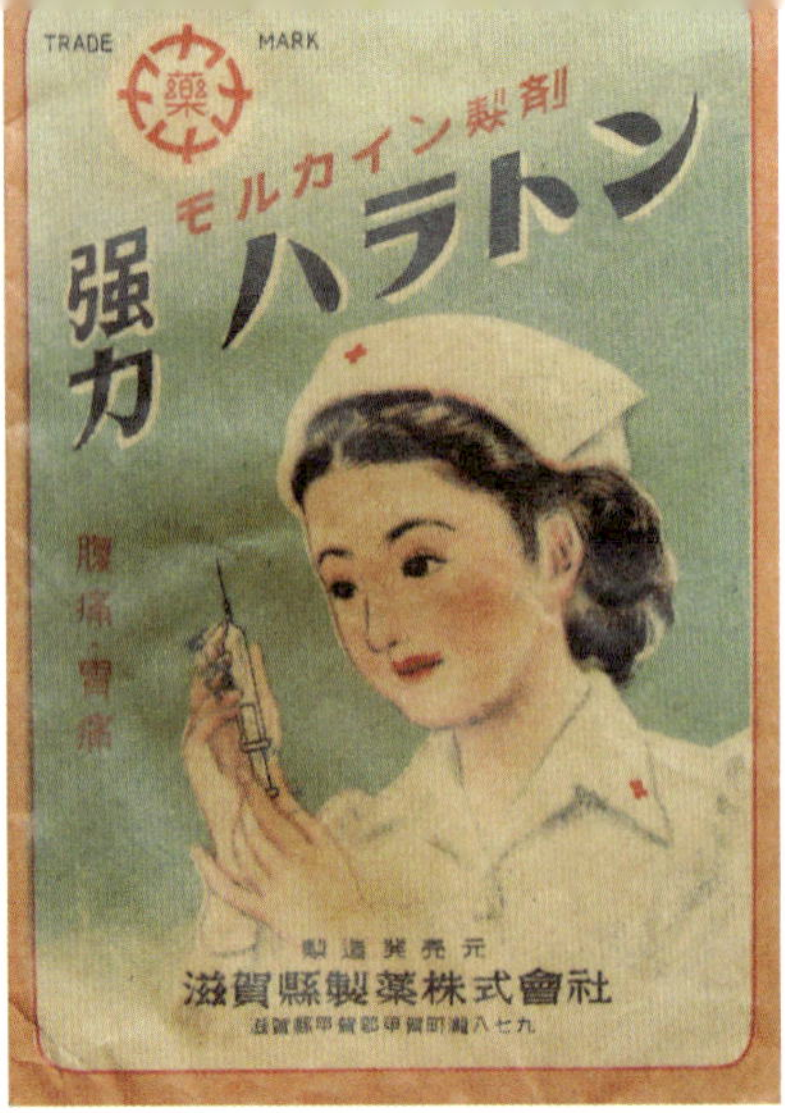

昭和中期　滋賀縣製薬

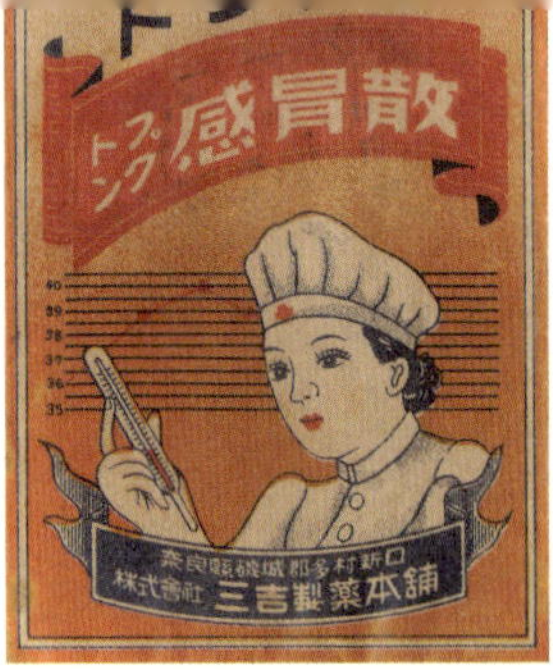

昭和中期　三吉製薬本舗

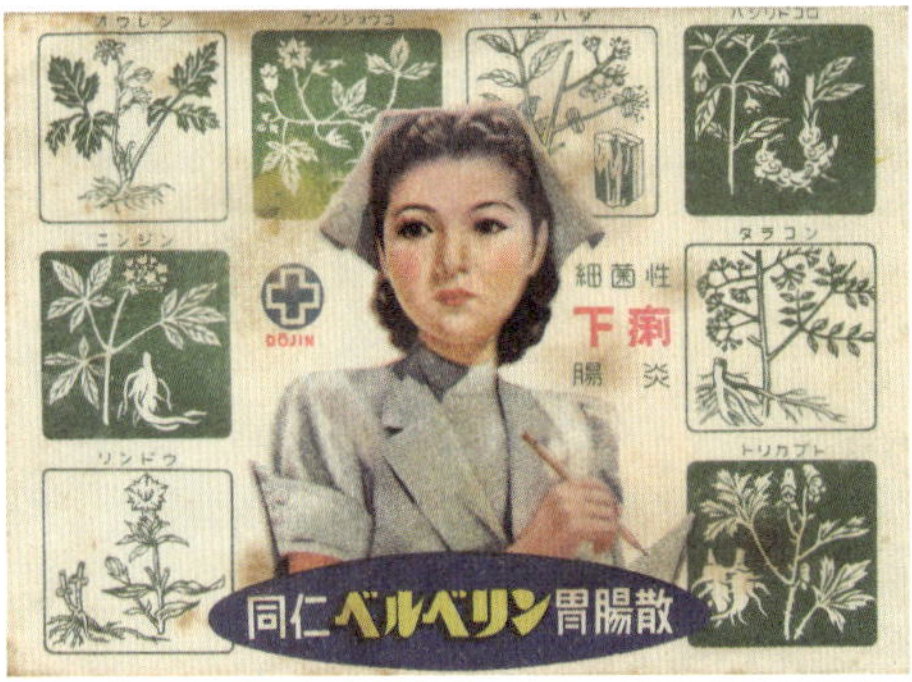

昭和中期　同仁薬業

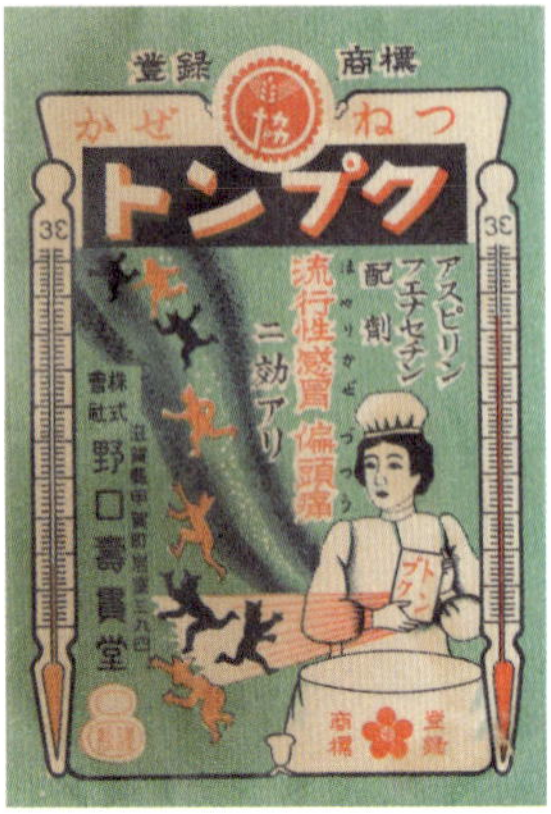

昭和中期　野口壽貫堂

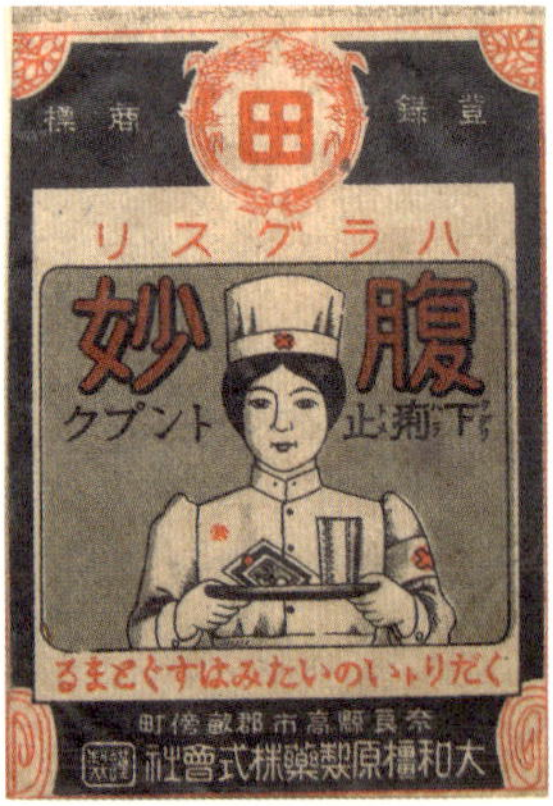

昭和前期　大和橿原製薬

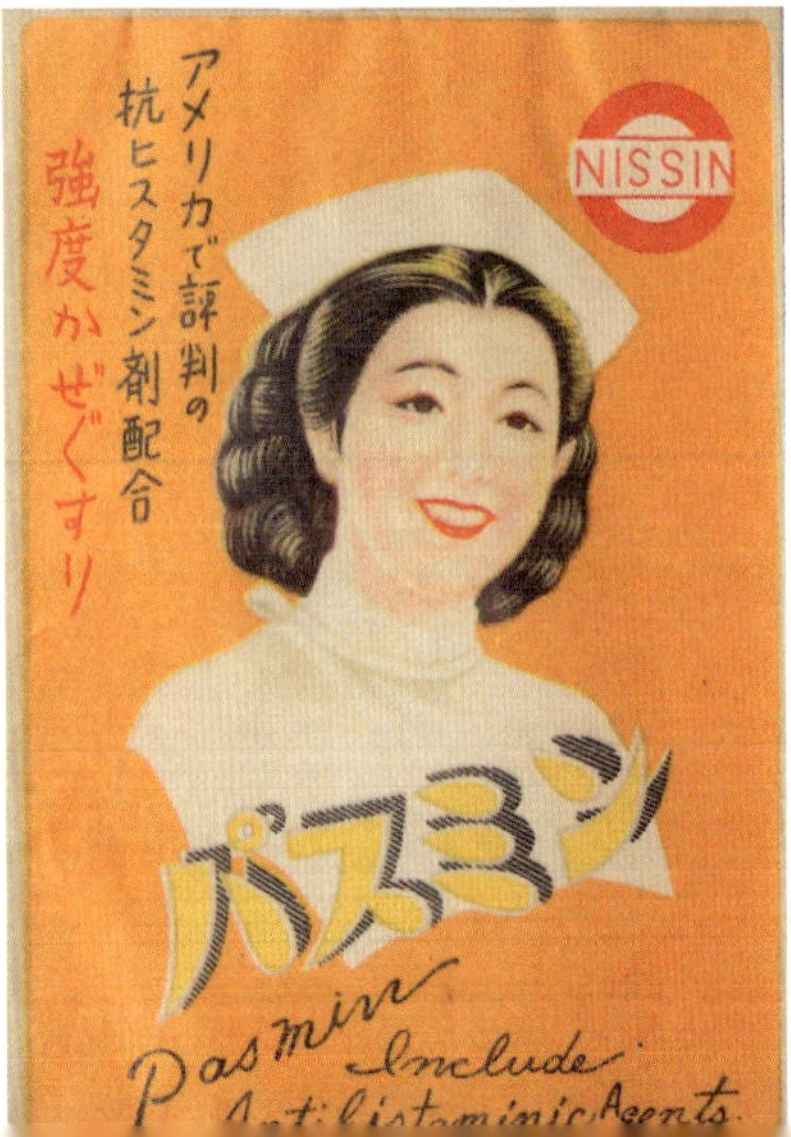

昭和中期　日新薬品工業

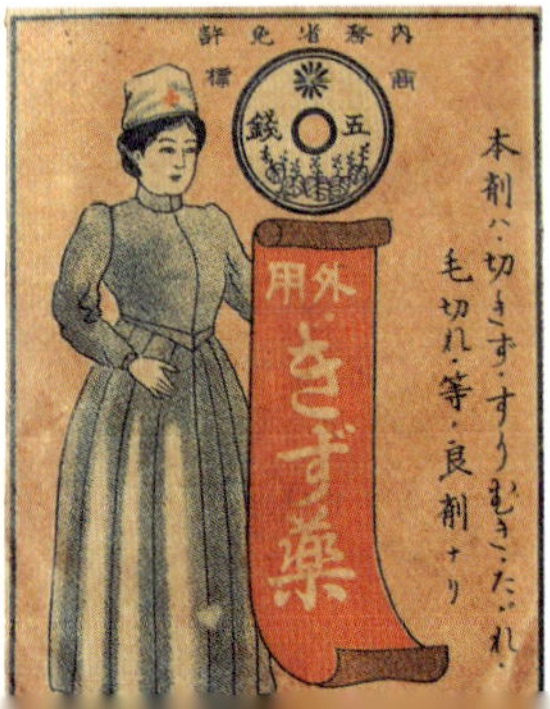

昭和前期　鈴木累蔵

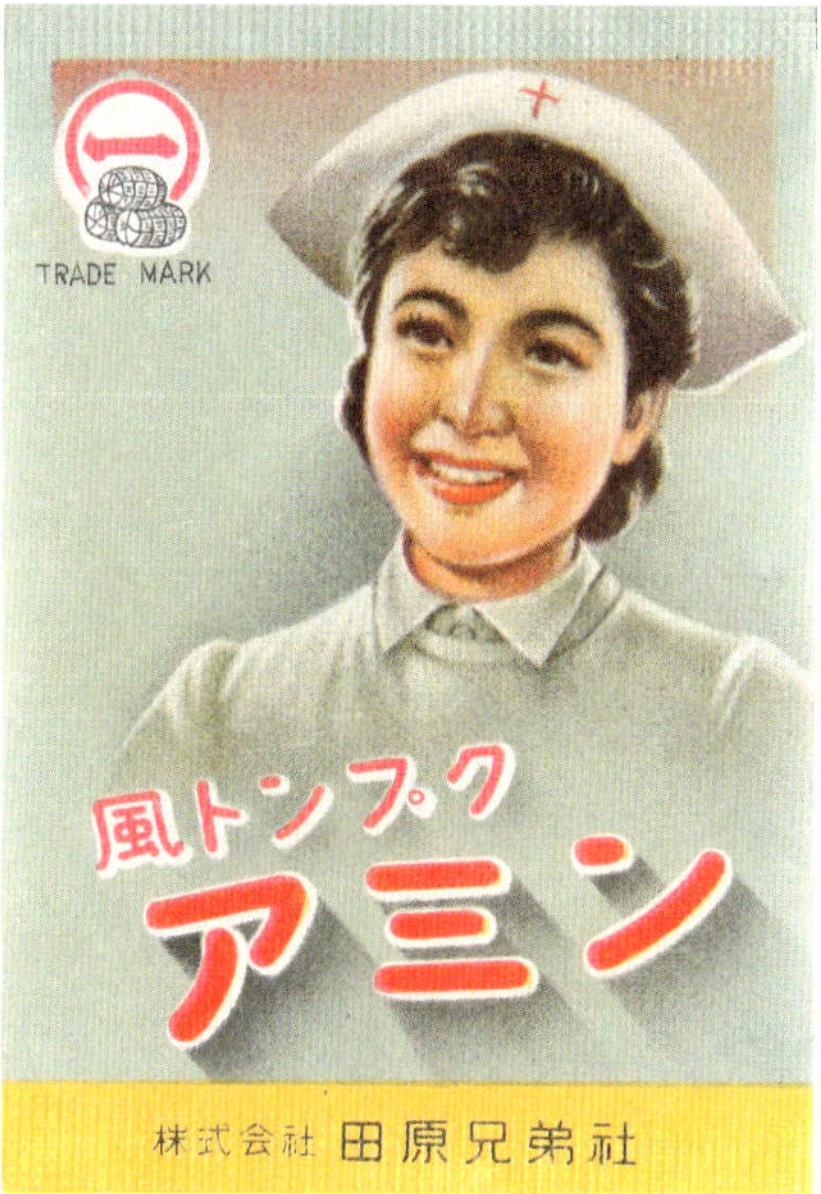
TRADE MARK
風トンプク
アミン
株式会社 田原兄弟社

昭和後期 田原兄弟社

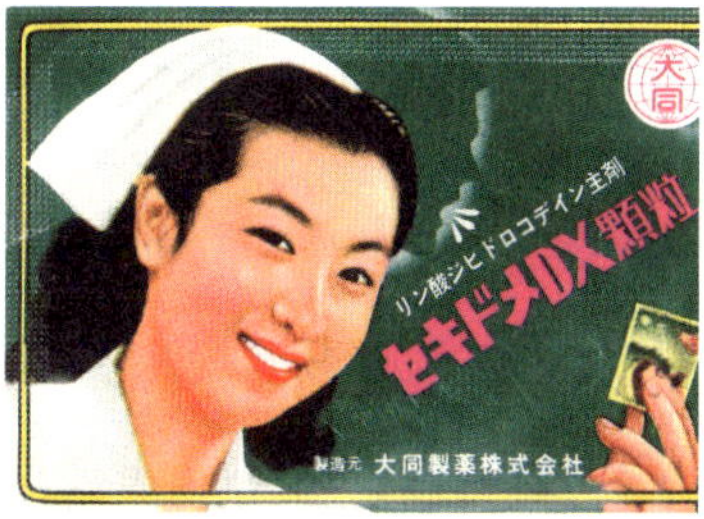
大同
リン酸ジヒドロコデイン主剤
セキドメDX顆粒
製造元 大同製薬株式会社

昭和後期 大同製薬

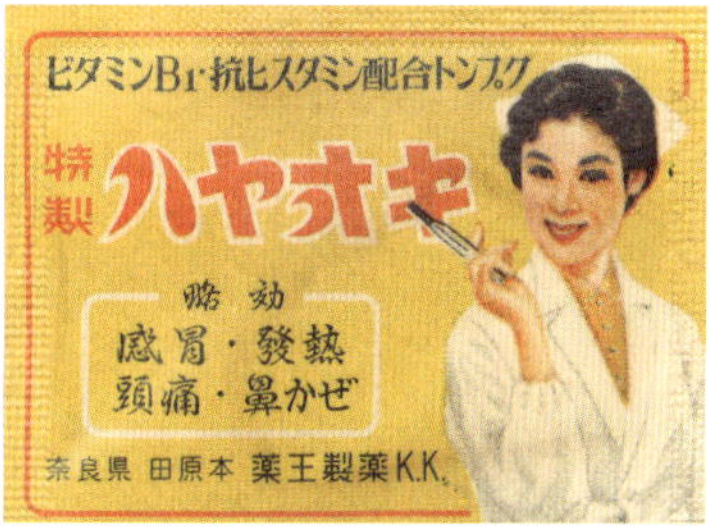
ビタミンB1・抗ヒスタミン配合トンプク
特製
ハヤオキ
効 能
感冒・發熱
頭痛・鼻かぜ
奈良県 田原本 薬王製薬K.K.

昭和後期 薬王製薬

風邪薬・看護婦

14

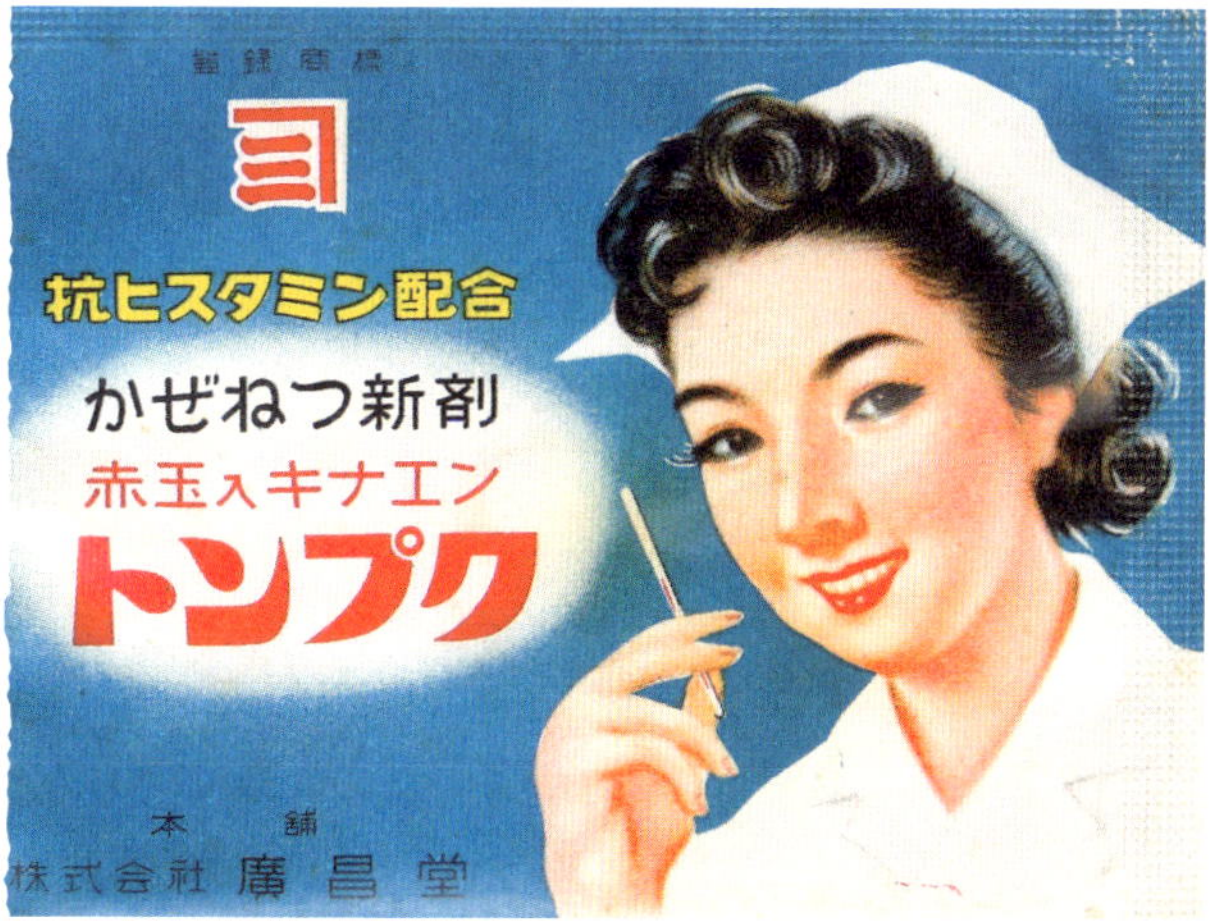
登録商標
抗ヒスタミン配合
かぜねつ新剤
赤玉入キナエン
トンプク
本舗
株式会社 廣昌堂

昭和後期 廣昌堂

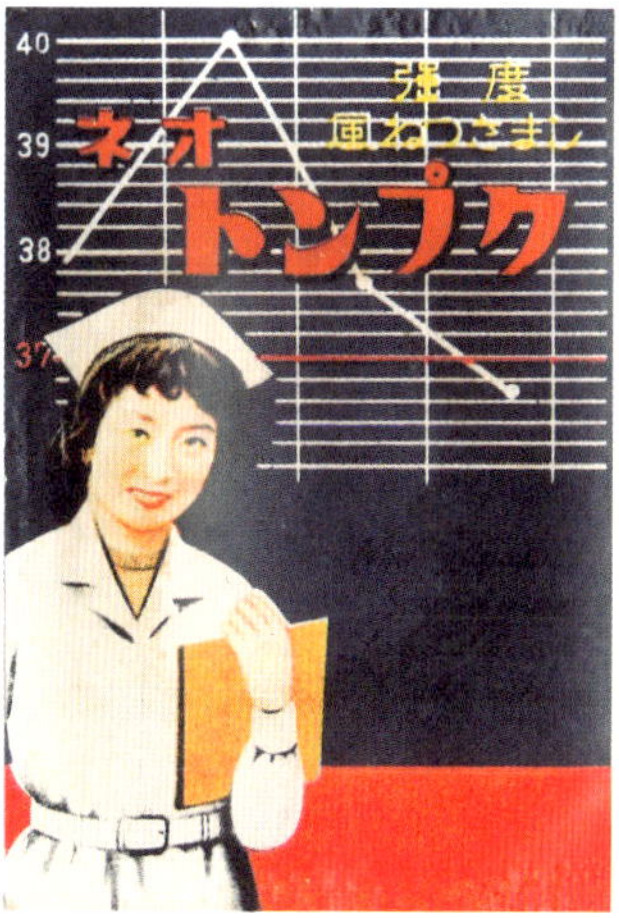
40
39
38
ネオ
強度
風ねつさまし
トンプク

昭和後期 日新薬品工業

15

Cold Remedy

風邪薬

マスク

最近驚いた事の一つは、あのガーゼの白いマスクは日本だけのものだと言う事です。来日の観光客は「あの白い布は何だ。宗教か?」「あれでウィルスが防げるとは非科学的だ」などと言っているらしい。確かにウィルスはガーゼを通過するかも知れませんが、保湿、保温効果はあると思います。しかし、日本だけに普及するほど日本人は潔癖症なのでしょうか。確かに白い布は神聖で、外界に対して結界が出来、守られるような気がします。もうひとつ意外な事に、昭和初期に黒いマスクが流行していたのです。それもビロード素材だったりしてけっこうオシャレアイテムだったようです。これらのマスクが普及したのは、大正末期に世界的に流行し死者２０００万人も出したと言われるスペイン風邪がきっかけです。この頃の広告に「マスクをしない命しらず」というキャッチコピーがあるくらいです。これは工場の粉塵マスクを改良したものですが、この黒いというのが、今から見ればかなり妖しくアナーキーな感じがします。数年前のSARS禍で香港の白いマスクをした群衆の映像をみると、マスクも国際的になったものだと思います。日本発の潔癖症が世界に蔓延していくのかと思いました。最近は花粉症対策で再びマスクが脚光を浴びています。嘴のような立体裁断や蛇腹タイプのものがあり、不織布で密閉度も高く、春頃になるとマスクをしている人の群がすっかり日常的な風景になってしまいました。そのうち目もカバーするフルフェイスマスクが出て来るかもしれませんね。

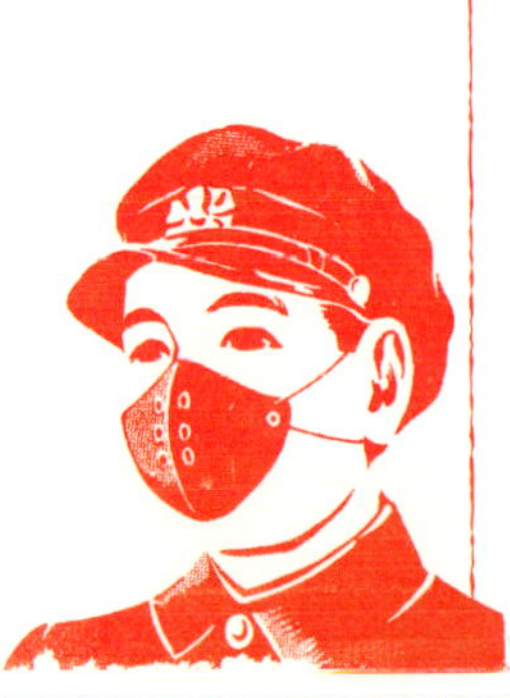

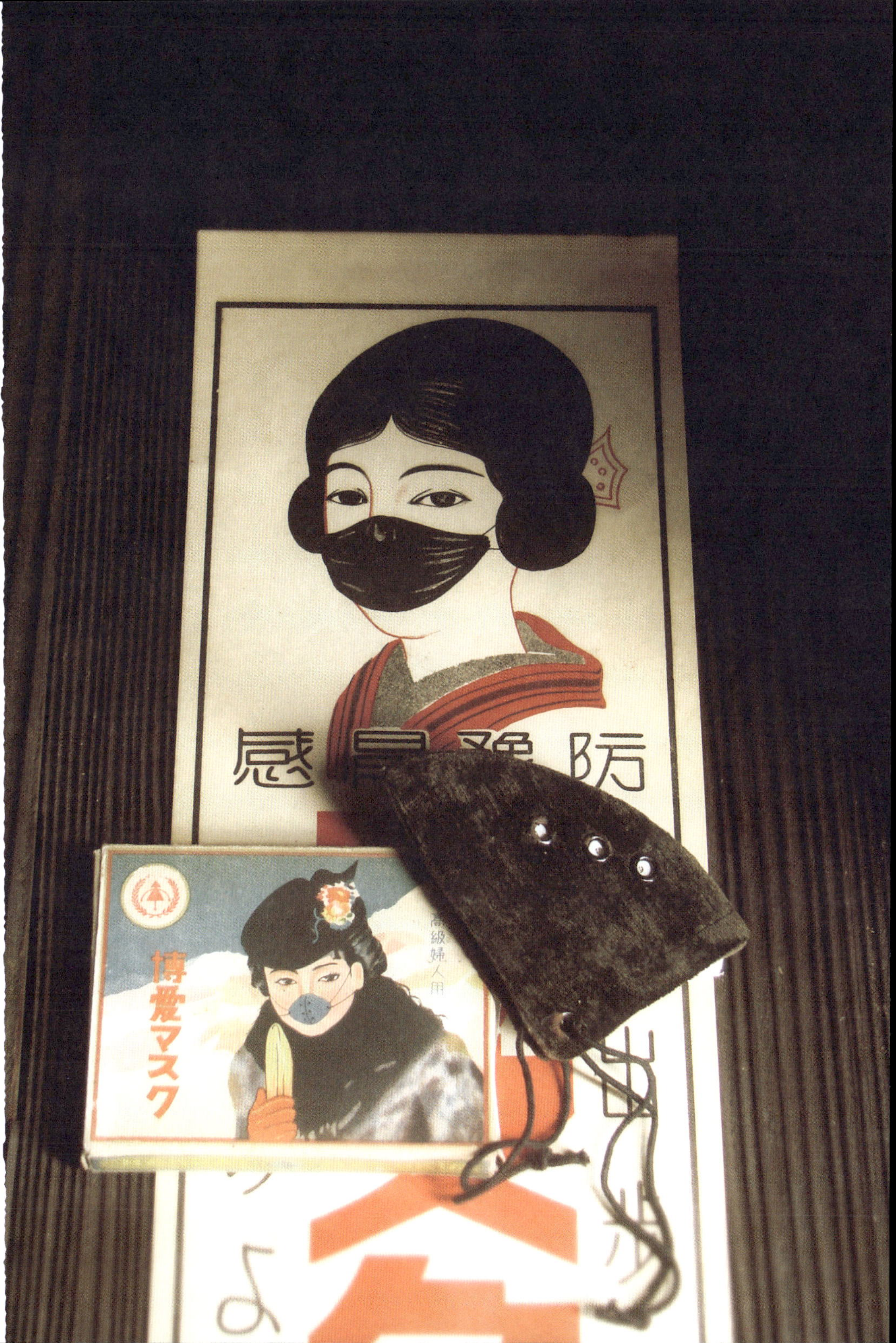
感冒豫防
博愛マスク
高級婦人用

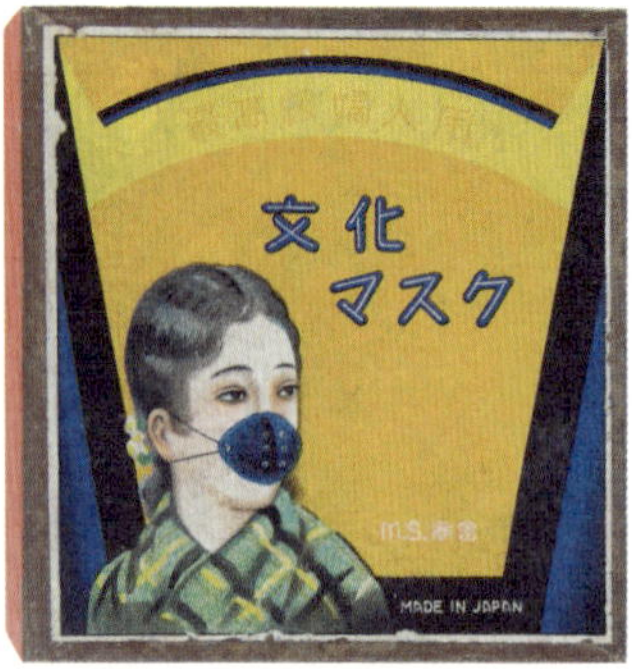

昭和中期

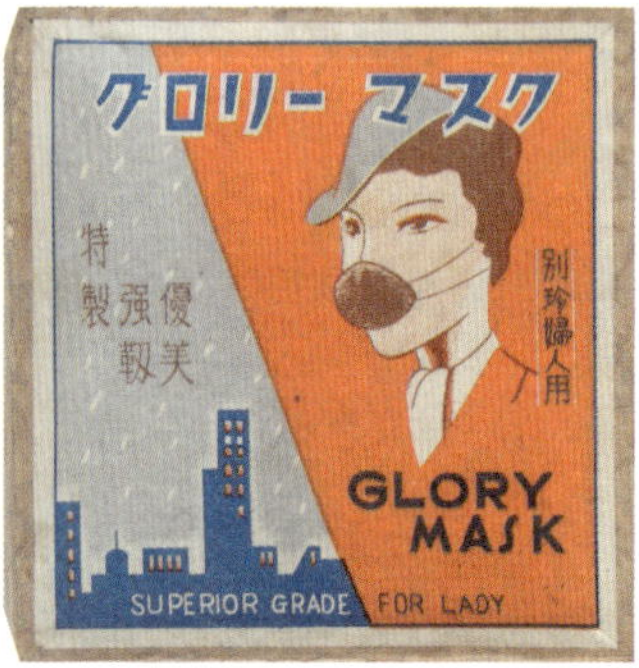

昭和中期

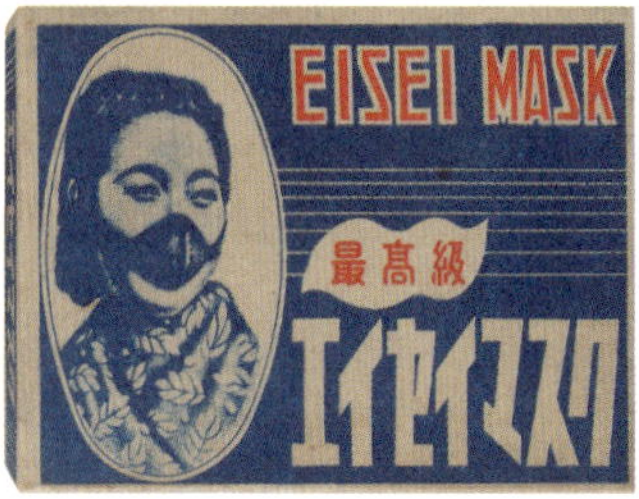

昭和中期

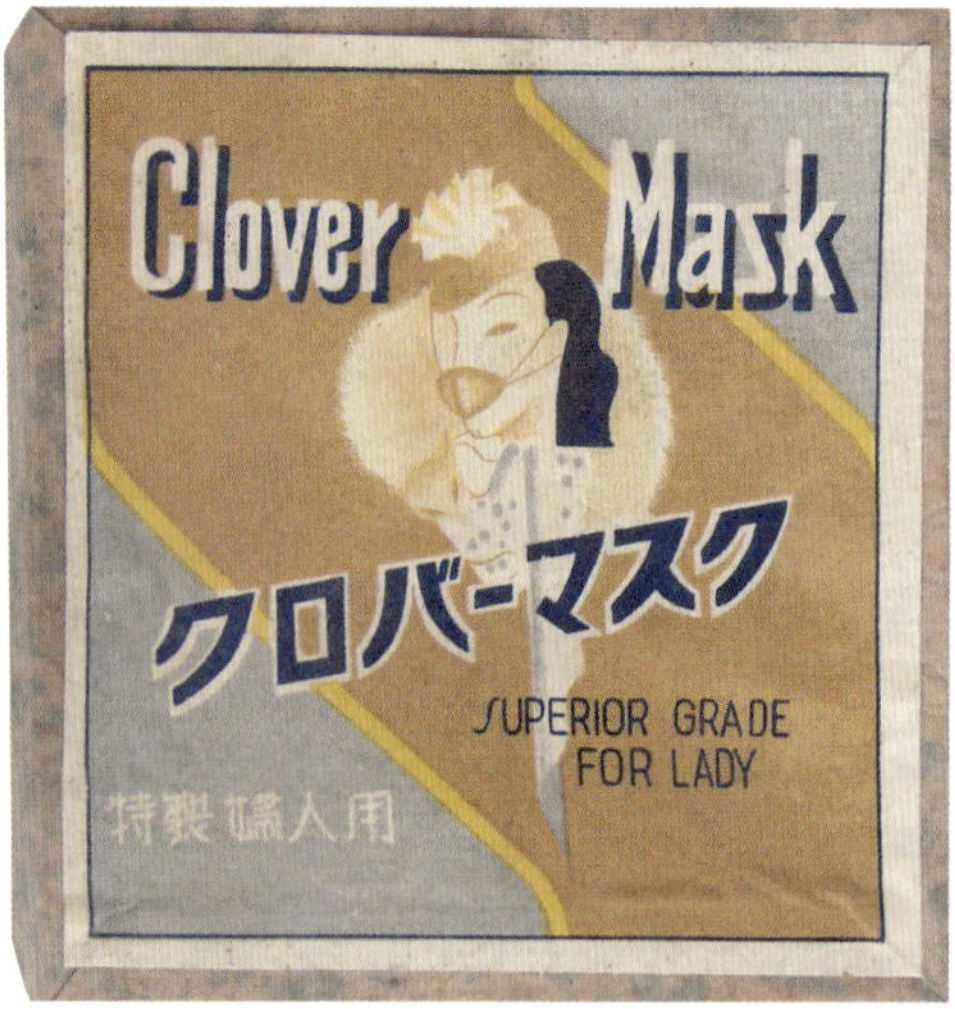

昭和中期

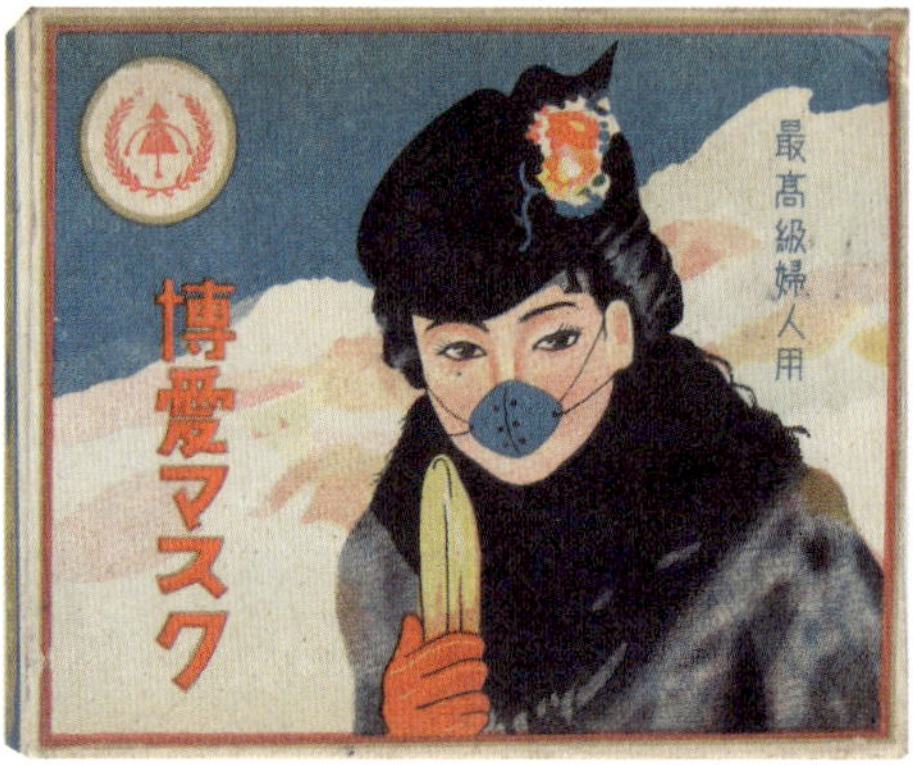

昭和中期

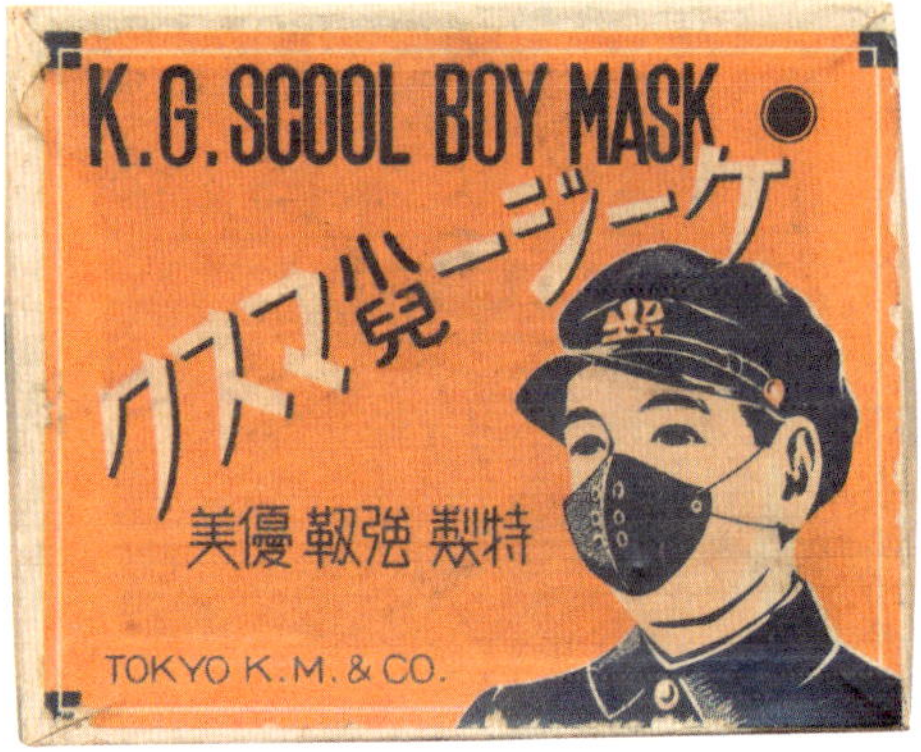

昭和中期

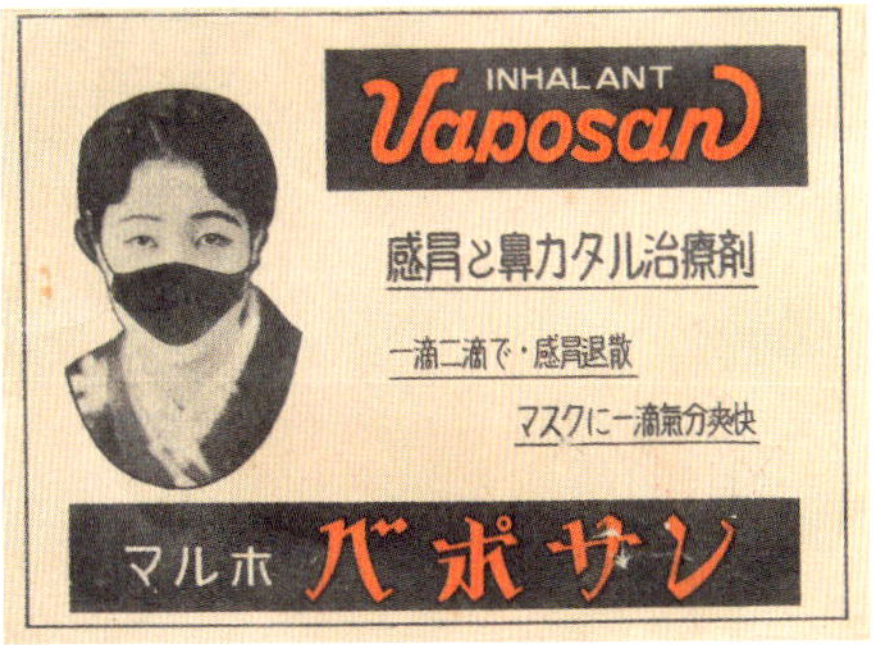

昭和中期 マルホ商店

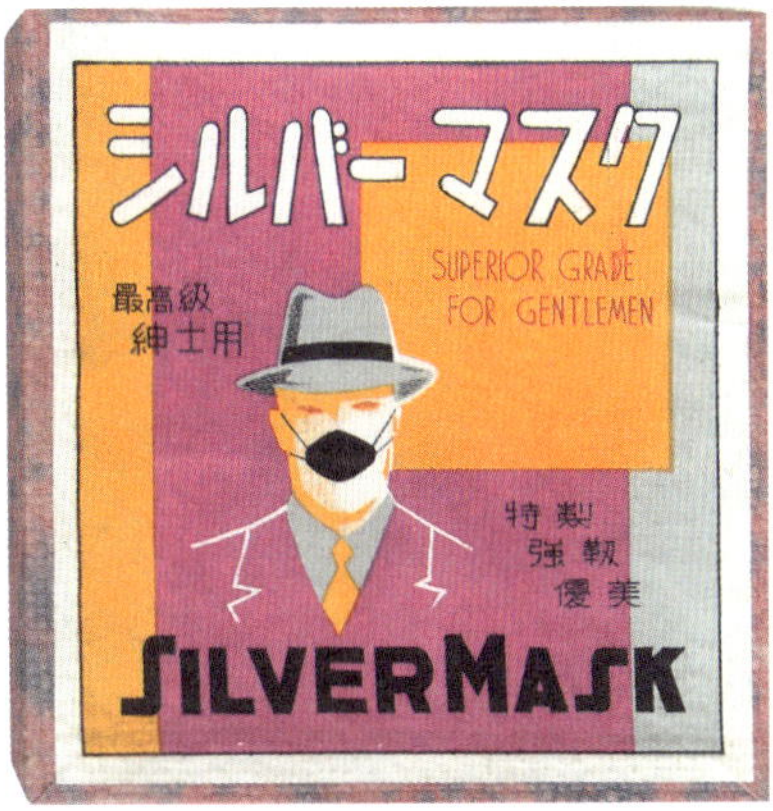

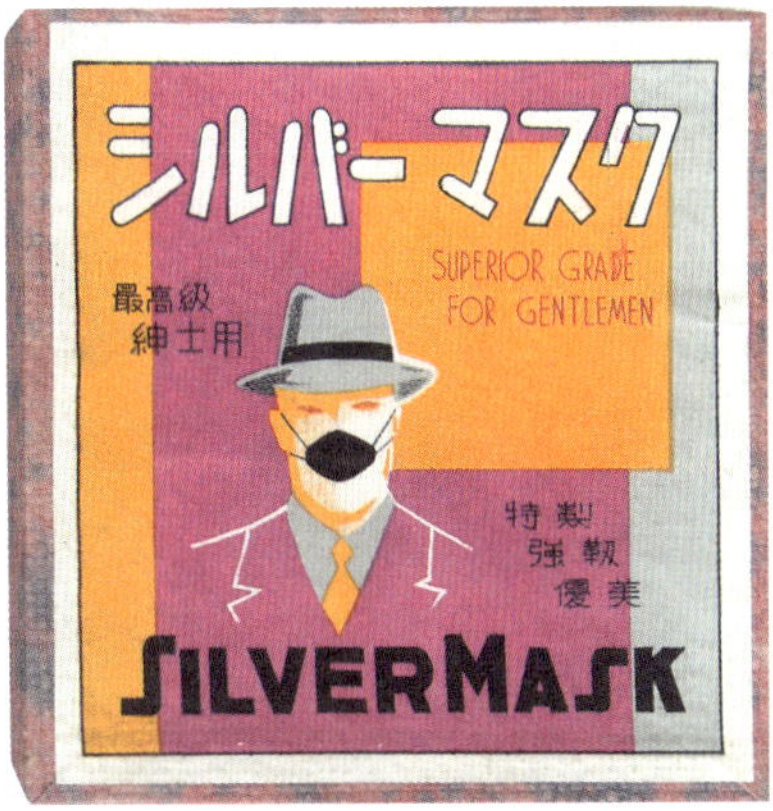

昭和中期

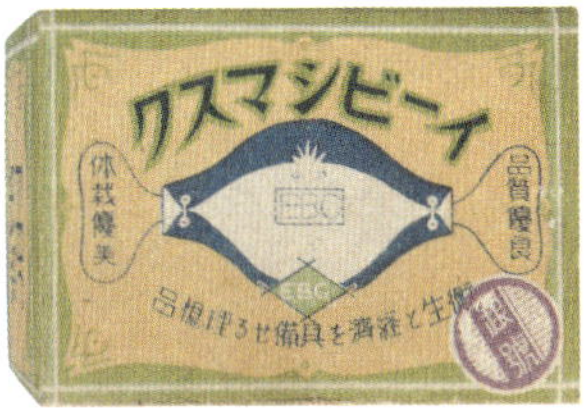

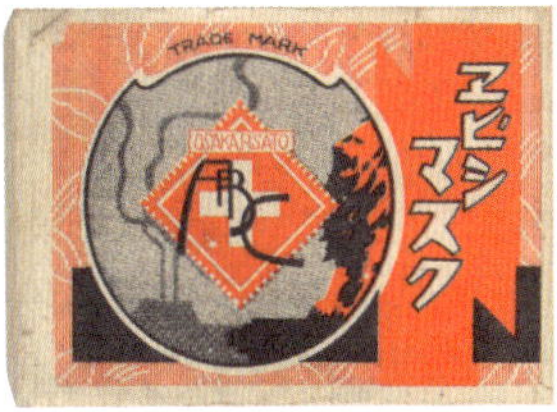

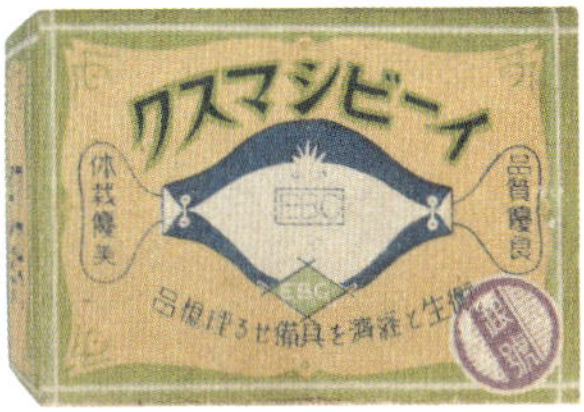

昭和中期

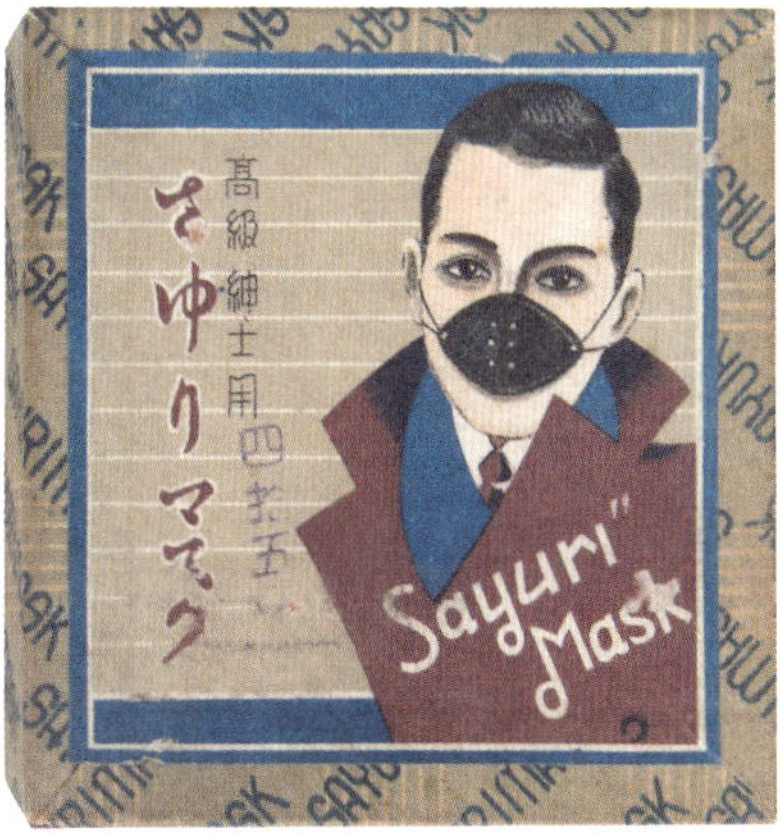

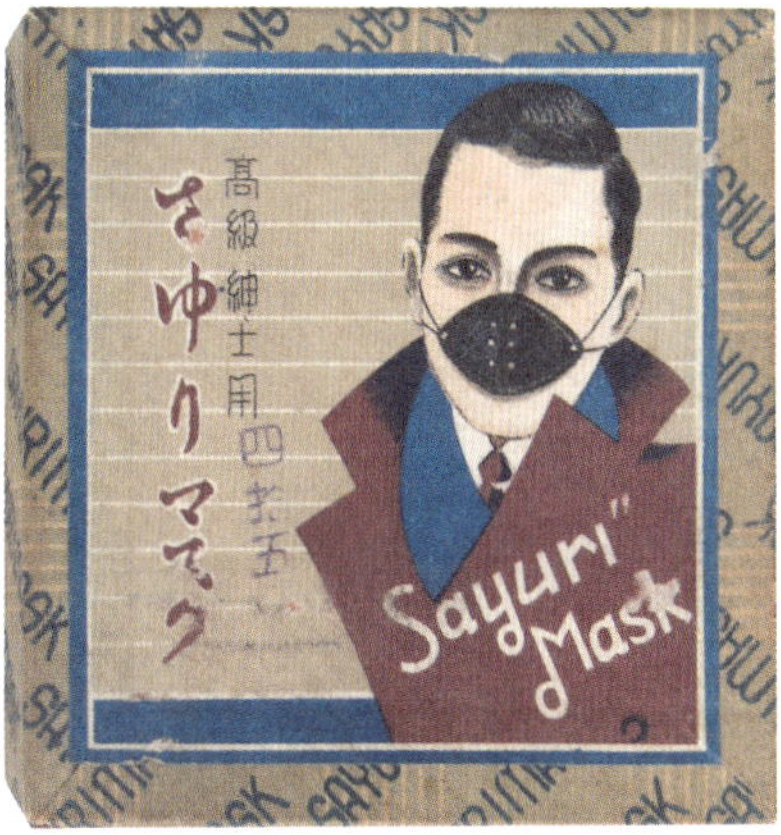

昭和中期

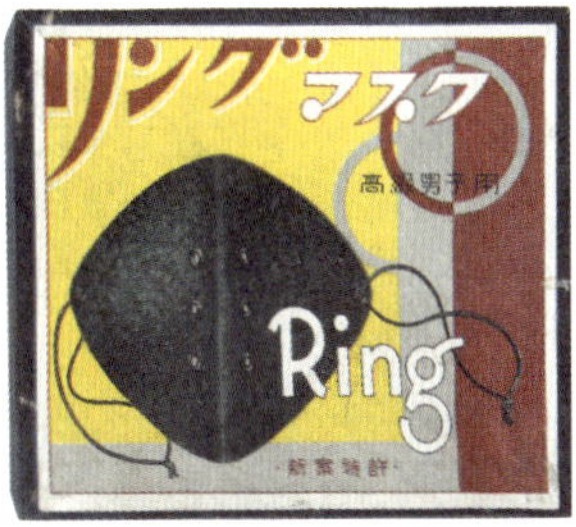

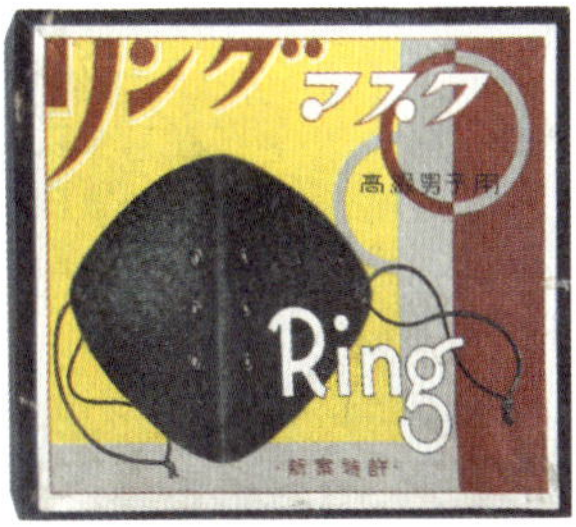

昭和中期

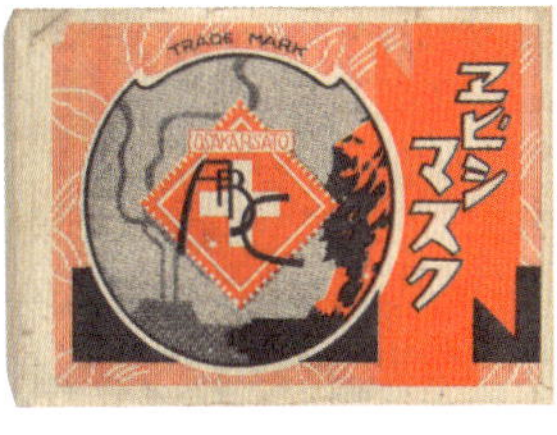

昭和中期

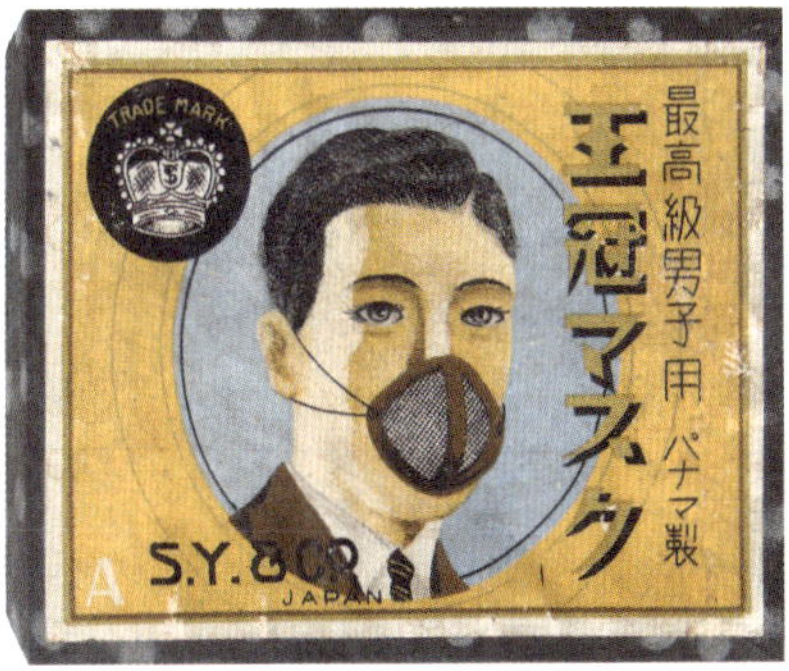

昭和中期

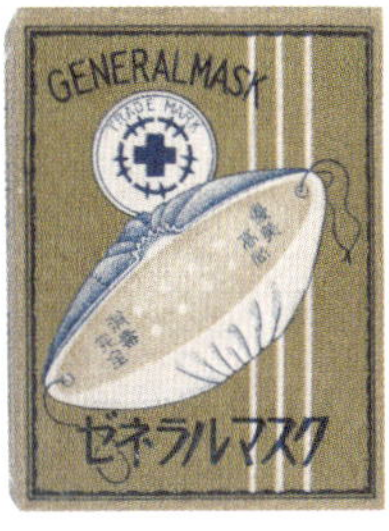

昭和中期

風邪薬・マスク
15
白いマスク

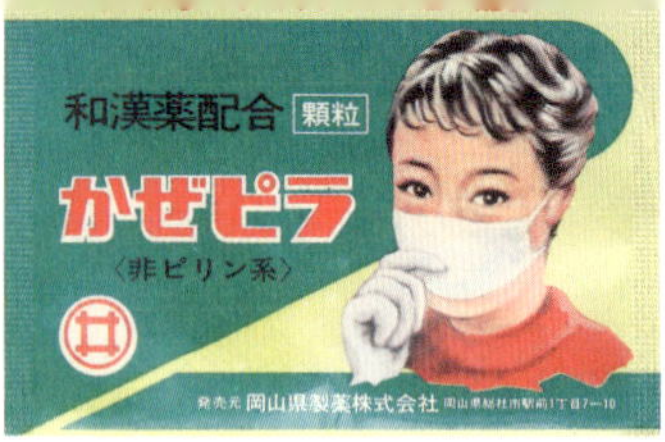

昭和後期　岡山県製薬

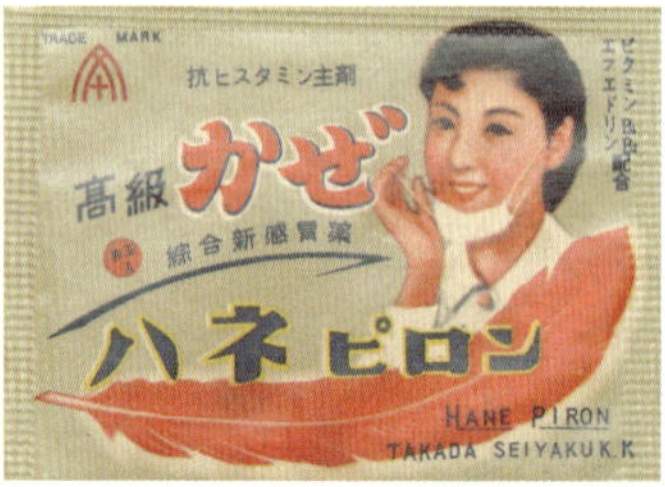

昭和後期　武田製薬

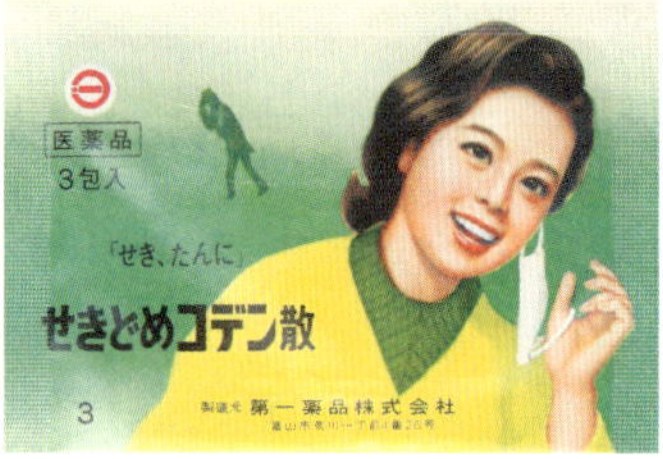

昭和後期　第一薬品

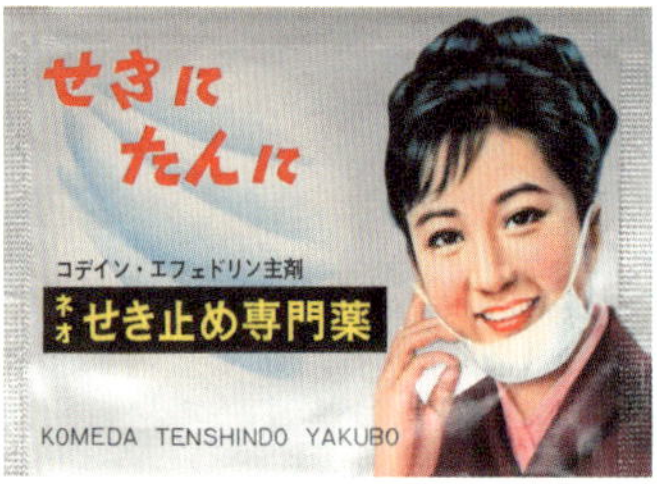

昭和後期　米田天神堂薬房

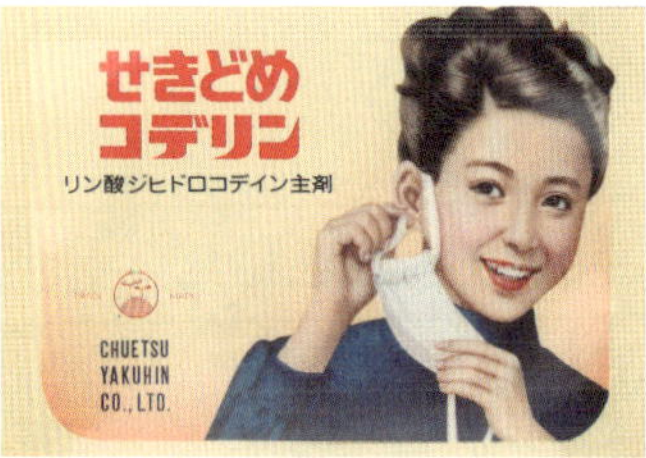

昭和後期　中越薬品

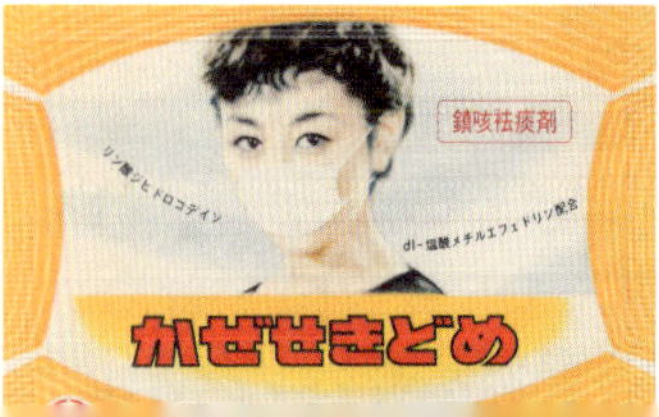

昭和後期　ケロリン屋本店

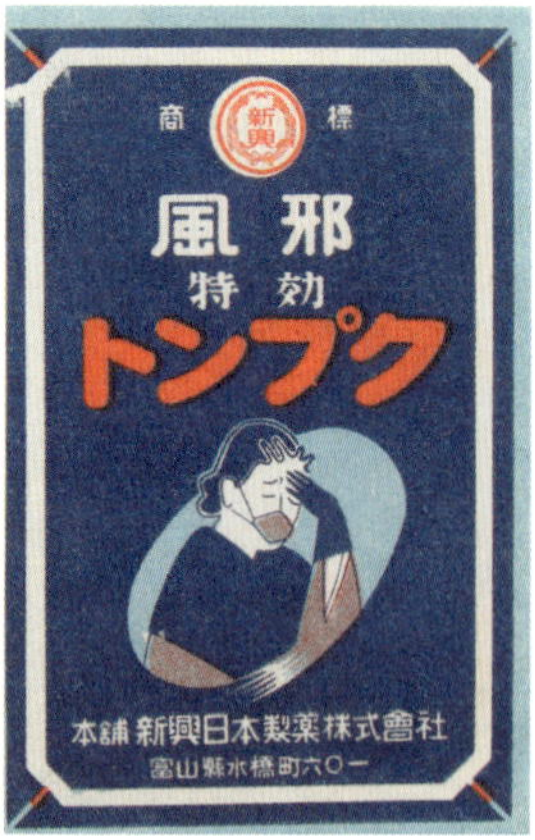

昭和中期　新興日本製薬

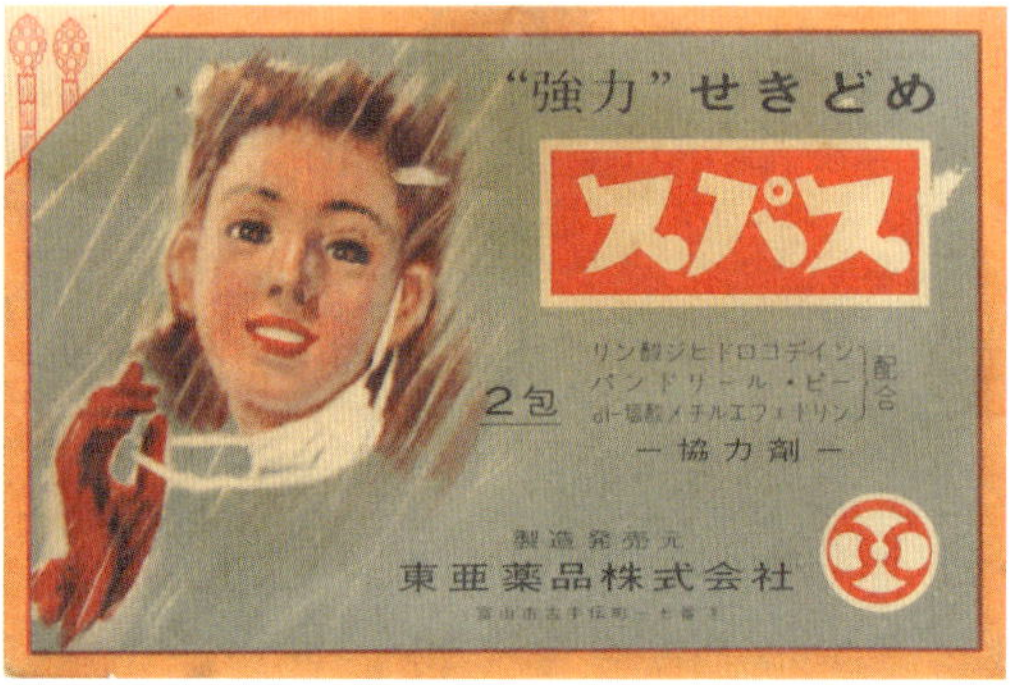

昭和中期　東亜薬品

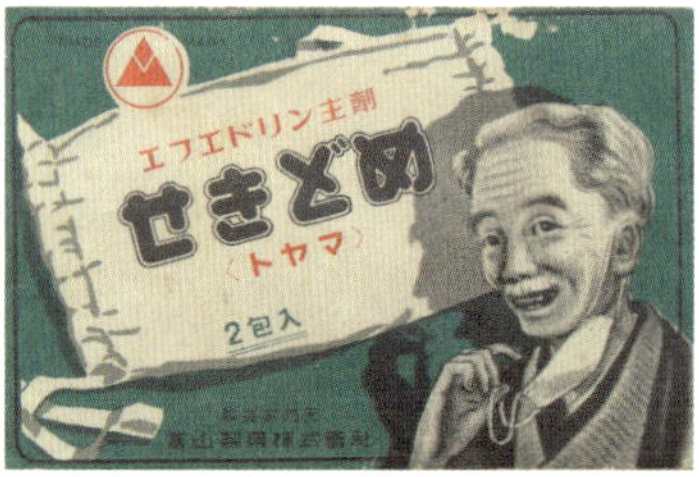

昭和中期　富山製薬

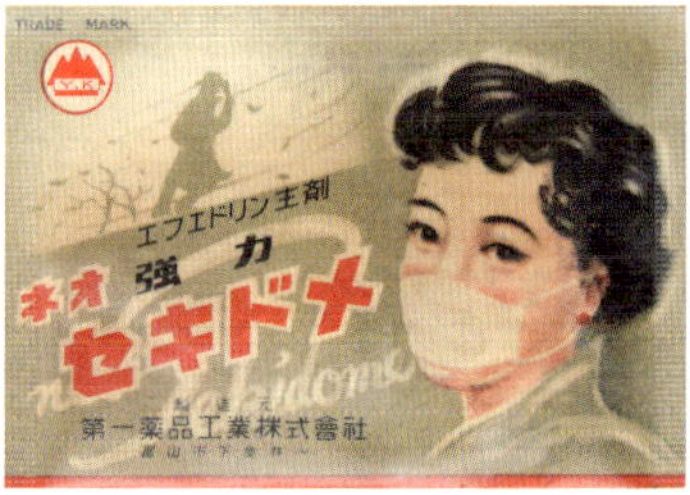

昭和後期　第一薬品工業

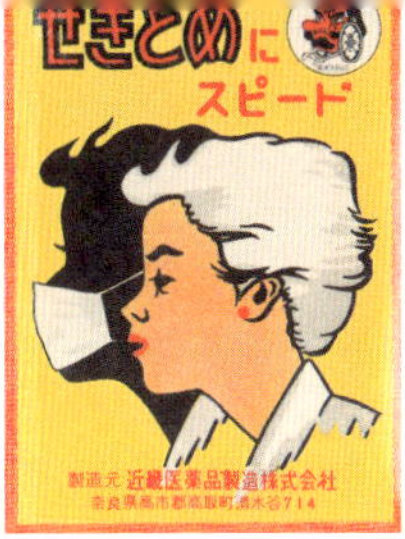

昭和後期 近畿医薬品製造

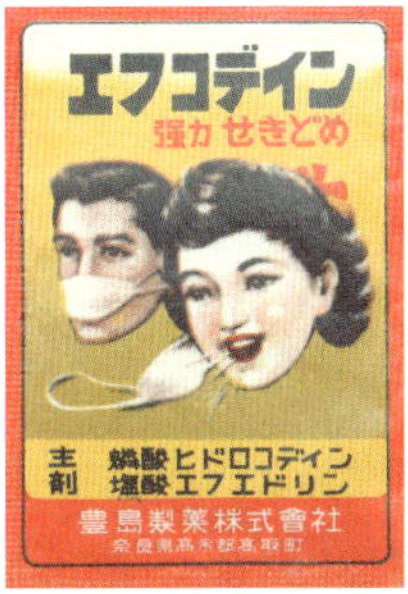

昭和後期 豊島製薬

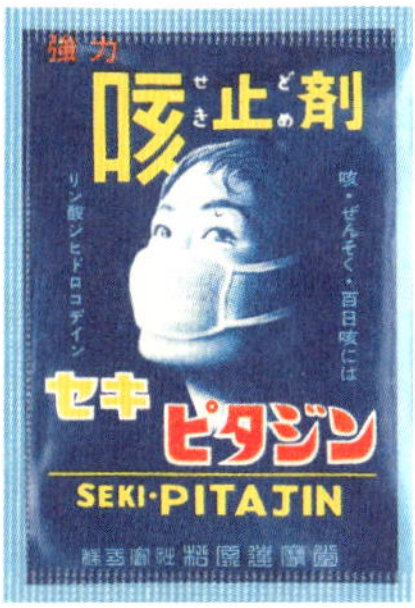

昭和後期 松原達摩堂

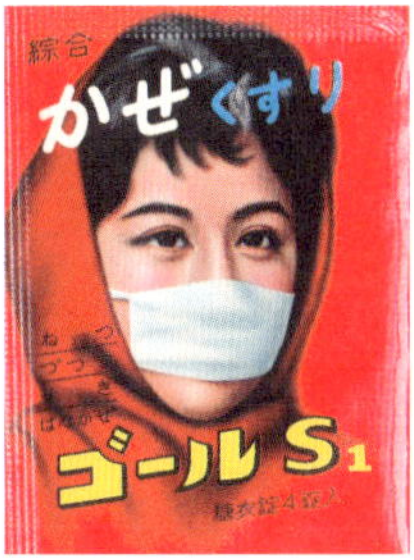

昭和後期

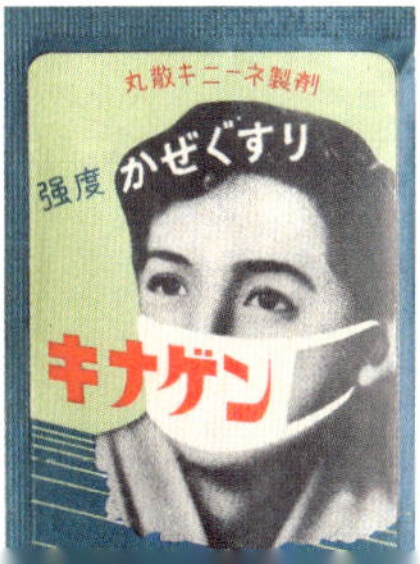

昭和後期 日新薬品工業

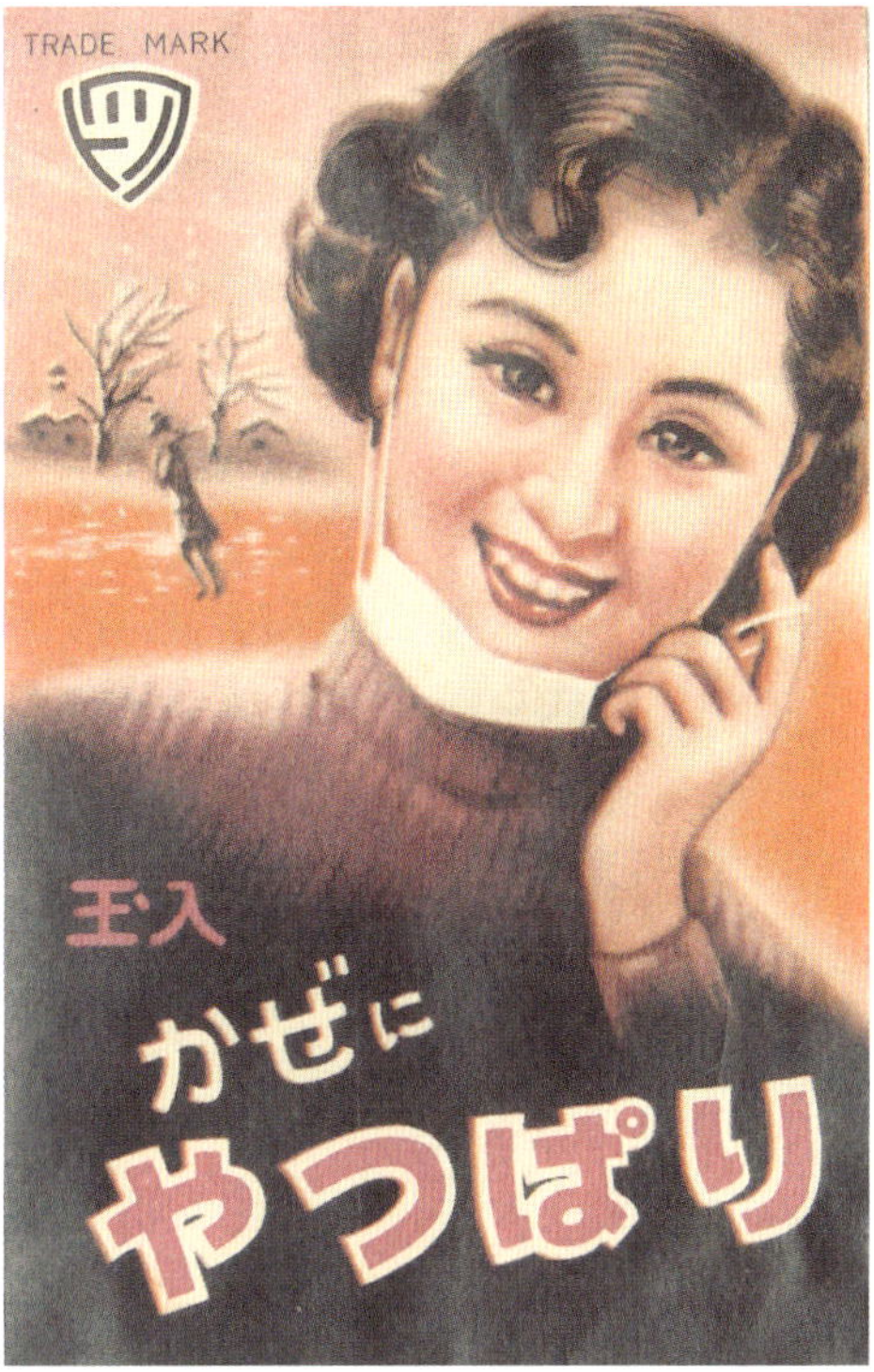

昭和中期 ワット本舗

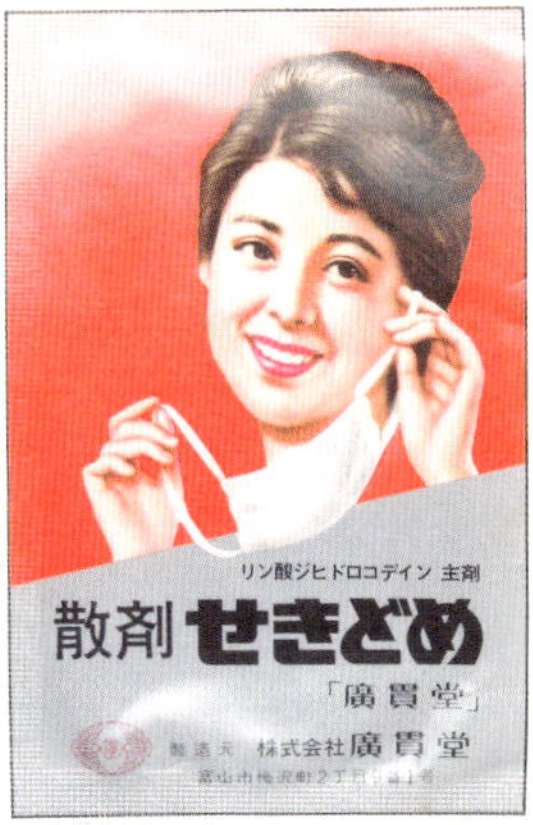

昭和後期 廣貫堂

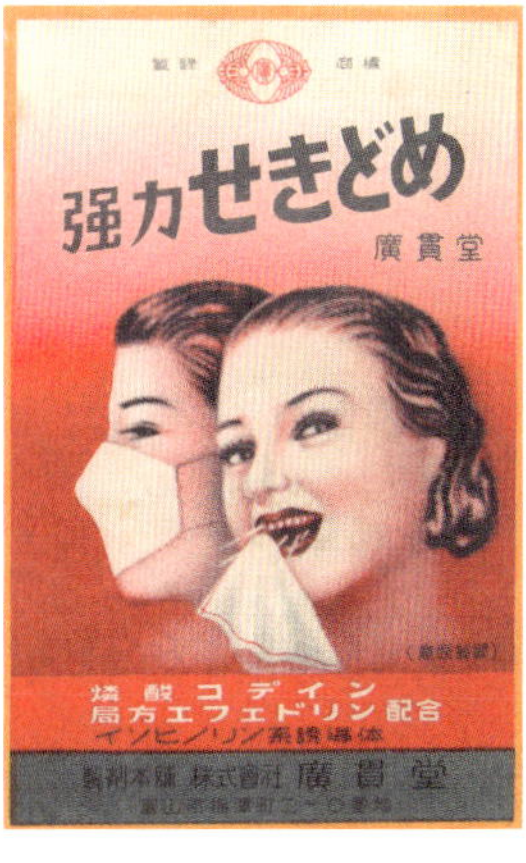

昭和中期 廣貫堂

16

Cold Remedy

風邪薬

咳と笑顔

海外の学生やインターンと接する機会がよくありますが、彼らの喜怒哀楽は顔に出やすく、少しでも嫌な時は平気でいかにも嫌そうな顔をするのでたじろぐことがあります。彼らは「意味もなく笑うのは相手に失礼だし、何か下心がありそうで気持ち悪い」というので、お国柄の違いを感じてしまいます。反面、海外へ行った日本女子は、いつでもにこやかに微笑んでいると、向こうでは評判がいいらしい。しかし外国人から見れば笑いっぱなしの日本人の笑顔も、実はにが笑い、てれ笑い、あいそ笑い、あげくは断る時でも笑いながらと、笑みにも使い分けがあるので、日本人としてはそこを読み取ってほしいと思うわけです。ところで、私達は日常数々の広告物に囲まれて生活していますが、よく見ると殆どの広告のメインビジュアルは美人が微笑んでいることに気がつきます。そしてそれが特に商品との必然性もないのが普通です。なぜ広告世界はここまで笑顔があふれているのでしょうか。ジャパニーズスマイルのように、いつでも無防備にウェルカムを装っているのでしょうか。序文でも述べましたように、売薬のパッケージに笑顔が氾濫するのは戦後からの傾向のようです。この項の掲載を見てもわかるように、時代が新しくなるにつれて、男の病中の症状から女の病中（咳をしながらも）の笑顔へ、そして女の全快の笑顔へと移り変わっていくのがよく見てとれます。そして、現在でも広告の女性は皆笑顔です。これは、現実感を訴えるより、常に夢と幸せを見せるのが広告の使命であるかのように考えている、現在の日本独特の文化であり世相でもあるのですね。

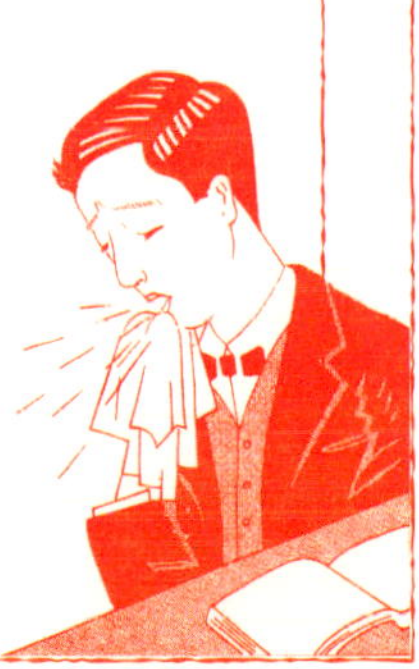

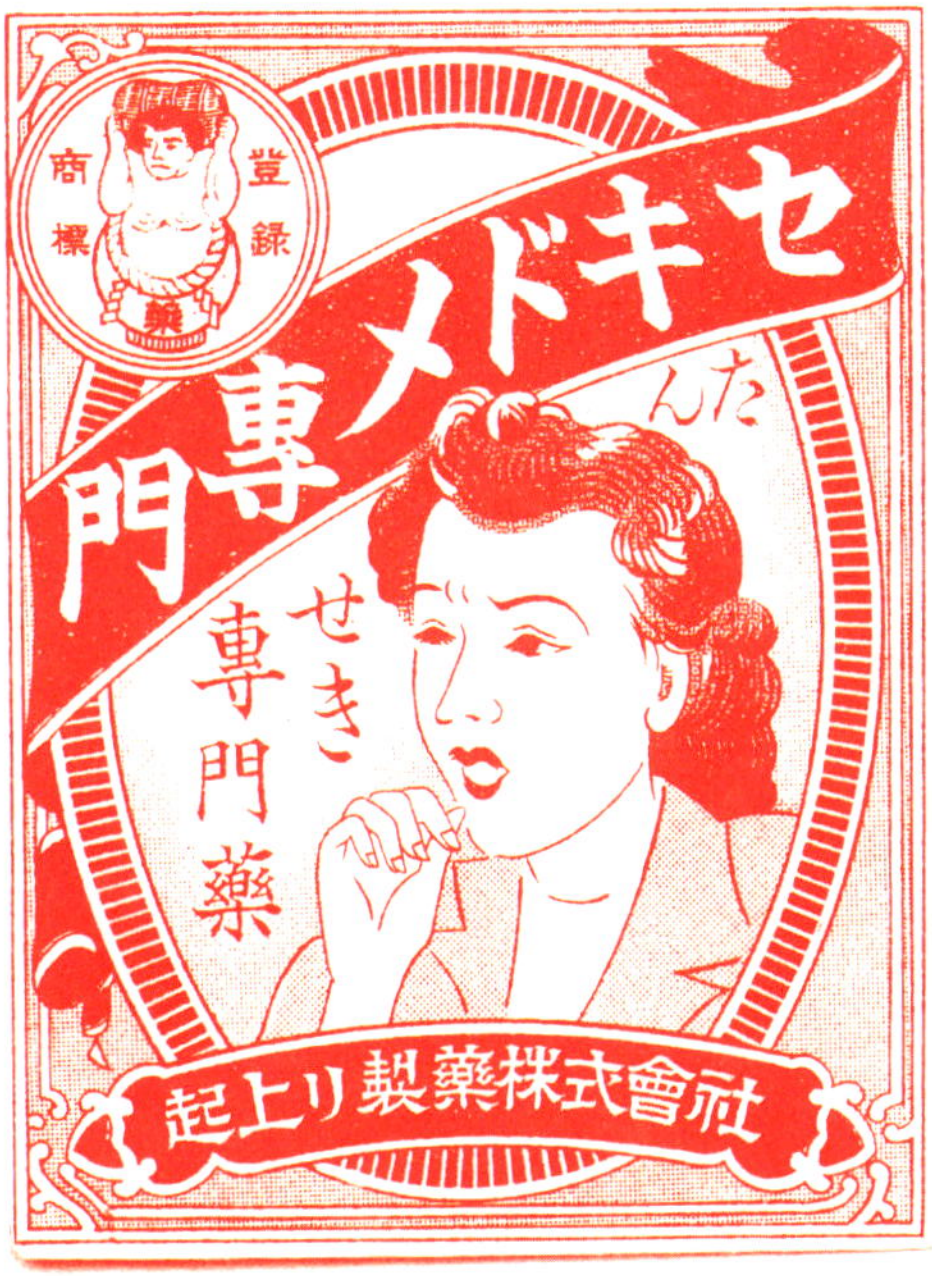

昭和中期　起上り製藥

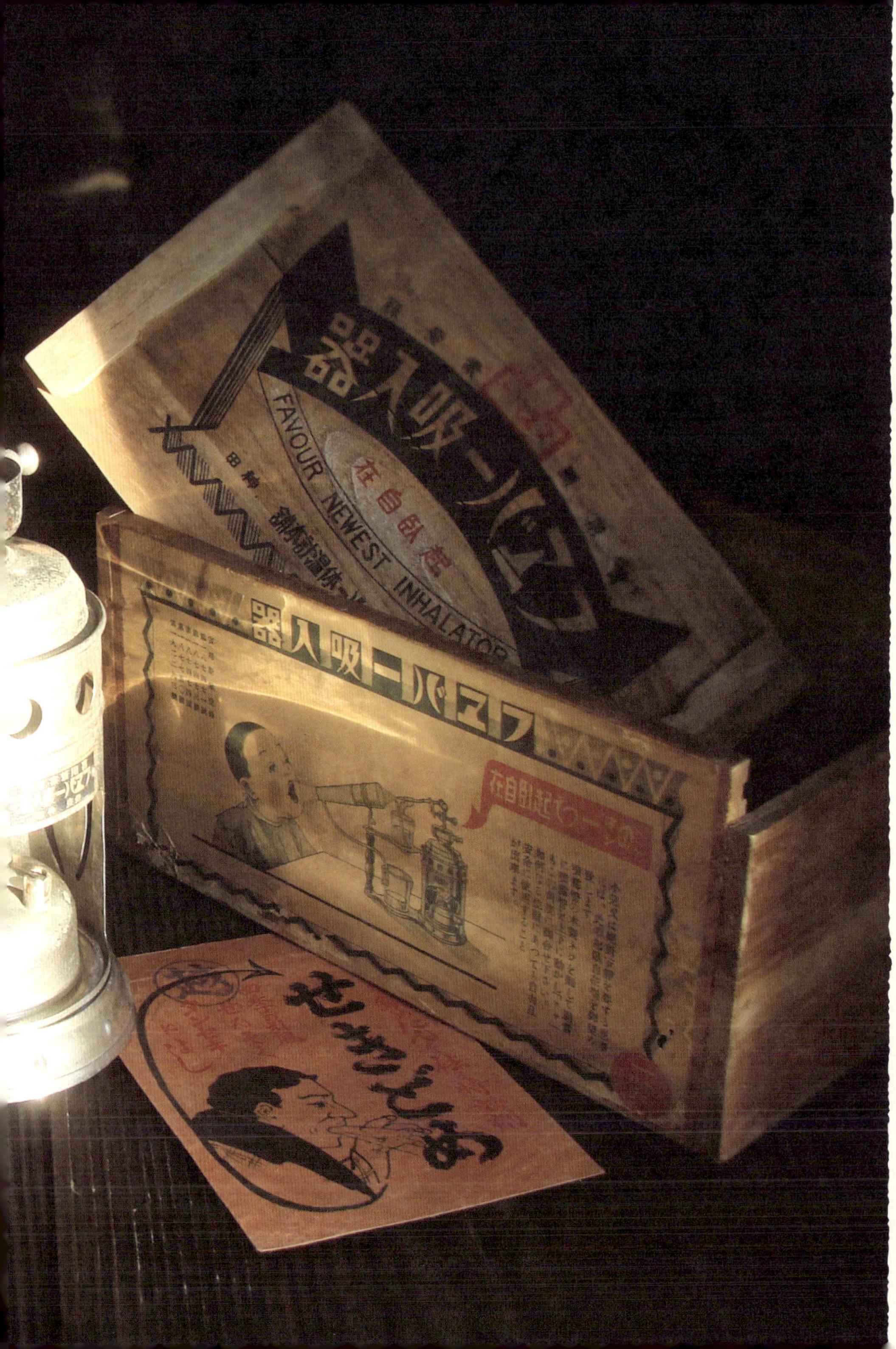

フエバー吸入器
FAVOUR NEWEST INHALATOR
起臥自在
フエバー吸入器

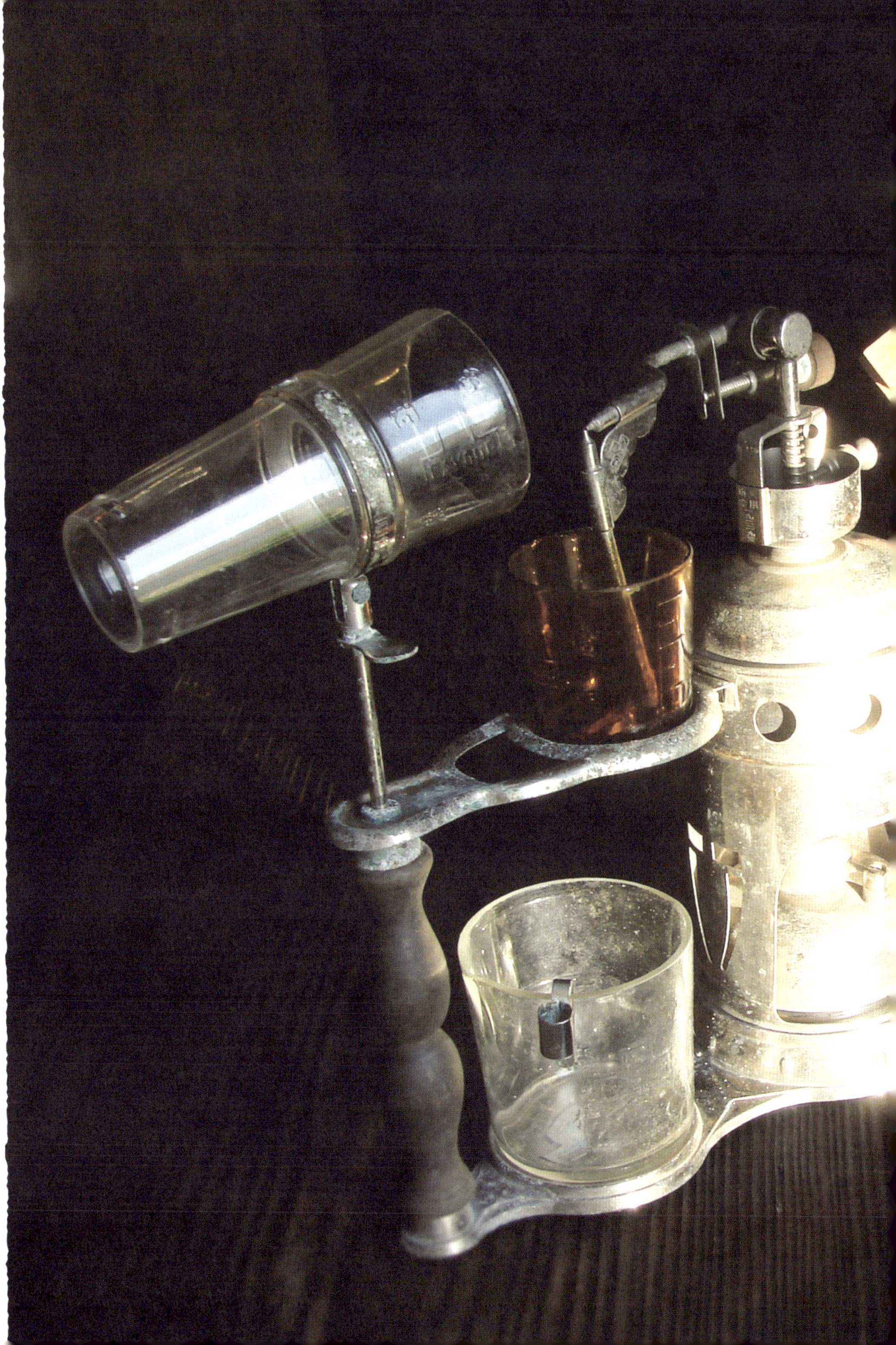

風邪薬・咳と笑顔 16

咳込む男

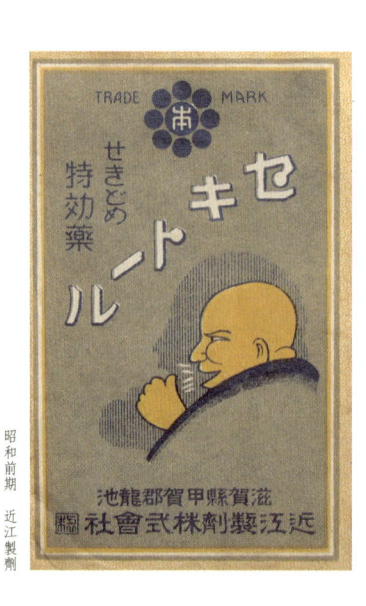

昭和前期　近江製剤

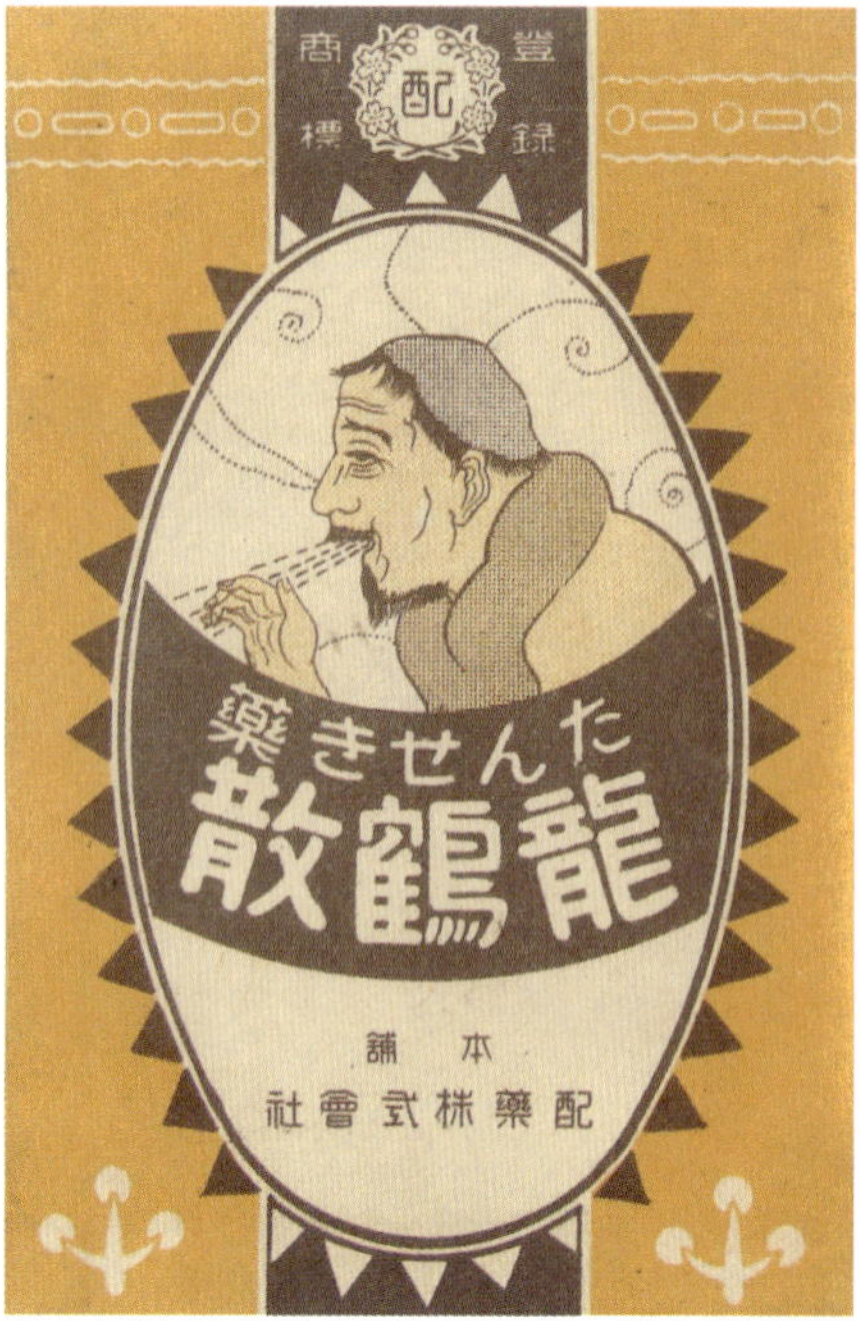

昭和前期　配薬

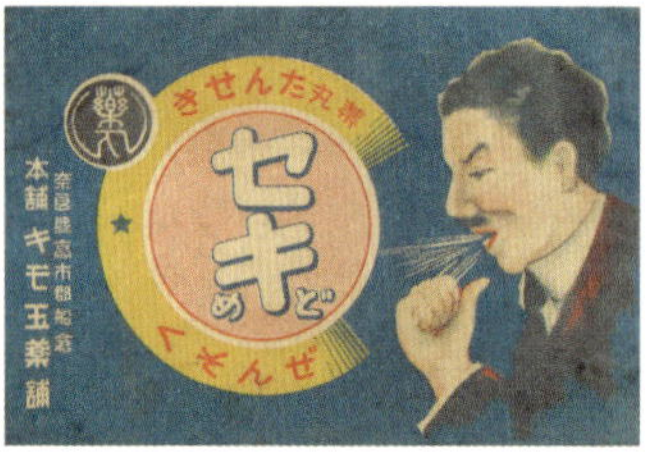

昭和前期　キモ玉薬舗

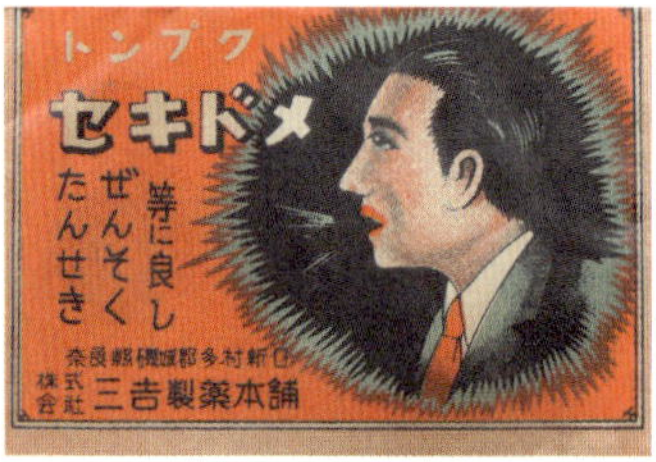

昭和中期　三吉製薬本舗

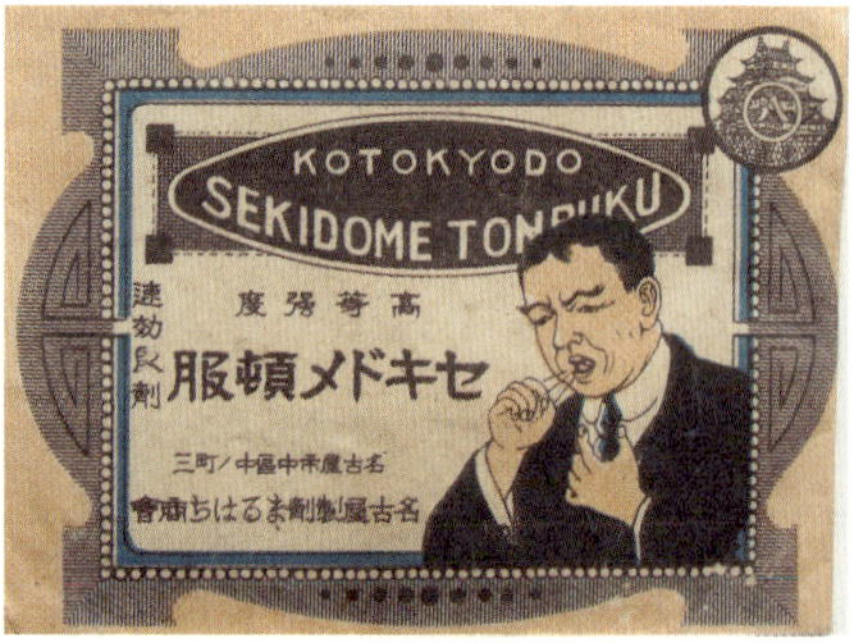

昭和前期　名古屋製剤まるはち商會

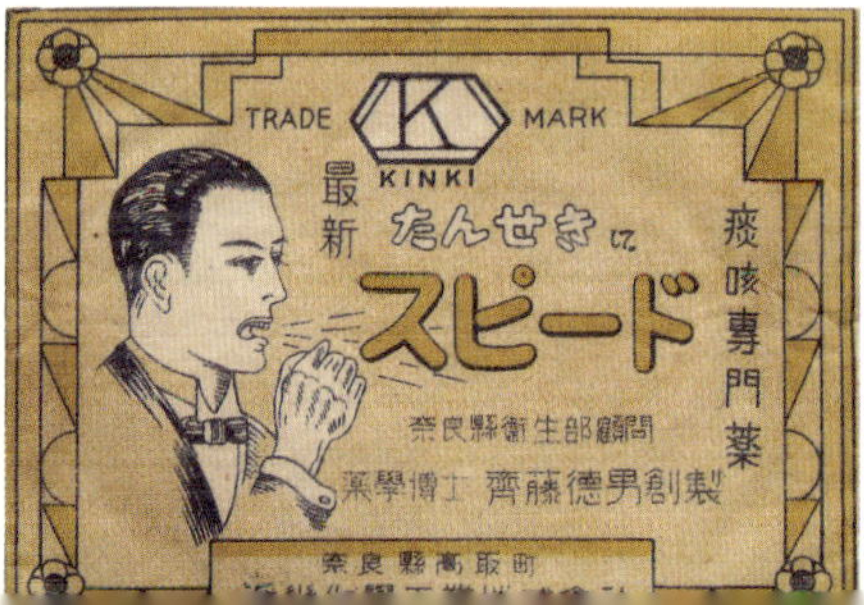

昭和中期　近畿化学工業

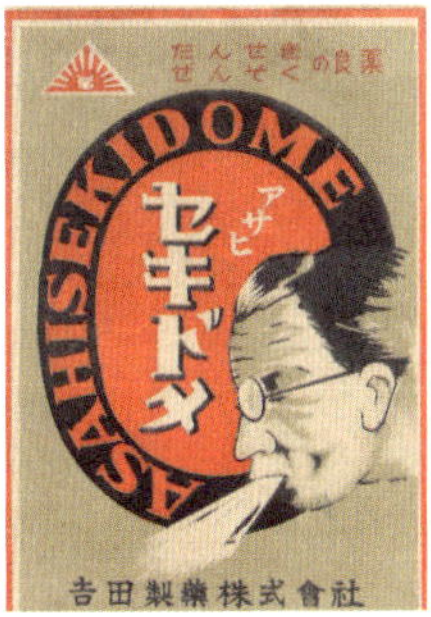

昭和中期　吉田製薬

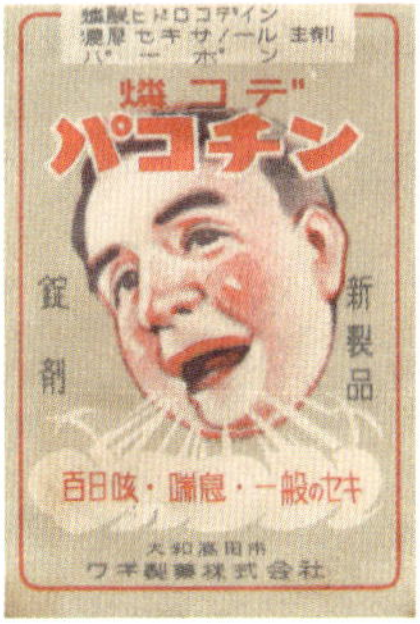

昭和中期　ワキ製薬

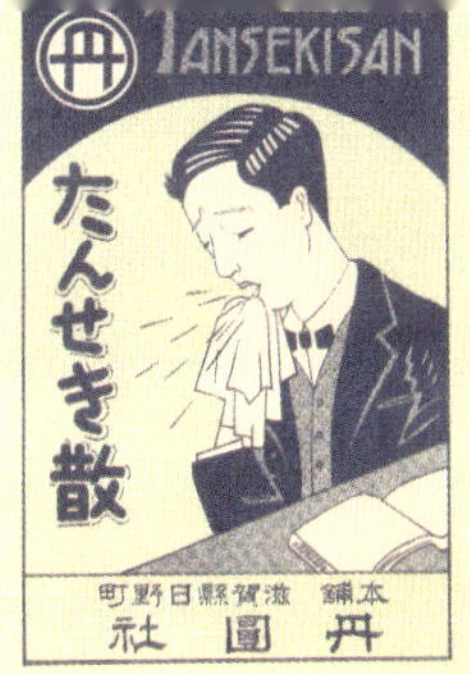

昭和前期　丹圓社

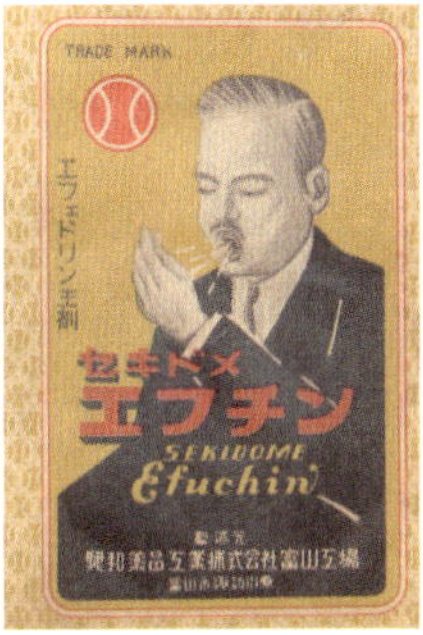

昭和中期　興和薬品工業

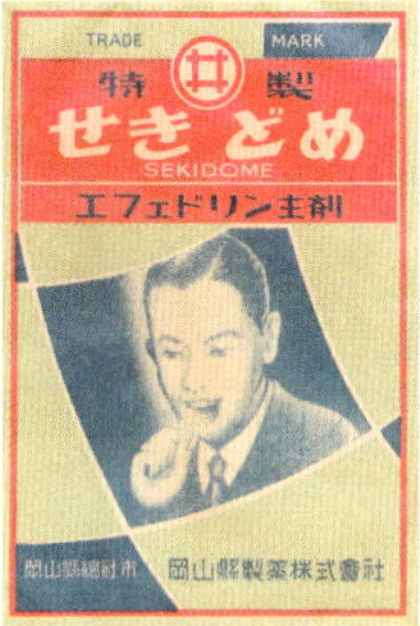

昭和中期　岡山縣製薬

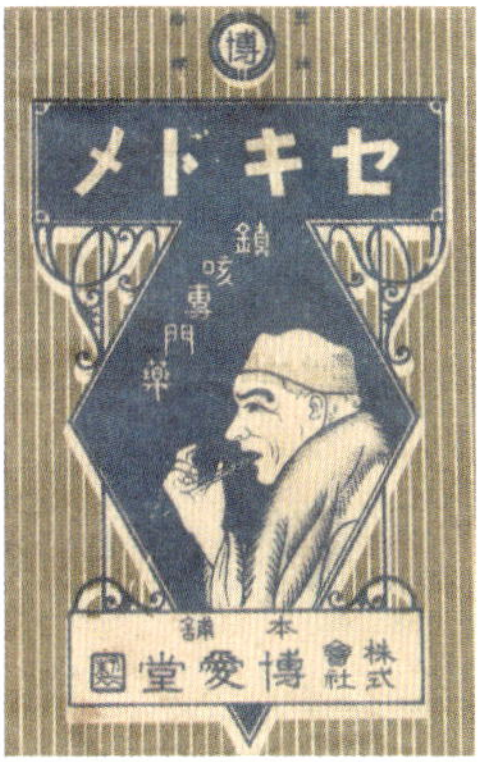

昭和前期　博愛堂

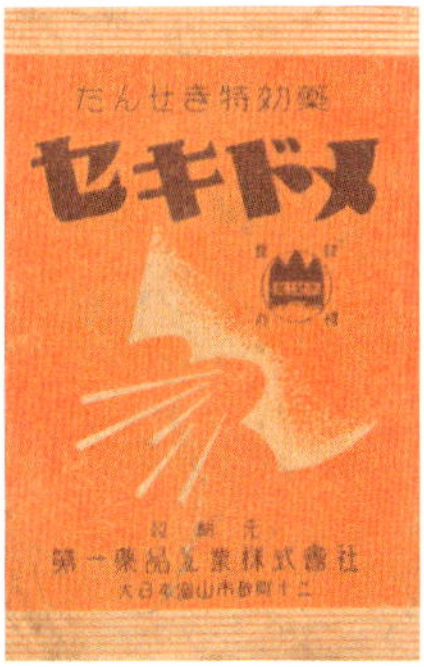

昭和中期　第一薬品工業

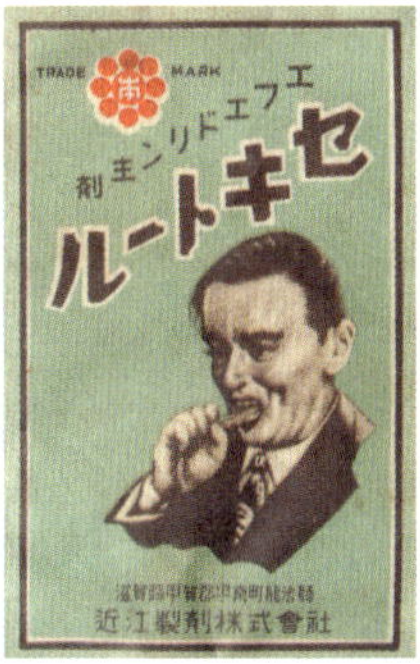

昭和中期　近江製剤

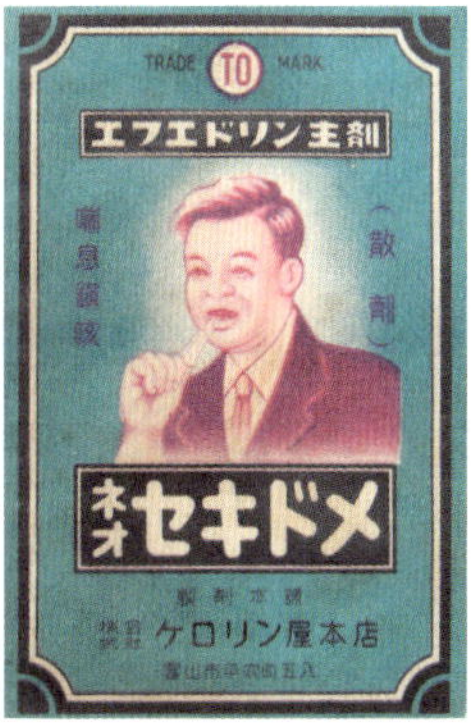

昭和中期　ケロリン屋本店

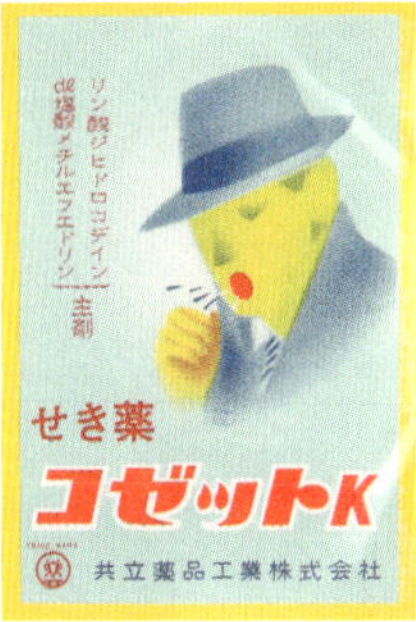

昭和後期　共立薬品工業

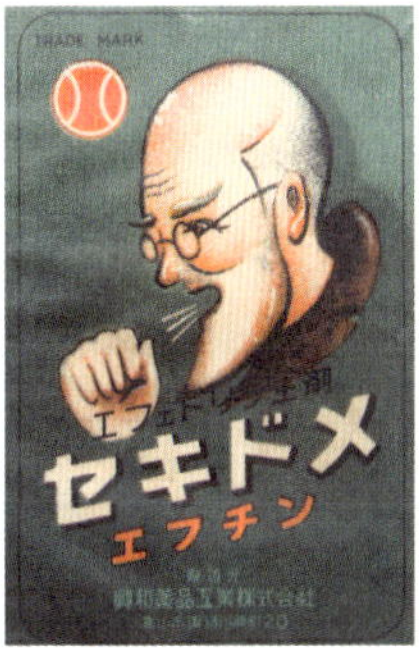

昭和中期　興和薬品工業

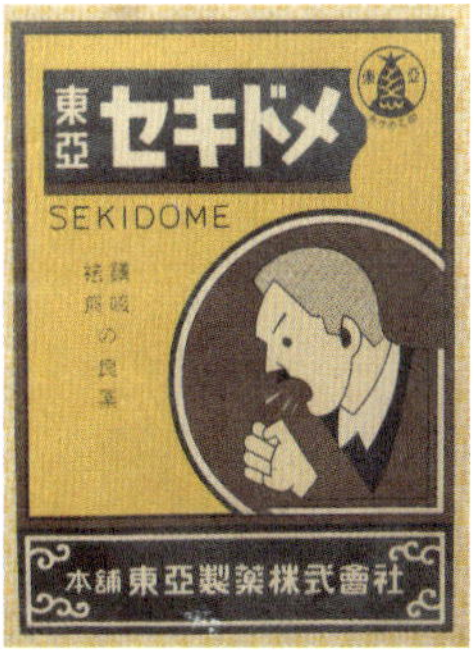

昭和中期　東亞製薬

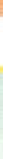

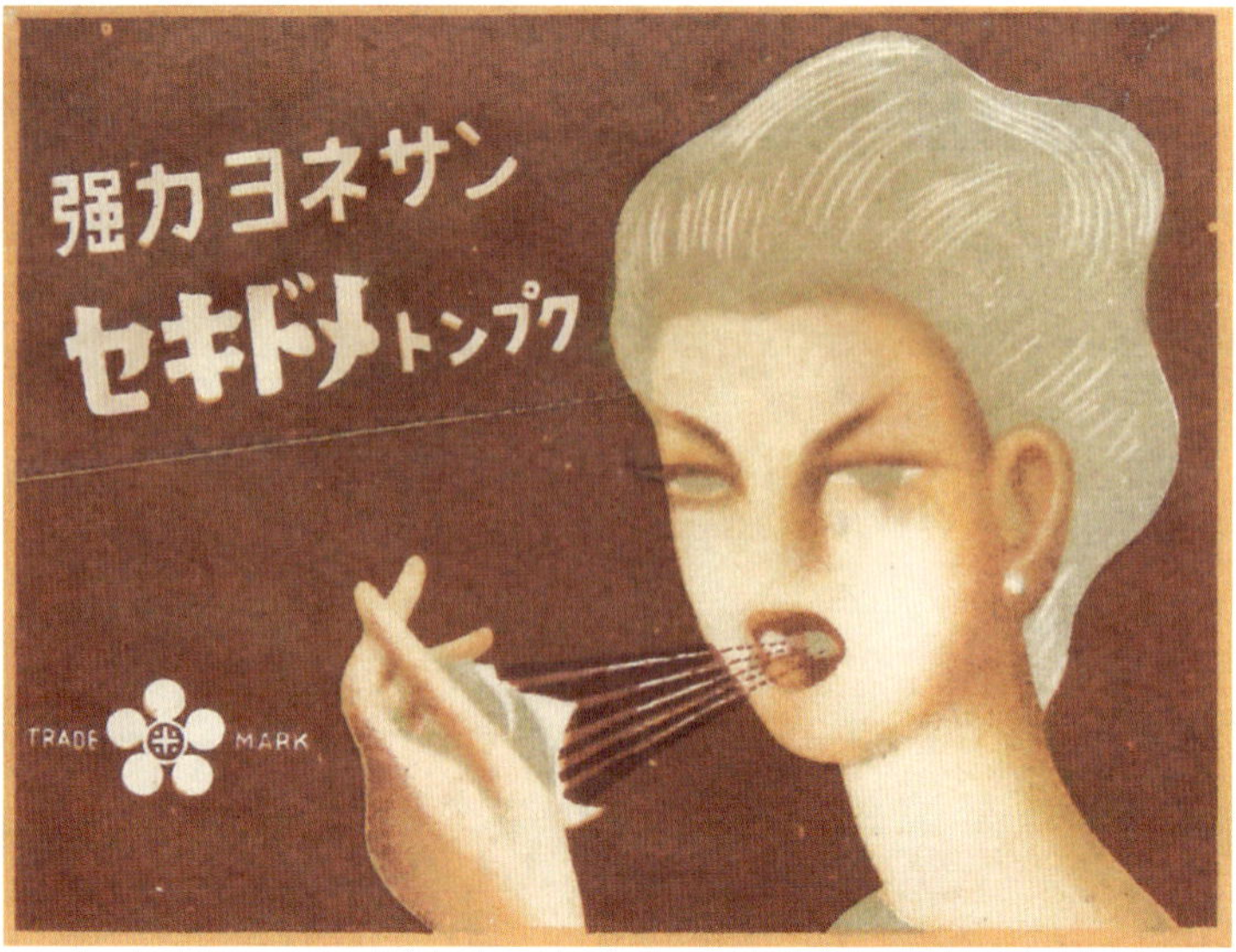

昭和中期　野口壽貫堂

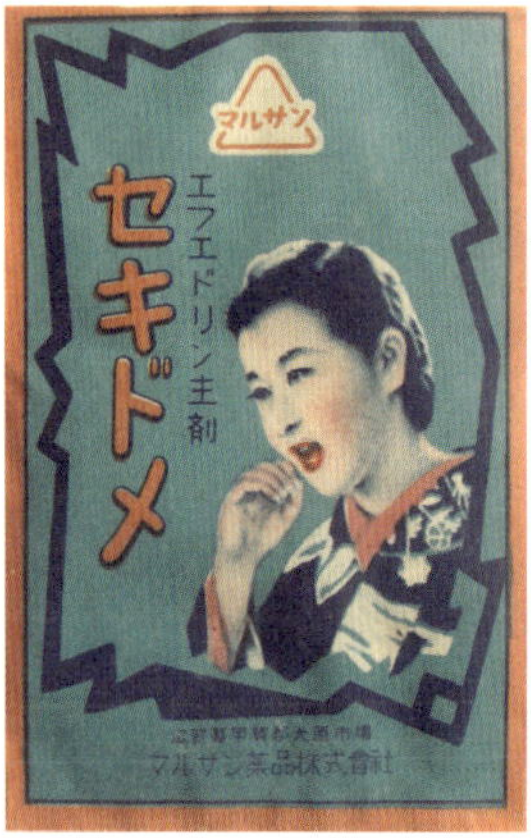

昭和前期　マルサン薬品

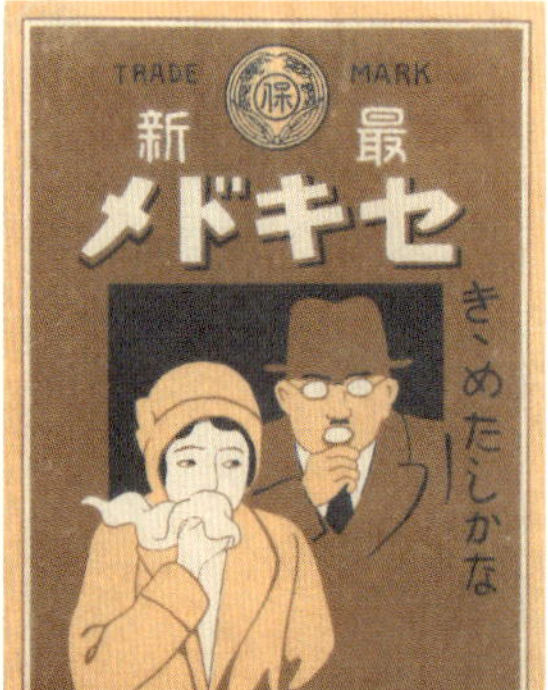

昭和前期　保壽堂

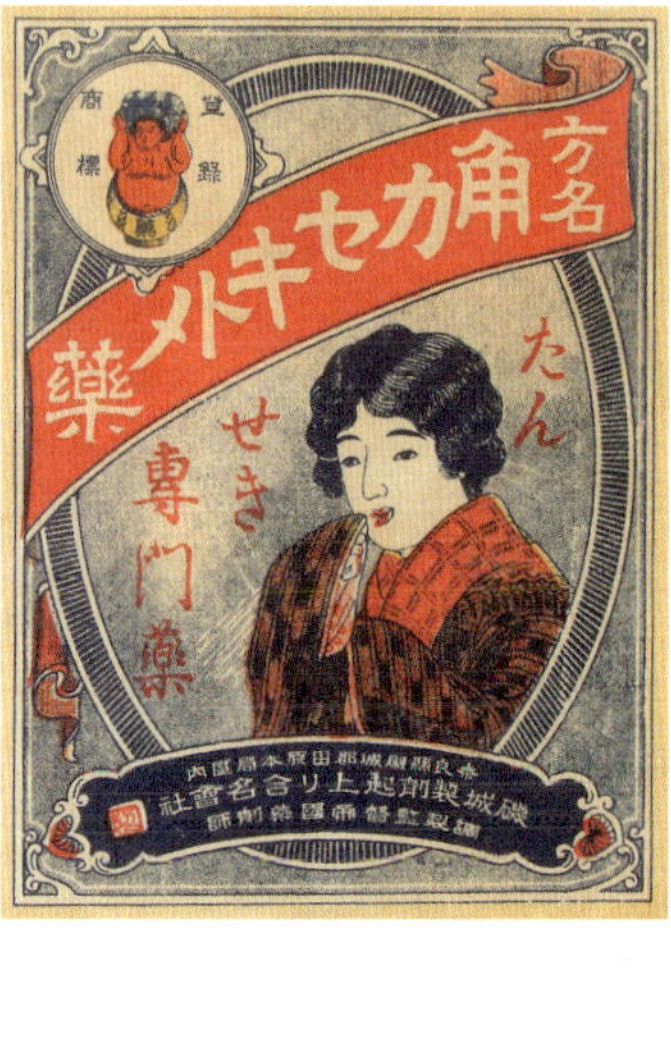

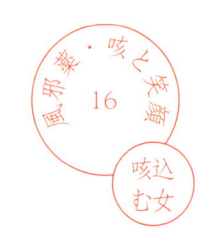

昭和前期　磯城製剤起上り

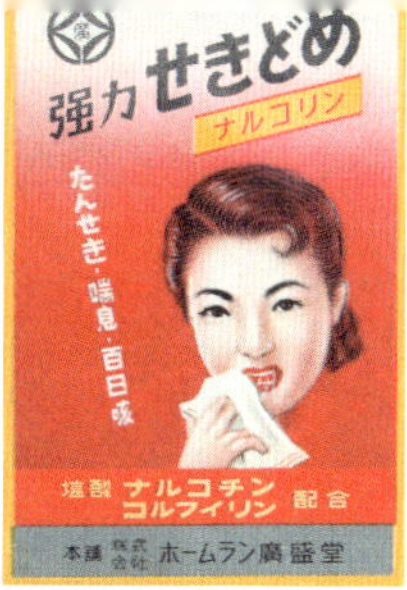

昭和中期　ホームラン廣盛堂

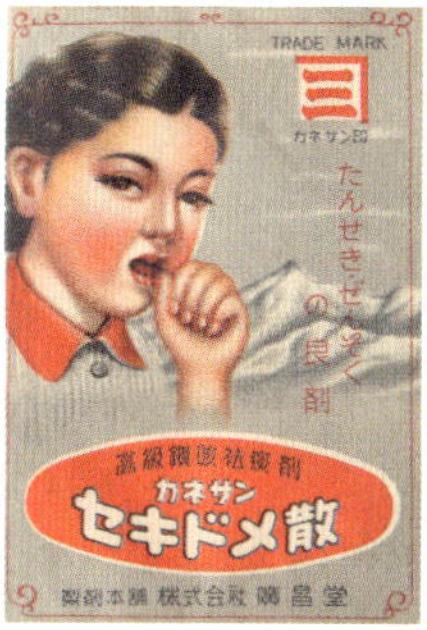

昭和中期　廣昌堂

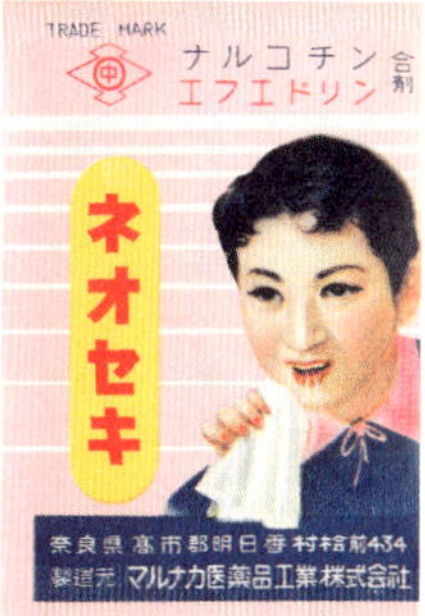

昭和後期　マルナカ医薬品工業

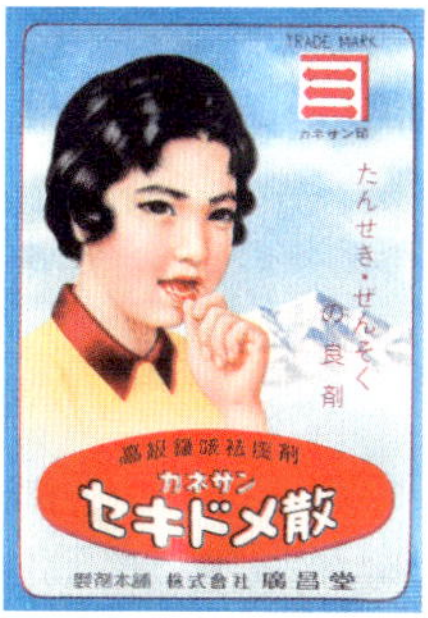

昭和後期　廣昌堂

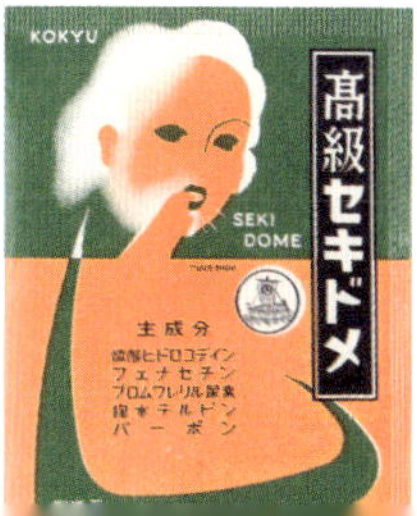

昭和後期　船倉製薬

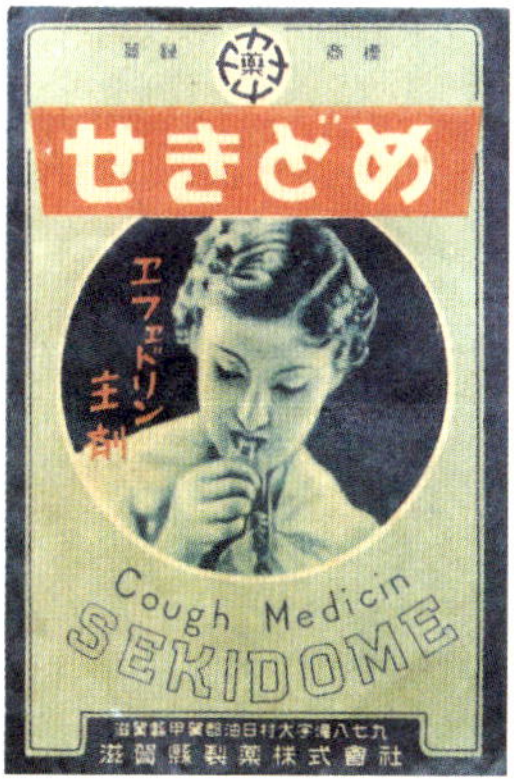

昭和中期　滋賀縣製薬

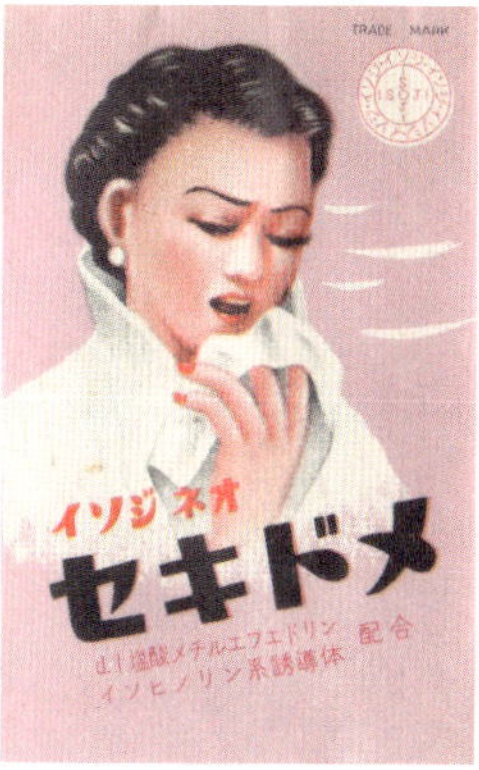

昭和中期　五十路製薬

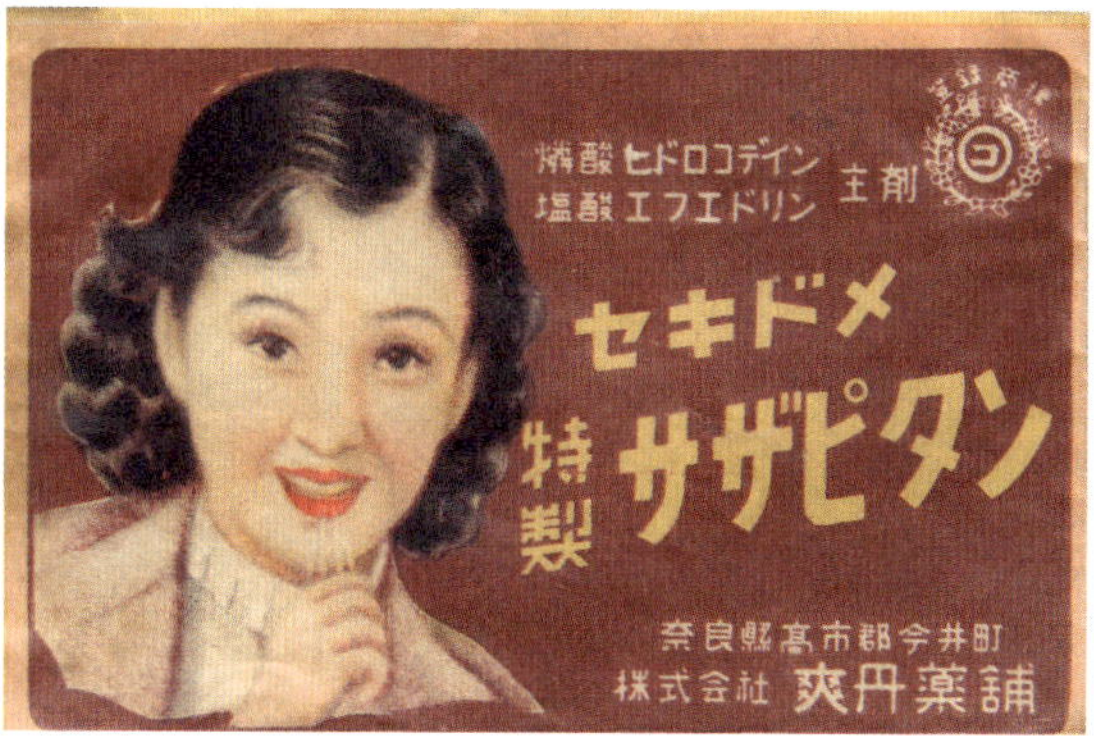

昭和中期　爽丹薬舗

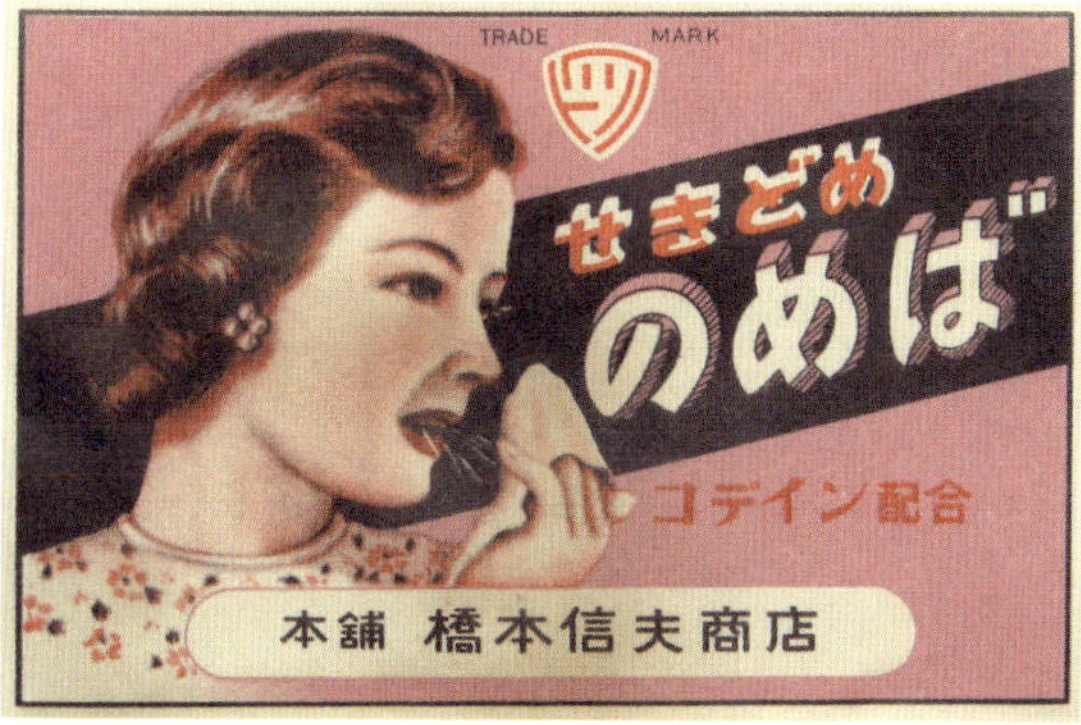

昭和中期　橋本信夫商店

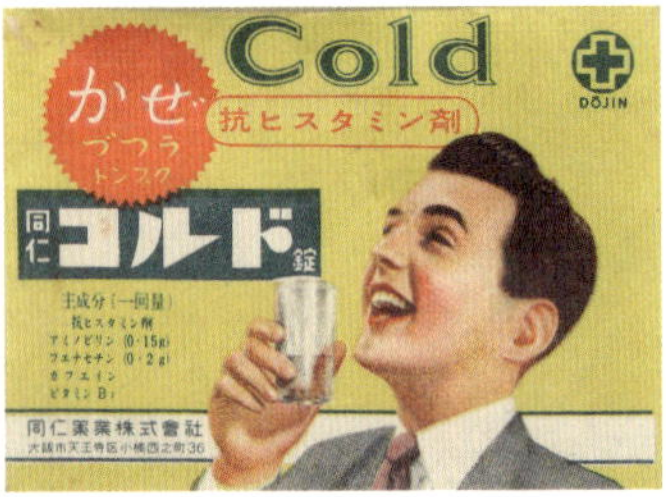

昭和中期　同仁薬業

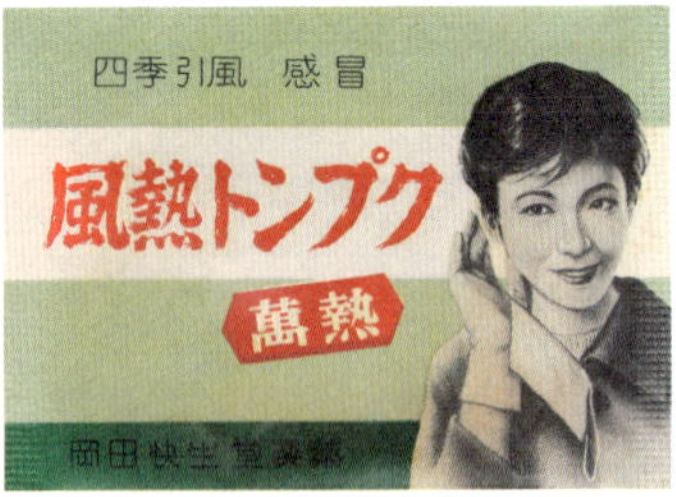

昭和後期　岡田快生堂製薬

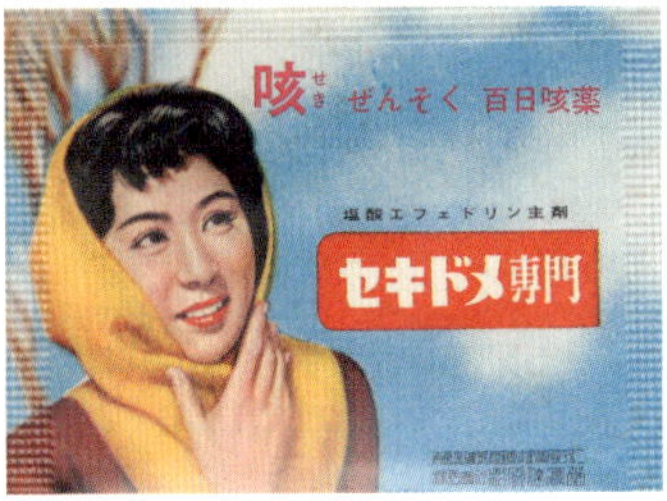

昭和後期　松原達摩堂

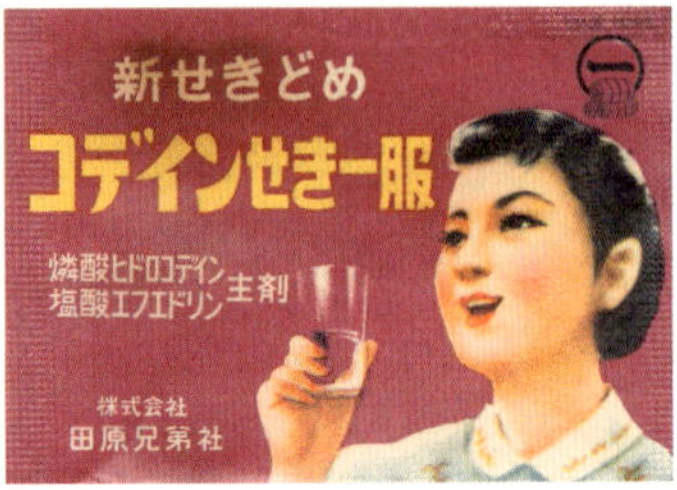

昭和後期　田原兄弟社

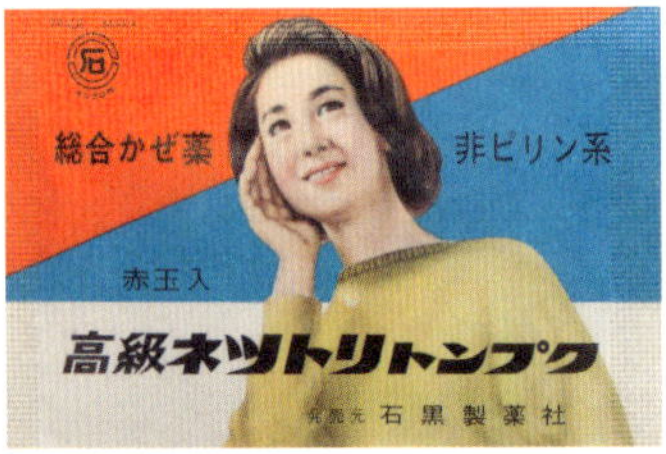

昭和後期　石黒製薬社

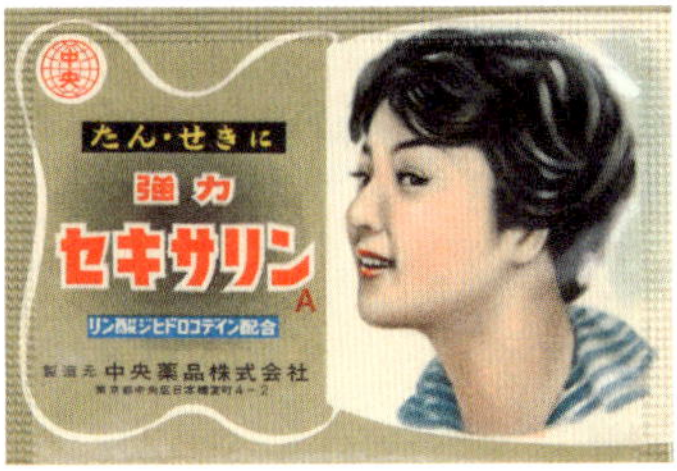

昭和後期　中央薬品

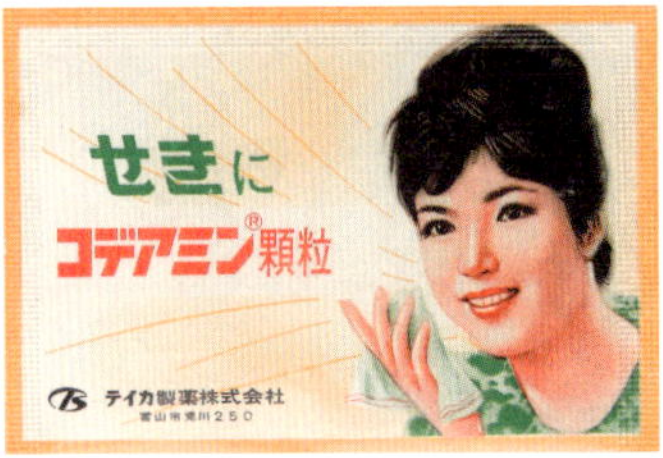

昭和後期　テイカ製薬

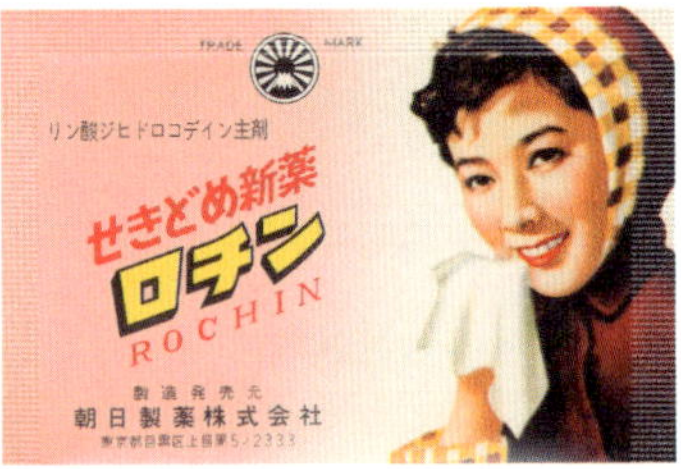

昭和後期　朝日製薬

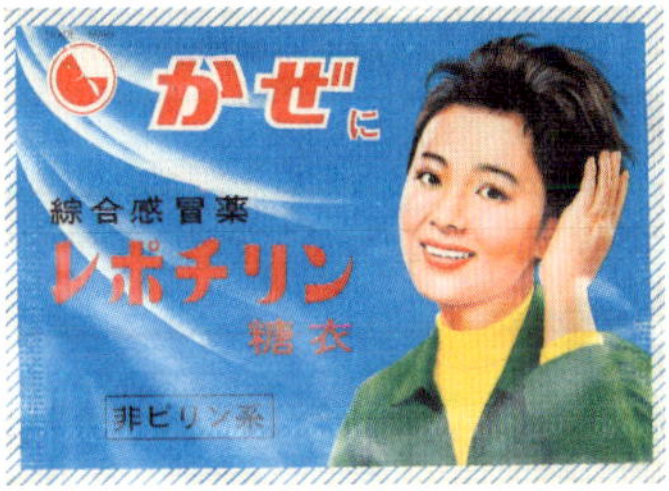

昭和後期　増田製薬

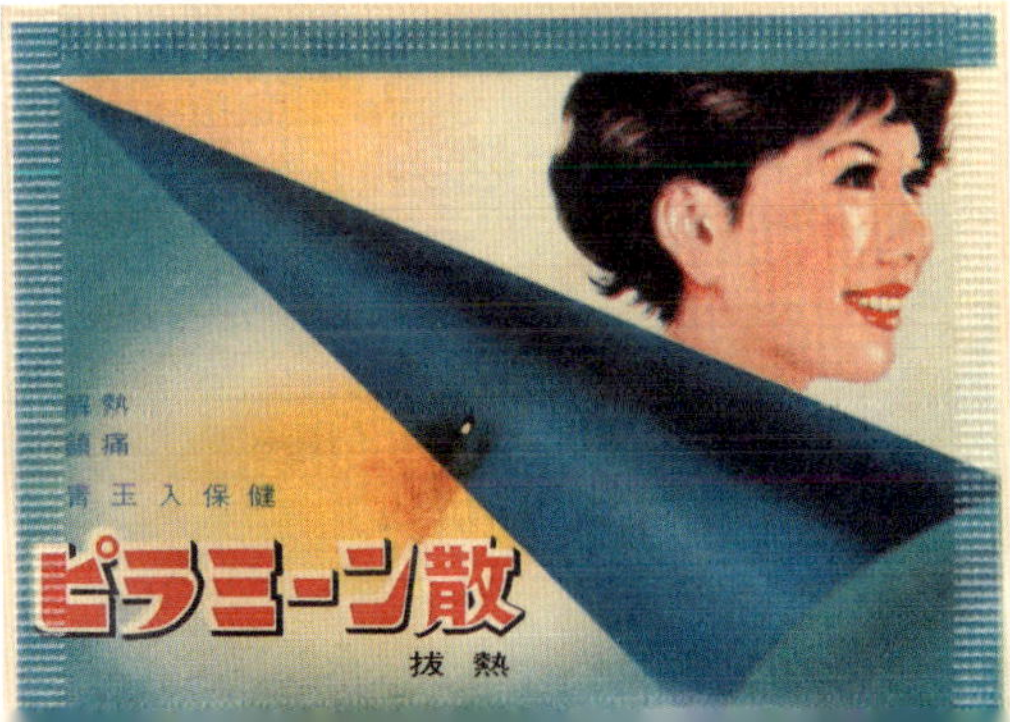

昭和後期　金子隆盛堂

風邪薬・咳と笑顔 16

笑う女

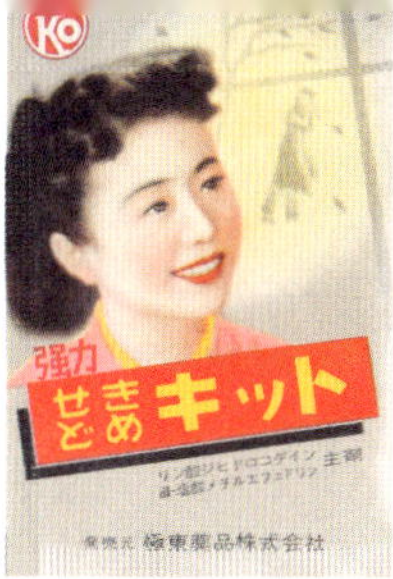

昭和後期　極東薬品

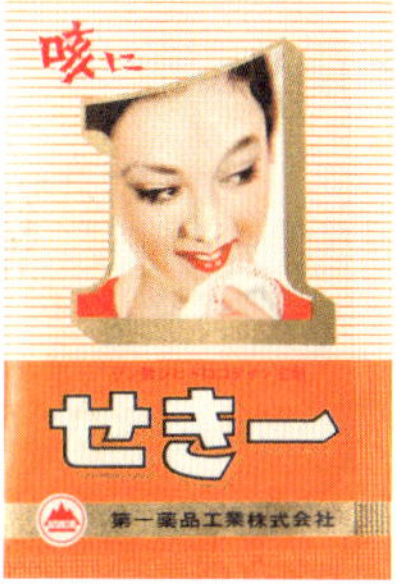

昭和後期　第一薬品工業

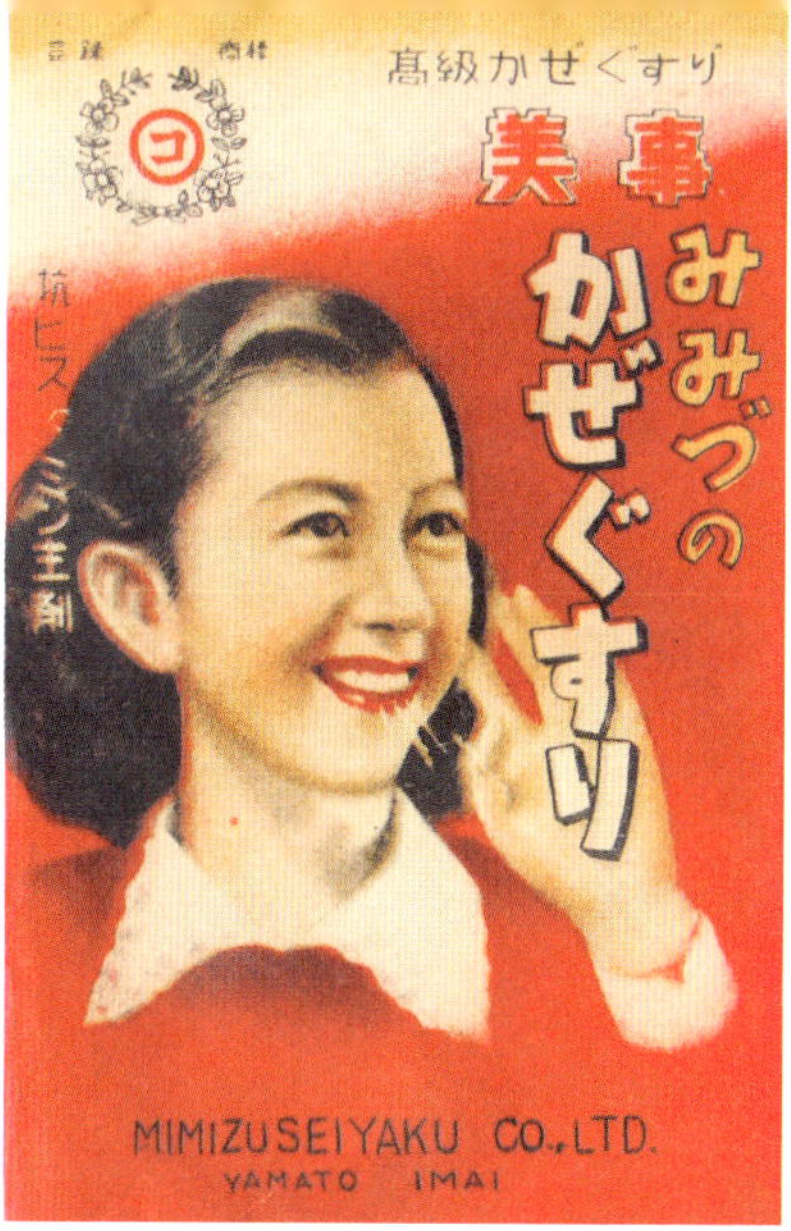

昭和中期　みみづ製薬

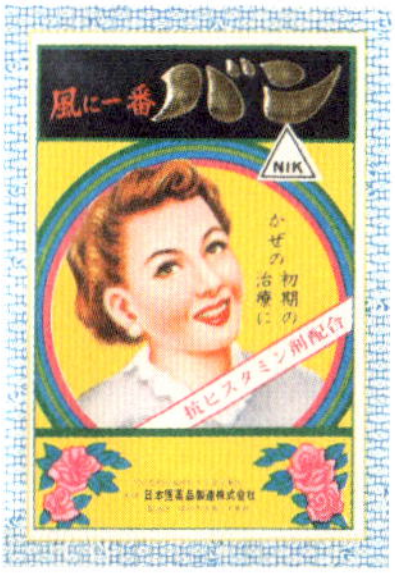

昭和後期　日本医薬品製造

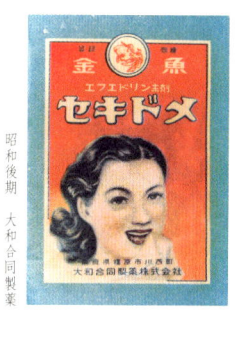

昭和後期　大和合同製薬

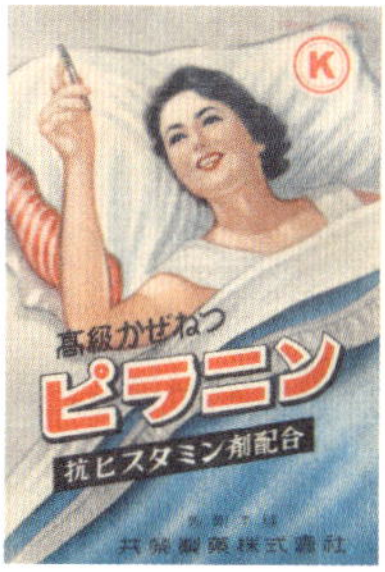

昭和中期　共榮製薬

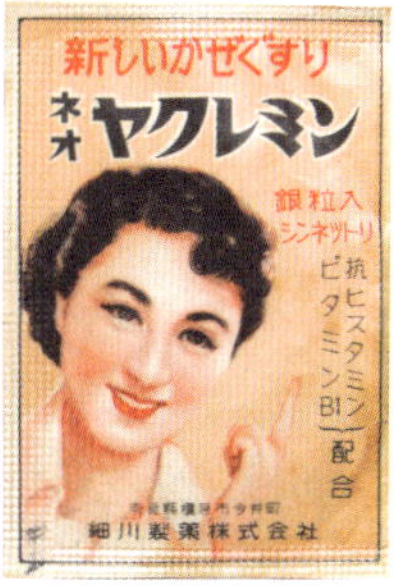

昭和後期　細川製薬

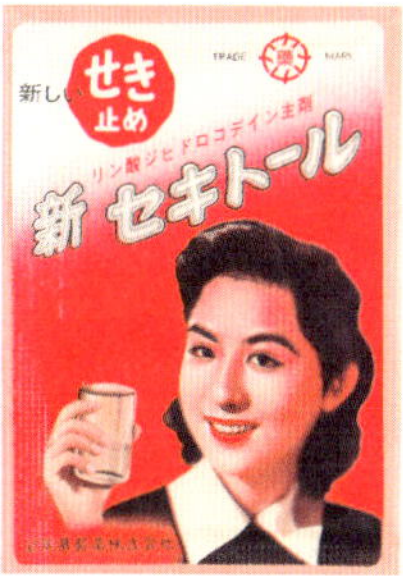

昭和後期　滋賀県製薬

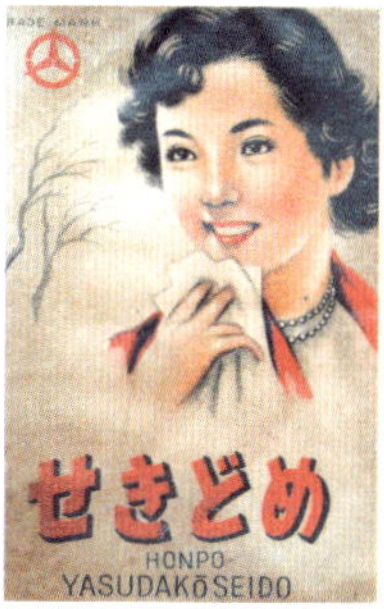

昭和中期　安田厚生堂

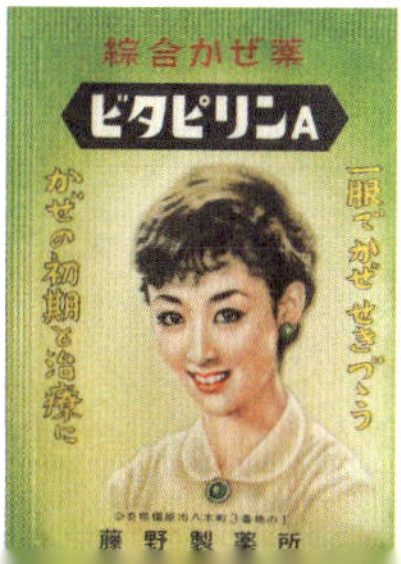

昭和後期　藤野製薬所

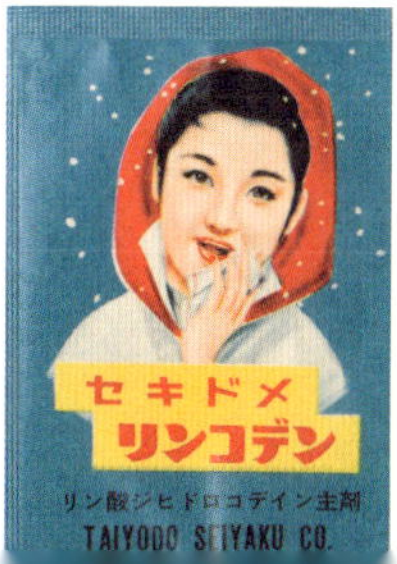

昭和後期　太陽堂製薬

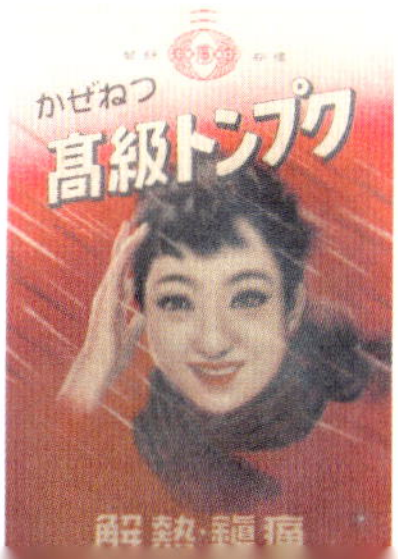

昭和中期　廣貫堂

17

Cold Remedy

風邪薬

文明の利器

小さい頃、薬の袋に人工衛星の絵が描いてあるのが随分カッコよく思ったものです。でもよく考えて見ると、なぜ薬と人工衛星が関係あるのだろう。この間までこの事を不思議に思っていました。しかし、それについて薬袋の絵を時代を追って縦覧することで見えてきた事があるのです。それは、まず最初に明治時代末頃「電信丸」と言う薬が出ました。また、昭和に入った頃「ラジオ」と言う名の風邪薬が出ました。これらは速く聞く（早く効く）のシャレからきていたのです。そして次は電車。また、当時ツエッペリン号で話題を集めた、空飛ぶ速い乗り物「飛行船」も登場しています。その後各社、速さを競う乗り物を次々袋の絵に描き、飛行機、ジェット機、ロケットと続き、やがて人工衛星が登場するのです。こうして風邪薬の絵は、それぞれの時代の文明の利器を利用した、早く効くことのイメージの競走だったのです。これらの進化は時代をよく表現しているので容易に時代を考証することができます。子供の頃は、未来社会はシンプルで流線型であるのだと漠然とイメージしていました。しかし、映画「２００１年宇宙の旅」に端を発し、また現実の人工衛星を見るにつけ、宇宙時代のデザインは案外複雑な形状なのだと解りました。一方、速さと言えば、分刻みの速さを表すのに時計もよく使われます。中でも五分で効くと豪語している社名や、三分で効くと言う薬など、よくぞ言い切ったものだと感心するばかりです。インスタントラーメンのように3分で病気が治るなら嬉しい限りです。将来薬の品質表示に、消費期限と同時に効き始め時間の表示がされる時代が来るかも知れません。

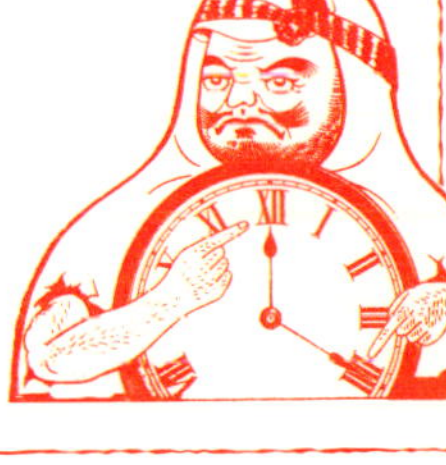

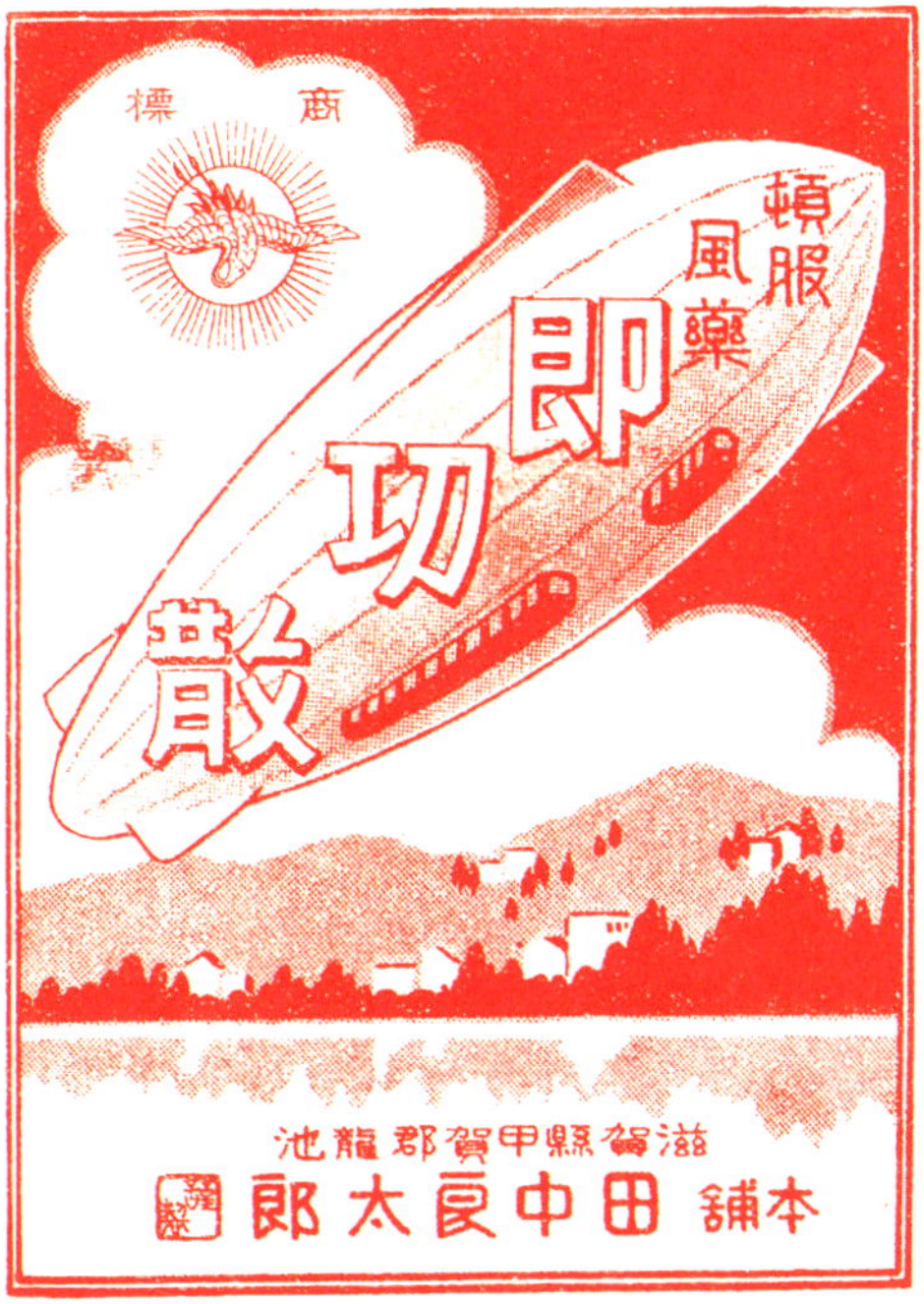
商標
頓服
風藥
即功散
滋賀縣甲賀郡龍池
本舗 田中良太郎

昭和前期・田中良太郎

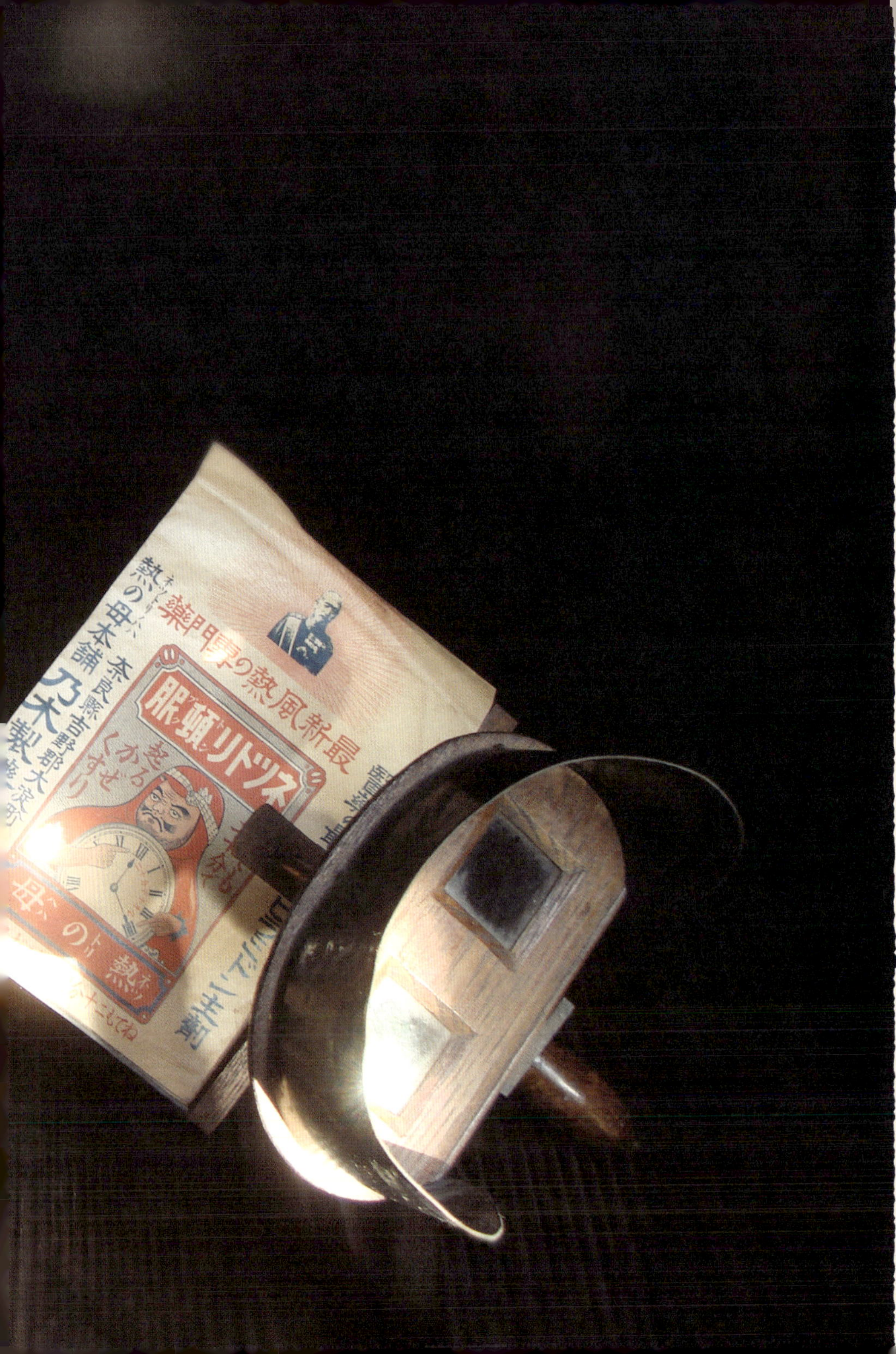

最新風熱の專門藥
ネツトリ頭痛服
熱の母本舗
奈良縣吉野郡大

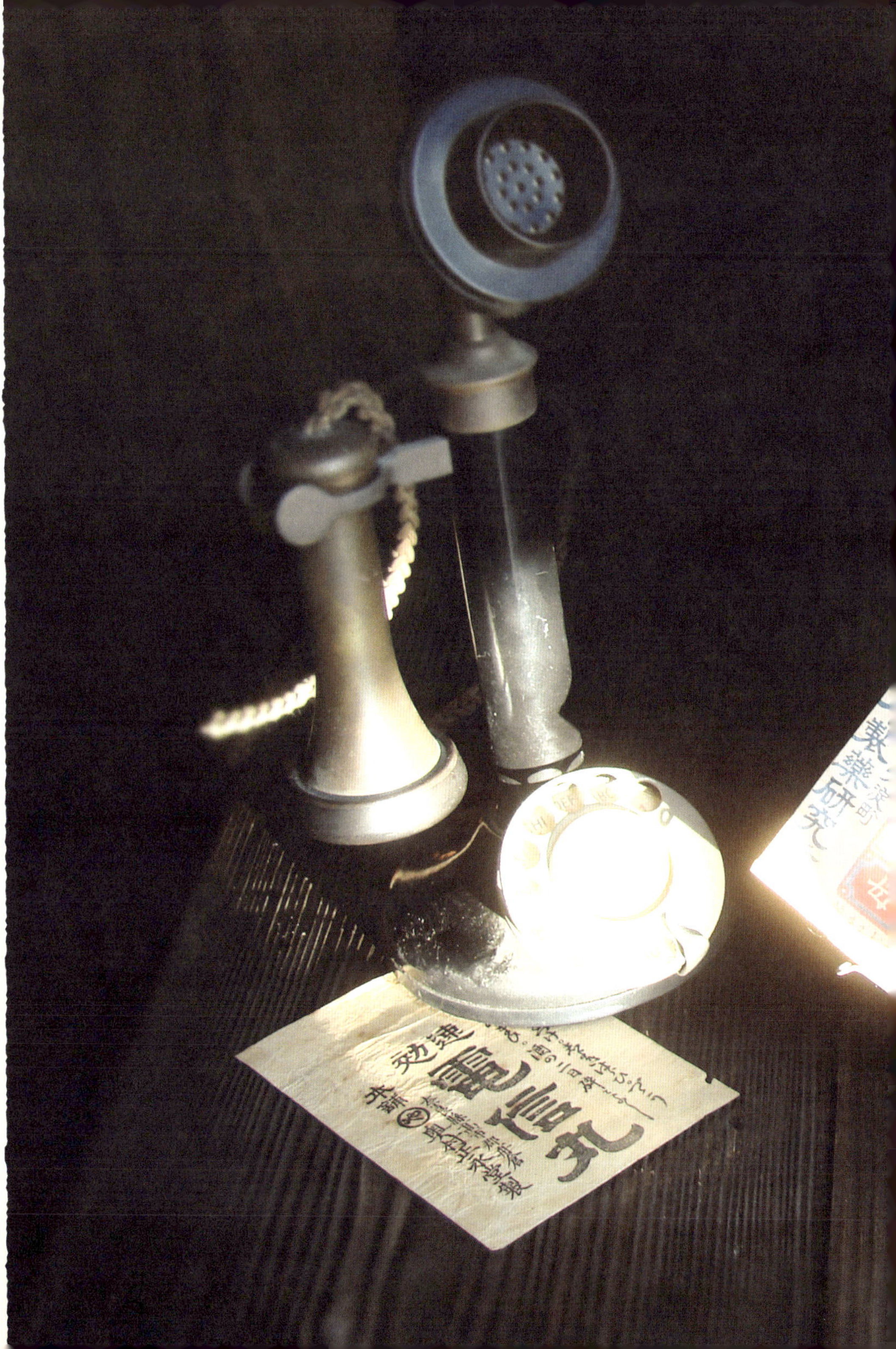
速効
電信丸
本舗

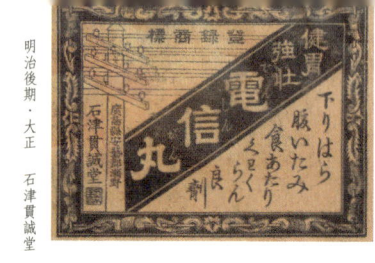

明治後期・大正　石津貫誠堂

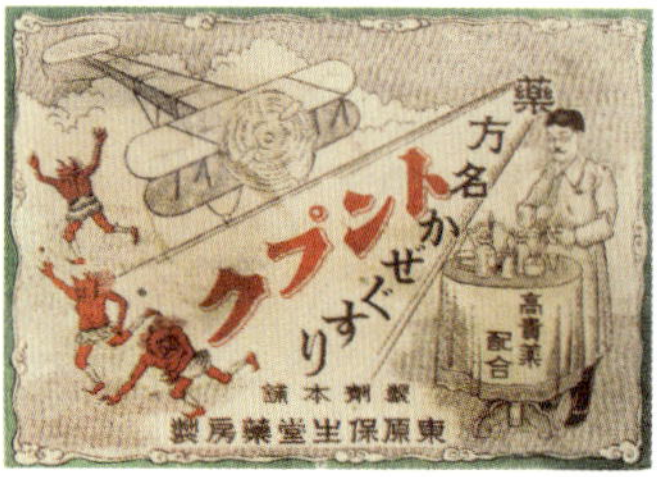

昭和前期　東原保生堂薬房

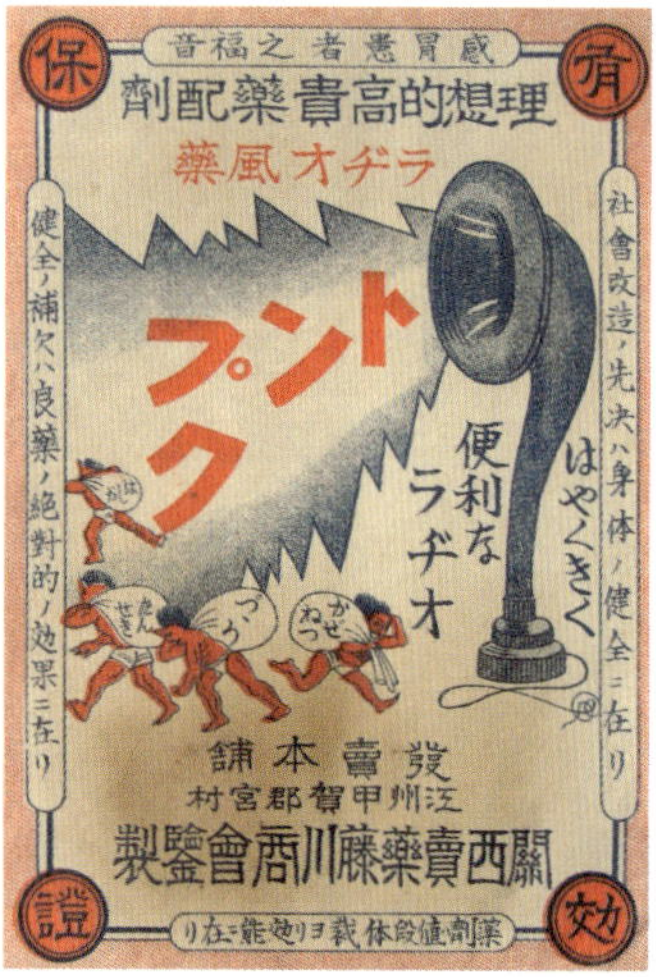

昭和前期　関西賣薬藤川商會

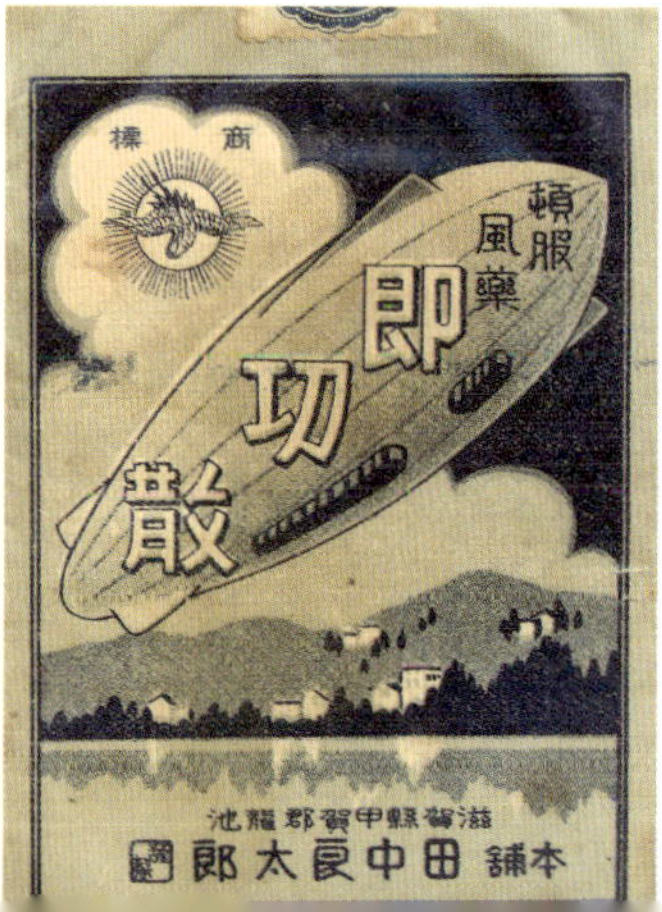

昭和前期　田中良太郎

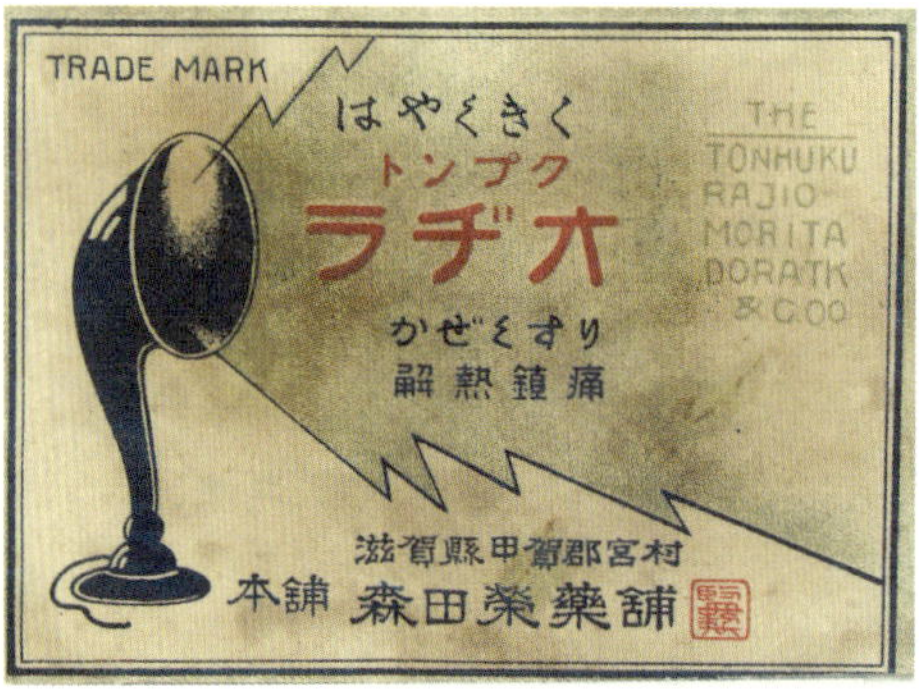

昭和前期　森田榮薬舗

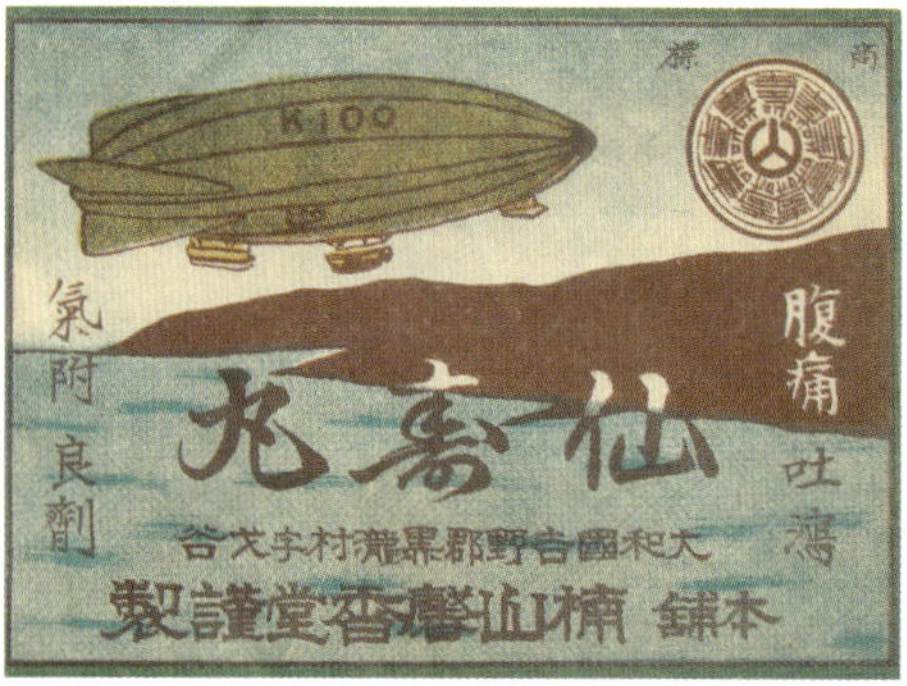

昭和前期　楠山馨香堂

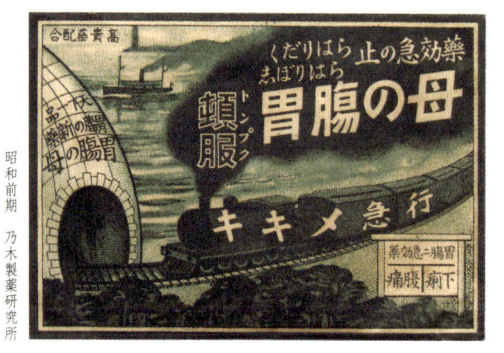

昭和前期　乃木製薬研究所

風邪薬・文明の利器　17

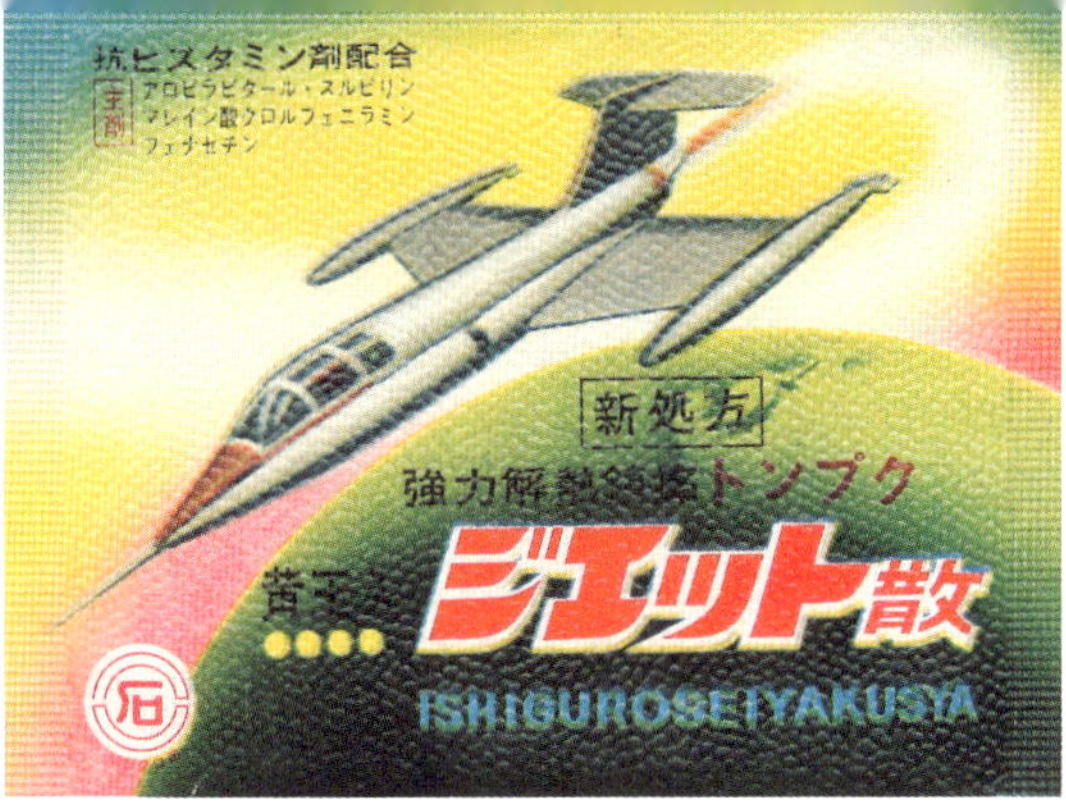

昭和後期　石黒製薬社

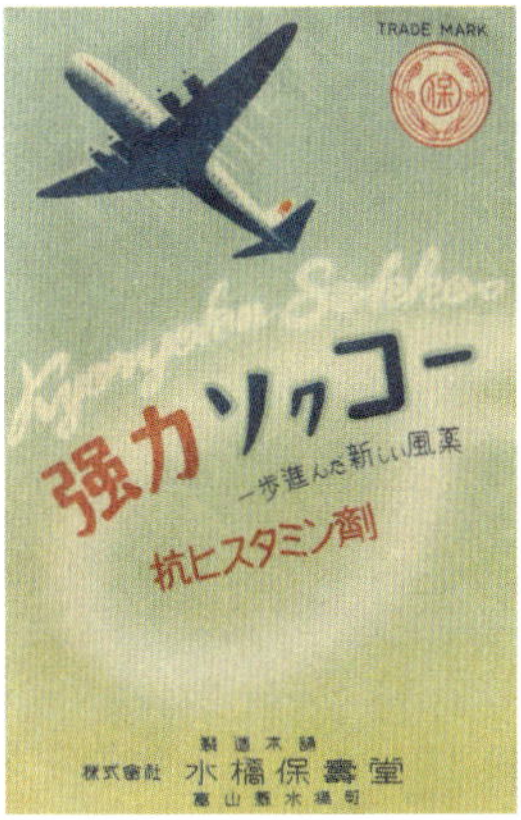

昭和中期　水橋保壽堂

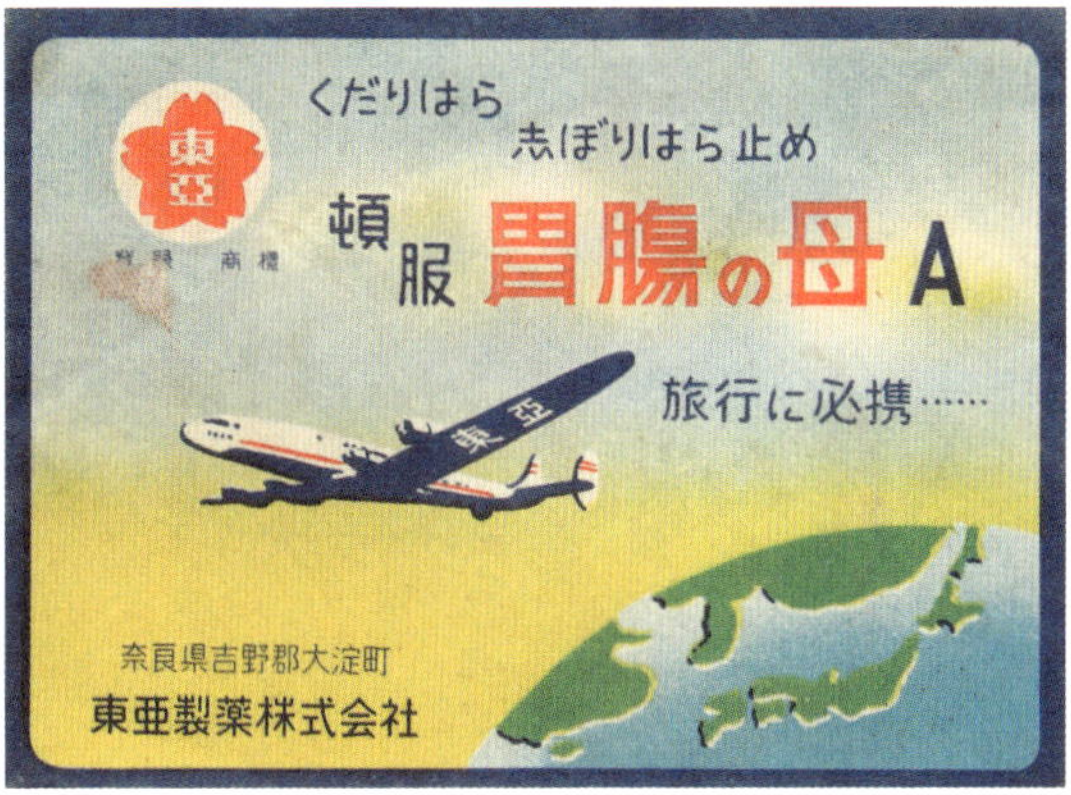
くだりはら
志ぼりはら止め
頓服 胃腸の母 A
旅行に必携……
奈良県吉野郡大淀町
東亜製薬株式会社

昭和中期　東亜製薬

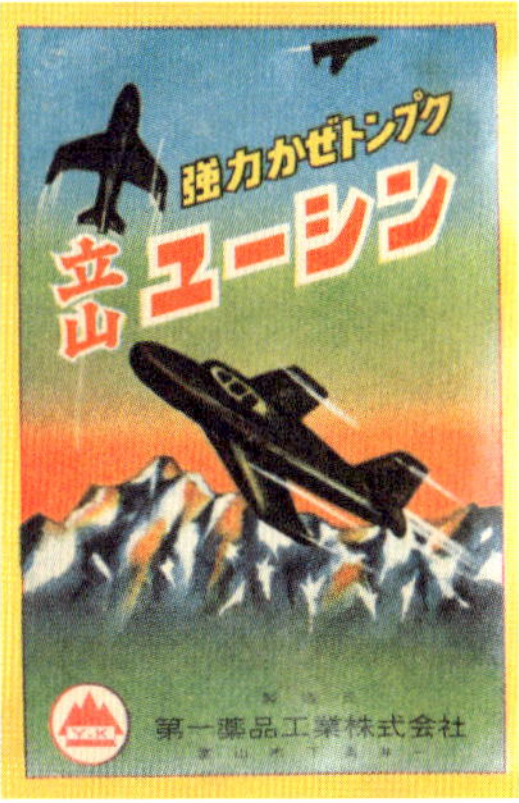
強力かぜトンプク
立山 ユーシン
第一薬品工業株式会社

昭和後期　第一薬品工業

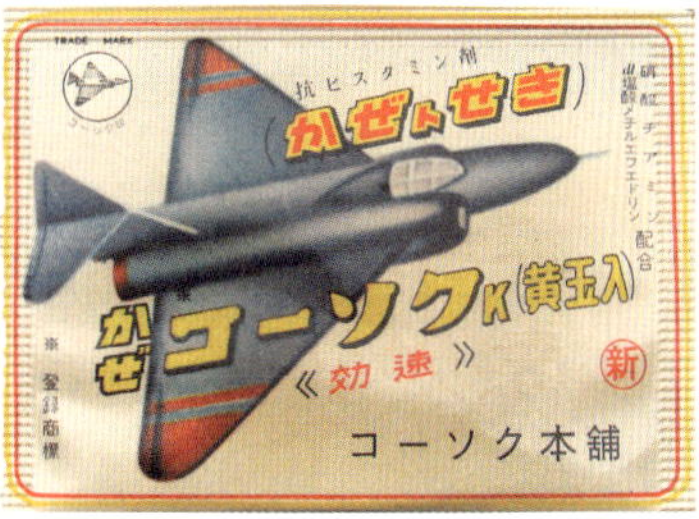
TRADE MARK
抗ヒスタミン剤
(かぜとせき)
かぜ コーソクK(黄玉入)
《速効》
新
登録商標
コーソク本舗

昭和後期　コーソク本舗

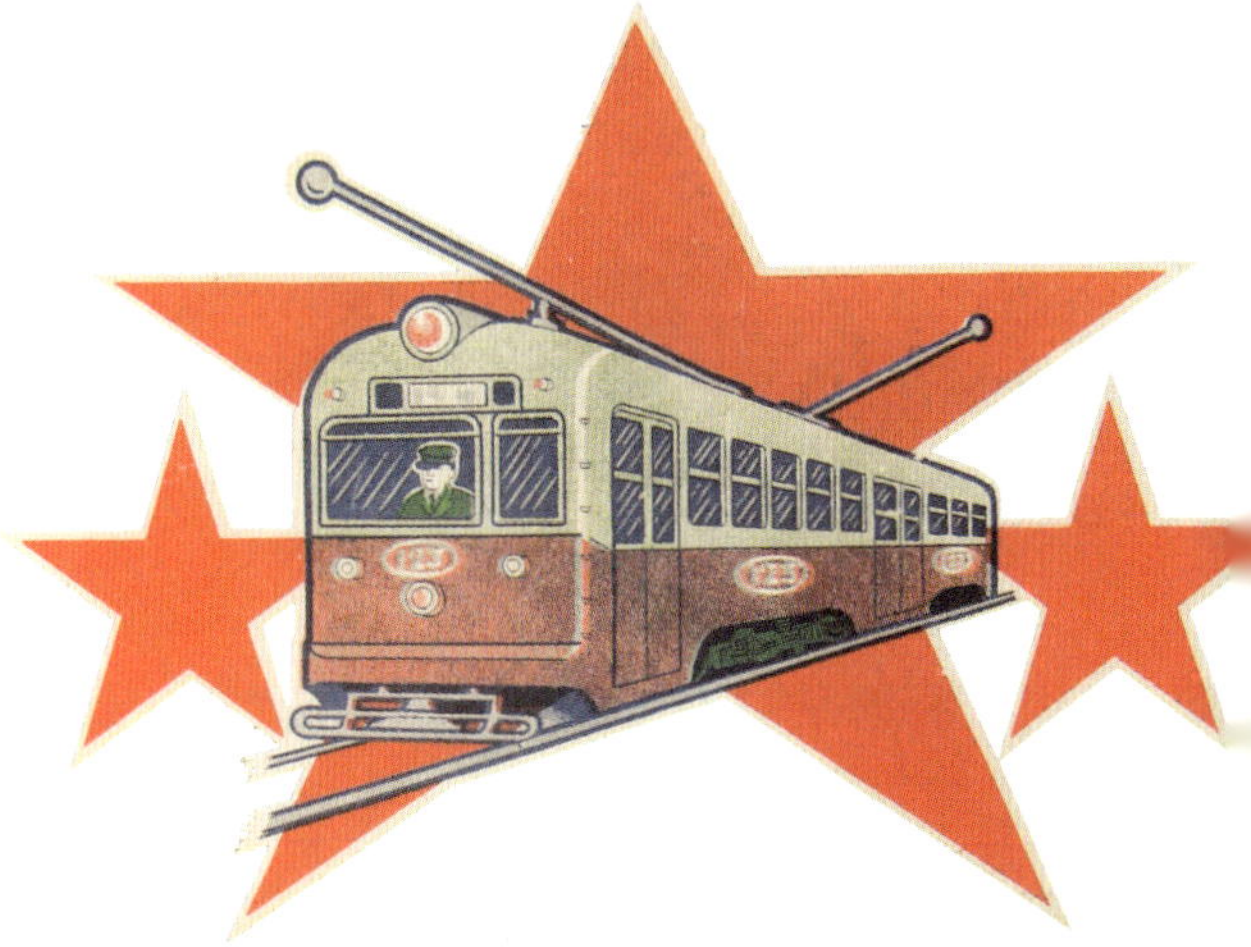

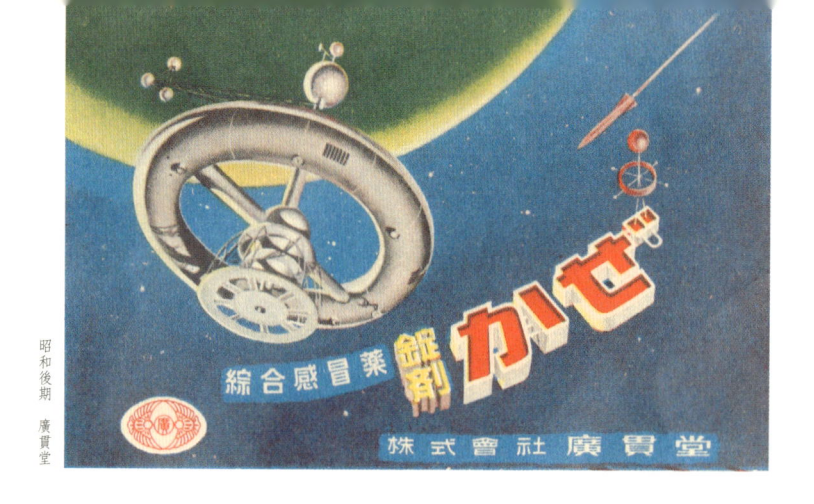

昭和後期　廣貫堂

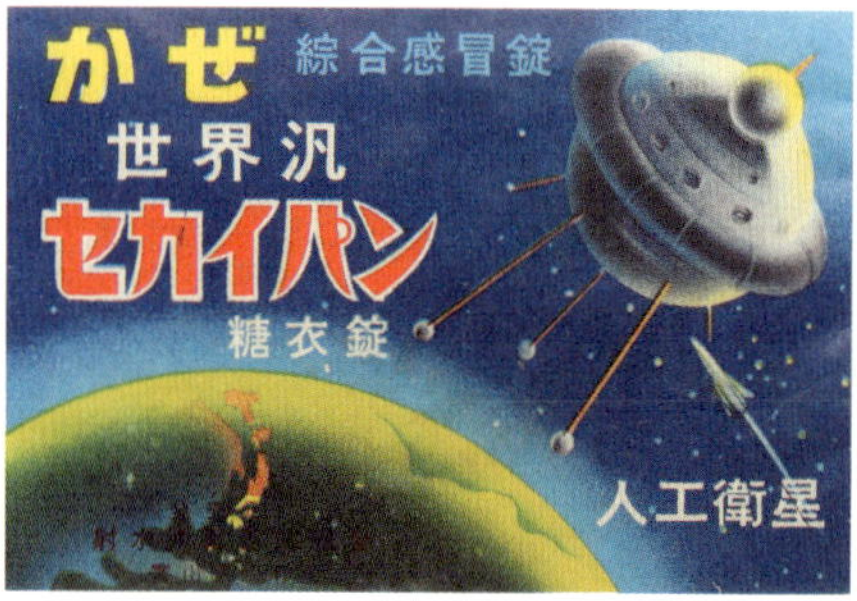

昭和中期　射水売薬協同組合

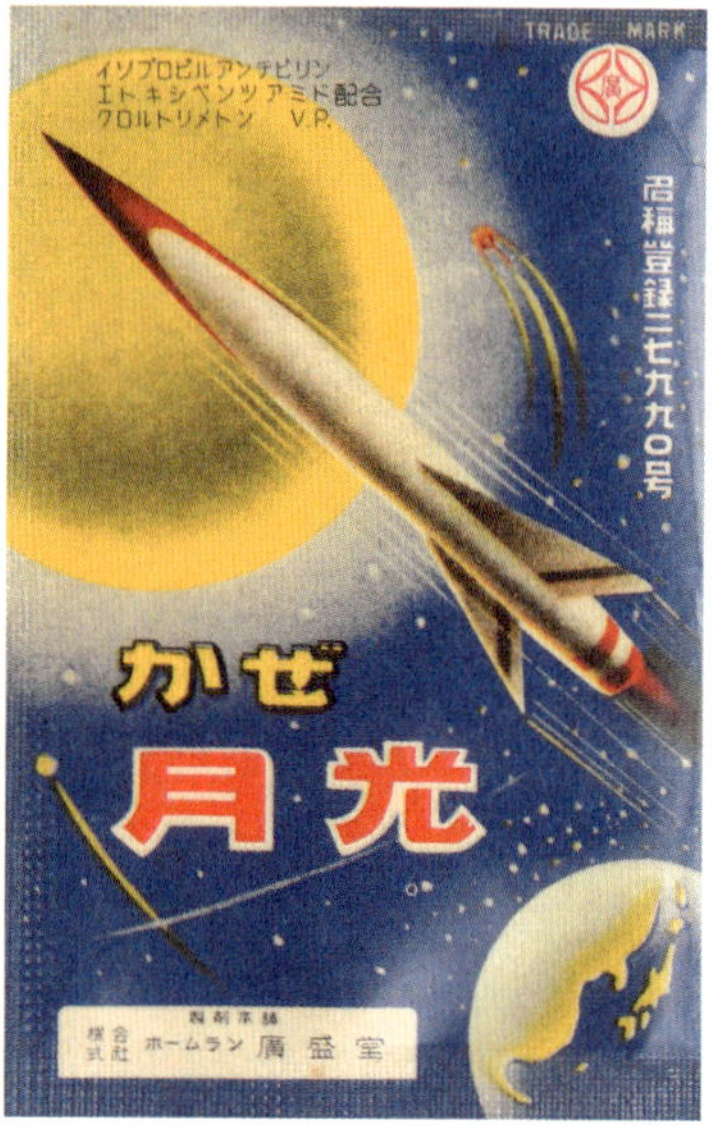

昭和後期　ホームラン廣盛堂

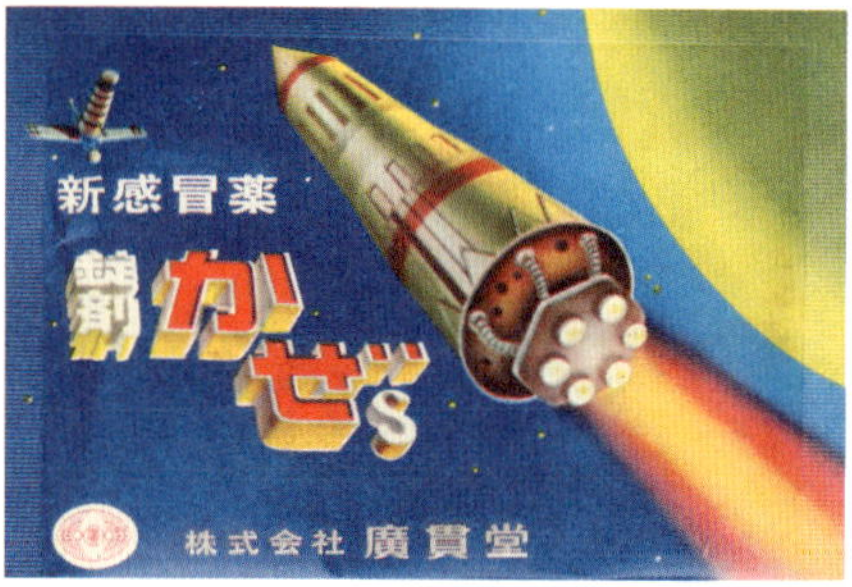

昭和後期　廣貫堂

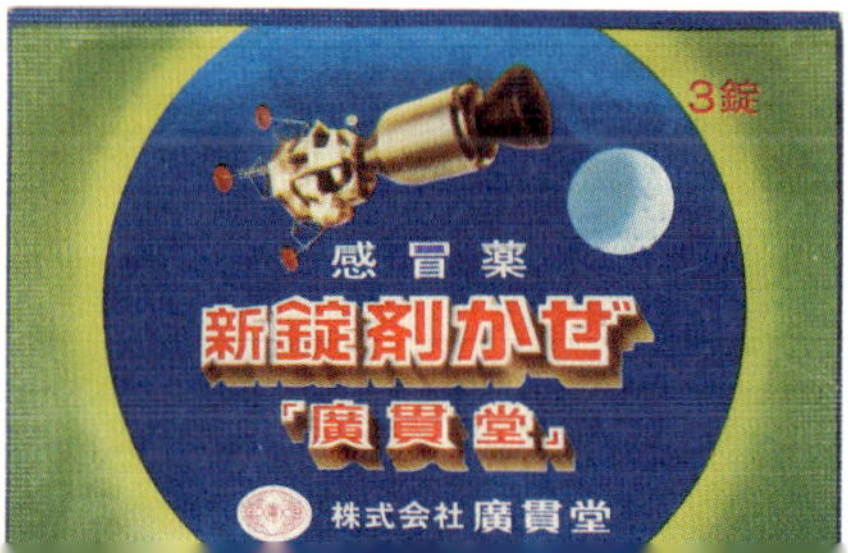

昭和後期　廣貫堂

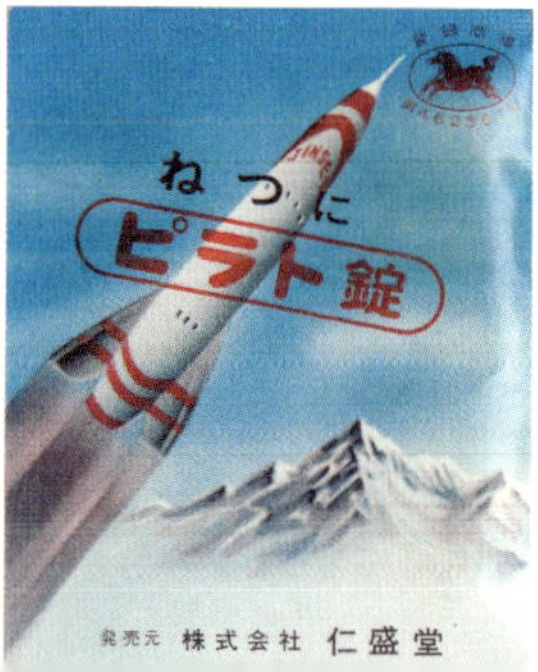

昭和後期　仁盛堂

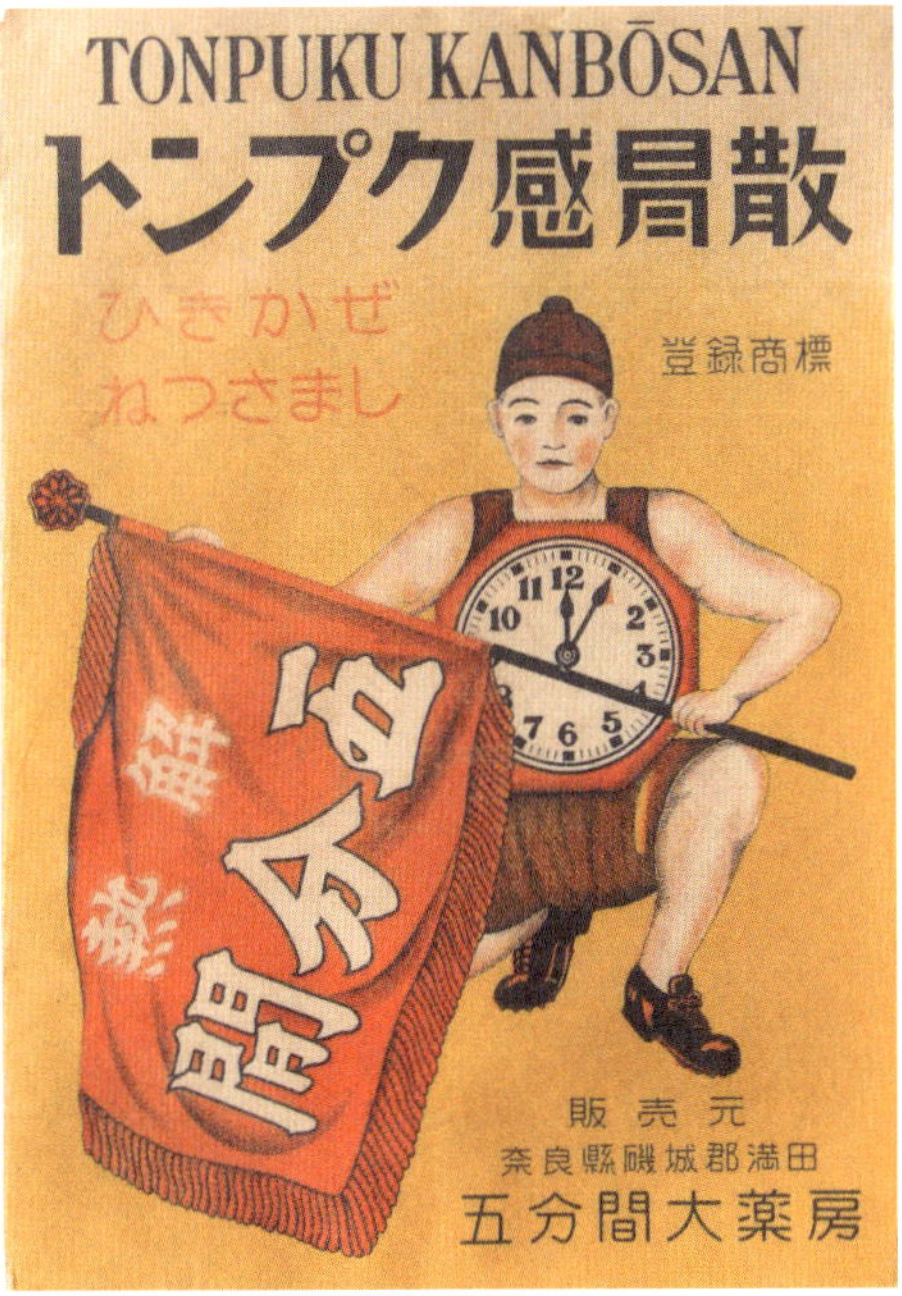

昭和中期　五分間大薬房

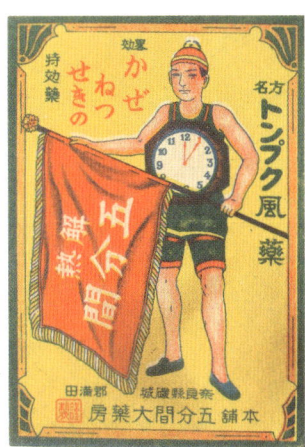

昭和前期　五分間大薬房

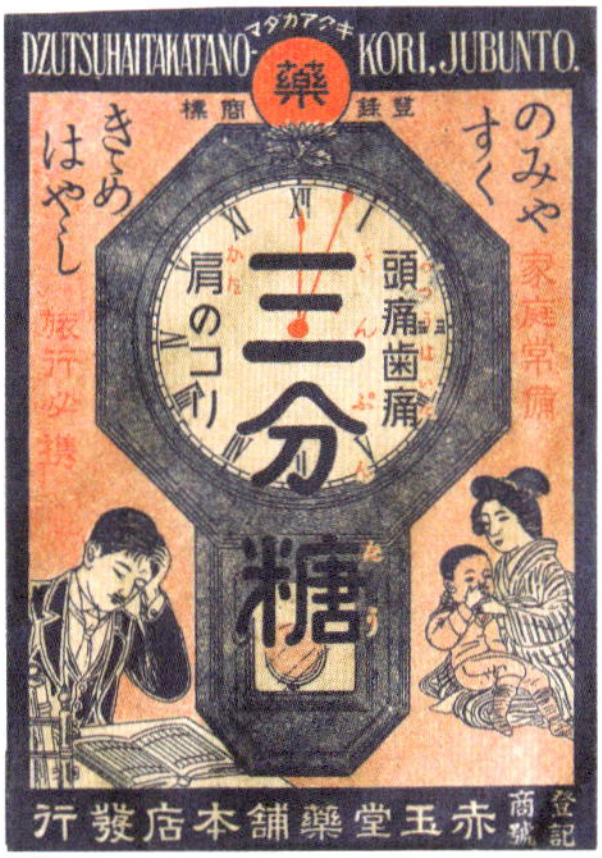

昭和前期　赤玉堂薬舗

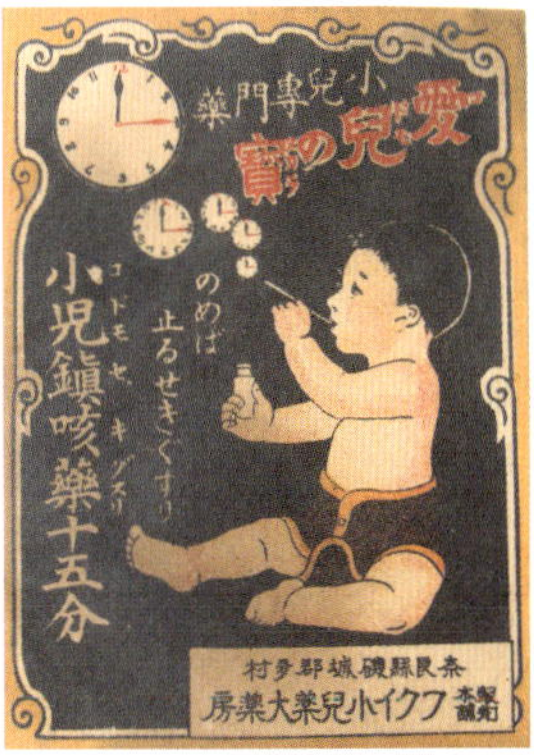

昭和前期　フクイ小児薬大薬房

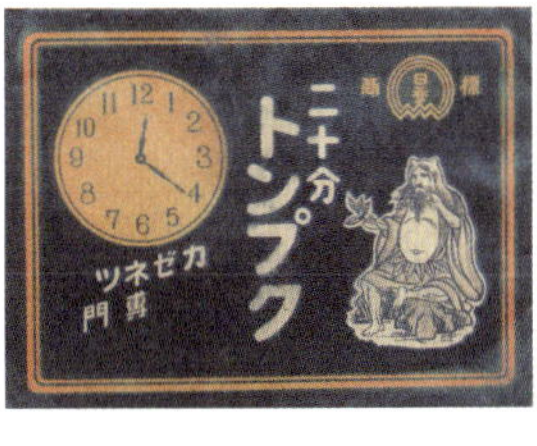

昭和中期　日参製薬

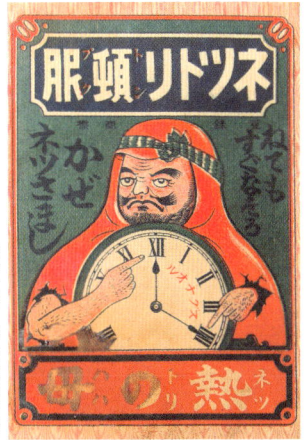

昭和前期　乃木製薬研究所

Column 5

裸婦像

薬の広告の世界には、およそヌードなど無縁のように思えますが、なぜかけっこう見かけることがあります。それも好事家を意識した男性目線での使用というより、むしろ女性を対象としたものに多く使用されています。薬袋に使われだしたのは明治末頃、西洋の裸婦絵画や彫刻など、西欧化の象徴として、むしろ先進性を表現したかったためでしょう。どこか宗教絵画的なものかあるいはアールデコのイメージを意識したものです。ヌードといっても、もっぱら上半身の半裸像ですが、日本では近代まで乳房の露出に対してはあまり抵抗がなかったようです。江戸時代の春画にみられるように、性器は極端にデフォルメしているにもかかわらず、乳房は申し訳程度にしか描かれていません。あまりセックスアピールの対象としてなかったのでしょう。また、特に専用の下着もありません。私が小さかった頃の田舎でも、世間の母親は道端やどこでも乳房を放り出して授乳していたものです。現在のように女性性の象徴的な存在になったのは、戦後の欧米文化の影響ではないかと思います。それにしても漫画やアニメに見る、あのドッジボールのように豊かな胸の表現は、かえって今の日本的文化の象徴をつくったかのようです。

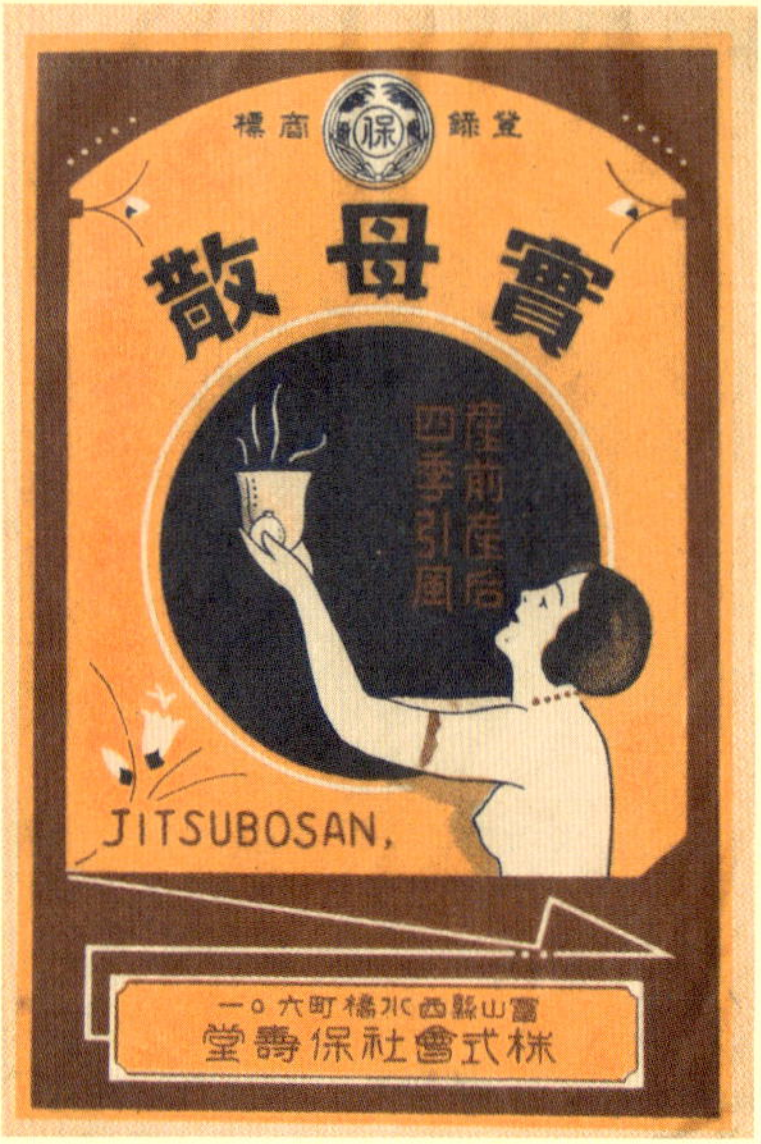

昭和前期　保壽堂

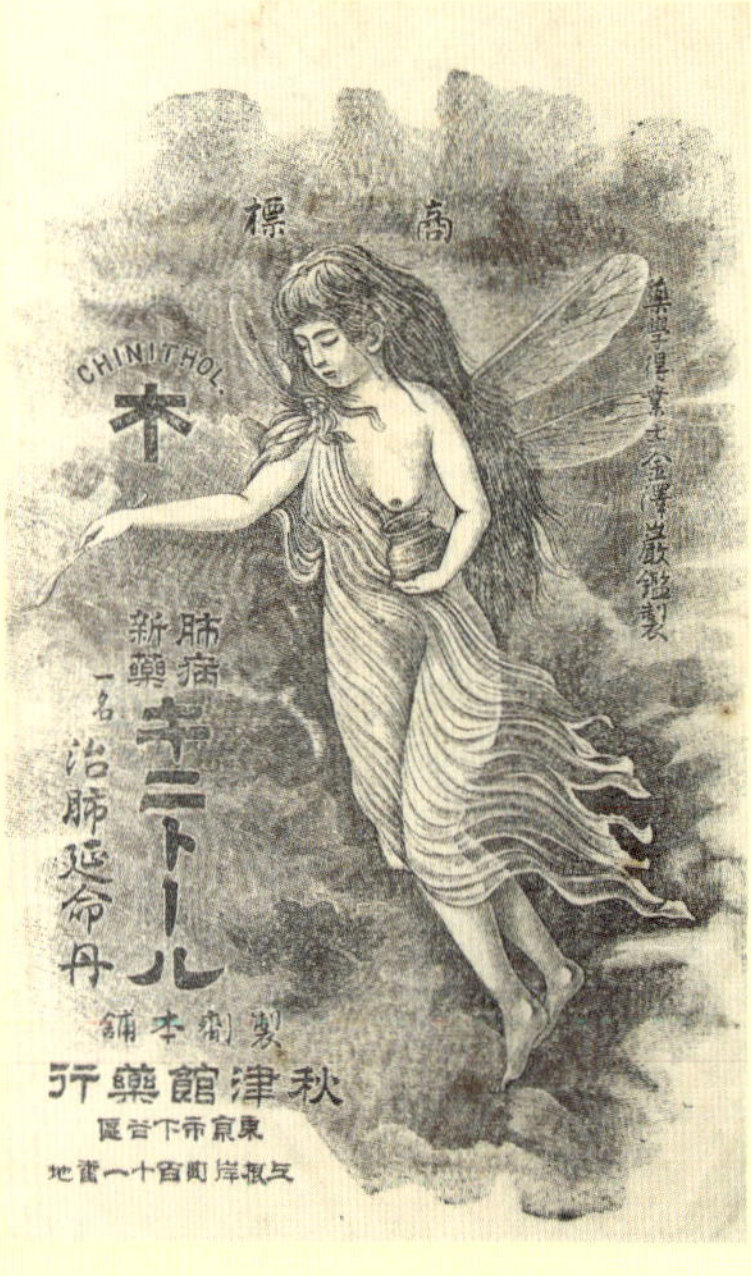

明治後期～大正　秋津館藥行

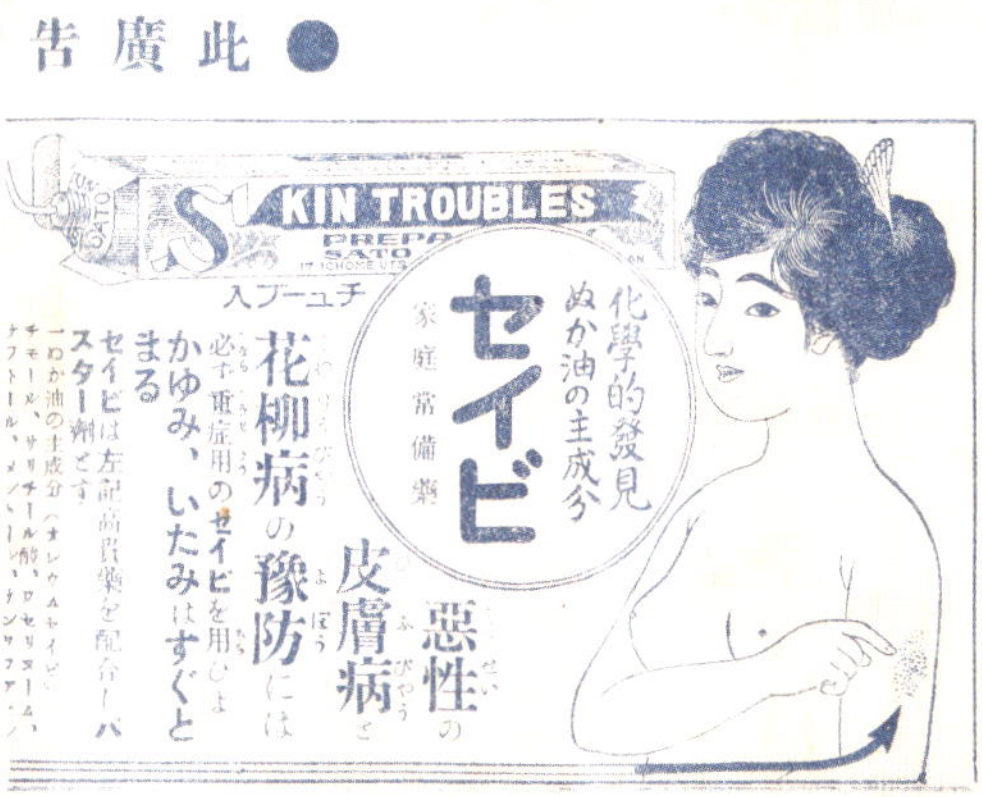

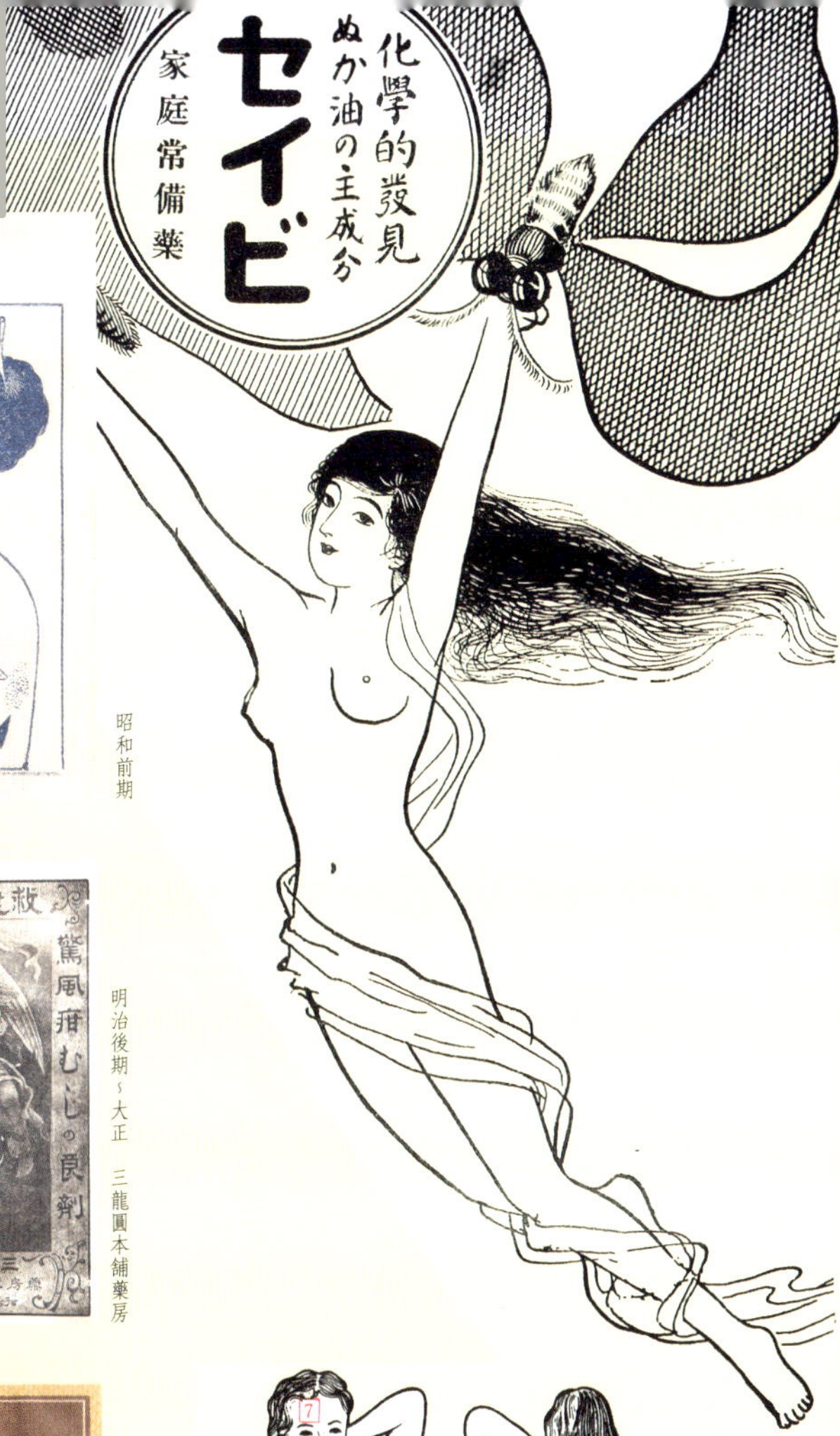

昭和前期

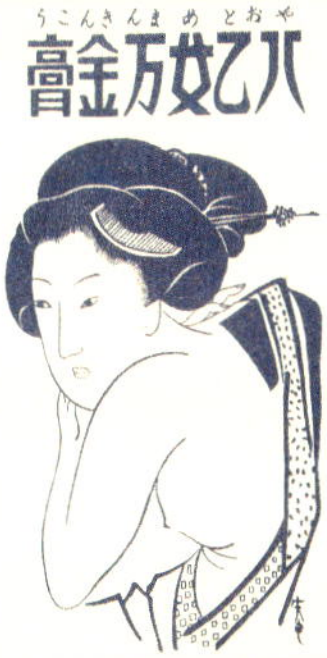

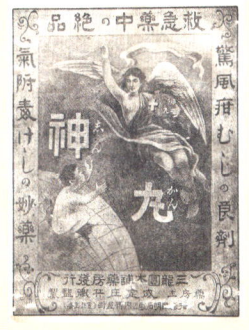

明治後期～大正　三龍圓本舗薬房

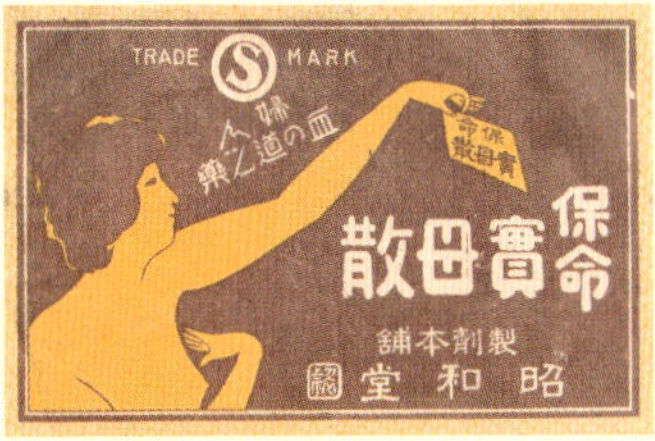

昭和前期　昭和堂

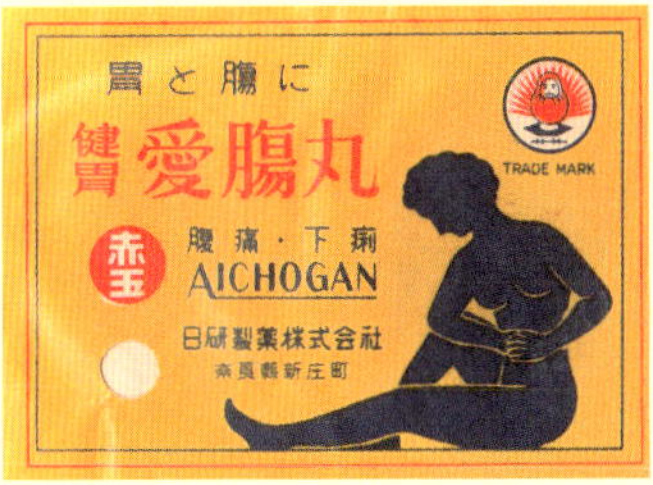

昭和中期　日研製薬

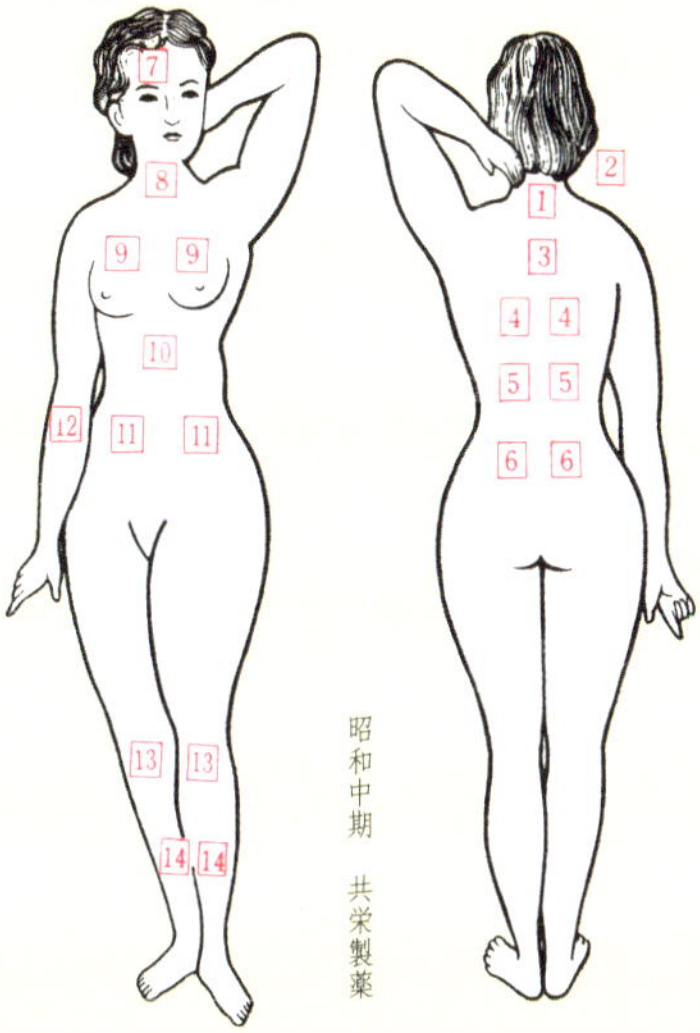

昭和中期　共栄製薬

Chapter 4

頭痛薬膏

Headache Specific

Plaster

第四章

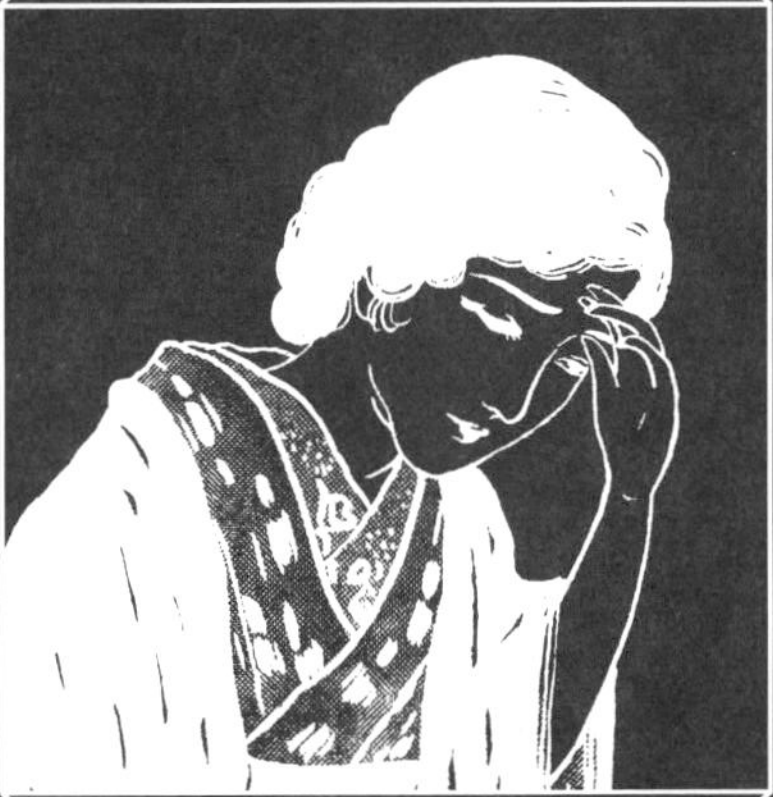

頭痛膏
男女組
痛い男と笑う女
傷と肩凝
缶入り軟膏

18

Headache Specific

頭痛薬

頭痛膏

古いマンガやドラマなどで、こめかみに小さな四角い膏薬を貼ったおばあさんがよく登場しますが、昭和の初め頃まではあれが頭痛薬だったのです。こめかみ辺りに頭痛のツボがあるからなのでしょうが、「いじわるばあさん（長谷川町子：作）」の漫画でも、これが定番だったので、戦後までもあったと思われます。ここに紹介しているのは、明治末から昭和初めのものです。すっかり年寄りのシンボルだと思っていましたが、デザインを見るかぎり、当時は若い女性もしていたのだとわかります。現在のトクホンの前身である鈴木日本堂も明治34年「乙女桜」という頭痛膏から創業したそうです。パッケージは、桜、梅、藤など、花をモチーフにし、どれも華やかに綺麗で、あきらかに女性だけを対象にしているように見えます。女性の頭痛は、男性に比べて比率が高いのは女性ホルモンが大きく影響しているということなので、むしろ若い女性にこそ頭痛膏が必要だったのですね。特に女性には偏頭痛が多く男性の4倍もあるそうです。だから偏頭痛で痛みが出やすいこめかみのあたりに膏薬を貼るのも頷けます。普通は四角いシート状のものを、1センチ角程度に切り分けるタイプが一般的なのですが、特に若い女性を意識したものは、桜や梅の花びらの形に切り抜いた物で、ピンクの着色までしてあり、随分かわいらしく工夫しています。今なら返ってオシャレかも。ところで、男子の頭痛はどうしていたのでしょう。膏薬ではいっこうに見かけません。

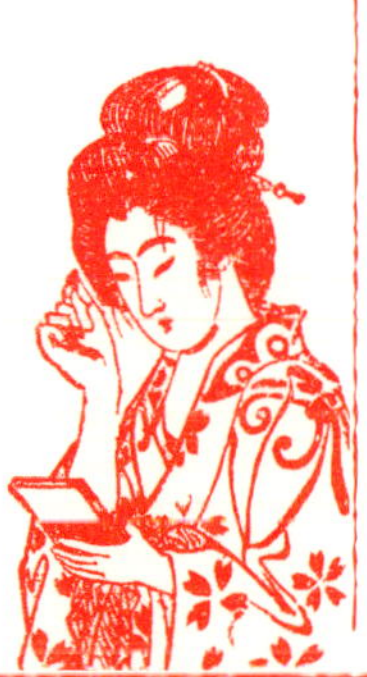

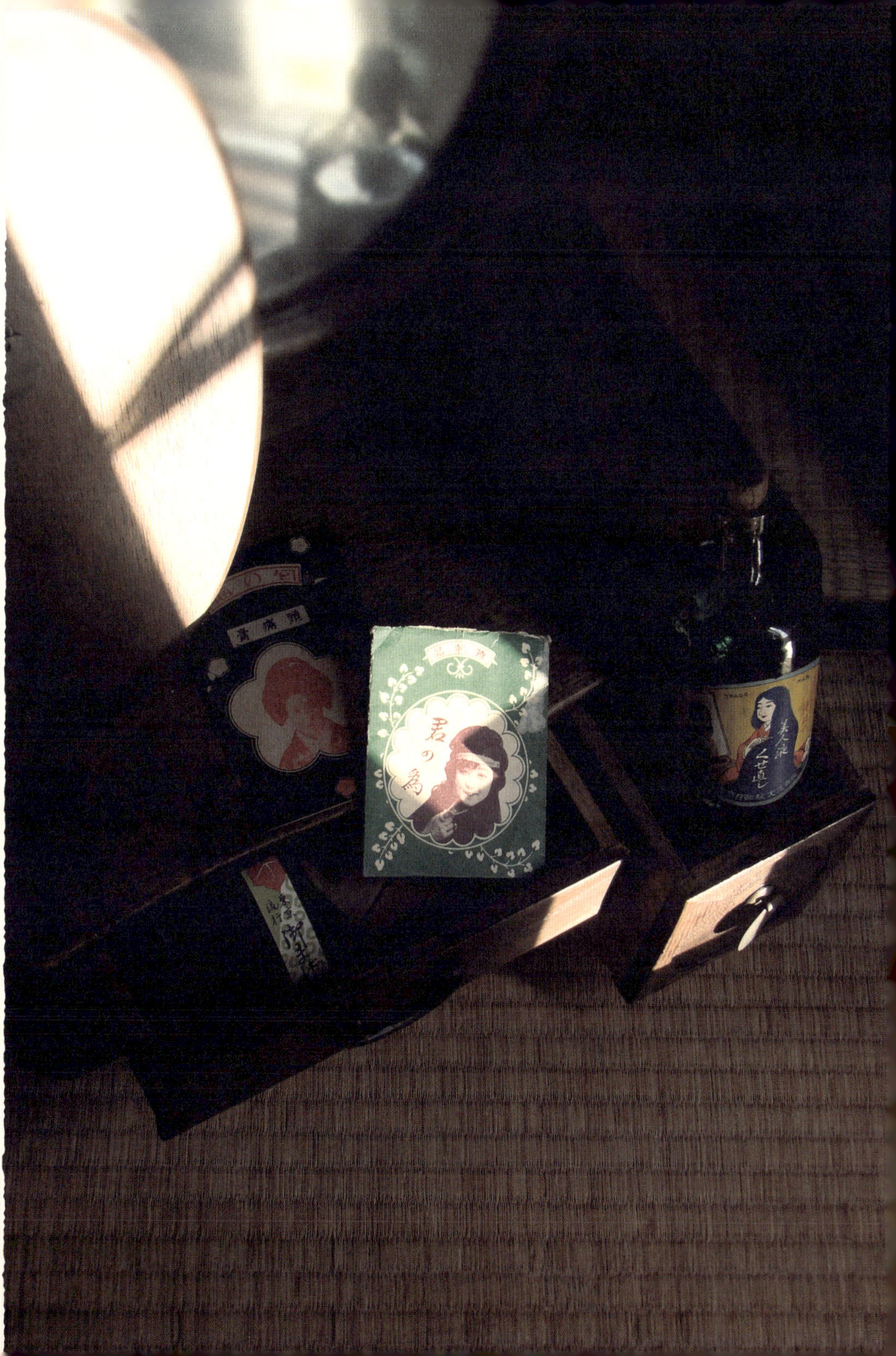
頭痛膏
特製品
君の為
美人液
くせ直し

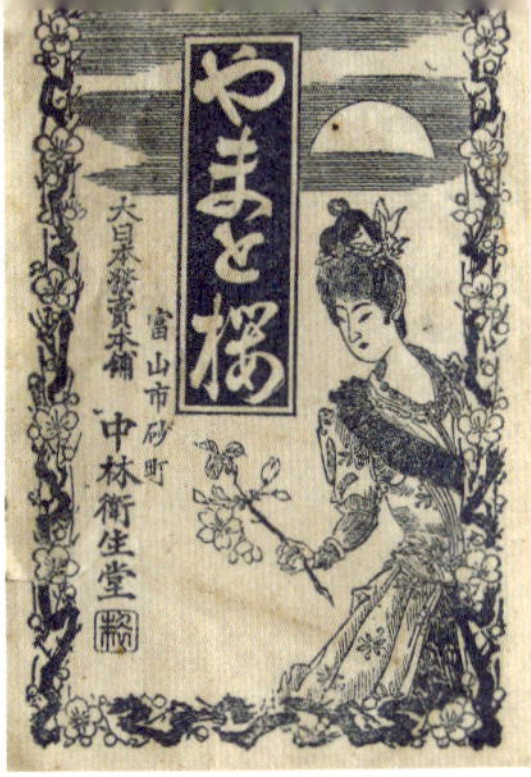

昭和前期　中村衛生堂

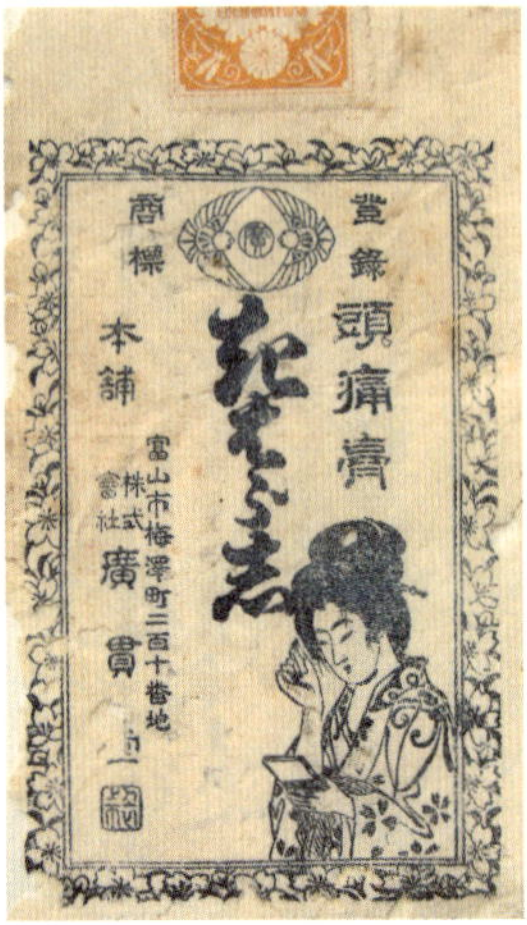

明治後期・大正　廣貫堂

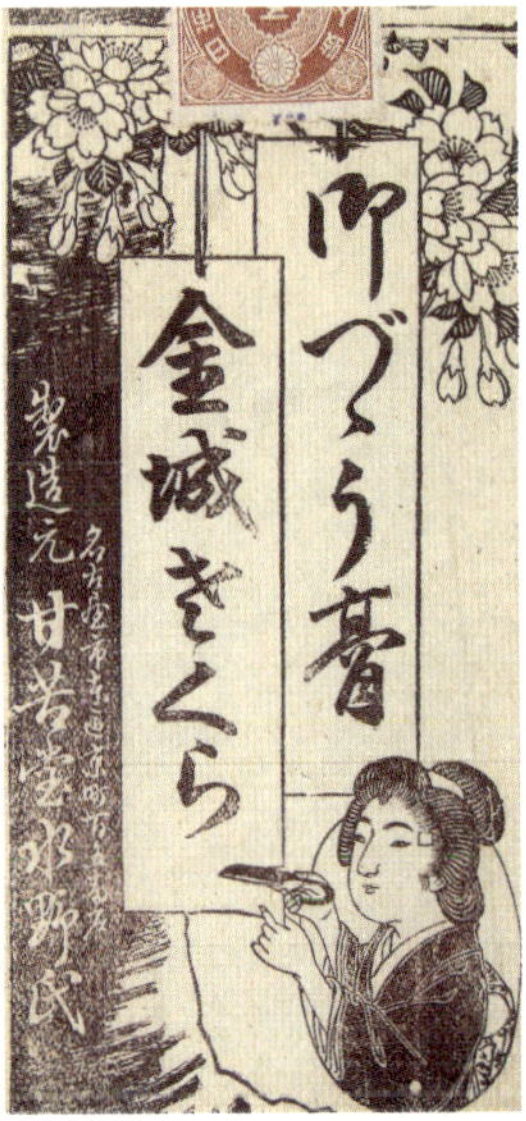

明治後期・大正　甘若堂

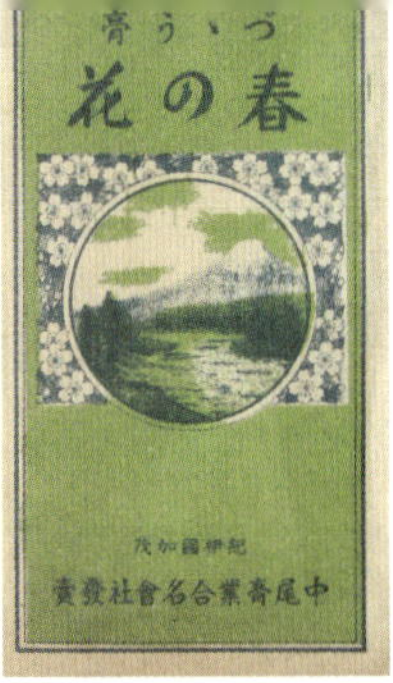

昭和前期　中尾膏業

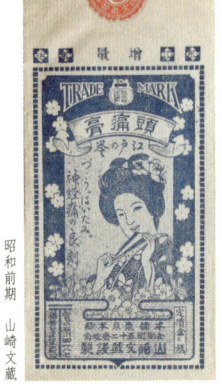

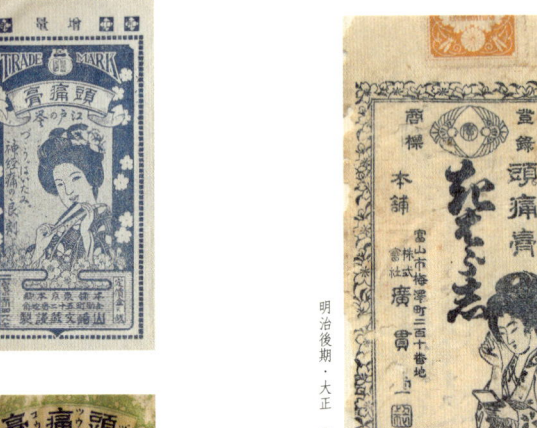

昭和前期　山崎文蔵

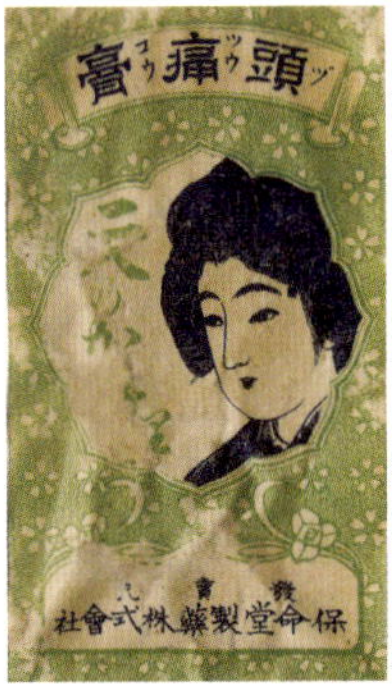

昭和前期　保命堂製薬

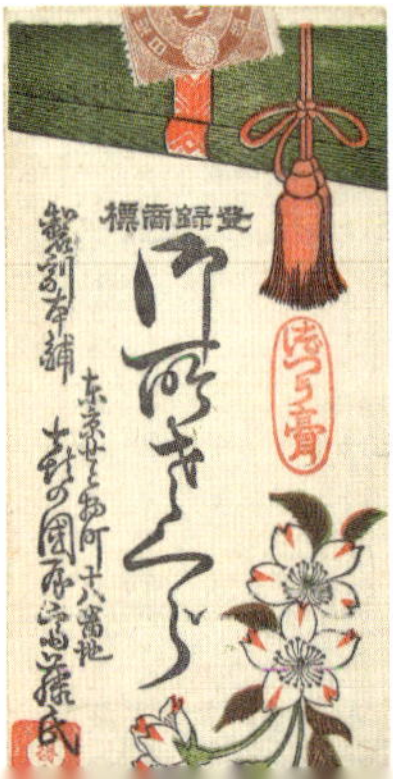

明治後期・大正　喜の国屋

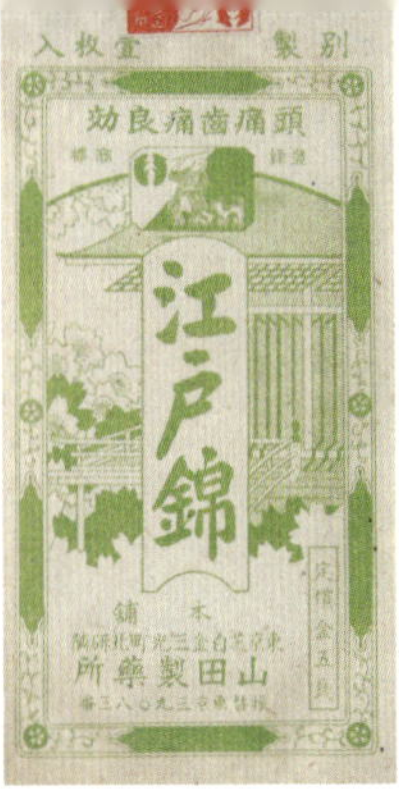

昭和前期　山田製薬所

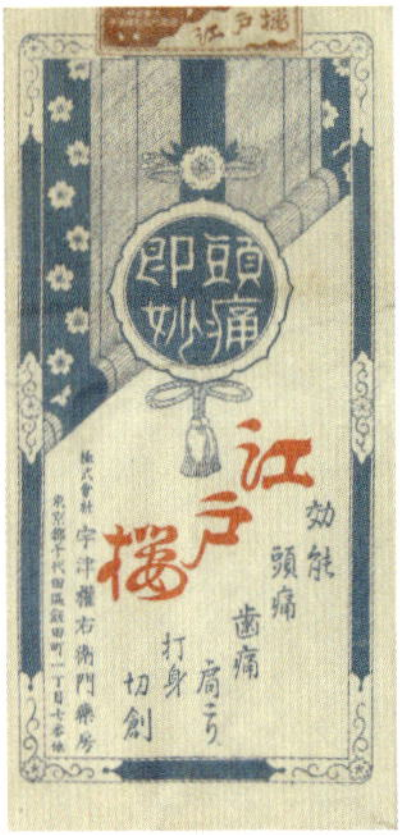

昭和中期　宇津権右衛門薬房

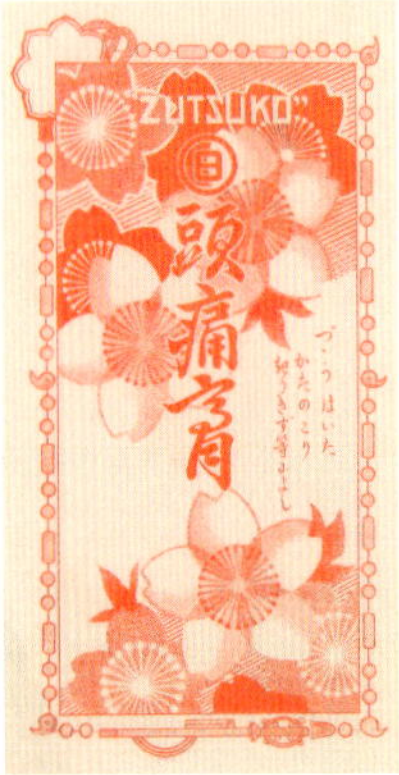

昭和前期　江州日野製剤

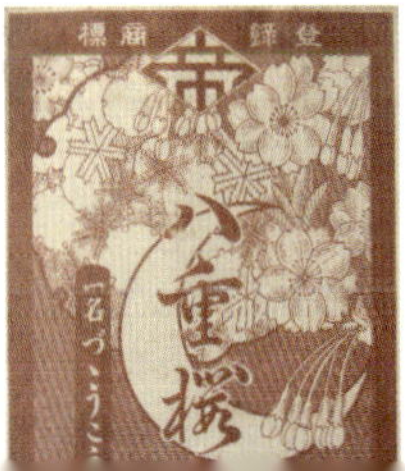

昭和前期　帝国製薬

頭痛薬・頭痛膏
18

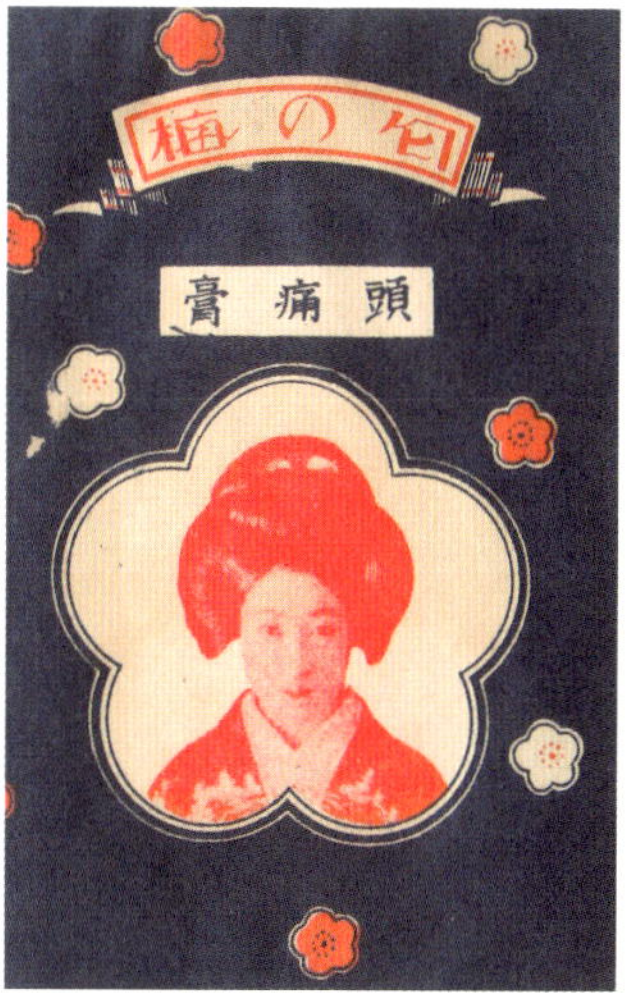

昭和中期　吉田泰久堂

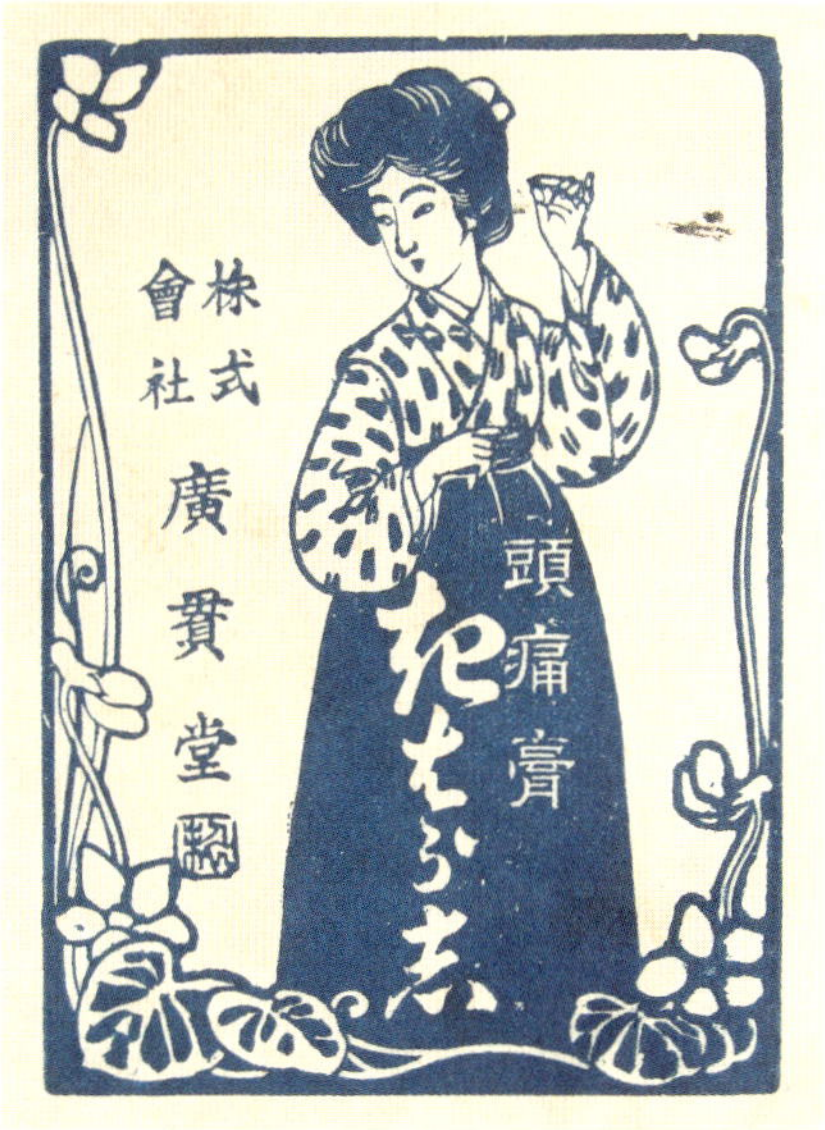

明治後期・大正　廣貫堂

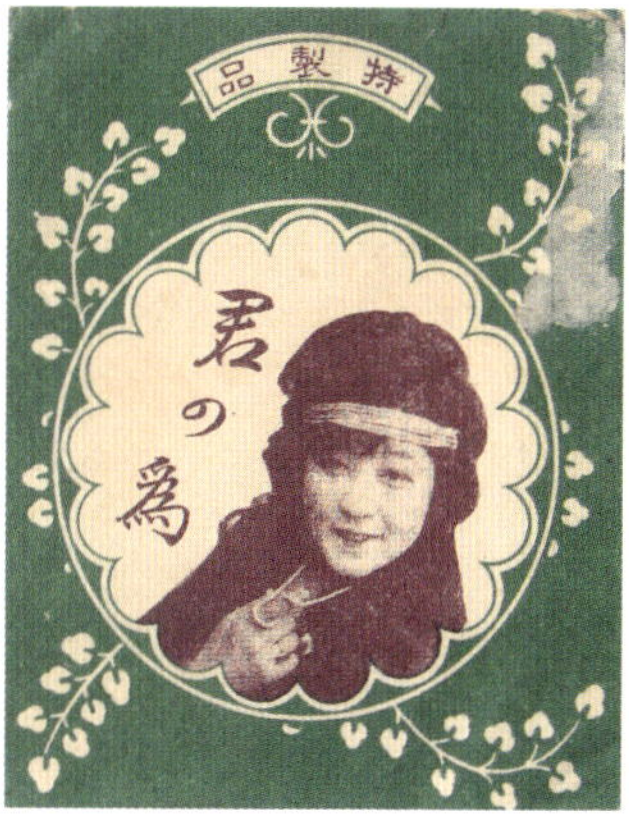

昭和中期　内外化学製剤研究所

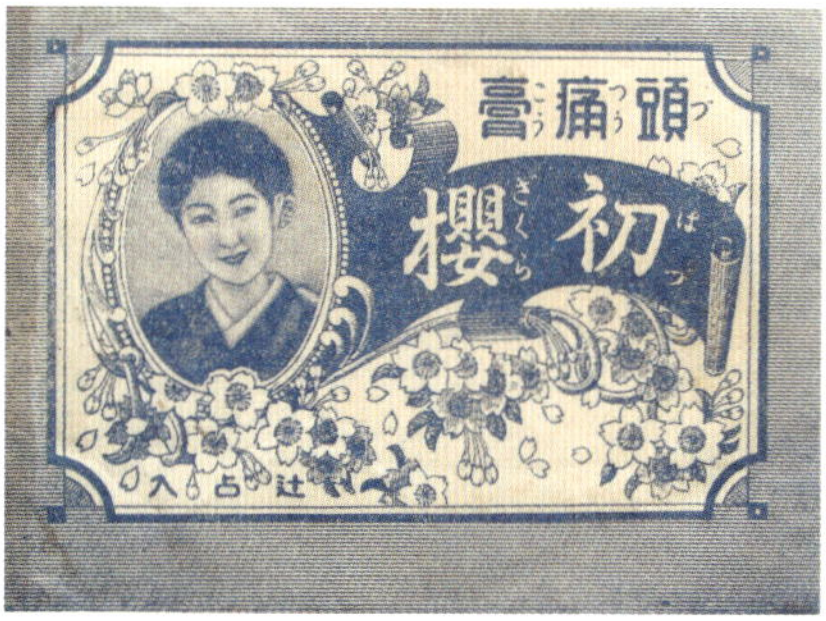

昭和前期　東洋製薬

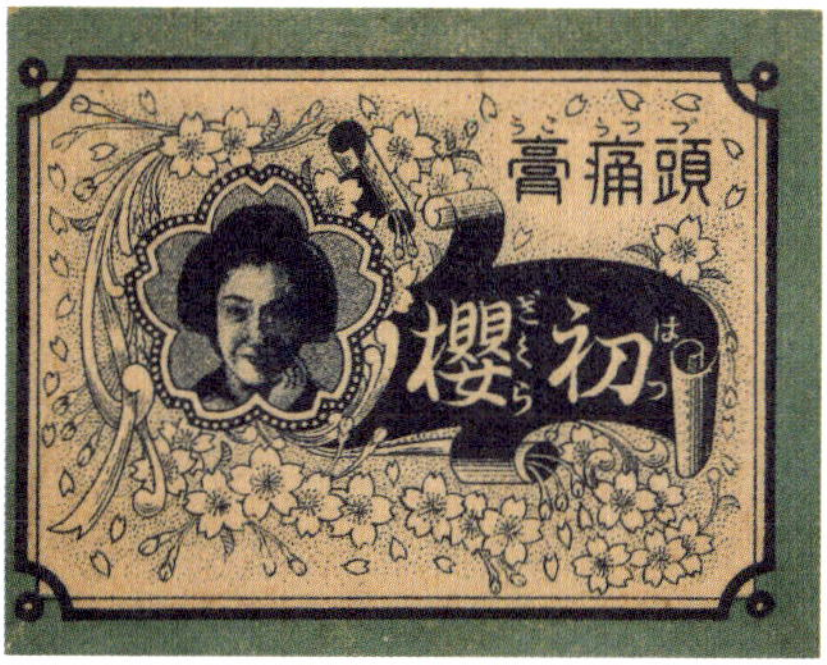

昭和前期　東洋製薬

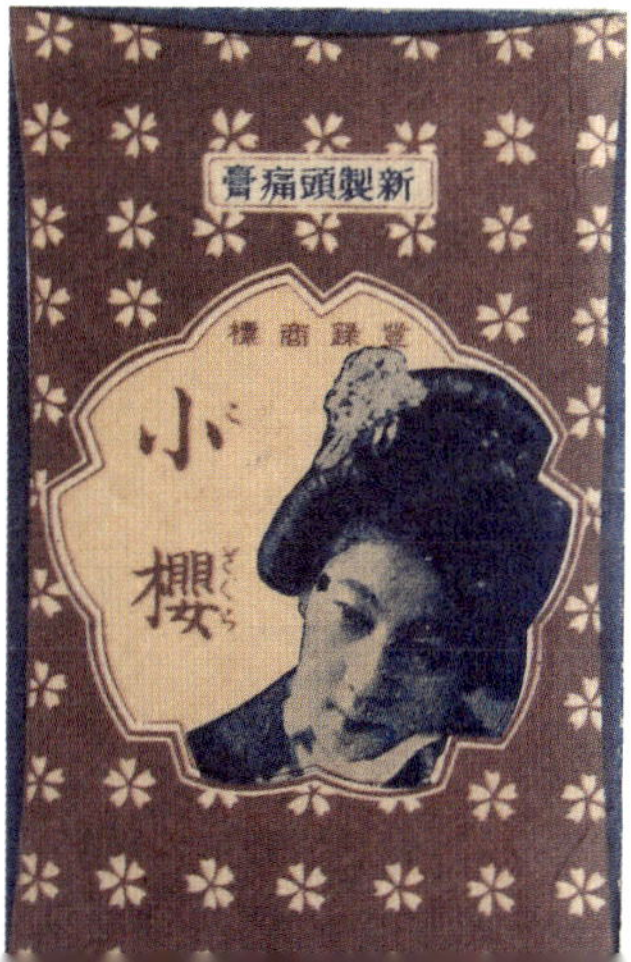

昭和前期　丹平商会薬房

19

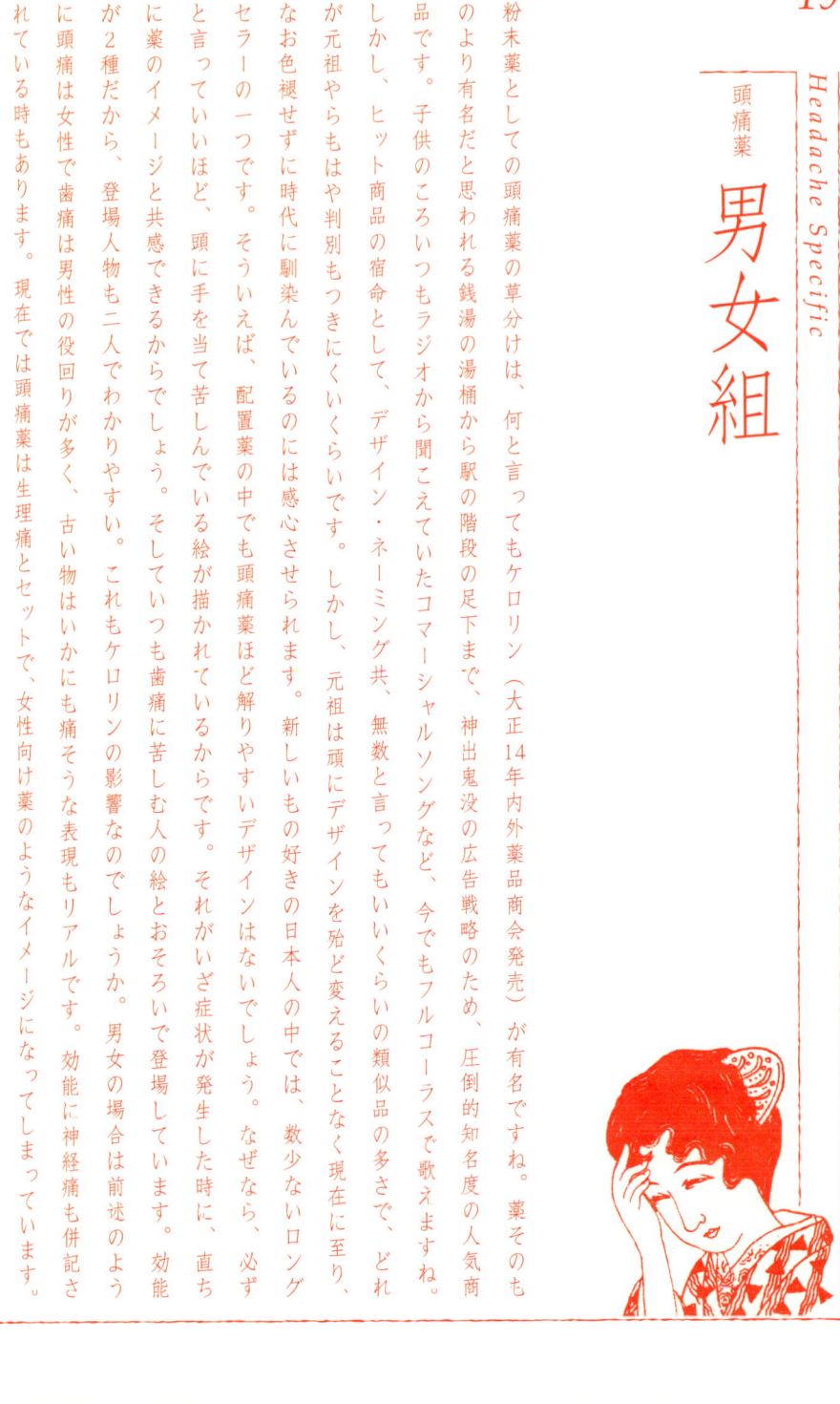

Headache Specific

頭痛薬

男女組

粉末薬としての頭痛薬の草分けは、何と言ってもケロリン（大正14年内外薬品商会発売）が有名ですね。薬そのものより有名だと思われる銭湯の湯桶から駅の階段の足下まで、神出鬼没の広告戦略のため、圧倒的知名度の人気商品です。子供のころいつもラジオから聞こえていたコマーシャルソングなど、今でもフルコーラスで歌えますね。しかし、ヒット商品の宿命として、デザイン・ネーミング共、無数と言ってもいいくらいの類似品の多さで、どれが元祖やらもはや判別もつきにくいくらいです。しかし、元祖は頑にデザインを殆ど変えることなく現在に至り、なお色褪せずに時代に馴染んでいるのには感心させられます。新しいもの好きの日本人の中では、数少ないロングセラーの一つです。そういえば、配置薬の中でも頭痛薬ほど解りやすいデザインはないでしょう。なぜなら、必ずと言っていいほど、頭に手を当て苦しんでいる絵が描かれているからです。それがいざ症状が発生した時に、直ちに薬のイメージと共感できるからでしょう。そしていつも歯痛に苦しむ人の絵とおそろいで登場しています。効能が2種だから、登場人物も二人でわかりやすい。これもケロリンの影響なのでしょうか。男女の場合は前述のように頭痛は女性で歯痛は男性の役回りが多く、古い物はいかにも痛そうな表現もリアルです。効能に神経痛も併記されている時もあります。現在では頭痛薬は生理痛とセットで、女性向け薬のようなイメージになってしまっています。

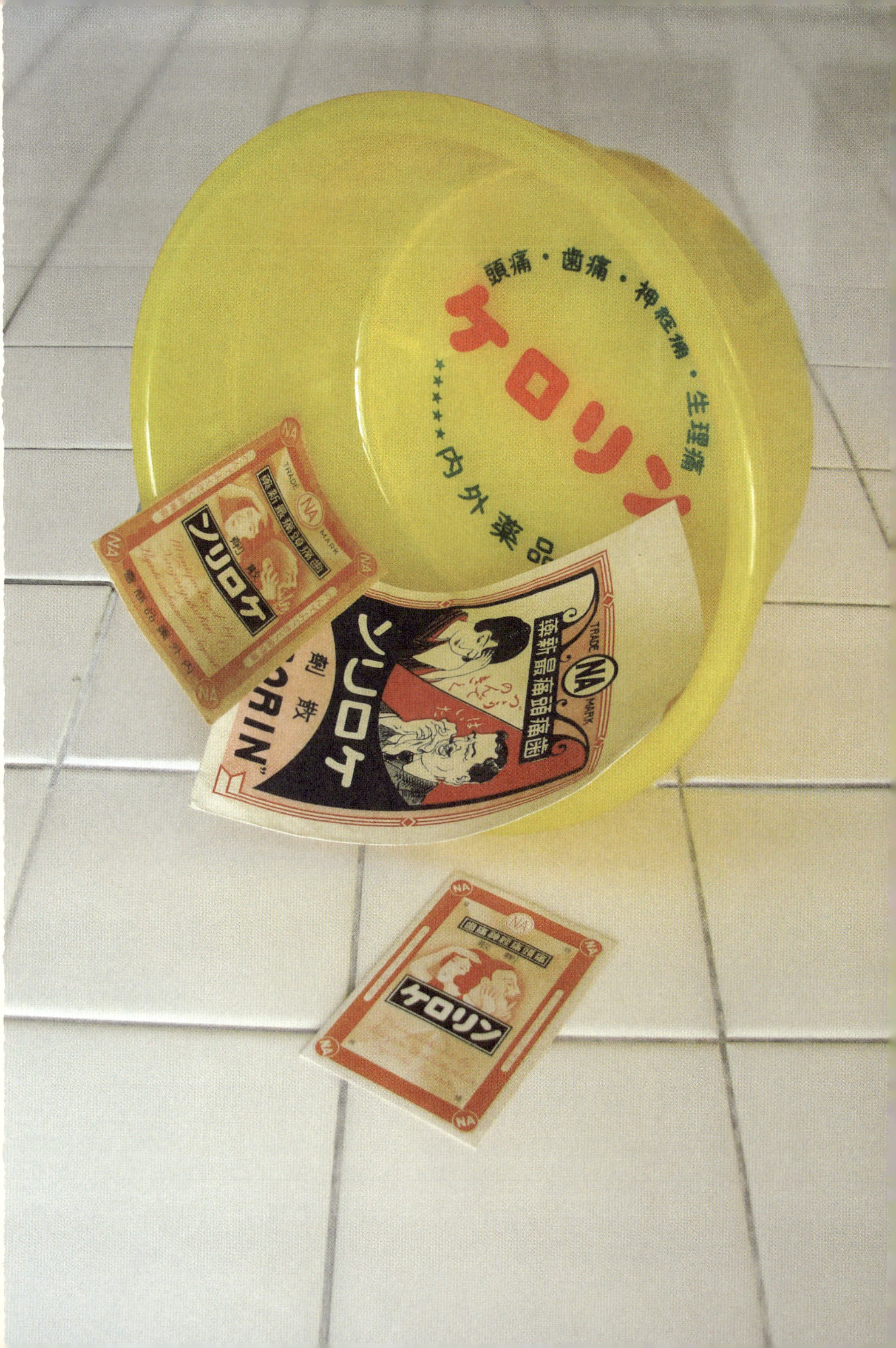
頭痛・歯痛・神経痛・生理痛
ケロリン
内外薬品
TRADE MARK
歯痛頭痛最新薬
ケロリン
散剤
RIN

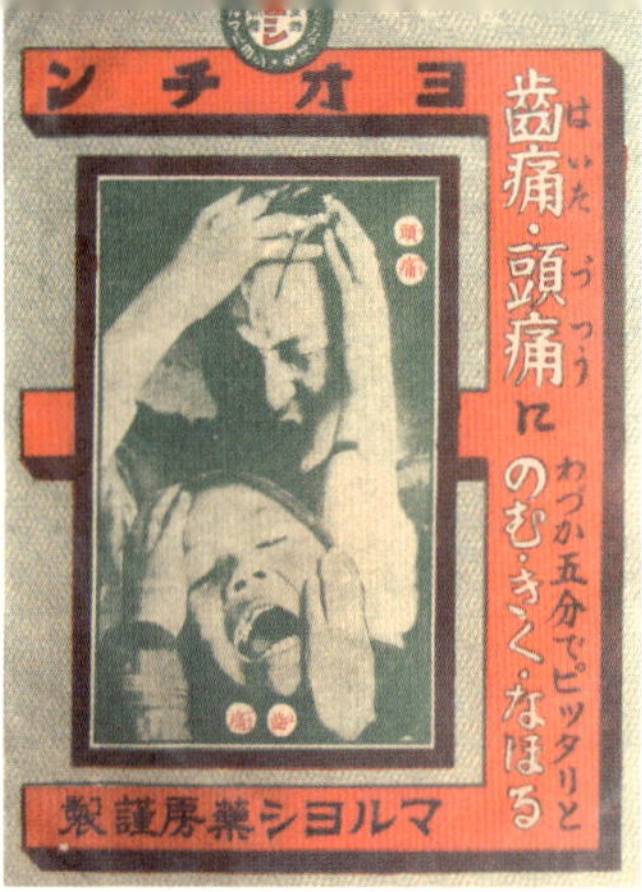

昭和前期　マルヨシ薬房

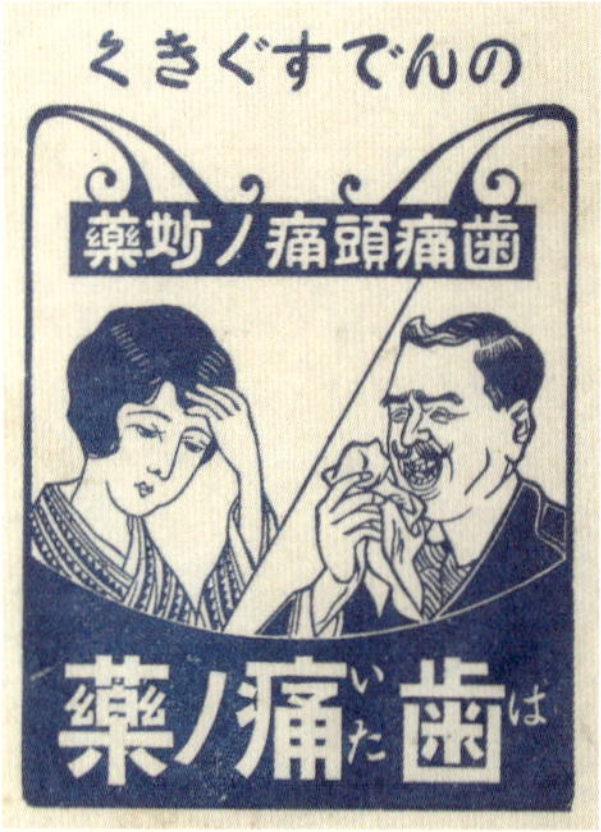

明治後期・大正　内外薬品商会

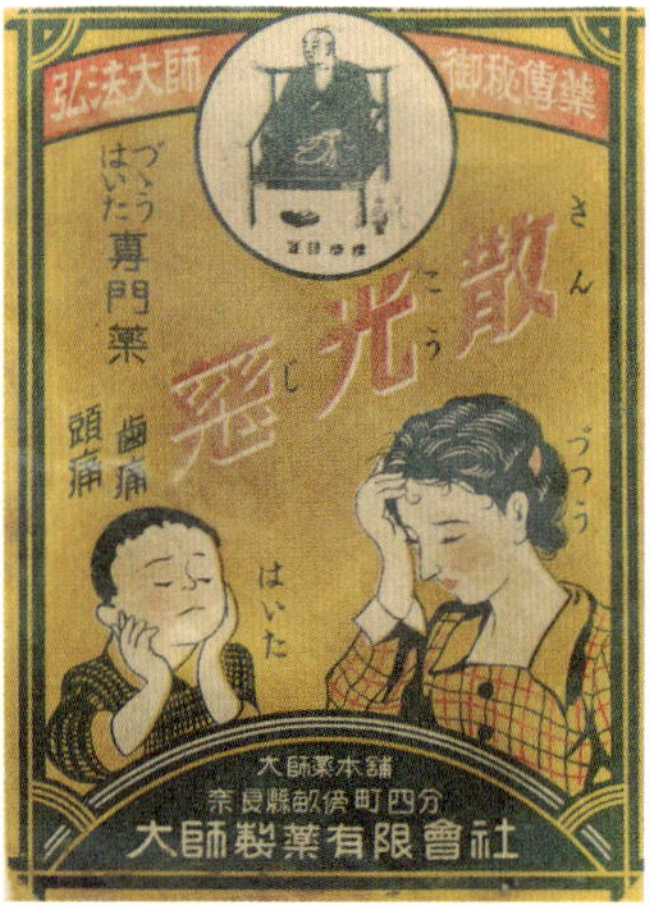

昭和中期　大師製薬

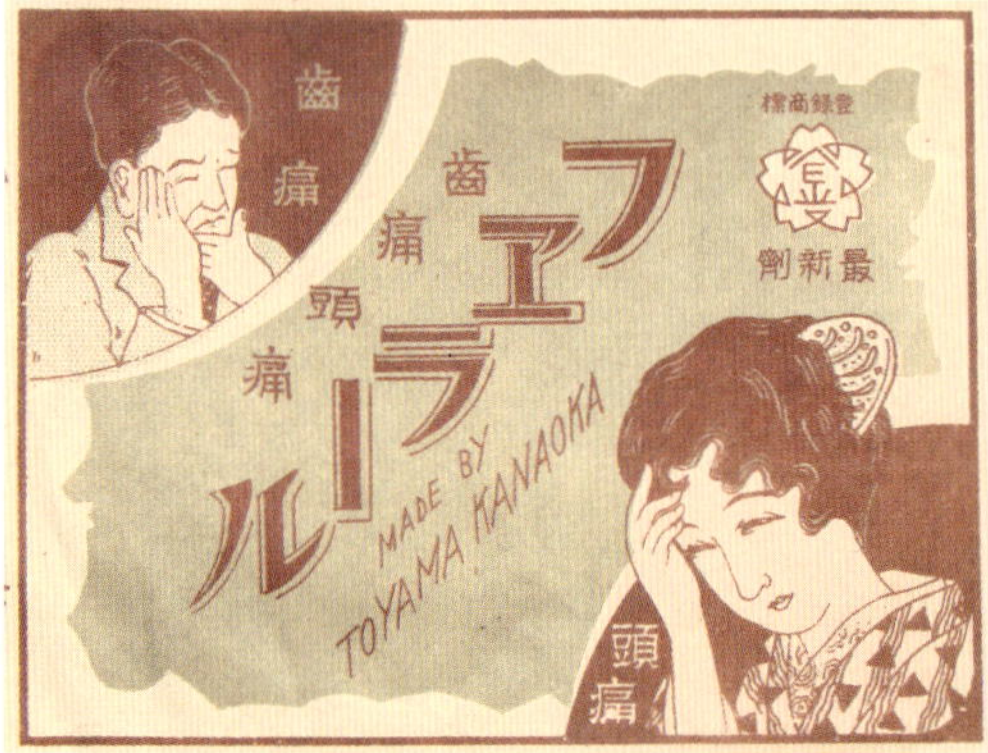

昭和前期　富山金岡

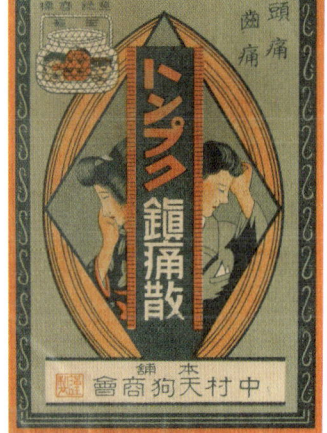

昭和前期　中村天狗商會

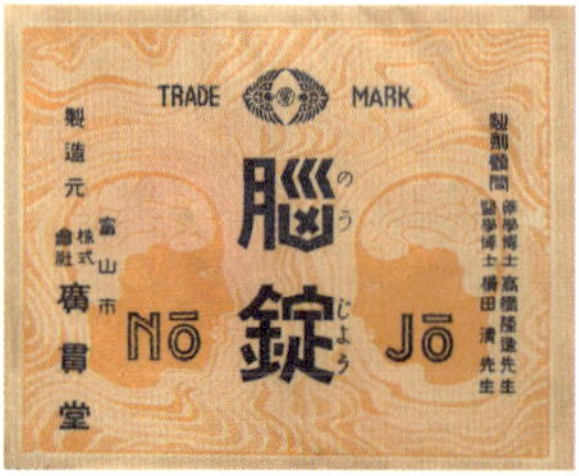

昭和前期　廣貫堂

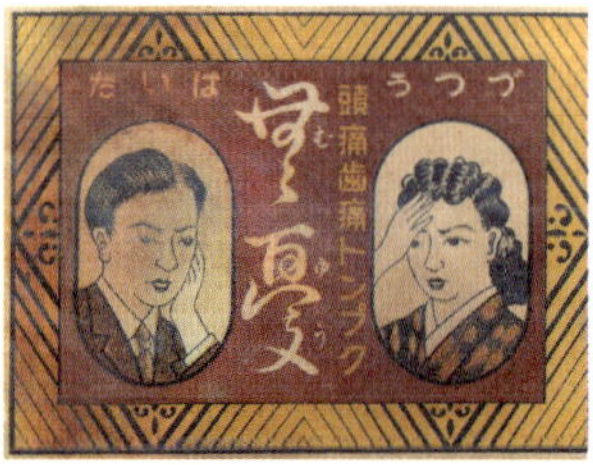

昭和前期　平和製薬

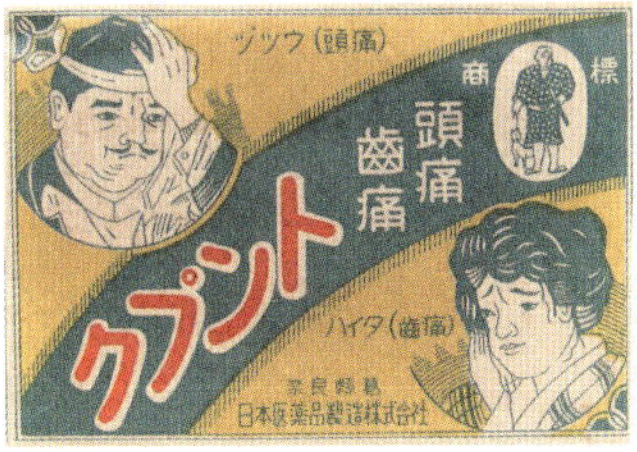

昭和中期　日本医薬品製造

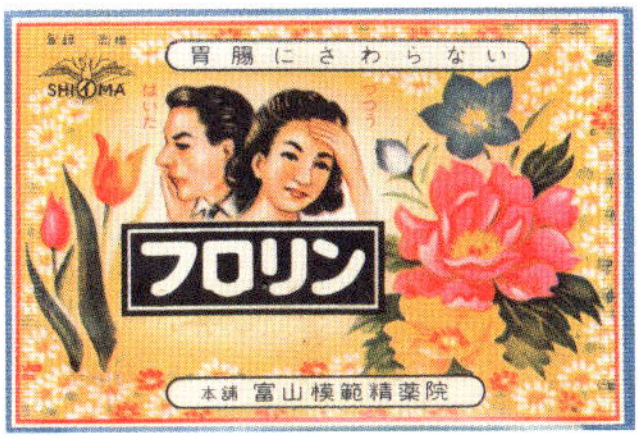

昭和後期　富山模範精薬院

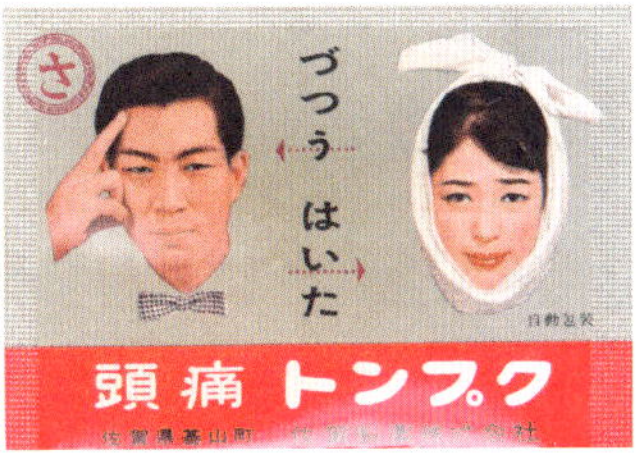

昭和後期　佐賀製薬

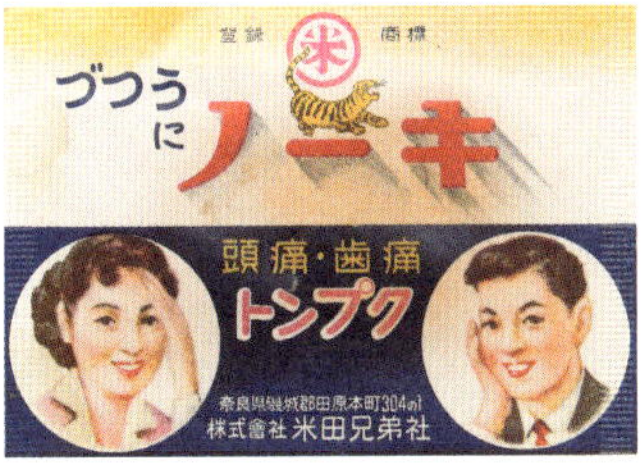

昭和後期　米田兄弟社

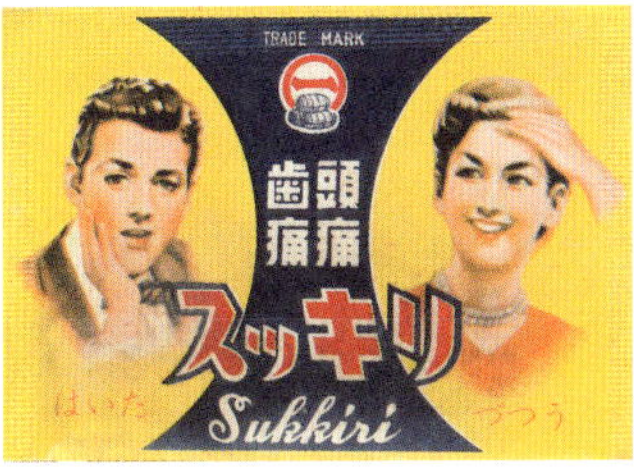

昭和後期　田原兄弟社

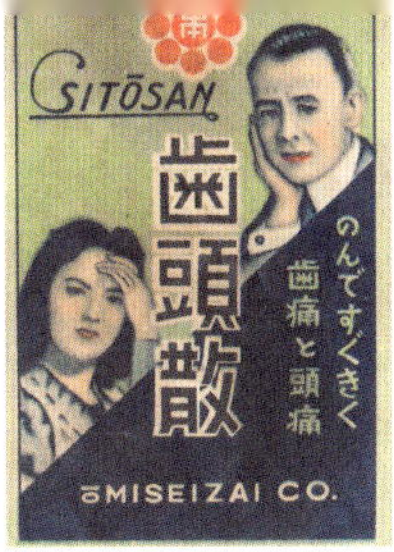

昭和中期　近江製剤

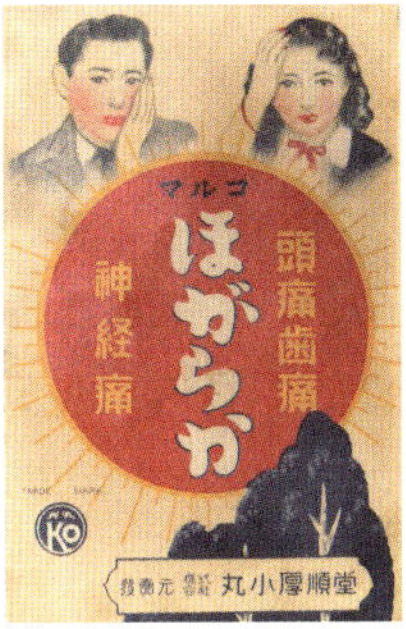

昭和中期　丸小厚順堂

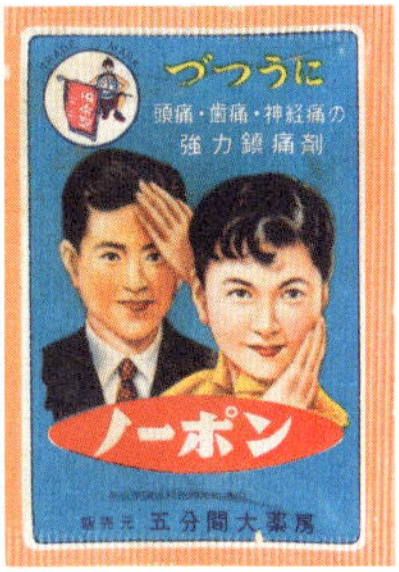

昭和後期　五分間大薬房

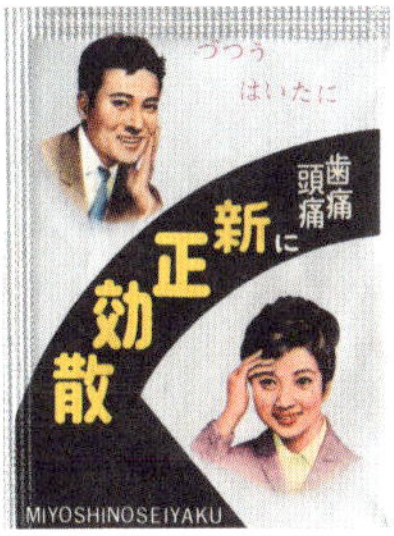

昭和後期　三吉野製薬

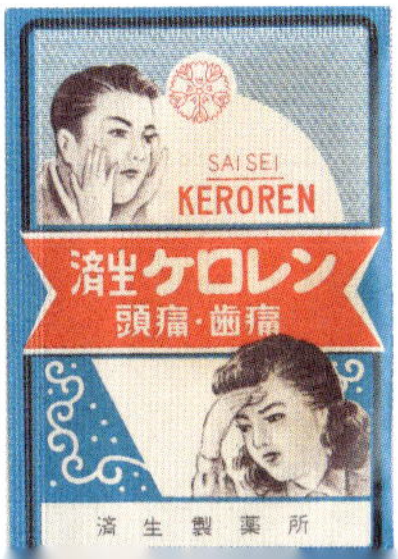

昭和後期　済生製薬所

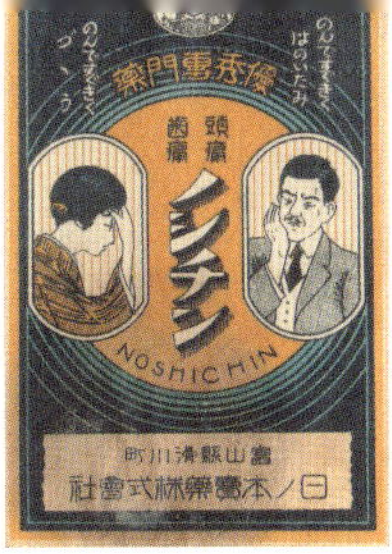

昭和前期　日ノ本賣薬

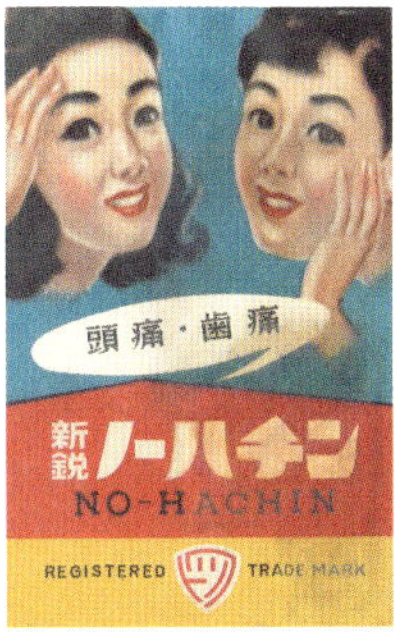

昭和中期　ワット製薬

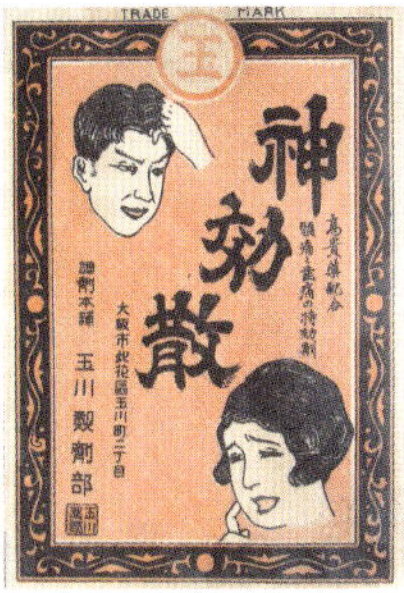

昭和前期　玉川製劑部

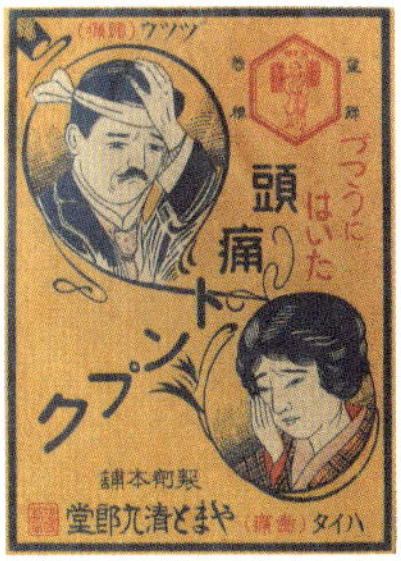

昭和前期　やまと清九郎堂

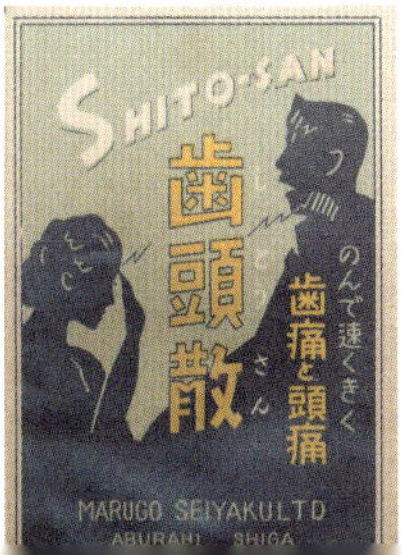

昭和中期　マルゴ製薬

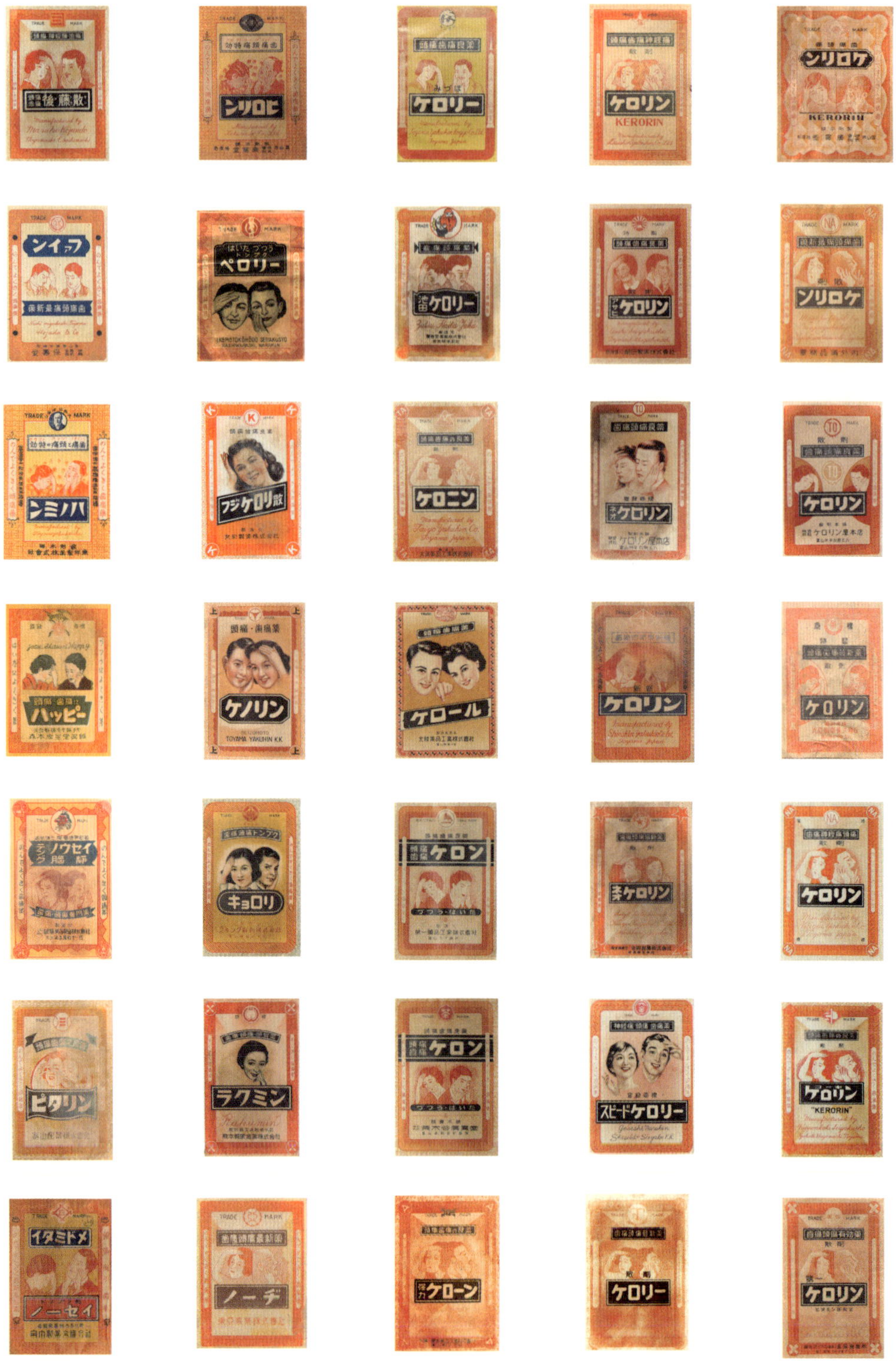
後藤散
ケロリー
ケロリン
KERORIN
ペロリー
池田ケロリー
ケロリン
ケロリン
フジケロリ散
ケロニン
ケロリン
ケロリン
ハッピー
ケノリン
TOYAMA YAKUHIN KK
ケロール
ケロリン
ケロリン
キョロリ
ケロン
ケロリン
ケロリン
ピタリン
ラクミン
ケロン
スピードケロリー
ケロリン
"KERORIN"
イタミドメ
ケローン
ケロリー
ケロリン

152

153

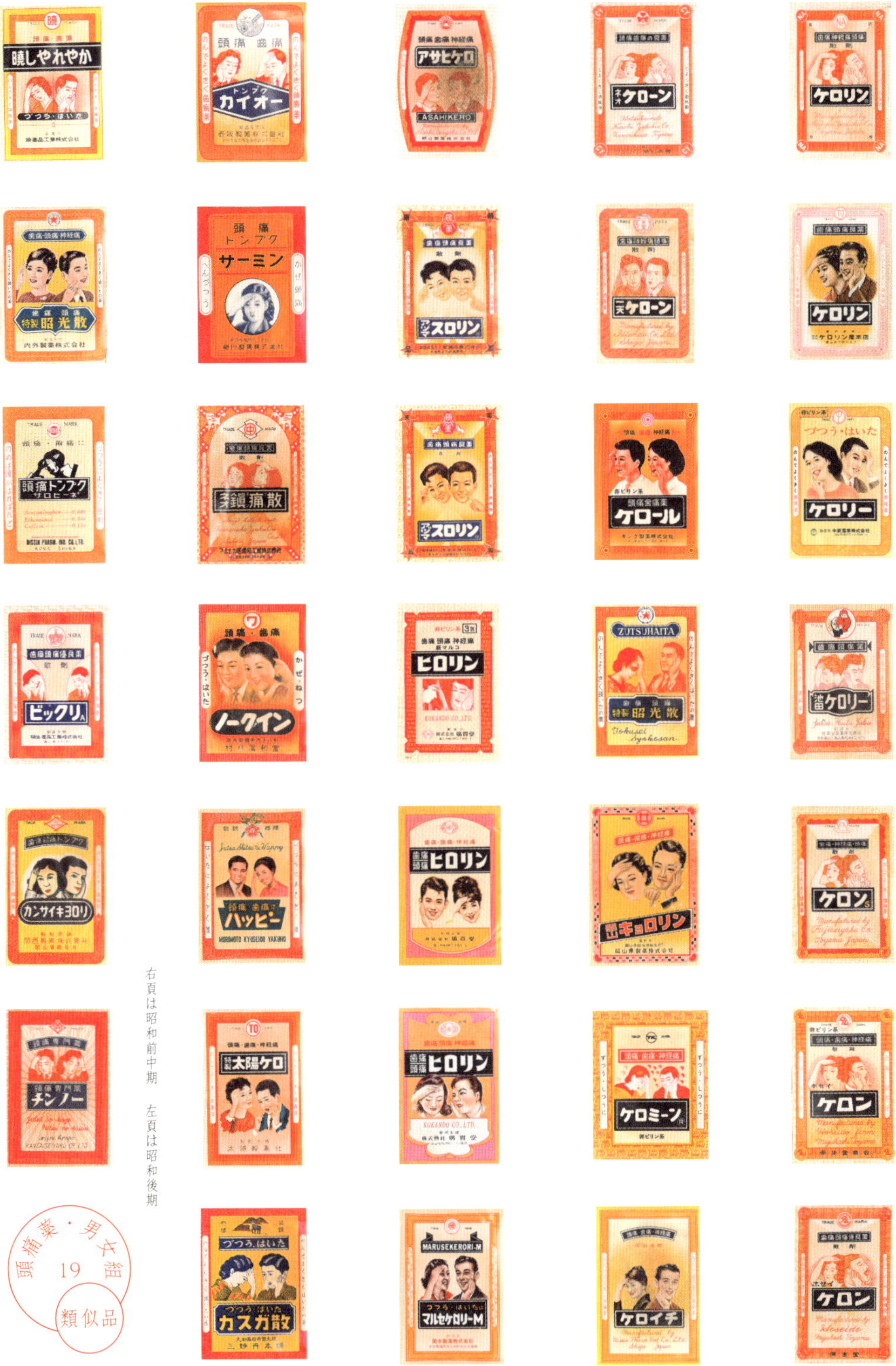

右頁は昭和前中期　左頁は昭和後期

頭痛薬・男女組
19
類似品

20

Headache Specific

頭痛薬

痛い男と笑う女

頭痛は男女共にある症状ですが、パッケージに登場するのに、微妙な役割の差が見られます。前述したように大正時代前後は頭痛膏として女性に限られていましたが、昭和初め頃から、服用薬としての頭痛薬の登場で、なぜか、男性の役割になっています。女性もいくらかはあるのですが、確かなのは、どちらも痛みの渦中にある状態だということです。それが一転して戦後ほぼ全面的に女性の登場に覆われてしまうのです。しかも皆全快の笑顔ばかりです。これらは、前述の風邪薬の戦後の状況とほぼ同じと言えます。さて、歯痛は、鎮痛として頭痛薬と効能が似ているので、セットで扱われるのが普通ですが、昭和初め頃は歯痛が独立しているのがよくあります。頭痛以上に緊急性を要していたからなのが、パッケージに表されたリアルな表情を見て納得できます。歯痛の表現がいかにも直接的で、思わず笑えてしまいますが、ここでも女性が登場すると痛さにリアリティがなくなりますね。現在では、コンビニエンスストアの数より多いとされる歯科医院のおかげで、歯痛を薬で押さえるという対症療方は少なくなり、歯痛は歯医者で根本治療という意識へ移ったようです。かつての子供らは、大抵奥歯に大きな穴を作ったまま放置して、どうにもならなくなってからの歯医者通いでしたが、今では糖分摂取過剰もあってか、日に何度も歯を磨き、虫歯はおろか、歯並びから白さにまでこだわり出して、もう頭痛薬にすら歯痛の項目が少なくなっています。

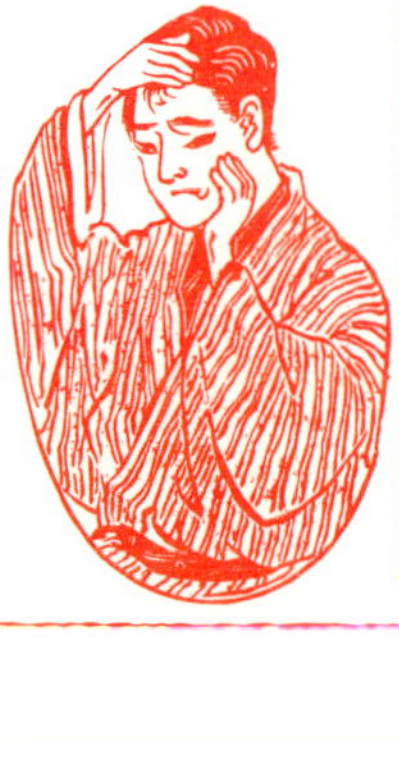

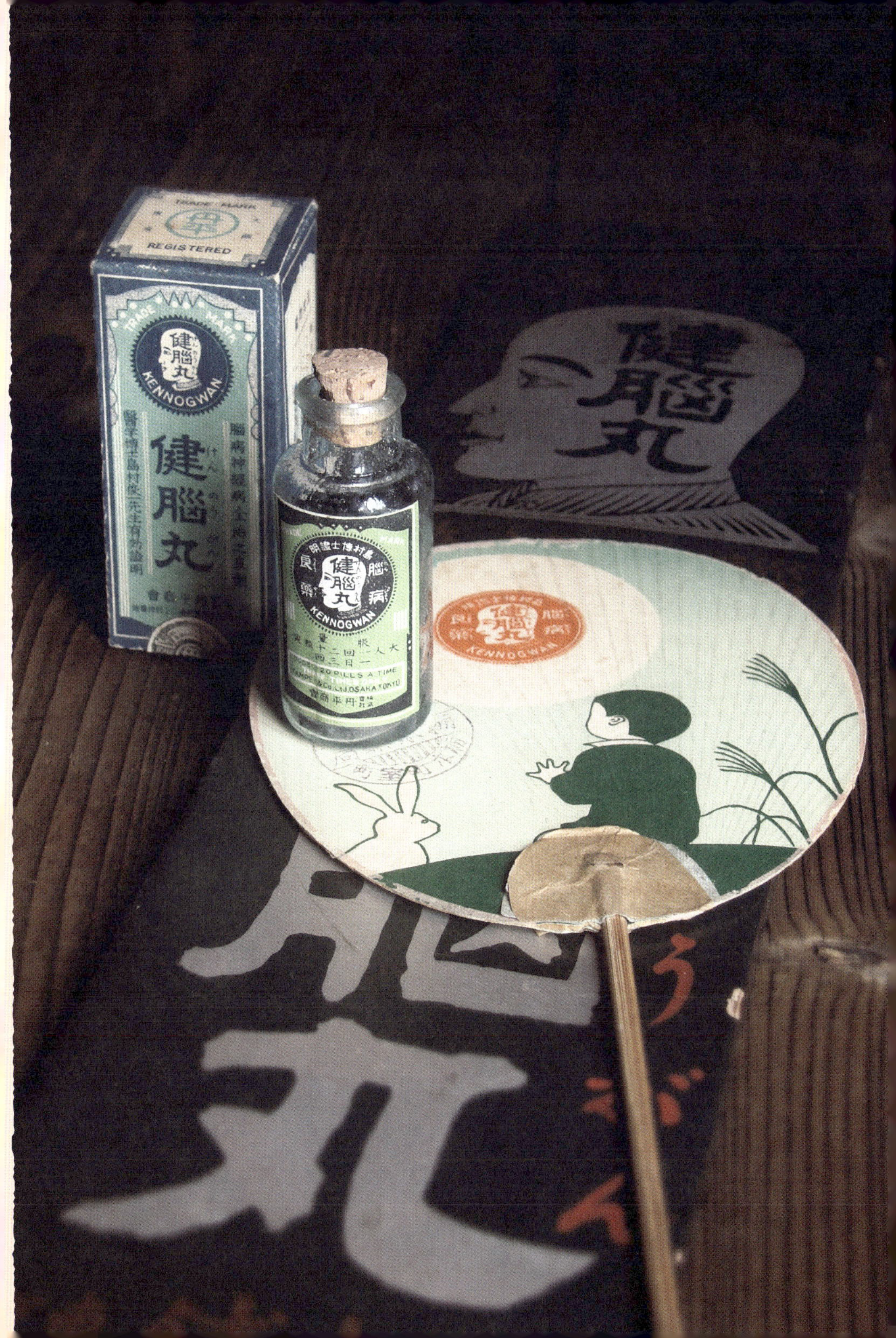

TRADE MARK
REGISTERED
TRADE MARK
健脳丸
KENNOGWAN
健脳丸
醫學博士島村俊一先生有効證明
島村博士證明
良薬
脳病
健脳丸
KENNOGWAN
20 PILLS A TIME
OSAKA TOKYO
丹平商會
KENNOGWAN
健脳丸
健脳丸

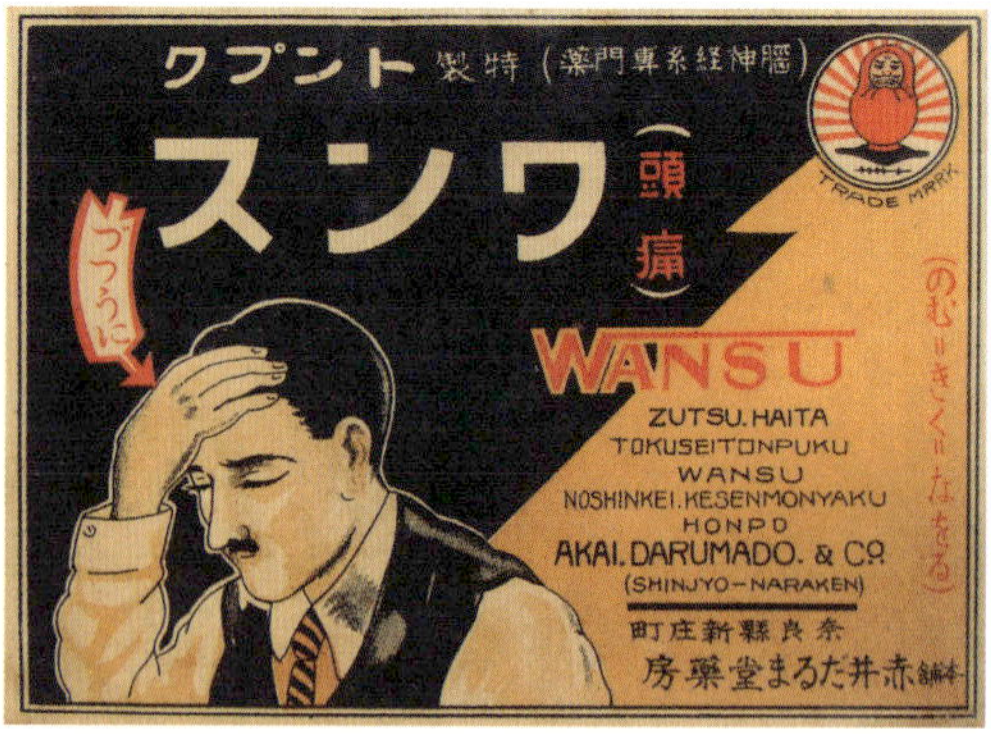

昭和前期　赤井だるま堂薬房

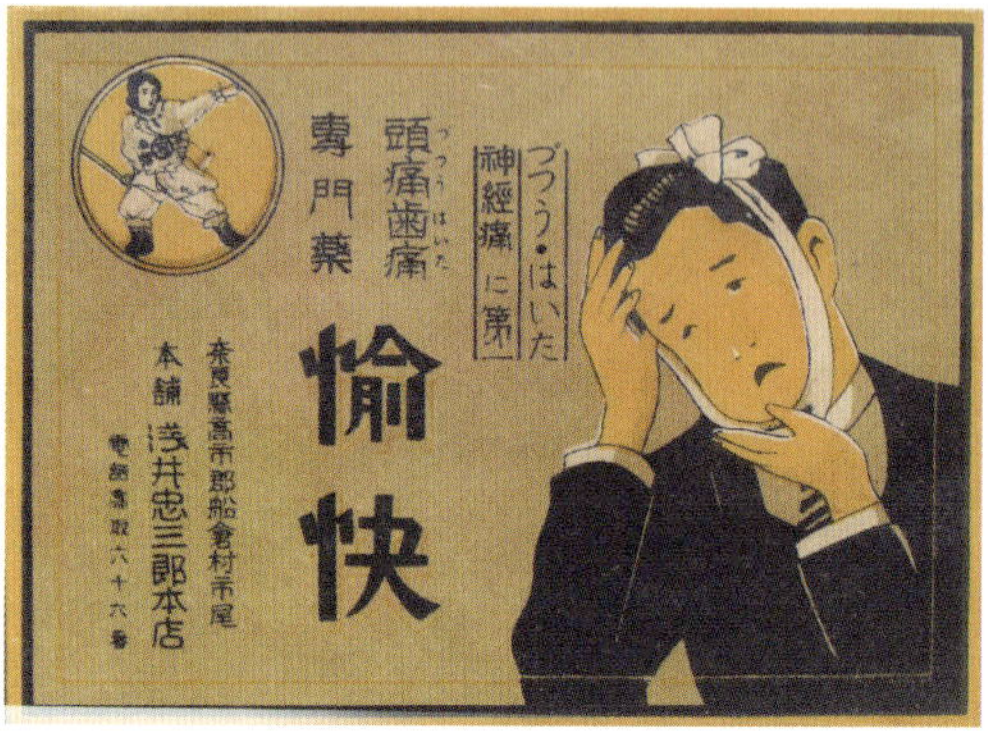

昭和前期　浅井忠三郎本店

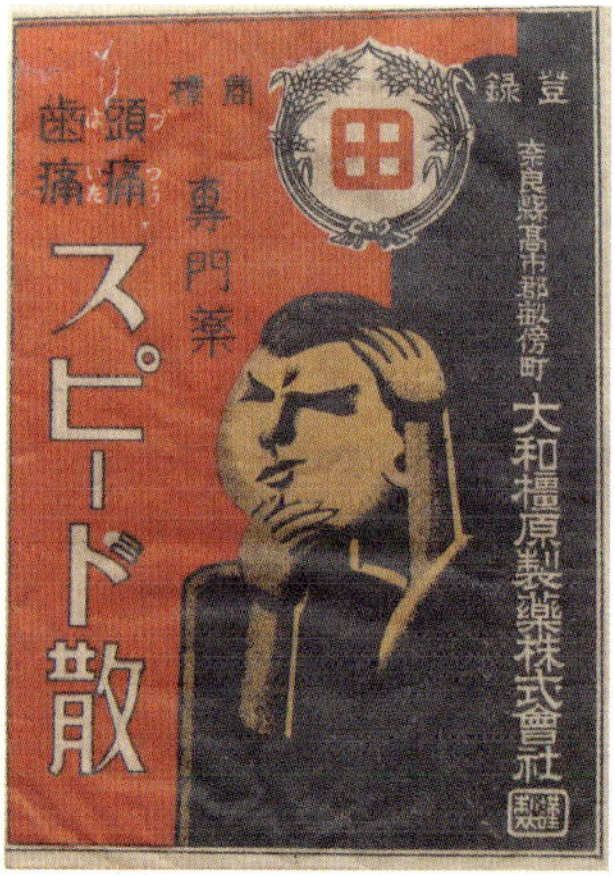

昭和中期　大和橿原製薬

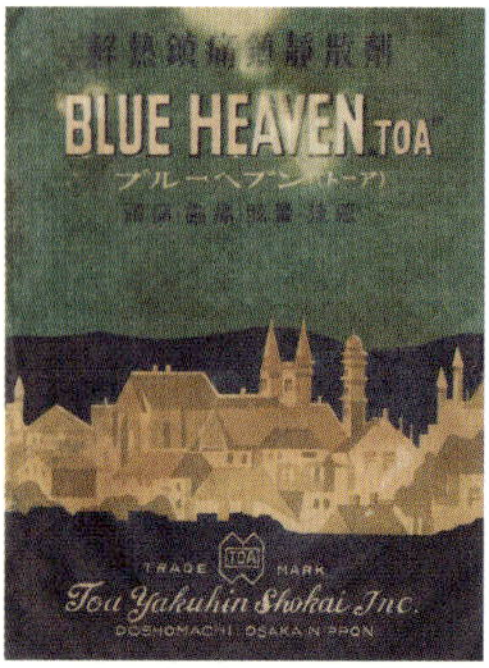

昭和中期　東亜薬品

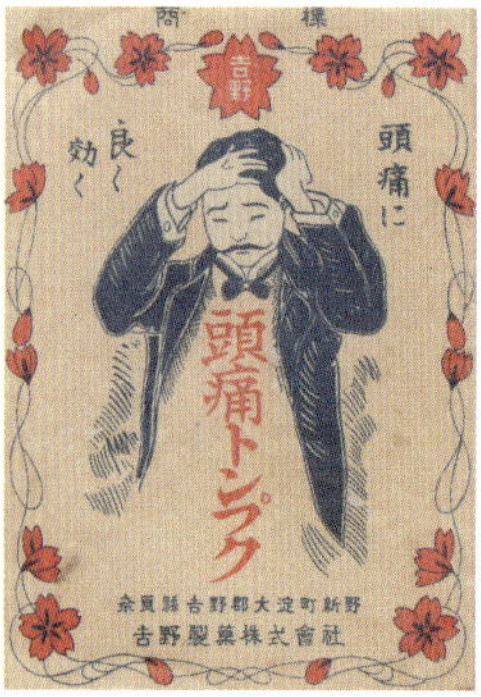

昭和中期　吉野製薬

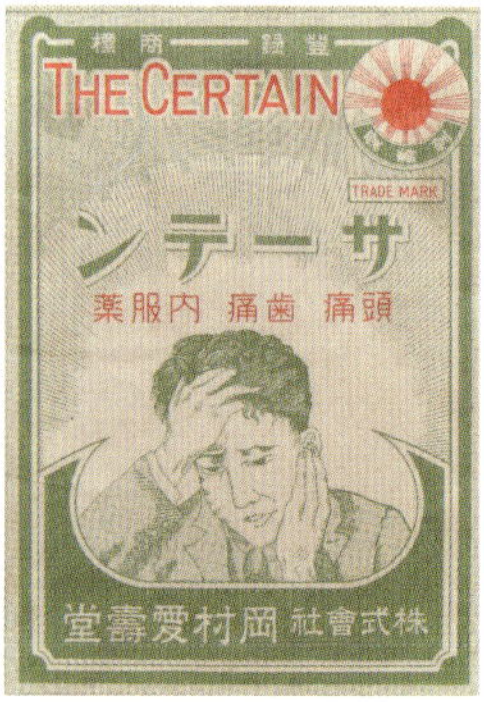

昭和中期　岡村愛壽堂

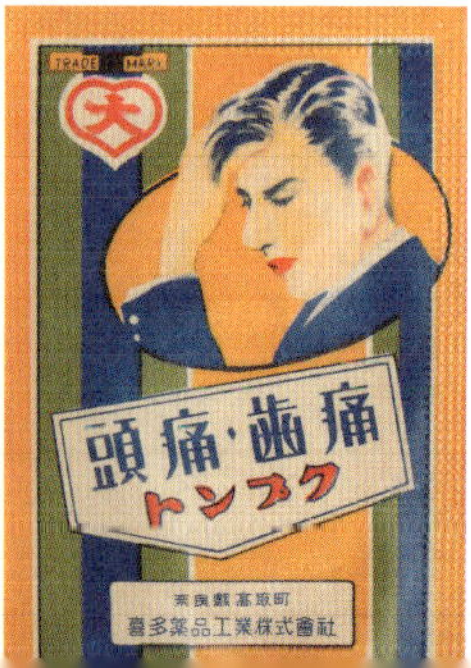

昭和後期　喜多薬品工業

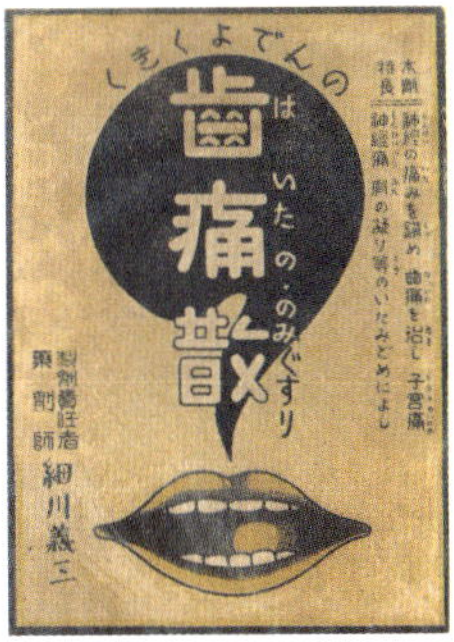

昭和前期　細川義三

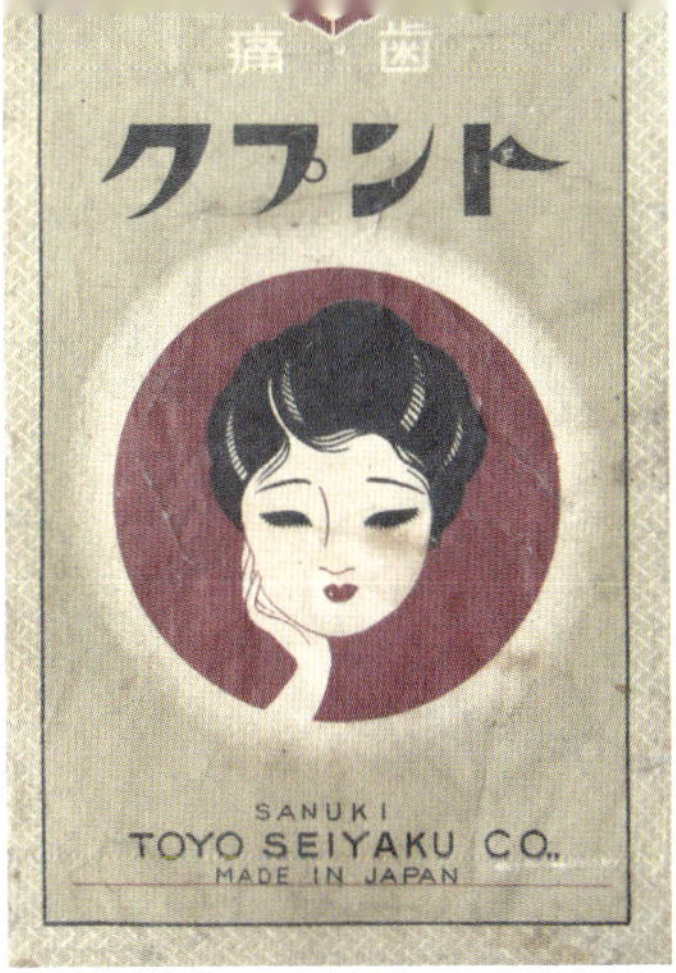

昭和前期　東洋製薬

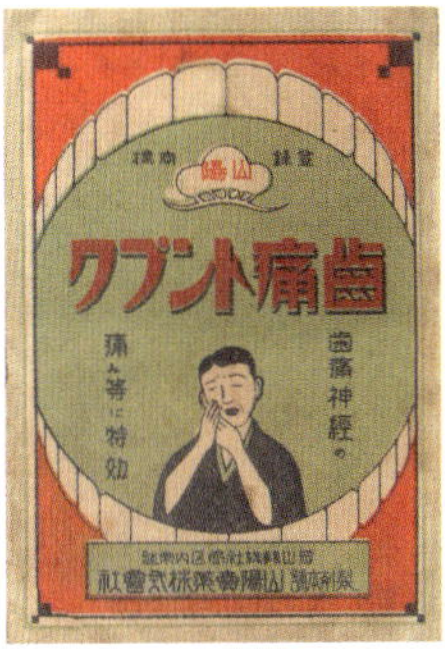

昭和前期　山陽売薬

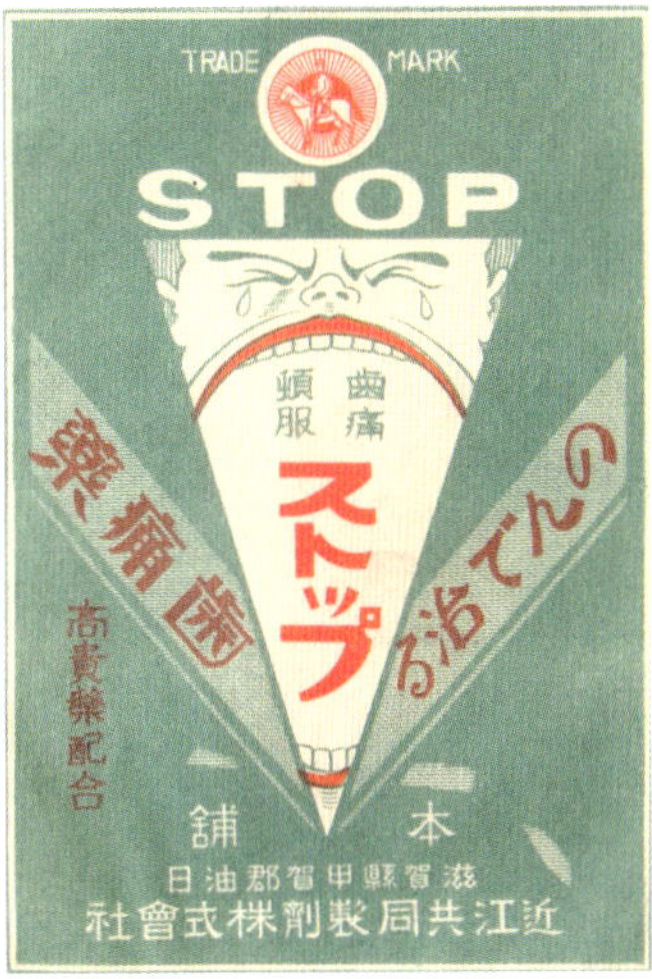

昭和前期　近江共同製剤

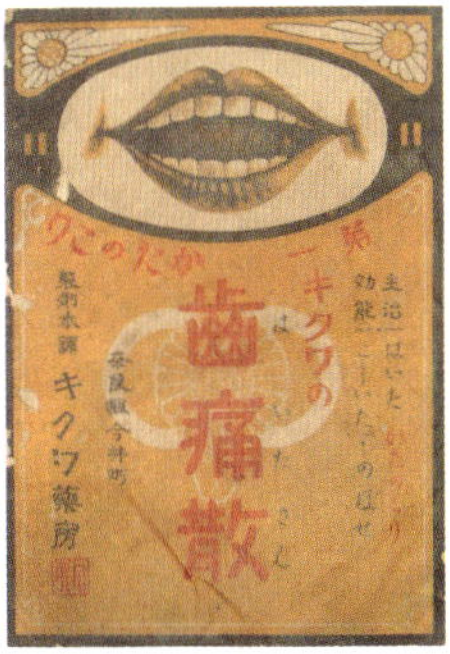

昭和前期　キクワ薬房

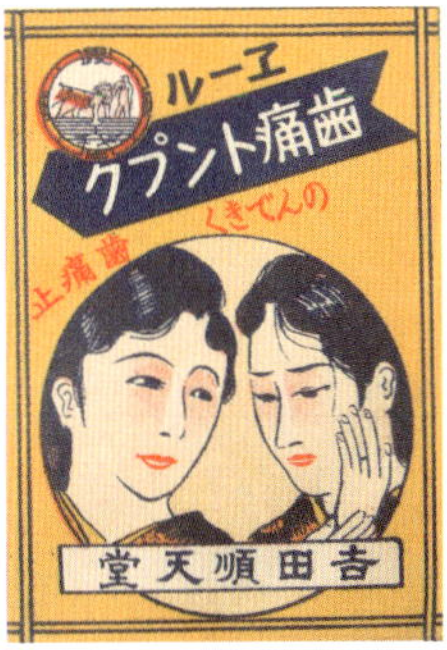

昭和前期　吉田順天堂

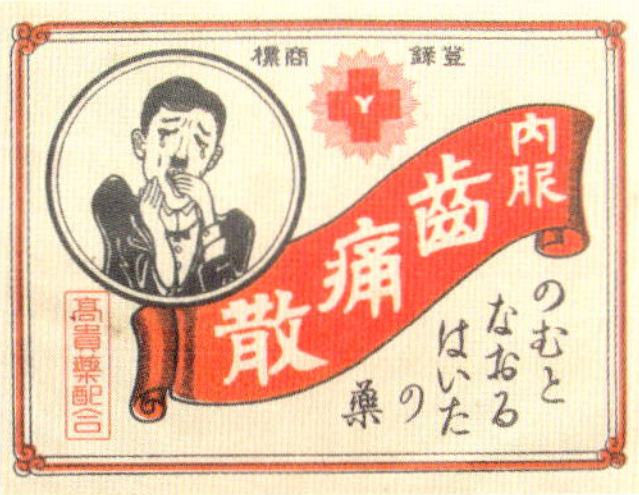

昭和前期

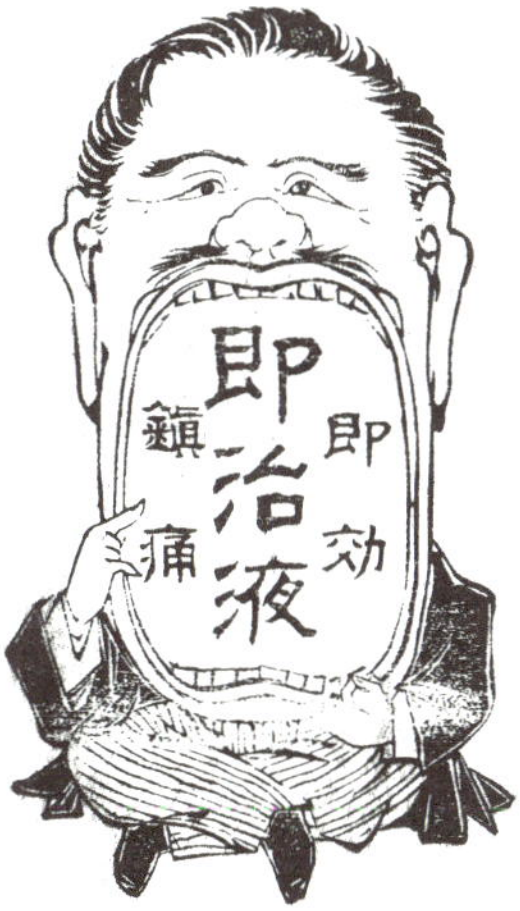

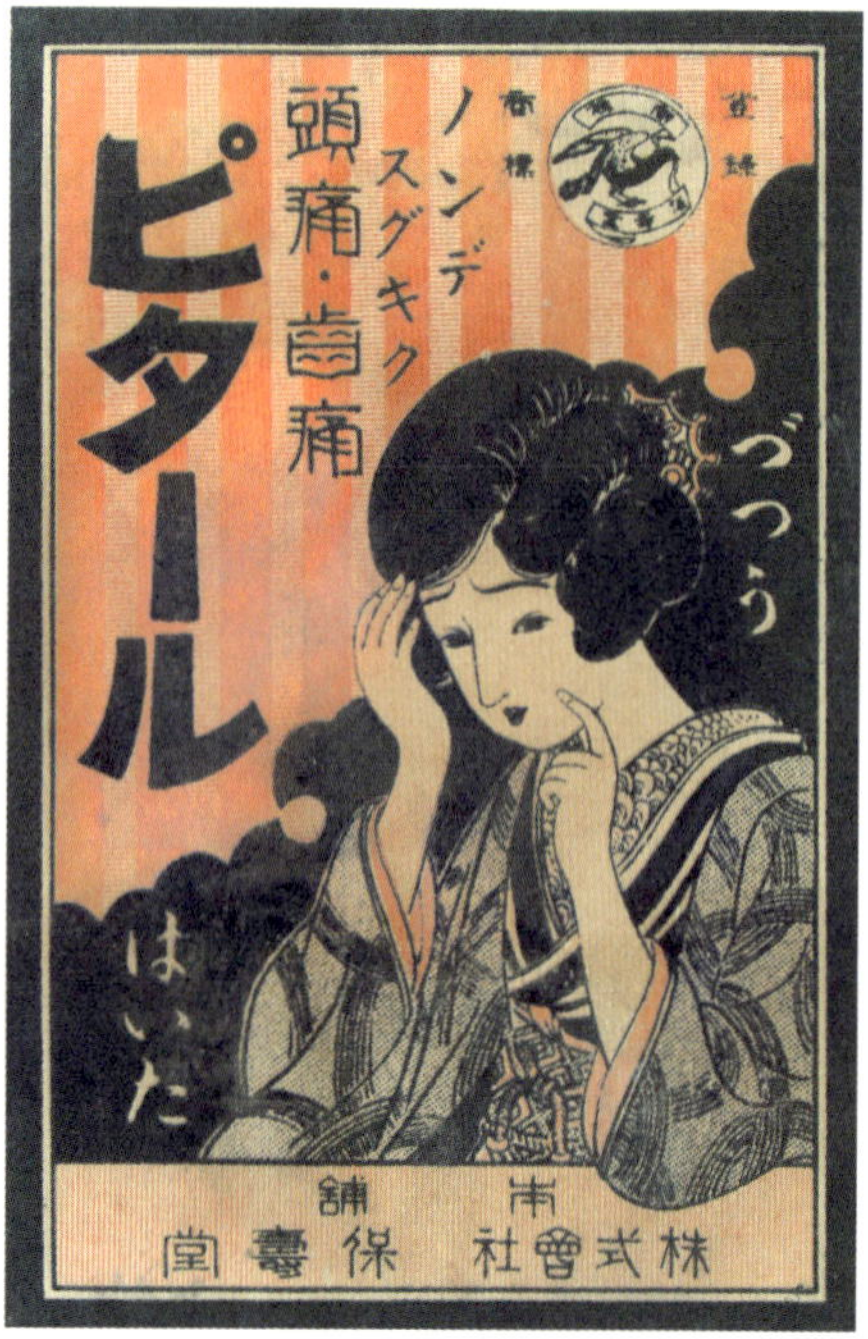

昭和前期　保壽堂

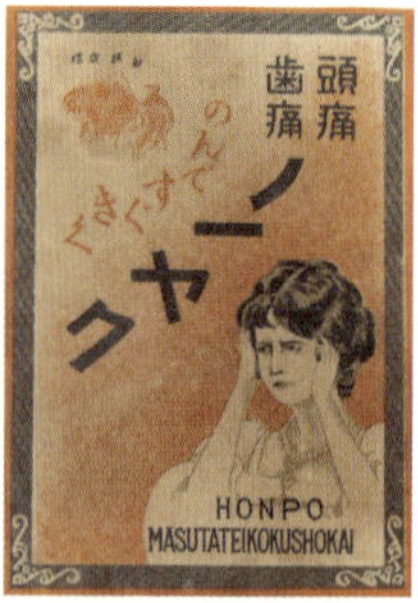

昭和中期　増田帝国商会

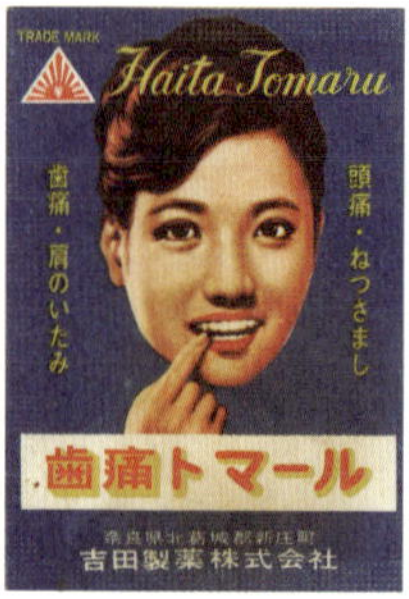

昭和後期　吉田製薬

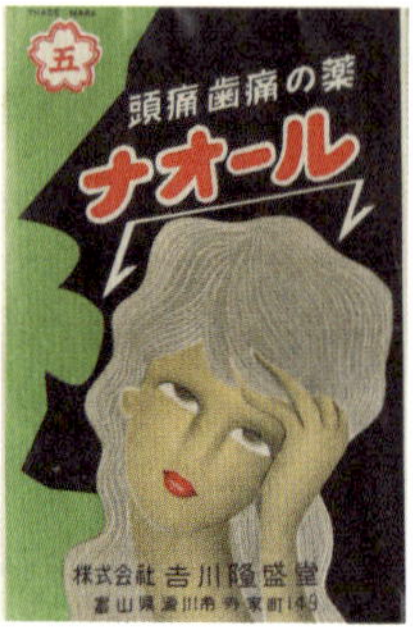

昭和中期　吉川隆盛堂

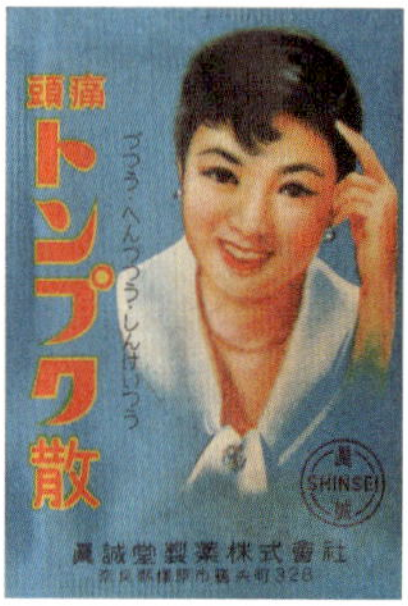

昭和後期　真誠堂製薬

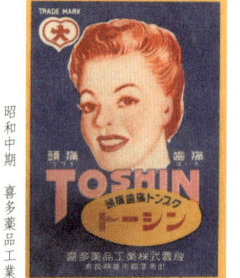

昭和中期　喜多薬品工業

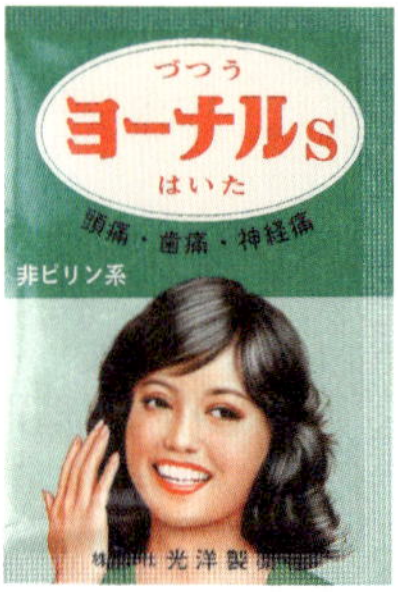

昭和後期　光洋製薬

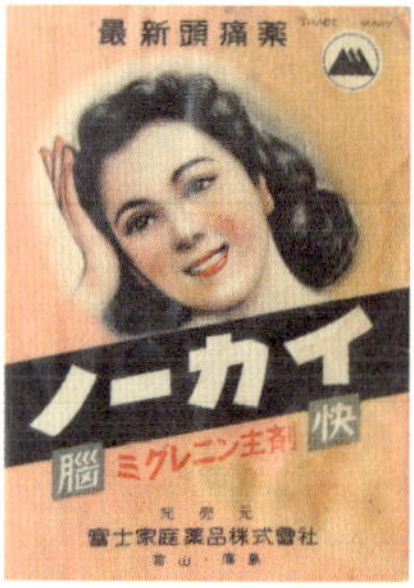

昭和中期　富士家庭薬品

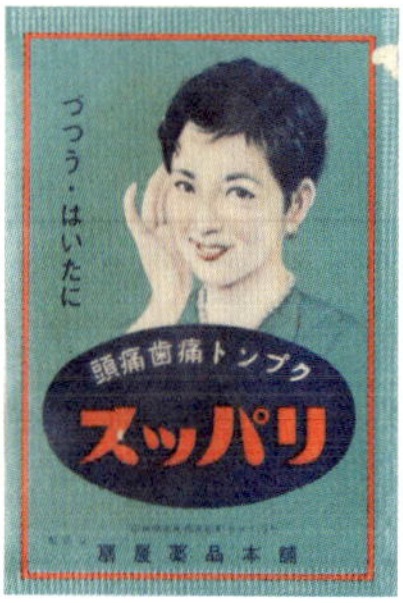

昭和後期　扇屋薬品本舗

頭痛薬・痛い男と笑う女 20

笑う女

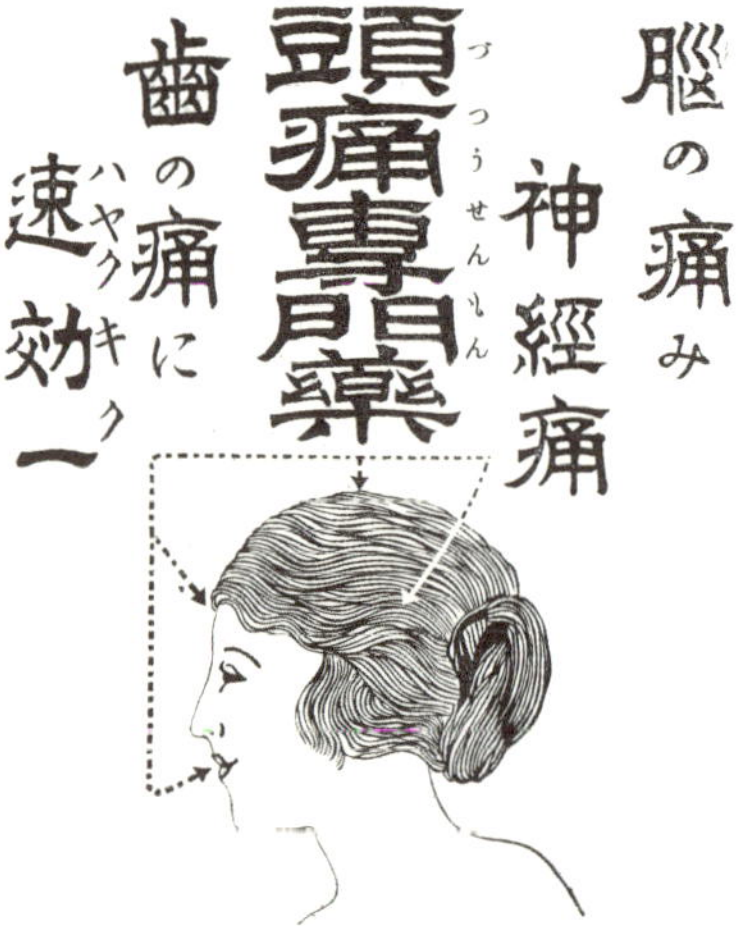

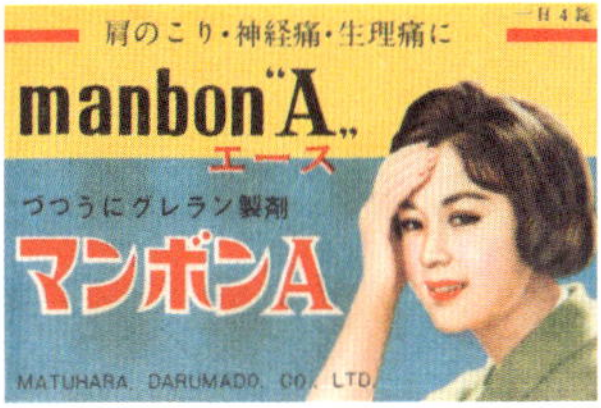
肩のこり・神経痛・生理痛に
manbon"A"
エース
づつうにグレラン製剤
マンボンA
MATUHARA. DARUMADO. CO. LTD.

昭和後期　松原達摩堂

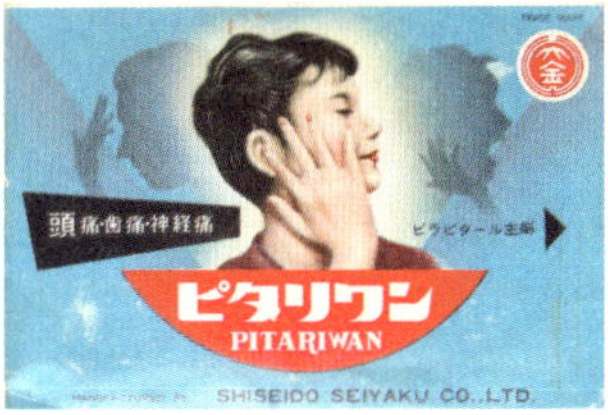

昭和中期　資生堂製薬

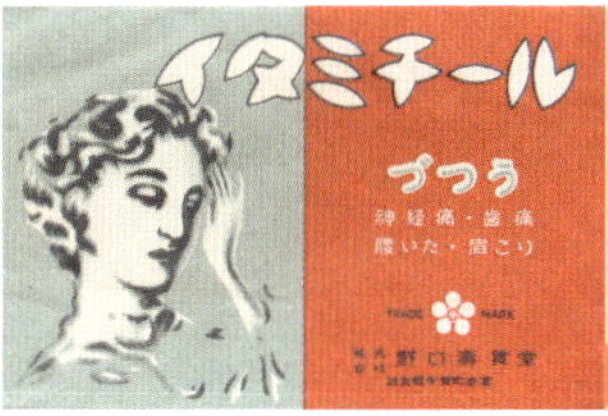

昭和中期　野口壽貫堂

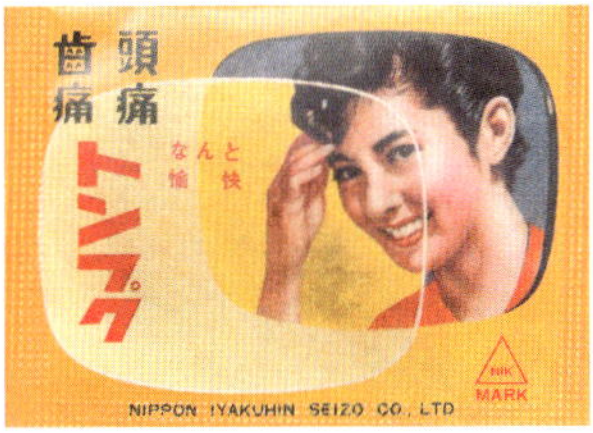

昭和後期　日本医薬品製造

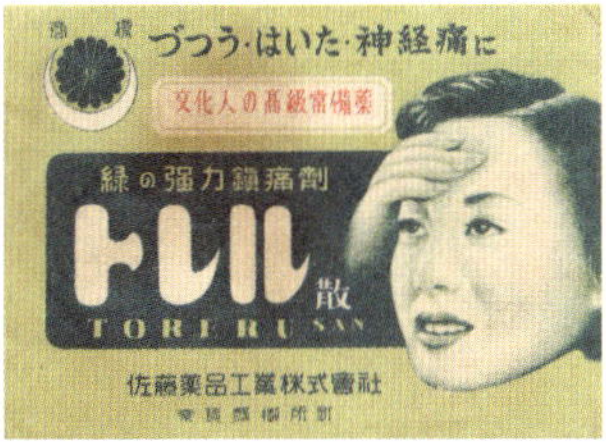

昭和中期　佐藤薬品工業

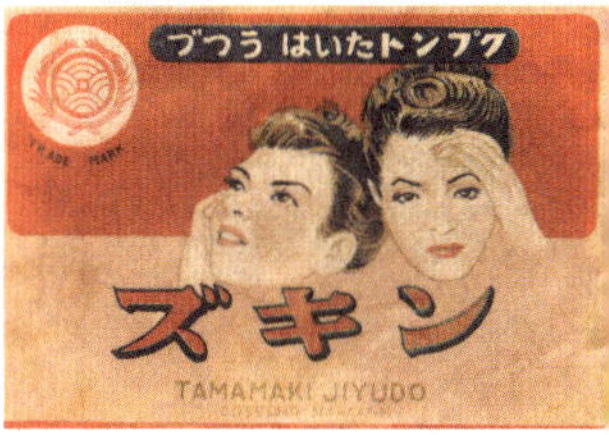
づつう はいた トンプク
TRADE MARK
ズキン
TAMAMAKI JIYUDO

昭和中期　玉巻自由堂

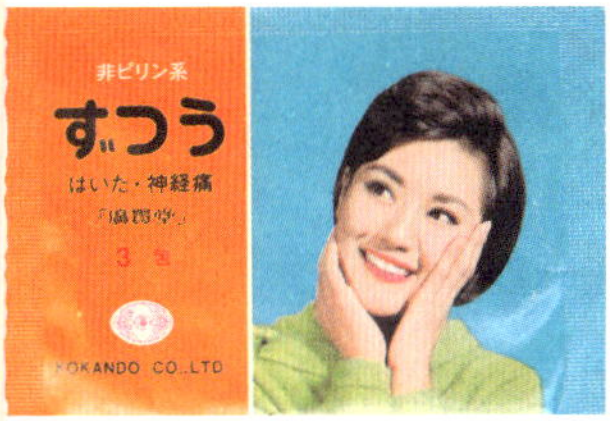
非ピリン系
ずつう
はいた・神経痛
3包
KOKANDO CO.,LTD

昭和後期　廣貫堂

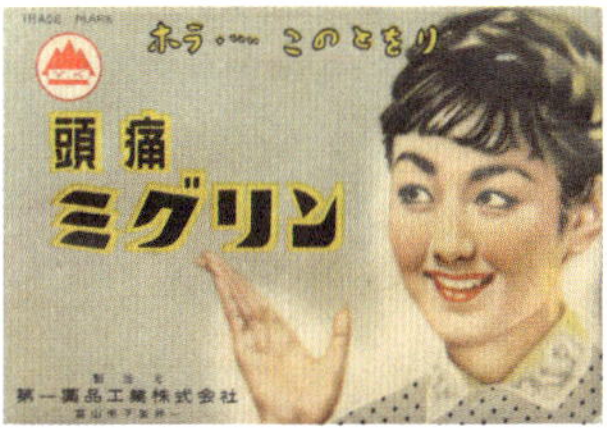

昭和中期　第一薬品工業

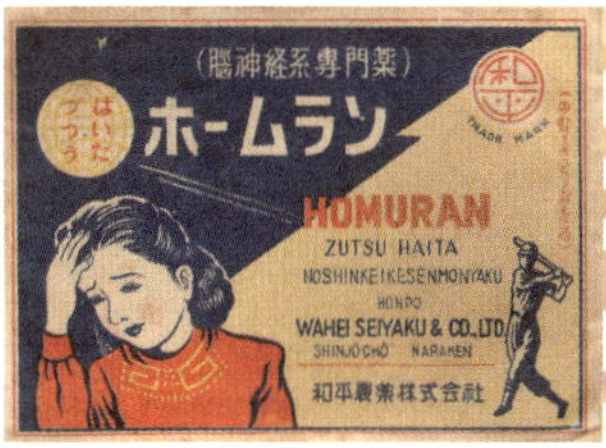
(脳神経系専門薬)
はいた づつう
ホームラン
HOMURAN
ZUTSU HAITA
NOSHINKEIKESENMONYAKU
HONPO
WAHEI SEIYAKU & CO.,LTD.
和平製薬株式會社

昭和中期　和平製薬

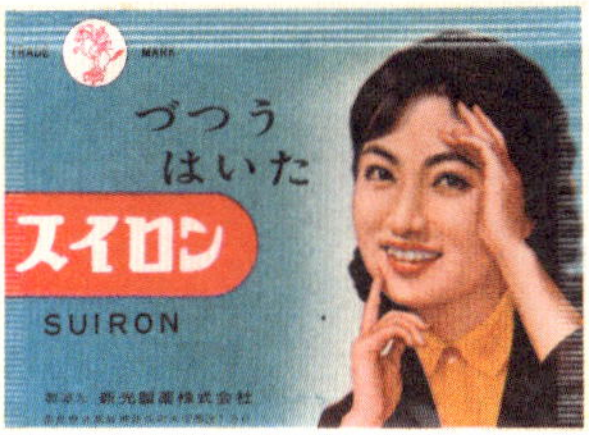
TRADE MARK
づつう
はいた
スイロン
SUIRON
新光製薬株式会社

昭和後期　新光製薬

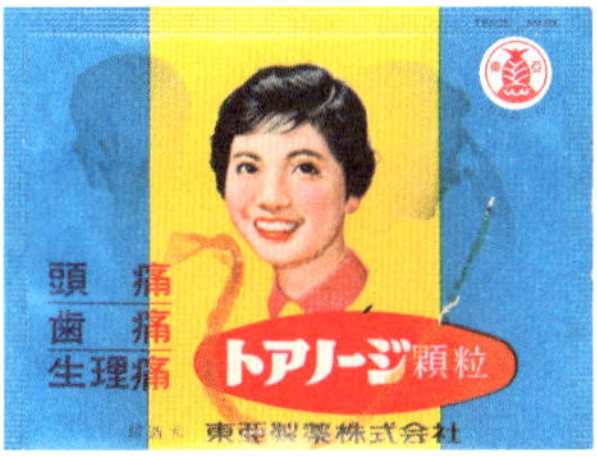

昭和後期　東亜製薬

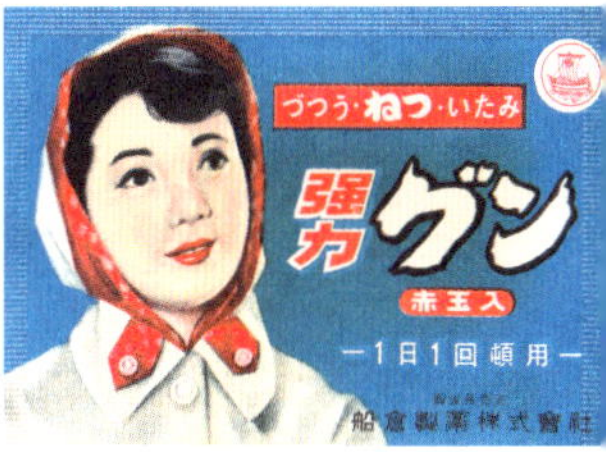
づつう・ねつ・いたみ
強力
グン
赤玉入
一1日1回頓用一
船倉製薬株式會社

昭和後期　船倉製薬

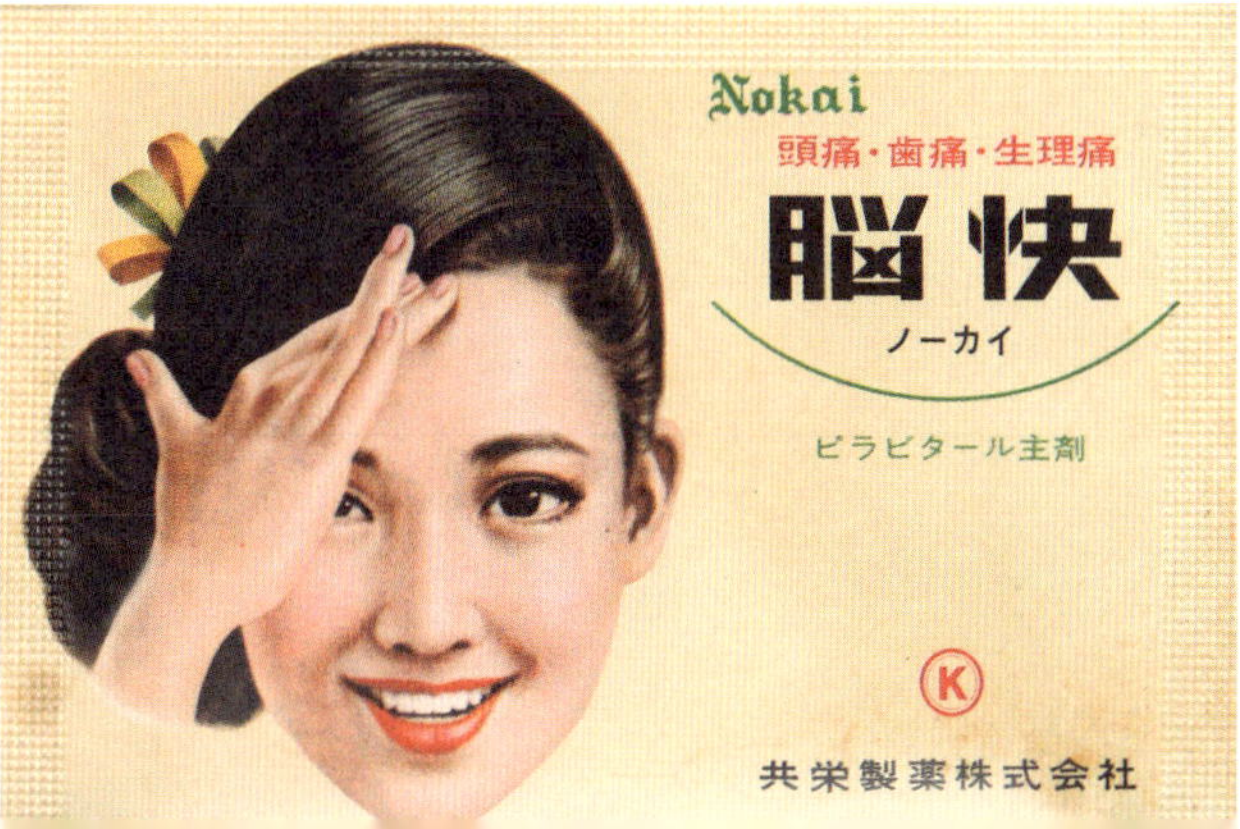

昭和後期　共栄製薬

21

Plaster

膏薬
傷と肩凝

子供の頃、母が肩こり湿布薬を使う時、それを包んでいる青いセロファンをもらうのが楽しみでした。そのフィルムを透かして見るブルーに染まった風景は、神秘的で子供心にひと時のトリップをさせてくれたものです。さて、傷や肩こりには古くは膏薬が使われていました。菜種油で練り固めた黒くて粘りのある薬を布や紙に塗り、火箸で暖めて患部に貼付けて使用していたのです。商品名の「あんまいらず」など、その名とあんまさんの絵に時代性を感じます。その後昭和初期頃、あらかじめ和紙に薬が塗り付けてあるものを、使用時に火で暖めて柔らかくする簡便なものが普及しました。傷や皮膚病、打ち身、筋肉痛などの効能から、ガマや関取のキャラクターが多く登場しています。昭和中頃から、現在のような白く粘着性のあるシート状のものが一般的になりました。膏薬という呼び名に変わって貼り薬（正確には外用消炎鎮痛貼薬）と言います。よくサロンパスと言っていますが、これは久光製薬の商品名（昭和９年発売）で、それに習って各社から発売されている殆どの商品名の語尾に、〇〇パスと言う名前がついています。パッケージは箱入りで、デザインは一気に女性だけの登場になりました。いずれもうなじから肩を露出した図柄で、色っぽく美人競艶のようです。やがて通気孔が付いた物も出ましたが、現在では肌色でサイズも大きく、伸縮する素材を使って袋入り、かつデザインは筋肉人体図などを使った機能訴求が一般的になりました。

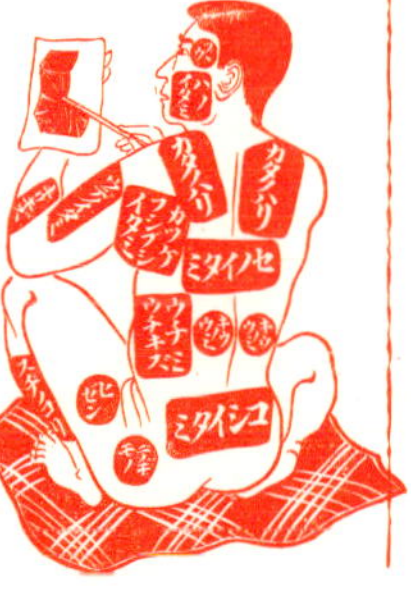

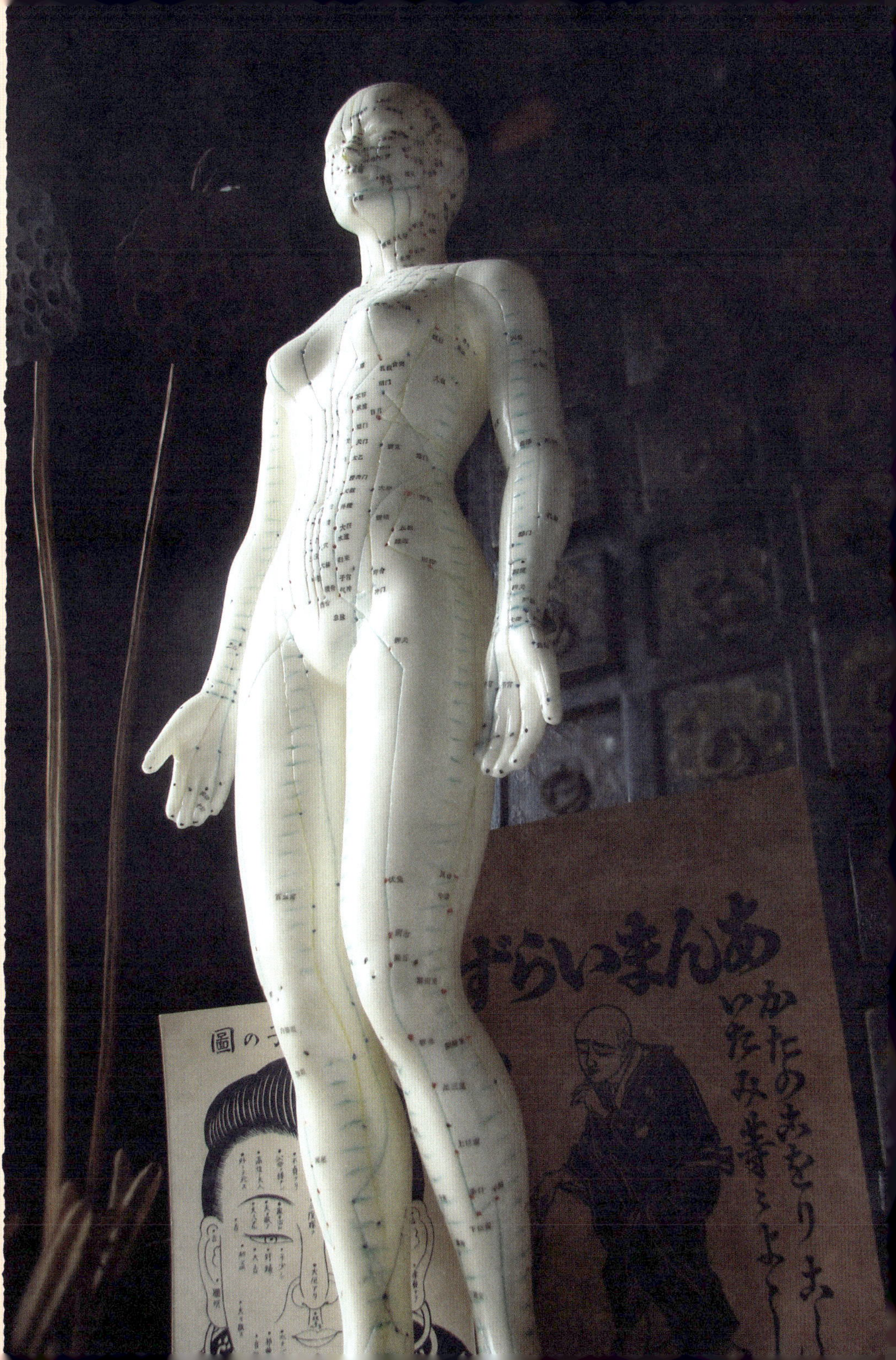
あんまいらず
かたのおもり
いたみ等

膏薬・傷と肩凝 21

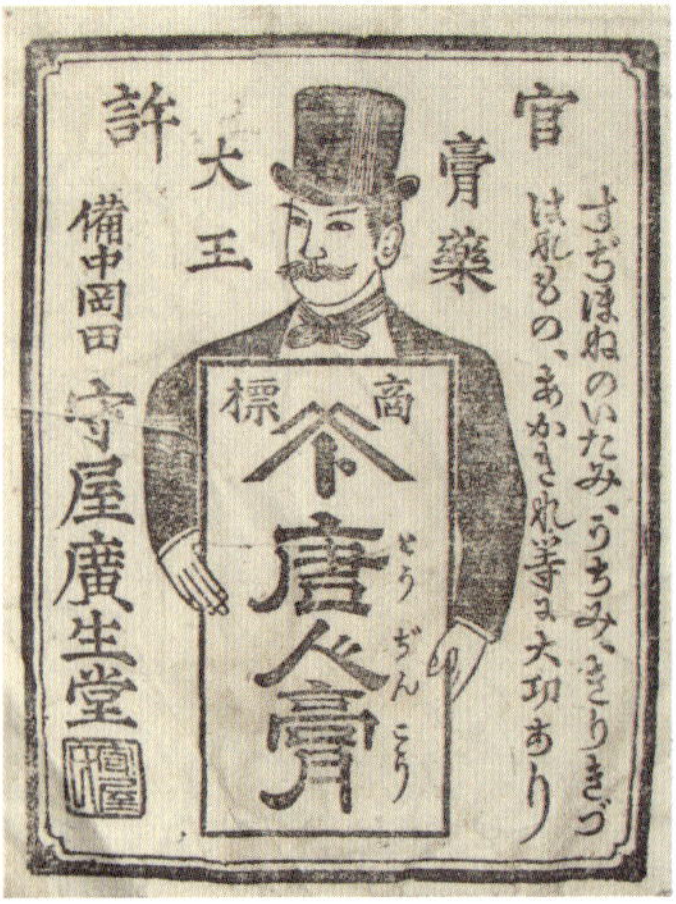

明治中期　守屋廣生堂

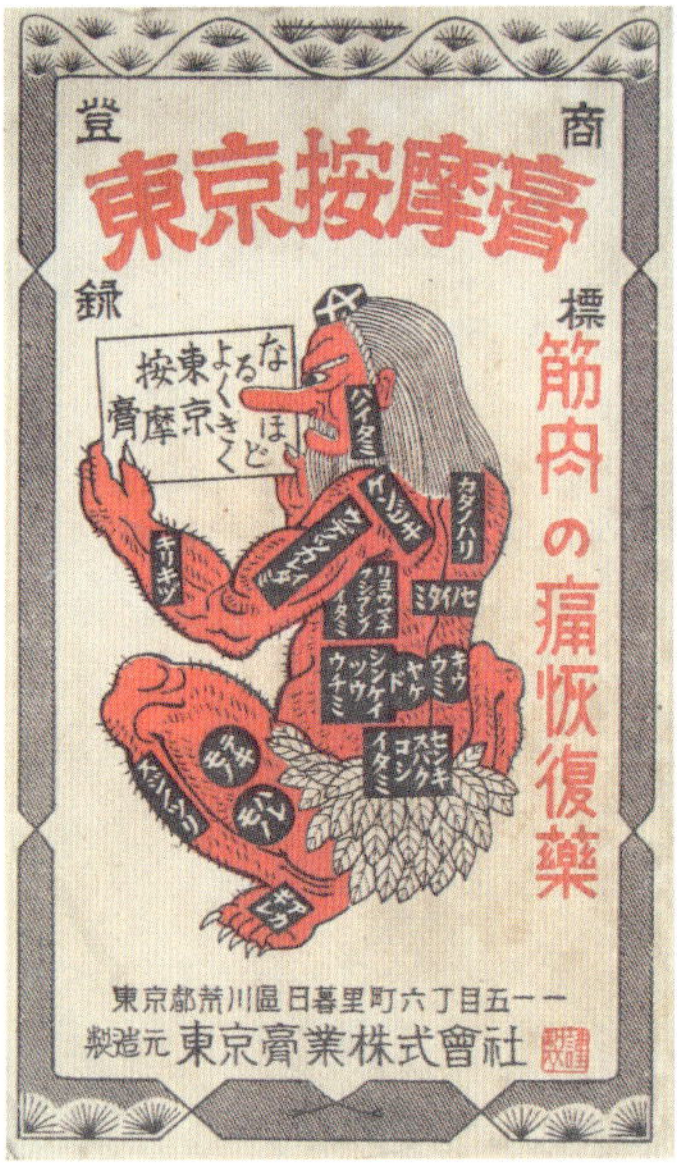

昭和前期　東京膏業

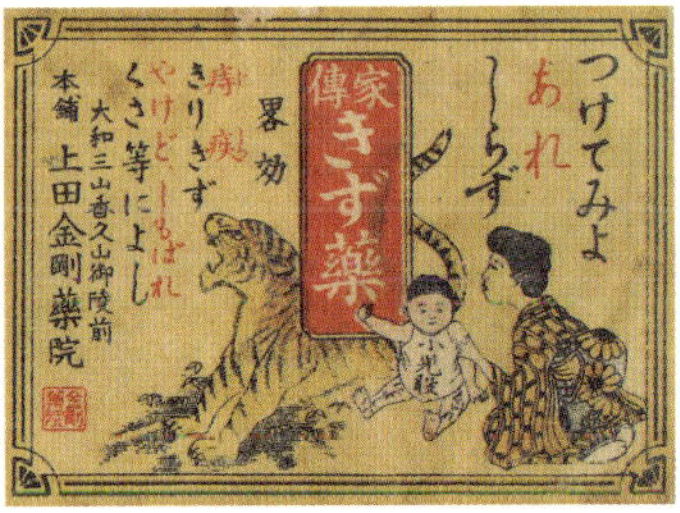

昭和前期　上田金剛薬院

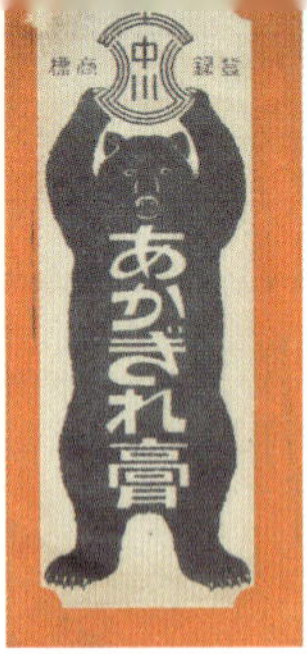

昭和中期　中川製薬所

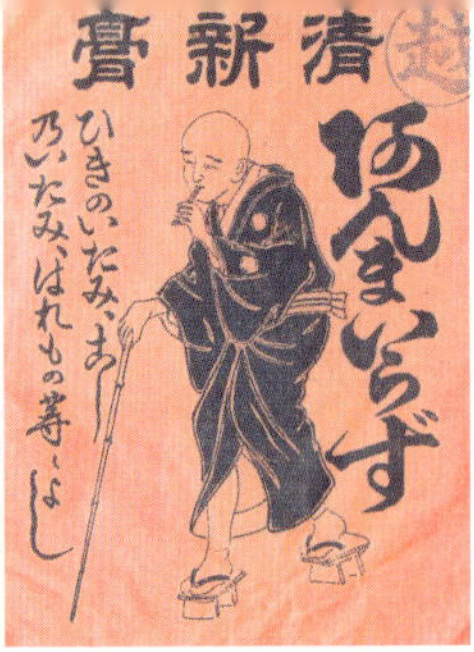

明治後期・大正

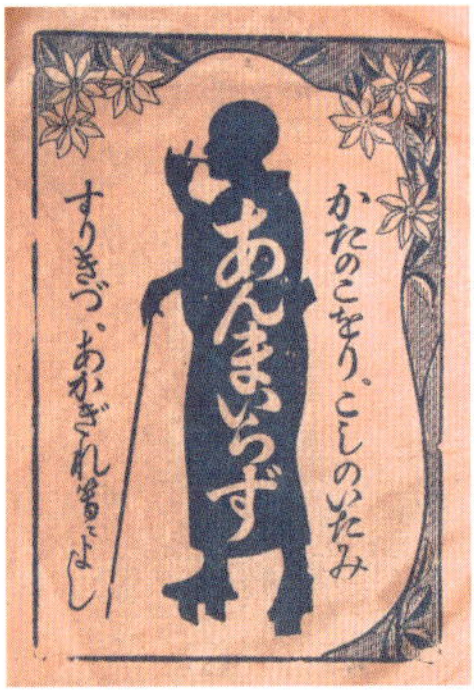

明治後期・大正

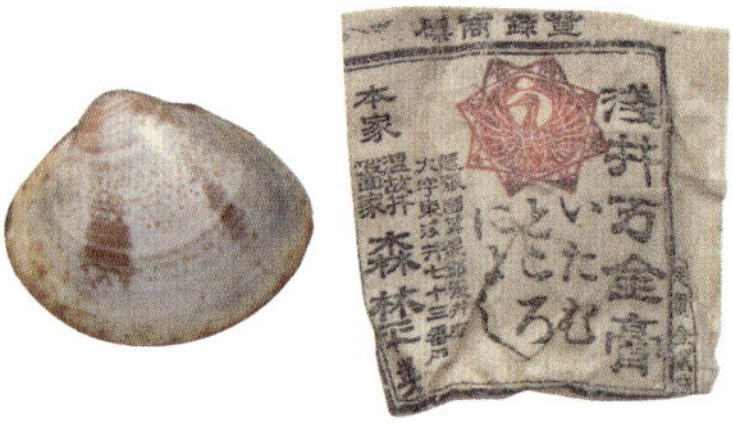

明治後期・大正　森林平英

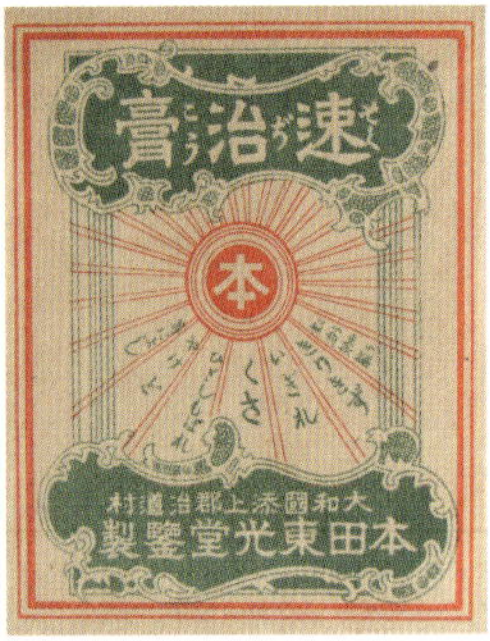

昭和前期　本田東光堂

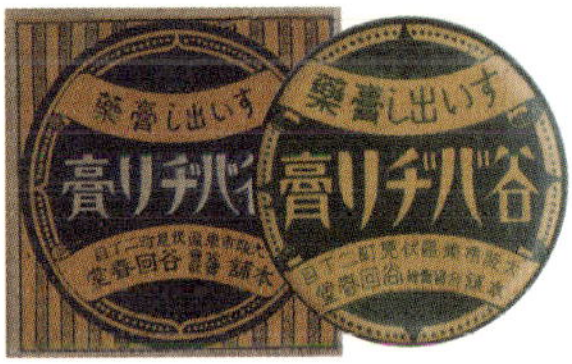

昭和前期　谷回春堂

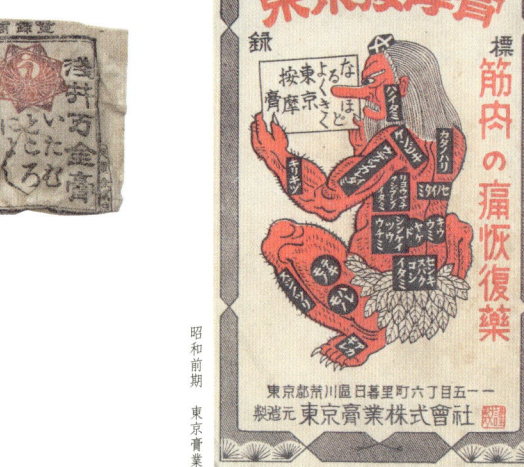

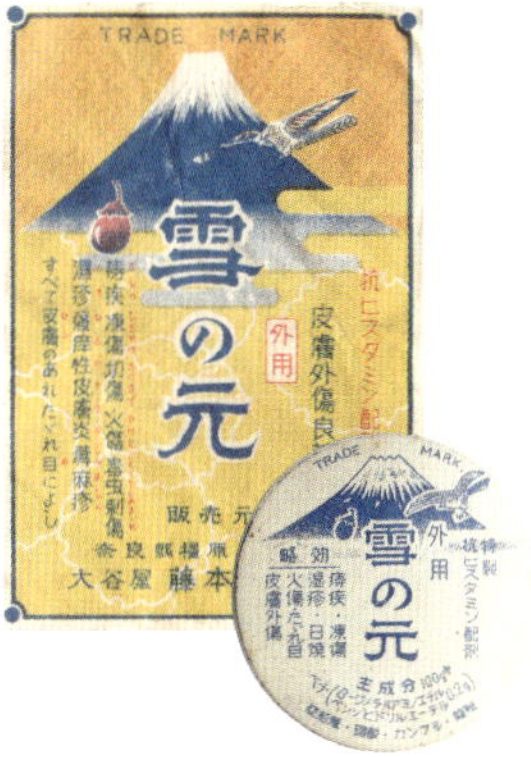

昭和中期　大谷屋藤本作治郎

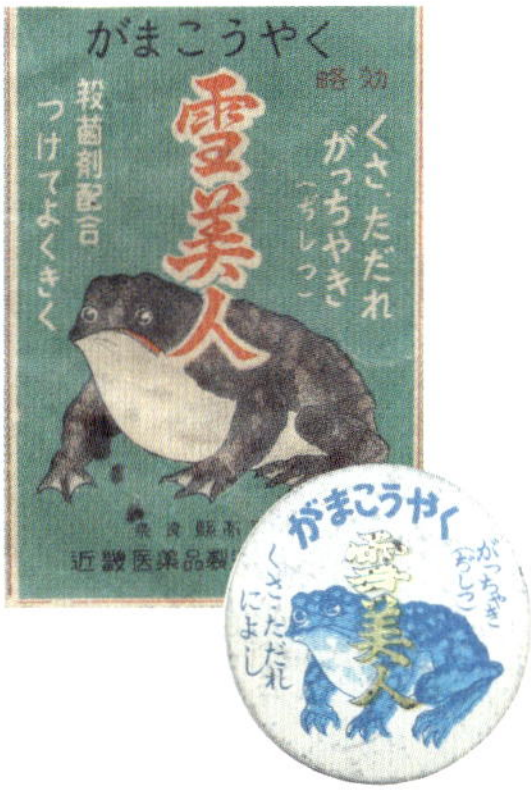

昭和中期　近畿医薬品製造

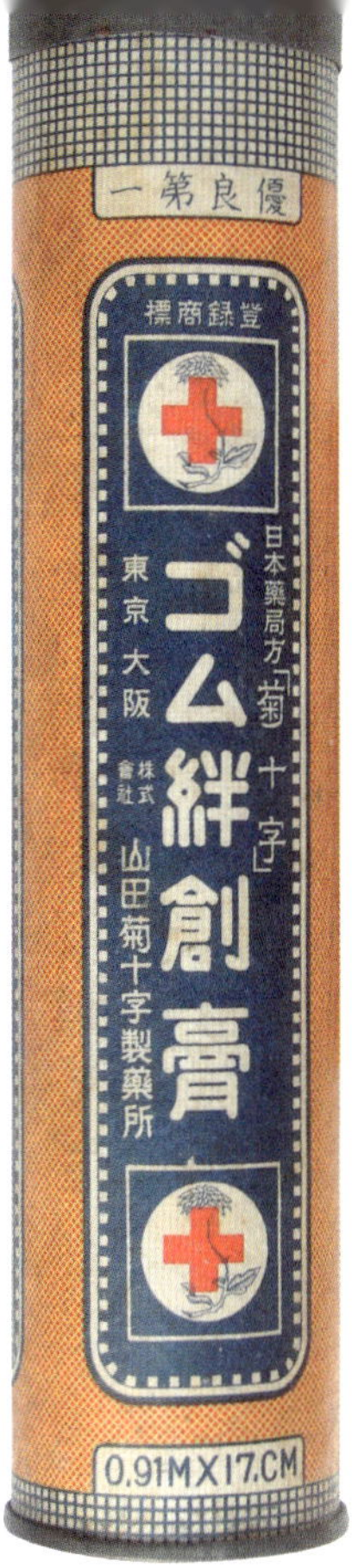

昭和前期　山田菊十字製薬所

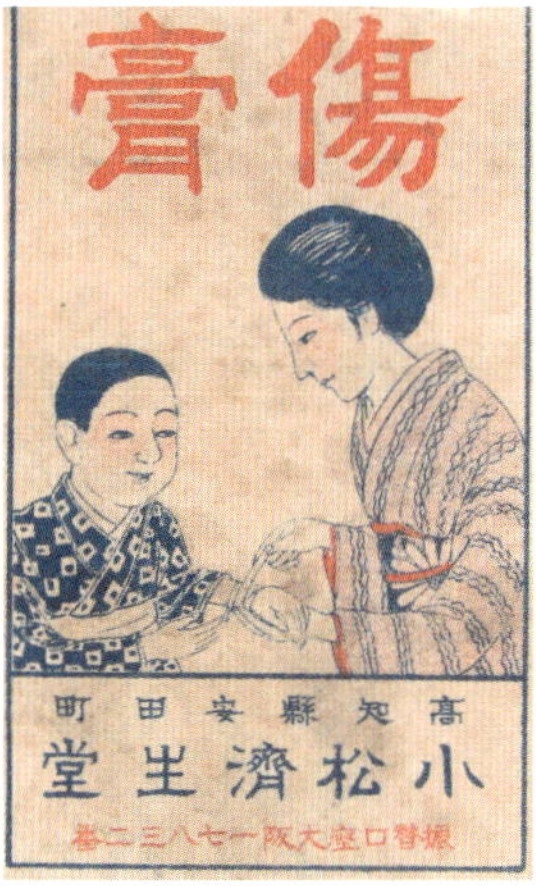

昭和前期　小松濟生堂

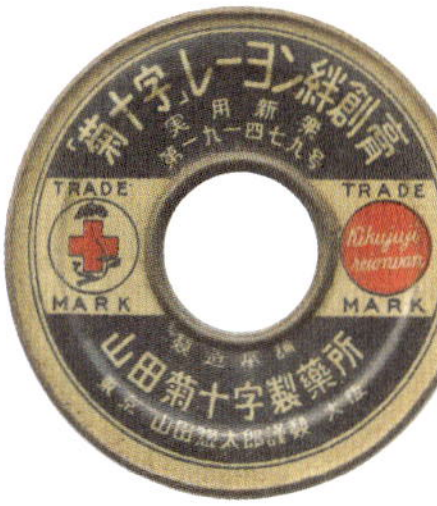

昭和前期　山田菊十字製薬所

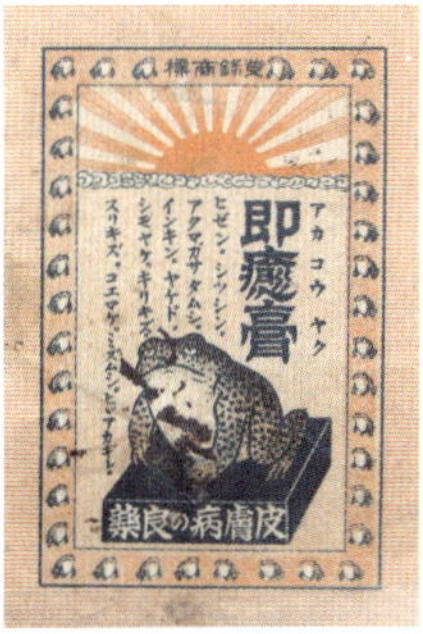

昭和中期　天授堂

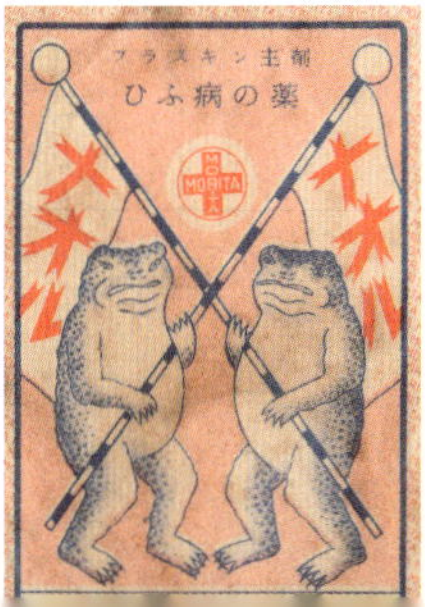

昭和中期　森田製薬

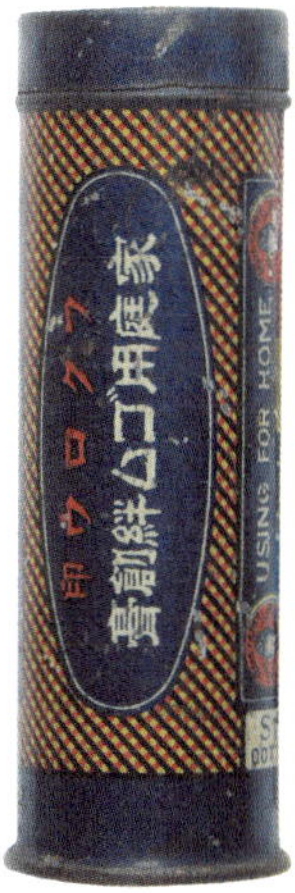

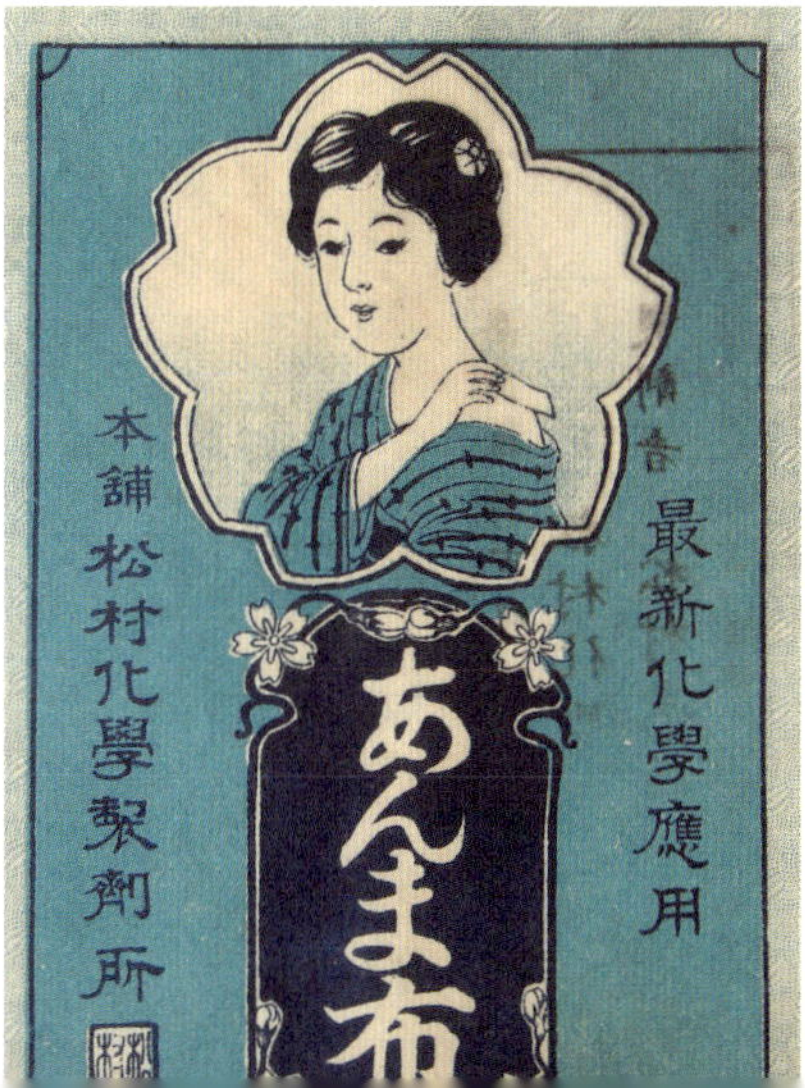

昭和前期　松村化學製劑所

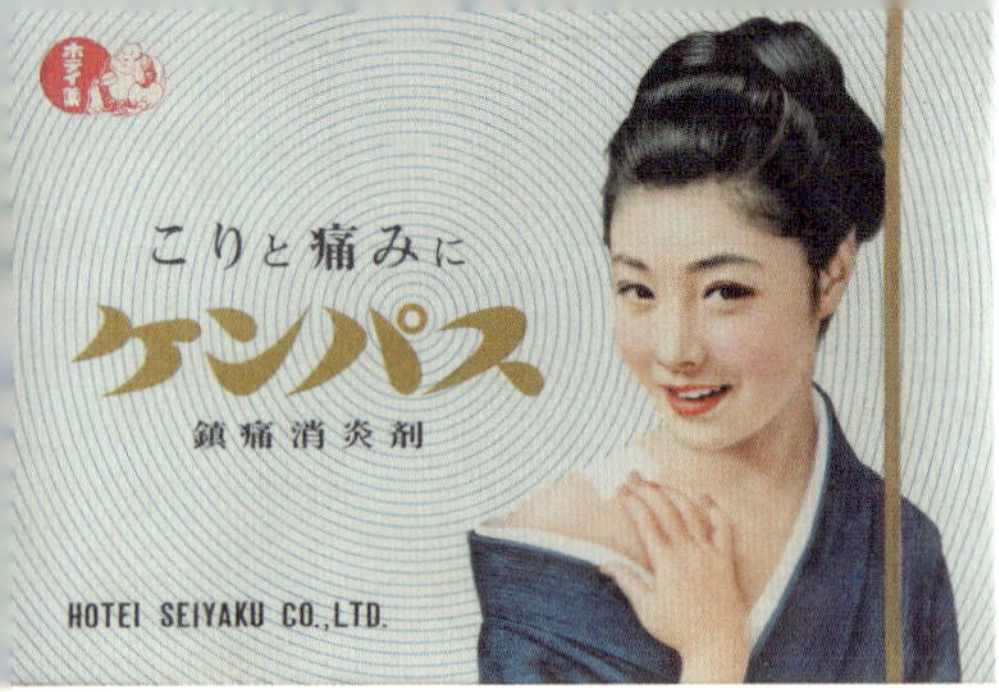

昭和中期　布袋製薬

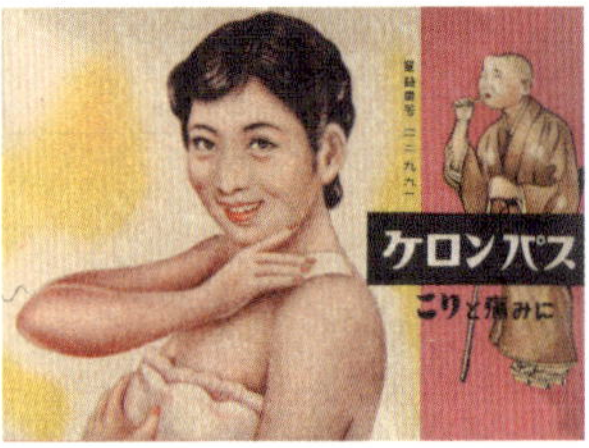

昭和中期　日本医薬製造

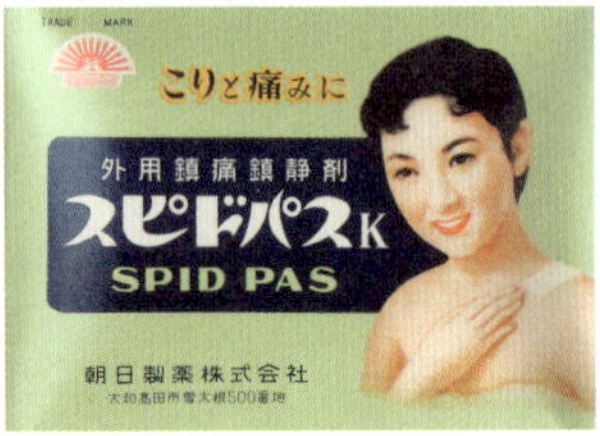

昭和中期　朝日製薬

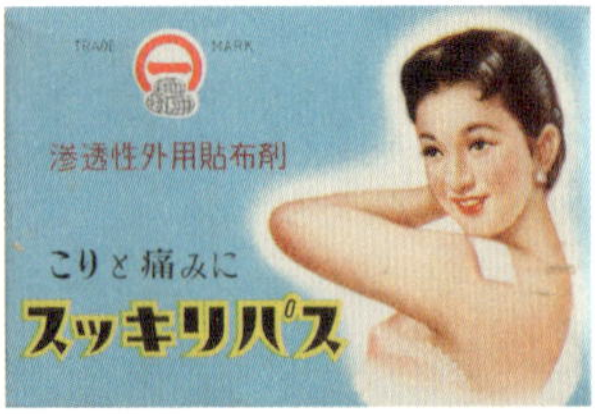

昭和中期　田原兄弟社

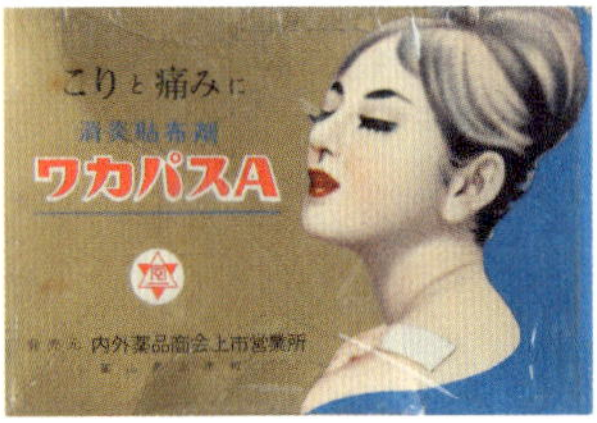

昭和中期　内外薬品商会

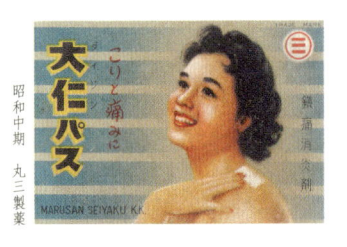

昭和中期　丸三製薬

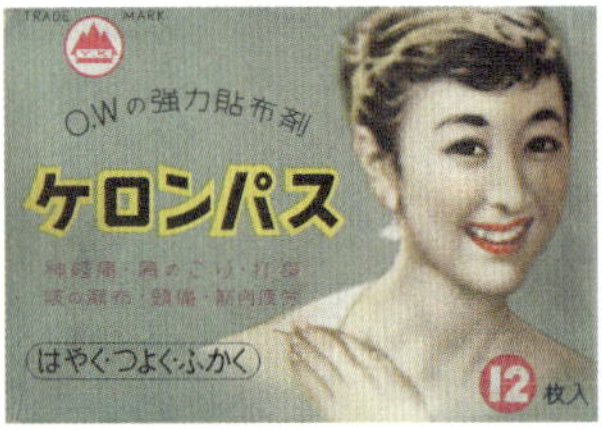

昭和中期　第一薬品工業

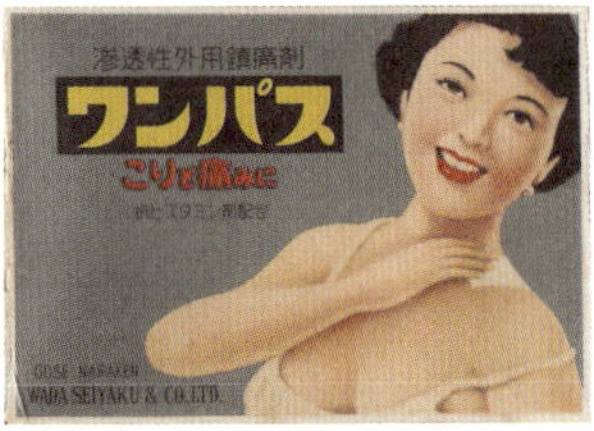

昭和中期　和田製薬

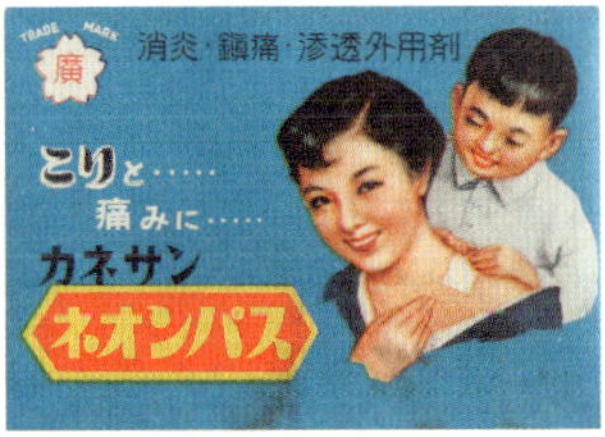

昭和中期　廣昌堂

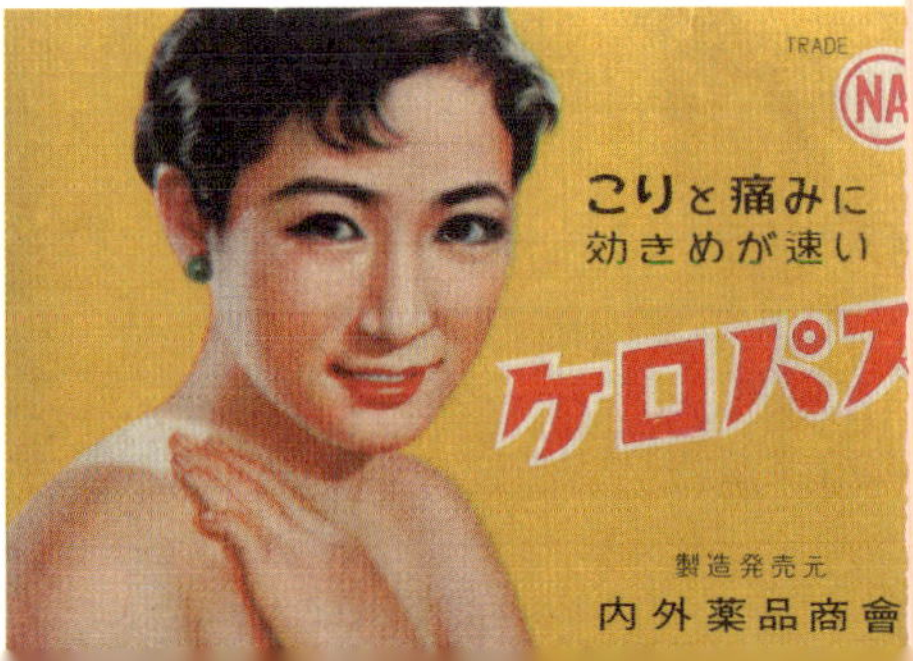

昭和中期　内外薬品商會

京都の奥深さを堪能する

毎年
10月頃
発売予定

京都手帖（毎年10月頃発売予定）
編／光村推古書院編集部　1050円
B6　総176頁

京都好きのためのスケジュール帳。京都で行われる行事予定を週間カレンダーに掲載。月間カレンダー、毎月の京都コラム、巻社寺データやお役立ち情報も。今日京都で何があるかひと目でわかる。

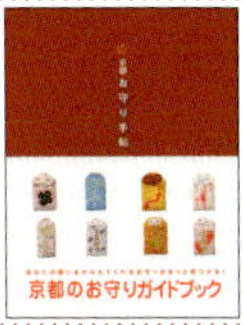

京都 お守り手帖
編／光村推古書院編集部　1260円
A5変　総104頁

京都の社寺のお守り大集合。意外や意外、なかなかキュートなお守りがたくさんあってこれはオドロキ。かわいいデザインのお守りたちは持っているだけでもハッピーになりそう。

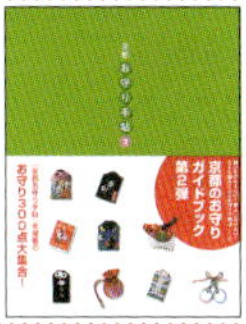

京都 お守り手帖②
編／佐藤紅　1260円　A5変　総96頁

『京都お守り手帖』の第2弾！前回惜しくも掲載できなかったかわいいお守りを約300点掲載。LOVE、VICTORYなどのカテゴリに分類しているので、あなたにぴったりのお守りが見つかること間違いなし！

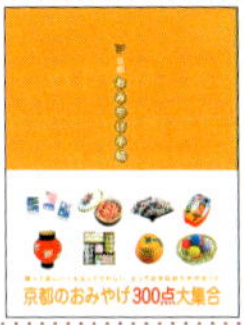

京都 おみやげ手帖
編／光村推古書院編集部　1260円
A5変　総104頁

京都のおみやげをあらゆるジャンルにわたって約300点集めた「おみやげカタログ」。かわいいおみやげや食べ比べてみたいおみやげが大集合。究極のおみやげガイド決定版。

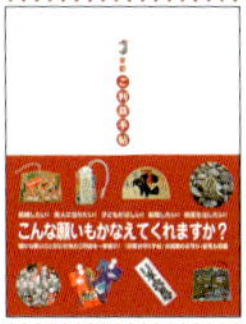

京都 ご利益手帖
編／佐藤紅　1260円　A5変　総112頁

社寺のあつまる京都は、あらゆるご利益をもたらしてくれる最高のラッキースポット。恋する乙女や転職希望の青年、子どもが欲しい夫婦・・・。あなたの願い事をきいてくれる社寺がきっと見つかる！

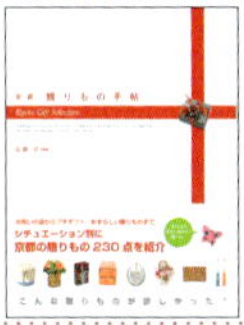

京都 贈りもの手帖
編著／佐藤紅　1260円　A5変　総96頁

普段のおみやげよりも少し高価かもしれないけれど、もらってうれしい、人に自慢できるような「贈りもの」の数々をあつめました。

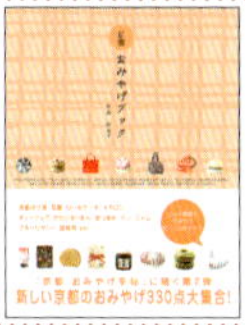

京都 おみやげブック
編著／佐藤紅　1260円　A5変　総104頁

京都のおみやげを集めた『京都 おみやげ手帖』の第2弾！京都をぐるぐる歩いてみつけたおみやげの数々を収録。京都の「おいしい」「かわいい」がぎっしりのおみやげ満載の一冊。

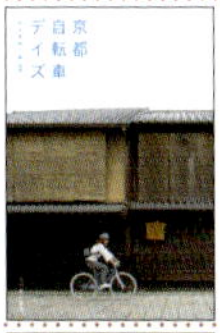

京都自転車デイズ
編／ワークルーム　1575円　A5　総112頁

京都をめぐるには、自転車が最適！京都の名所やとっておきのお店をコース別にセレクトし、京都を自転車で観光する人、また現在京都で自転車を使っている人におすすめスポットを紹介する。

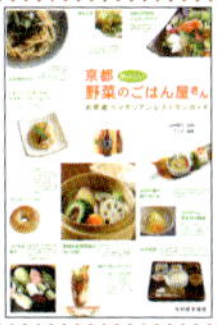

京都 おいしい野菜のごはん屋さん
企画／山中睦子　編著／アリカ　1575円
A5　総96頁

野菜でおなかも心も満たされる、そんなごはん屋さんを44店掲載。「野菜ってこんなにおいしかったんだ！」と発見ができるベジタリアンレストランガイド。

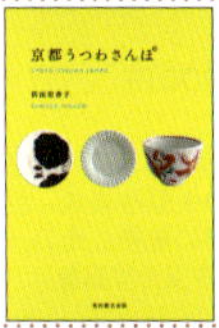

京都うつわさんぽ
著／沢田眉香子　1575円　A5　総112頁

京都のうつわやさんを網羅したガイド。作家ものから骨董まで、さまざまなうつわをとりあげた。自分に合ううつわがきっと見つかるはず。

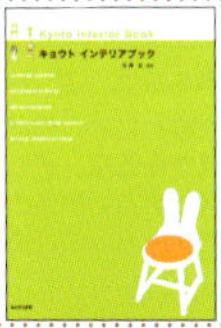

キョウトインテリアブック
編著／佐藤紅　1575円　A5　総104頁

京都の伝統技術を生かして作られた和家具から、木工作家の椅子、モダンファニチャー、アンティークまで、グッドデザインの家具とインテリア･キッチン雑貨を集めた、京都の‘今’のインテリアが一望できるモダンインテリアカタログ。

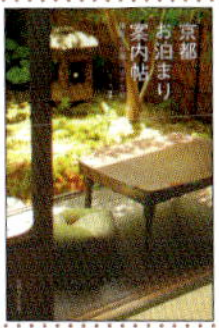

京都お泊まり案内帖
編著／アリカ　1575円　A5　総96頁

気取りすぎず、便利すぎず、どこか懐かしい、そんな小さな京都の宿をご案内。ゲストハウスや宿坊、京町家の一軒貸切など。思わず「ただいま」と言いたくなる、小さな隠れ家を集めました。

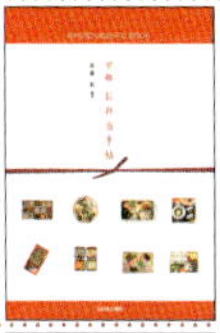

京都お弁当手帖
編著／佐藤紅　1575円　A5　総96頁

花見弁当など京都ならではの四季折々の行楽弁当から、毎日の昼休みのお弁当、京野菜などを使ったヘルシー弁当、おせちやお寿司、特別な日を祝うお弁当、エスニック弁当などの個性派弁当まで。京都のおいしいお弁当づくしの一冊。

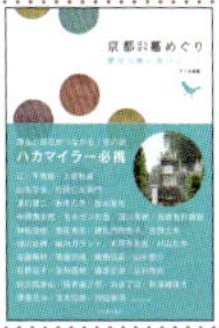

京都 ぼちぼち 墓めぐり
編著／アリカ　1575円　A5　総96頁

多くの歴史人物や著名人が眠る京都。遺族や縁の人々が大切に守ってきた墓を掲載。戦国武将やお江、幕末維新の志士たち、若冲、湯川秀樹まで。歴史好きのための墓参ガイド。さあ、“ハカマイラー”の旅へ出かけよう。

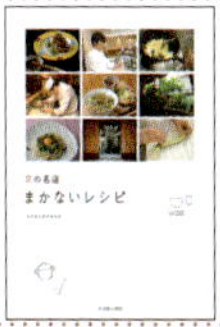

京の名店　まかないレシピ
編／ワード　1575円　B5　総96頁

京都にある老舗京料理店や、有名イタリアン、フレンチ、中華の名店にとっておきのまかないレシピを教えてもらった一冊。ささっと簡単においしい料理をつくりたい、また料理ビギナーにもおすすめのレシピ本。

時代 MAP シリーズ

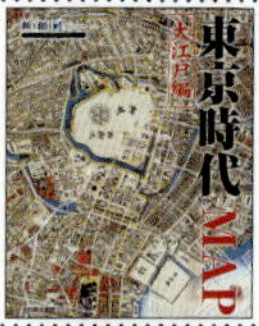

東京時代 MAP 大江戸編
編／新創社　1785 円　A4 変　総 110 頁

幕末の地図に半透明の現代地図を重ねた新発想の地図。大好評「時代 MAP シリーズ」第二弾。高層ビルの建ち並ぶ現代の東京の街から江戸の町並みが浮かび上がる。

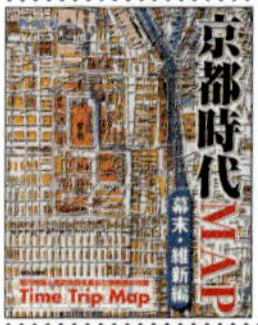

京都時代 MAP 幕末・維新編
編／新創社　1680 円　A4 変　総 84 頁

幕末の京都の地図に半透明の紙に印刷された現在地図を重ねて構成した新発想の地図で、今を歩きながら幕末の時代にタイムトリップできる幕末ファン必携の一冊。

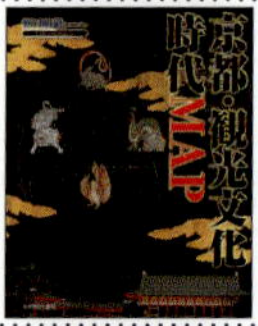

京都・観光文化時代 MAP
編／新創社　2100 円　A4 変　総 114 頁

京都検定講師・岩上力氏推薦！京都検定公式テキストブック記載の地名・史跡・社寺を網羅。平安・室町・安土桃山・幕末・近代の 5 つのタイムトリップマップを掲載。

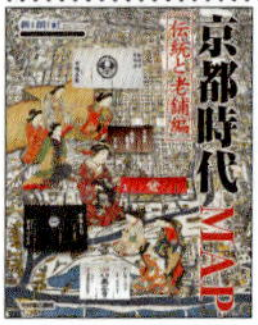

京都時代MAP 伝統と老舗編
編／新創社　2100 円　A4 変　総 122 頁

歴史地図に半透明の現代地図を重ねた新発想の地図。幕末時代のタイムトリップマップとともに、約 300 軒の京の老舗を巡る旅へ。京都に息づく文化や伝統の歴史を探り、より京都ツウになれる 1 冊。

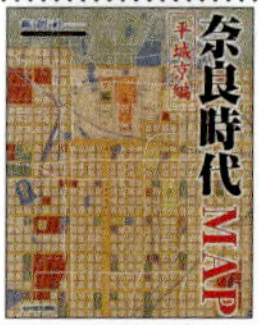

奈良時代MAP 平城京編
編／新創社　1890 円　A4 変　総 74 頁

歴史地図に半透明の現代地図を重ねた新発想の地図。平城京成立以前、飛鳥の地を彷徨う天皇の覇権掌握と「平安」への道ー。藤原鎌足の野望とは？などコラムも満載。いにしえの都が、現代の奈良に浮かび上がる！

奈良の写真集

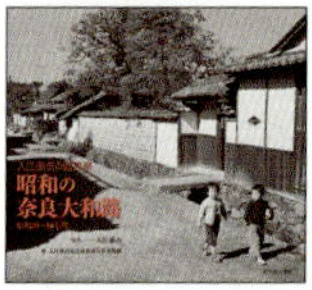

昭和の奈良大和路
写真／入江泰吉　編／奈良市写真美術館

2100 円　A5 横変型　総 240 頁

昭和 20 ～ 30 年代の奈良の町並の写真集。奈良大和路を撮り続けた入江泰吉のモノクロ写真を掲載。あの頃がよみがえる、なつかしの写真集。

京都の写真集

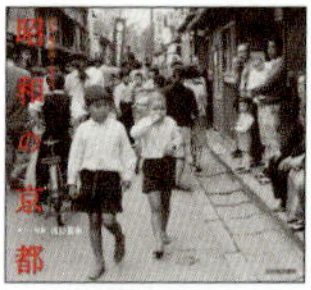

昭和の京都
写真／浅野喜市　2100 円

A5 横変型　総 240 頁

昭和 30 年代を中心とした京都の町並の写真集。モノクロの写真を約 220 点掲載。節分行事や祇園祭、地蔵盆など、当時の様子を伝える貴重な写真の数々。

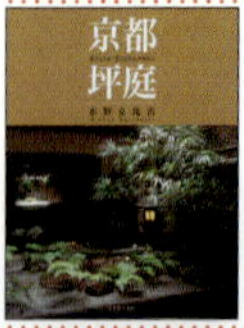

京都 坪庭
写真／水野克比古 3990 円　A4 変 総 128 頁

庭園美の極致とされる坪庭、住居としての機能性とともに、小さいながら鑑賞できる庭、そして和みの空間という重要な要素がある。御所の藤壺・萩壺から町家の坪庭まで、約 80 の坪庭を収録。

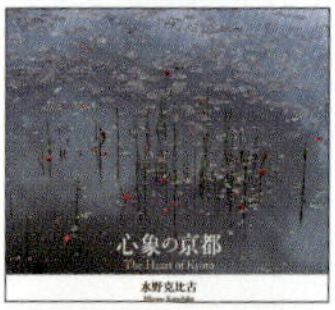

心象の京都
写真／水野克比古　6300 円

A3 変　総 192 頁

40 年間京都を撮り続けた写真家・水野克比古がおくる渾身の大型写真集。巨匠が心を震わせた京都の風景。その一瞬を切り取り、繋いだ珠玉の写真集。

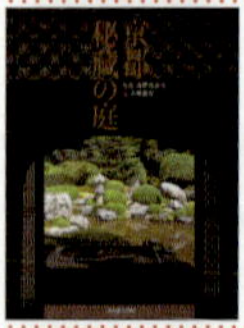

京都 坪庭
写真／水野克比古 3990 円　A4 変 総 136 頁

庭園美の極致とされる坪庭、住居としての機能性とともに、小さいながら鑑賞できる庭、そして和みの空間という重要な要素がある。御所の藤壺・萩壺から町家の坪庭まで、約 80 の坪庭を収録。

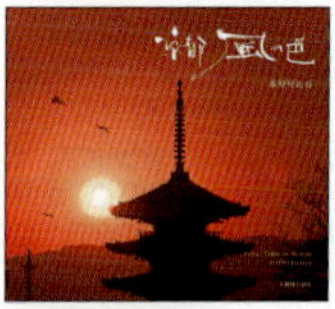

京都 風の色
写真／水野克比古　2520 円

A4 横変　総 96 頁

京都の風を感じる写真集。清水寺や下鴨神社、平安神宮や嵐山など、京都の定番の景色を美しい写真で紹介。贈りものとしても喜ばれる一冊。

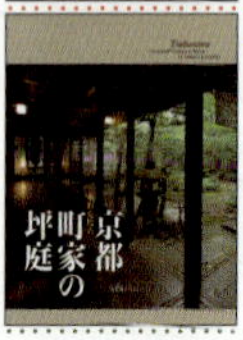

京都 町家の坪庭
写真／水野克比古 3990 円　A4 変 総 144 頁

京都を代表する写真家・水野克比古が新たに撮りおろした京町家の坪庭 84 庭の写真集。初公開の坪庭を中心に、152 点の写真で構成し、町家と坪庭の魅力を紹介する。「商家の庭」「料亭・茶寮の庭」「住まいの庭」の 3 章。

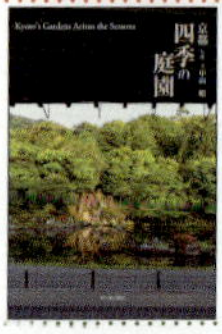

京都 四季の庭園
写真・文／中田昭　2940 円　A5 上製 192 頁

美しさを誇る京都の庭園を収めた珠玉の写真集。四季折々に見せる最高の瞬間を綴じこめた。同じ庭園を同じ角度から見ても季節によって表情が違う。季節の変化を楽しめる写真も数点掲載。社寺ごとに解説や地図、簡単な英文も併記。

■ SUIKOBOOKS　スイコブックスは手頃な大きさ（縦 190 mm × 横 170 mm）の美しい写真集です

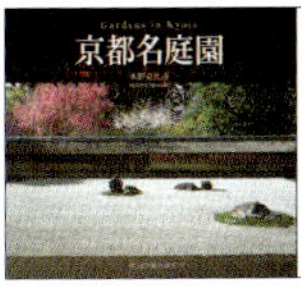

京都名庭園
写真／水野克比古
1680円

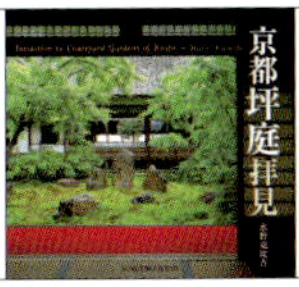

京都坪庭拝見
写真／水野克比古
1680円

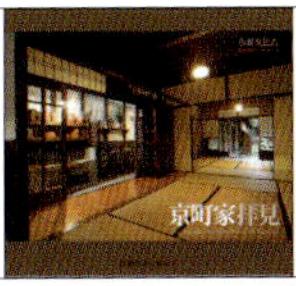

京町家拝見
写真／水野克比古
1680円

花の庭・京都
写真／水野克比古
1680円

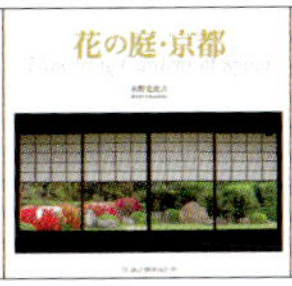

京都 茶の庭
写真／水野克比古
1050円

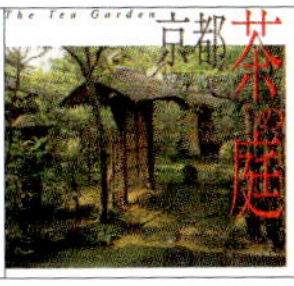

京都・禅寺の名庭
写真／水野克比古
1680円

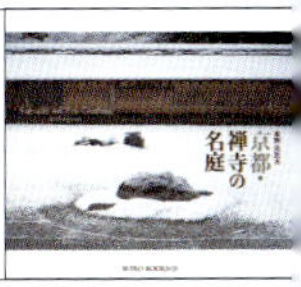

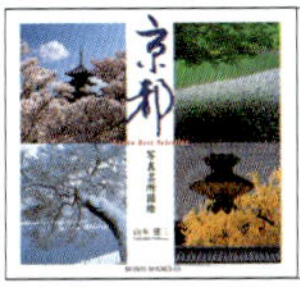

京都写真名所図絵
写真／山本建三
1680円

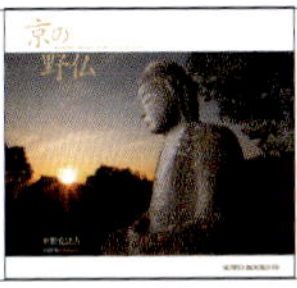

京の野仏
写真／水野克比古
1680円

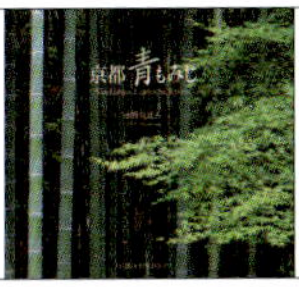

京都青もみじ
写真／水野克比古
1680円

京都桜案内
写真／水野克比古
1680円

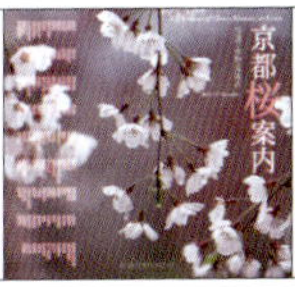

京都紅葉百景
写真／水野克比古
1680円

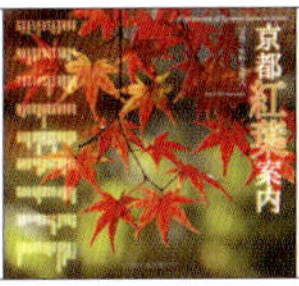

京都夜景名所
写真／水野克比古
1680円

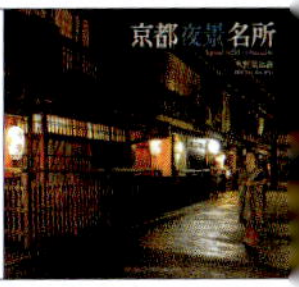

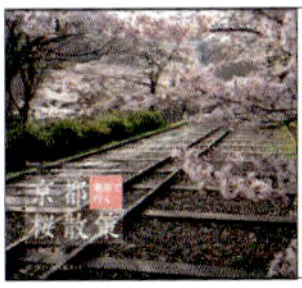

京都 電車で行く 桜散策
写真／中田昭
1680円

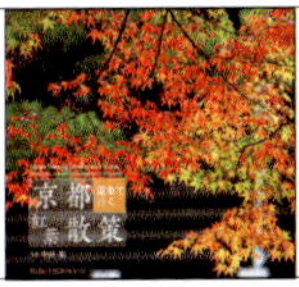

京都 電車で行く 紅葉散策
写真／中田昭
1680円

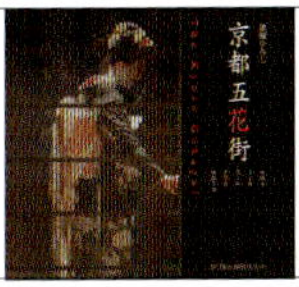

京都 五花街
写真／溝縁ひろし
1680円

Samadhi on Zen Gardens
Tom Wright
Mizuno Katsuhiko
1680円

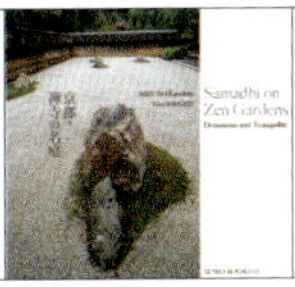

INVITATION TO TEA GARDENS
Preston L. Houser
Mizuno Katsuhiko
1529円

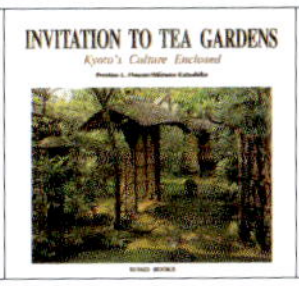

The Courtyard Gardens of Kyoto
Preston L. Houser
Mizuno Katsuhiko
1575円

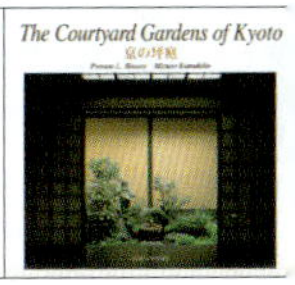

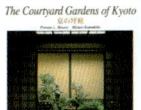

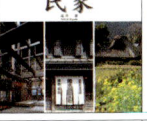

日本の名景－民家
写真／高井潔
1680円

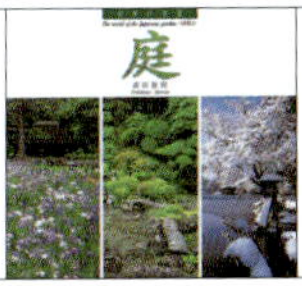

日本の名景－庭
写真／森田敏隆
1680円

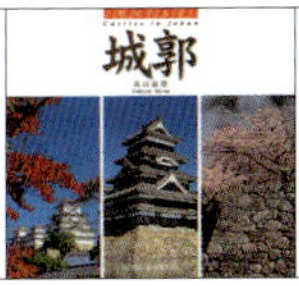

日本の名景－城郭
写真／森田敏隆
1680円

日本の名景－町並
写真／森田敏隆
1680円

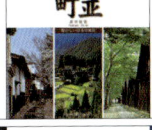

日本の名景－棚田
写真／森田敏隆
1680円

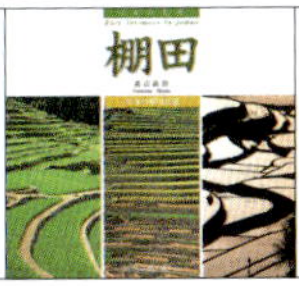

日本の名景－古道
写真／森田敏隆
1680円

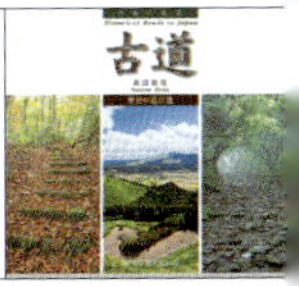

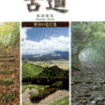

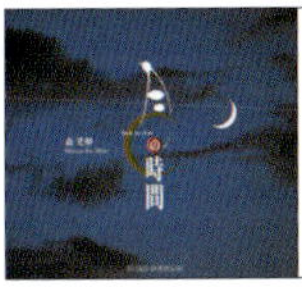

月の時間
写真／森光伸
1260円

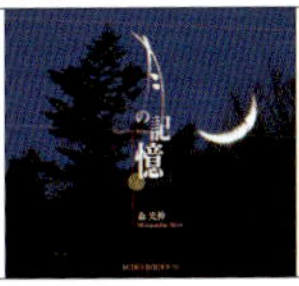

月の記憶
写真／森光伸
1260円

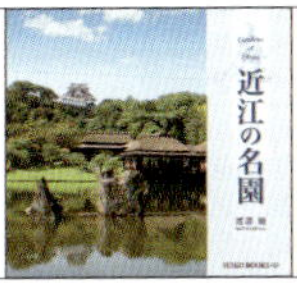

近江の名園
写真／渡部巌
1680円

写真集

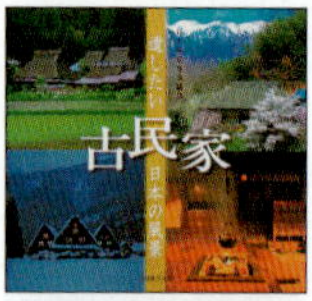

遺したい日本の風景 古民家

編／日本風景写真協会会員　2310 円
B4 変　総 96 頁
「今しか撮れない貴重な風景を写真集に」という日本風景写真協会会員の声から企画され、さまざまな民家の写真約 750 枚から厳選した 88 点を掲載した写真集。

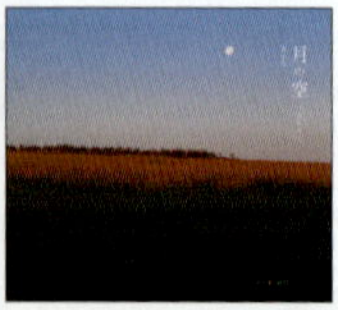

月の空

写真／森光伸　2520 円
A4 横変　総 96 頁
真夜中の満月、明け方の空に残る淡い月、三日月が浮かぶ夕焼け空。今夜の月を見上げたくなる、そんな静かな月の景色が心に沁みる写真集。

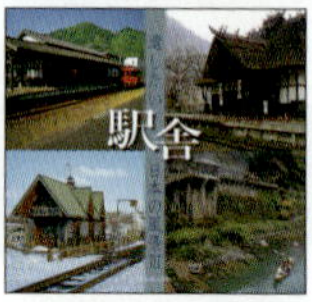

遺したい日本の風景Ⅲ 駅舎

編／日本風景写真協会会員　2310 円
B4 変　総 96 頁
日本各地の駅舎の写真集。吉ヶ原駅や湯野上温泉駅、門司港駅などレトロな駅舎も多く、行ったことはなくても郷愁を誘われる。

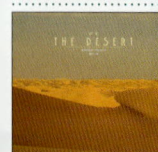

砂漠 THE DESERT

写真／藤田一咲　2520 円
A4 横変　総 96 頁
砂の海ともいわれる砂漠。その広大な風景、そして砂と風により作り出される美しい砂の模様、ラクダ、オアシスから砂漠に残る遺跡まで。

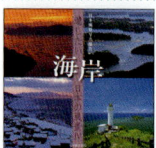

遺したい日本の風景Ⅳ 海岸

編／日本風景写真協会会員　2310 円
B4 変　総 96 頁
日本各地の海岸線を追った写真集。夕暮れに浮かび上がる瀬戸の島々、九十九里浜の雄大な景観など、全国の会員から寄せられた写真の数々。

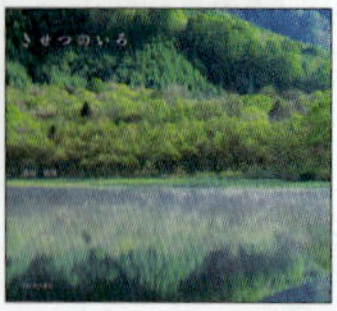

きせつのいろ

写真／森田敏隆　2520 円
A4 横変　総 96 頁
色彩に満ちた日本の風景。春の野の赤や黄、夏の海の青、秋の田の金、晩秋のススキの銀、厳冬の雪の白――。自然がおりなすさまざまな景色の写真集。

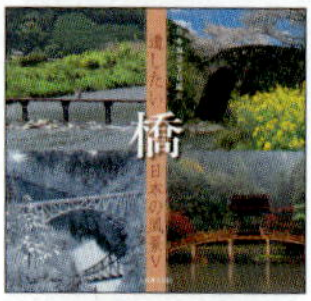

遺したい日本の風景Ⅴ 橋

編／日本風景写真協会会員　2310 円
B4 変　総 96 頁
日本各地の橋を収録した写真集。丸太橋や石橋、近代的な姿の鉄橋など。此岸と彼岸を結ぶだけではなく、歴史や文化などをつなぐロマンあふれる橋の写真集。

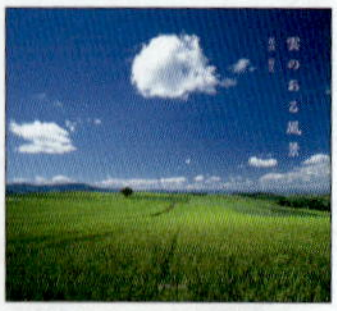

雲のある風景

写真／森田敏隆　2520 円
A4 横変　総 96 頁
どこまでも続く草原にぽっかりと浮かぶ雲、雲の切れ間から差し込む神々しい光など、変化に富んだ表情を見せてくれる雲の写真集。

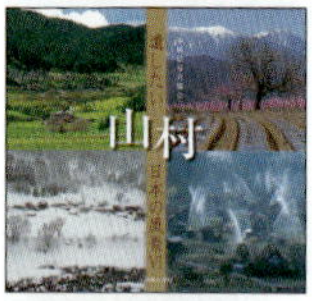

遺したい日本の風景Ⅵ 山村

編／日本風景写真協会会員　2310 円
B4 変　総 96 頁
日本風景写真協会会員の作品から選抜。日本各地の美しい山村風景を撮影した写真集。子どもたちの世代に伝えたい景色がそこにある。撮影データ付記。

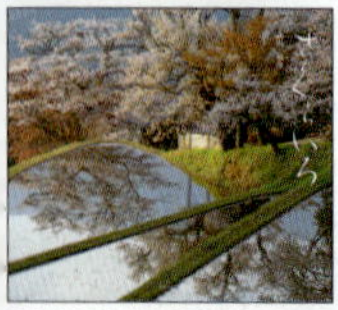

さくらいろ

写真／森田敏隆　2520 円
A4 横変　総 96 頁
緋寒桜、河津桜をはじめ、山桜、染井吉野、枝垂桜、八重桜、秋にも咲く四季桜まで。全国津々浦々、新春から晩秋まで桜を堪能できる写真集。

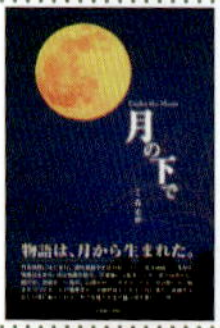

月の下で

写真／森光伸　2520 円　A5 上製　総 192 頁
月の写真と文学がコラボレーションされた美しい一冊。竹取物語にはじまり、古典文学の月のシーン、芭蕉、与謝野晶子…月を詠んだ句。美しい月の写真を、尽きることのない月の文学が彩る。宮沢賢治などの 3 つの短編小説も全文収録。

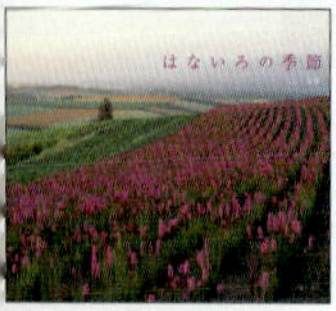

はないろの季節

写真／森田敏隆　2520 円
A4 横変　総 96 頁
一面の花畑や、山に咲き誇る花々の写真集。ページをめくるたびに広がる花景色に、言葉を失うほど圧倒され、そしてどこか懐かしくなる。

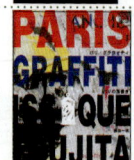

PARIS GRAFFITI パリの落書き

写真／藤田一咲　1680 円　A5 変　112 頁
1980 年代～ 2004 年にパリで撮影した落書きを約 400 点収録。ポシュワール（英語ではステンシル＝型抜き）の手法によるものを中心に最近の主流ステッカータイプのものにいたるまで、色々なスタイルの落書きを集めている。

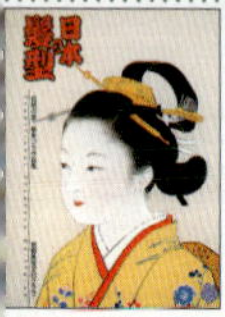

日本の髪型

編／京都美容文化クラブ　1260 円
文庫　総 272 頁
古墳時代から現代の舞妓姿までの、女性の髪形・衣装の変遷を再現した写真集。各時代ごとの美しい髪型や化粧、見事な着物の着付けなど、日本美容文化クラブの技術によって現代に甦った。

※表示価格は全て税込みです。
※書籍のお申し込みはお近くの書店にご注文下さい。
※弊社へ直接ご注文される場合は送料を頂戴します。

光村推古書院（みつむらすいこしょいん）
603-8115　京都市北区北山通堀川東入
phone 075-493-8244 fax 075-493-6011

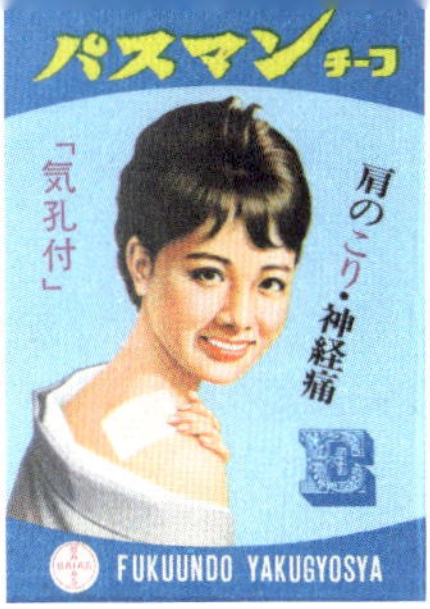

昭和後期　福雲堂薬業者

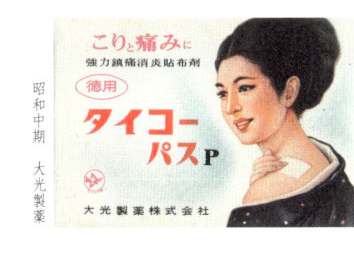

昭和中期　大光製薬

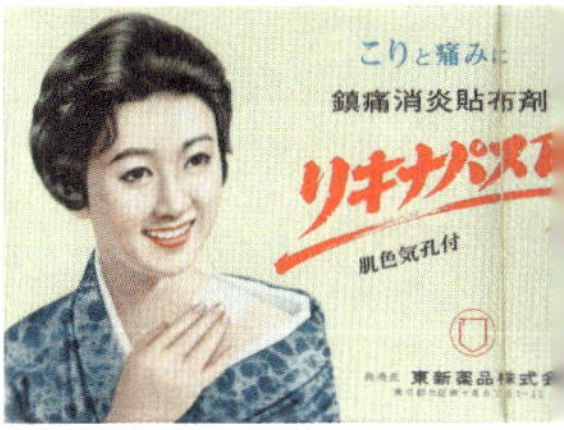

昭和後期　東新薬品

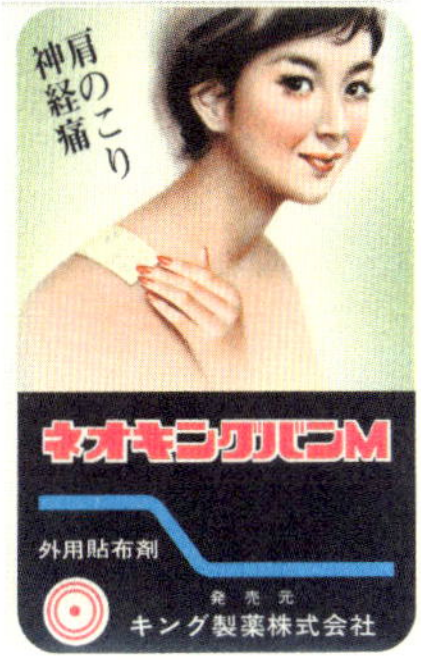

昭和後期　キング製薬

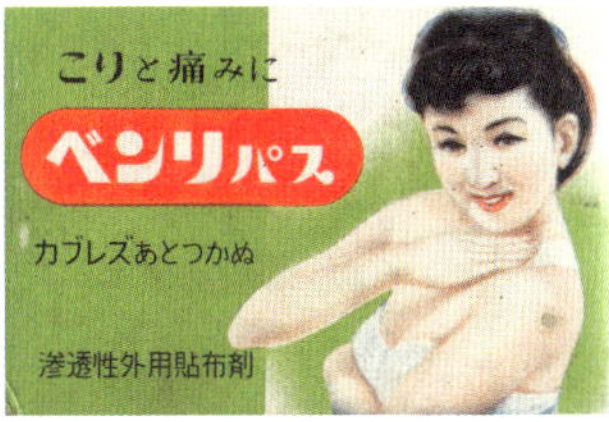

昭和中期　扇屋薬品本舗

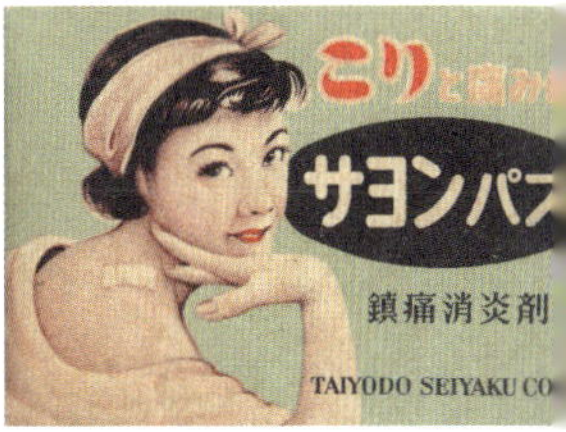

昭和中期　太陽堂製薬

膏薬・傷と肩凝 21

美女競艶

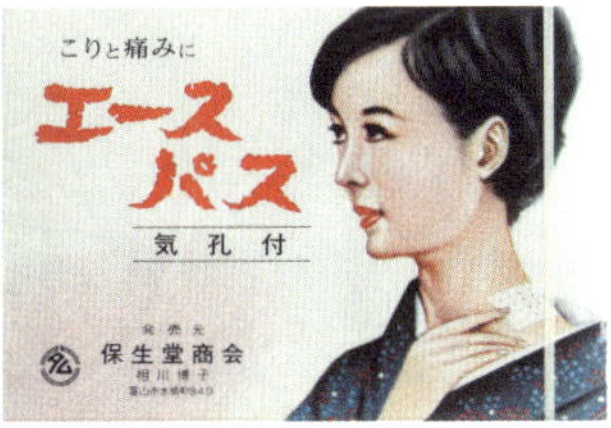

昭和後期　保生堂商会

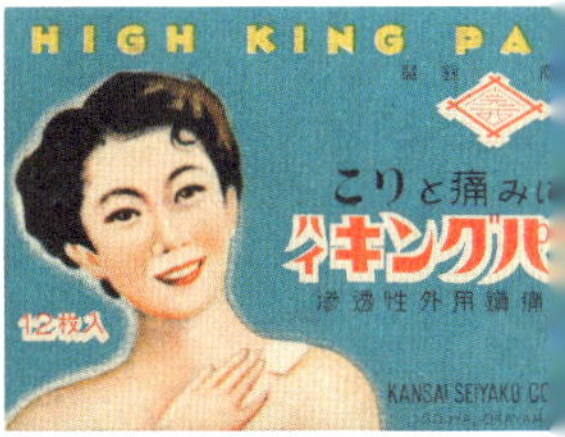

昭和後期　関西製薬

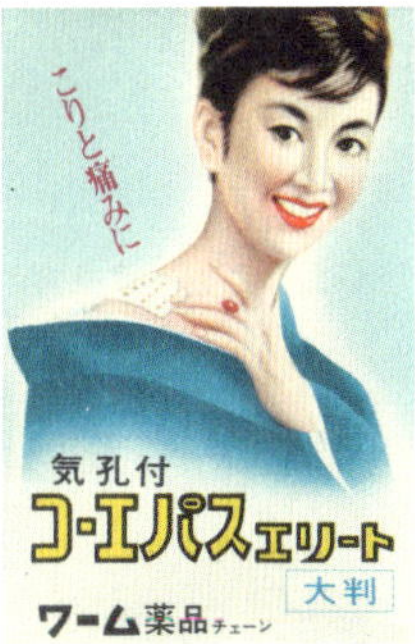

昭和後期　ワーム薬品

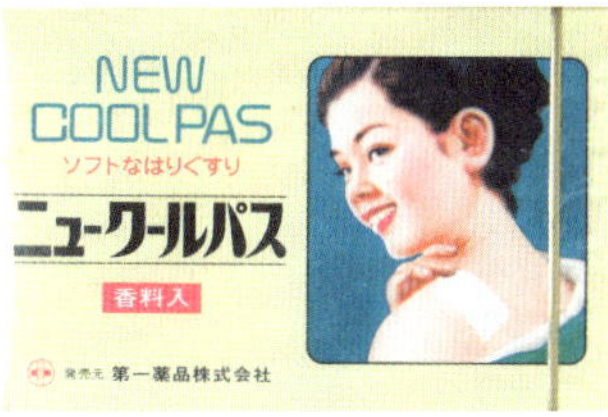

昭和後期　第一薬品

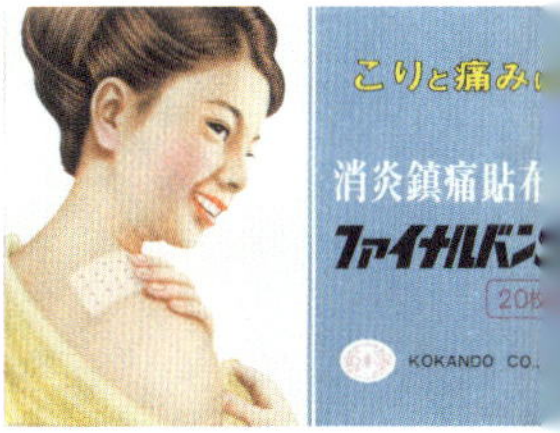

昭和後期　廣貫堂

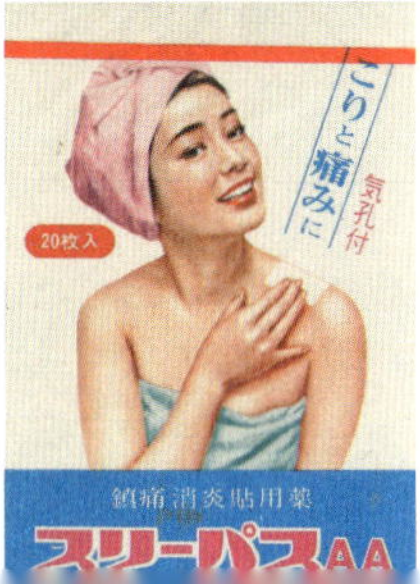

昭和後期　光洋製薬社

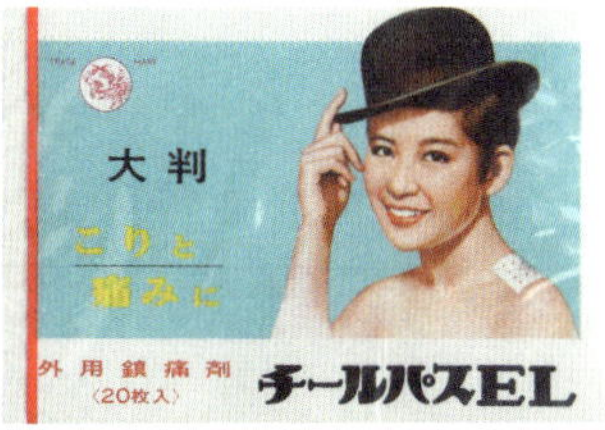

昭和後期　大和合同製薬

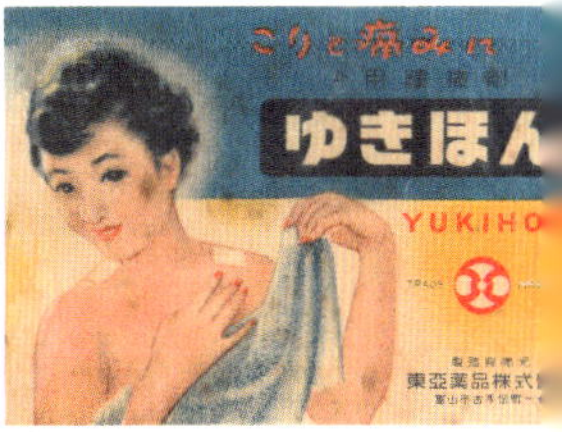

昭和中期　東亞薬品

Ointment

膏薬

缶入り軟膏

メンソレータムは、特有のメントールの強い匂いがしますが、子供の頃、祖母がコタツにあたって手にメンタムを塗ると、きまって飼っていたチーコという名のネコが匂いを嗅ぎ付けて来るのでした。祖母の手をペロペロとすっかり舐め尽くすのです。これはどんなに熟睡しているときでも匂いがすると、ムクっと起き上がってくるので、マタタビ以上の効果があると、二人でいつも笑っていました。メンソレータムは、日本に布教に来ていたメレル・ヴォーリズが、近江セールズ（現近江兄弟社）を立ち上げ、アメリカから輸入販売（大正9年）したのがはじまりです。ヴォーリズは建築家としても有名で、大丸心斎橋店をはじめ、日本で数々の名作を今に残しています。メンソレータムは切り傷やヒビ垢切れのためのハンドクリームとして圧倒的人気をはくし、一時はアジア圏にもそのシェアを広げました。そのため類似品も多すぎて、メンタムはもはや普通名詞化してしまうほどです。人気の秘密の一つは、パッケージキャラクターのかわいいリトルナース（昭和26年登場）でしょう。モデルは当時アメリカ人気子役のシャーリーテンプルではないかと言われています。類似品もやっぱり看護婦の絵が多く、中には大胆にもリトルナースまでも。残念ながら業績悪化から一時倒産の危機に見舞われました（現在は再建しています）が、昭和53年ロート製薬がアメリカのメンソレータム社を買収し、今ではリトルナースのメンソレータムは、ロート製薬から発売されています。

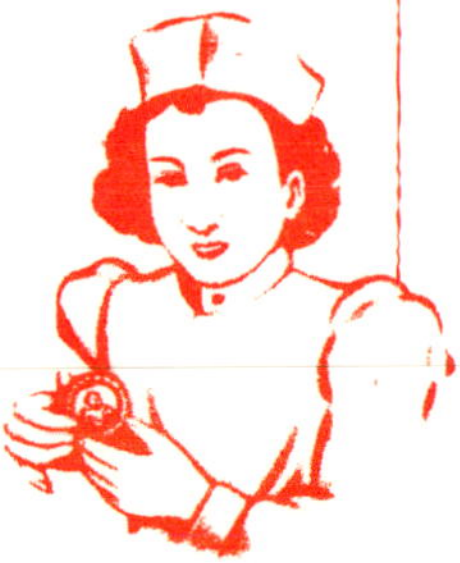

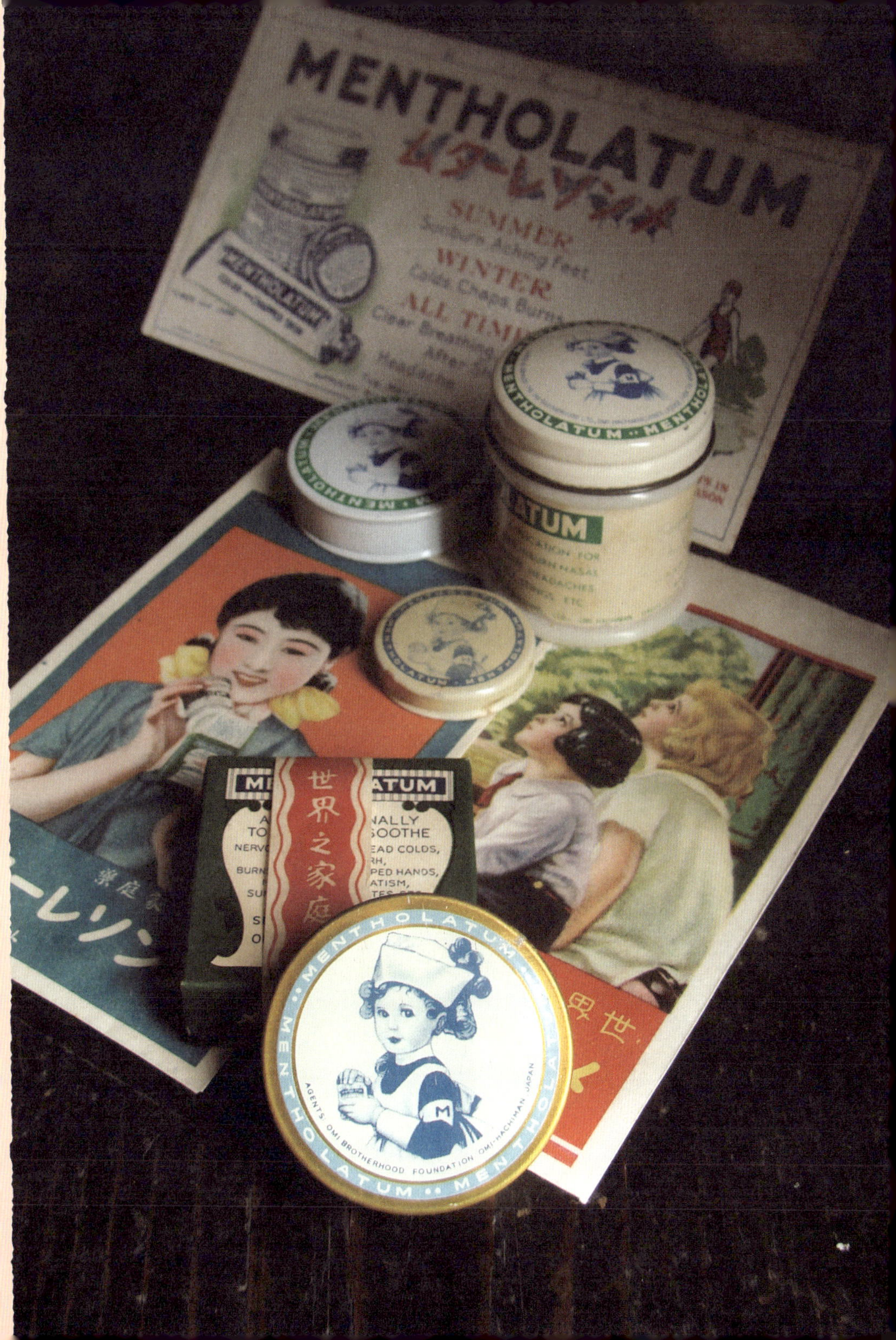
MENTHOLATUM
メンソレータム
SUMMER
Sunburn Aching Feet
WINTER
Colds Chaps Burns
ALL TIME
世界之家庭
MENTHOLATUM
AGENTS OMI BROTHERHOOD FOUNDATION OMI-HACHIMAN JAPAN

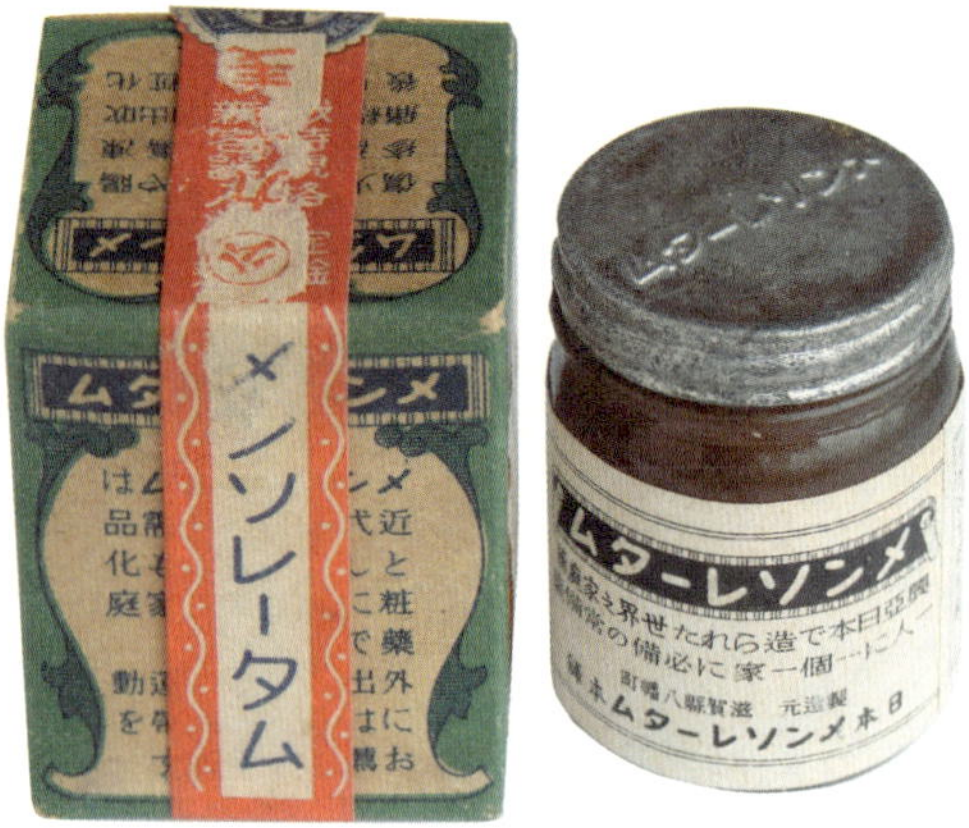

昭和前期　日本メンソレータム

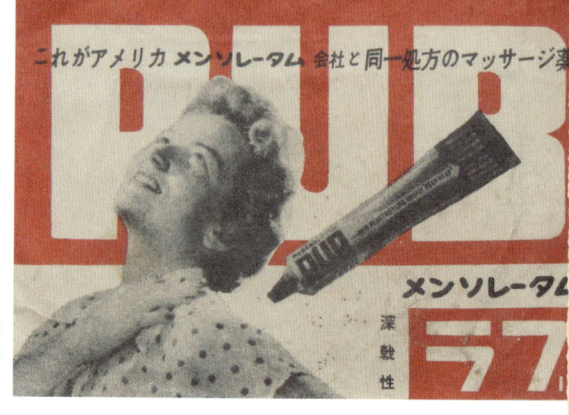

昭和中期

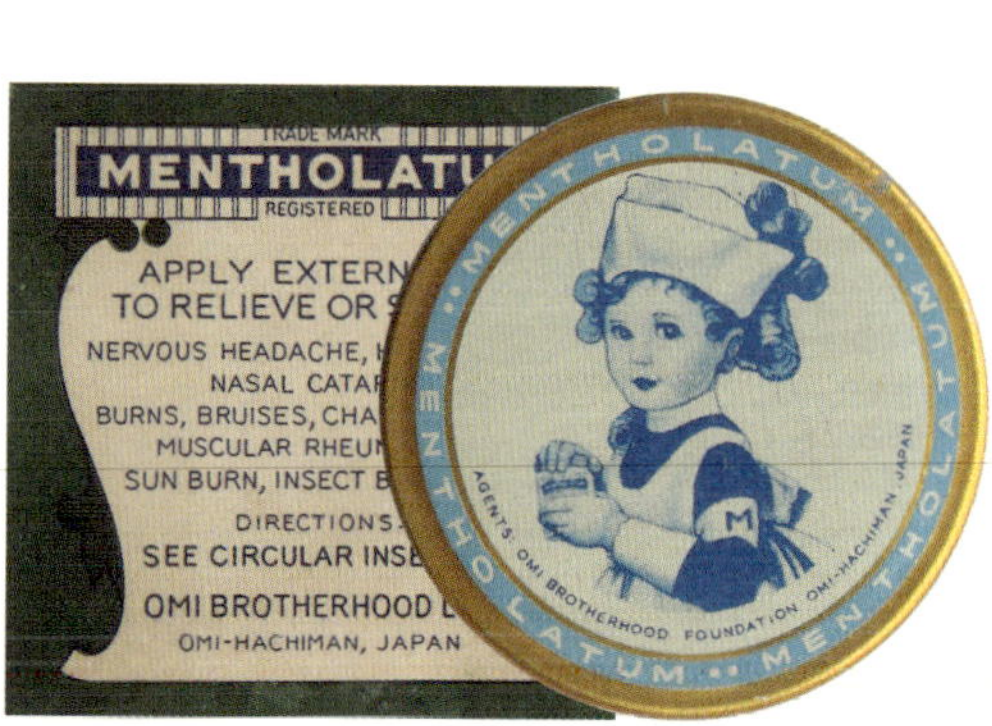

昭和中期　近江兄弟社

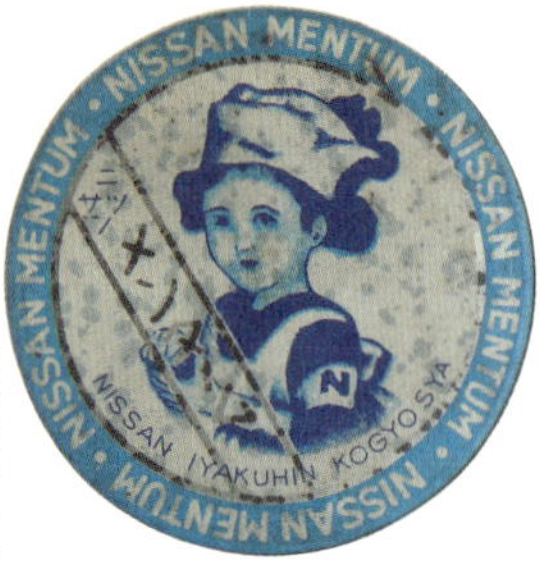

昭和中期　日参医薬品工業

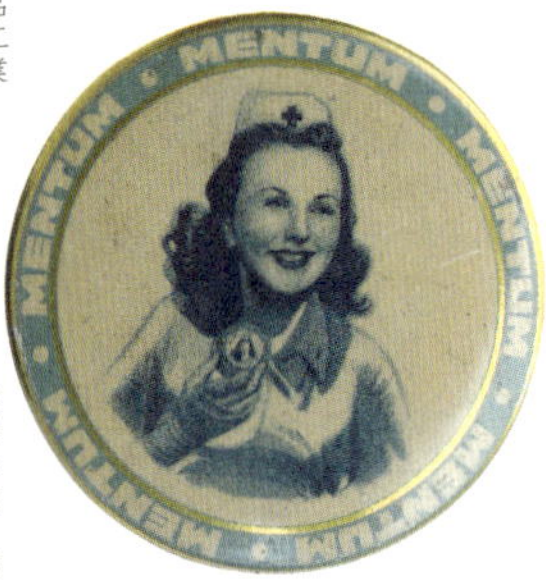

昭和中期　ホテイ製薬

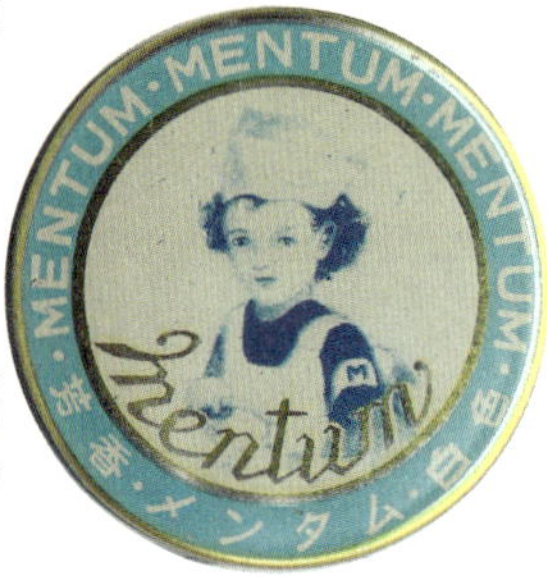

昭和中期

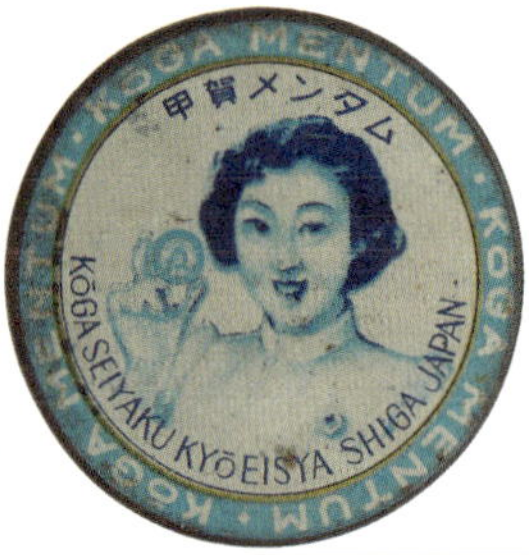

昭和中期　甲賀製薬

膏薬・缶入り軟膏 22 看護婦

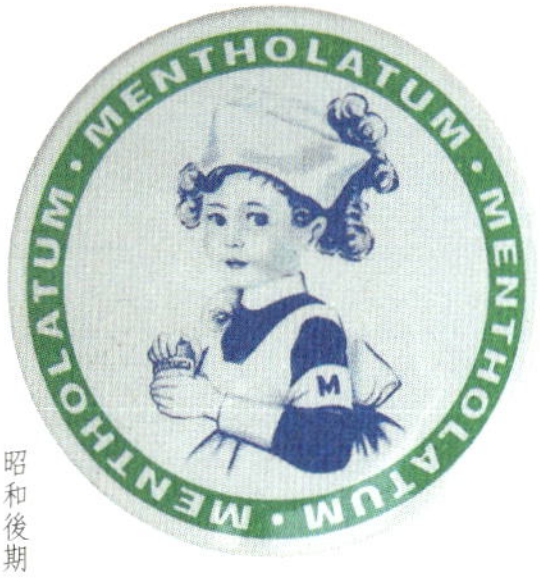

昭和後期　ロート製薬

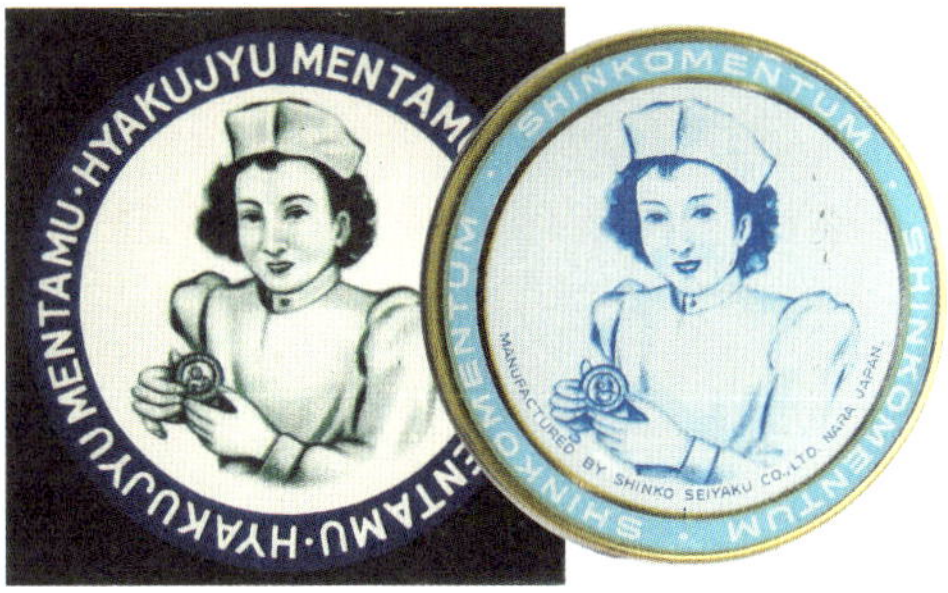

昭和中期　新光製薬

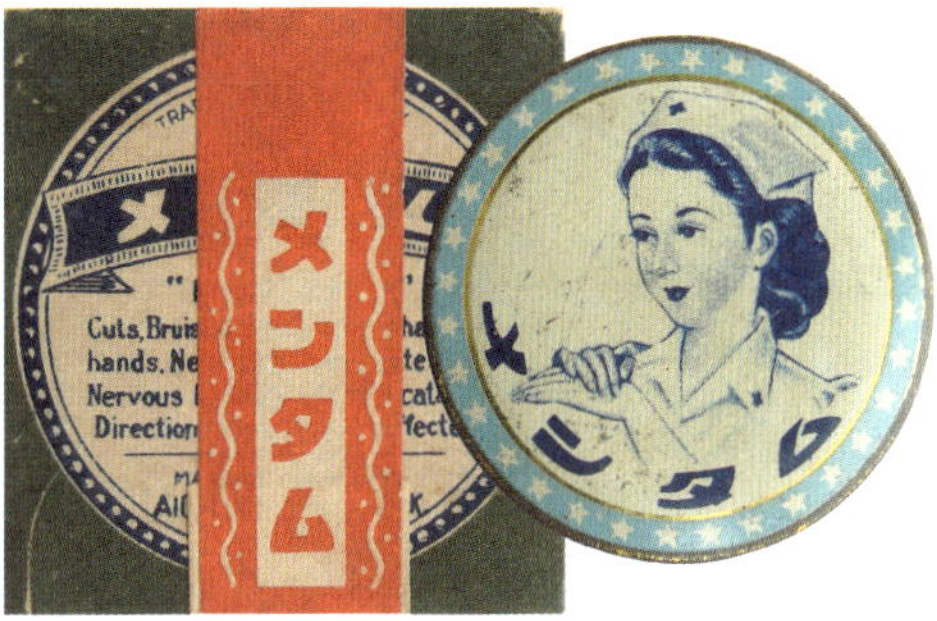

昭和中期　愛知県家庭薬製造

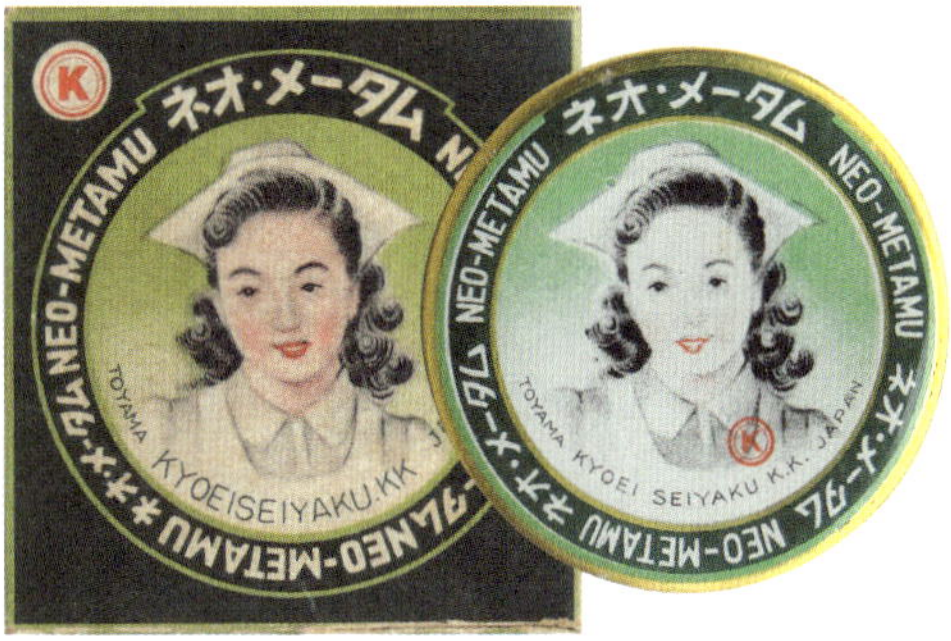

昭和中期　共栄製薬

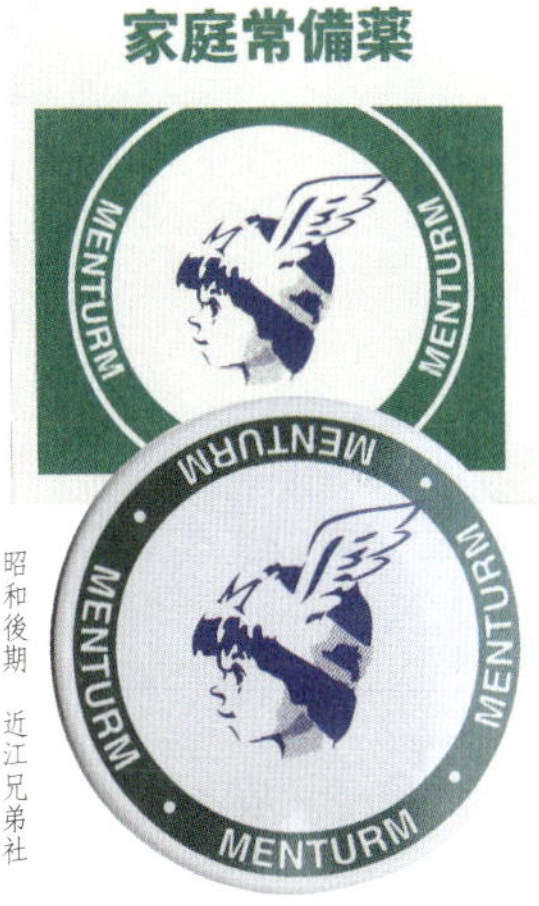

昭和後期　近江兄弟社

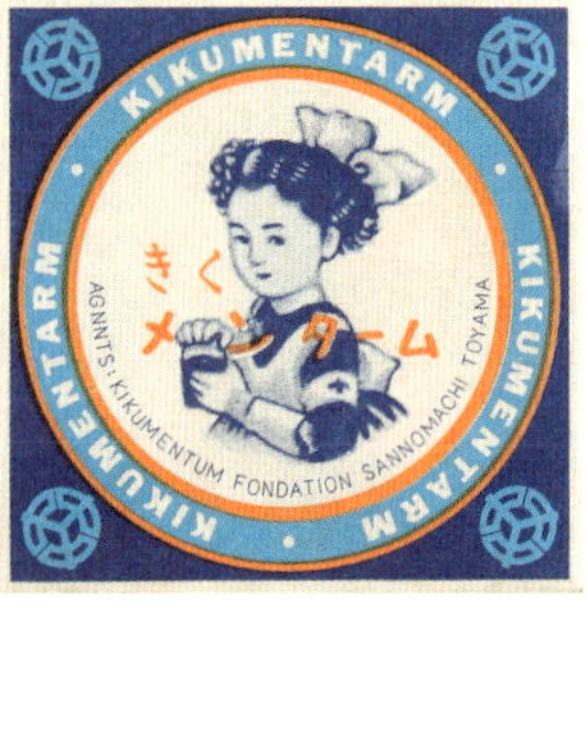

昭和中期　中部薬品

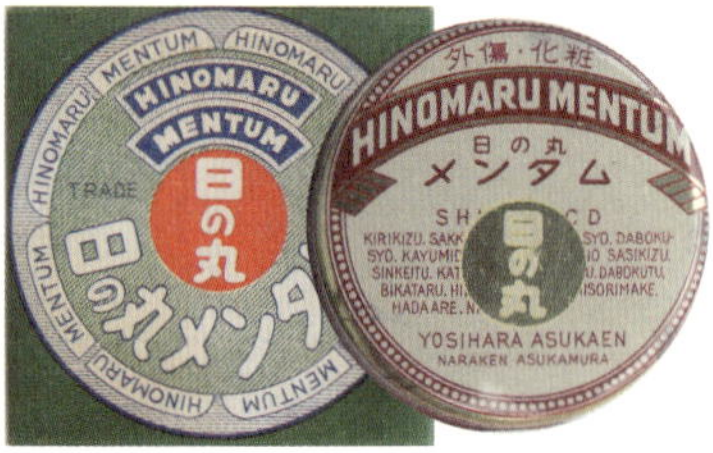

昭和中期　吉原飛鳥園

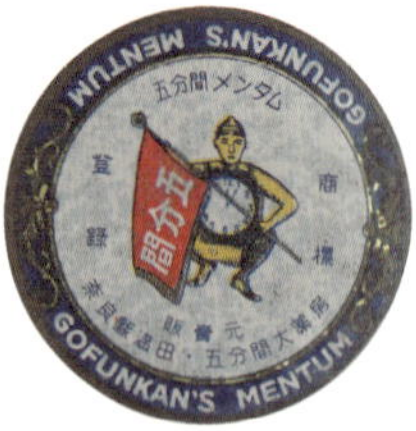

昭和中期　五分間大薬房

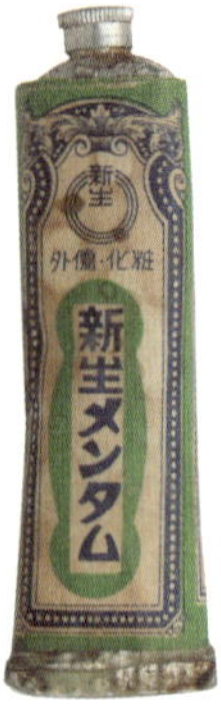

昭和中期　新生薬品工業

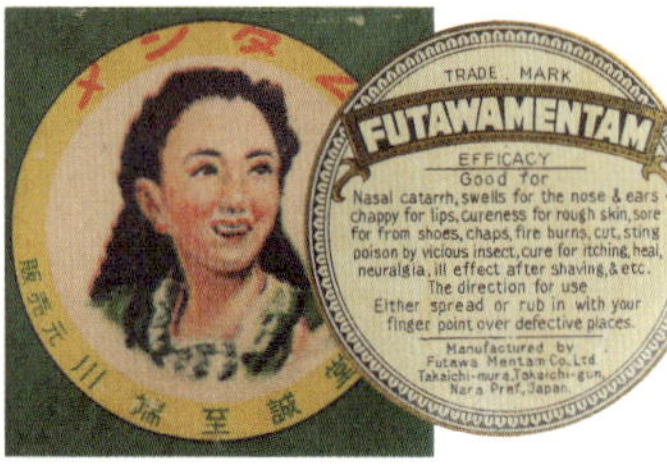

昭和中期　川端至誠堂

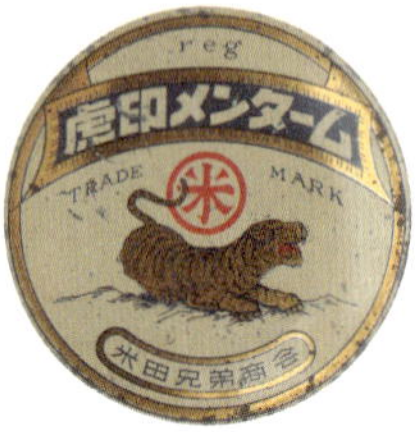

昭和中期　米田兄弟商会

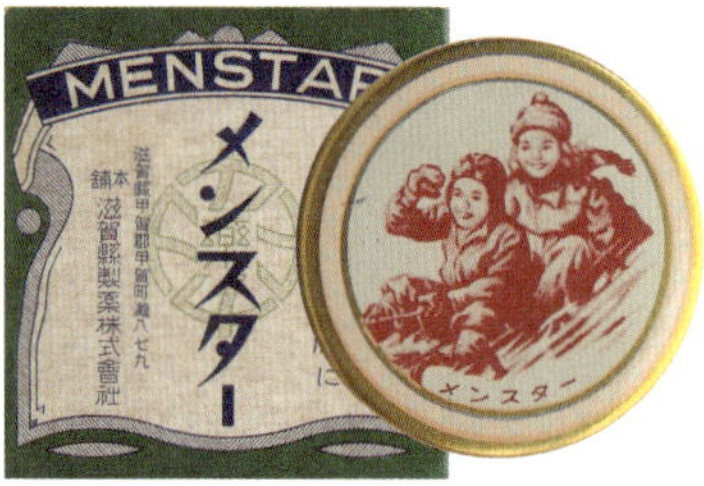

昭和中期　滋賀縣製薬

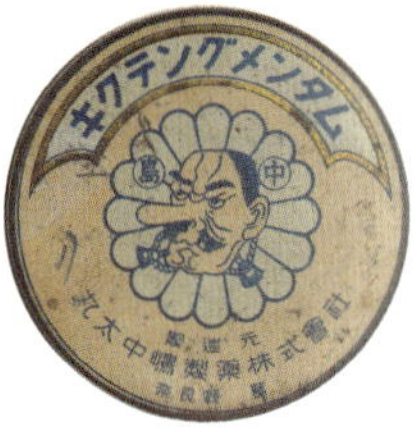

昭和中期　丸大中嶋製薬

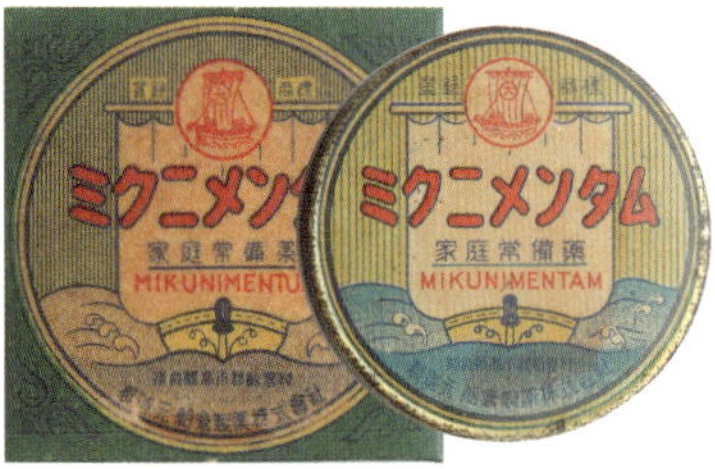

昭和中期　船倉製薬

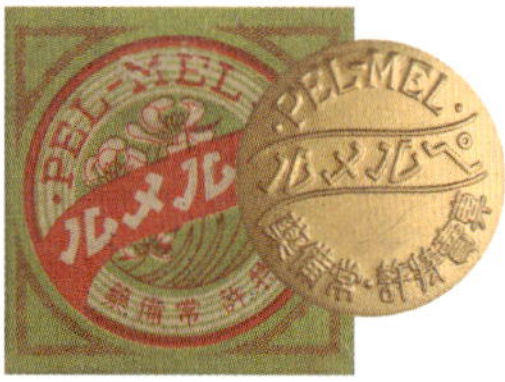

昭和前期　大日本除虫菊

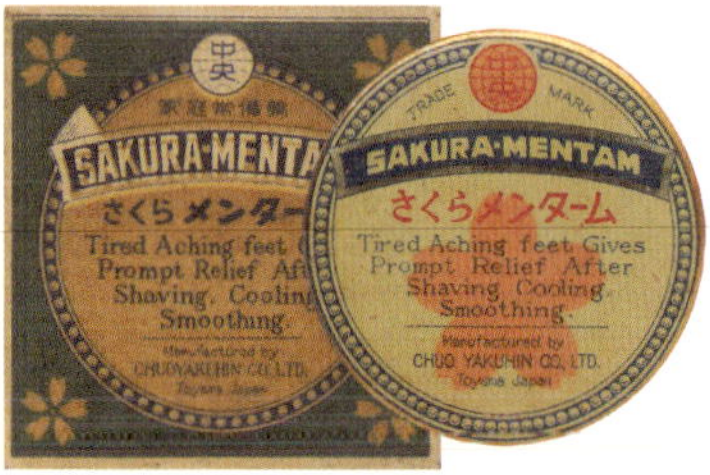

昭和中期　中央薬品

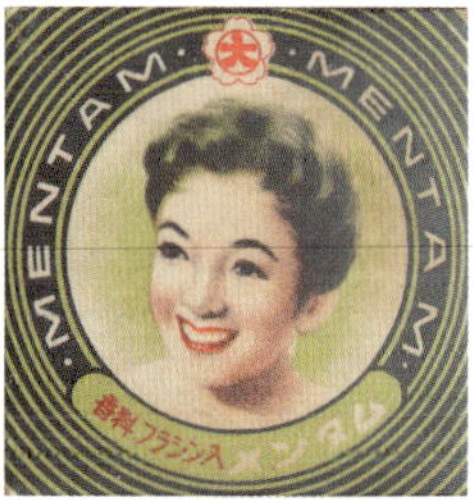

昭和中期　極東薬品

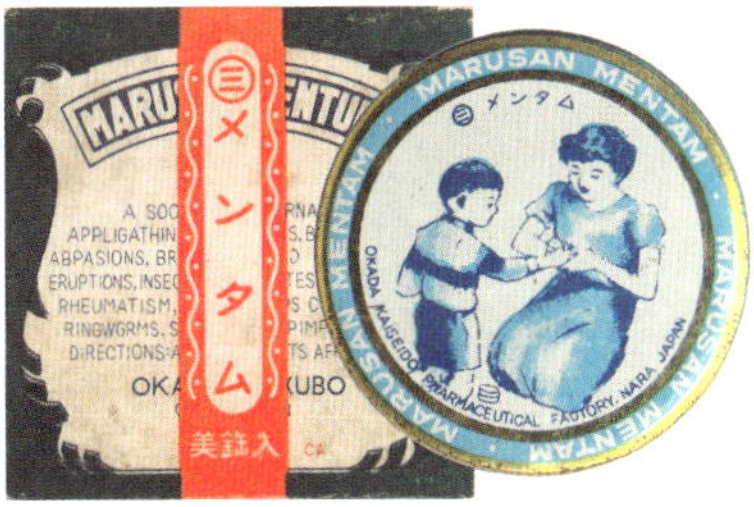

昭和中期　岡田回生堂

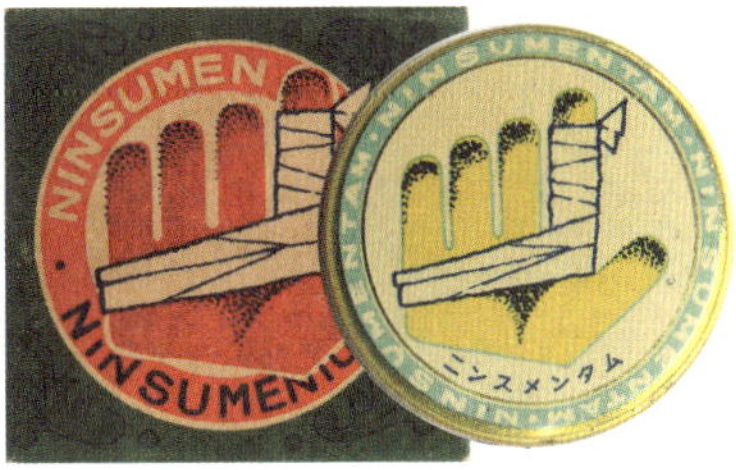

昭和中期　近畿医薬品

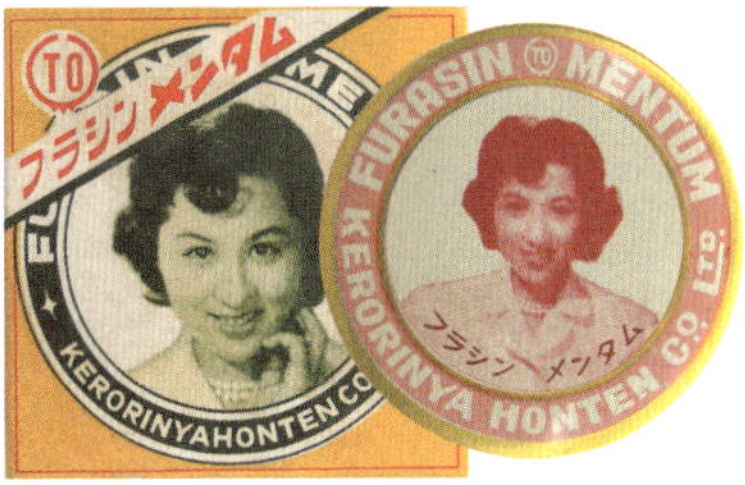

昭和中期　ケロリン屋本店

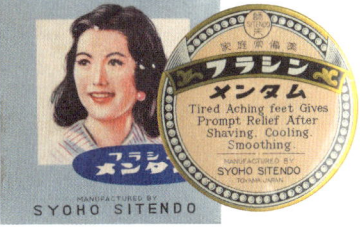

昭和中期　正保四天堂

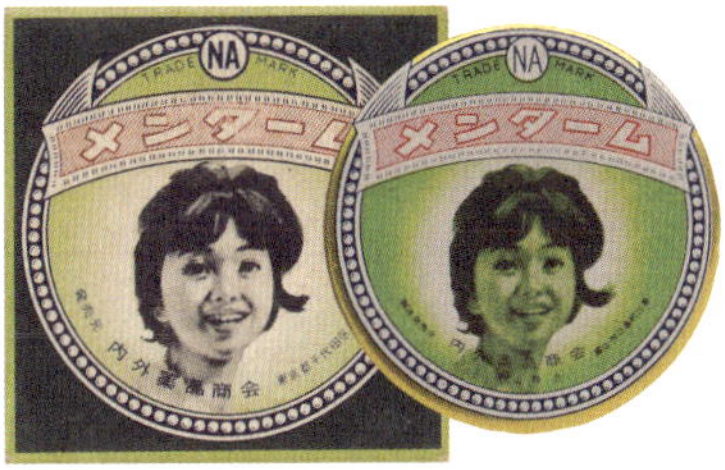

昭和後期　内外薬品

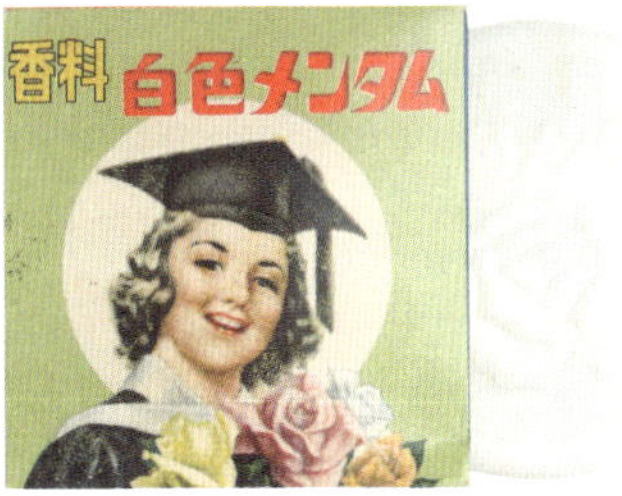

昭和後期　豊島製薬

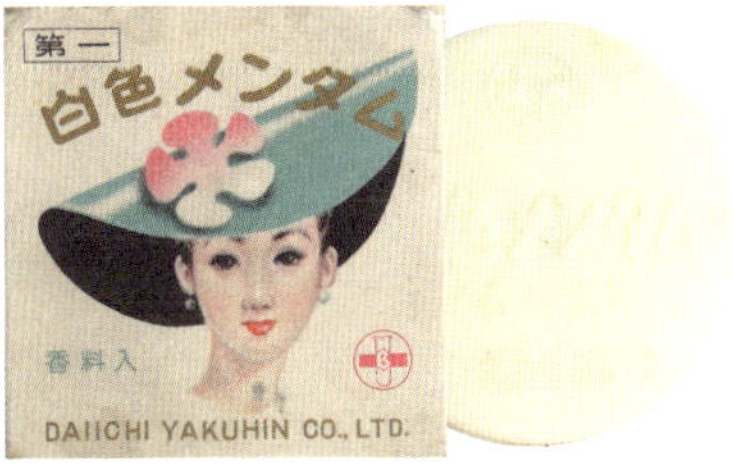

昭和後期　第一薬品

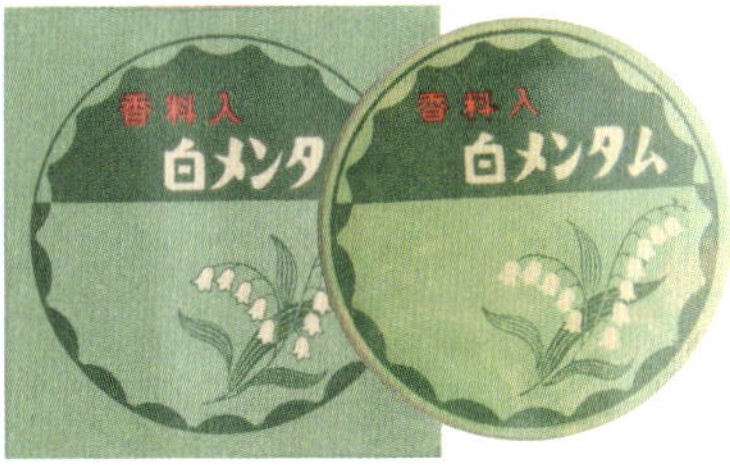

昭和後期　フタワメンタム本舗

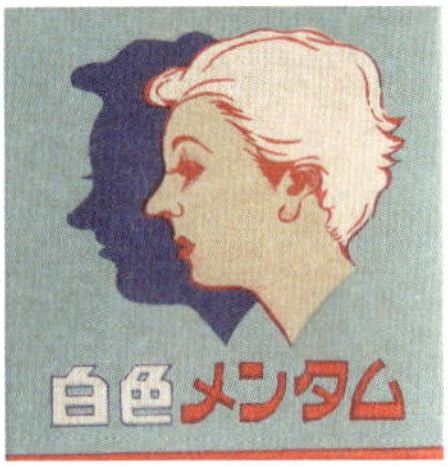

昭和中期　七宝堂製薬

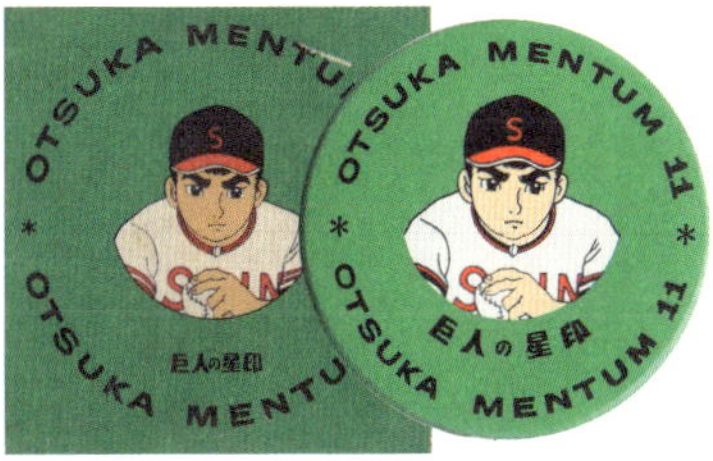

昭和後期　大塚製薬

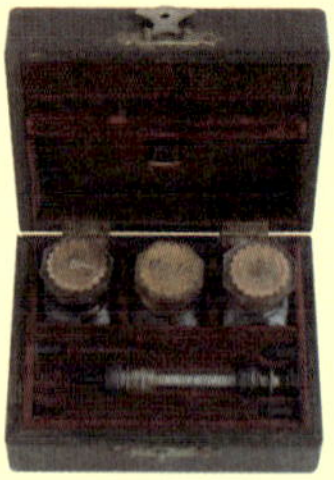

明治時代　注射器セット

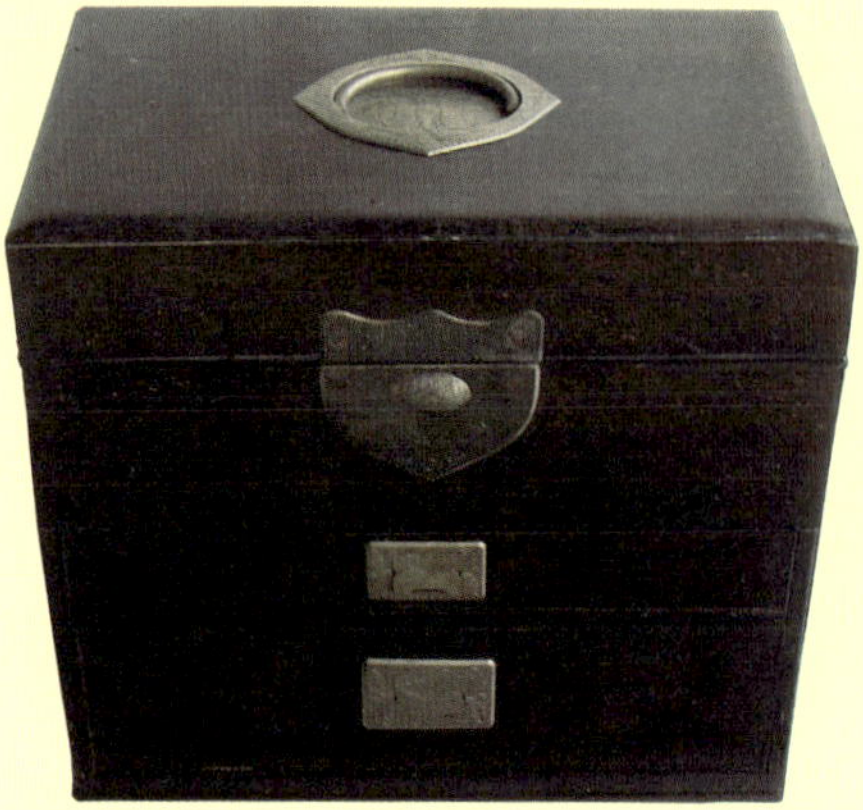

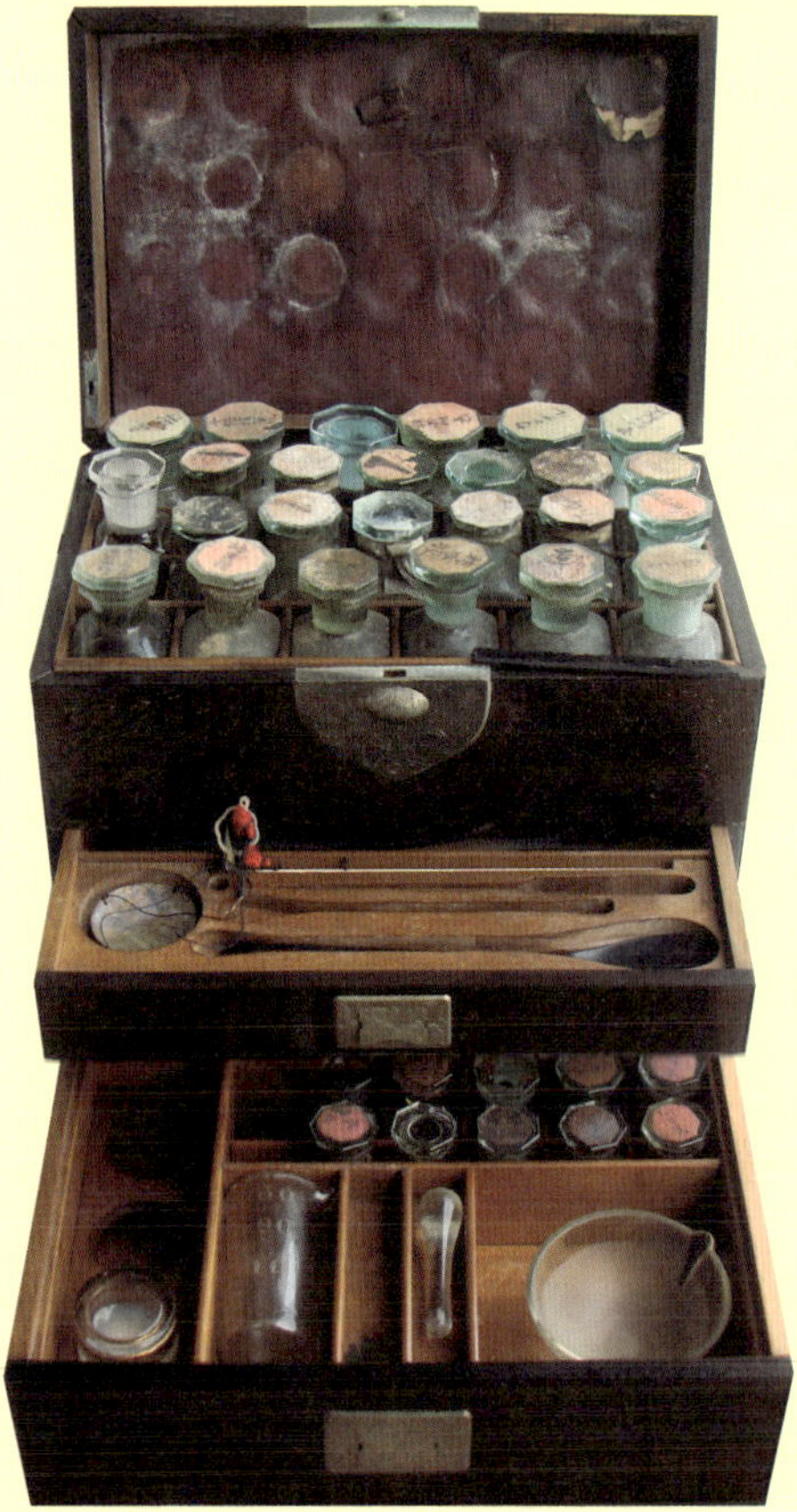

明治時代　往診用の医療箱

Column 6

箱物宇宙

箱というオブジェには不思議な魅力があります。生涯箱の作品を作り続けたジョセフ・コーネル（１９０３‐１９７２アメリカ）という作家は、それをアートで具現化したパイオニア的存在です。彼の作った箱の中には、郷愁とも幻想とも取れる異世界が、そして宇宙が広がっていて、見る人を空想の世界に引き込むようで、私の最も好きな作家の一人です。科学機材や医療機器の箱、とりわけ携帯できるようにコンパクトに詰め込まれた箱には、コーネルの箱を連想させるものがあります。明治時代の医者が往診に持ったであろうこの頁の箱は、あらゆる病気を想定した、診療室をそのまま僅か30センチの箱に凝縮させている、その合理性の知恵に感服です。当時は、医院に行くことより、医者を呼ぶことの方が一般的だったでしょうから、この小さな箱を風呂敷に包んで持ち、幾多の命を救ったことでしょう。そういった意味では売薬の置き薬箱も、その小さな四角の箱に命と安心が詰め込まれていたという点では同じかもしれませんね。

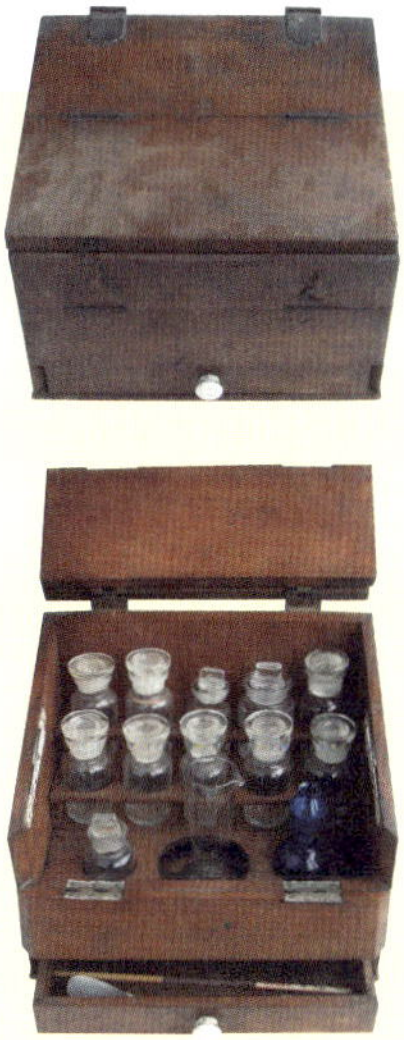

昭和時代　薬箱

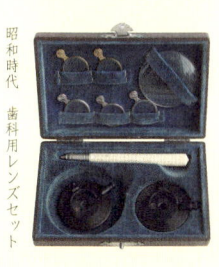

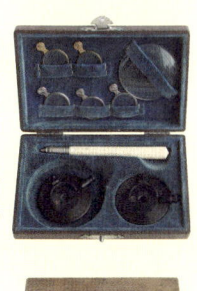

昭和時代　歯科用レンズセット

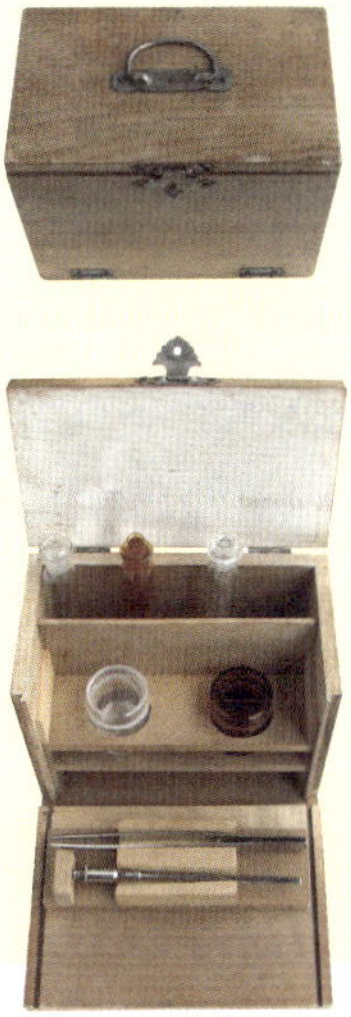

昭和時代　香水調合セット

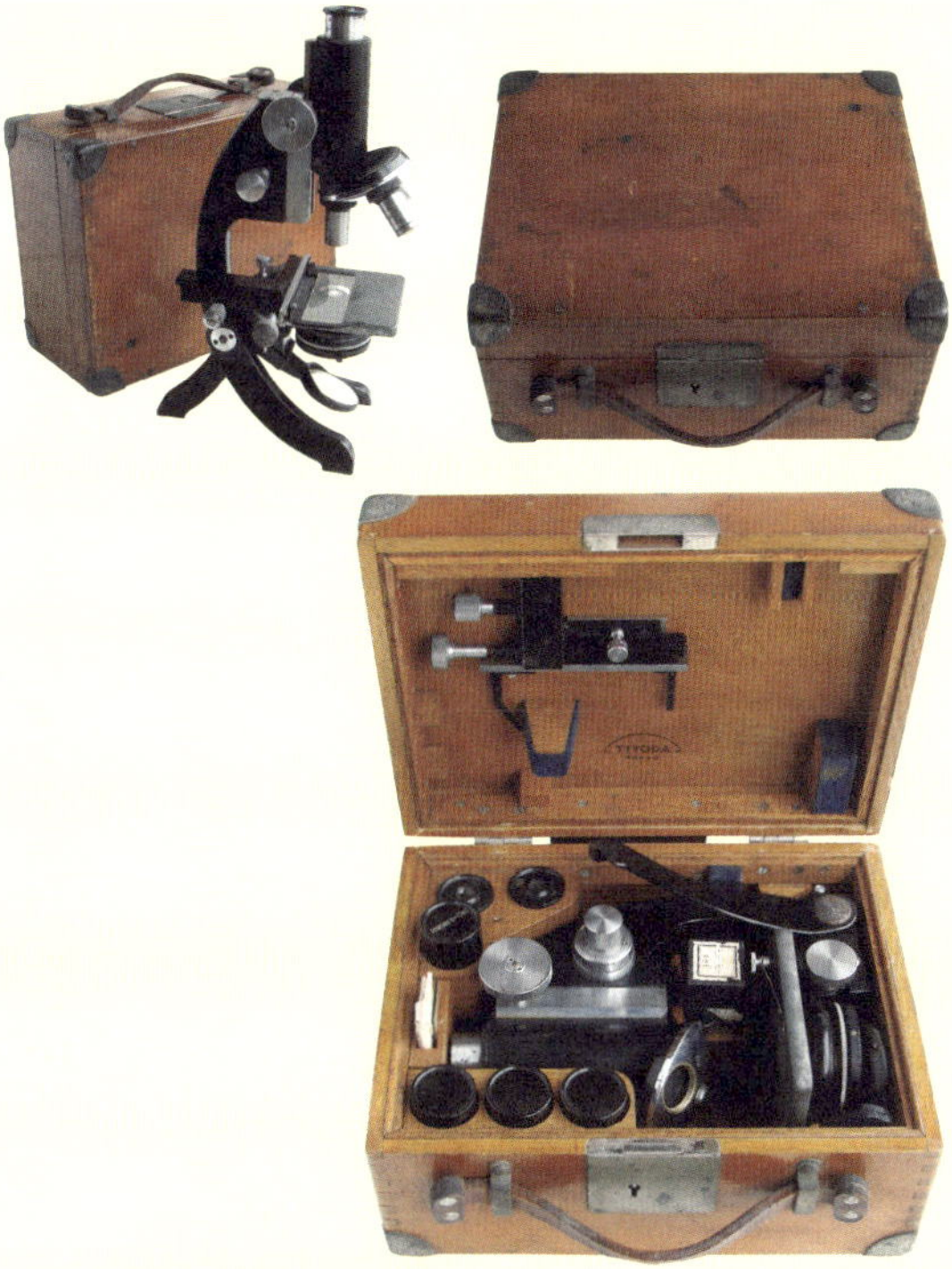

昭和時代　携帯用顕微鏡

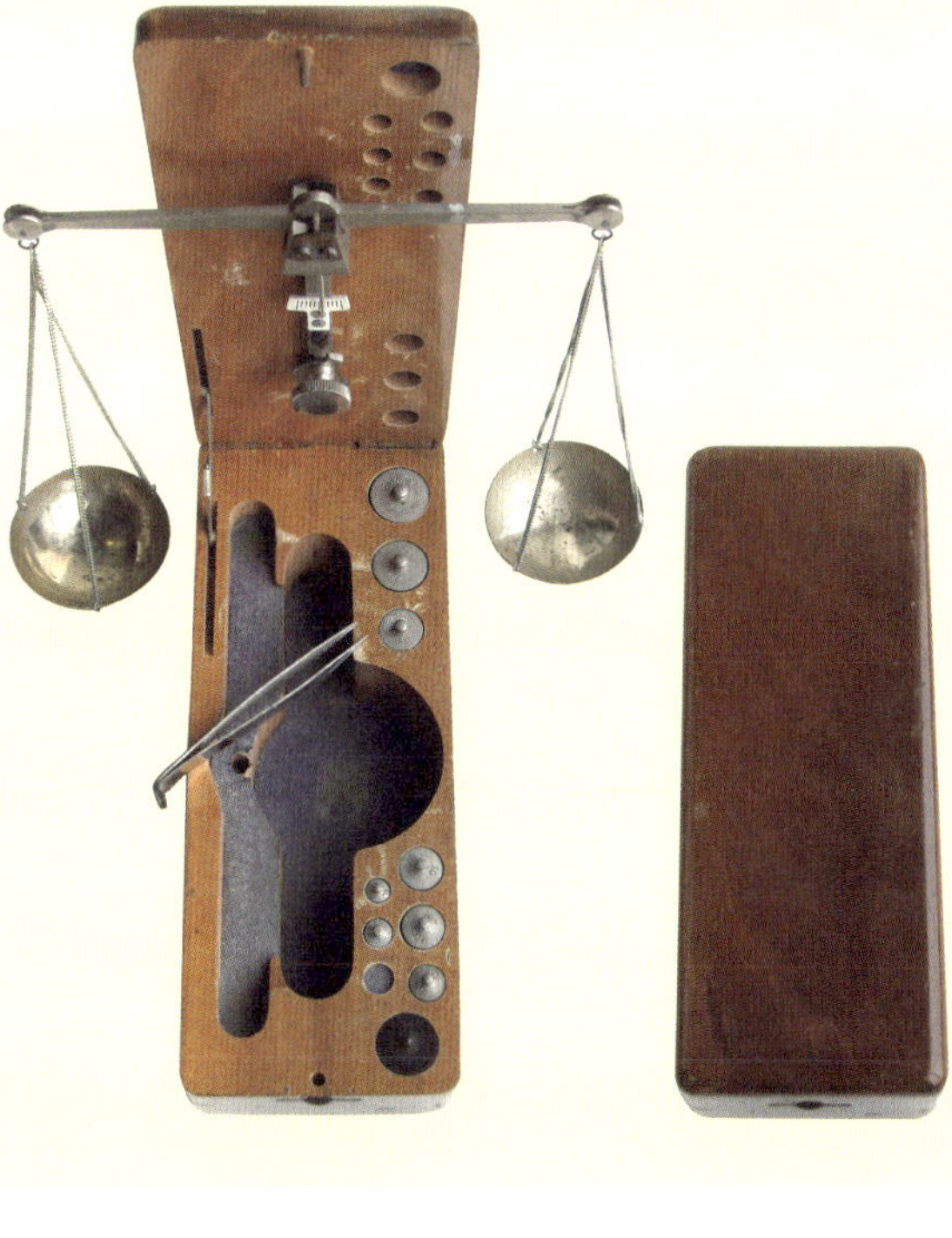

昭和時代　携帯用天秤

Chapter 5

子供薬

Child Medicine

Vermifuge

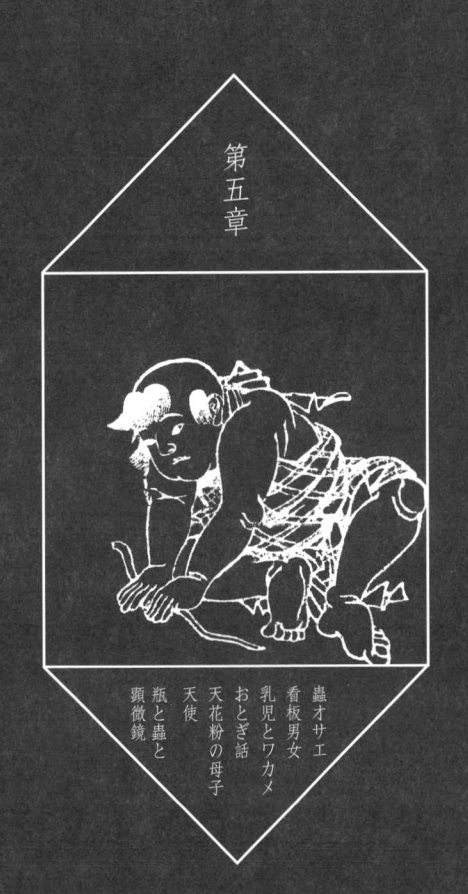

第五章

蟲オサエ
看板男女
乳児とワカメ
おとぎ話
天花粉の母子
天使
瓶と蟲と顕微鏡

23

Child Medicine

子供薬

蟲オサエ

映画の「蟲師」（原作：漆原友紀）では、奇妙な症状が現れる幾多の現象は体内に棲む蟲の仕業である。という空想物語です。ドラマの中で蟲と戦う蒼井優が何とも勇ましく魅力的でした。しかし、これはあながち荒唐無稽な空想物語とは言い切れません。というのは、薬のパッケージによく子供が寄生虫のようなものを押さえ込んでいる、一見して虫下しの薬と思われる絵がありますが、実はこれは虫下しの薬ではないのです。日本では古くから、「虫の好かないやつだ」とか「腹の虫が治まらない」とか言って、自分の感情を他人事のように虫のせいにする言い回しがあります。これはかつて、各種の病気は体内に棲む虫のせいであり、時として感情をも左右すると思われていたのです。５００年ほど前に書かれた「針聞き書き」（九州国立博物館蔵）という奇想天外な各種蟲の図鑑があります。そこでは、馬癇や牛癇という蟲はそれぞれ馬や牛のような格好をしているし、蟯虫にいたっては宇宙人のような形で、宿主の行いを閻魔様に告げ口までするのです。延々63種ものこんな「蟲」がまことしやかに説明されていて驚きます。まるで体内は動物園のようです。特に虫の影響を受けやすいのは子供で、蚶の虫が夜泣き、癇癪などを起こしていたと考えられていました。今では寄生虫が原因したものとそれ以外の病気は明確に違うことは認識されていますが、「虫ずが走る」「虫のいいやつだ」とか言って虫のせいにする風潮は、相変わらず生きているようですね。

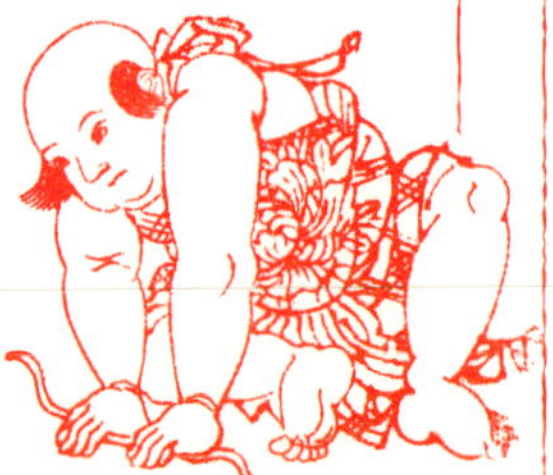

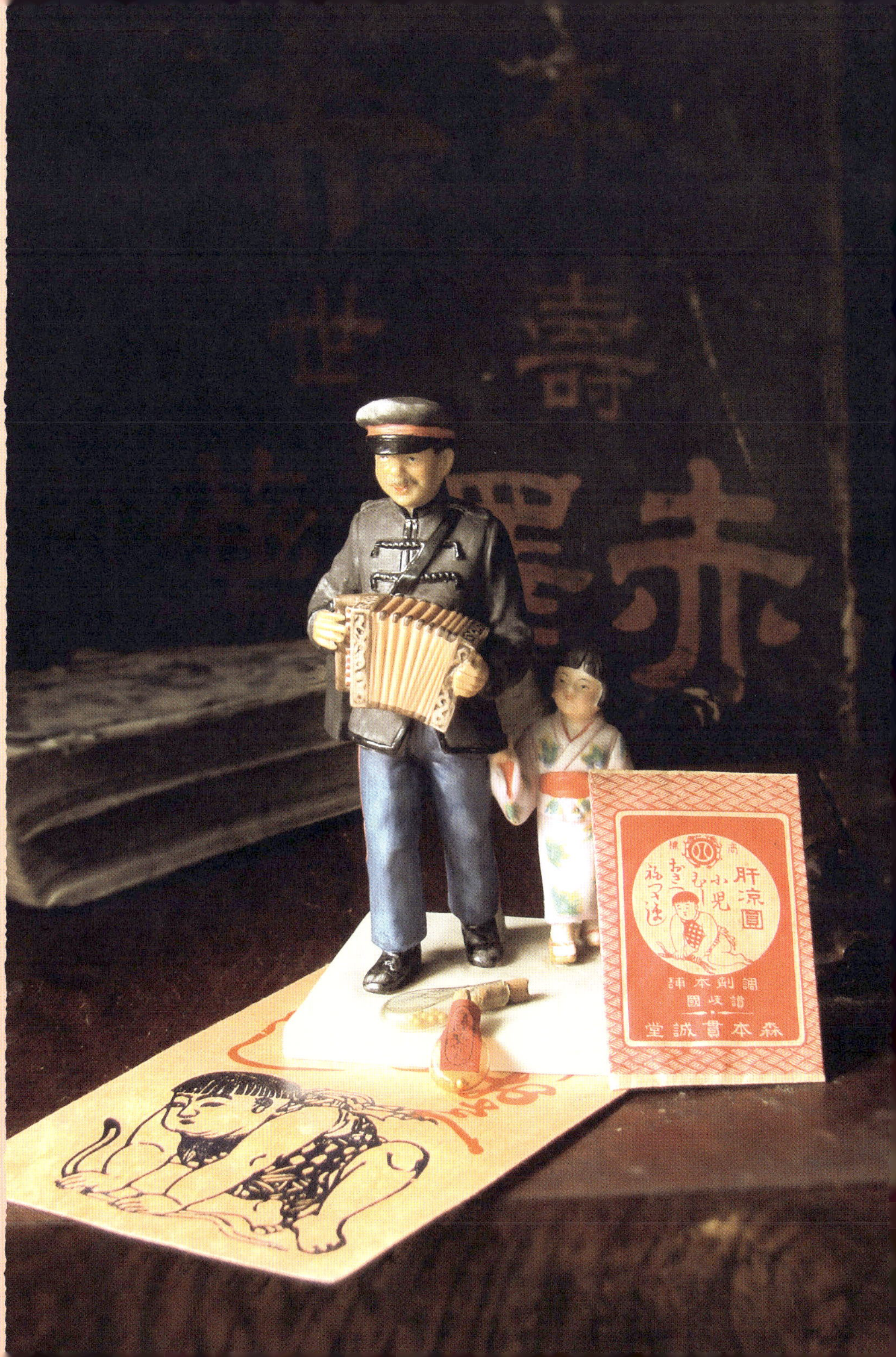
肝涼圓
小児
調剤本舗
讃岐國
森本貫誠堂

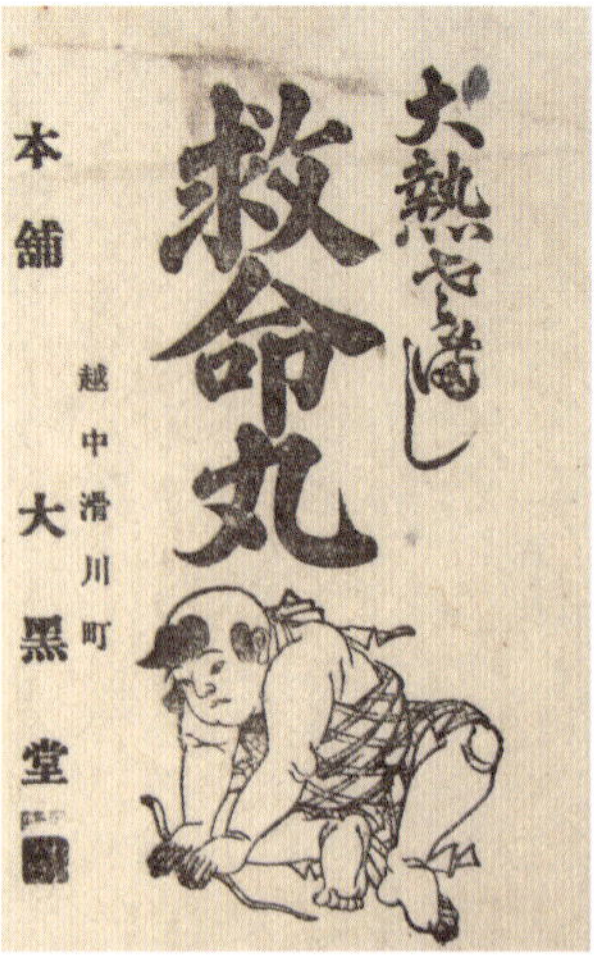

明治中期　大黒堂

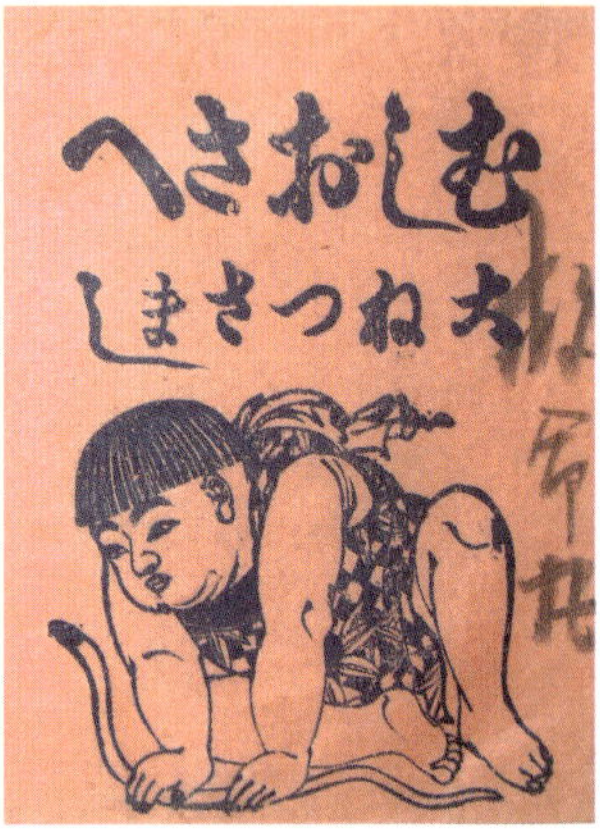

明治後期・大正

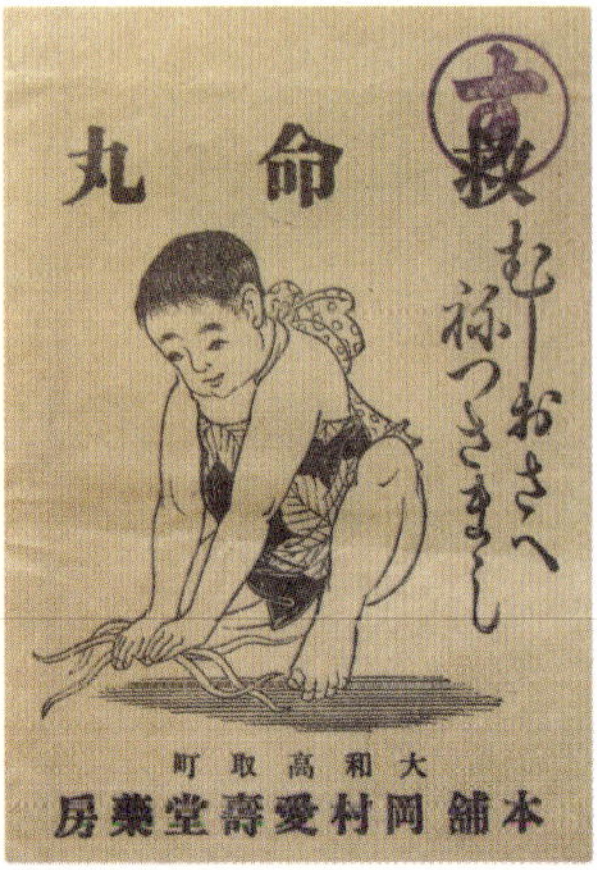

昭和前期　岡村愛壽堂薬房

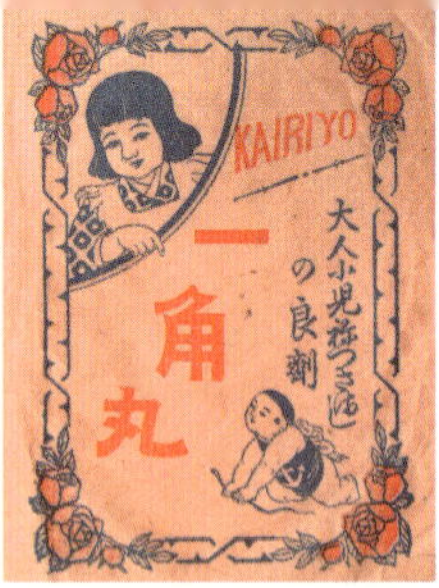

明治後期・大正

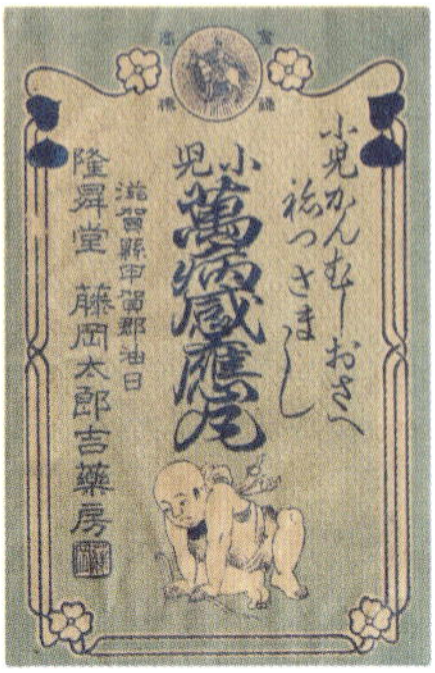

昭和前期　隆昇堂藤岡太郎吉薬房

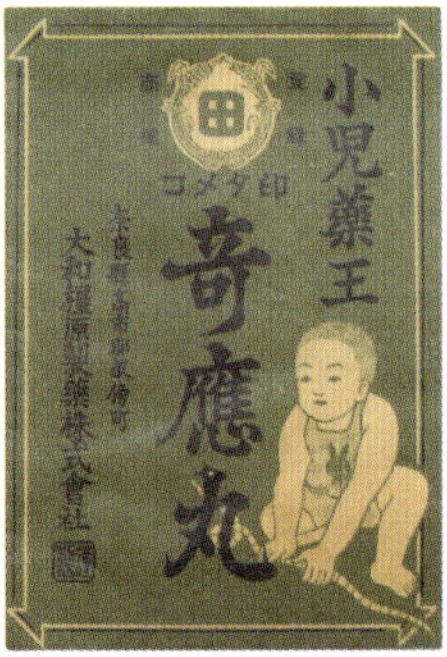

昭和中期　大和橿原製薬

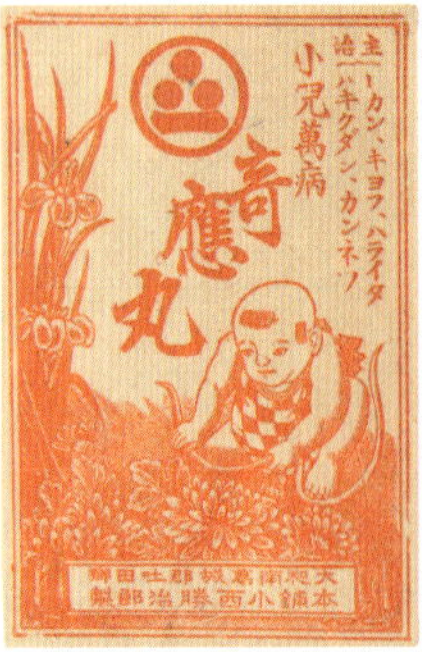

昭和前期　小西勝治郎

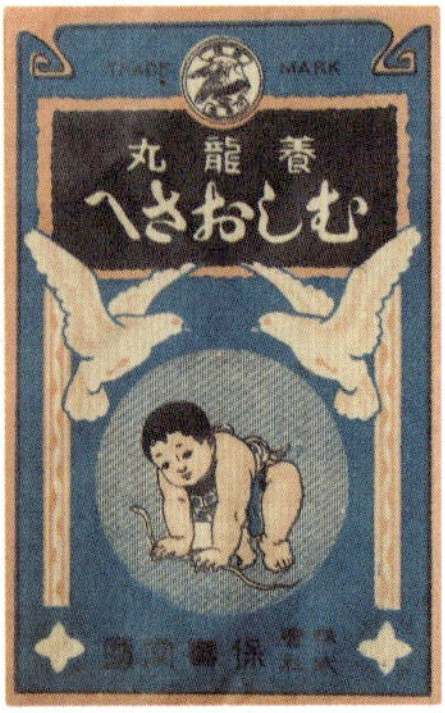

昭和前期　保壽堂

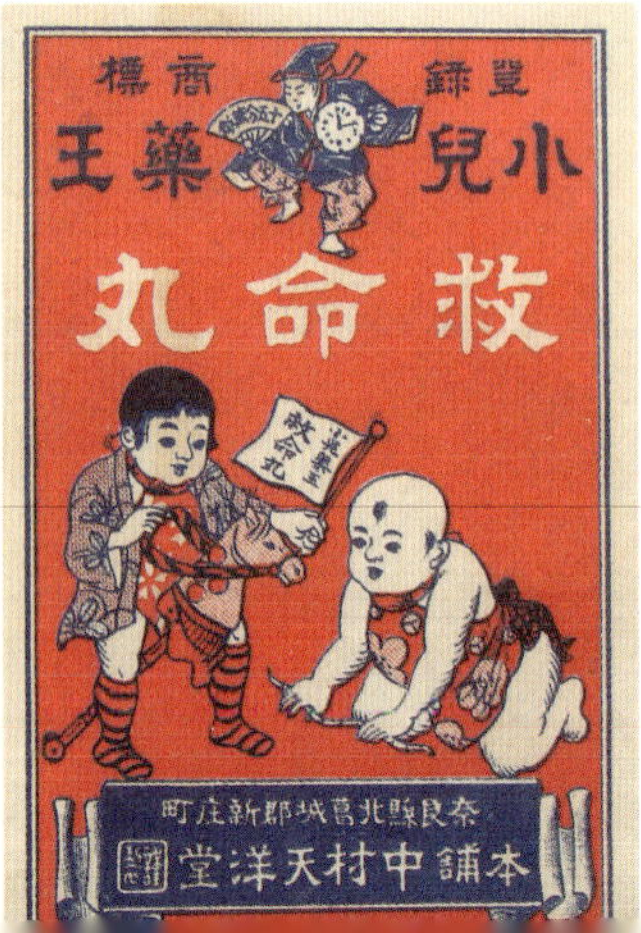

昭和前期　中村天洋堂

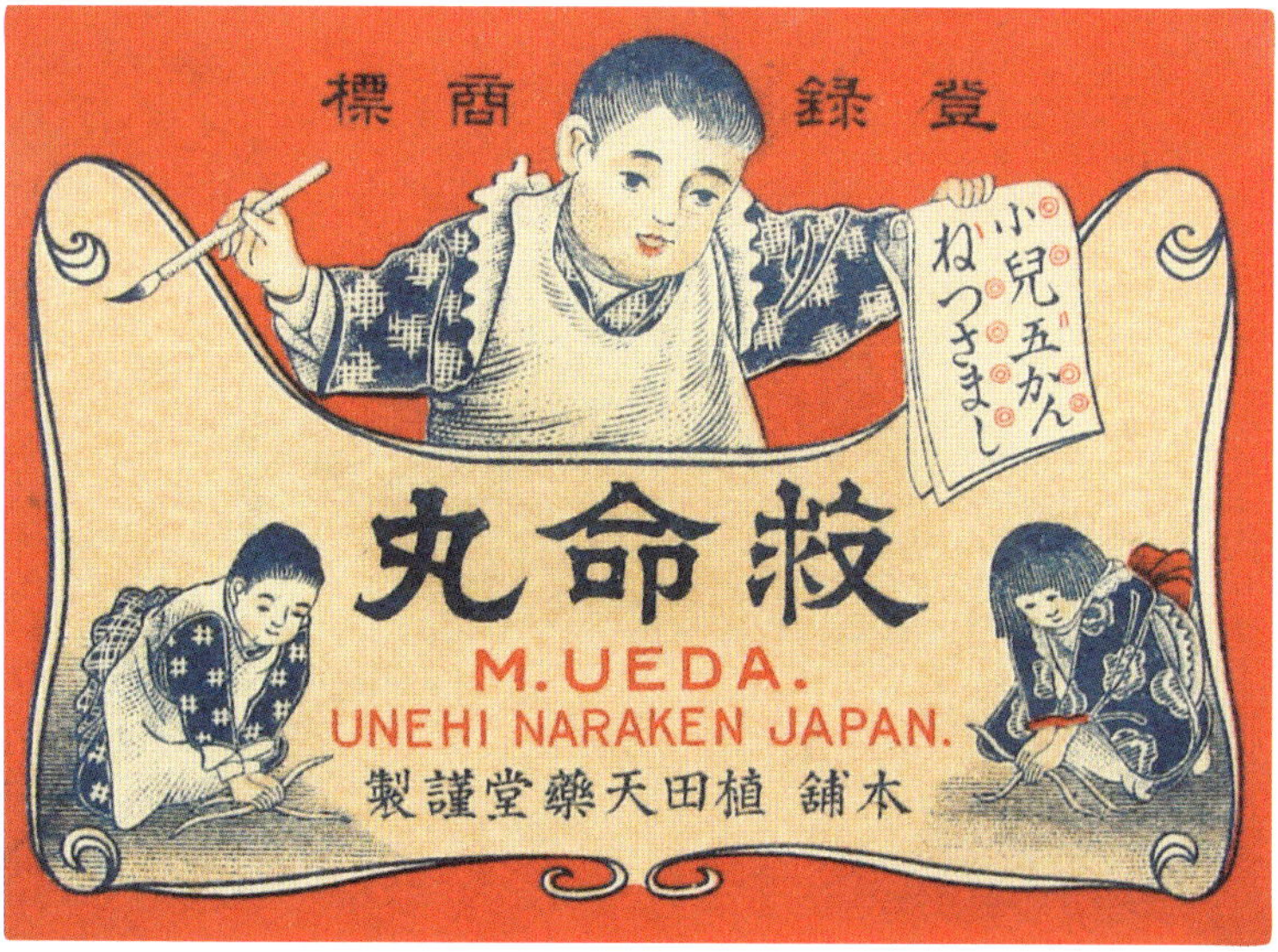

昭和前期　植田天薬堂

子供薬・蟲オサエ 23

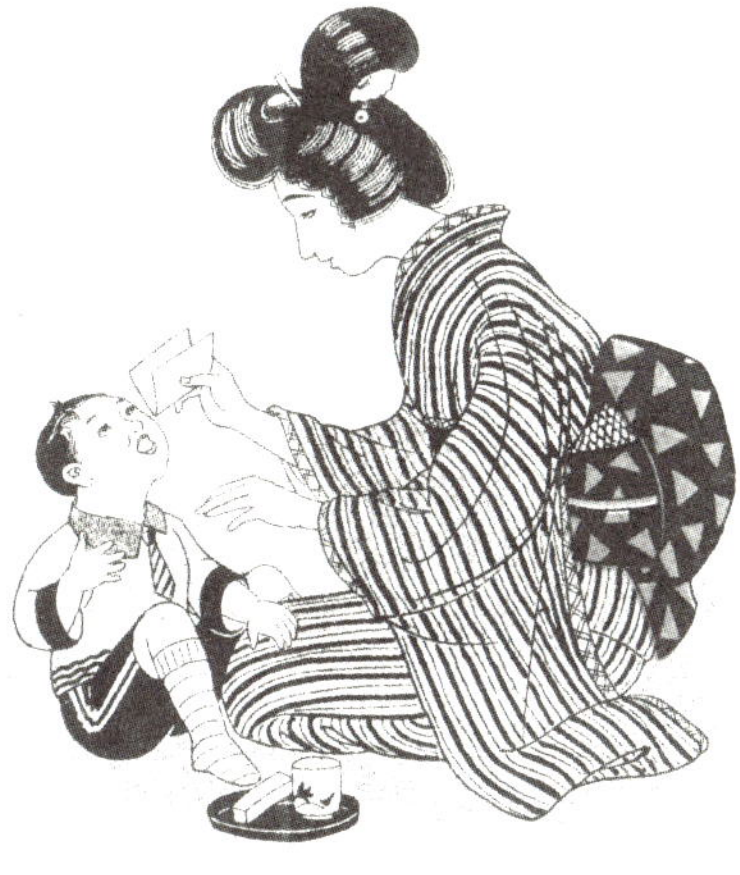

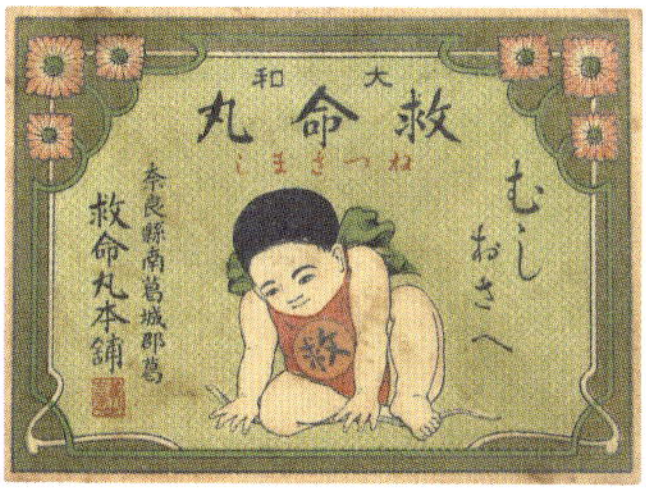

昭和前期　救命丸本舗

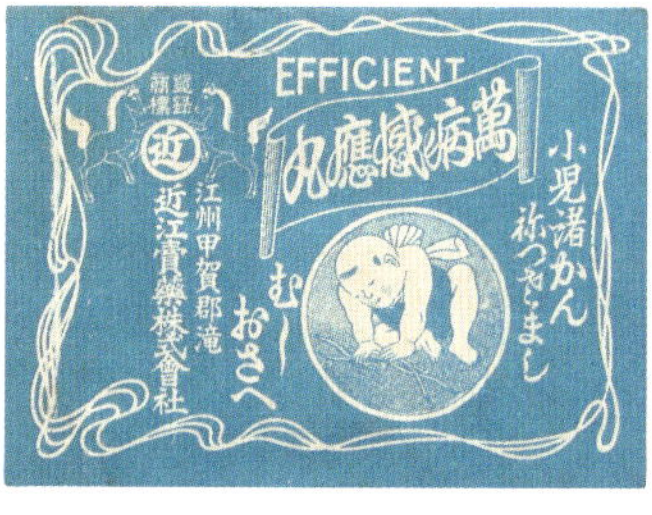

昭和前期　近江売薬

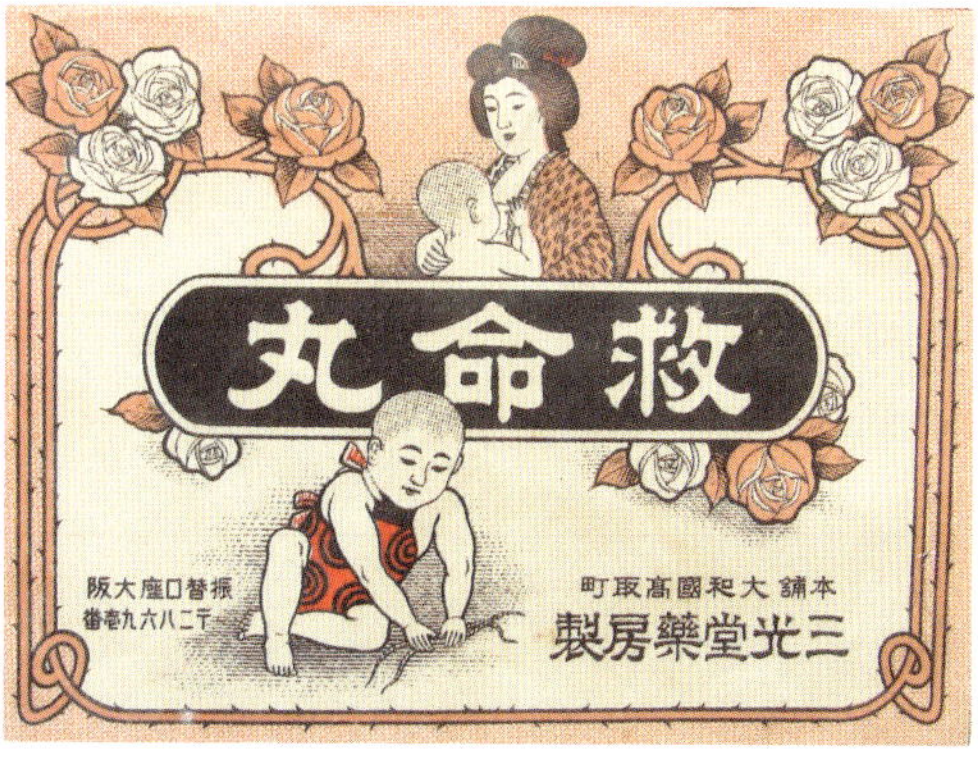

昭和前期　三光堂薬房

看板男女

私の父母はどちらも６人兄弟でしたが、その頃世間では６～９人兄弟が一般的だったようです。今は一夫婦に対して子供は平均二人以下ですから、少子化は進むばかりです。子供を多く生んでいたのは、家業を支える労働力や一家の繁栄のためばかりではありません。子供の死亡率が非常に高かったのも大きな原因でしょう。今なら何なく助かるささいな病気でも、多くを死にいたらしめました。子供薬に「救命丸」という大層な名前が多いのも、まさにその状況を想像させます。これらは奇応丸などと共に高価な薬なので、紙袋の中にさらにガラスの小瓶が入った数粒ばかりの薬です。子供薬の袋に子供が登場するのはあたりまえですが、なぜか男女の子供が看板を支えている構図が多いのに気がつきます。何時からかと時代を遡って見ますと、何と明治初期にまで行き着くのです。当初は明らかに立派な金看板を二人で掲げていました。やはりこれらは文字どおり、看板を背負った伝統のブランドであり、うやうやしく押しいただく、伝統に培われた高貴薬ならではのイメージを表現していたのでしょう。古いものは唐子であり、その後着物であったり軍服であったりと子供の衣装は時代に合わせて変化してはいます。時代が下り、金看板が世間から姿を消しても、どこかに看板やネームプレートをイメージさせたデザインが踏襲されています。あえてその構図にこだわらなければならなかった理由は特に見あたらないのですが、それは、気をてらわず伝統や前例に習い、良いものは見習うという日本人特有の古い商習慣が、その図柄を永く継続させてきたと考えられます。

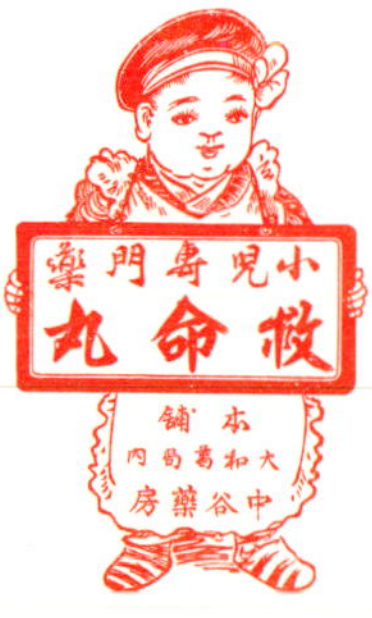

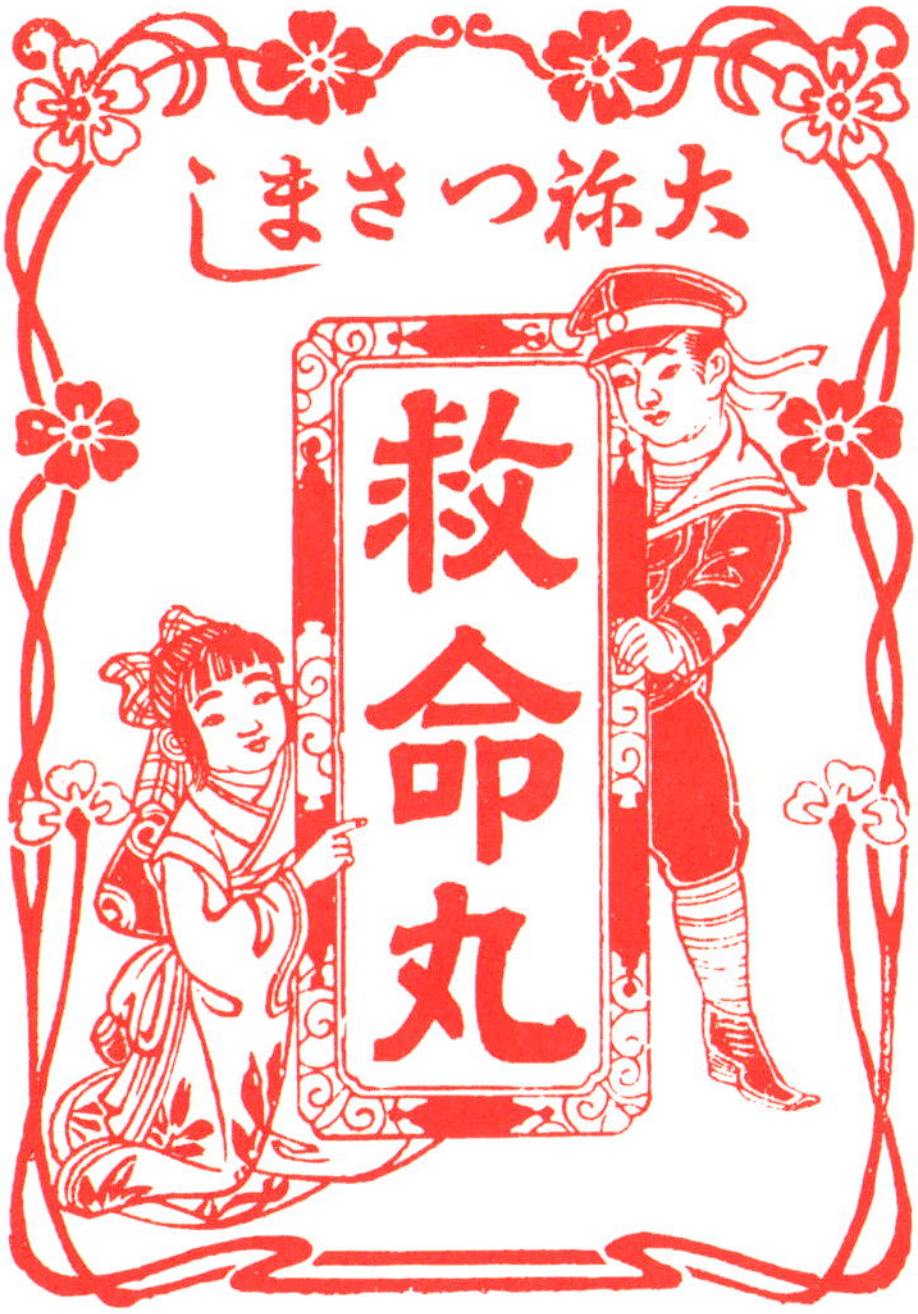
大祢つさまし
救命丸

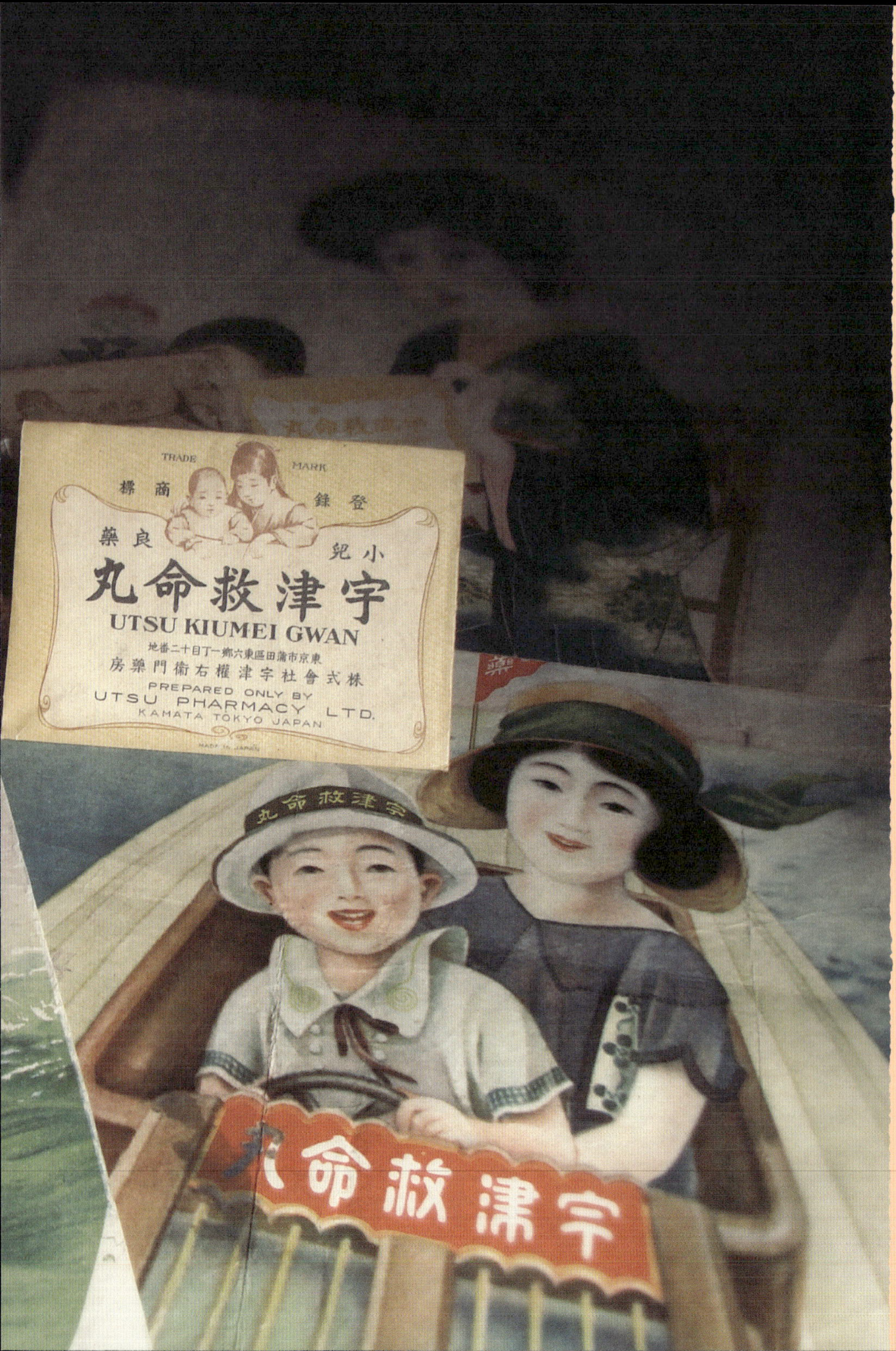
TRADE MARK
登録商標
小兒良藥
宇津救命丸
UTSU KIUMEI GWAN
東京市蒲田區東六郷一丁目二十番地
株式會社宇津權右衛門藥房
PREPARED ONLY BY
UTSU PHARMACY LTD.
KAMATA TOKYO JAPAN
MADE IN JAPAN
宇津救命丸
宇津救命丸

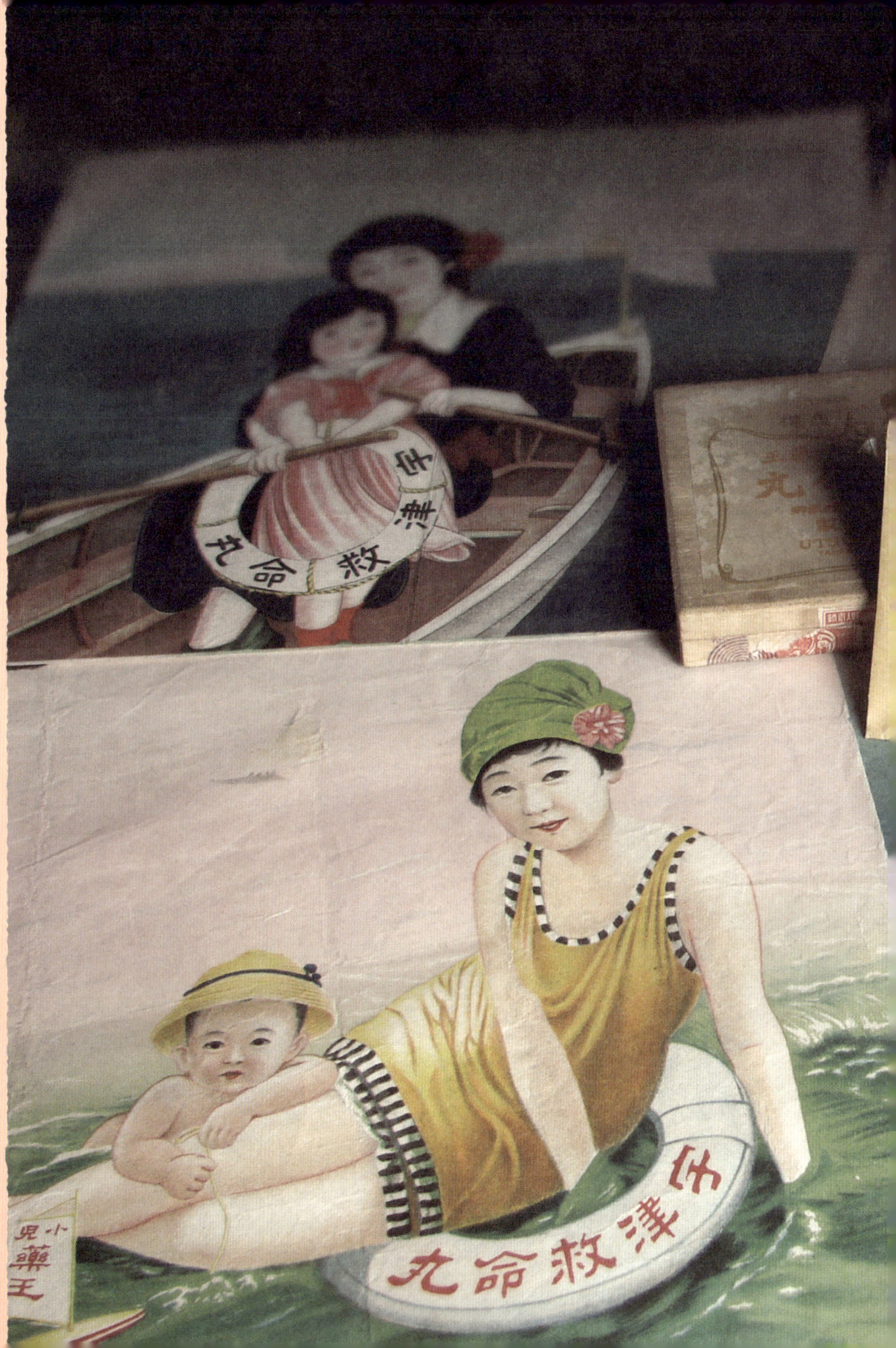
宇津救命丸
宇津救命丸
小兒藥王

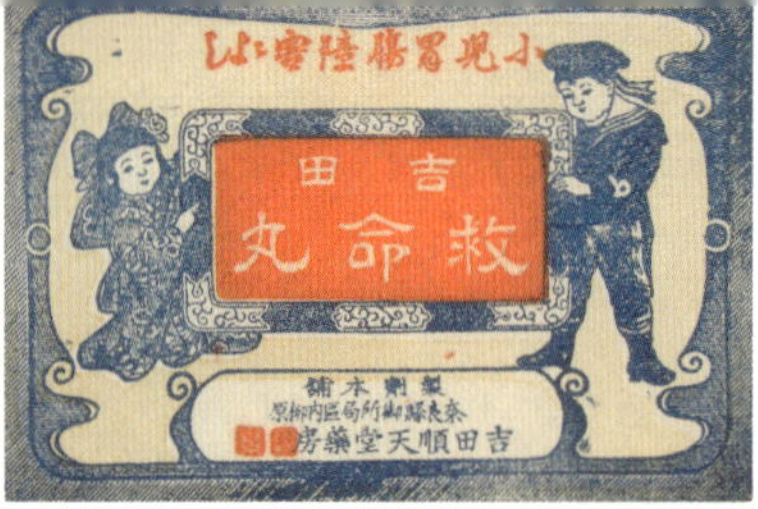

昭和前期　吉田順天堂薬房

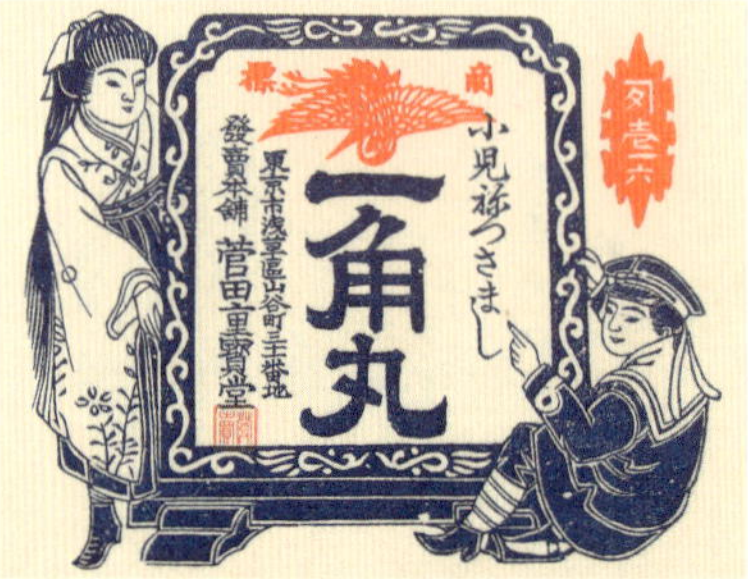

昭和前期　菅田重寶堂

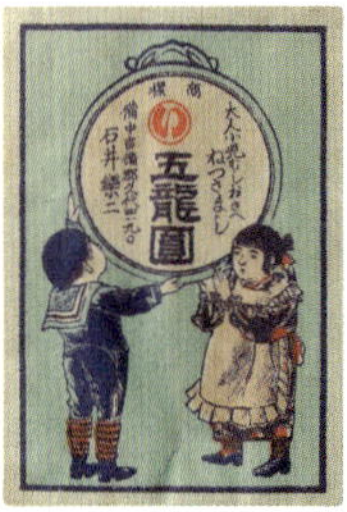

昭和前期　石井樂二

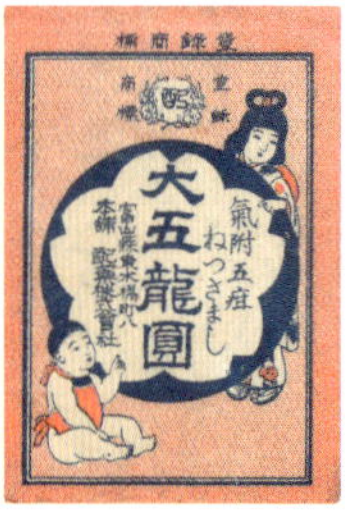

昭和前期　配薬

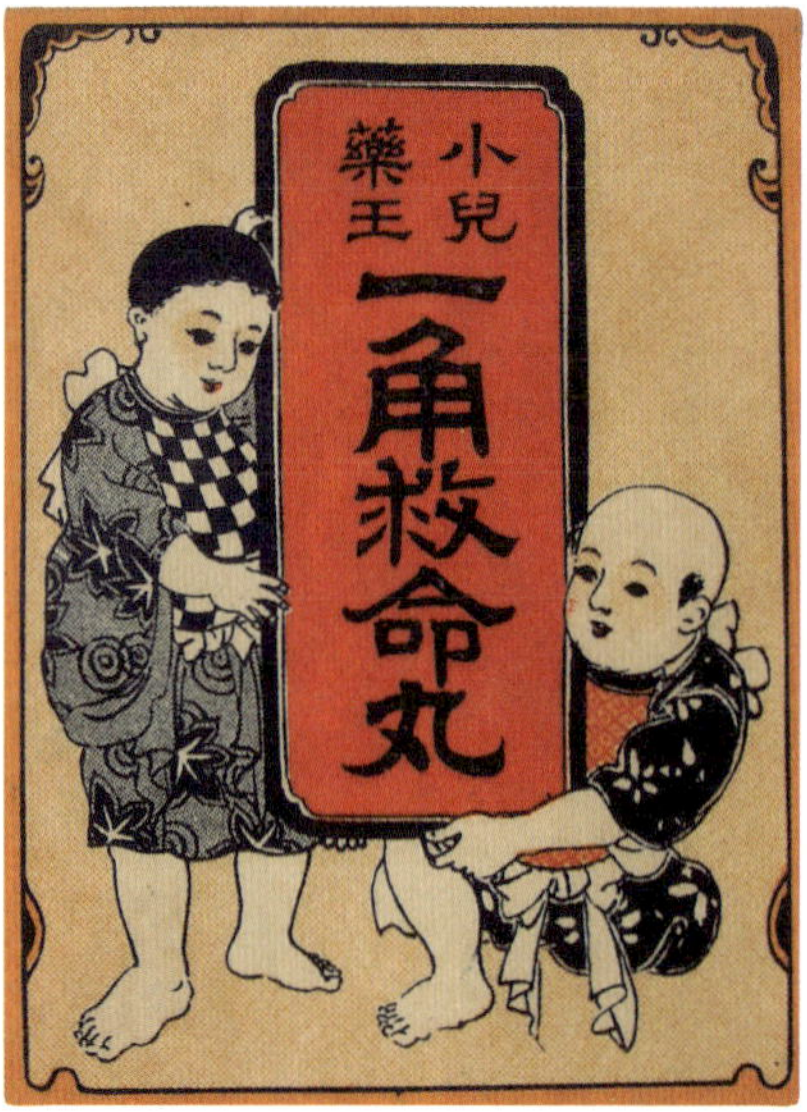

昭和前期　中川房義薬館

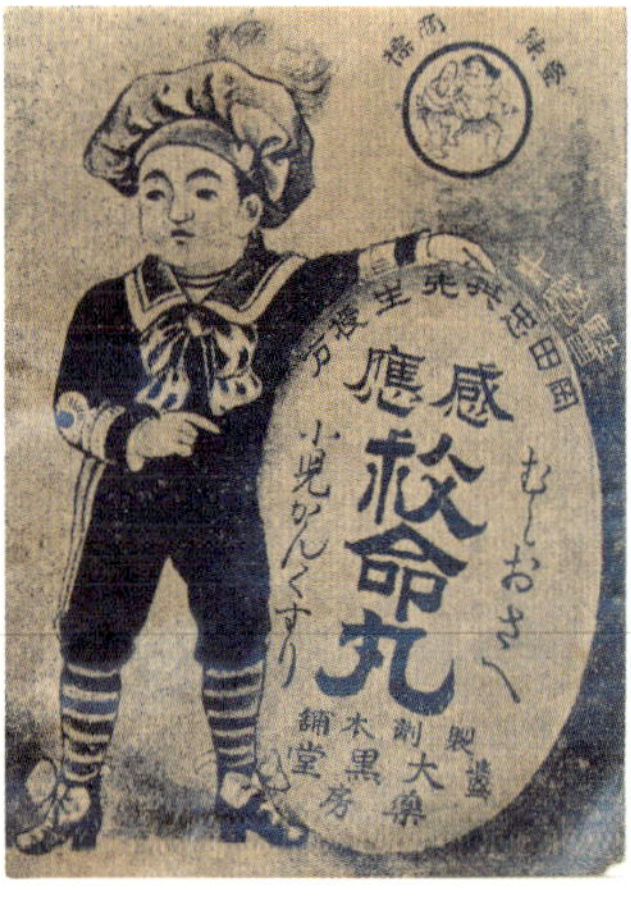

明治後期・大正　大黒堂薬房

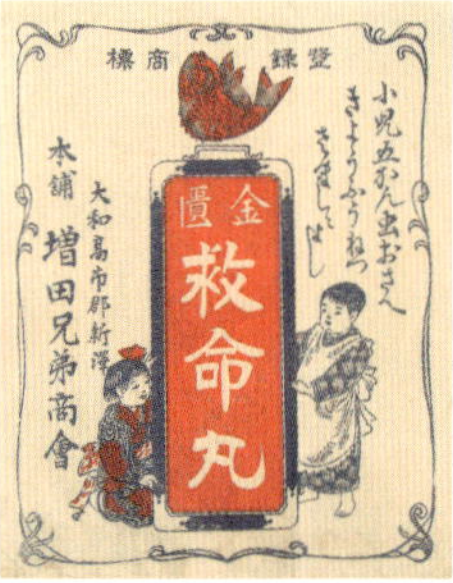

昭和前期　増田兄弟商會

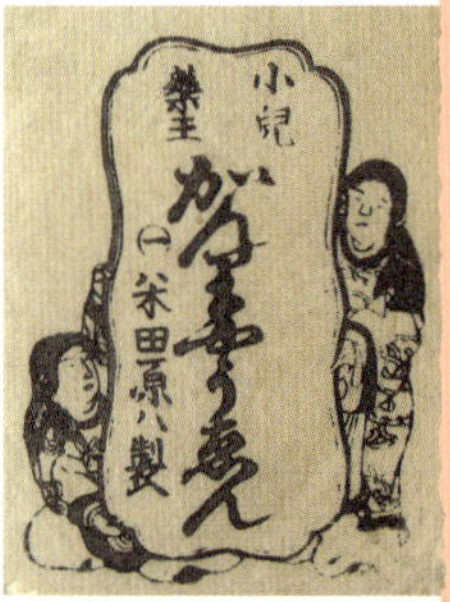

明治後期・大正

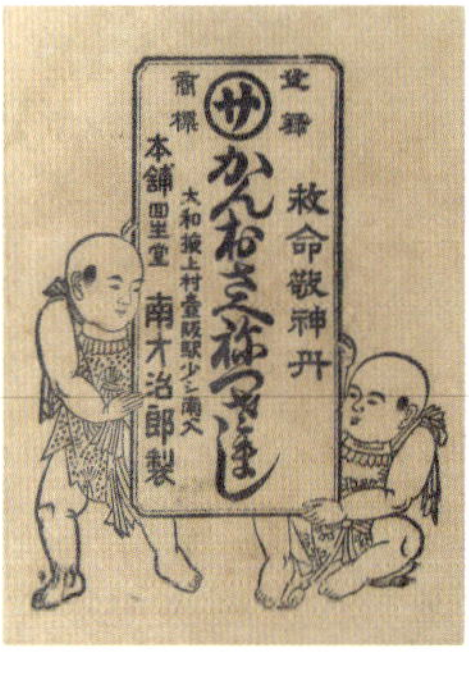

明治後期・大正　回生堂

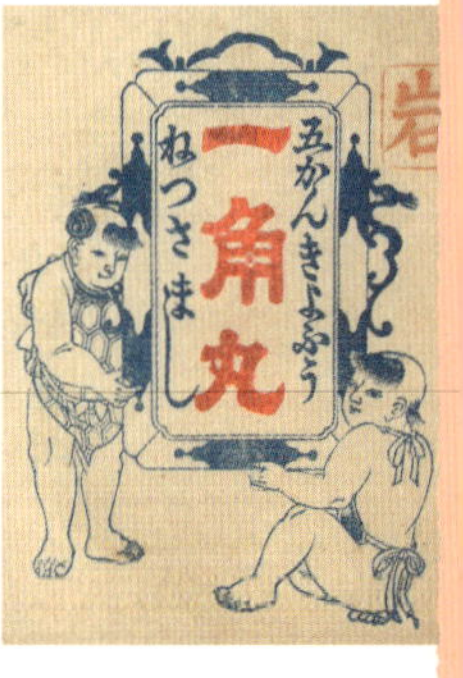

明治後期・大正

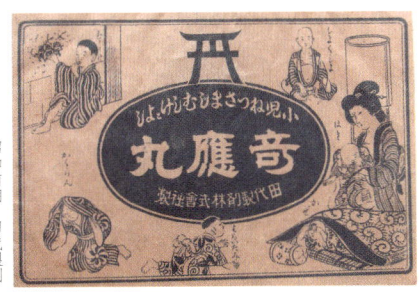

昭和前期　田代製剤

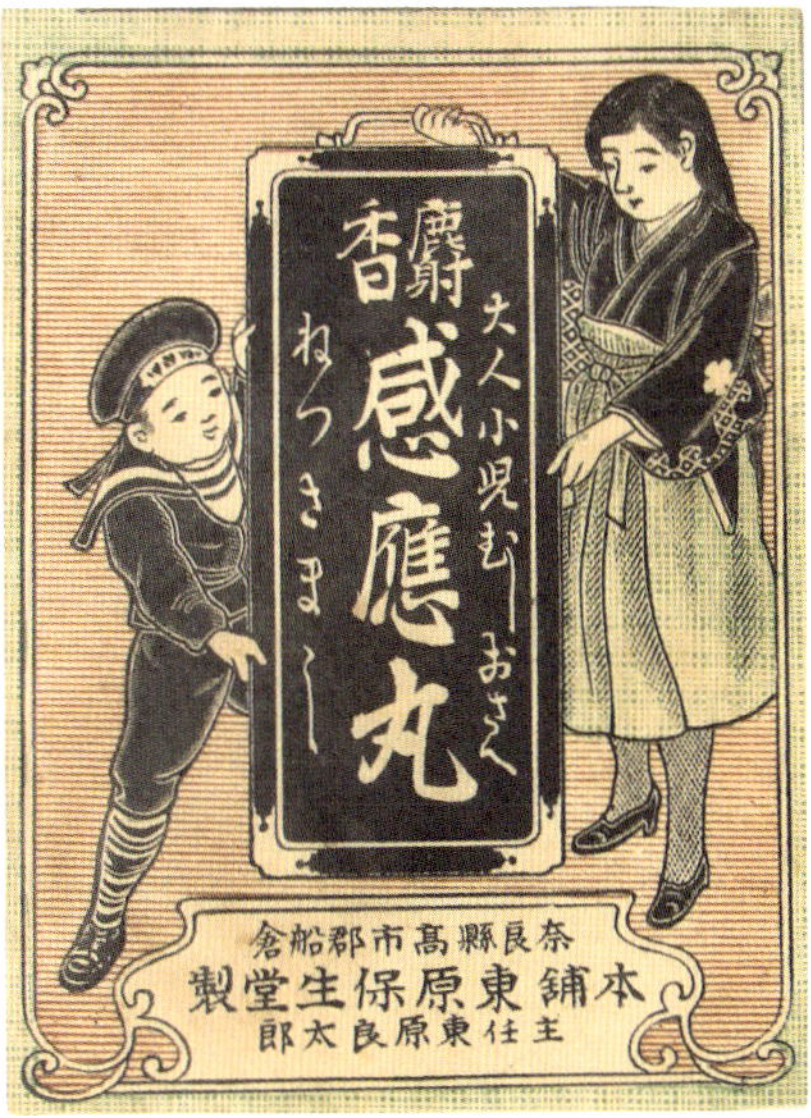

昭和前期　東原保生堂

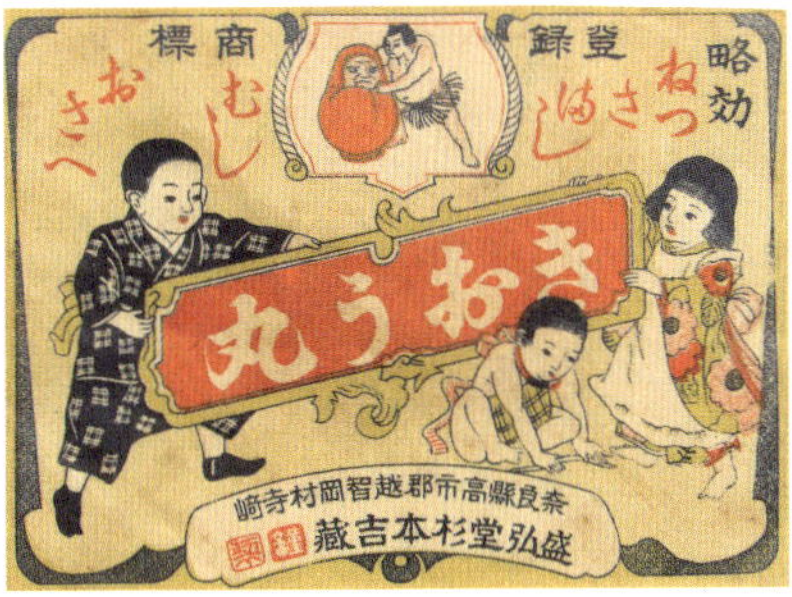

昭和前期　盛弘堂杉本吉蔵

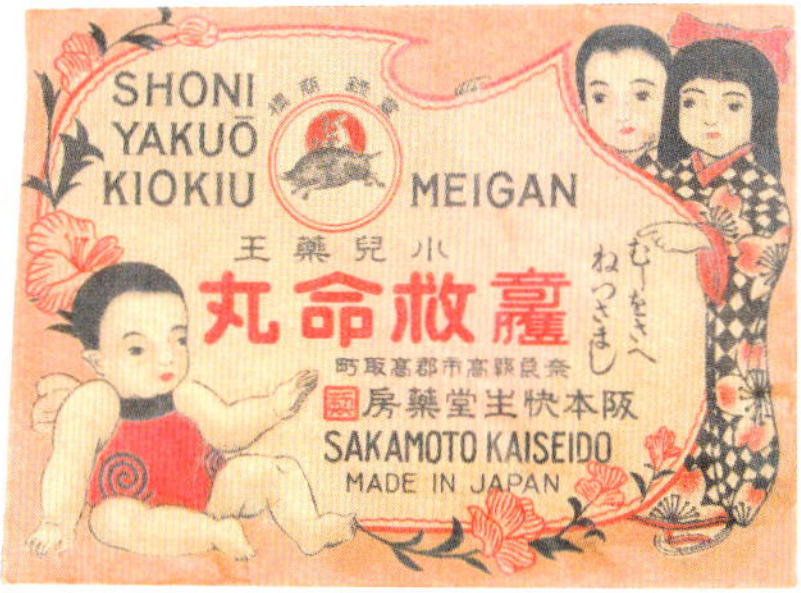

昭和前期　阪本快生堂薬房

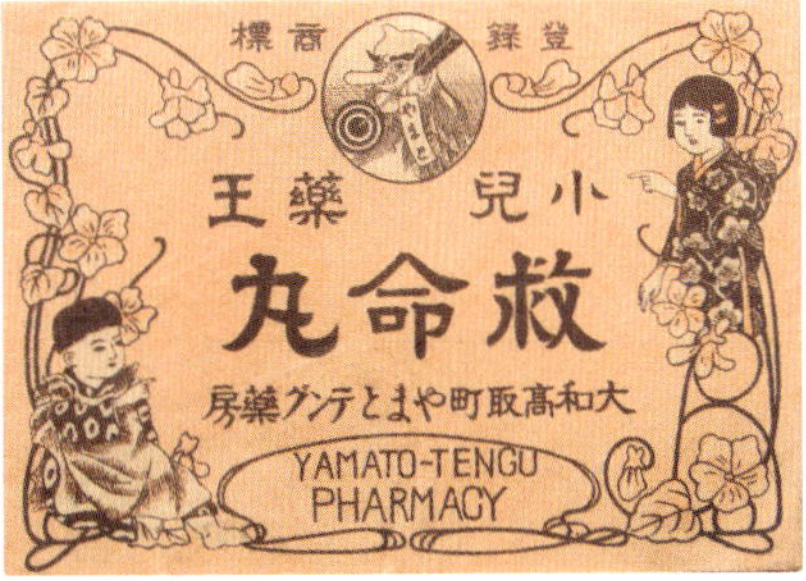

昭和前期　やまとテング薬房

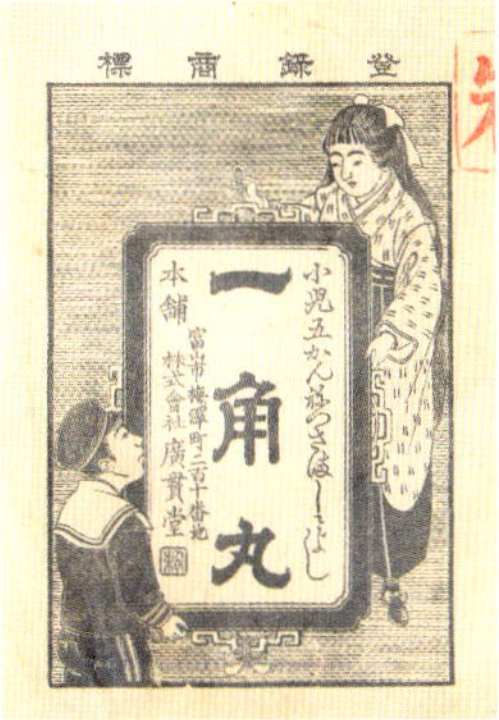

明治後期・大正　廣貫堂

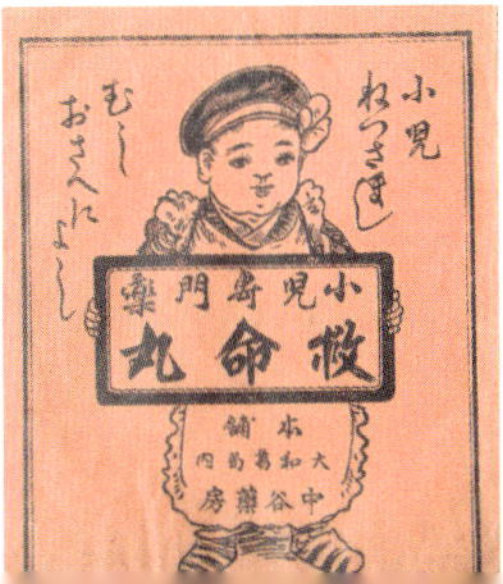

昭和前期　中谷薬房

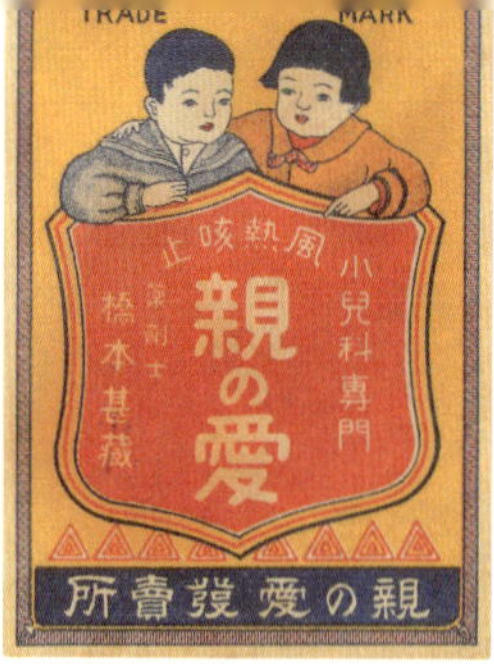

昭和前期　親の愛發賣所

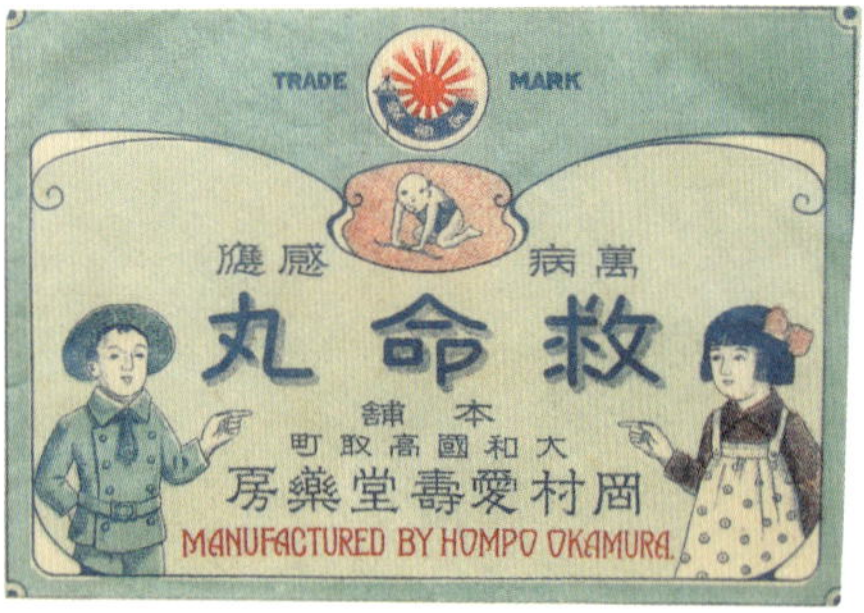

昭和前期　岡村愛壽堂薬房

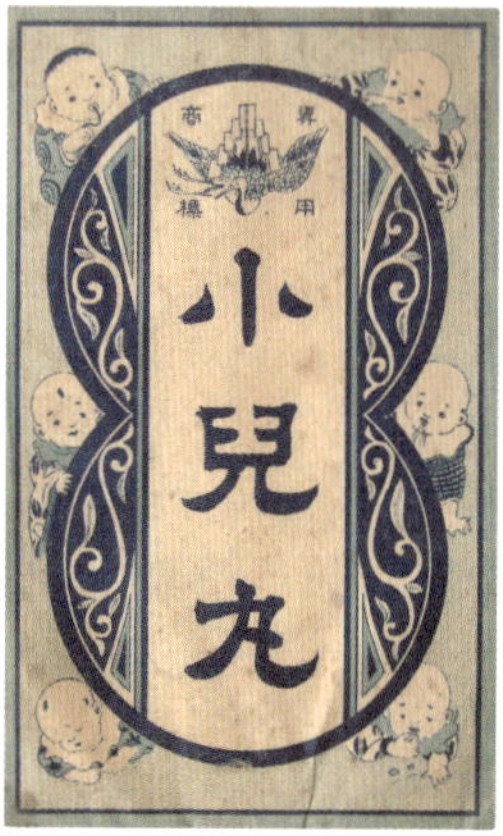

昭和中期　白鳥製薬

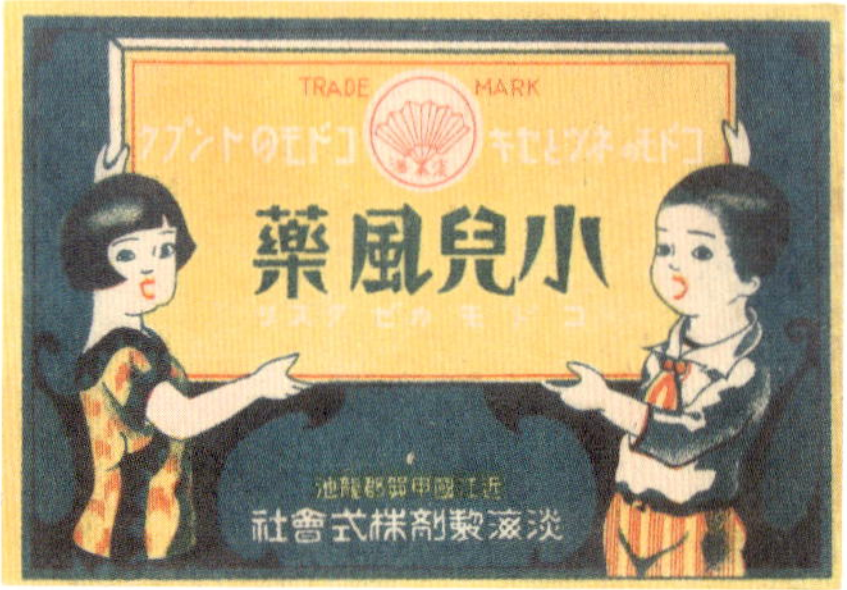

昭和前期　淡海製剤

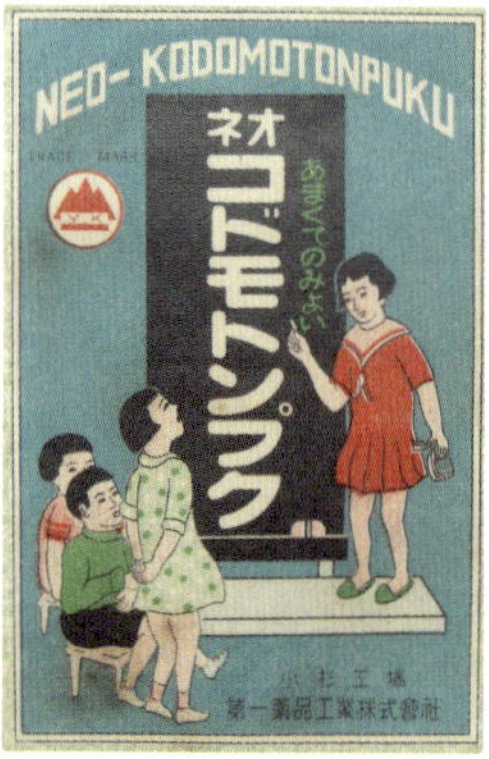

昭和中期　第一薬品工業

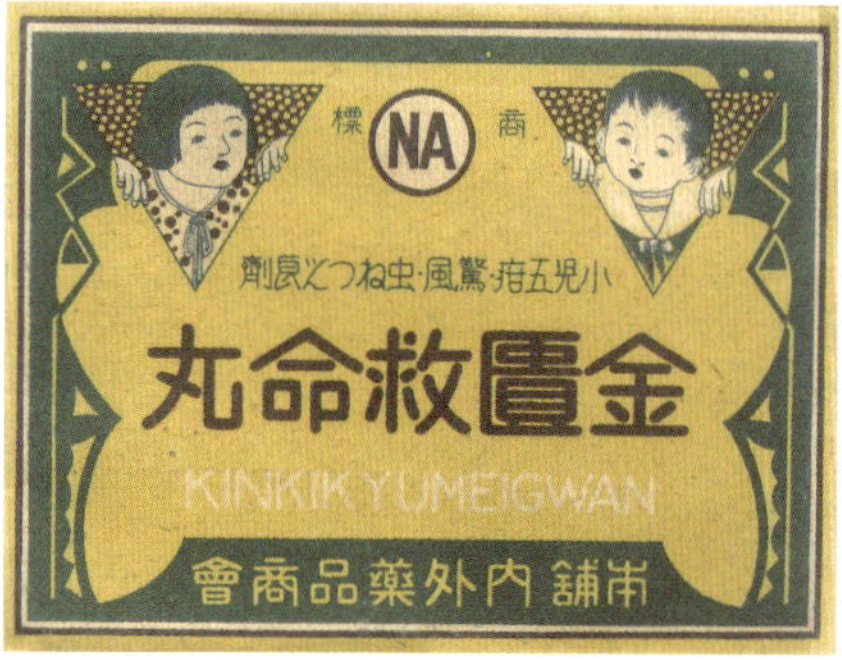

昭和前期　内外薬品商会

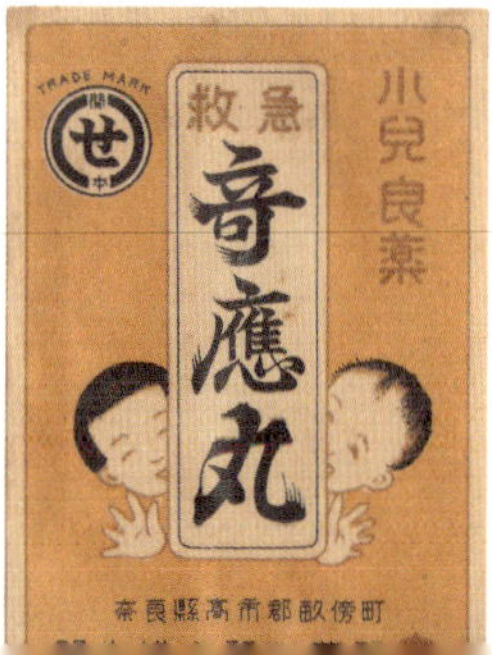

昭和中期　関本増太郎製薬所

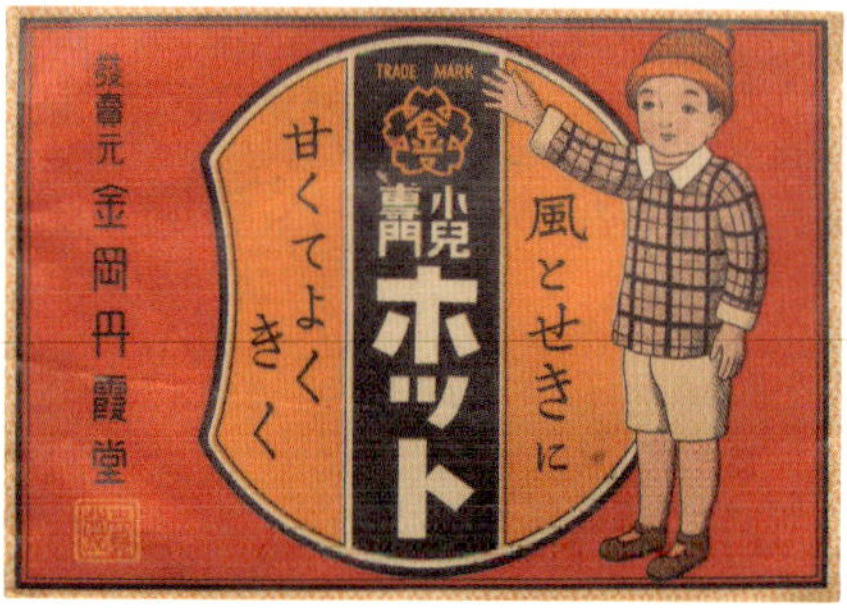

昭和中期　金岡丹霞堂

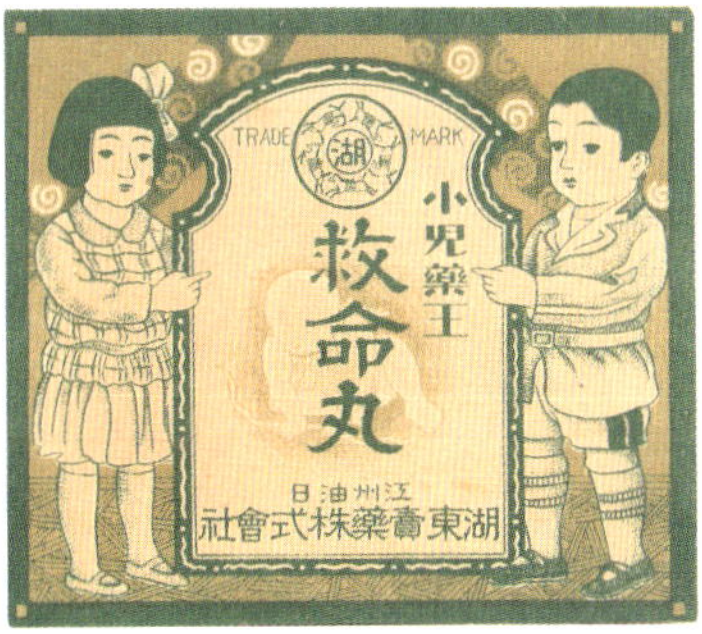

昭和前期　湖東売薬

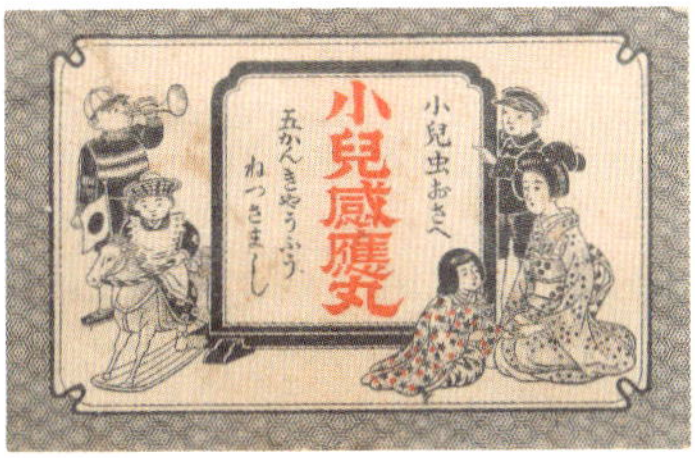

昭和中期　日新薬品工業

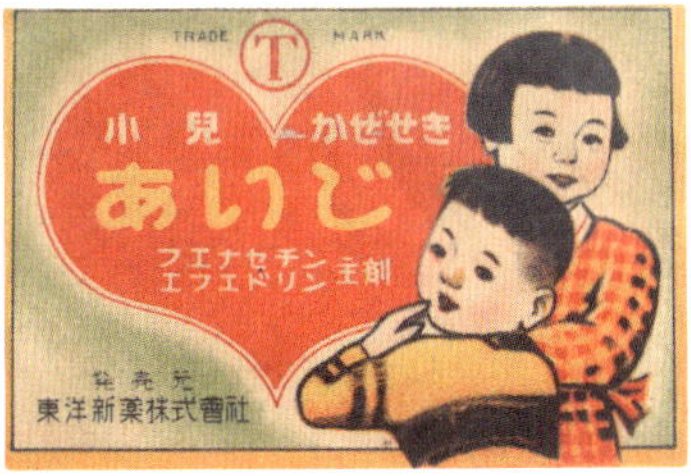

昭和中期　東洋新薬

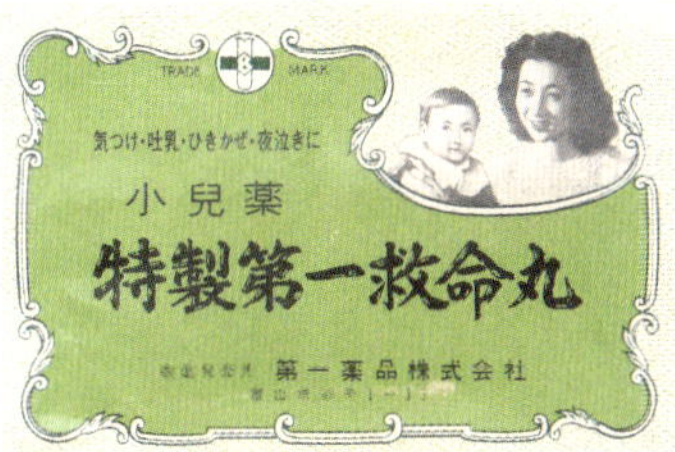

昭和後期　第一薬品

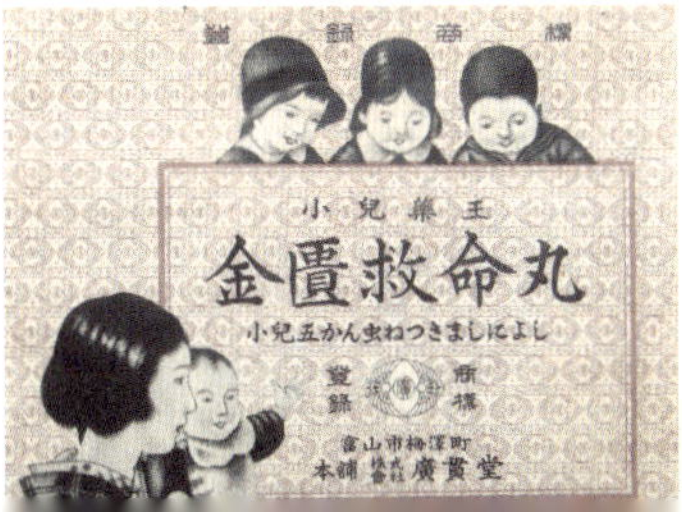

昭和中期　廣貫堂

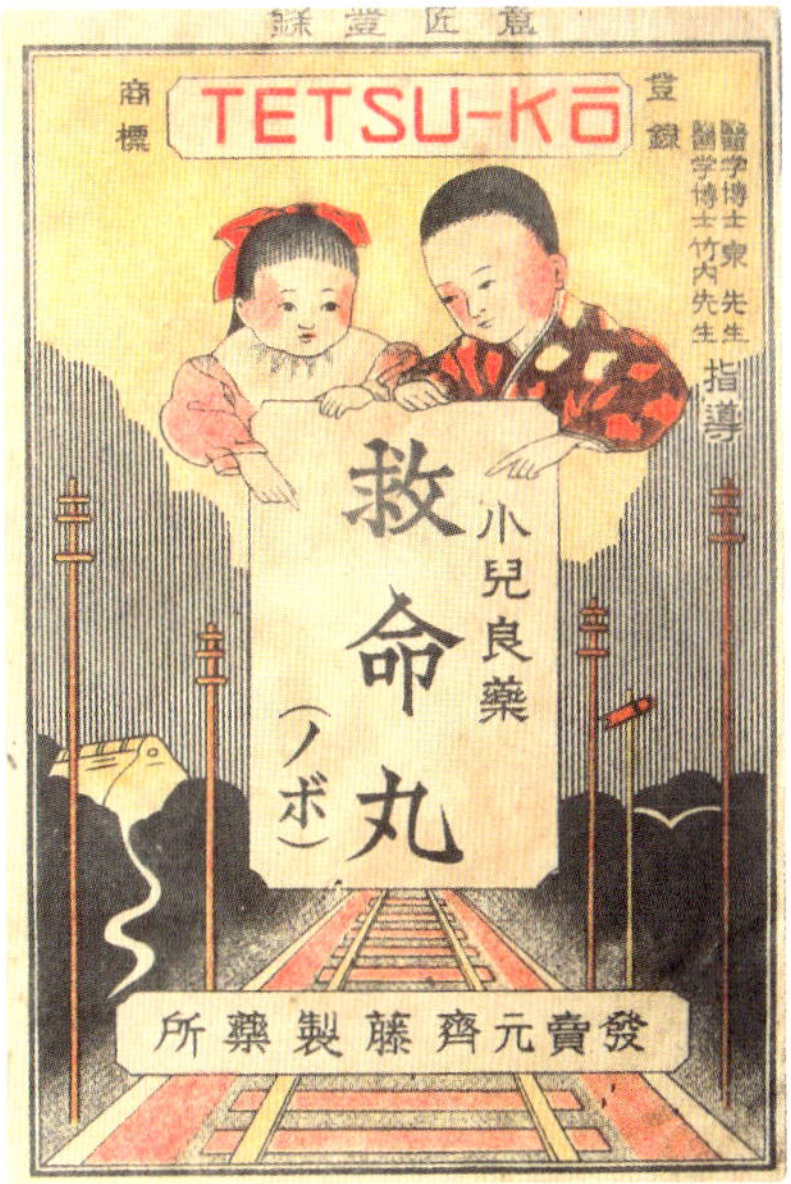

昭和前期　齋藤製薬所

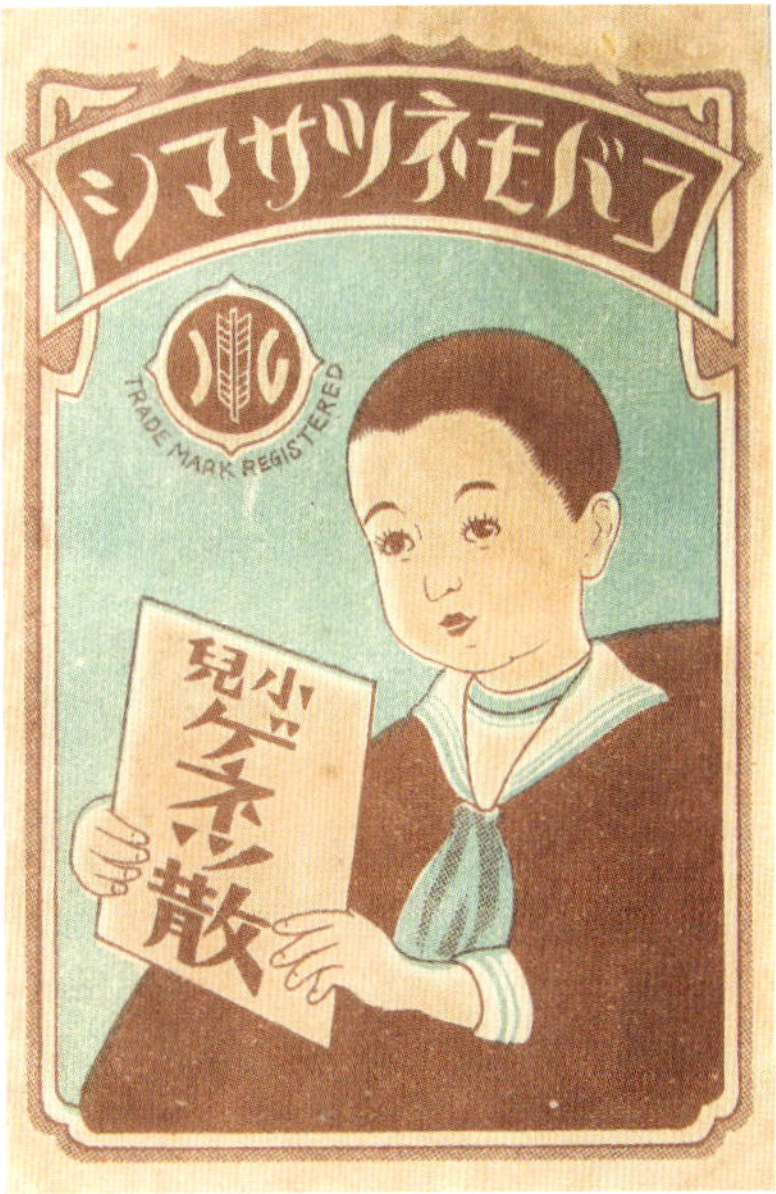

昭和前期　ヒルヤ精龍堂

子供薬・看板男女
24

25

Child Medicine

子供薬

乳児とワカメ

およそ病院や薬店など身近に殆どなかった時代、人は配置薬にすがるしかなく、あらゆる体の不調も薬が頼りでしたから、その頃の配置薬のバリエーションも今より遥かに多く、命にかかわる病気までもが配置薬の範疇にならざるをえなかったのでした。しかし、昭和も戦後になり医療施設が整ってくると、配置薬に求められるのは、さほど深刻ではないけど出来るだけ速く対処したい疾病に向けられます。それは、風邪、腹痛、頭痛などですが、とりわけ子供の薬に関しては必要性も増します。なぜなら、子供は回復こそ早いが発病も突然です。夜間の急な発熱などにはやはり身近な家庭薬が今でも必需品ですね。この頃からは赤ちゃんの図柄が増えます。コミュニケーションが取りにくいだけに母親の不安も大きいからでしょう。いずれもイラストですが、時代を追って絵のタッチがリアルになり、表情が明るくなっていくのがよくわかります。これはどのジャンルにも言えることです。一方、女の子を描いた絵の場合は、そのヘアスタイルによく時代性が現れています。いずれも襟足は刈り上げ、金太郎のような「オカッパ」といわれるカットをしていることです。カッパみたいなというところからのネーミングでしょう。もう最近はあまり見かけなくなりましたが、男の子が坊主頭だったのに対して、昭和時代の少女を象徴するヘアスタイルです。この絵柄たちを見ていると、みんなワカメちゃん（『サザエさん』原作：長谷川町子）に見えてきますね。

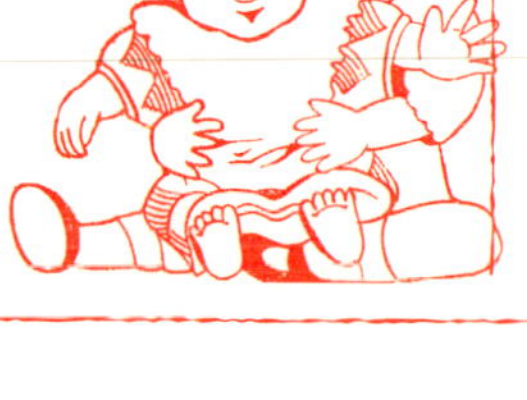

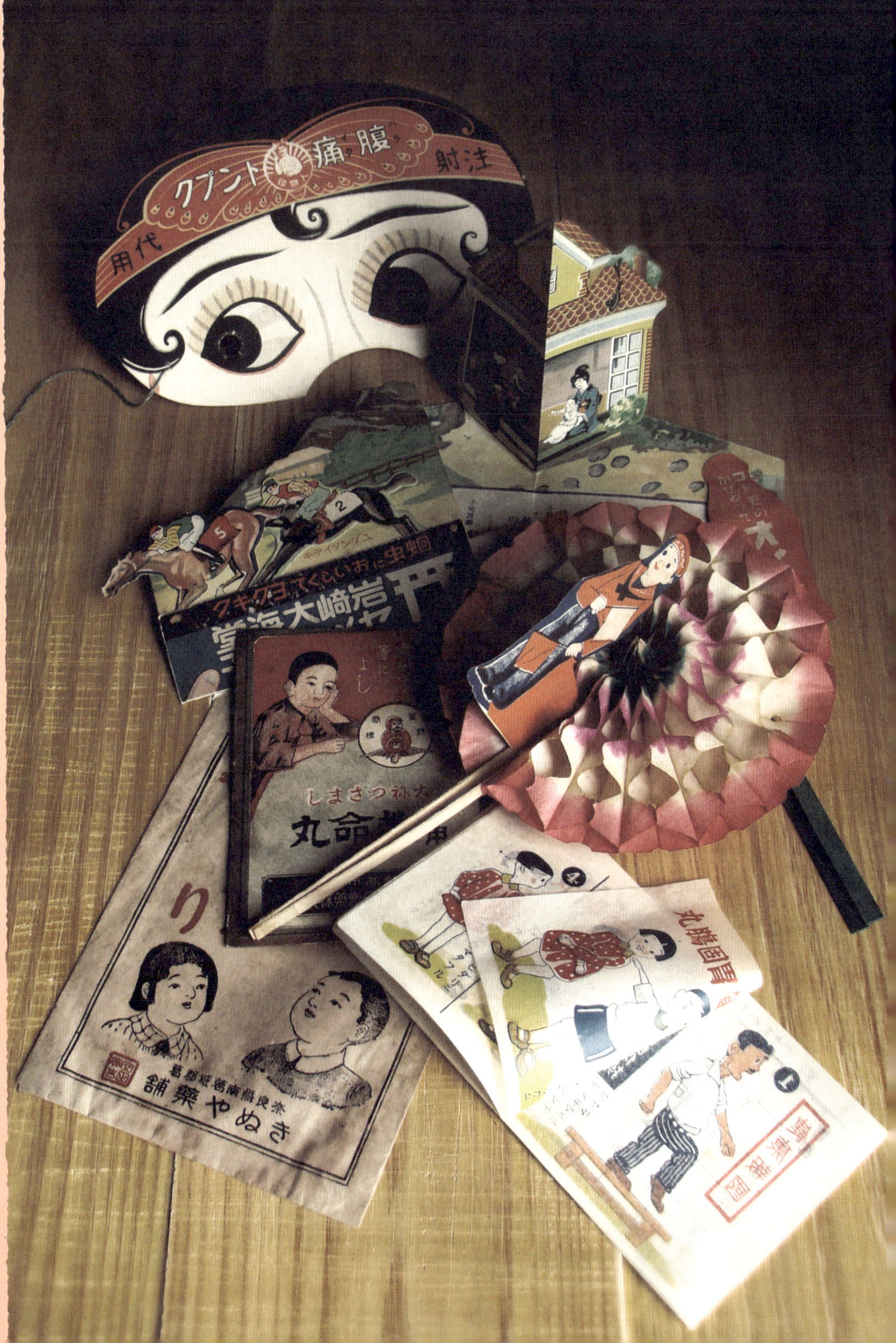
腹痛トンプク
注射代用
ユダンタイテキ
蛔虫においしくてヨクキク
岩崎大海堂
よし
きぬや薬舗
胃腸丸

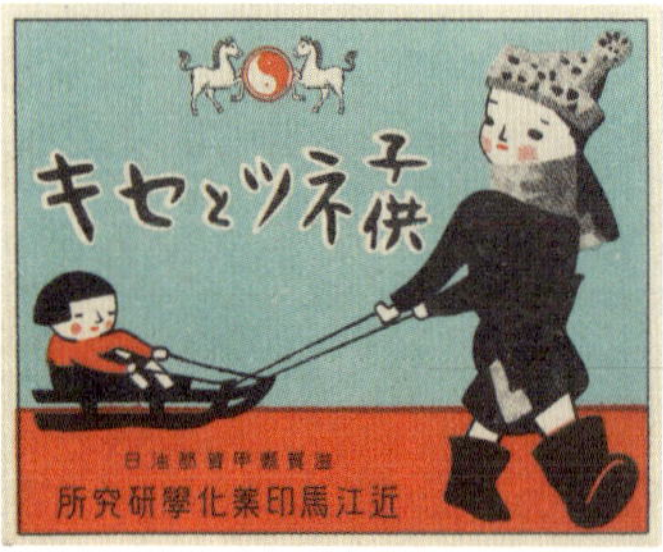

昭和前期　近江馬印薬化学研究所

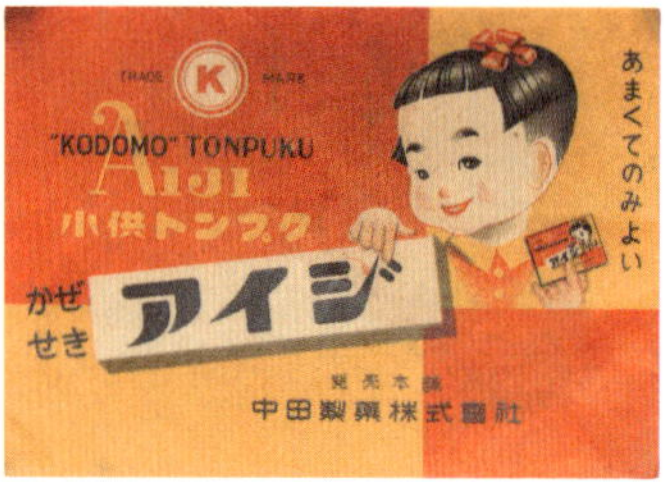

昭和中期　中田製薬

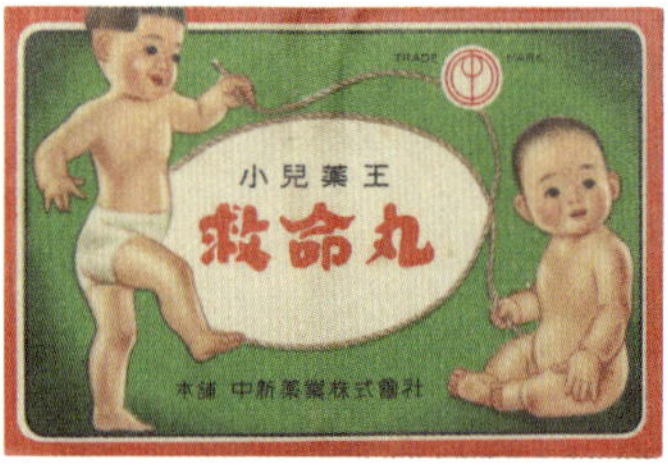

昭和中期　中新薬業

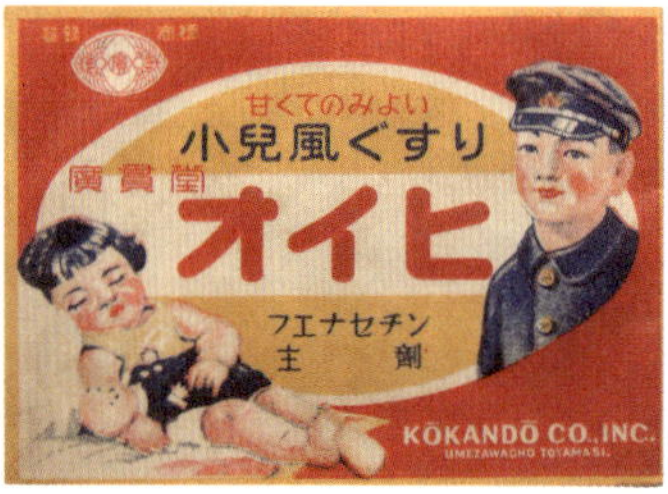

昭和中期　廣貫堂

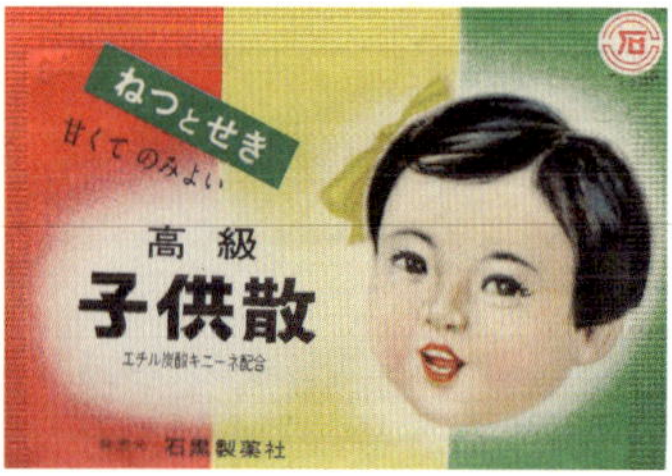

昭和後期　石黒製薬社

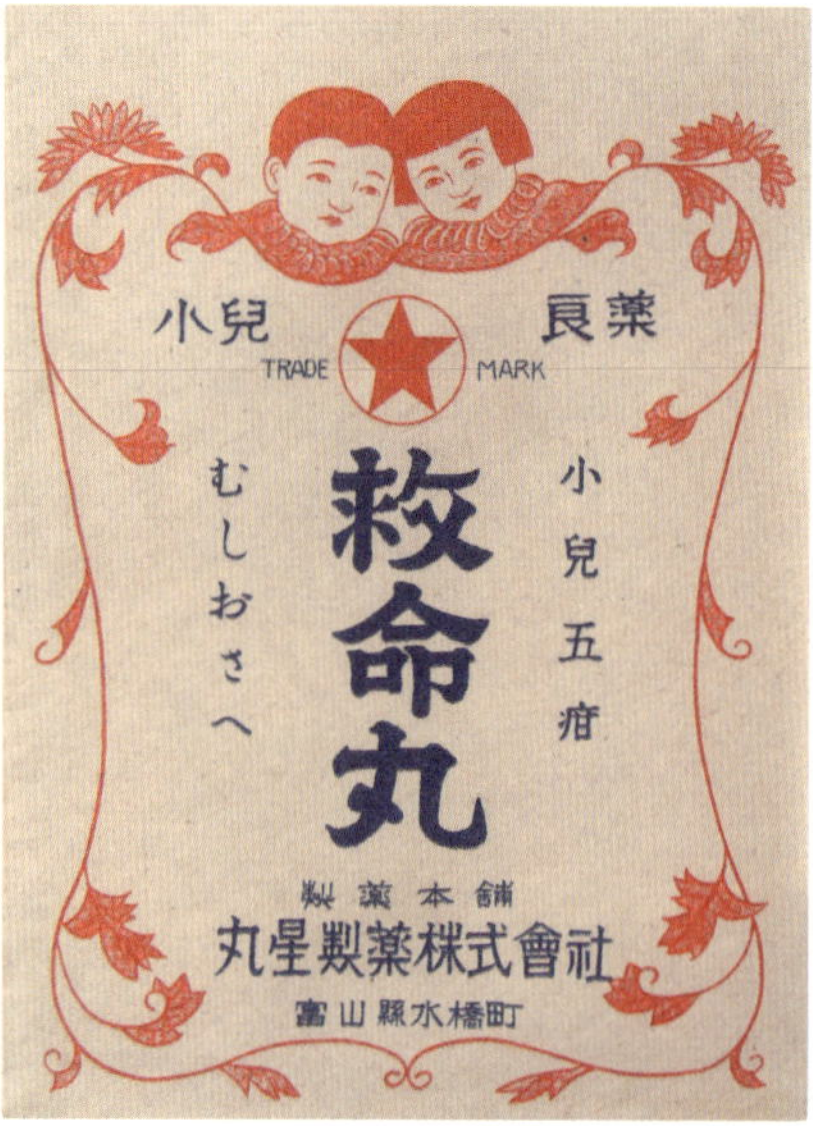

昭和前期　丸星製薬

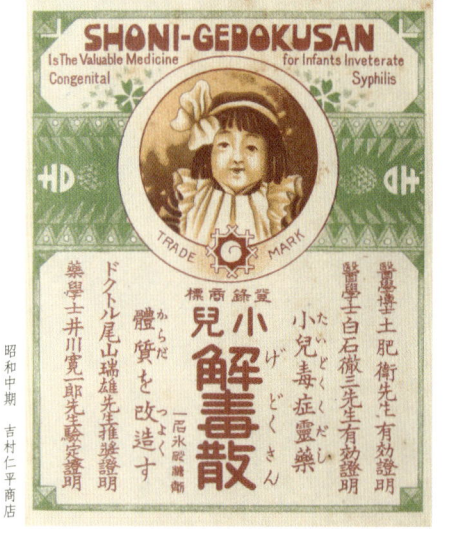

昭和中期　吉村仁平商店

子供薬・乳児とワカメ
25
オカッパ

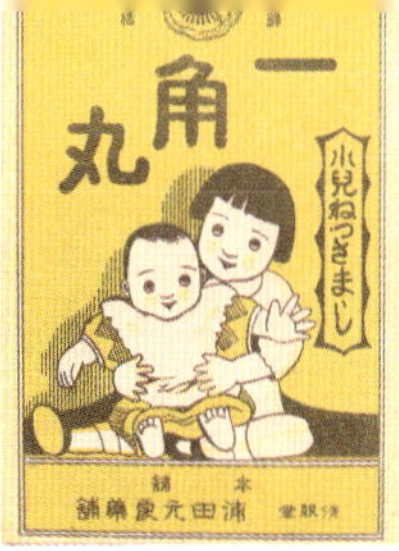

昭和前期　浦田元良薬館

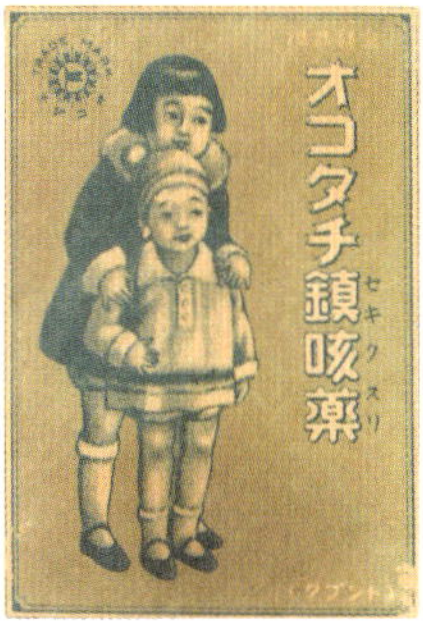

昭和前期　オコタチ小児薬研究所

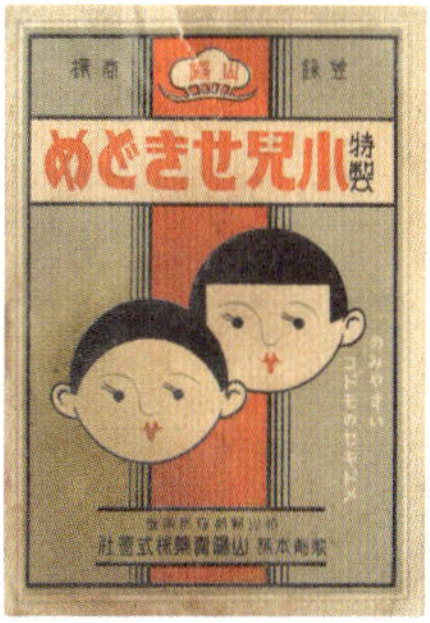

昭和前期　山陽賣薬

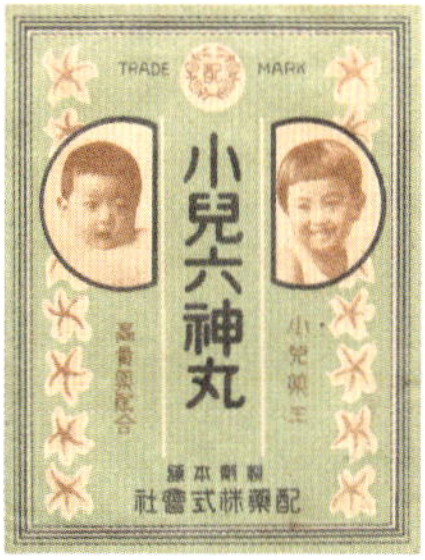

昭和前期　配薬

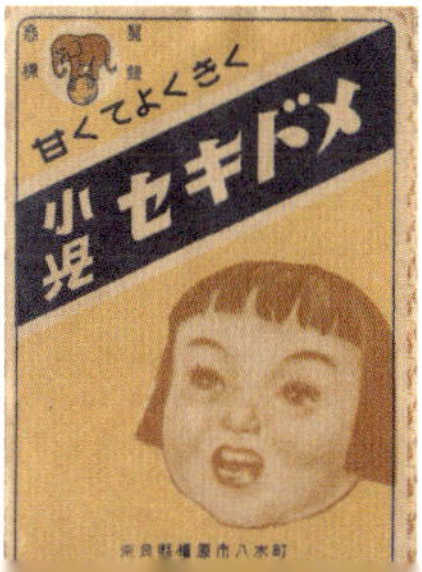

昭和中期　藤野製薬所

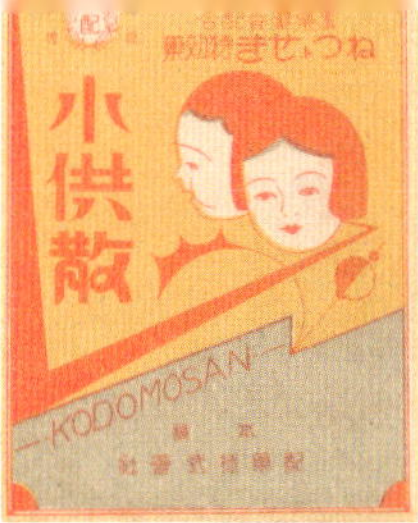

昭和前期　配薬

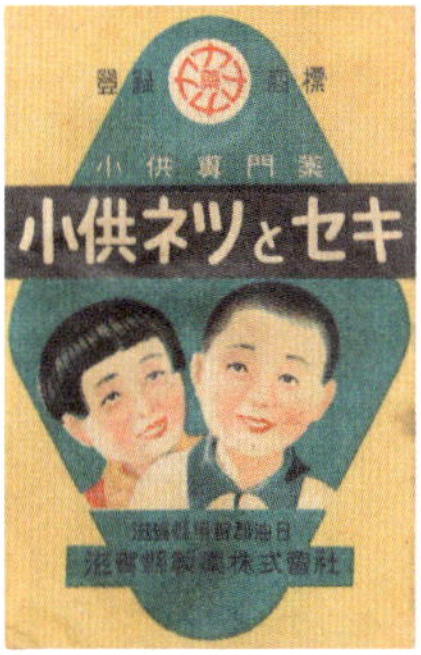

昭和中期　滋賀縣製薬

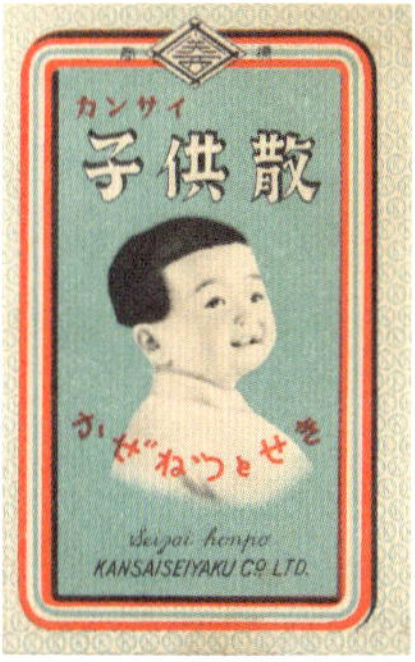

昭和中期　関西製薬

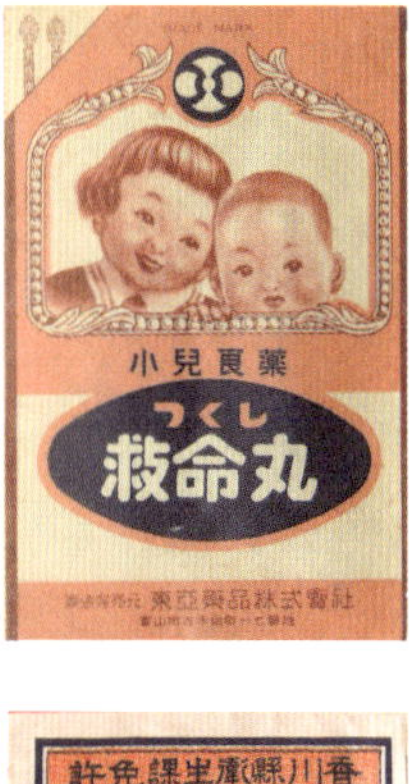

昭和中期　東亞薬品

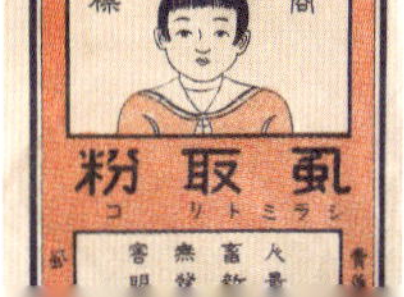

昭和前期　和泉商店

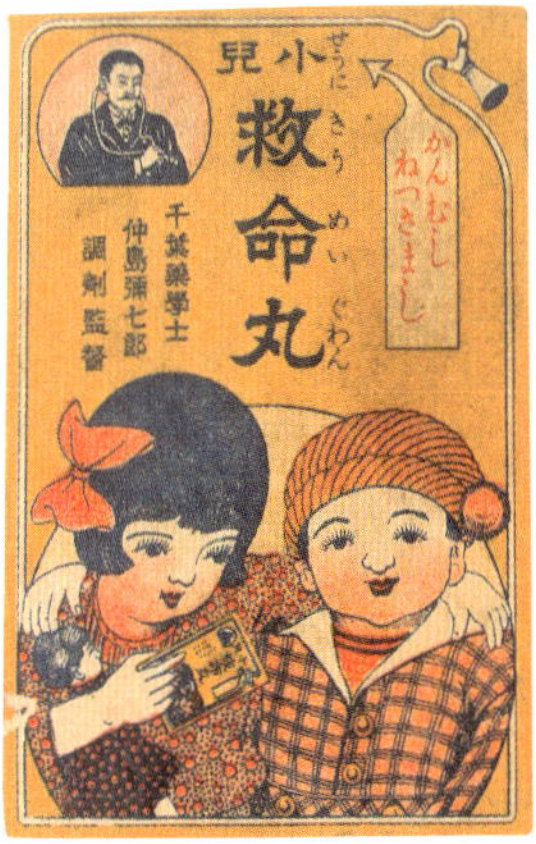

昭和前期　長生医薬研究所

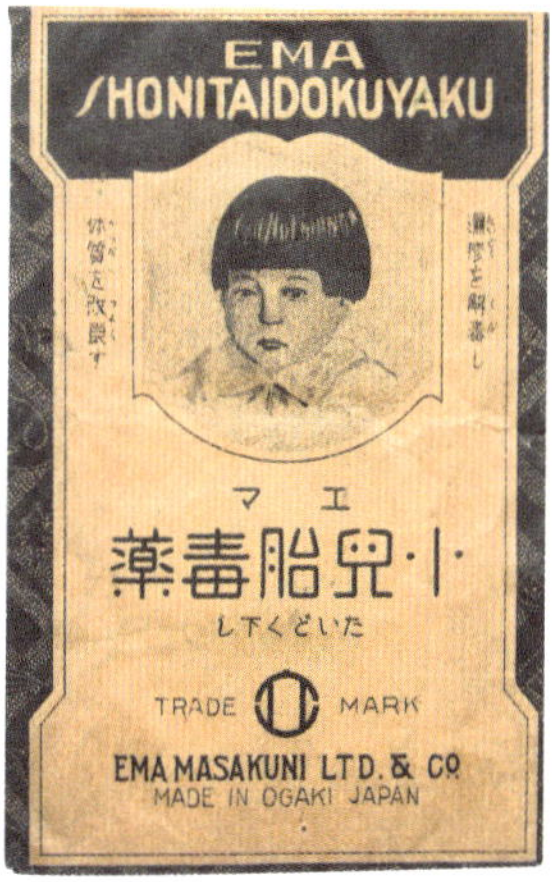

昭和中期　江馬正國

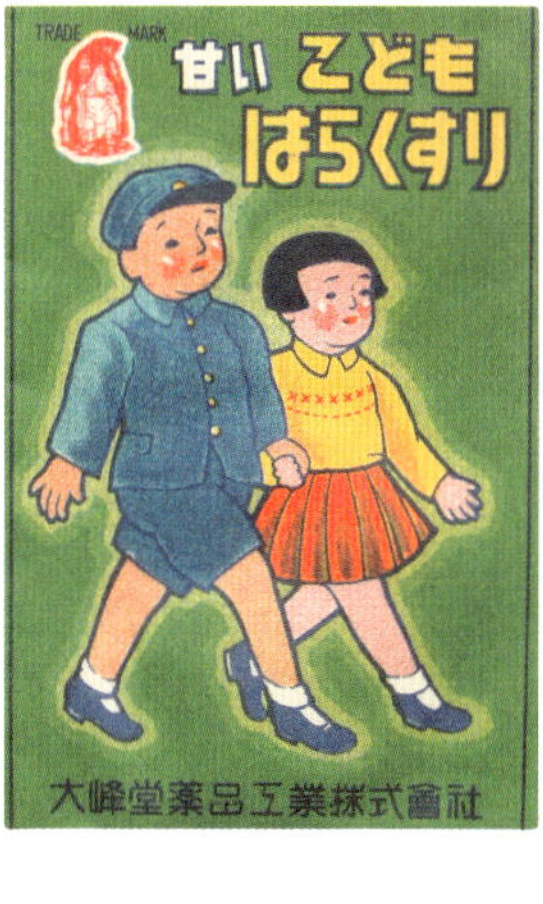

昭和中期　大峰堂薬品工業

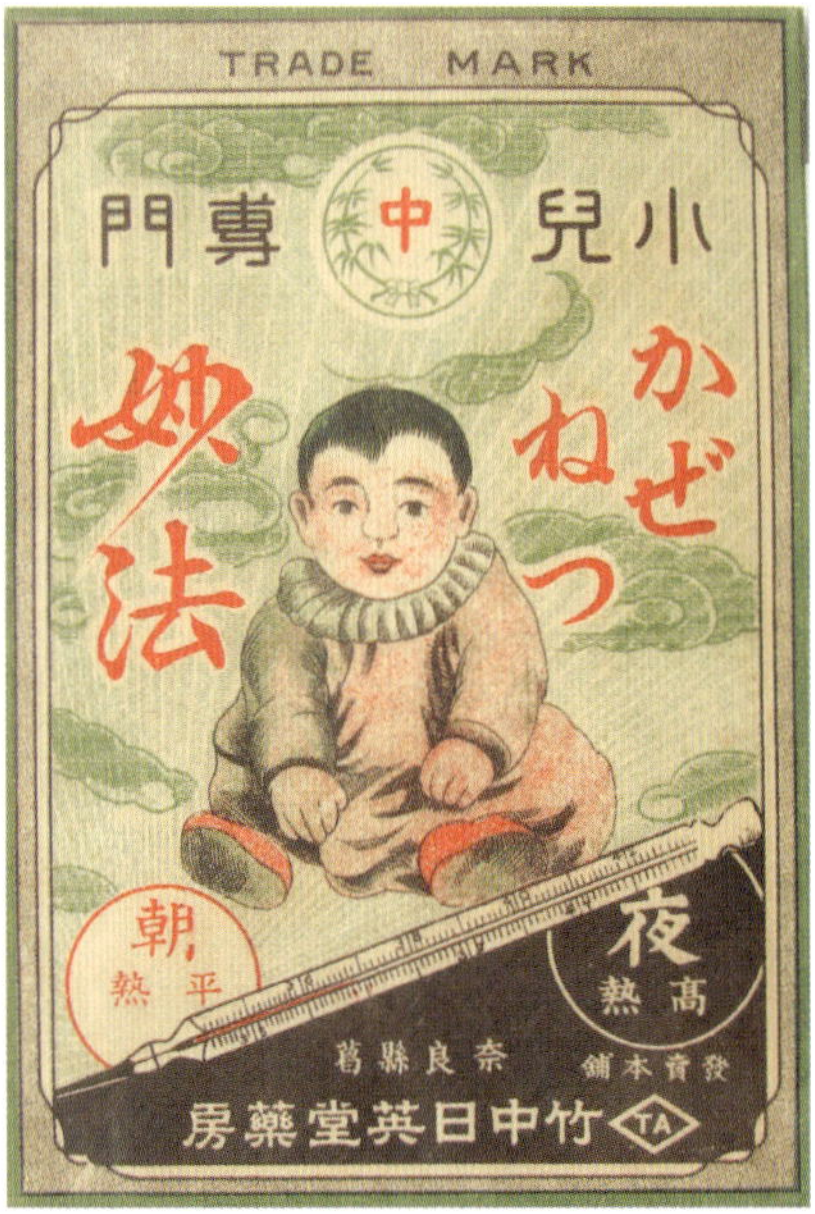

昭和前期　竹中日英堂薬房

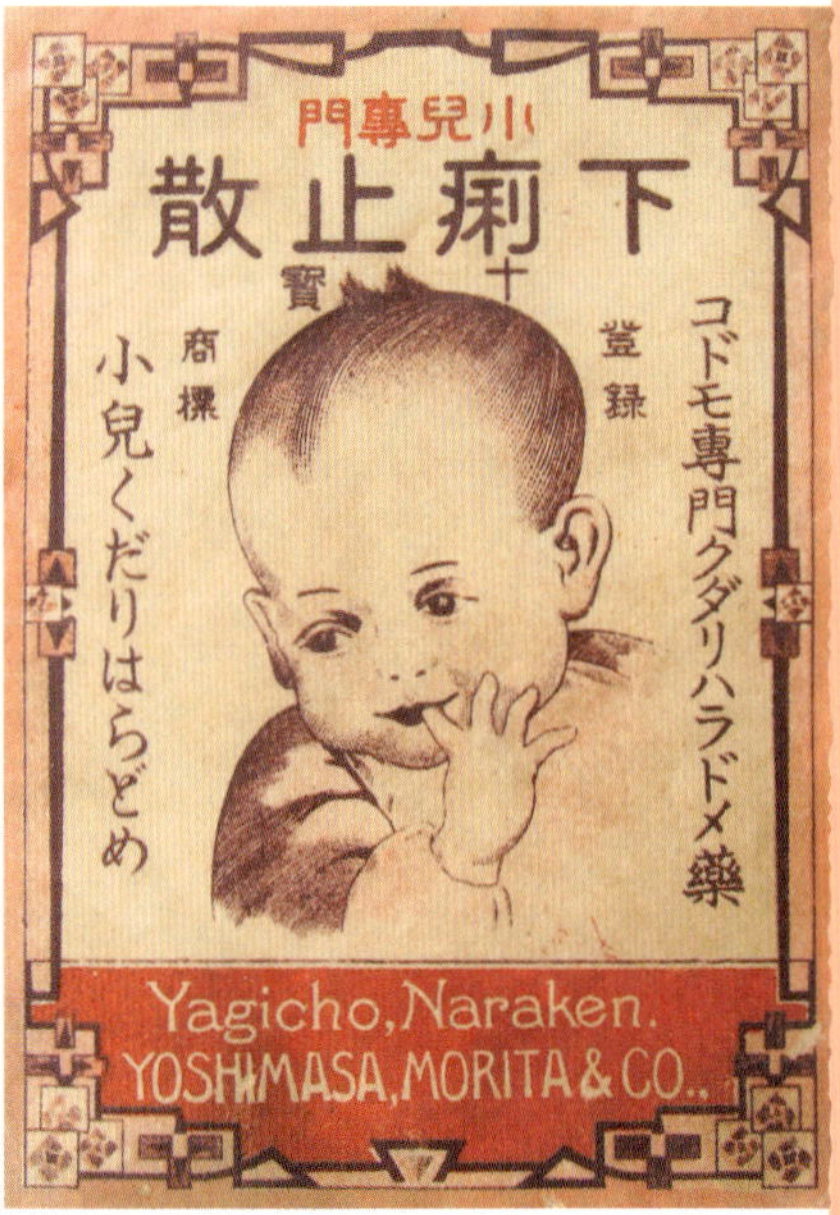

昭和前期　十宝製薬所

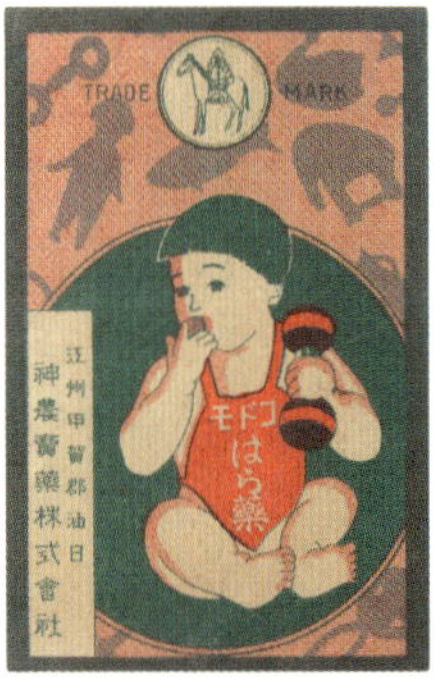

昭和前期　神農賣薬

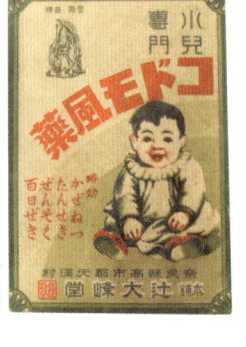

昭和前期　辻大峰堂

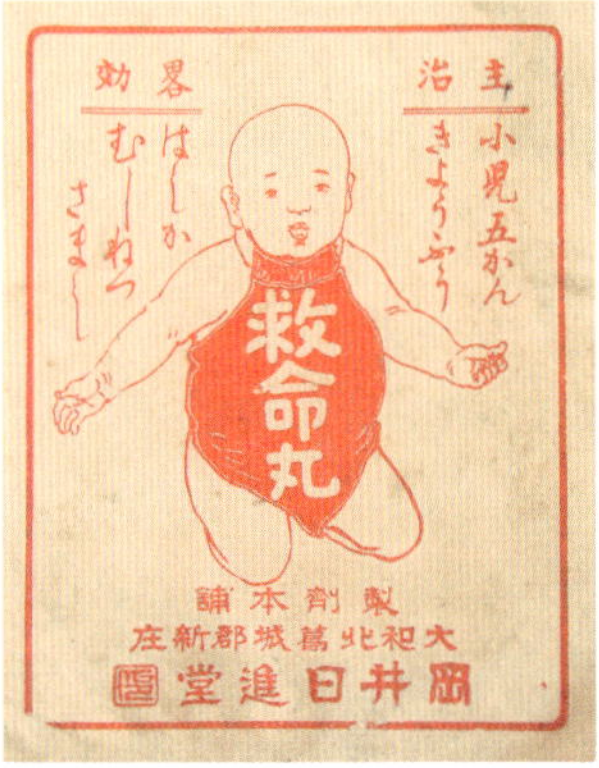

昭和前期　岡井日進堂

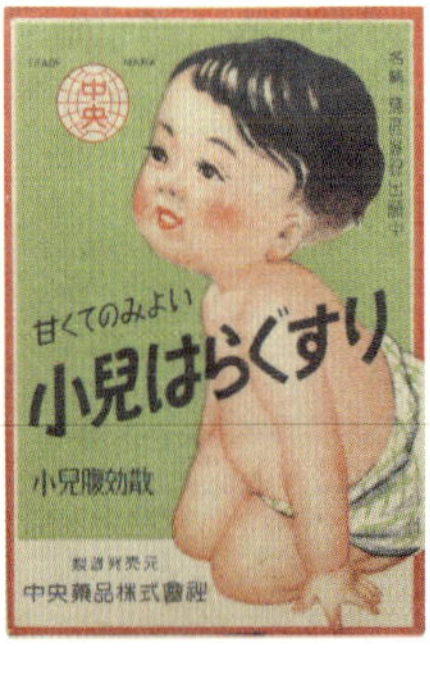

昭和中期　中央薬品

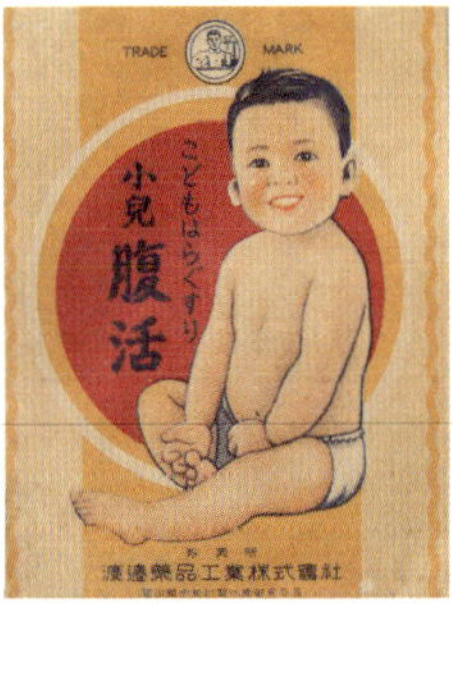

昭和中期　渡邊薬品工業

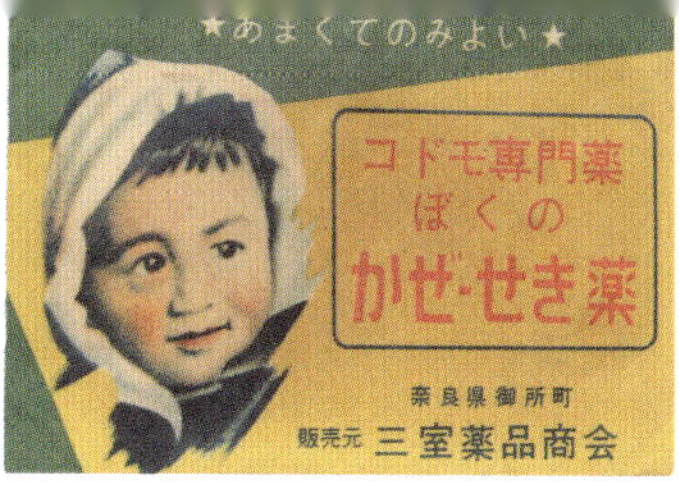

昭和中期　三室薬品商会

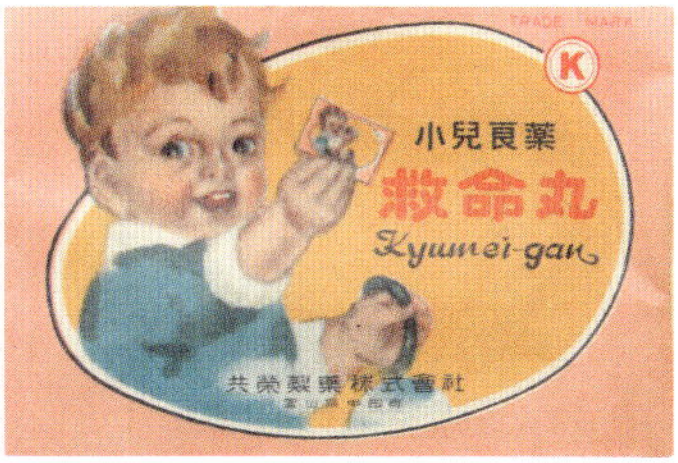

昭和中期　共栄製薬

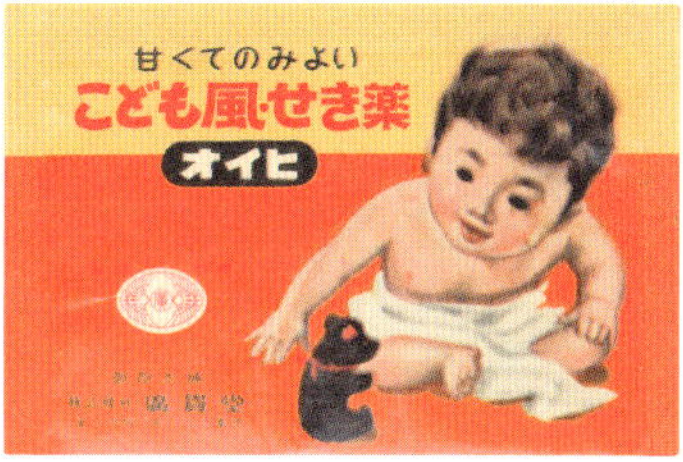

昭和後期　廣貫堂

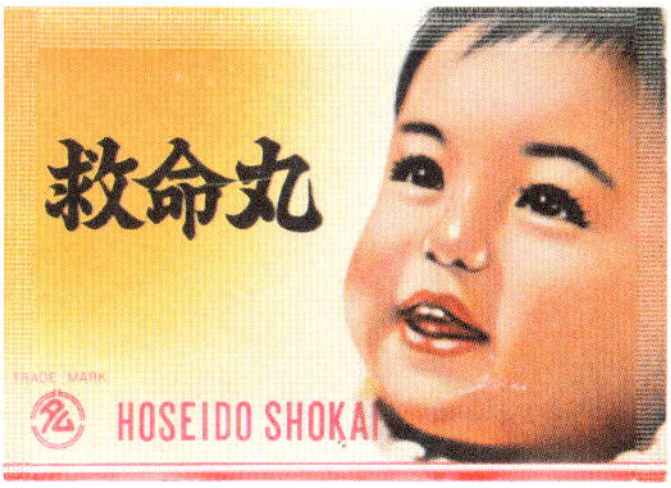

昭和後期　保生堂商会

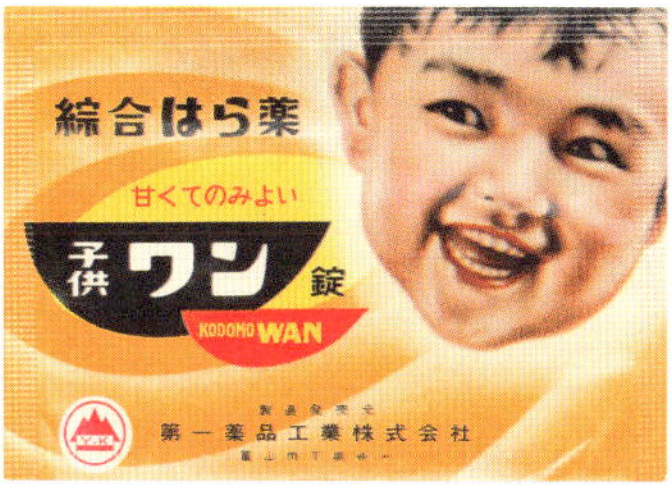

昭和後期　第一薬品工業

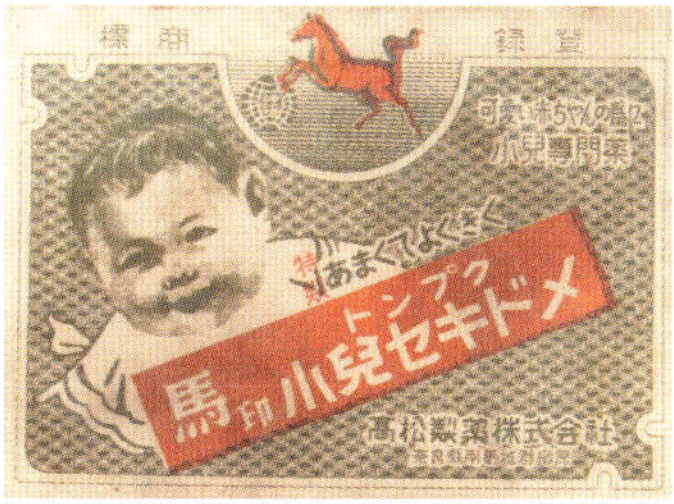

昭和中期　高松製薬

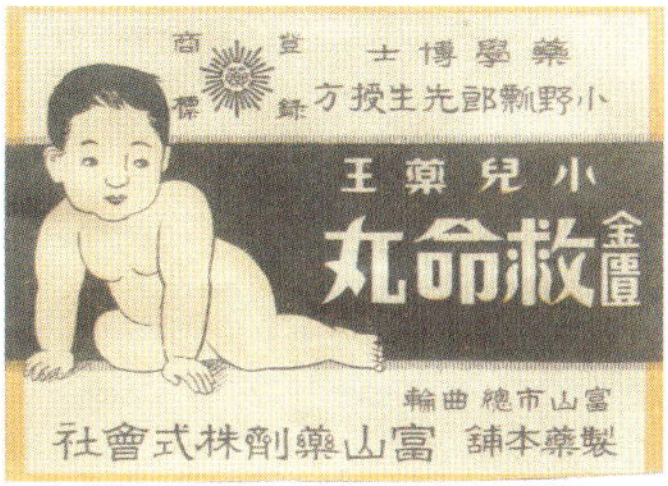

昭和前期　富山薬剤

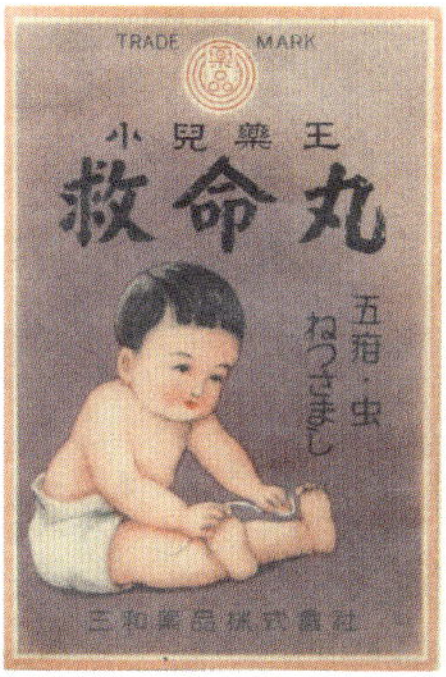

昭和中期　三和薬品

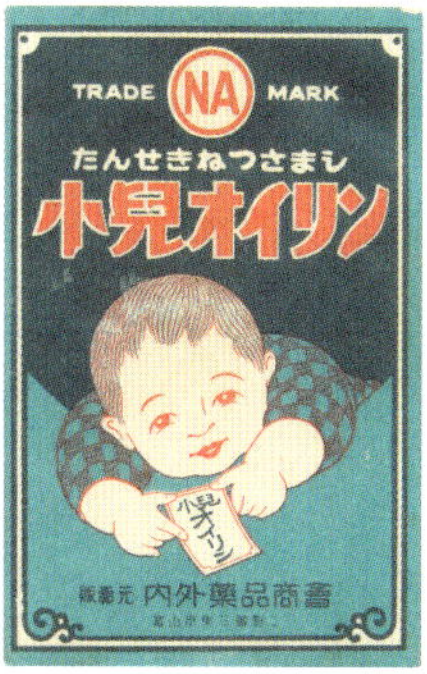

昭和中期　内外薬品商會

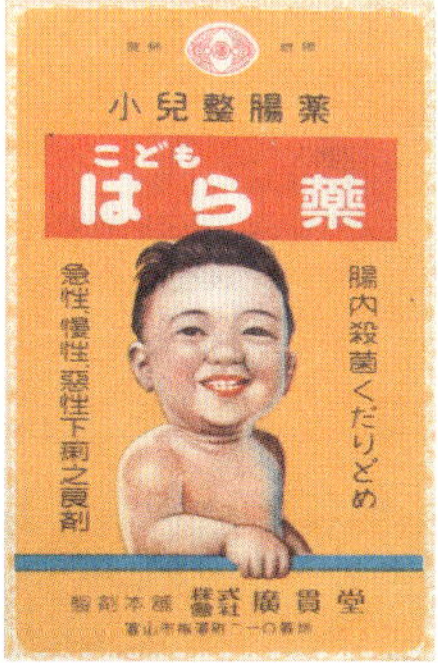

昭和中期　廣貫堂

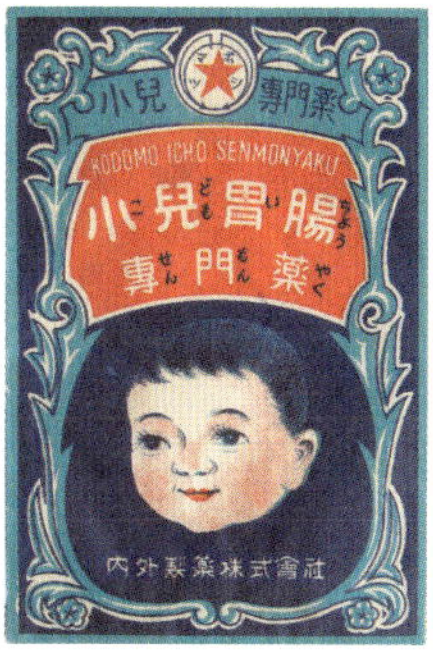

昭和中期　内外製薬

子供薬

おとぎ話

寝る時に母から聞いたおとぎ話もいくつか覚えていますが、中でも「かぐや姫」の中で「一本の光る竹がありました」のくだりには、子供心に、暗闇にぼうっとひかる竹を想像して、何だか恐ろしい気持ちがしたのを覚えています。今度は、私の娘が小さい時に、大きくなったら何になりたい？ときいたら、「お地蔵さん」という意外な答え。なぜと聞くと、「雪が降ったら頭の上に雪がずんずん積もって気持ちがよさそうだから」という返事。多分「傘地蔵」の印象からでしょう。あどけない答えですが、語り手の意図と聞き手が受け取るイメージは、子供の場合には随分開きがあるようです。さて、日本のお伽噺で3大太郎といえば「桃太郎」「金太郎」「浦島太郎」ですが、薬の袋はまさにそのまま、3大太郎の登場がよく見られます。強く健やかにの願いから、子供薬には「桃太郎」「金太郎」が圧倒的です。金太郎だけは坂田金時という10世紀頃の実在の人物ですが、積極的な成功者として、また、親孝行のシンボルとしてのこの二人の華やかなヒーロー達は、何より病に勝つ強さと健康の象徴でもあり、販売促進グッズや売薬みやげなど、展開も豊富です。ところが「浦島太郎」だけは子供薬ではなく、大人向けの腹薬や膏薬での登場なのです。だからといってこれは太郎の老後の悲哀や、乙姫とのあの夢をもう一度などを象徴しているのではありません。むしろ主体は亀です。鶴は千年亀は万年といわれる長寿の象徴としての起用と考えた方が自然でしょう。

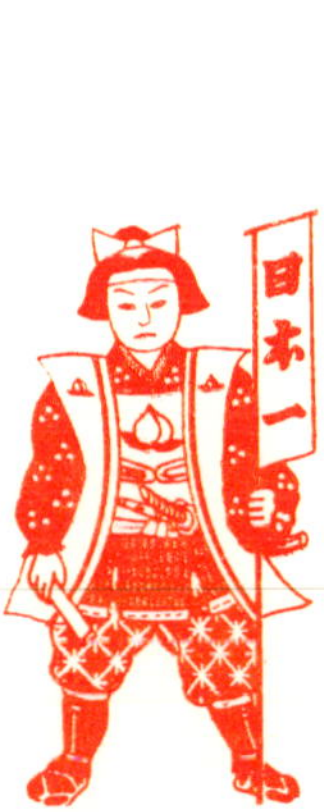

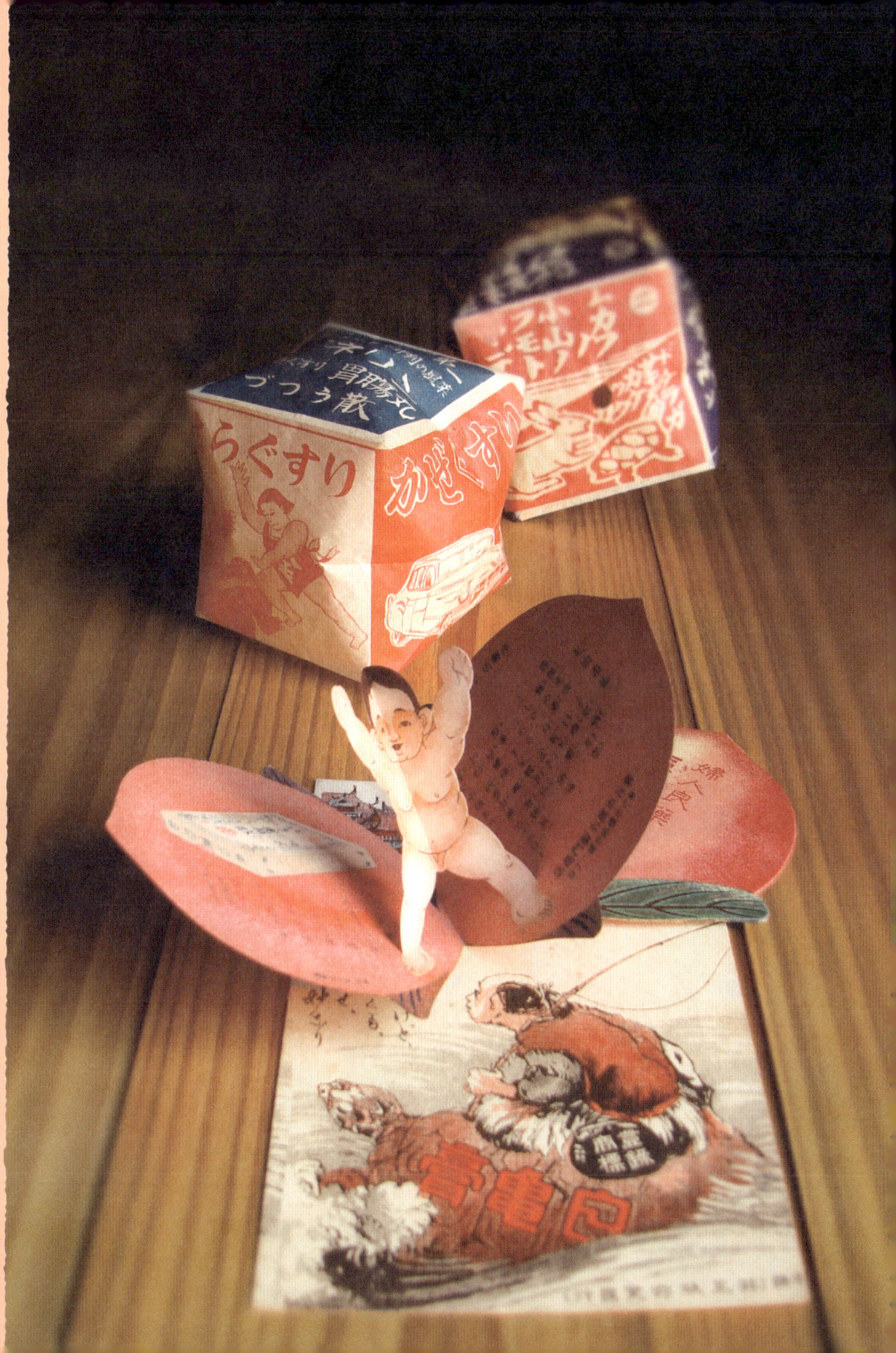
らぐすり
胃腸丸
づつう散
婦人良薬

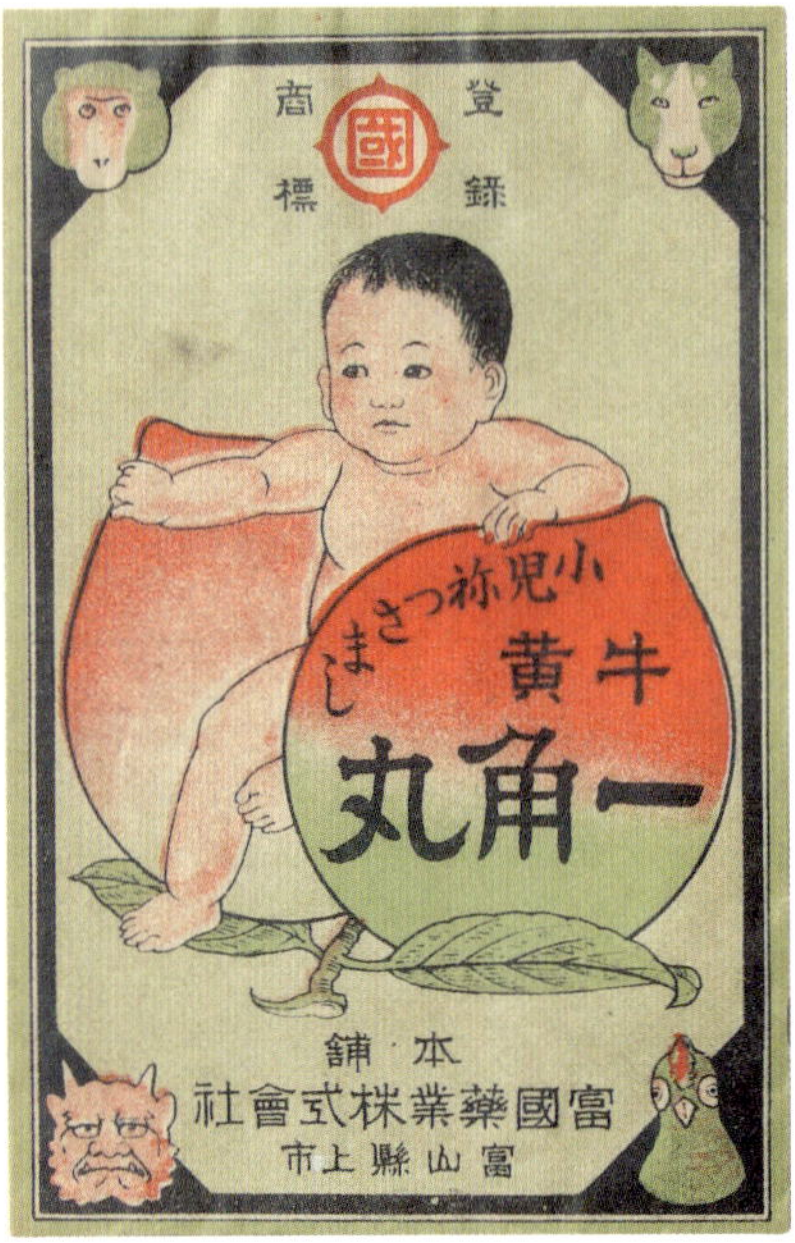

昭和前期　富國薬業

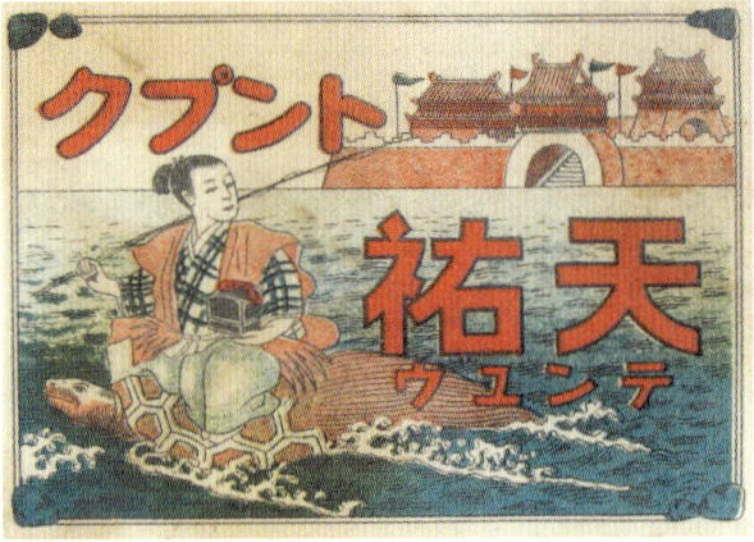

昭和前期　貫誠社

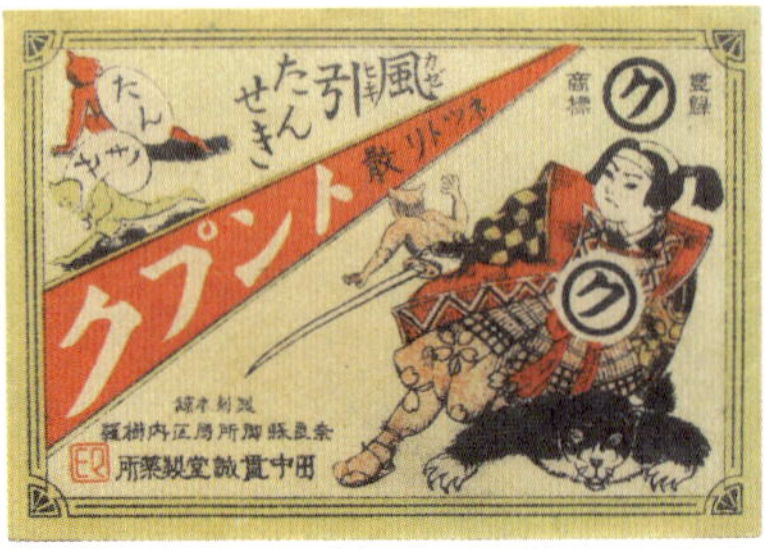

昭和前期　田中貫誠堂製薬所

子供薬・おとぎ話
26

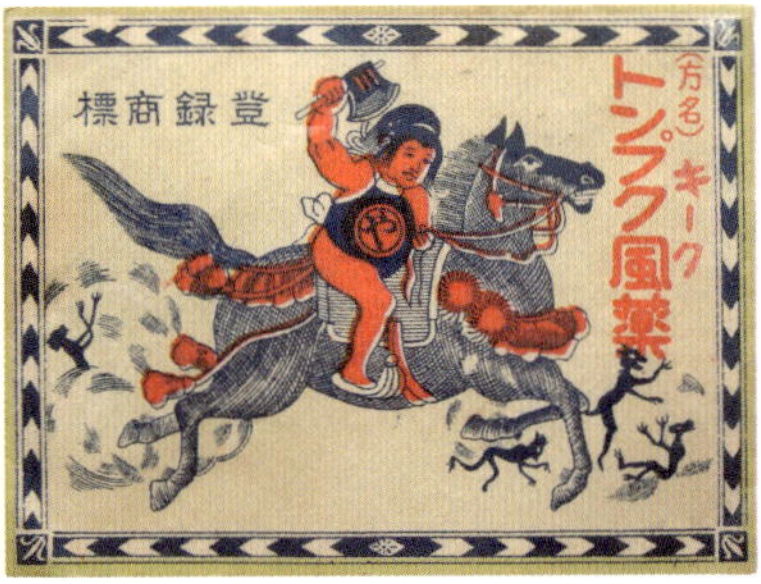

昭和中期　養壽堂製薬

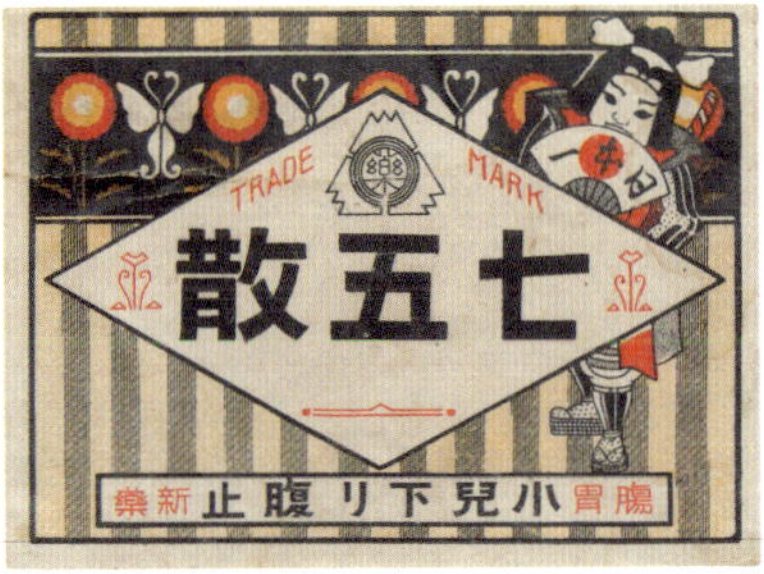

昭和中期　群馬県製薬

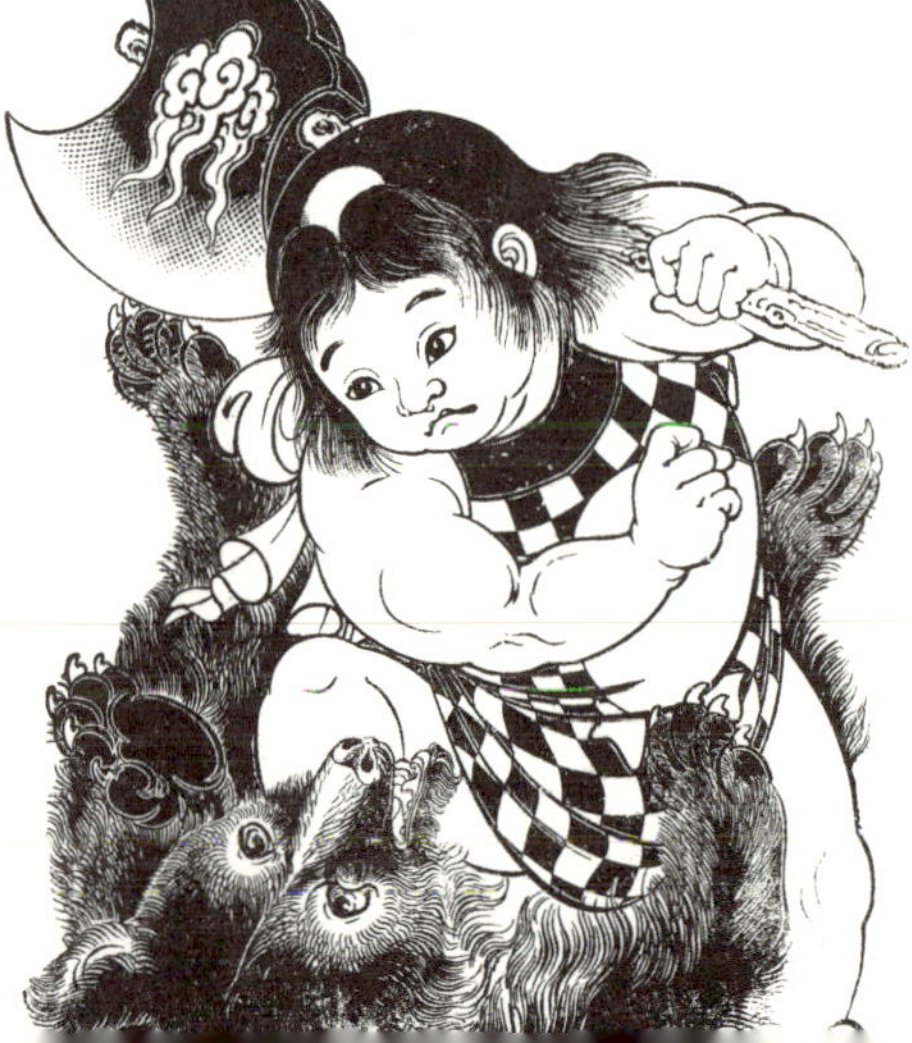

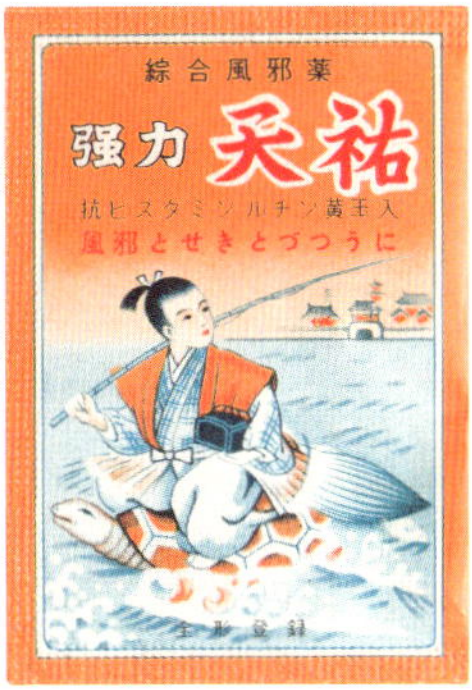

昭和後期　貫誠社

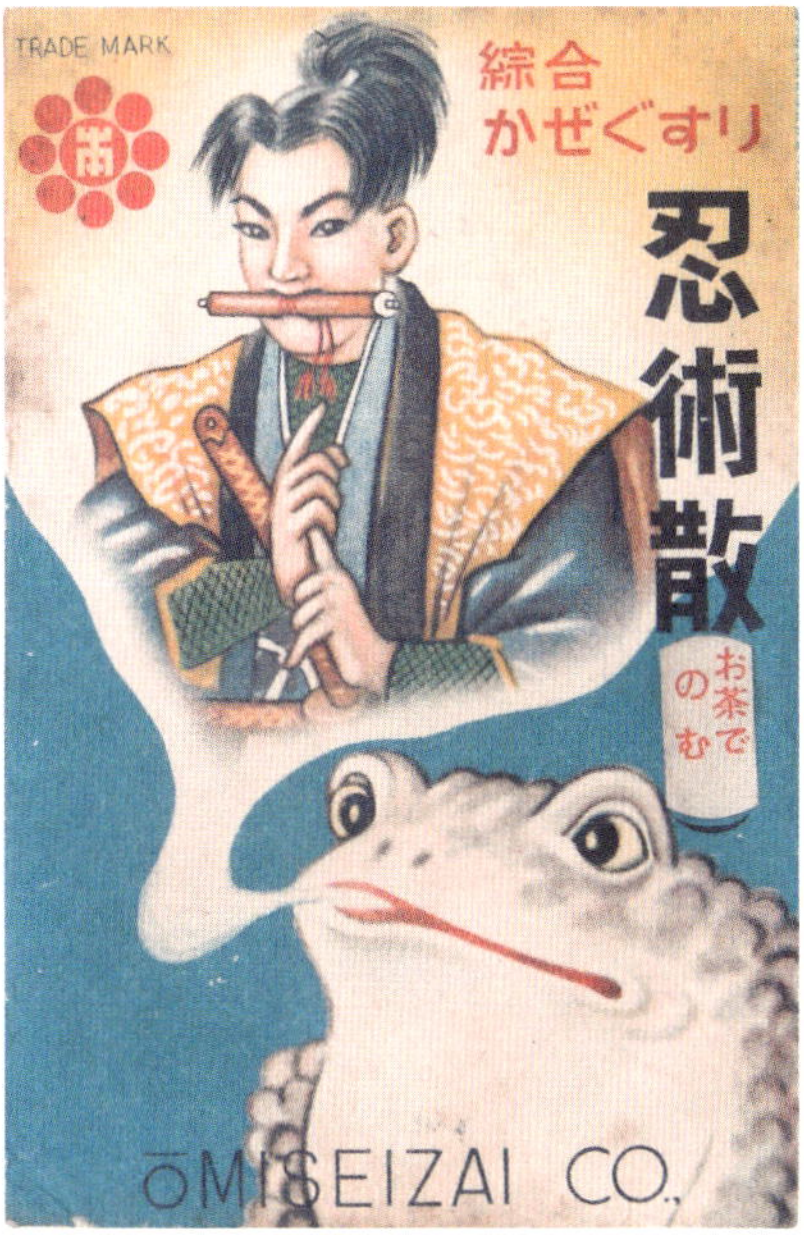

昭和中期　近江製剤

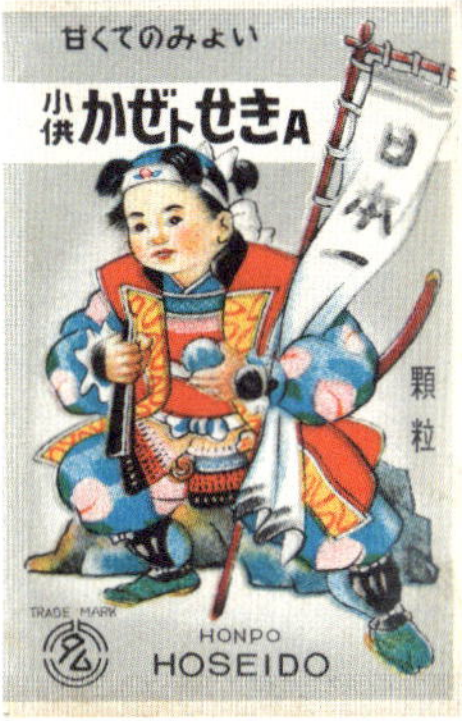

昭和後期

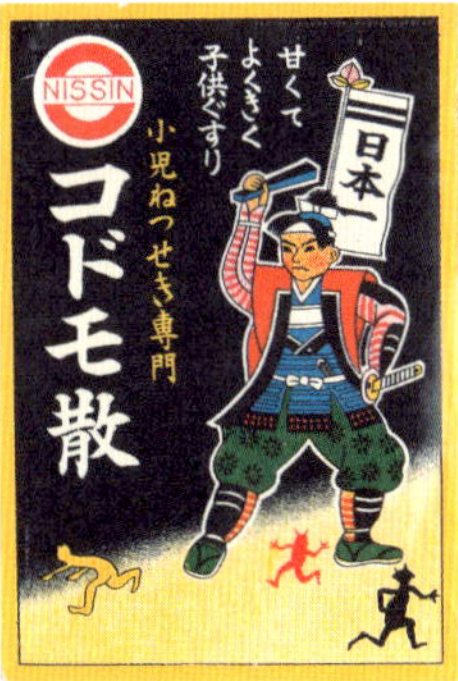

昭和後期　日進製薬

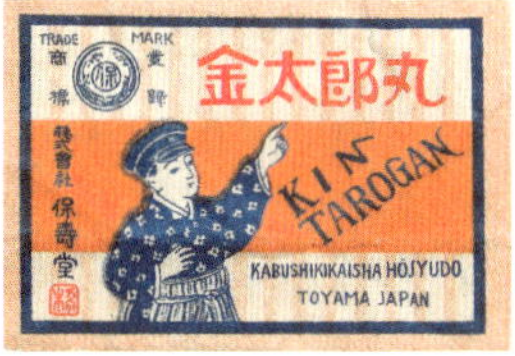

昭和前期　保壽堂

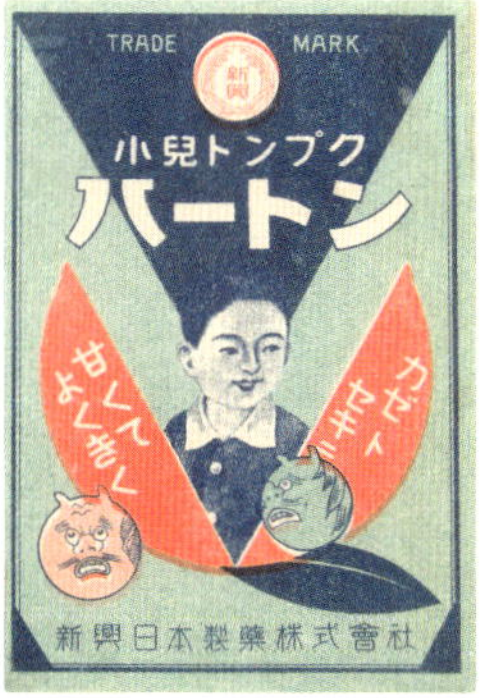

昭和前期　新興日本製薬

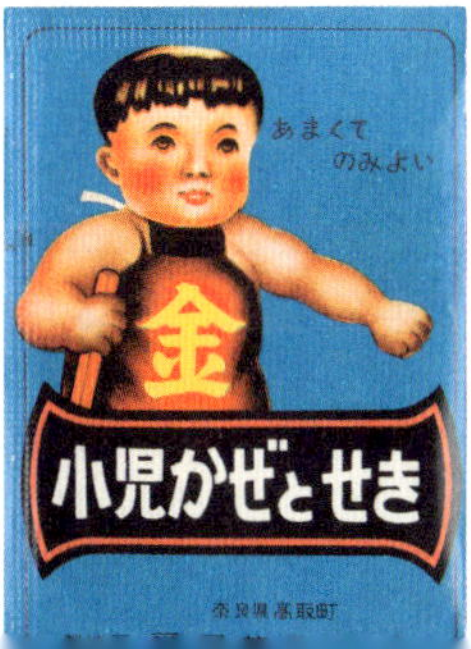

昭和後期　扇屋薬品本舗

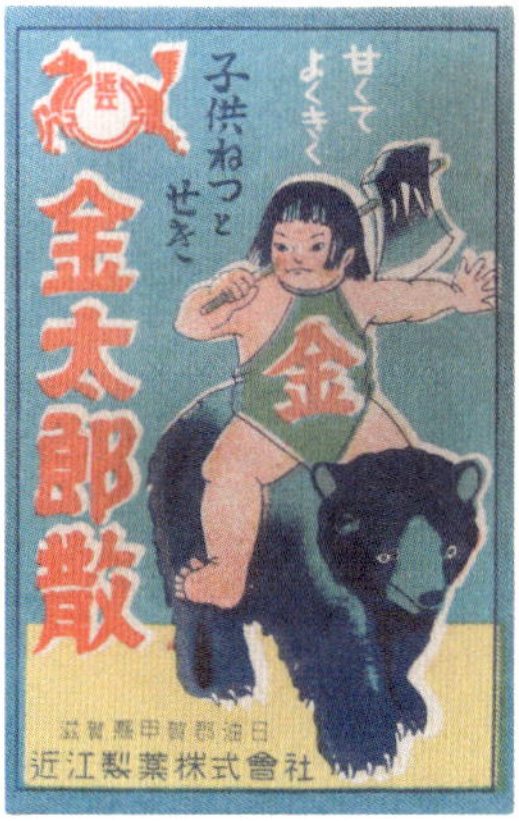

昭和中期　近江製薬

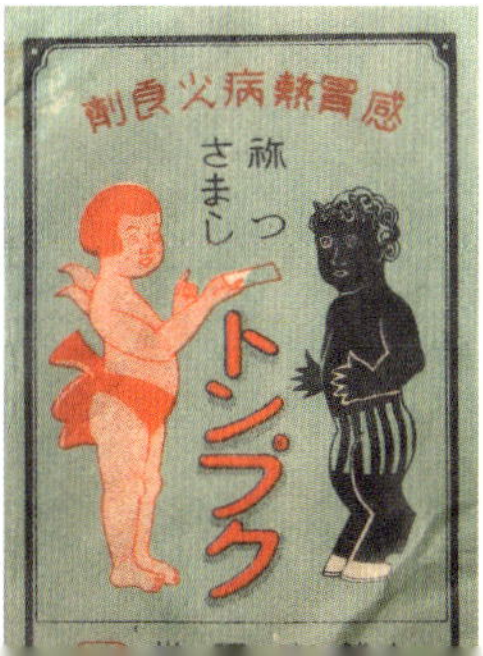

昭和前期　高田堂

27

Child Medicine

子供薬

天花粉の母子

私が子供の頃は、ベビーパウダーのことを天花粉と言っていました。湯上がりの赤ちゃんの皮膚をアセモなどから守るためのものですが、祖母も湯上がりの体につけていました。垂れた乳房の裏にアセモが出来なくするためだったのでしょう。また、床屋へ行くと、必ず最後に刈り上げた襟足にこの白い粉をつけられました。それが床屋へ行ったばかりの新品の頭の印でもあったのです。原料は滑石と古くはカラスウリの澱粉などを用いていました。水分を取りながらも乾燥させない工夫がそこにあったのです。天花粉のパッケージは中に粉を振りかける為の丸いボアを入れるため殆ど円筒形で、天面には必ずと言っていいほど浴衣姿の母と乳児の絵が描かれています。草分けは、シッカロール（明治39年 和光堂）で随分永く使われているように見えますが、よく見ると同じ銘柄の商品でも、母親のヘアスタイルが少しづつ時代に合わせて変わっているのに気がつきます。微妙に浴衣の柄も変化しています。よく売れている、または大衆に浸透している商品は、むやみにデザインを変えてはいけないことはよく知られています。気づかれないように少しづつ時代に合わせてマイナーチェンジしていくのは、花王石鹸のお月様マークの少しづつの変化などにも代表されます。進化という名の変化を求められることが多い今の消費社会の中で、配置薬はあくまで、昔からあるよく知られた薬が安心だからということで、あえて変化が求められない分野であったとも言えます。

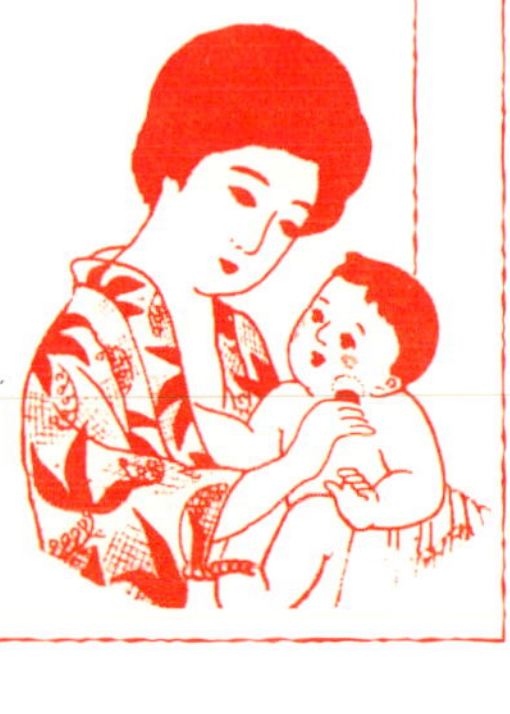

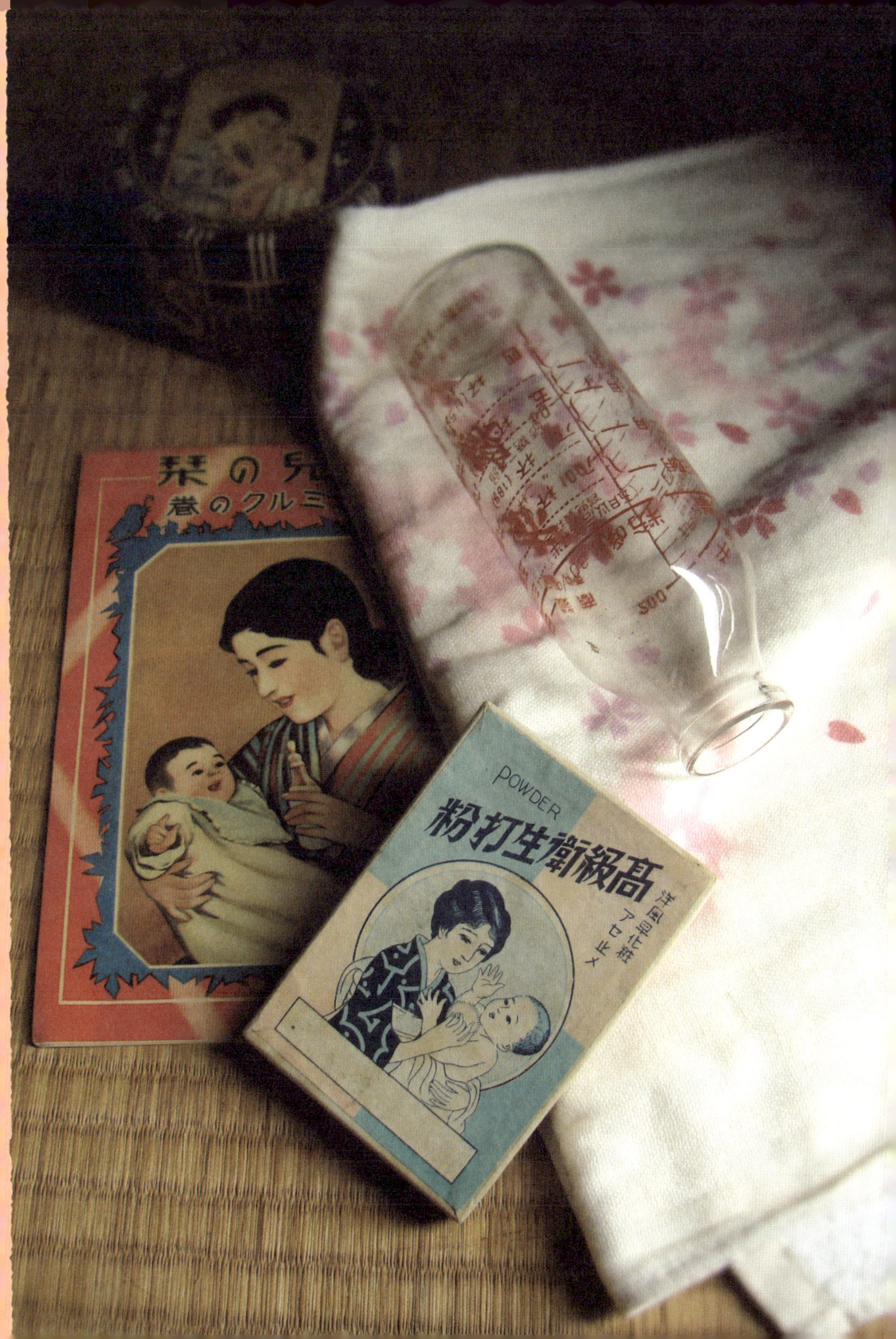
兒の栞
ミルクの巻
POWDER
高級衛生打粉
洋風早化粧
アセ止メ

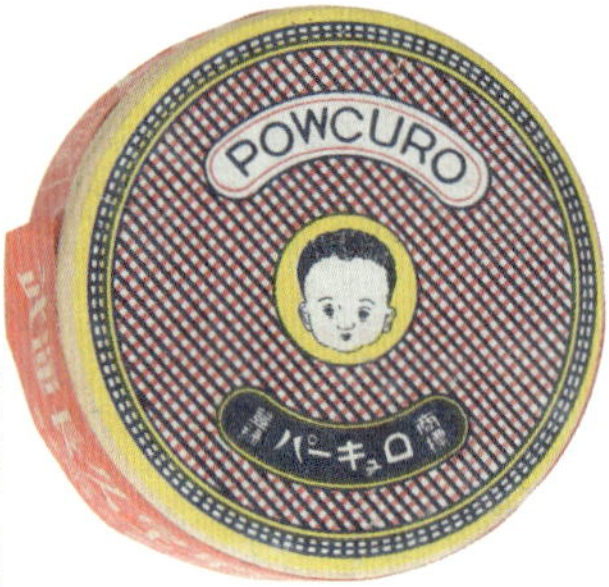

昭和前期　宝製薬

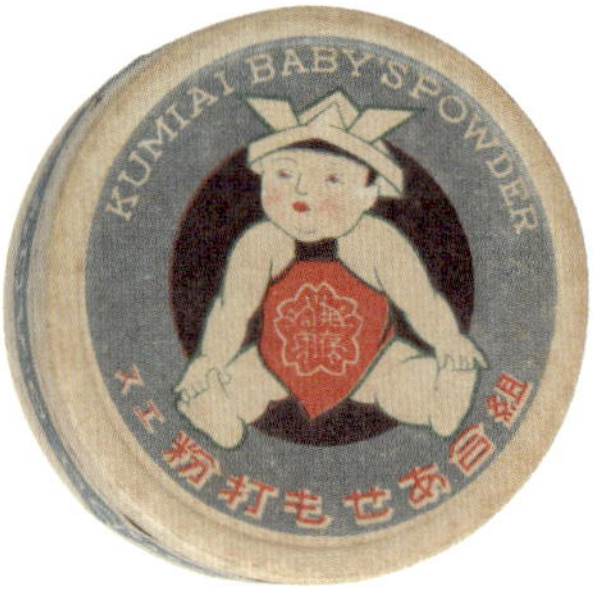

昭和前期　全国購買組合

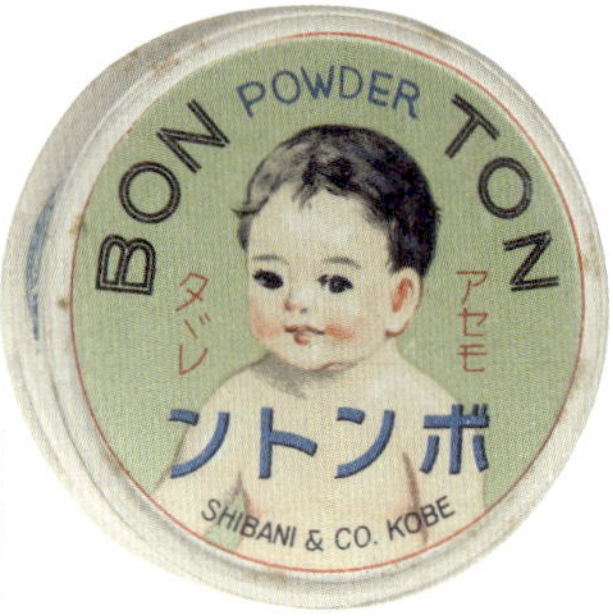

昭和前期　芝仁商店

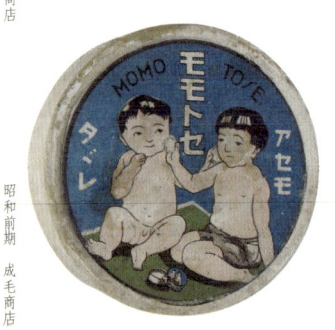

昭和前期　成毛商店

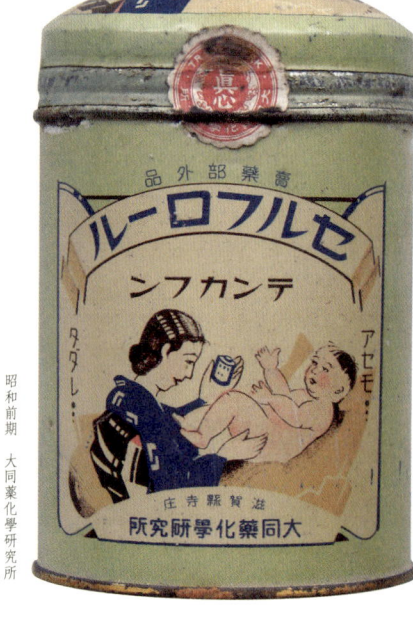

昭和前期　大同薬化學研究所

子供薬・天花粉の母子
27

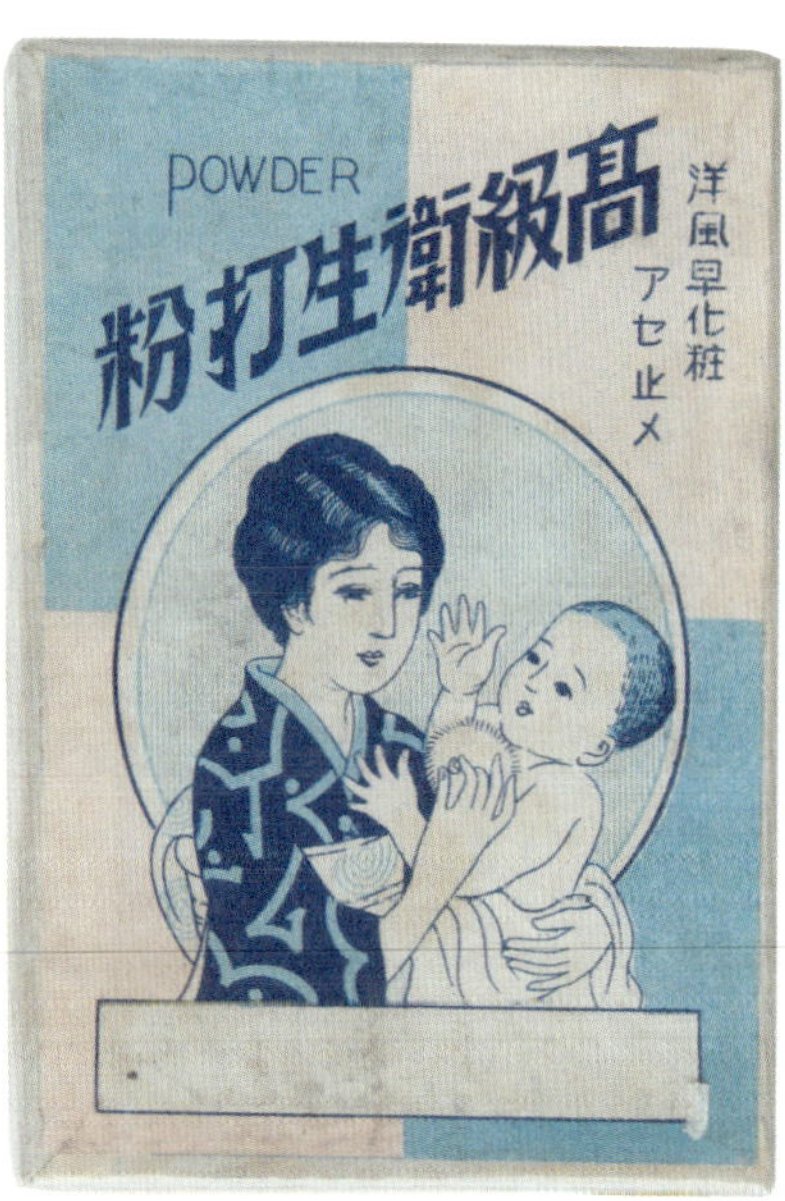

昭和前期

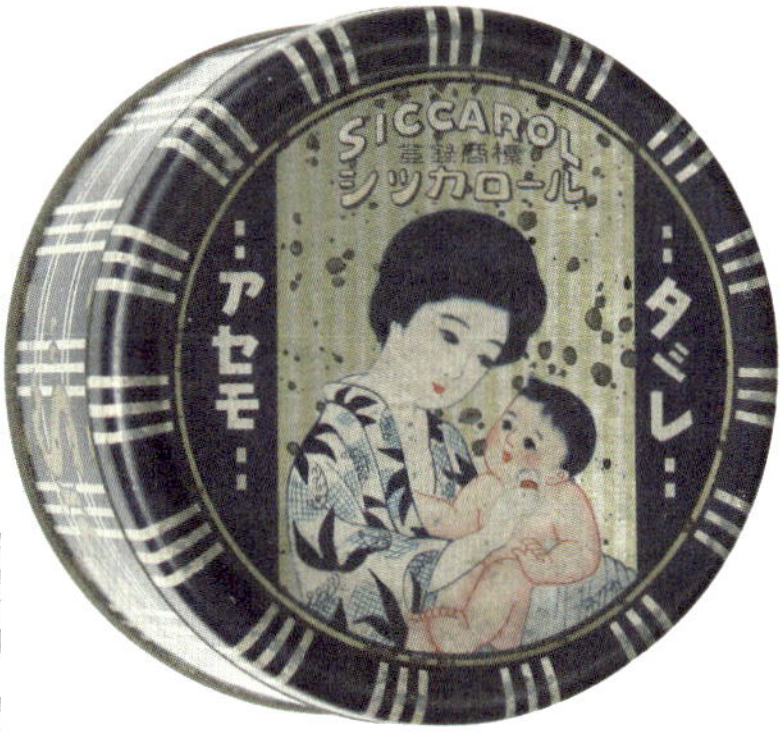

昭和前期　和光

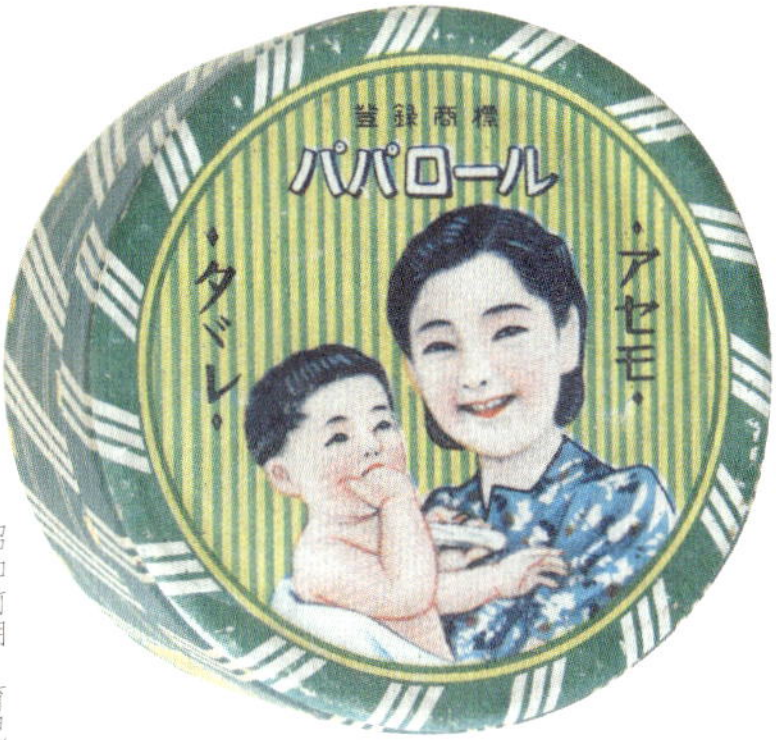

昭和前期　育児の会

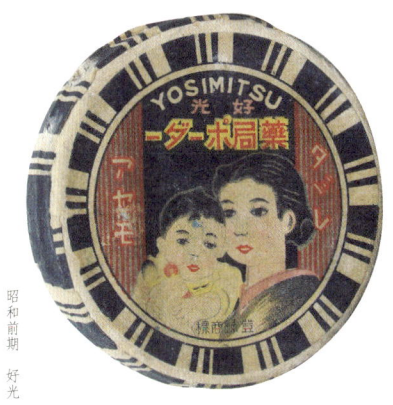

昭和前期　好光

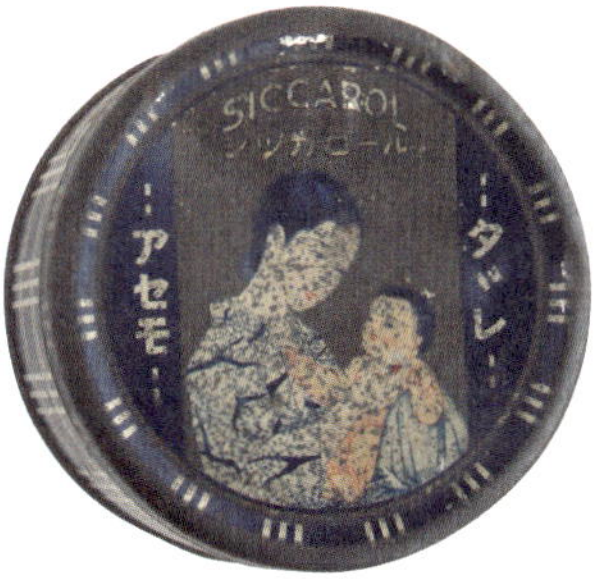

昭和中期　和光

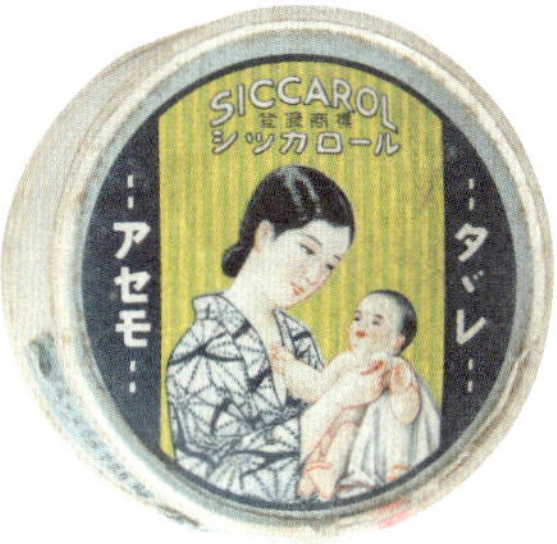

昭和中期　和光

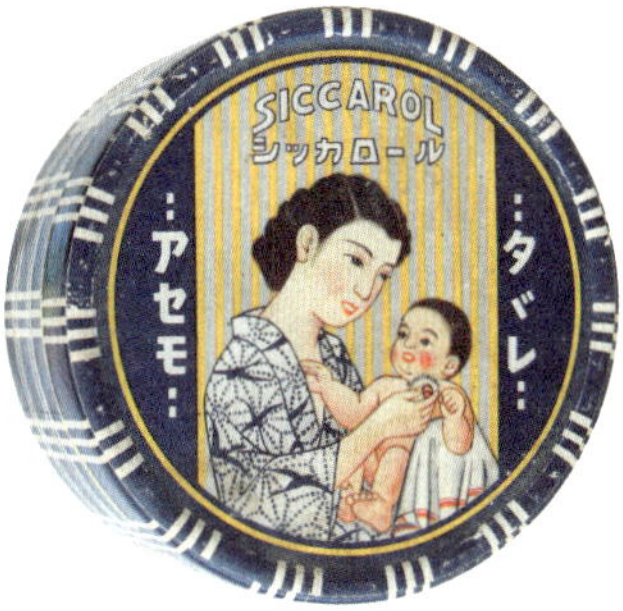

昭和中期　和光

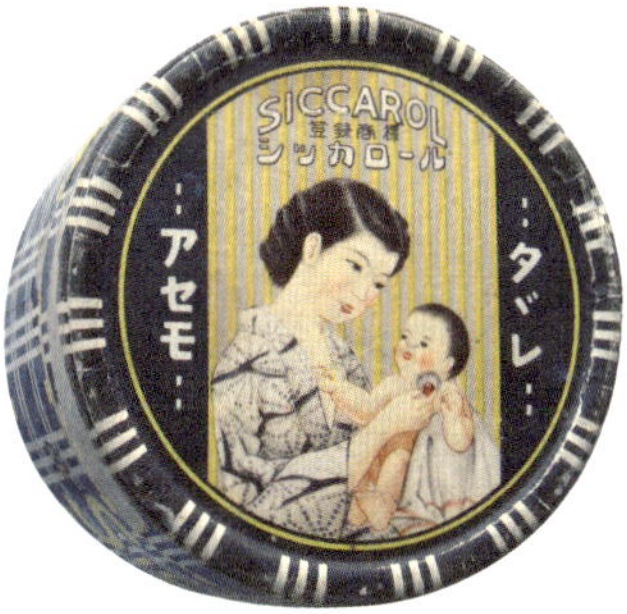

昭和中期　和光

28

Child Medicine

子供薬

天使

天使と言えば、ロマンチックなその言葉の響きに、誰でも背に羽根の生えた美女か空飛ぶ裸の幼児を思い浮かべるでしょう。姿ばかりでなく、心が清廉な人にも天使のようなと喩えたりしますね。天使（エンジェル）の概念も巾が広い解釈がありますが、基本は神ではなく神の使いです。そして中世以前は男子の姿で、羽根はなかったのです。ルネッサンス期の絵画あたりに、ローマ神話の愛の神クピドーやギリシャ神話のエロスなどのイメージがかさなって、現在のような美しいかあるいはカワイイイメージになったと言われています。日本では森永製菓のエンゼルマーク（明治38年登場）で知られています。クピドーの英語読みはキューピッドで、今では恋の使いになっていますね。おなじみのキューピー人形はアメリカのローズ・オニールによりキャラクター化（１９０３年）されたものです。よく見ると、背中に小さな羽根（のようなもの）がついていますね。（キユーピー株式会社は大正11年に商標登録）

さて、売薬では、西洋化のシンボルキャラクターとして明治末頃より天使が急に普及し始めています。元は宗教的意味合いのものですが、日本ではその意味はまったく関係なかったようで、次ページの健通丸（参天堂薬房）のように、大和美人にそのまま天使の羽根をつけたキャラクターが和洋折衷文化をいかにも象徴し、その上フレーム装飾は中国の雷模様であり、当時の混沌とした国際感覚を顕著に表しているようです。幼児姿のイメージだからといって子供薬での使用ばかりでなく、誰にでも抵抗感なく愛されるキャラクターとして、広範囲に使用されています。

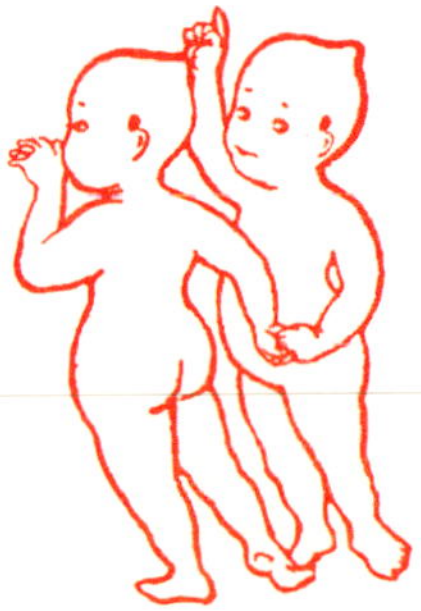

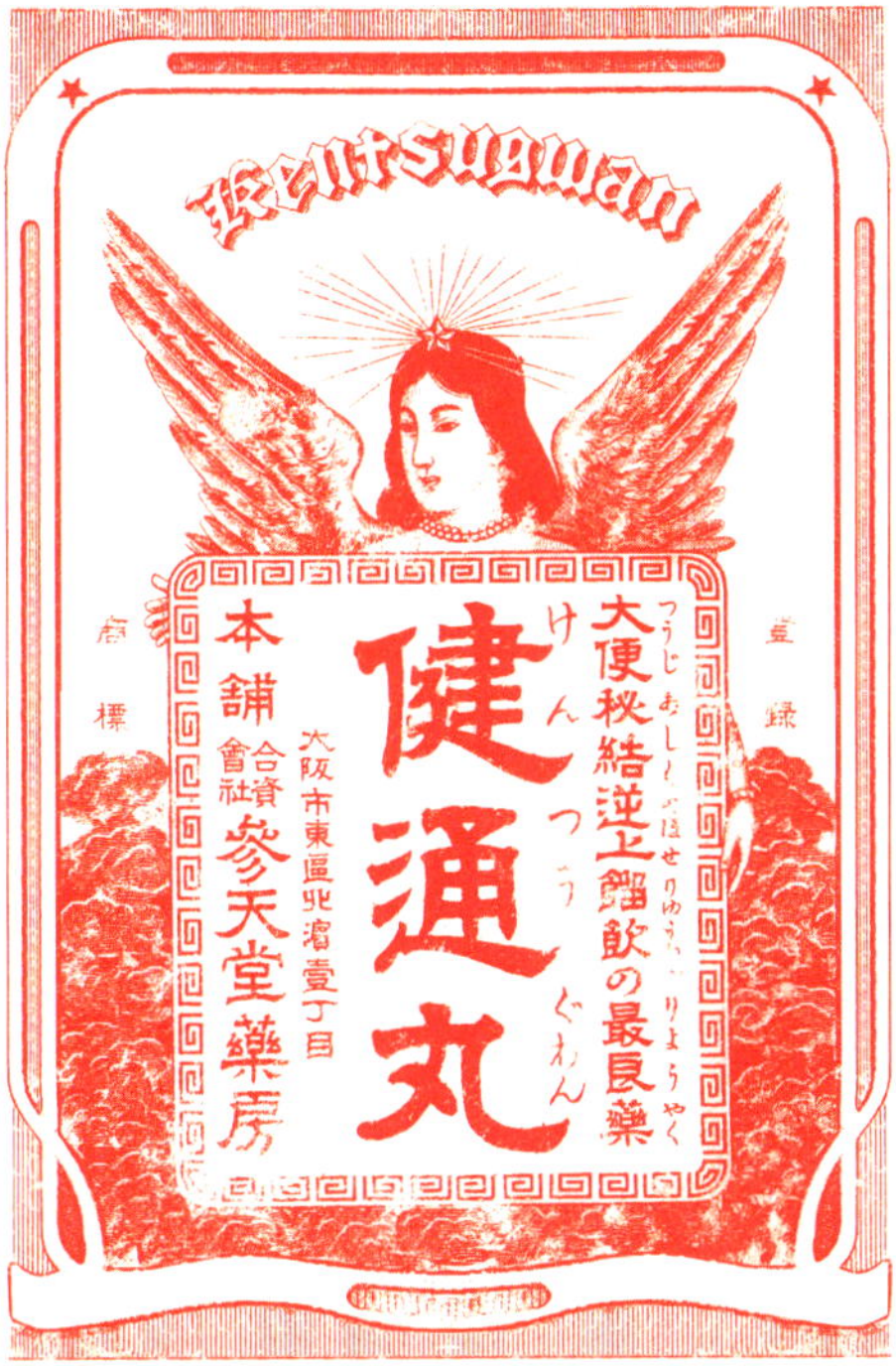
Kentsugwan
大便《つうじ》秘結逆上溜飲の最良薬《りょうやく》
健《けん》通《つう》丸《ぐわん》
登録
商標
大阪市東區北濱壹丁目
本舗
合資會社
參天堂藥房

明治後期・大正　参天堂薬房

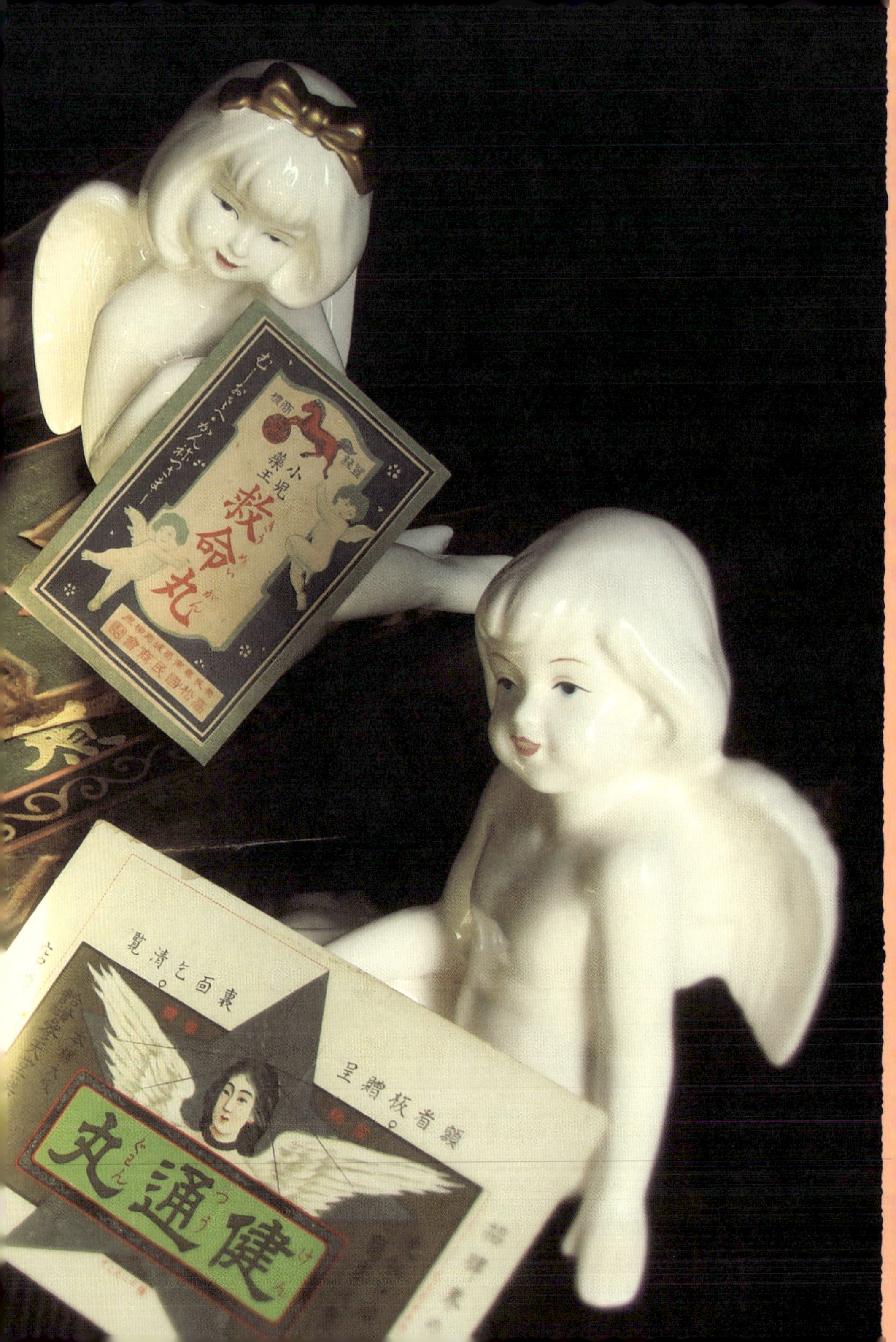
小児藥王
救命丸
裏面ご清覧。
健通丸

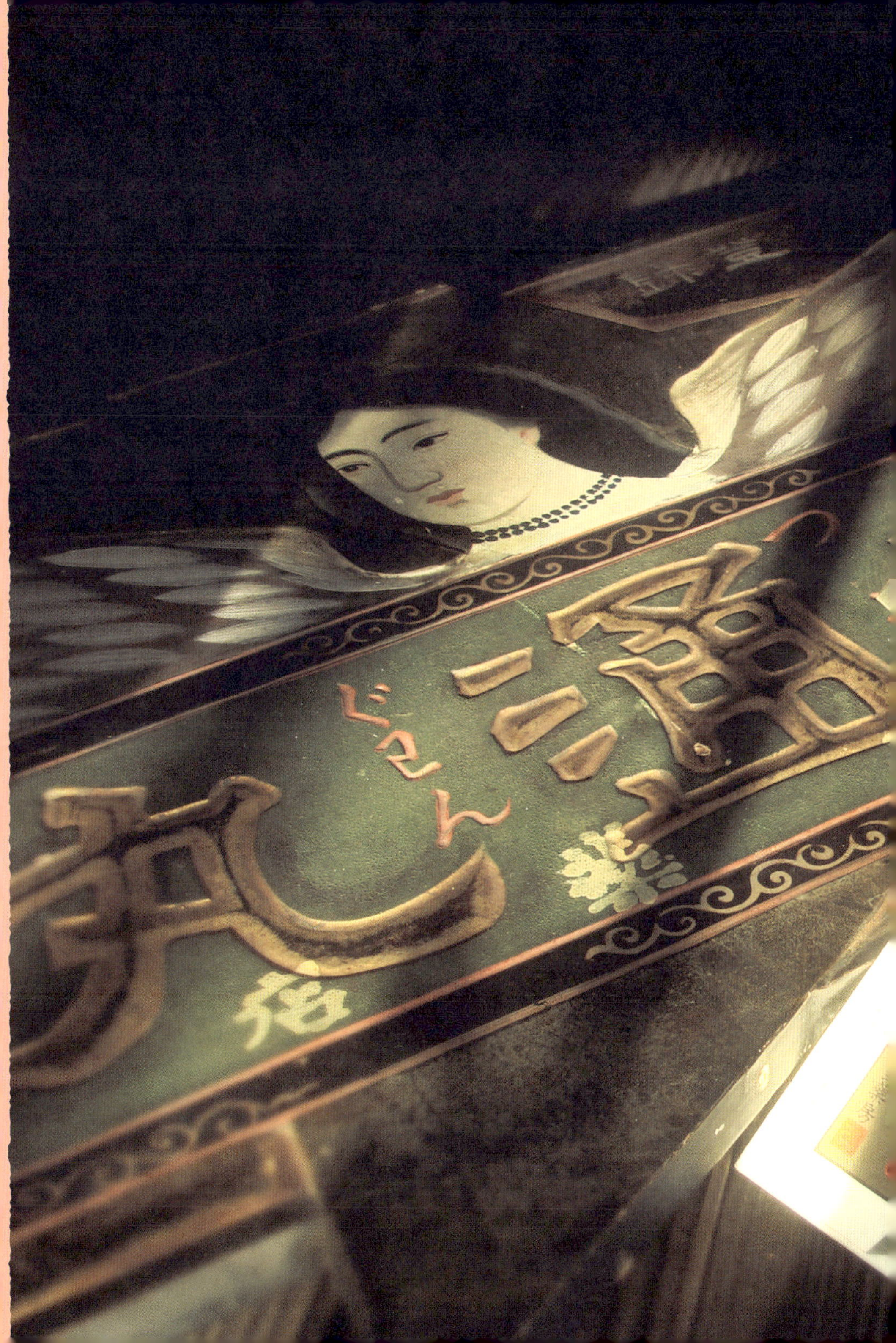

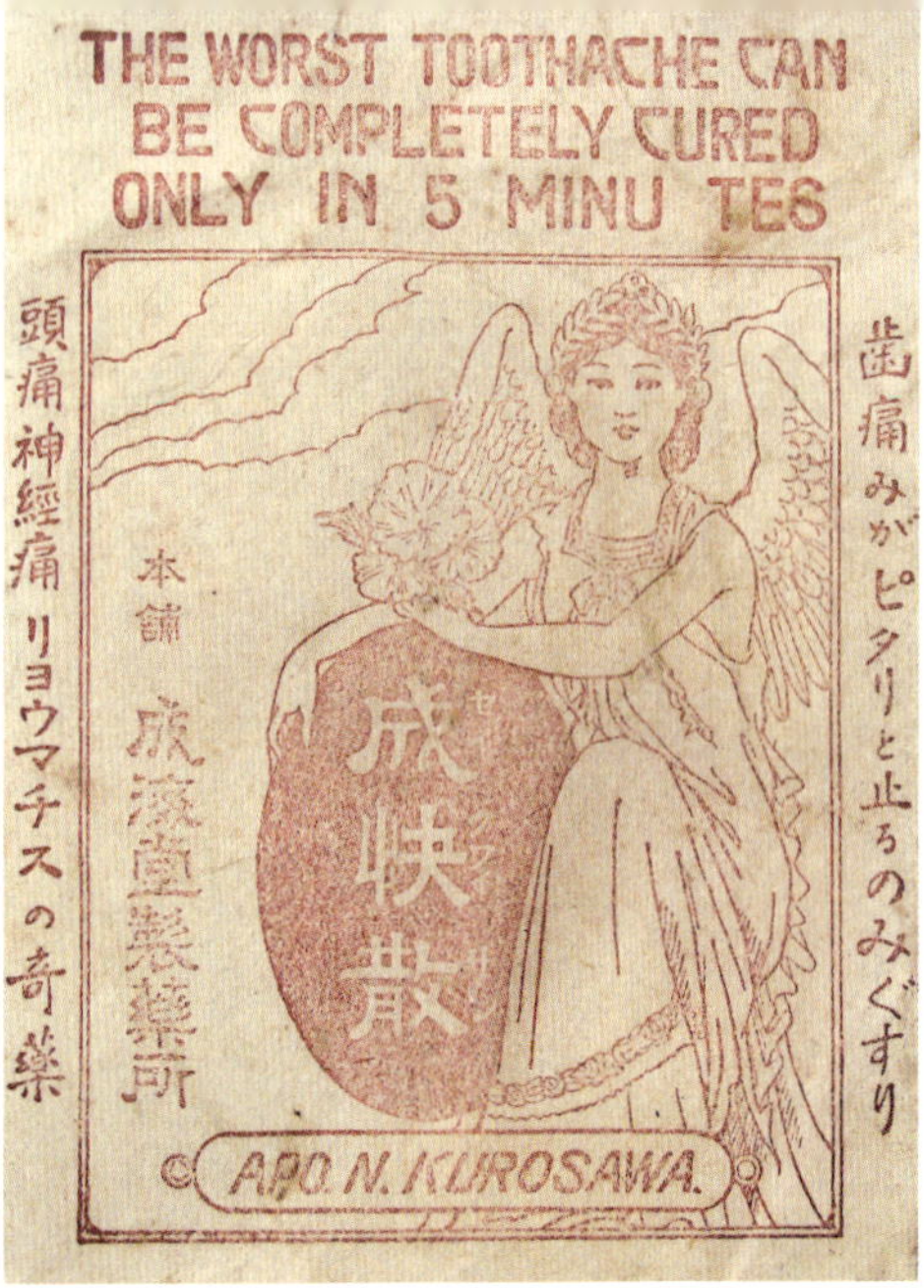
THE WORST TOOTHACHE CAN
BE COMPLETELY CURED
ONLY IN 5 MINU TES
頭痛神經痛リヨウマチスの奇藥
歯痛みがピタリと止るのみぐすり
本舗
APO. N. KUROSAWA.

昭和中期　成海堂製薬所

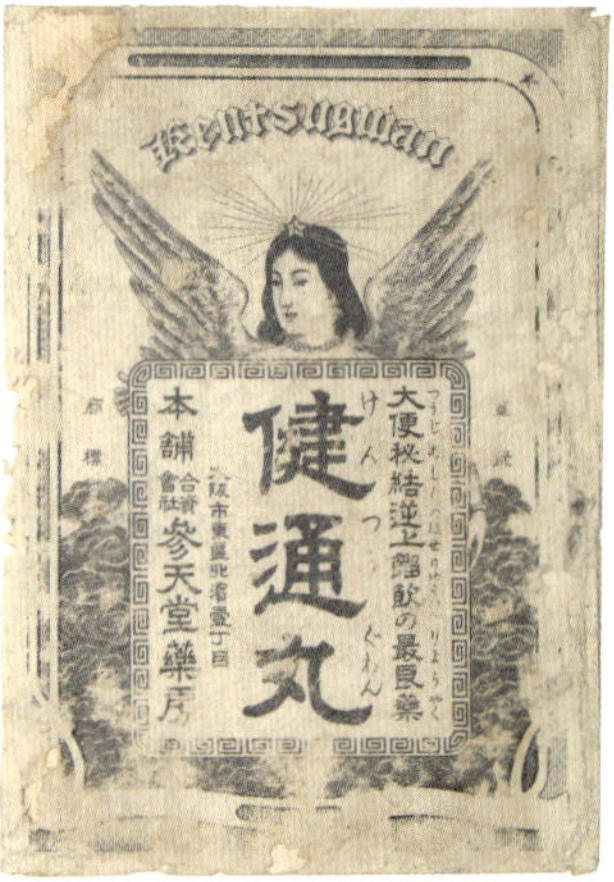

明治後期・大正　参天堂薬房

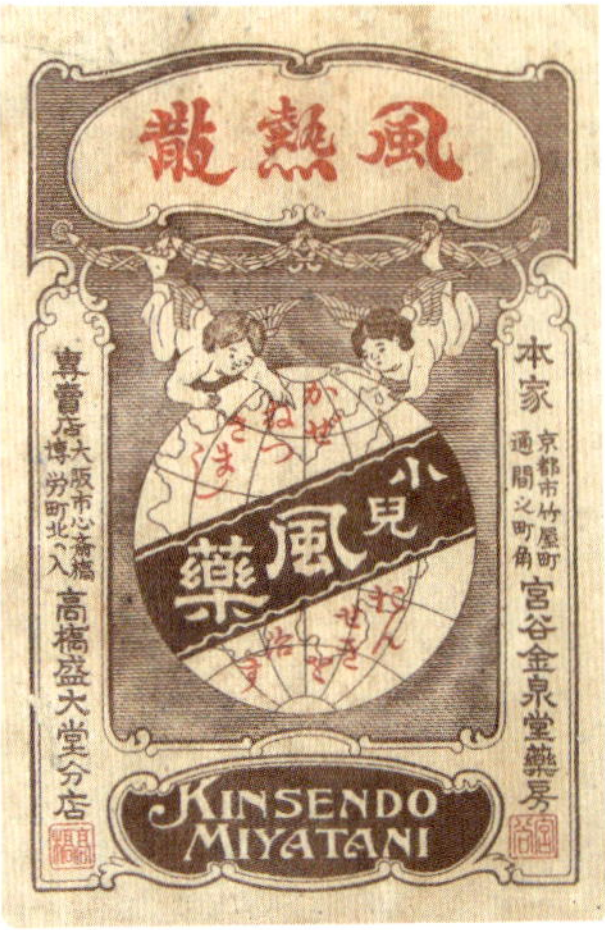

明治後期・大正　高橋盛大堂

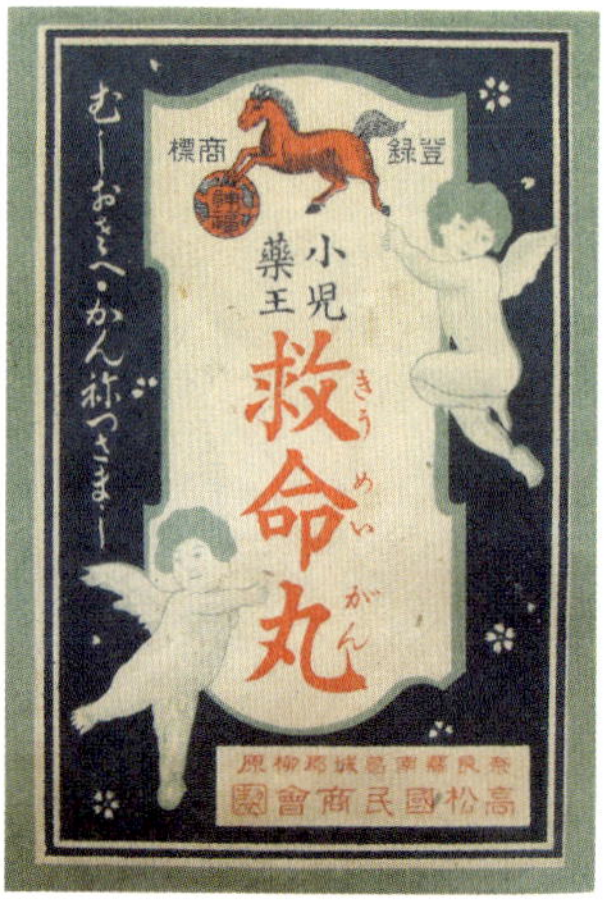
商標
登録
小兒藥王
救《きう》命《めい》丸《がん》
高松國民商會

昭和前期　高松國民商會

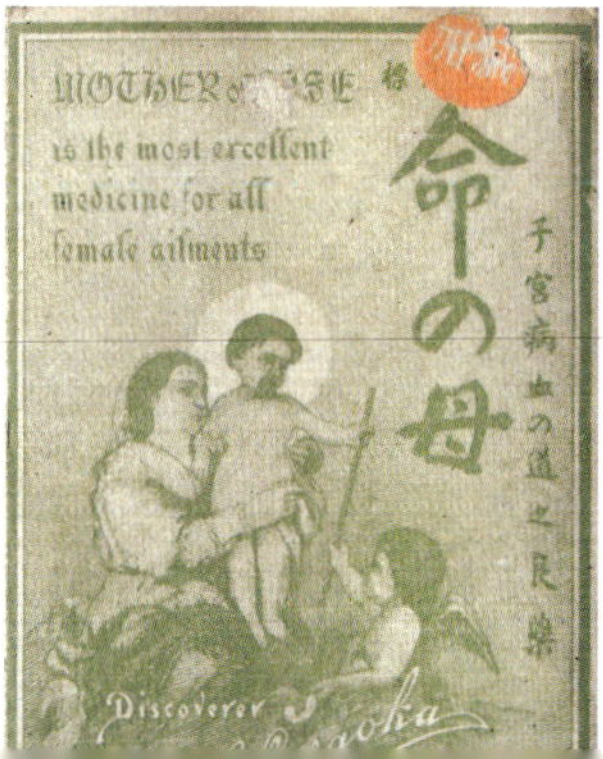
is the most excellent
medicine for all
female ailments
命の母
Discoverer

昭和前期　笹岡薬品

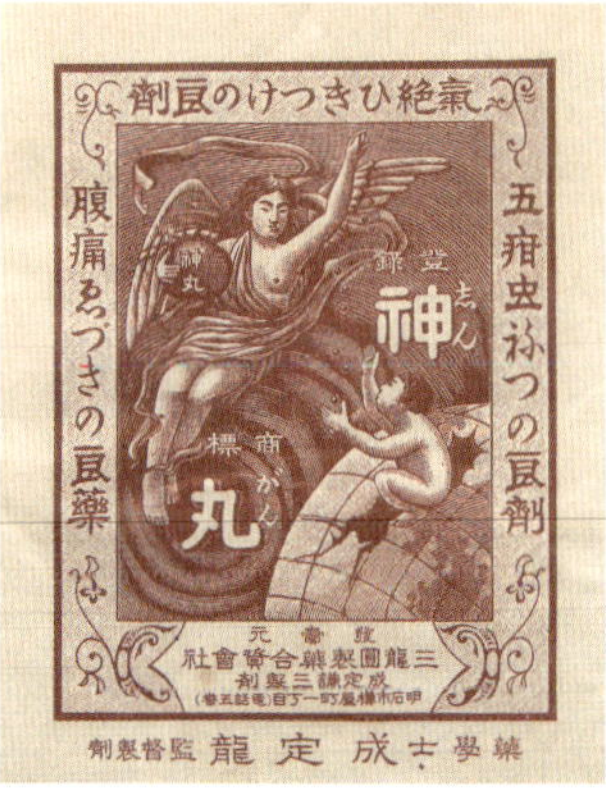

昭和前期　三龍圓製薬

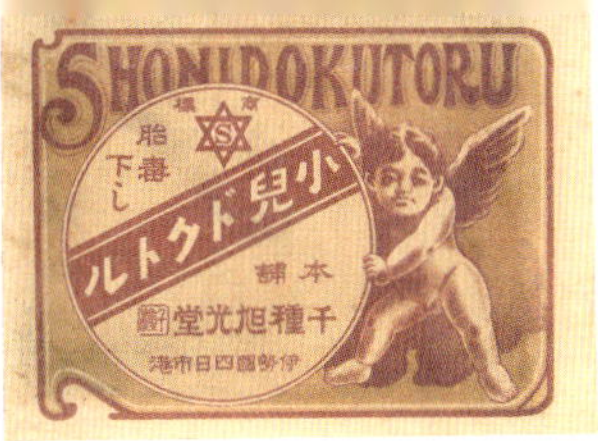

明治後期・大正 千種旭光堂

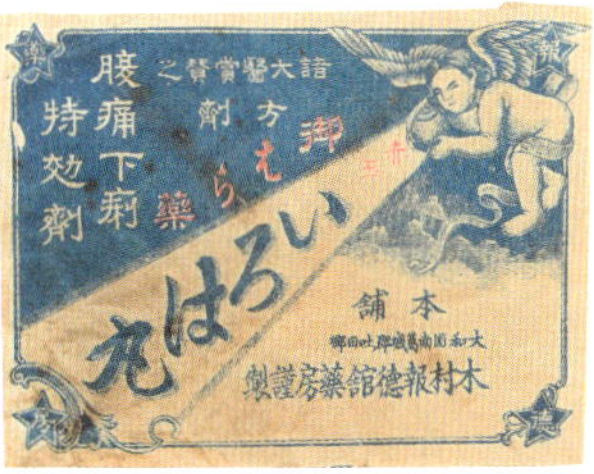

明治後期・大正 木村報徳館薬房

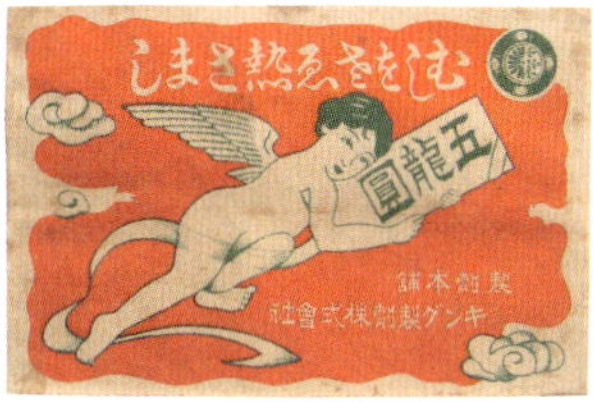

昭和前期 キング製剤

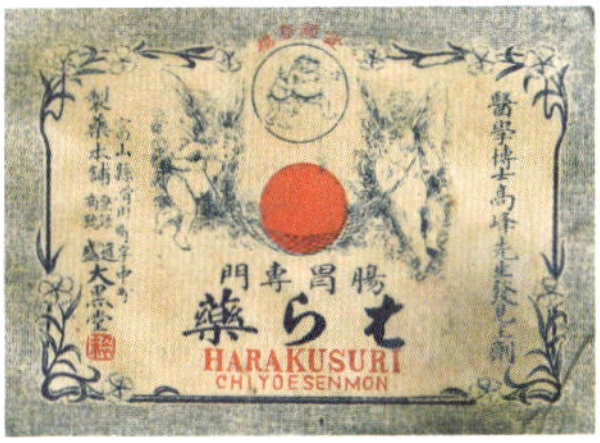

昭和前期 進盛大黒堂

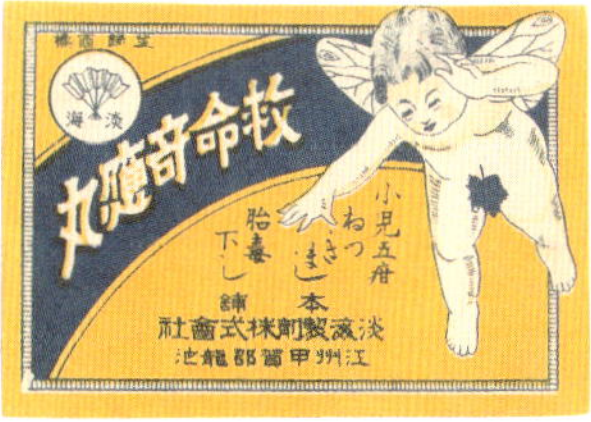

昭和前期 淡海製剤

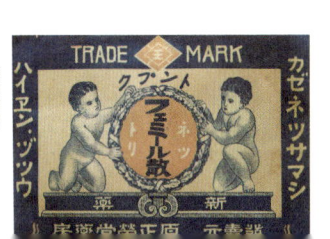

昭和前期 原正栄堂薬房

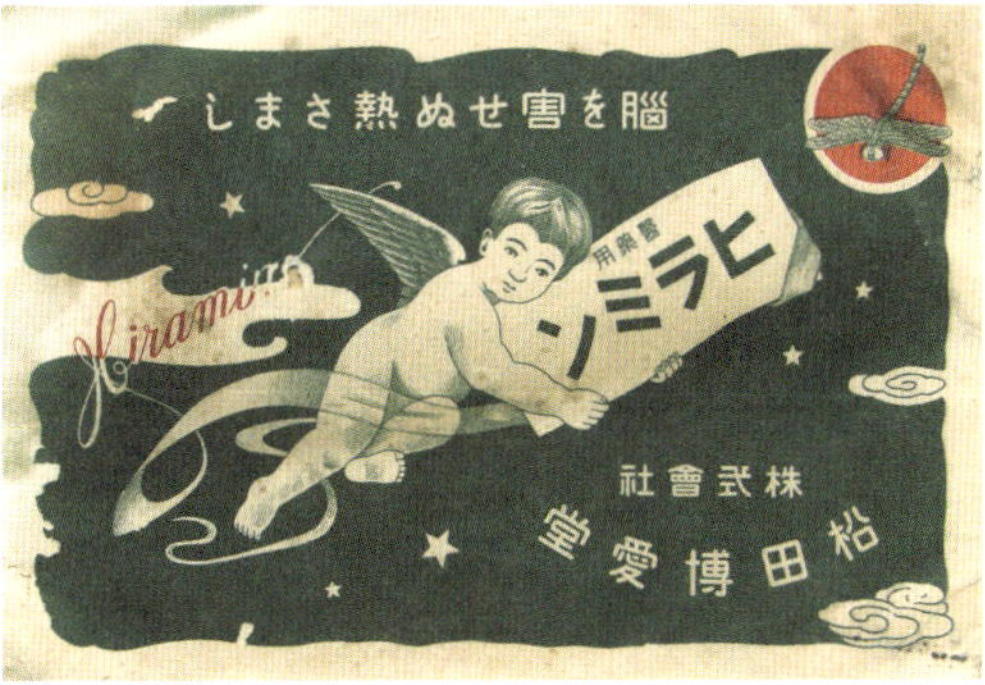

昭和前期 松田博愛堂

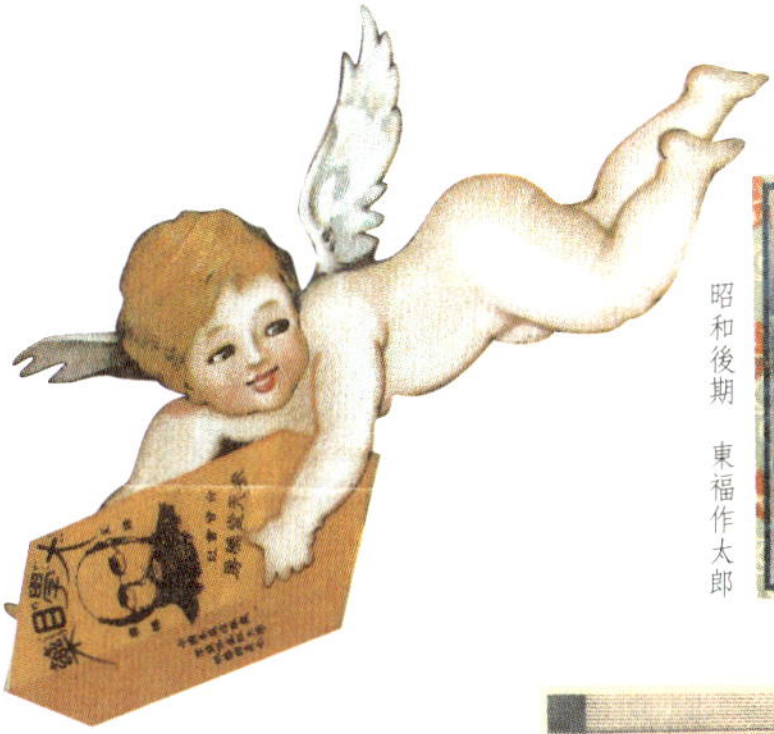

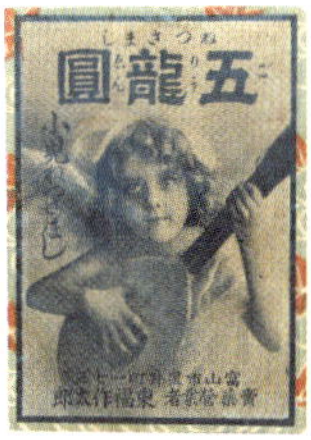

昭和後期 東福作太郎

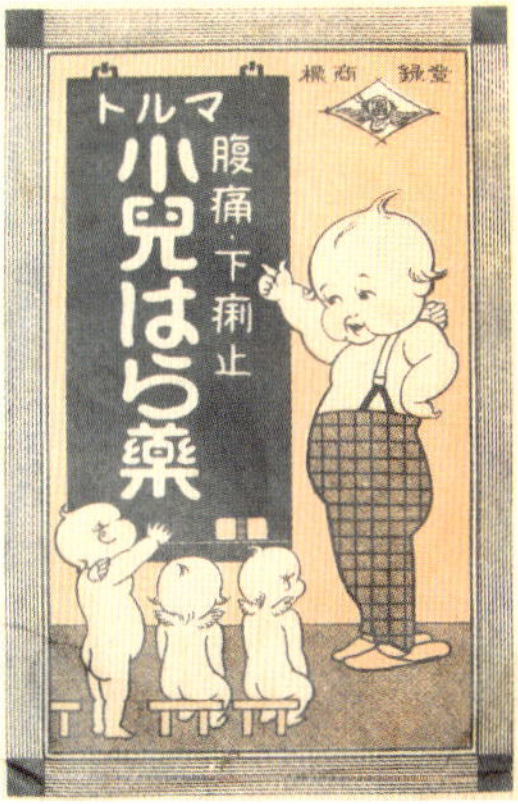

昭和前期 マルト

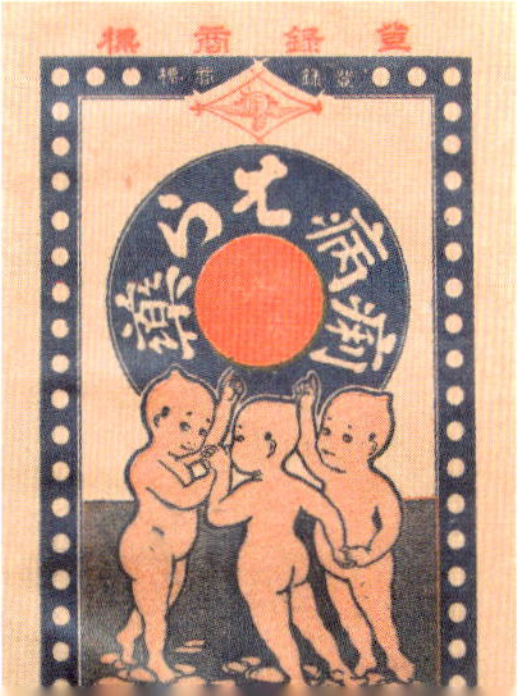

昭和前期 富山薬業

子供薬・天使 28

Vermicide

虫下し

瓶と蟲と顕微鏡

昔は寄生虫を持っている子供など普通にいました。農作物の肥料がもっぱら人糞だったせいでしょう。私が小学校2年の時、学校で「サナダ虫の捕まえ方」というのを教わりました。サナダ虫といえば寄生虫の中の王様で、体内で7メートル位までも成長し、命をも脅かす蟲です。その捕まえる手順というのは、まず、おなかを空かした後タライにぬるま湯をはり、おしりだけそのお湯に浸けてじっとしています。やがてサナダ虫が「何だか外の方が暖かそうだぞ」と思って、お尻の穴から顔を出します。そうしたら、割り箸でそっと頭を挟んで、ゆっくりとお湯の中で数メートルの虫を巻き取っていきます。途中あまり強くすると、虫に気づかれて、体をちぎってまた元の体内に戻ってしまい、失敗に終わるので注意してくださいとのこと。今から思えばそんな重大かつ高度な技術を必要とする事を、僅か小学2年生に説明してどうなるんだという気もしますが、何だか長閑な時代です。虫下しの名前は、どこも「セメン円」としていますが、これはセメンシナを原料としている所からです。絵柄も殆ど「虫」そのものの絵か「瓶」の絵の二通りです。なぜ瓶なのかは、虫の標本瓶とも考えられますが、古い薬だと瓶に装飾が描かれている所を見ると、原料を輸入した時に入っていた容器を絵にしたと考える方が自然でしょう。興味深いのは、その虫の絵です。古いものでは殆ど、獣か妖怪のような、中には人に近い形のものまでが、まことしやかに描かれていて驚きます。昭和も後期頃になってようやく、実際の寄生虫らしい絵に代わり、絵柄も顕微鏡が一般的になります。

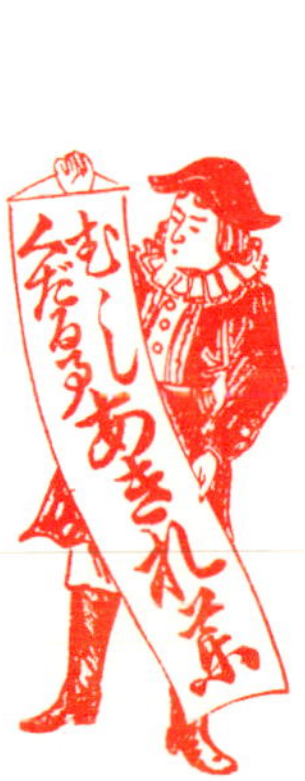

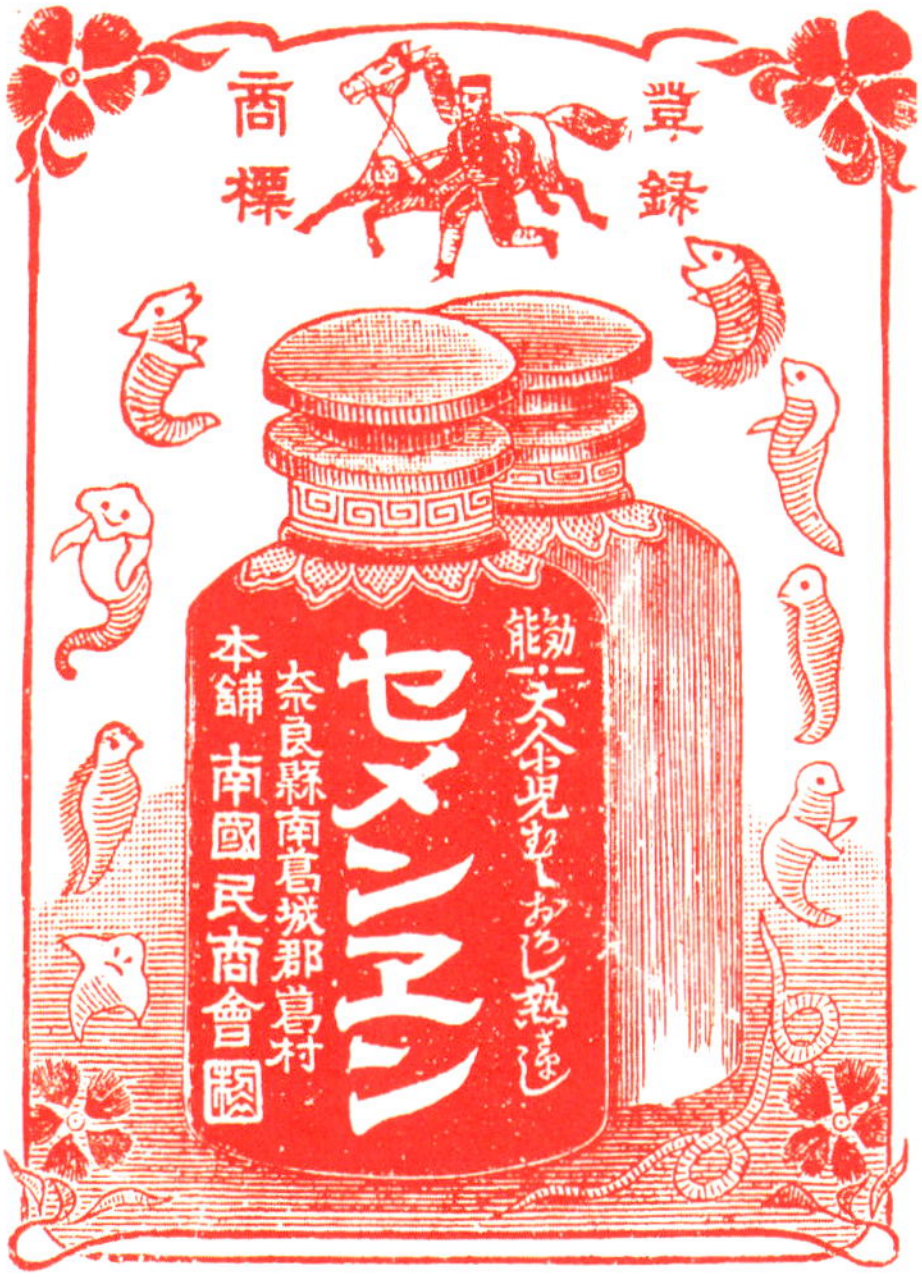

昭和前期 南國民商會

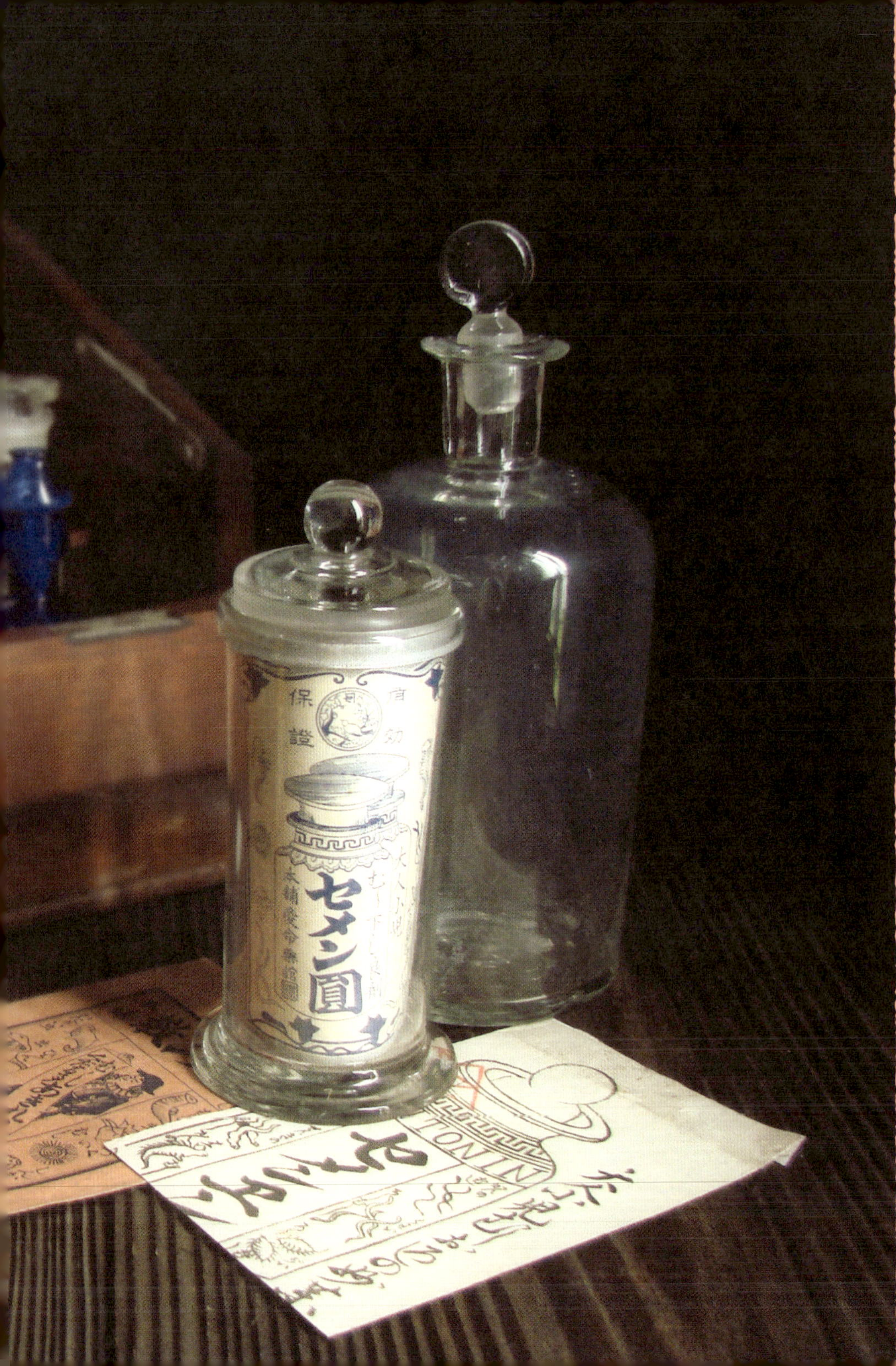
保證
有効
セメン圓
TONIN

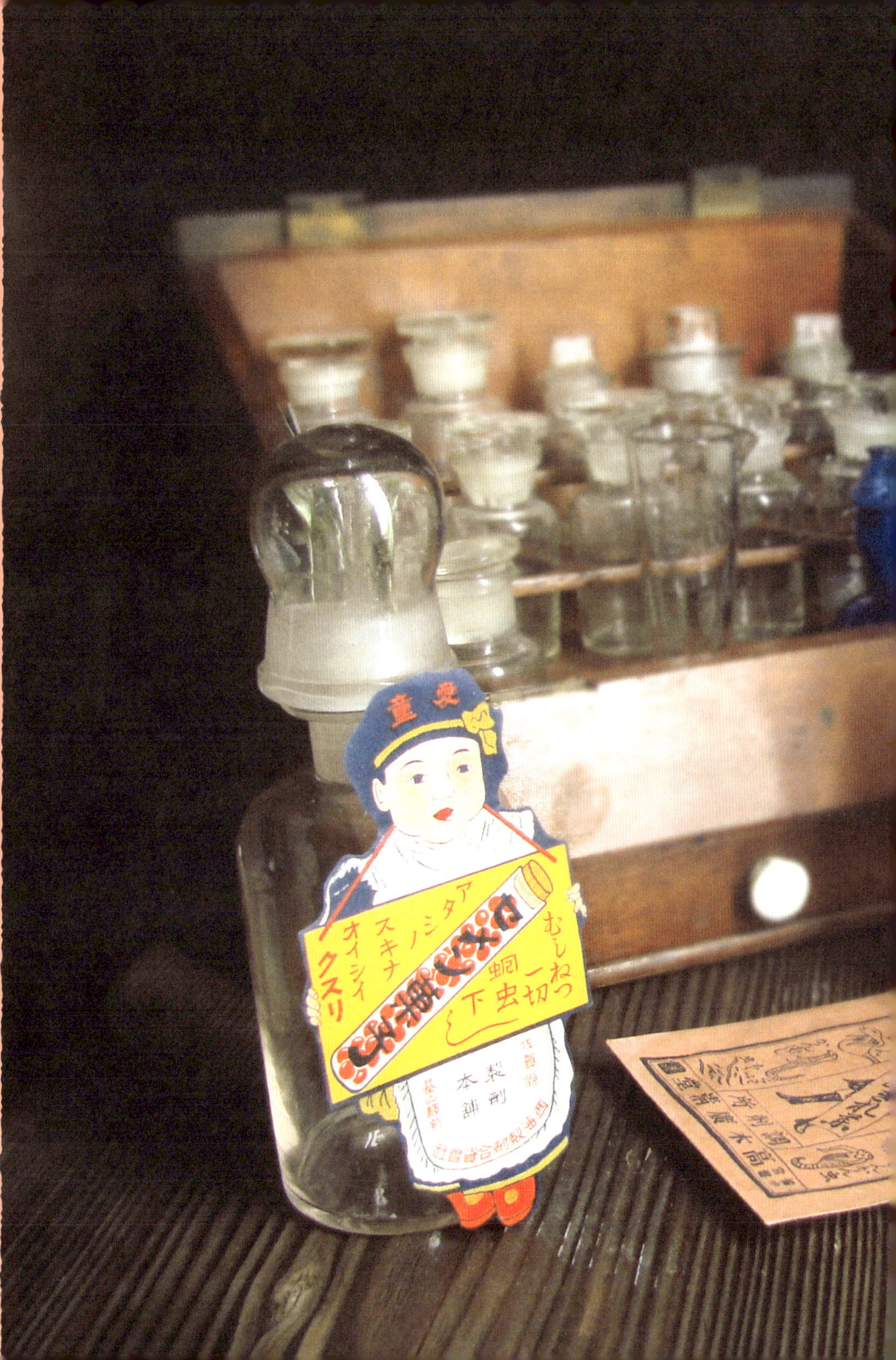
愛童
むしねつ
一切
蛔虫
下し
アタシノ
スキナ
オイシイ
クスリ
佐賀県
製剤
本舗
基山駅前

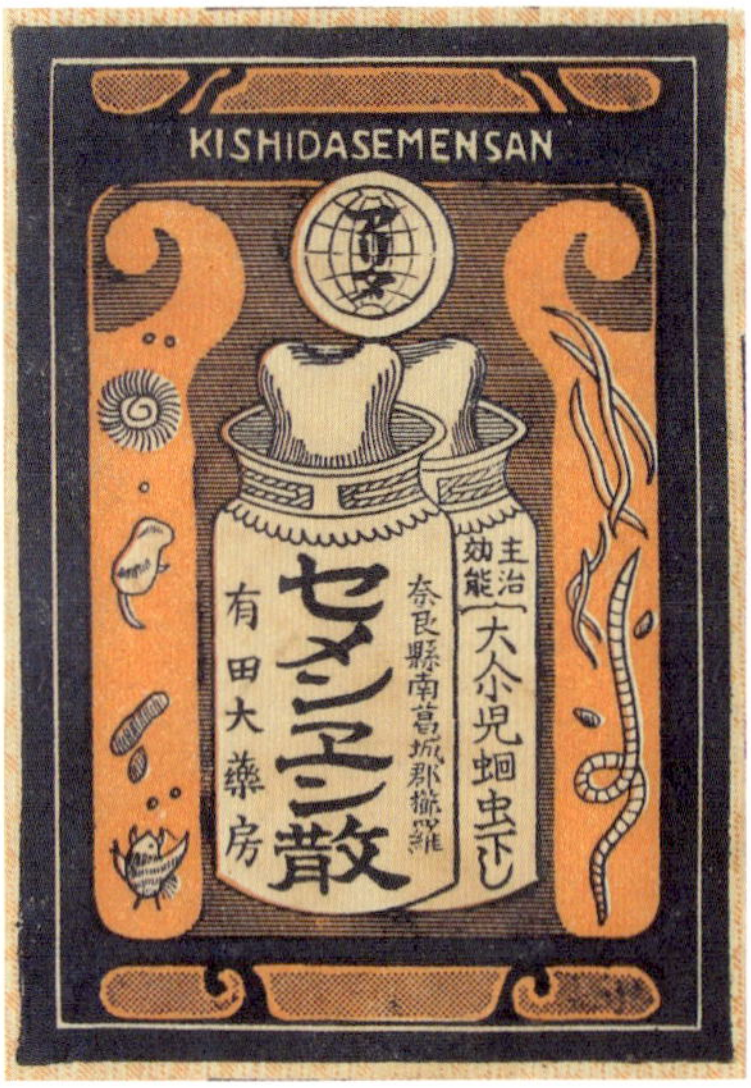

昭和前期　有田大薬房

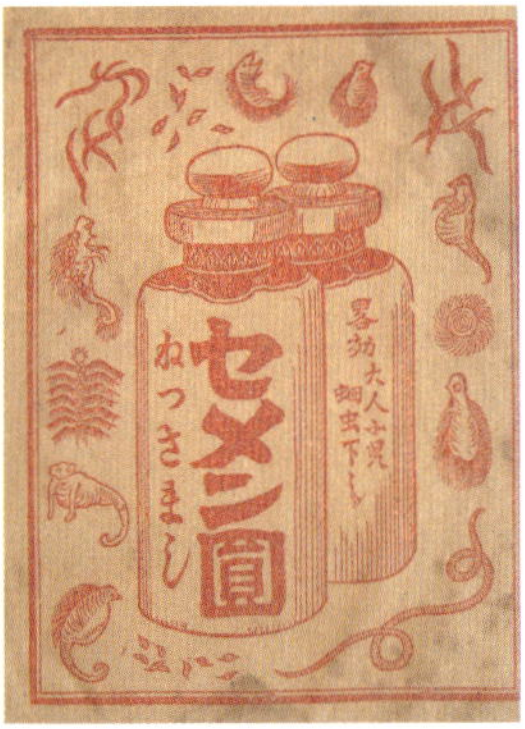

明治後期・大正

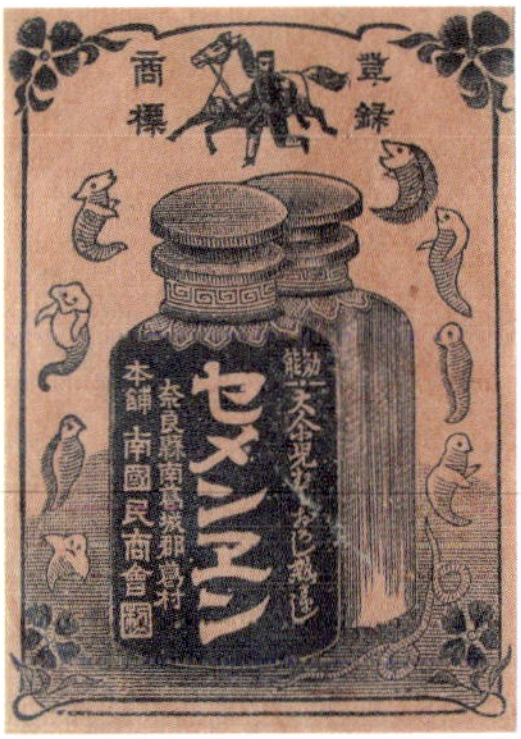

昭和前期　南國民商會

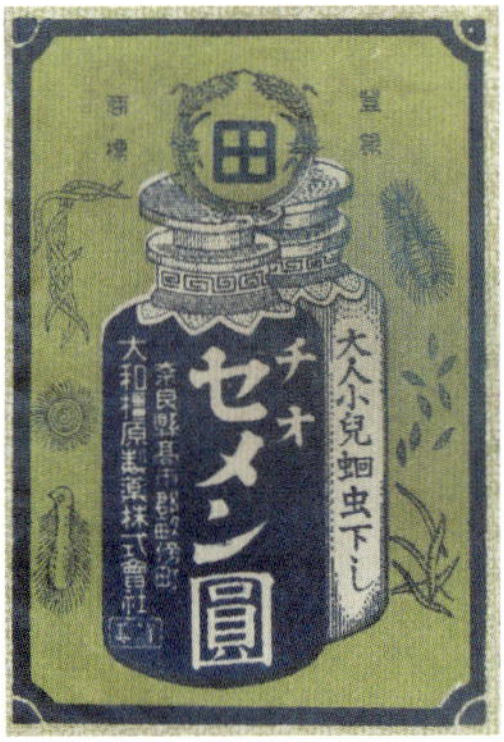

昭和前期　大和橿原製薬

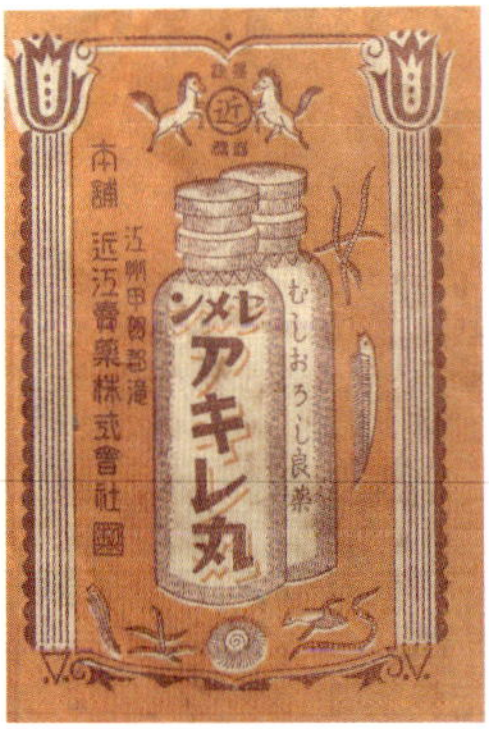

昭和前期　近江売薬

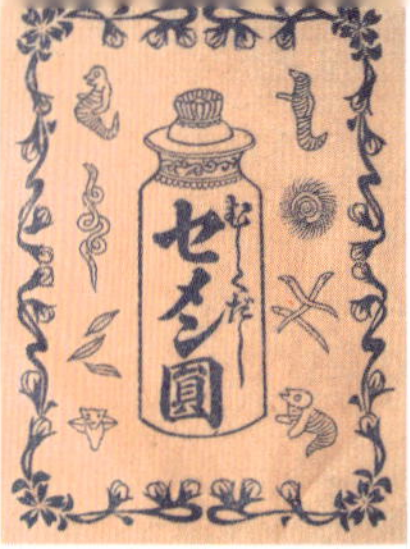

明治後期・大正

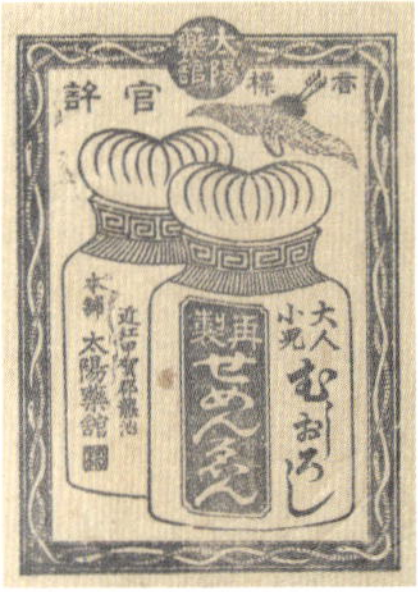

明治後期・大正　太陽薬館

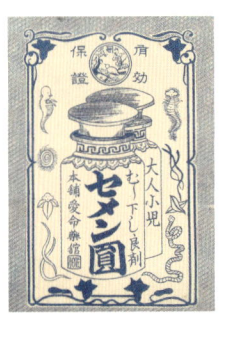

昭和前期　愛命薬館

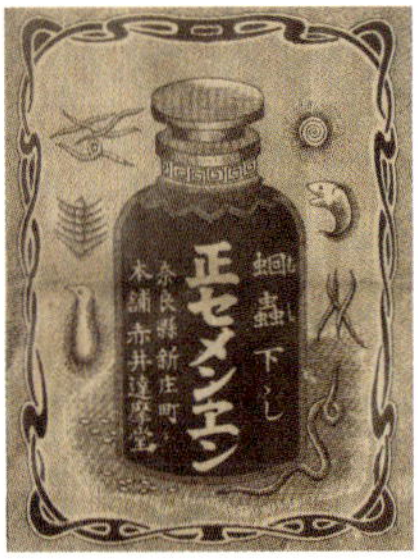

昭和前期　赤井達摩堂

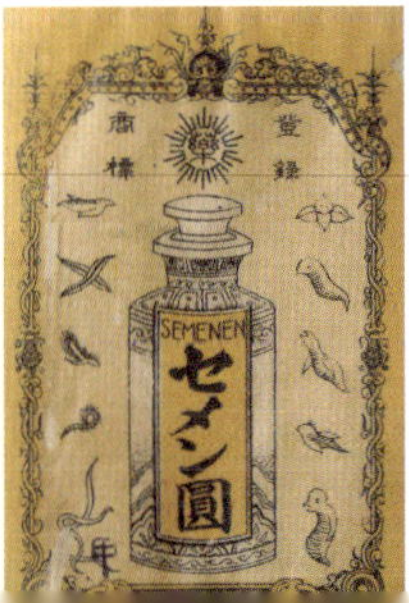

昭和前期　精寿堂

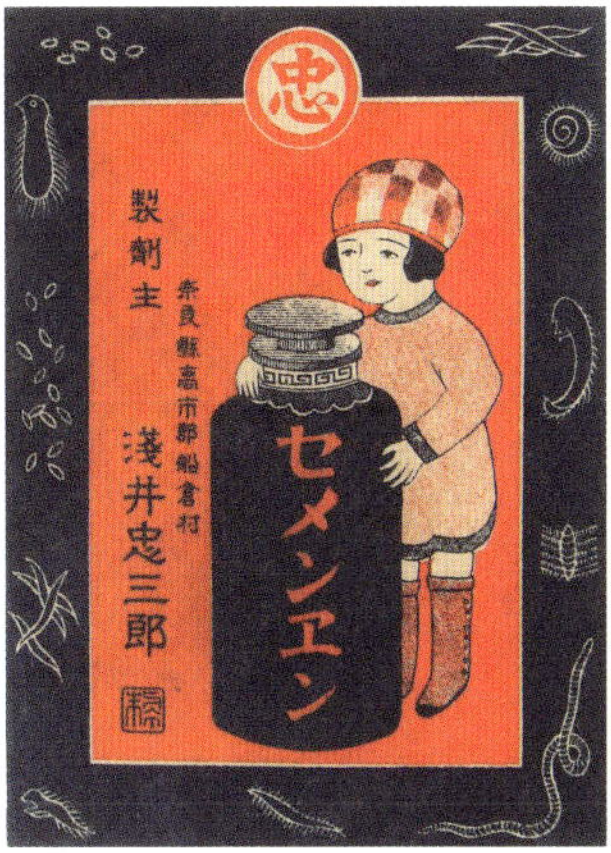

昭和前期　淺井忠三郎

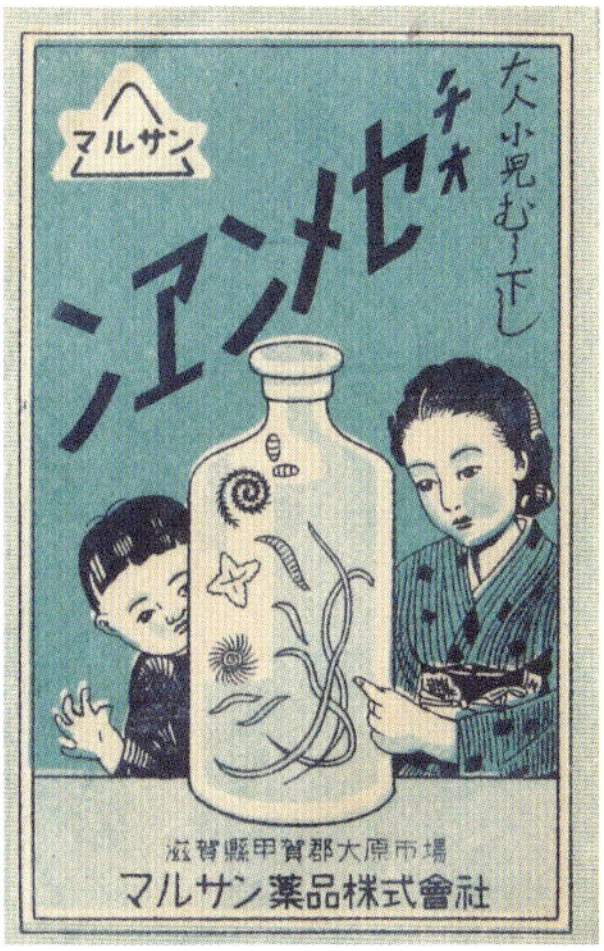

昭和中期　マルサン薬品

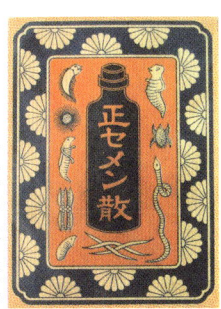

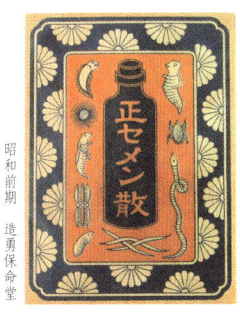

昭和前期　造勇保命堂

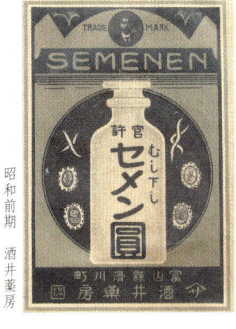

昭和前期　酒井薬房

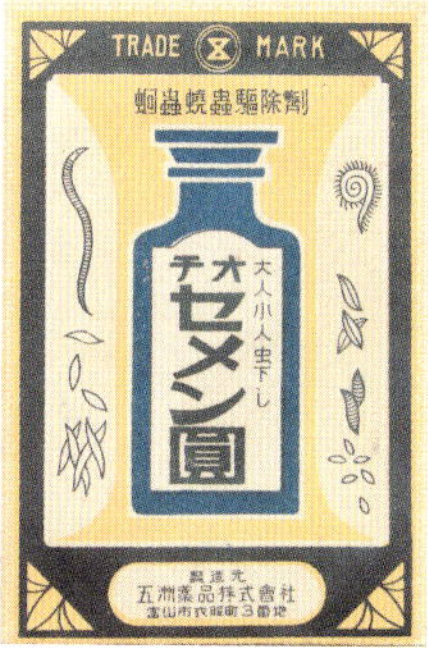

昭和中期　五洲薬品

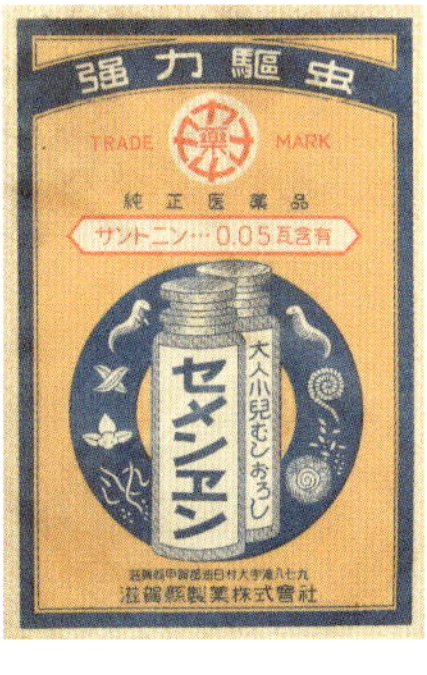

昭和中期　滋賀縣製薬

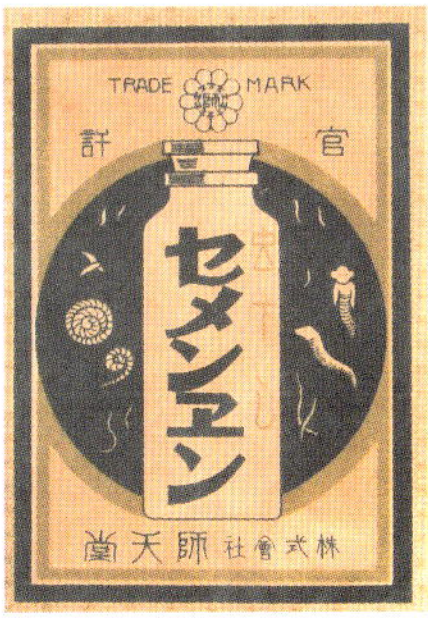

昭和前期　師天堂

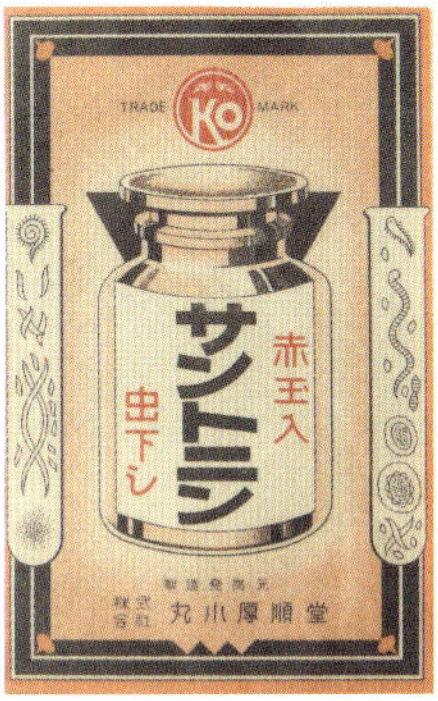

昭和中期　丸小厚順堂

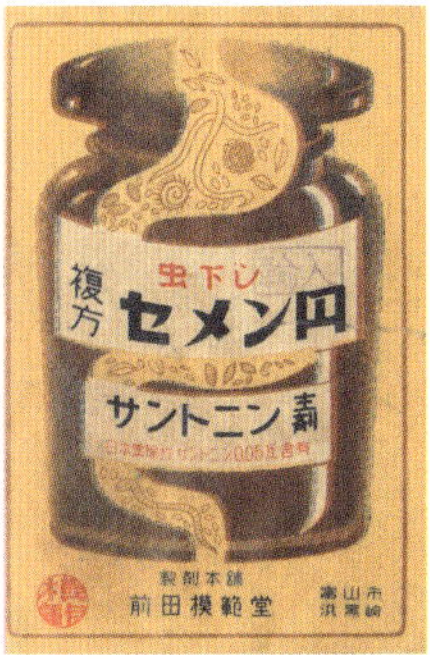

昭和中期　前田模範堂

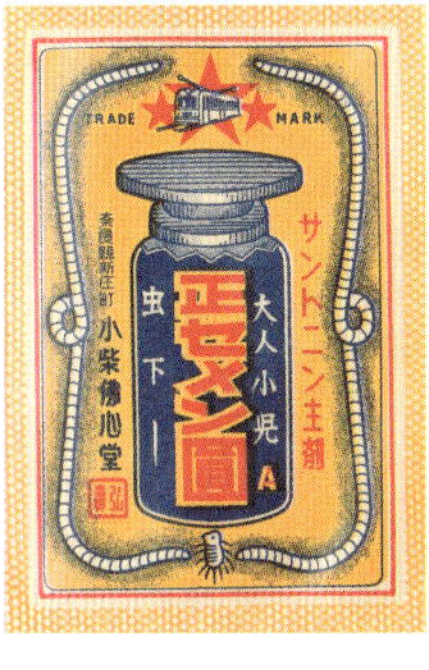

昭和後期　小柴佛心堂

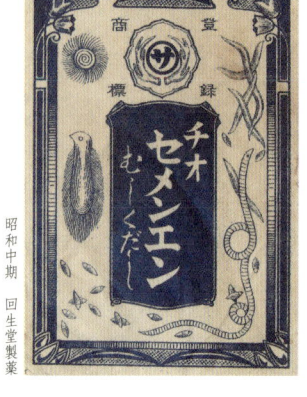

昭和中期　回生堂製薬

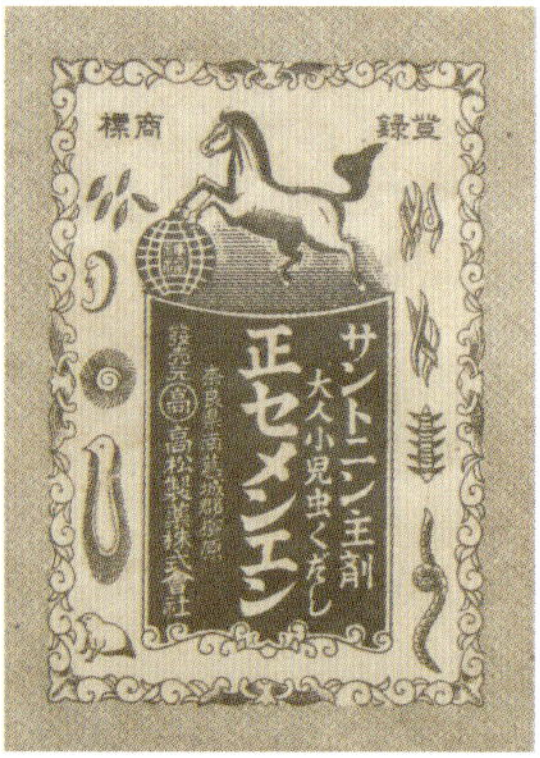

昭和中期　高松製薬

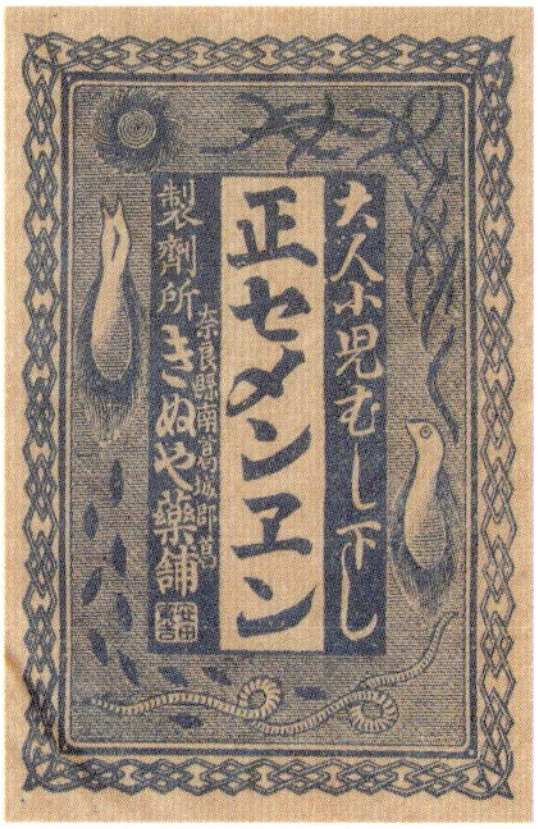

昭和前期　きぬや薬舗

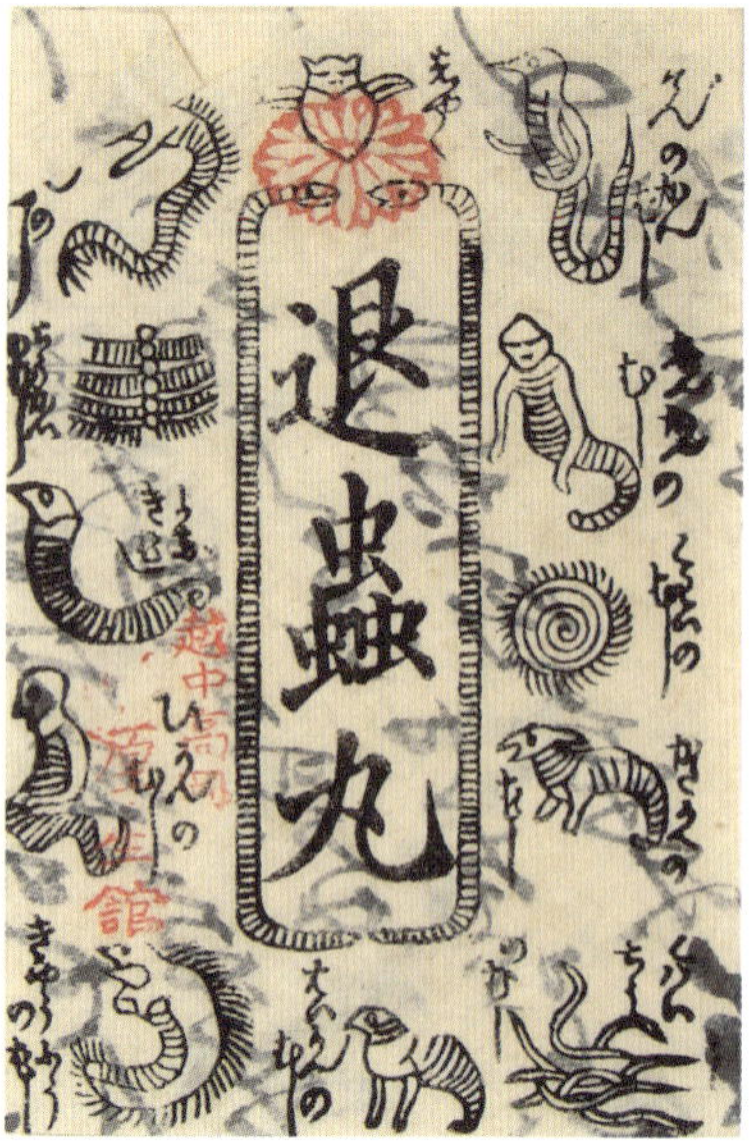

明治後期・大正　全壽軒

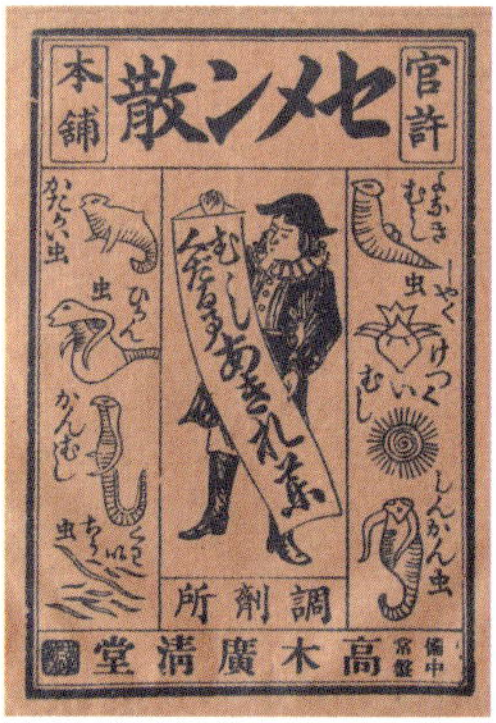

昭和前期　高木廣清堂

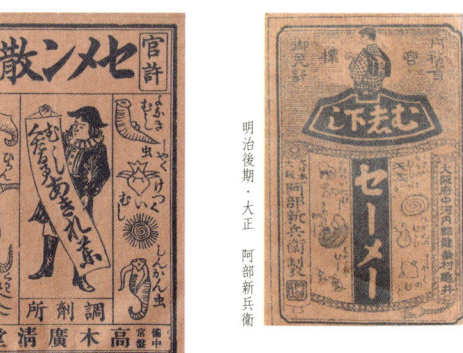

明治後期・大正　阿部新兵衛

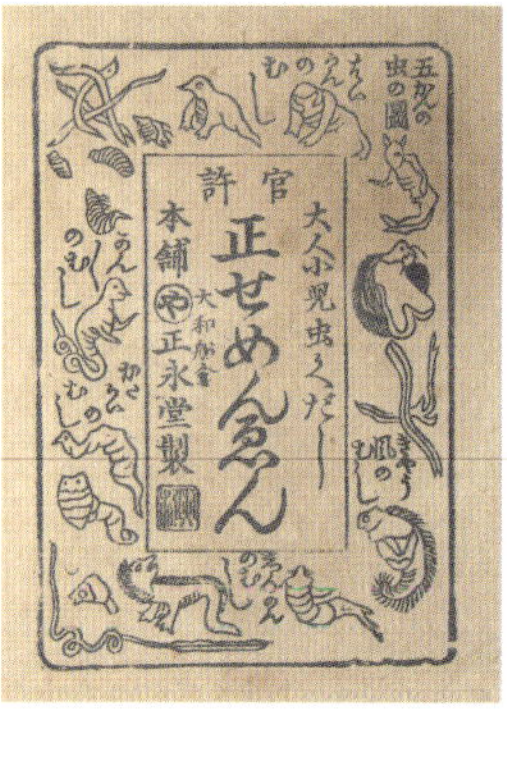

明治後期・大正　正永堂

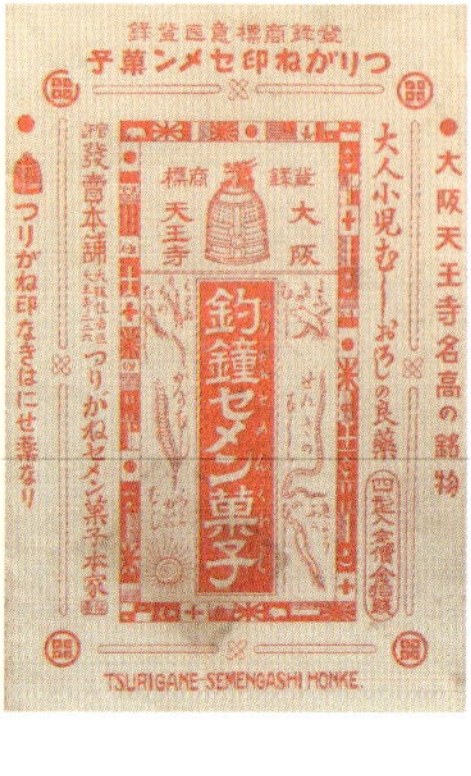

昭和前期　つりがねセメン菓子本家

215

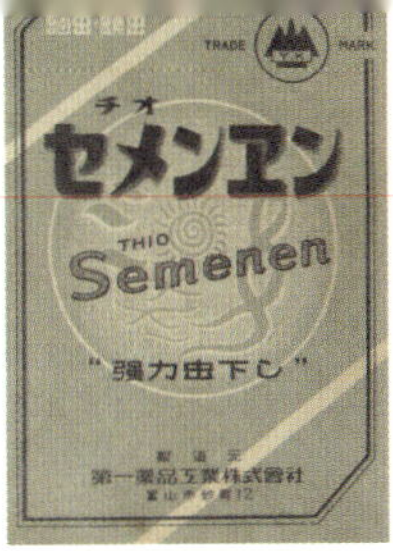

昭和中期　第一薬品工業

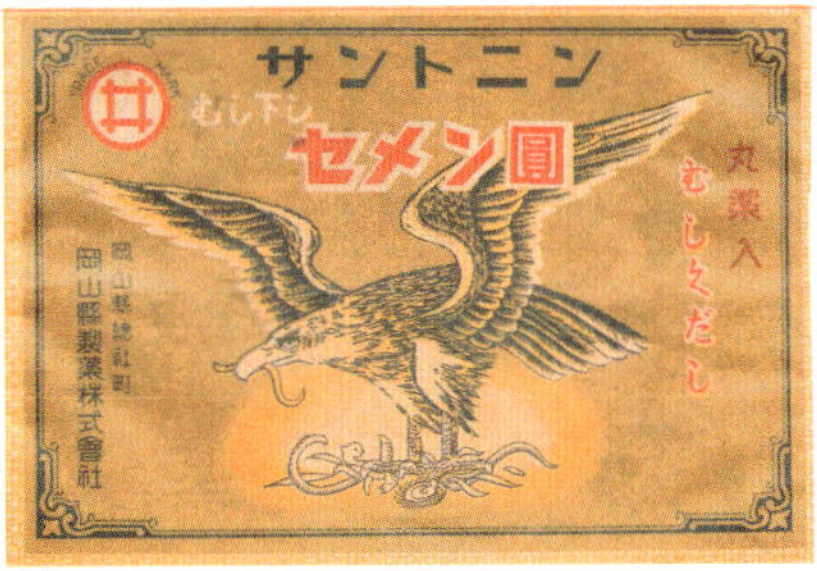

昭和中期　岡山縣製薬

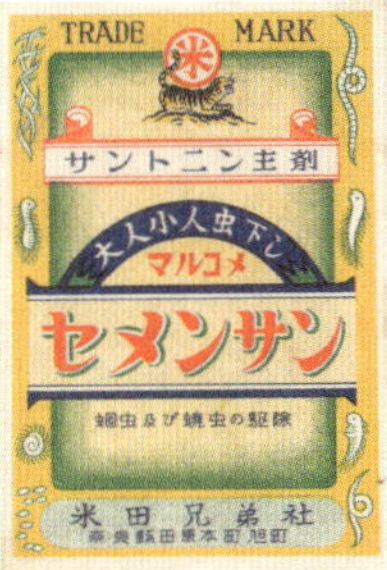

昭和中期　米田兄弟社

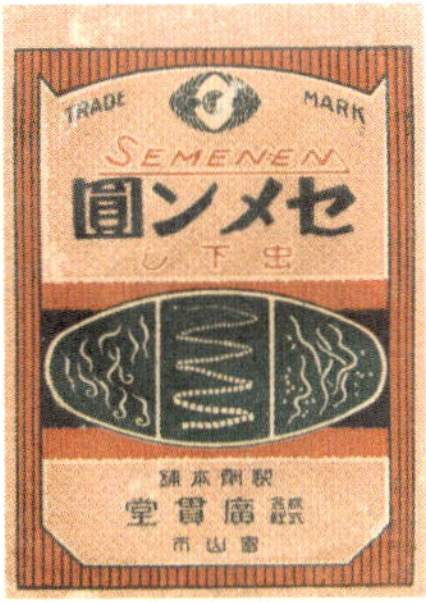

昭和前期　廣貫堂

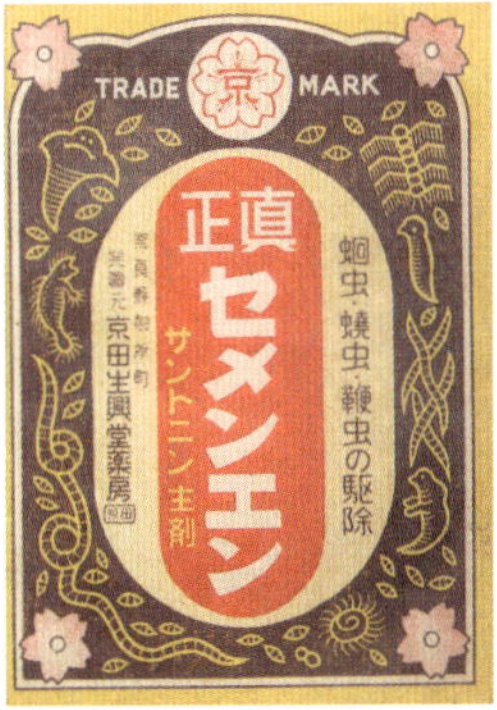

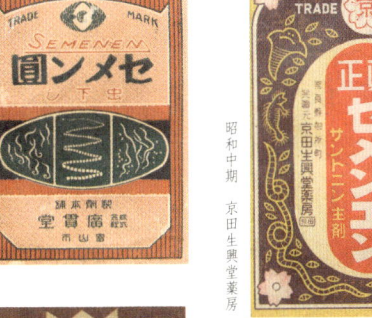

昭和中期　京田生興堂薬房

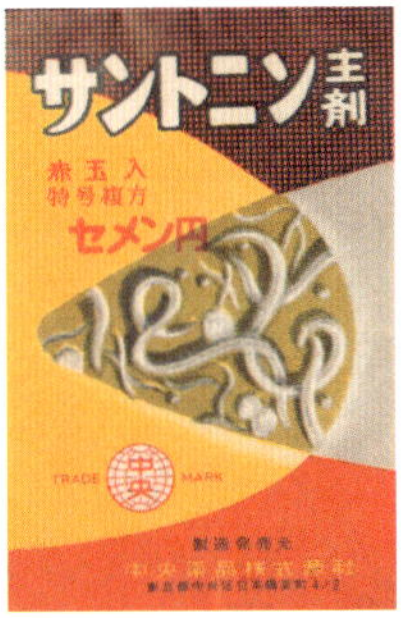

昭和中期　中央薬品

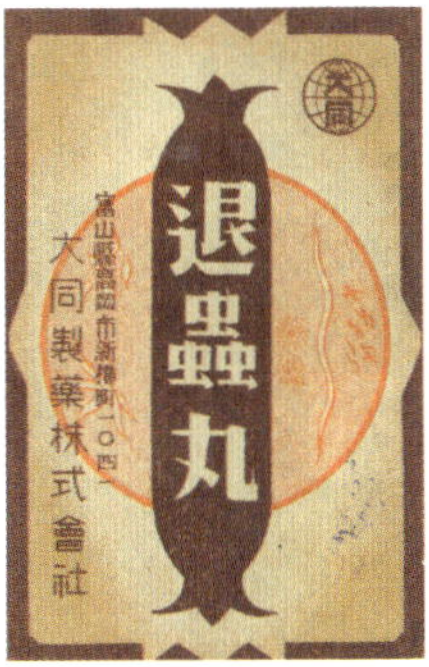

昭和中期　大同製薬

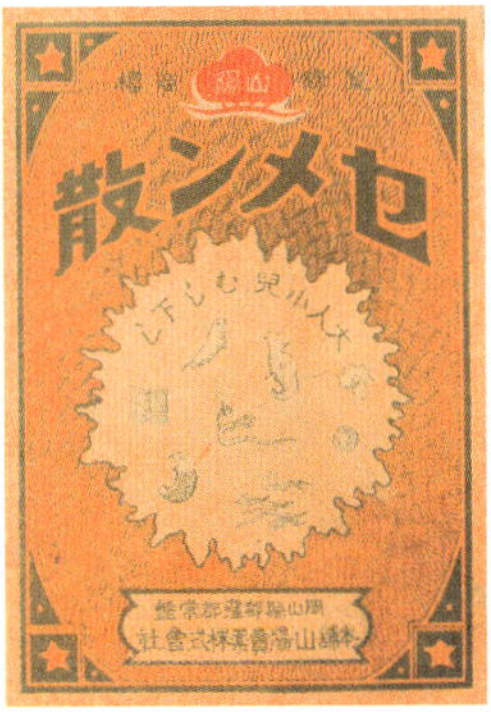

昭和前期　山陽賣薬

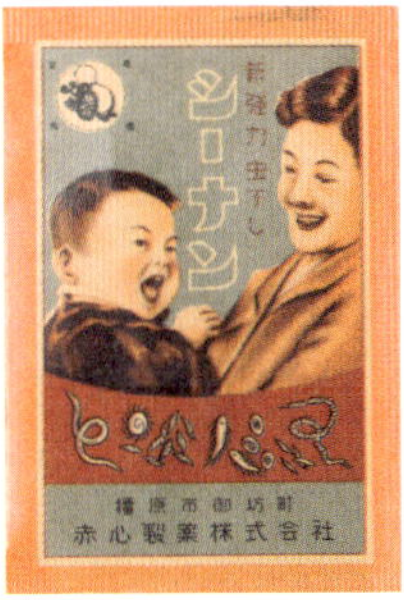

昭和後期　赤心製薬

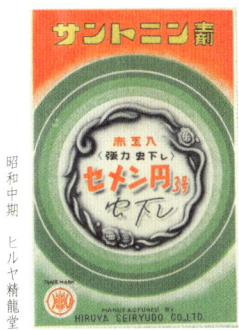

昭和中期　ヒルヤ精龍堂

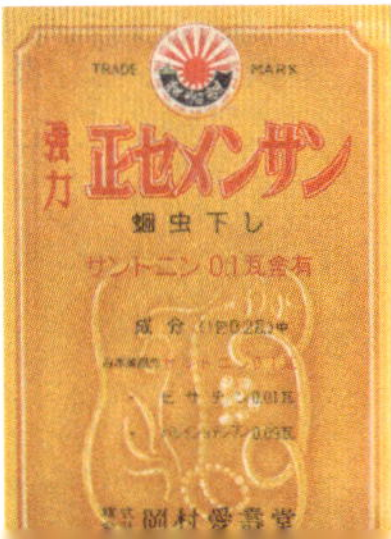

昭和後期　岡村愛壽堂

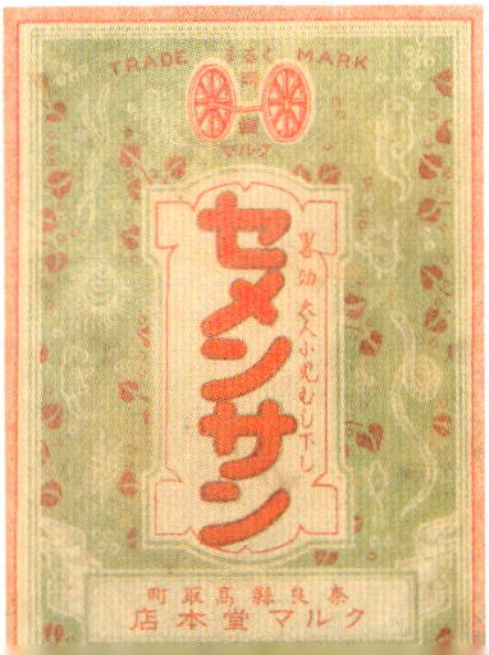

昭和前期　クルマ堂本店

虫下し・瓶と蟲と顕微鏡 29

顕微鏡

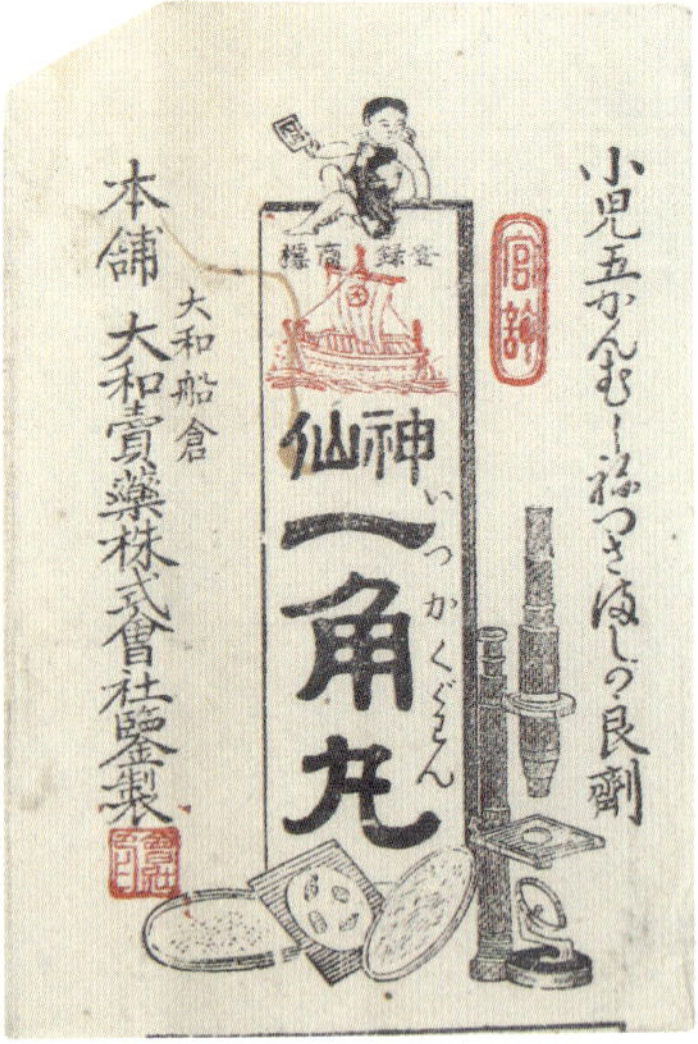

明治後期・大正　大和賣薬

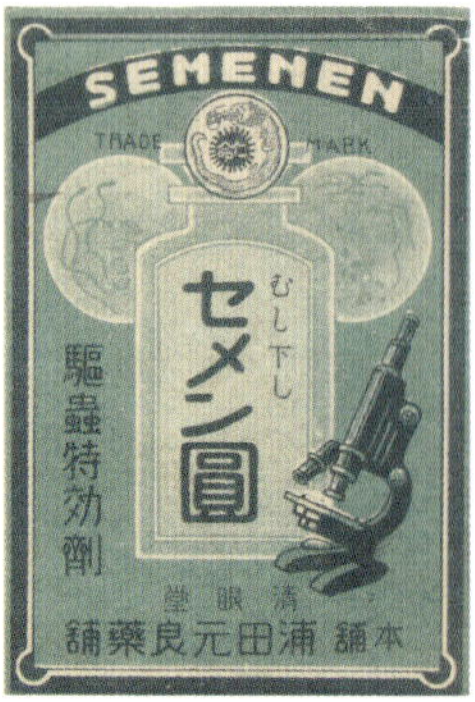

昭和前期　浦田元良薬舗

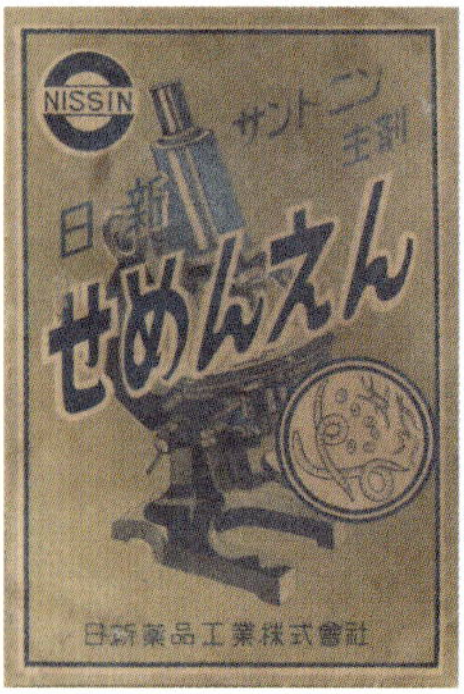

昭和中期　日新薬品工業

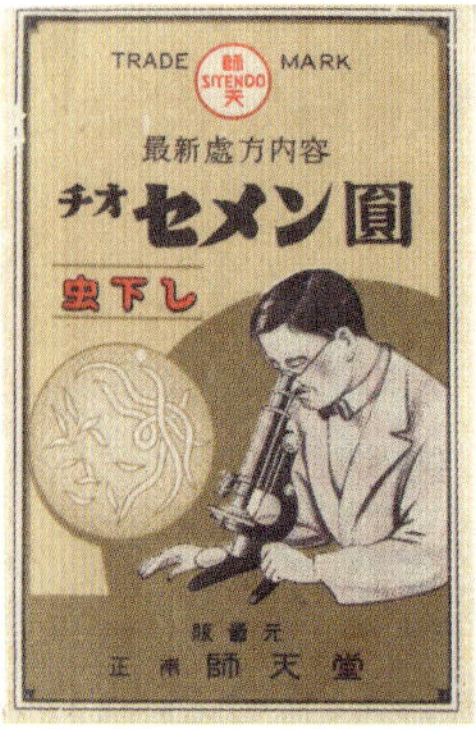

昭和中期　師天堂

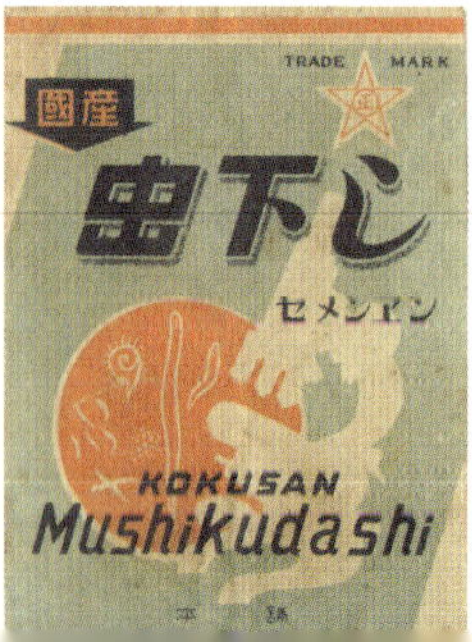

昭和中期　楽天堂製薬

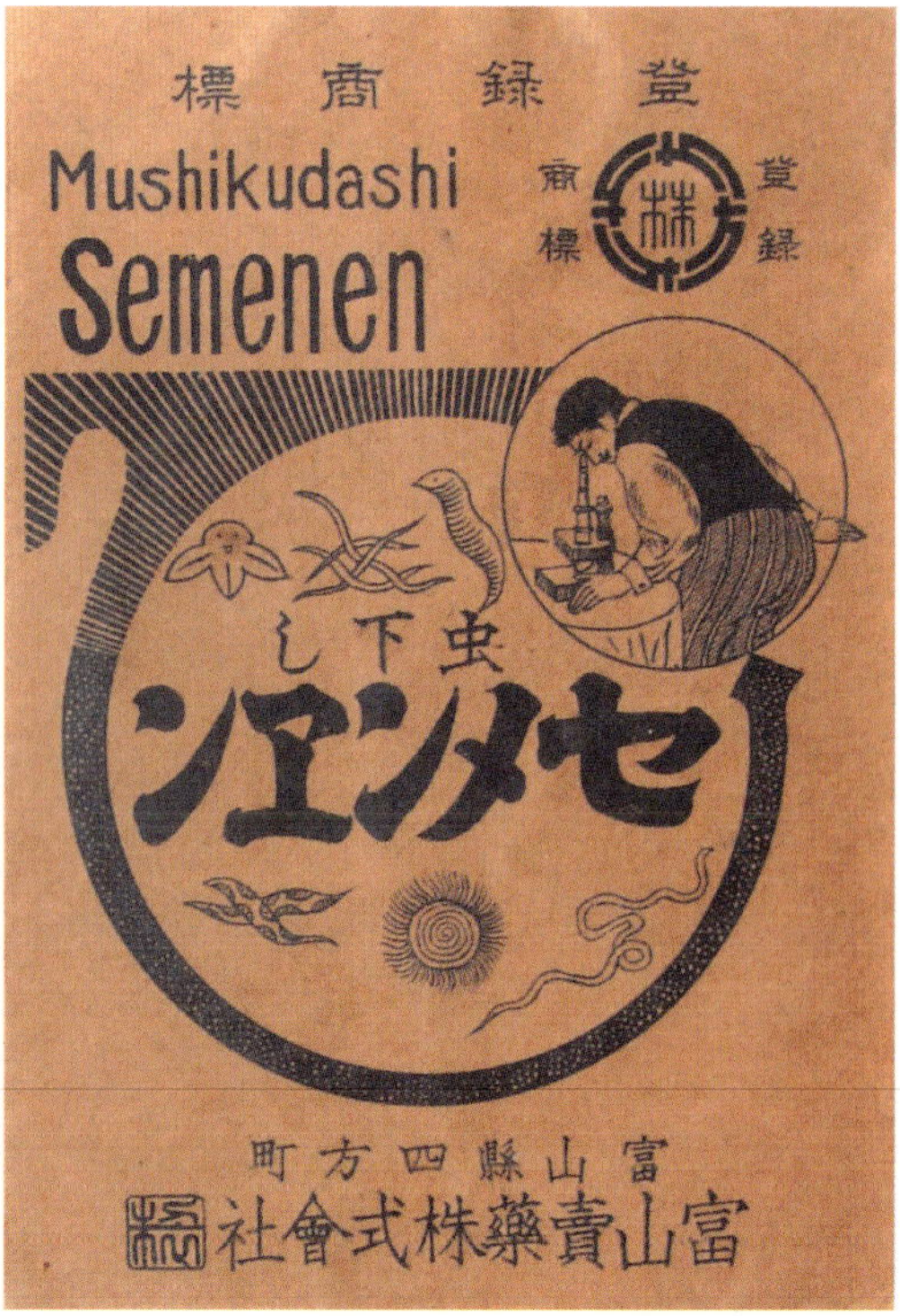

昭和前期　富山賣薬

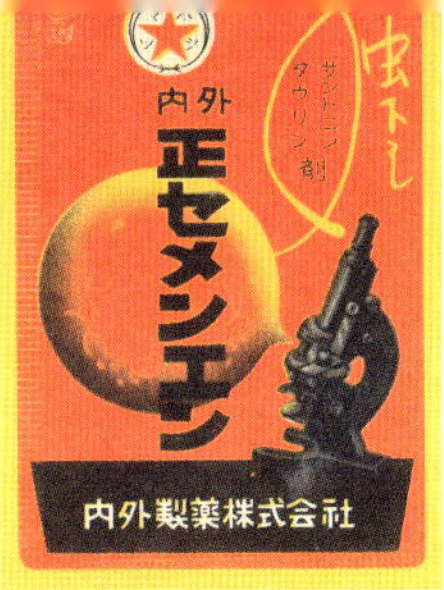

昭和後期 内外製薬

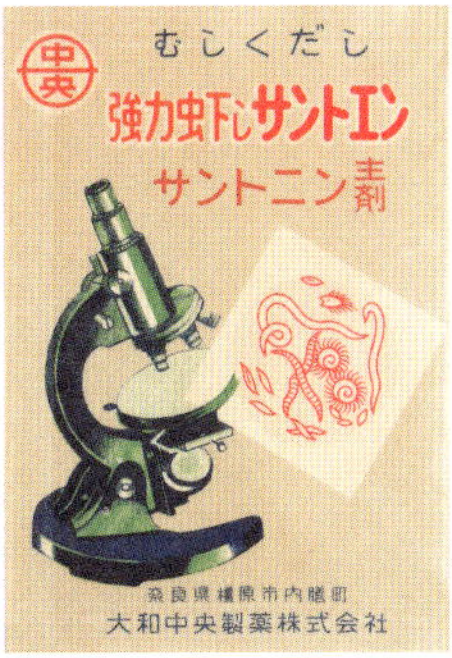

昭和後期 大和中央製薬

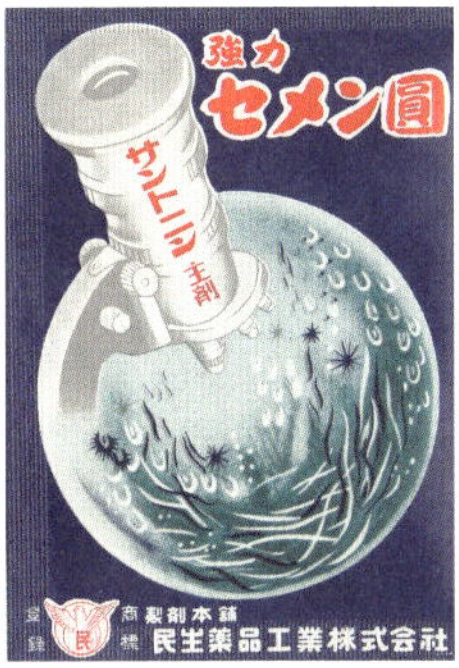

昭和後期 民生薬品工業

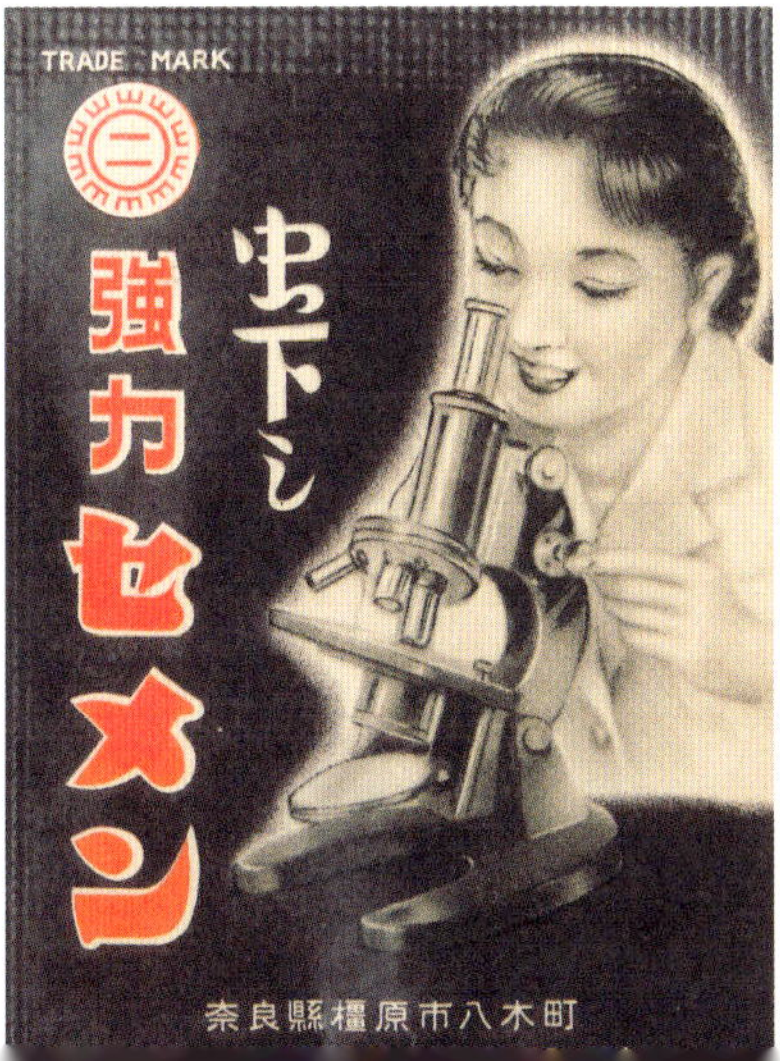

昭和後期 日本製薬

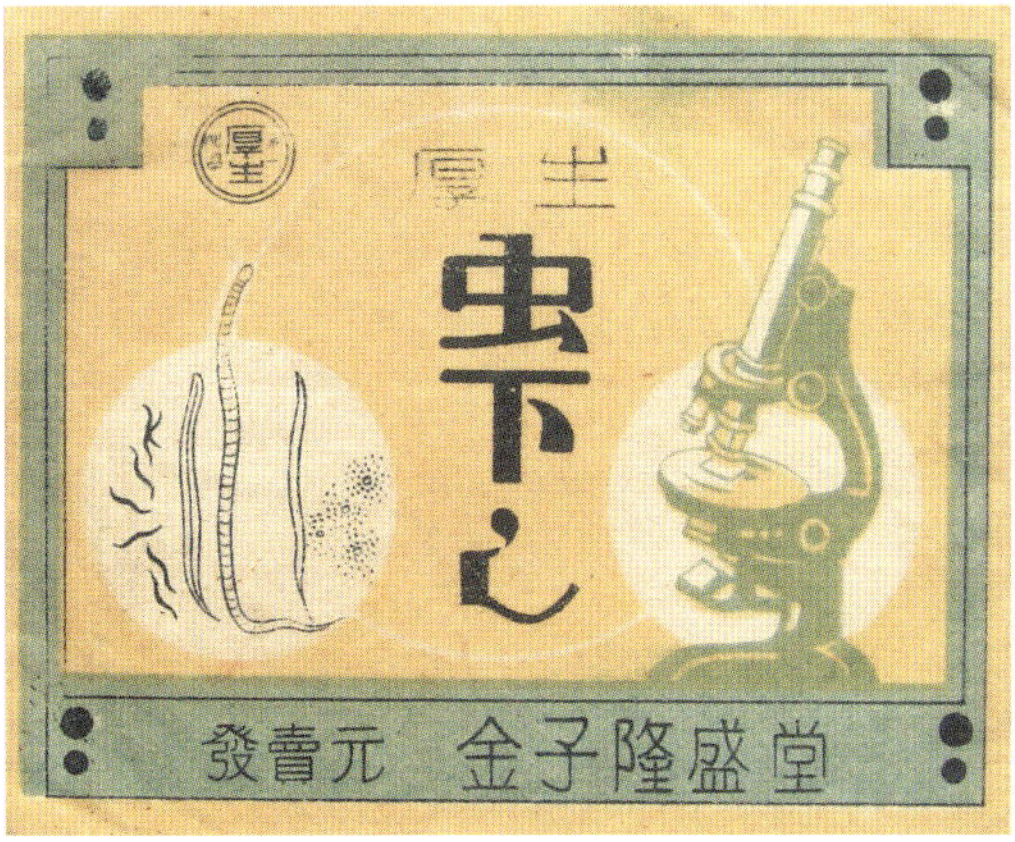

昭和前期 金子隆盛堂

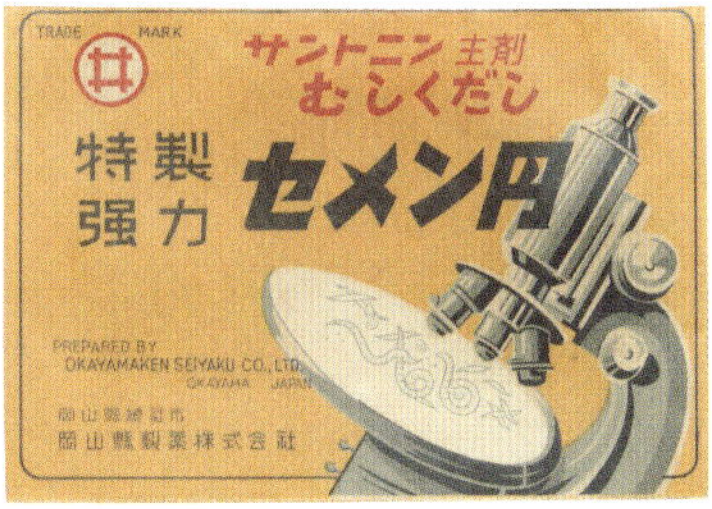

昭和中期 岡山縣製薬

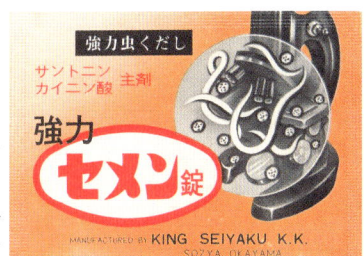

昭和後期 キング製薬

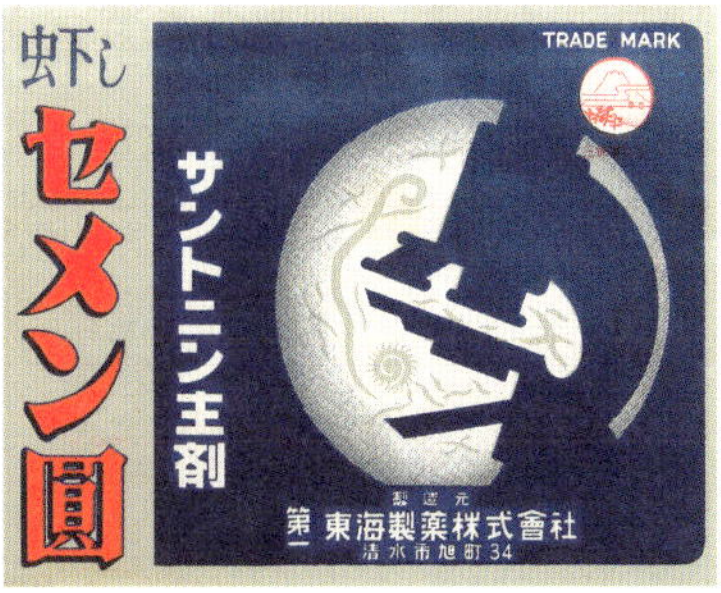

昭和中期 第一東海製薬

家庭の医療器具

家庭の医学と言えばテレビ番組でも人気のようですが、私が小学校の頃、風邪を引いた時など、父が注射を射ってくれました。家庭用に注射器やアンプル状の注射薬品など売られていたようです。今思えば恐ろしいような話ですが、あれが合法的な時代もあったのですね。ところで、人造膀胱と書いた、古いパッケージを見つけたときには驚きました。その時代（明治頃）にそんな高度な医療技術があり、ましてや紙袋に包んで売られていたなんて俄に信じられません。暫くして同じメーカーの冷やし袋というのがあったので、よく読んでみると、当時羊の膀胱を熱さましの氷嚢に使っていたのだそうです。これはその氷嚢をゴムなどの人造ものにしたんだということが解って納得しました。今では熱さましはシート状のジェルになっているので、氷嚢すら懐かしいものになってしまいました。次頁の赤いキャップの目洗い器には洗浄水を送り出すゴムポンプの袋がついていたようです。鼻洗い器は理解出来ますが、鼻の穴に管を突っ込んで、無理矢理ユーカリの匂いを嗅がす為の器具には、その光景を想像すると何だか笑えますね。

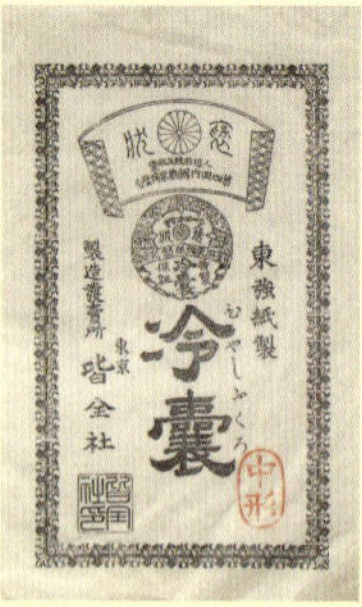

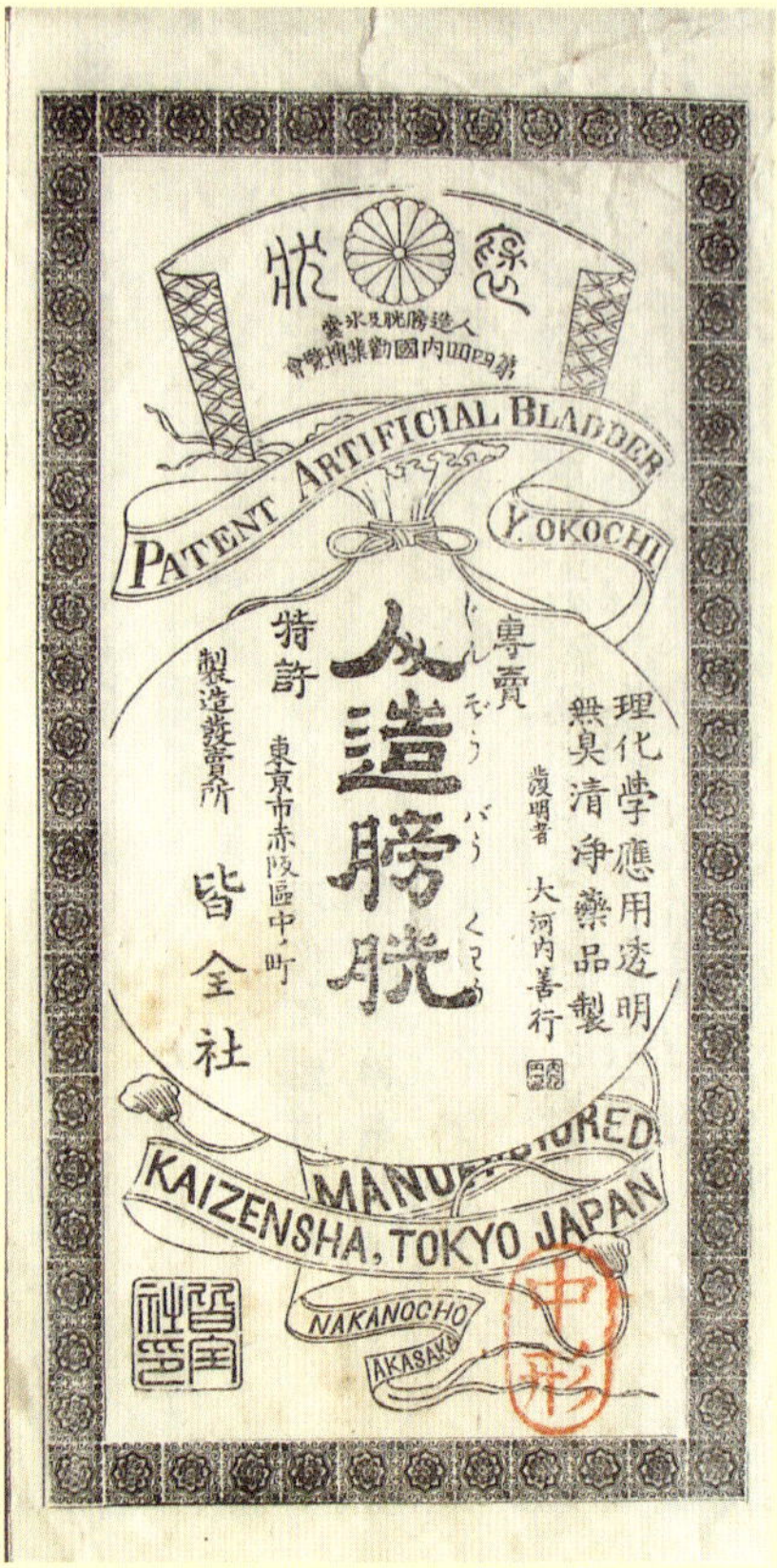

頭を冷やす

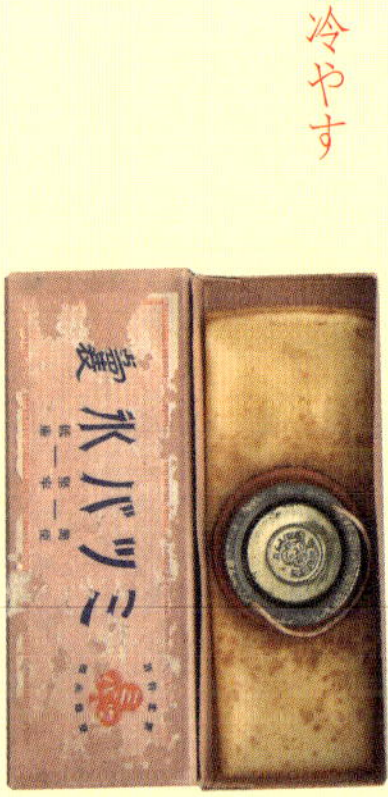

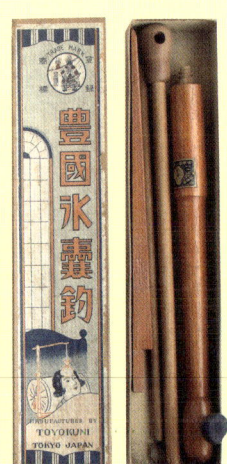

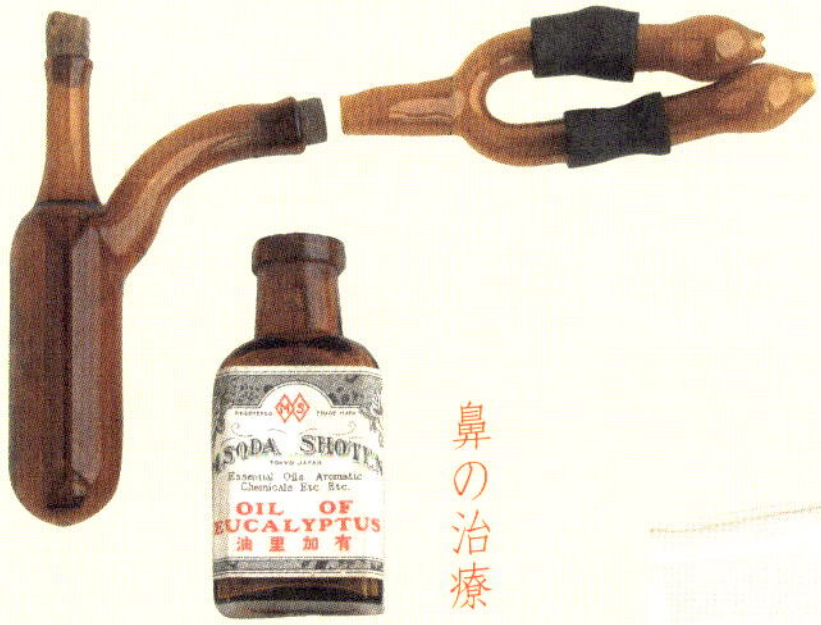

鼻の治療

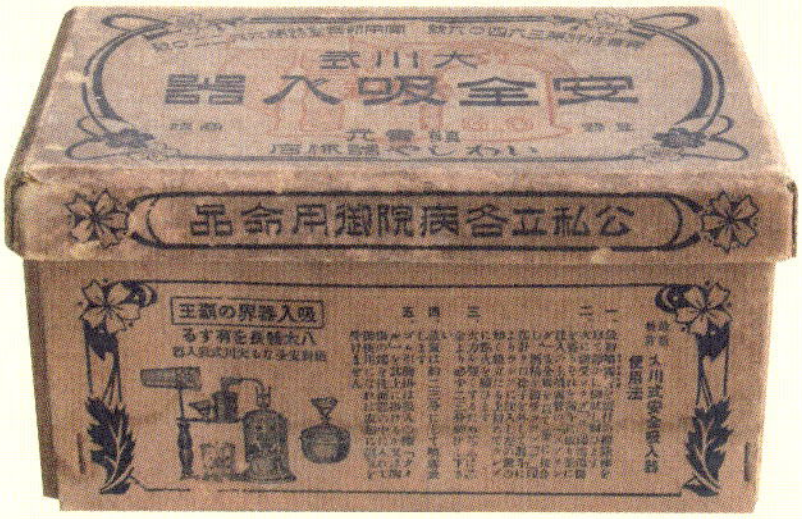

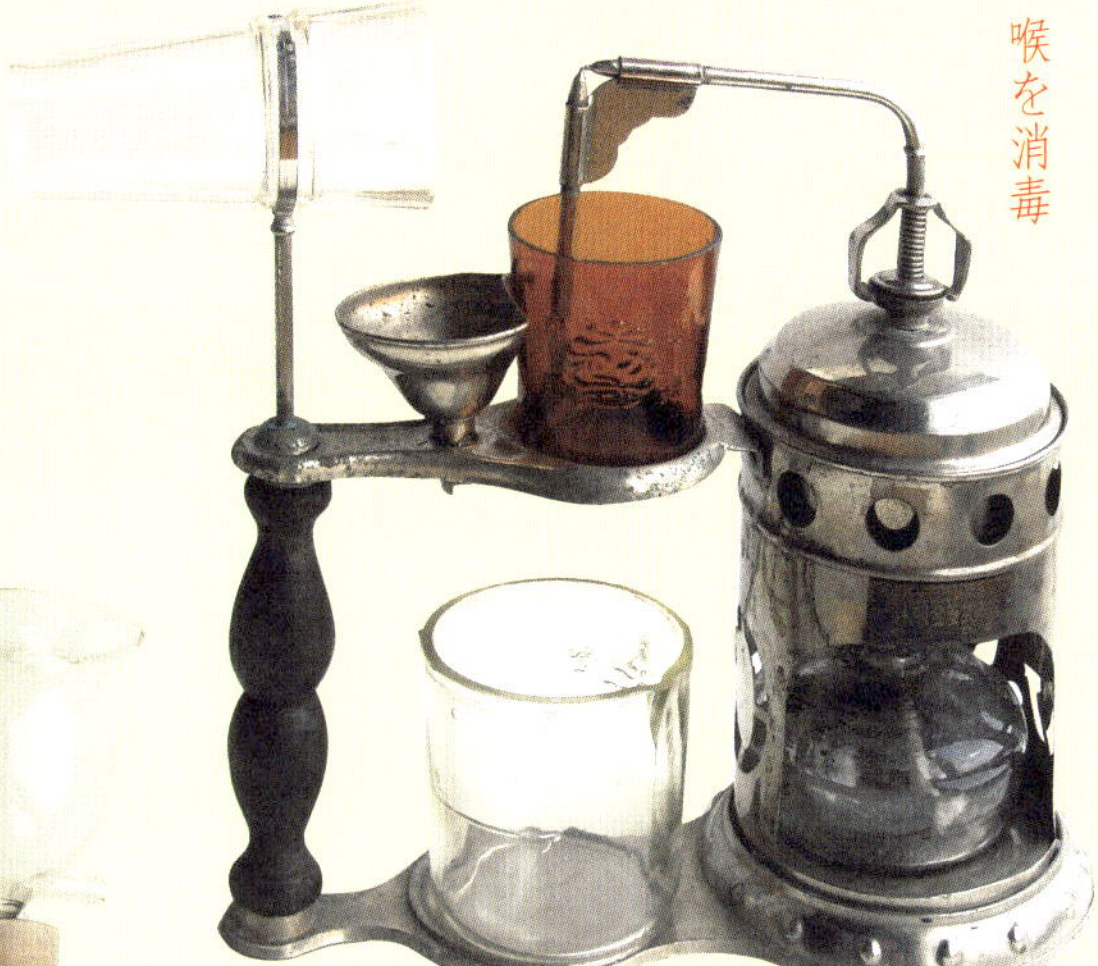

喉を消毒

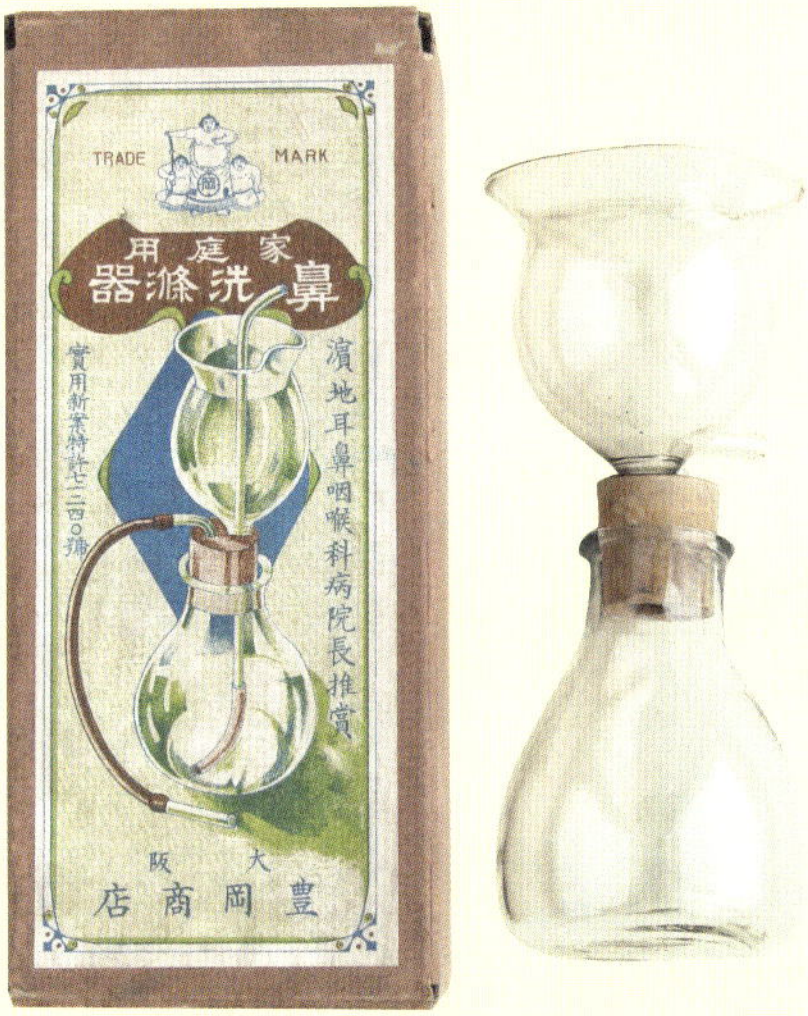

鼻を洗う

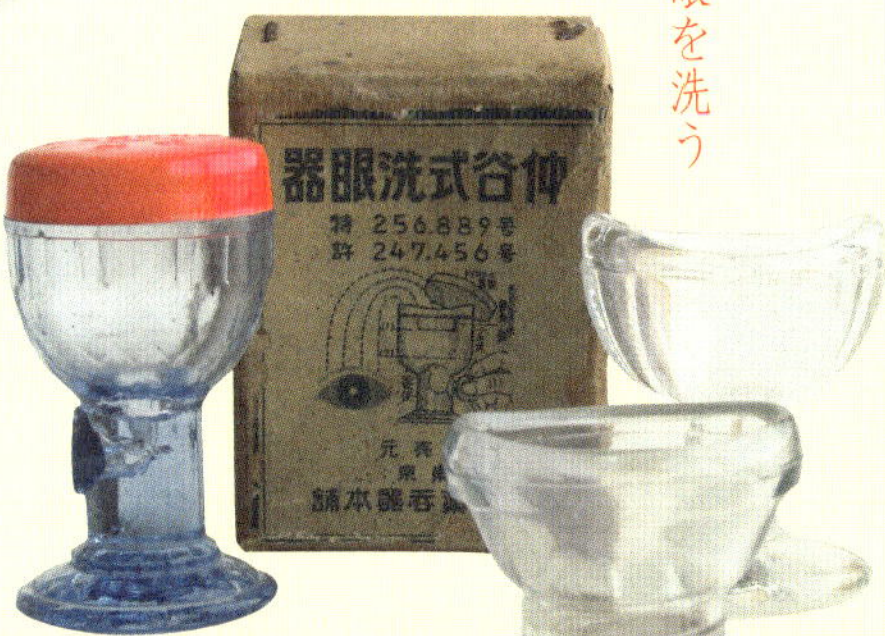

眼を洗う

Chapter 6

目薬

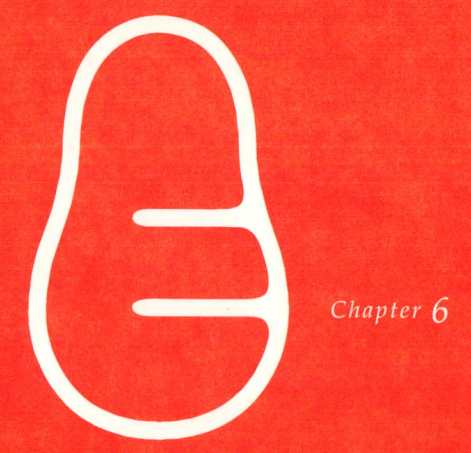

Eye Lotion

懐中

Field Medicine

第六章

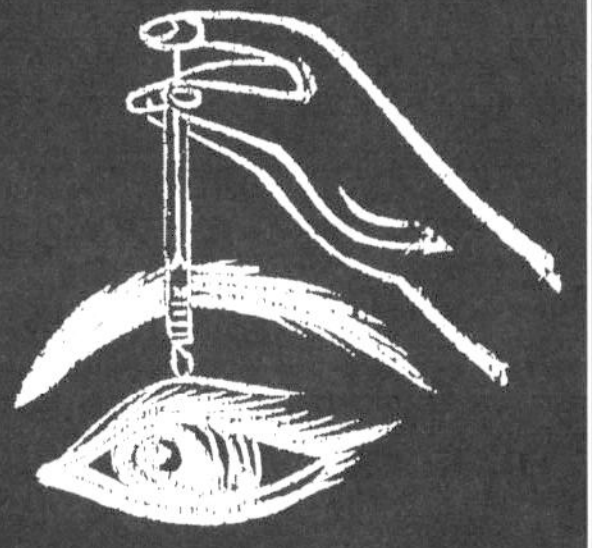

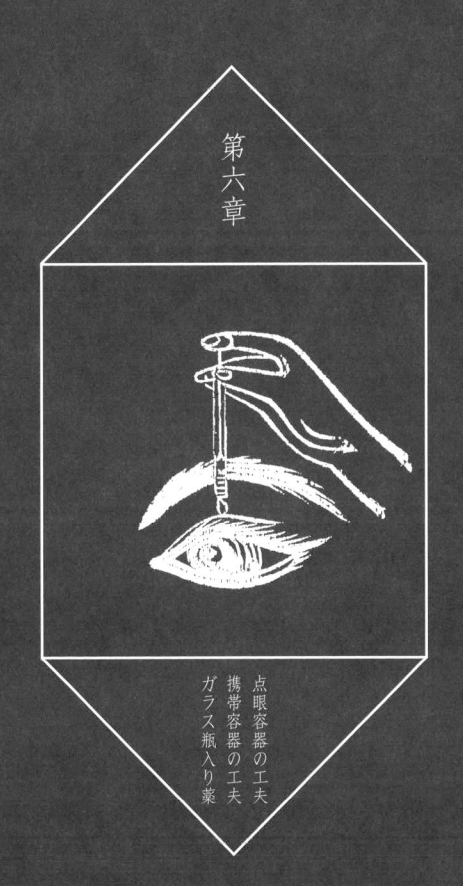

点眼容器の工夫
携帯容器の工夫
ガラス瓶入り薬

30

Eye Lotion

目薬

点眼容器の工夫

小さい頃、祖母は目をショボつかせながら、貝殻の中に入った薬を目につけていました。よく見ると、３～４センチ程度の蛤の貝殻の中には７～８ミリ程度の赤い布で巾着状に包んだ物が入っている。それを水に浸してその汁を目につけるのです。ガラス瓶の目薬も既に売られていたのだけれど、祖母はなぜかそれを愛用していました。目はとてもデリケートな所なので、たとえ薬であれ、異物を目に入れるのは怖い。だから古くから、目に薬を入れる方法をあれこれ工夫してきています。目薬の草分けは前述の貝殻の薬（京都の「井上目洗薬」で３００年の歴史がある）ですが、液体目薬になったのは、明治に入ってからで、岸田吟香による「精錡水」によります。初めてガラス瓶にコルク栓を使用した商品でもあります。その後、参天製薬が帝国大学の協力を得て開発した「大学目薬」と、ロートムンド博士にちなんだネーミングの「ロート目薬」が業界をリードして現在に至ります。次々ページ写真の点眼瓶は、ゴム式スポイドが取り入れられる前段階のものです。注射器とスプリングとネジ式ガラス瓶を合体させ、漆塗りのケースに入れられた贅沢な仕上げです。木製容器は医院向けで、商品化としてのその後は、直径２ミリ程のガラス管に綿のついた針金を差し込んだスポイト式が開発され、次に長い瓶にゴムの付いた両口式点眼瓶が登場したのは昭和６年です。現在では殆どプラスチック製で、ケースを摘めば点眼できる簡素な容器が一般的ですね。このように目薬の進化は容器アイデアの進化と言えます。それでも今なを、私は目に薬をさすのに怖さがあります。

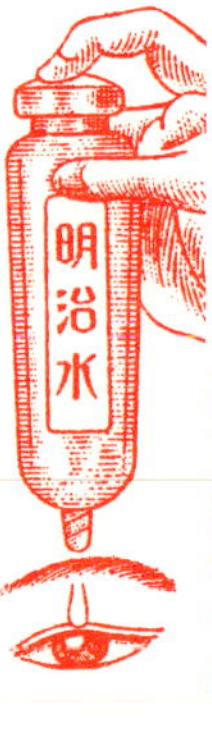

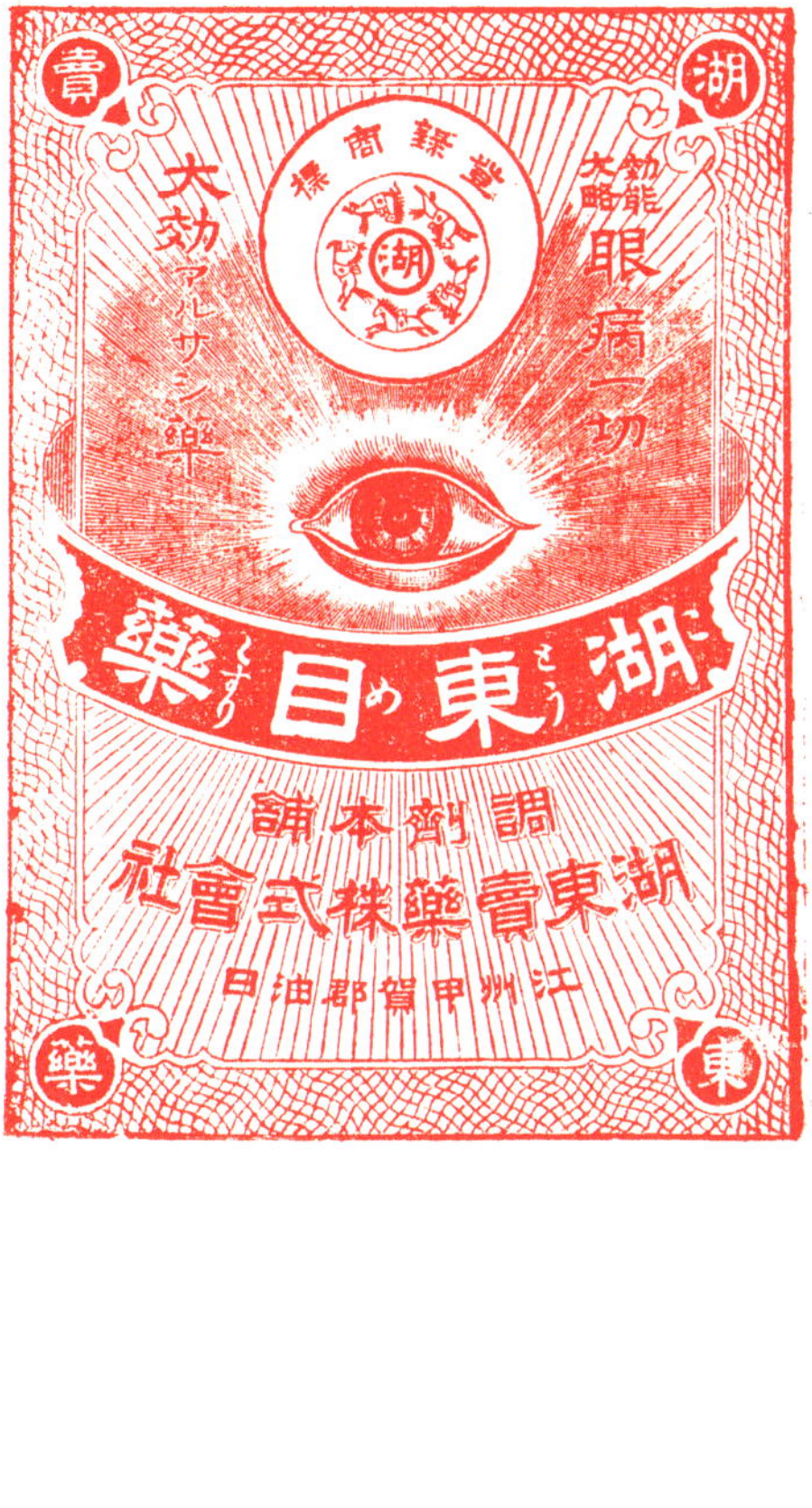

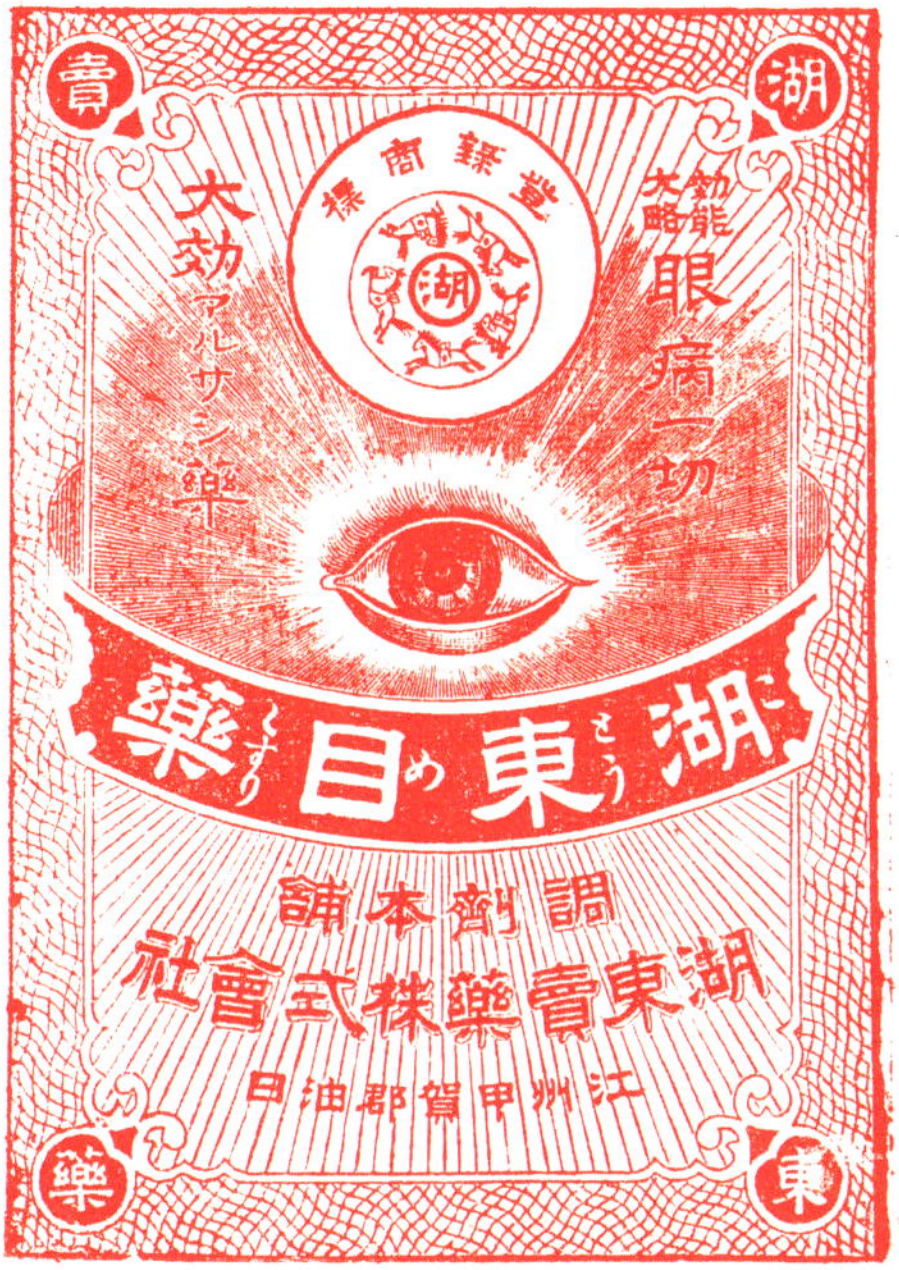

明治後期・大正孤　湖東賣薬

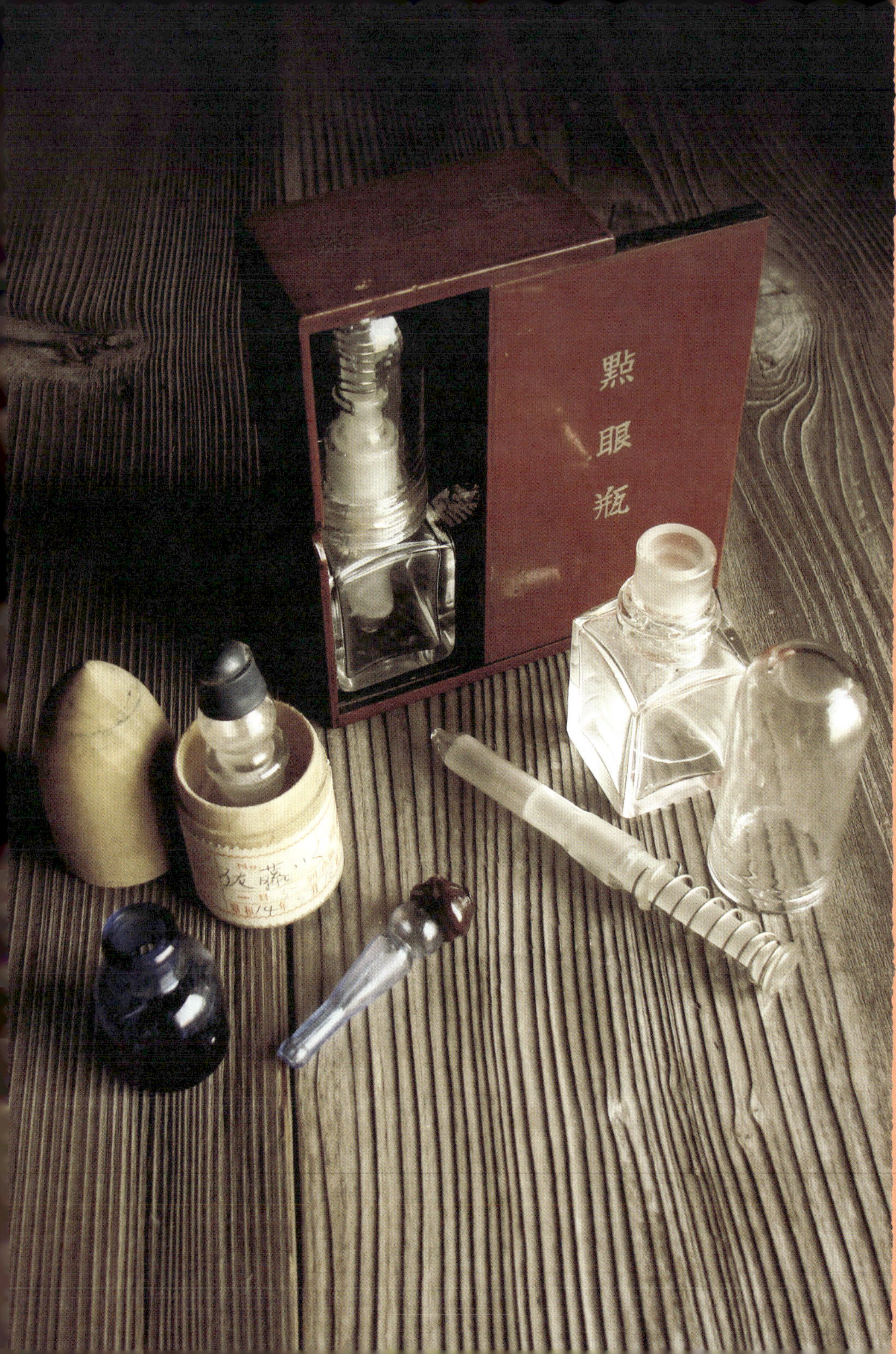
點眼瓶

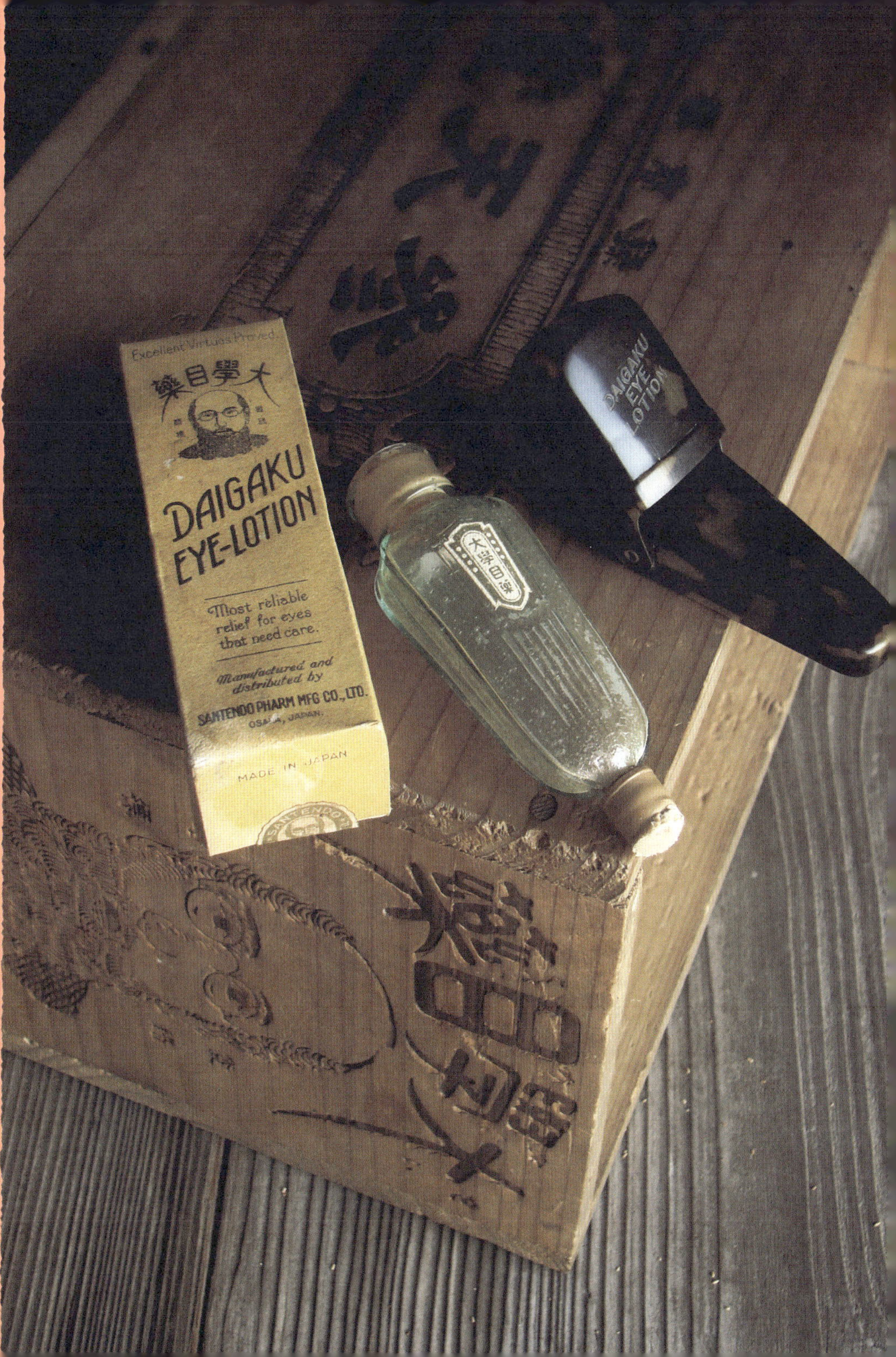
Excellent Virtues Proved.
大學目藥
DAIGAKU
EYE-LOTION
Most reliable
relief for eyes
that need care.
Manufactured and
distributed by
SANTENDO PHARM MFG CO., LTD.
MADE IN JAPAN
DAIGAKU
EYE
LOTION

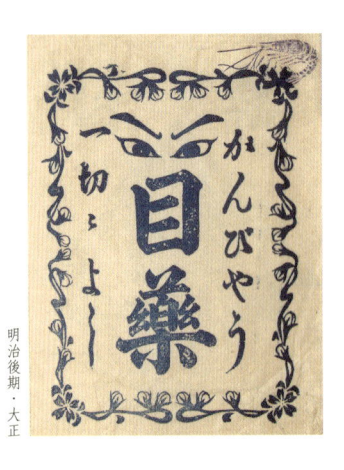

明治後期・大正

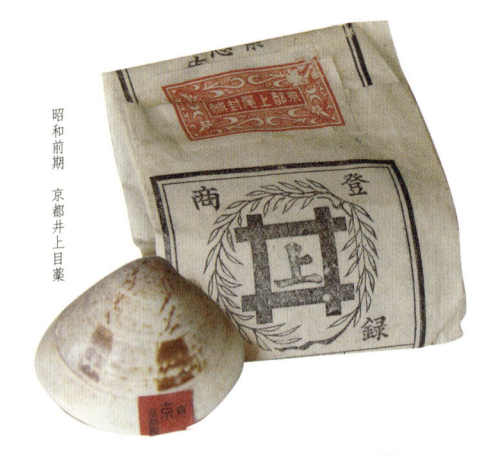

昭和前期　京都井上目薬

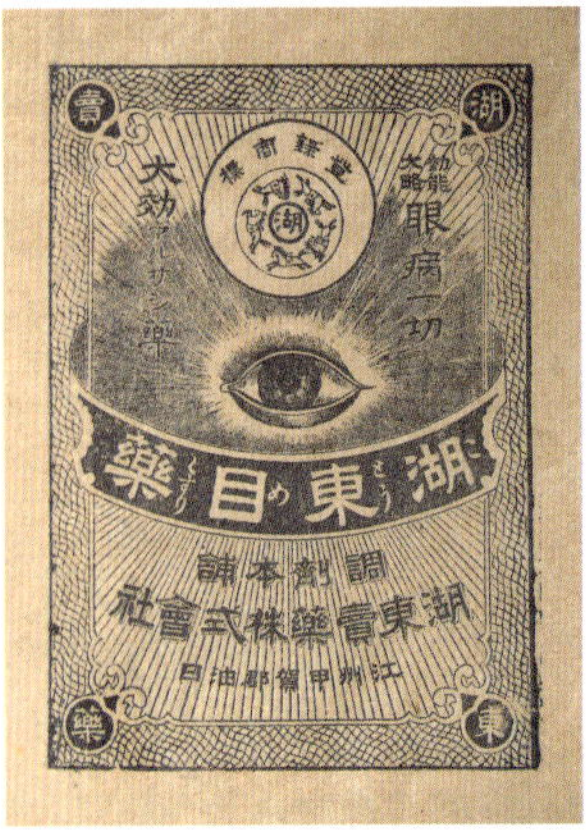

明治後期・大正　湖東賣薬

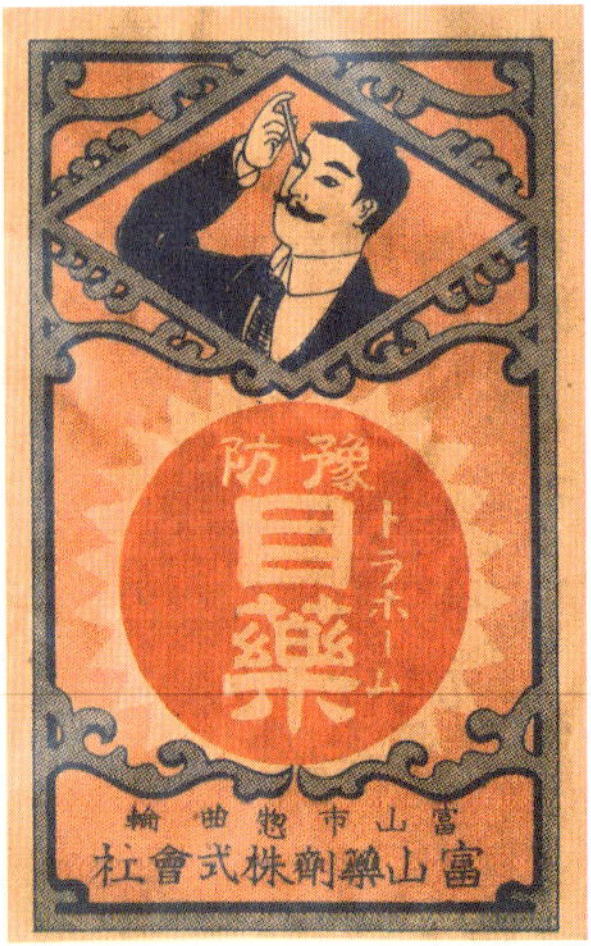

昭和前期　富山薬劑

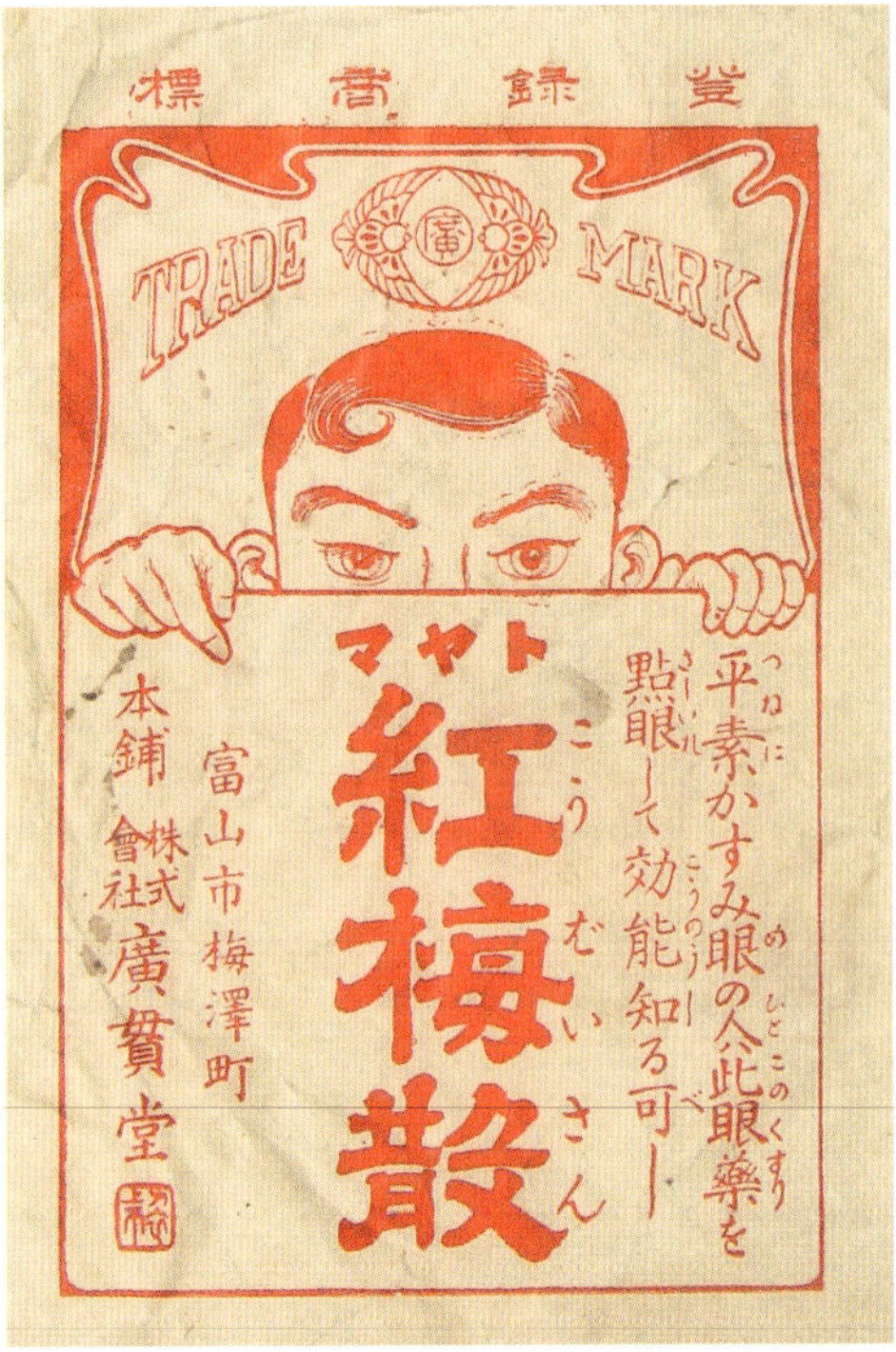

明治後期・大正　廣貫堂

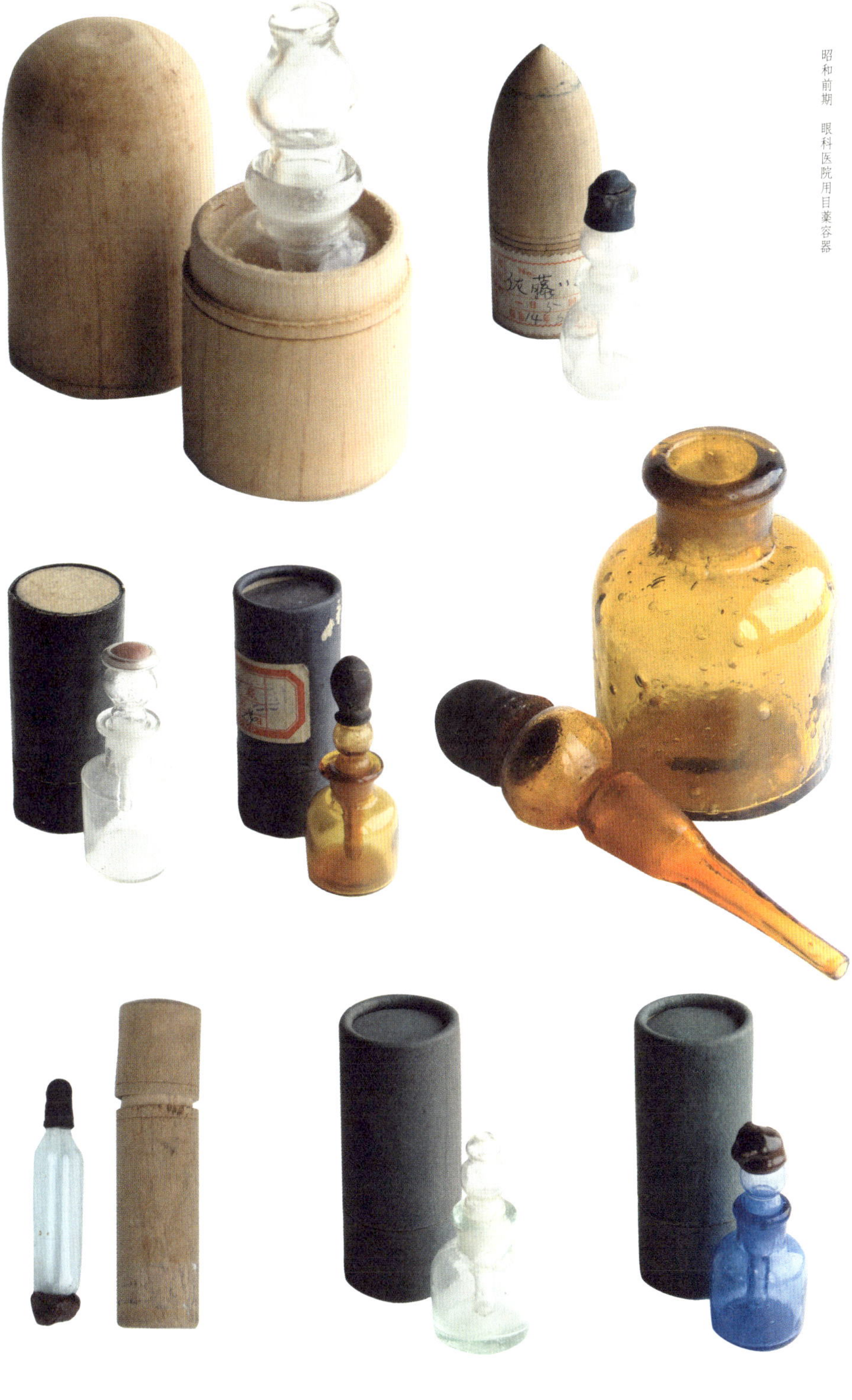

昭和前期　眼科医院用目薬容器

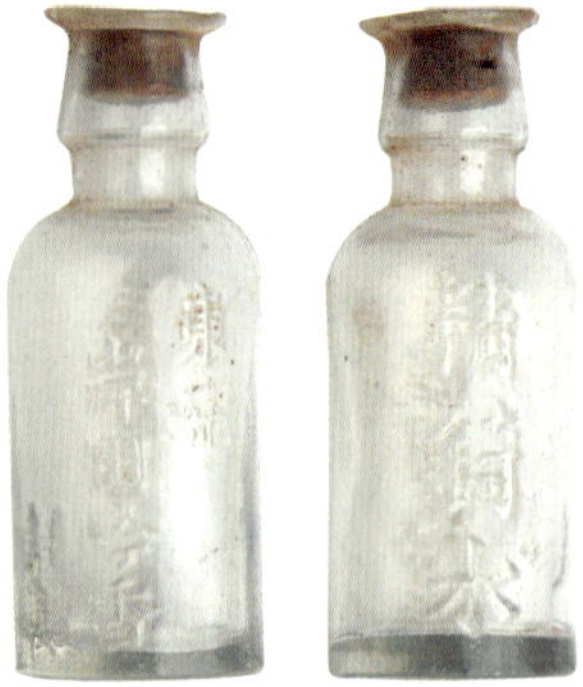

明治中期　岸田吟香

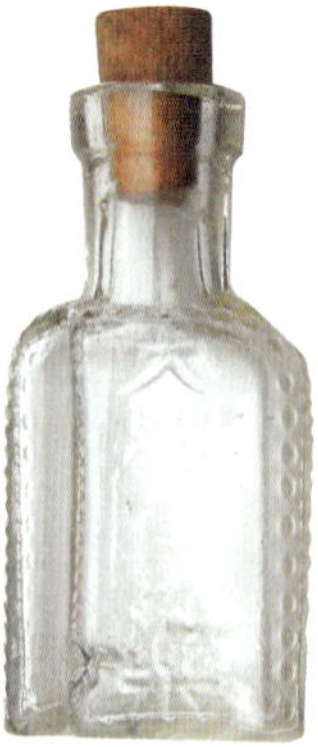

昭和前期　大学目薬

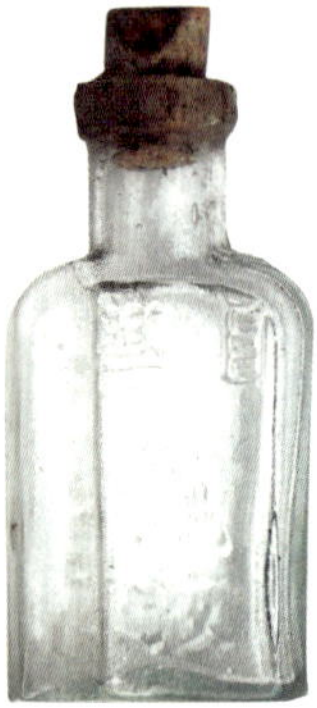

昭和前期

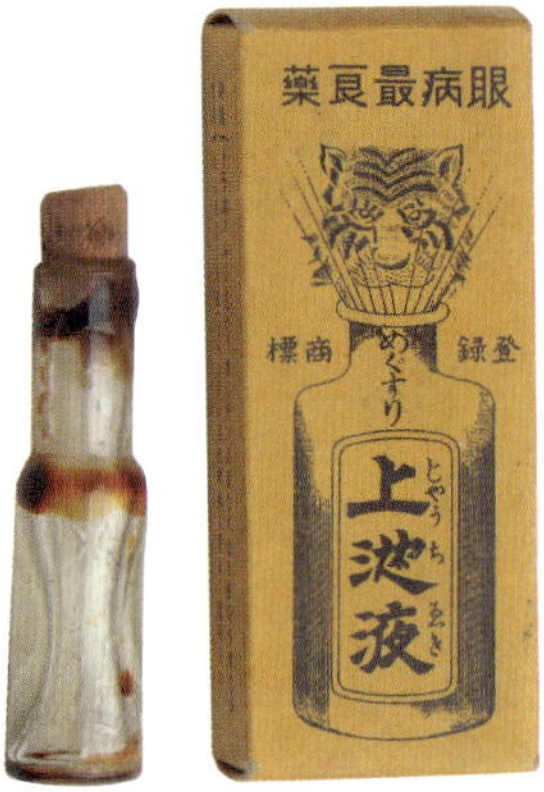

明治後期・大正　富松武助薬房

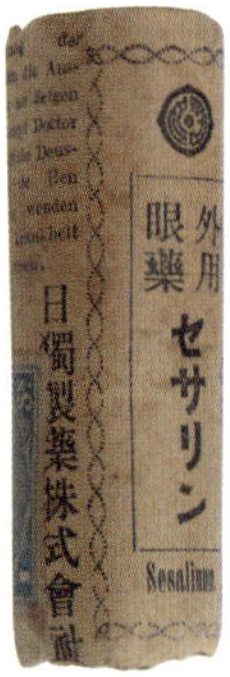

明治後期・大正　日獨製薬

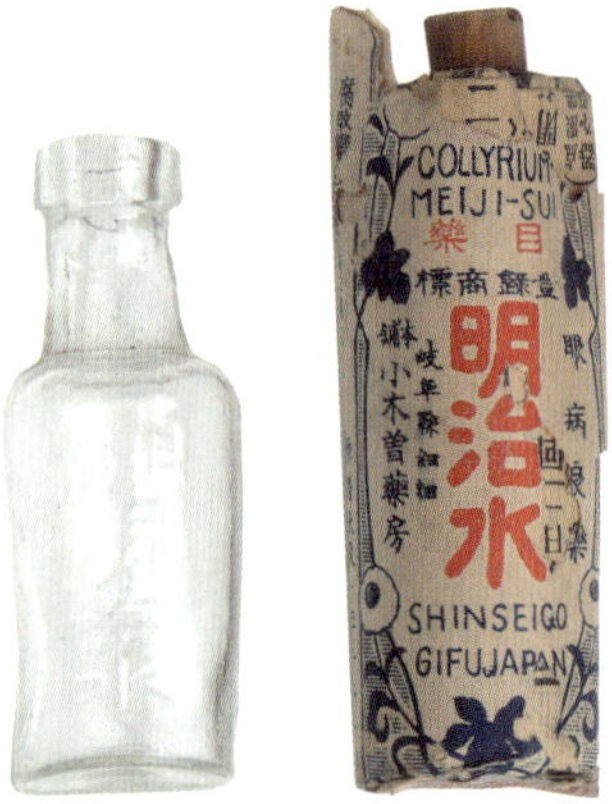

明治後期・大正　小木曽薬房

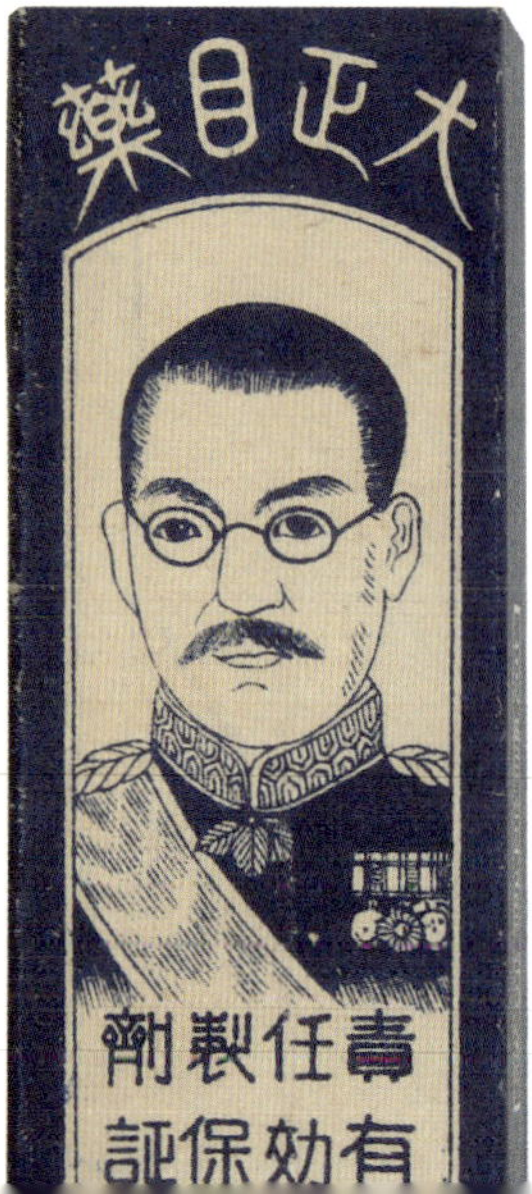

明治後期・大正　宮川製剤部

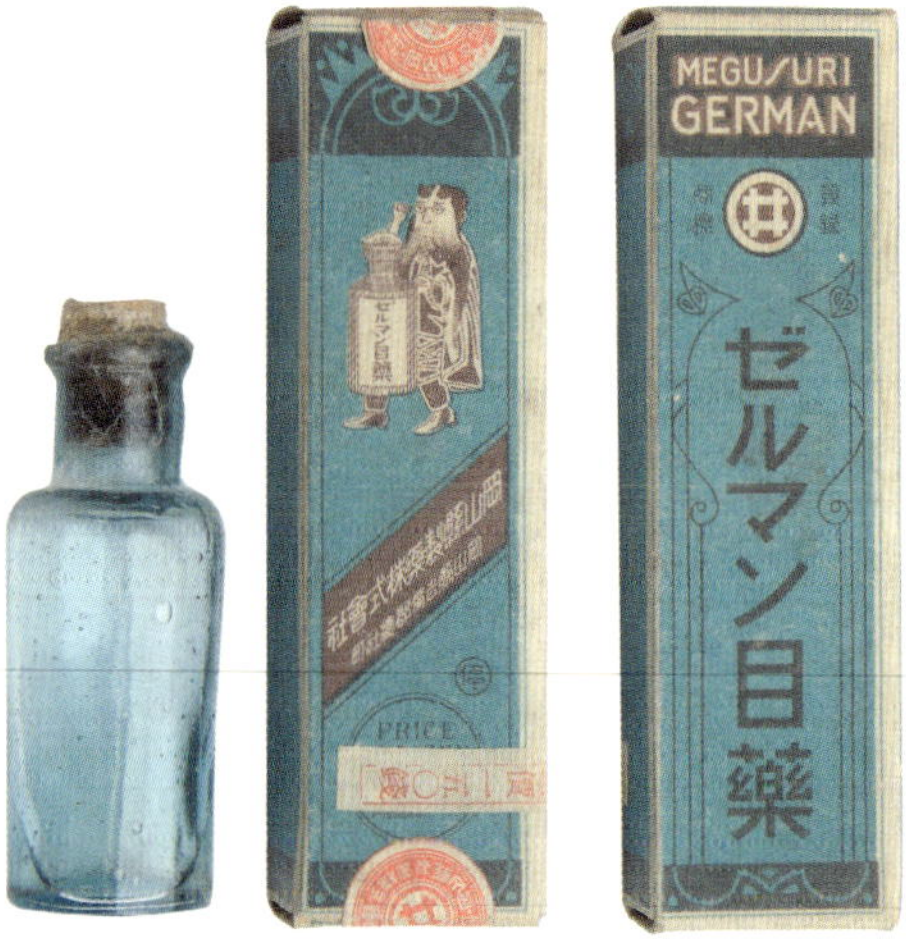

昭和前期　岡山県製薬

目薬・点眼容器の工夫 30

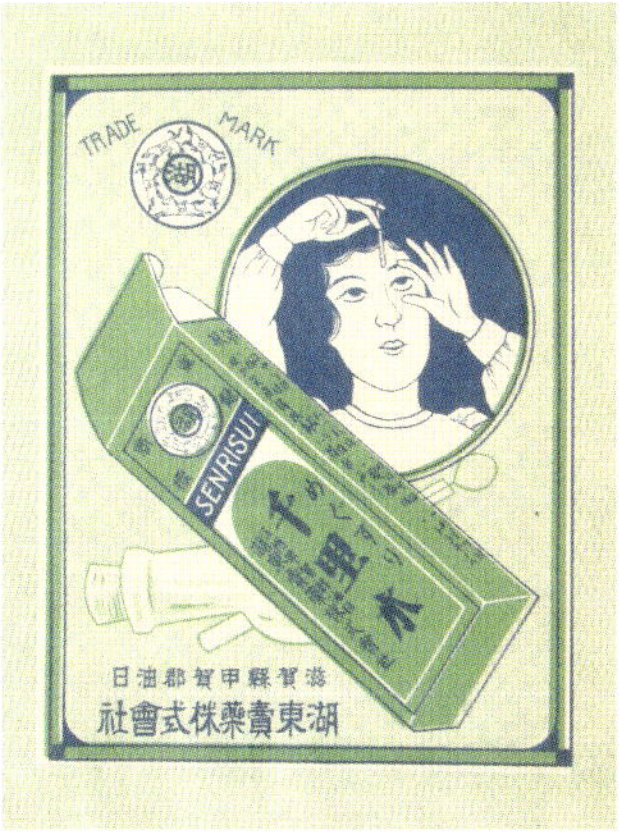

昭和前期　湖東賣薬

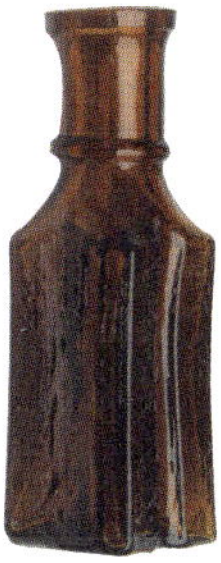

昭和前期　山崎太陽堂

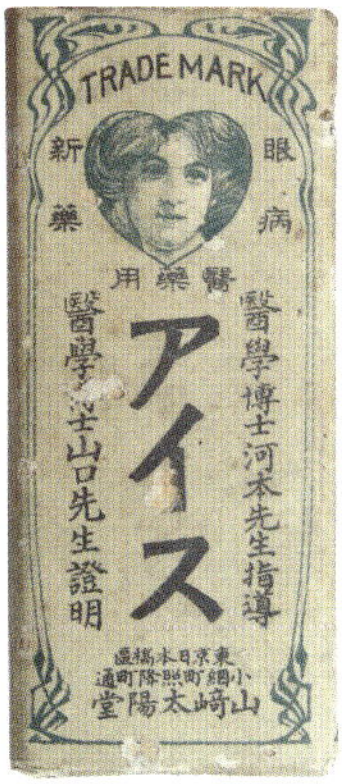

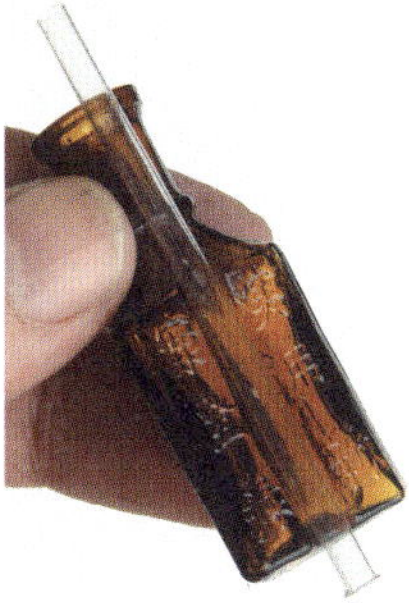

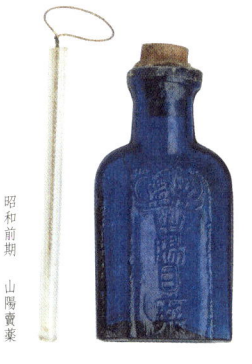

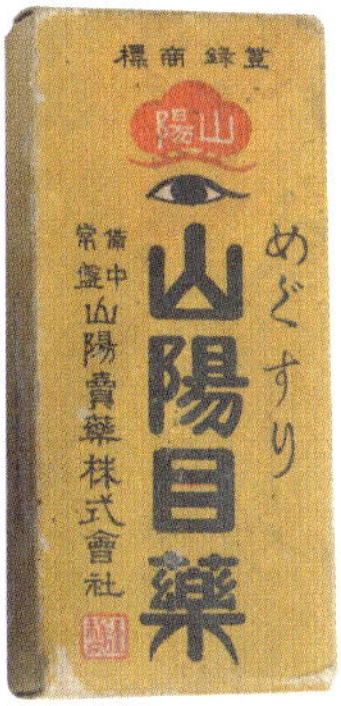

昭和前期　山陽賣薬

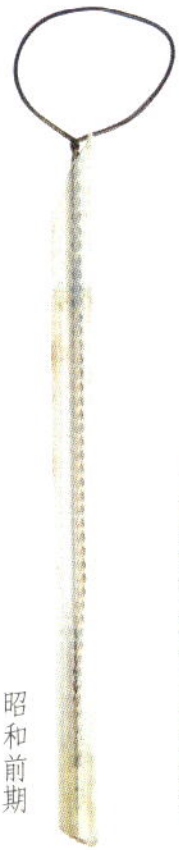

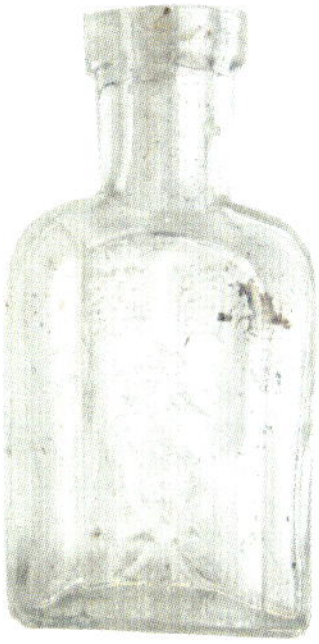

昭和前期

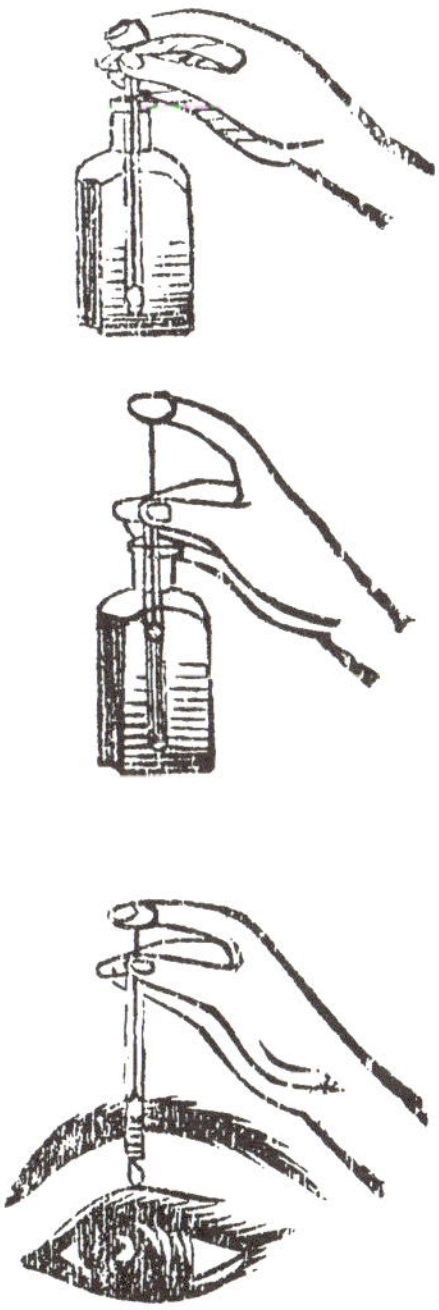

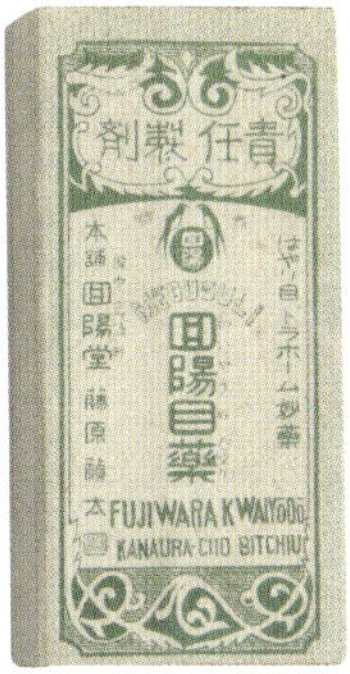

昭和前期　回陽堂

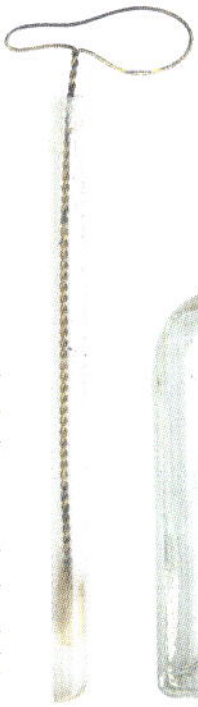

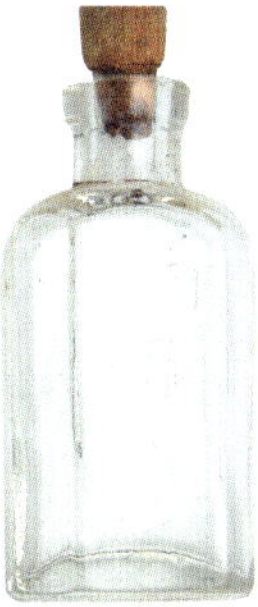

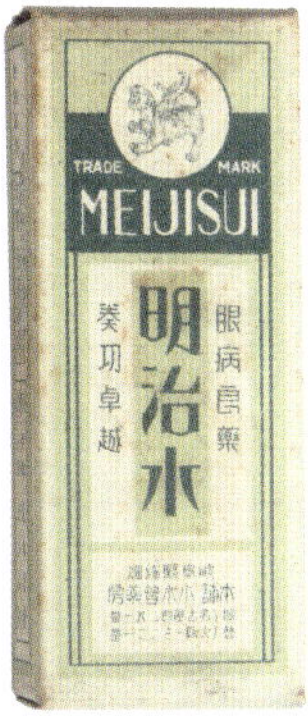

昭和前期　小木曽薬房

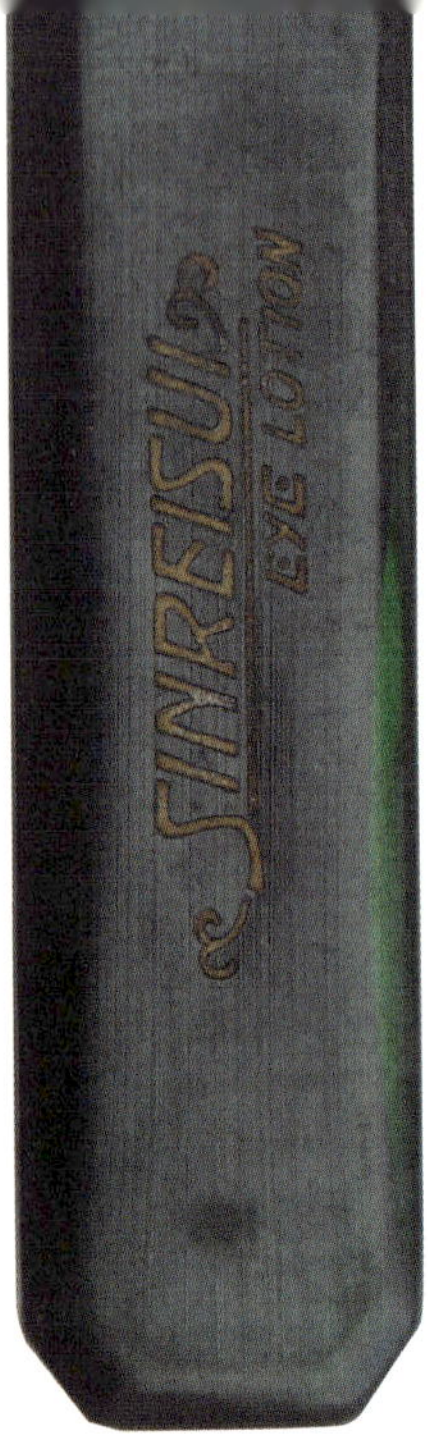

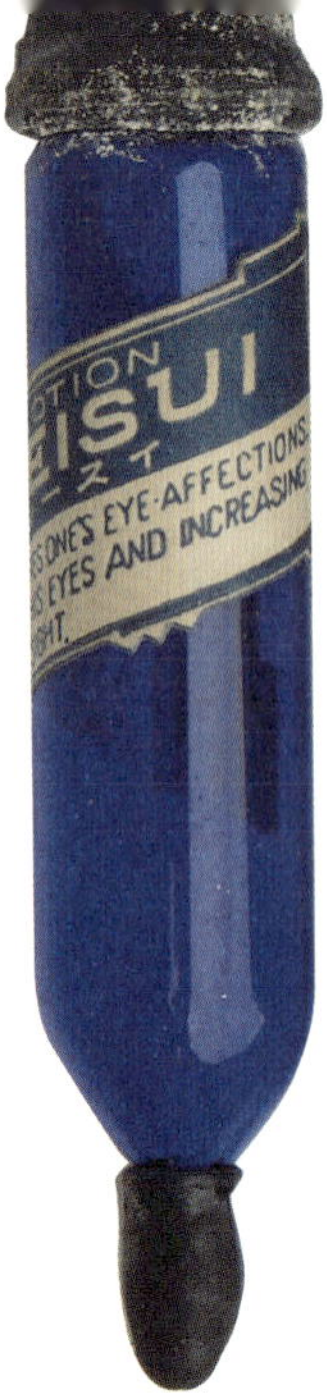

昭和前期　大木

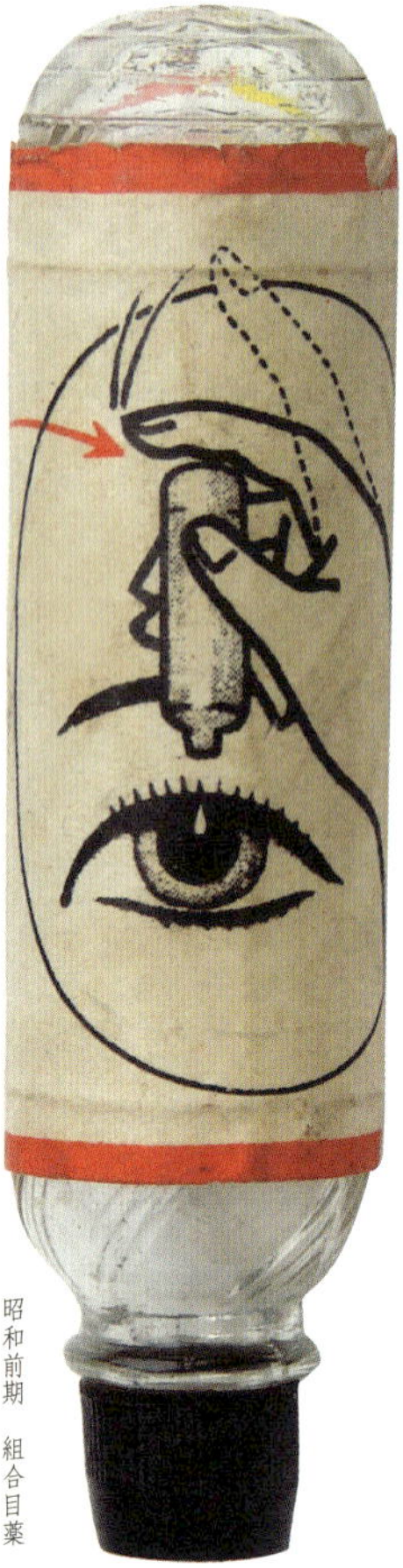

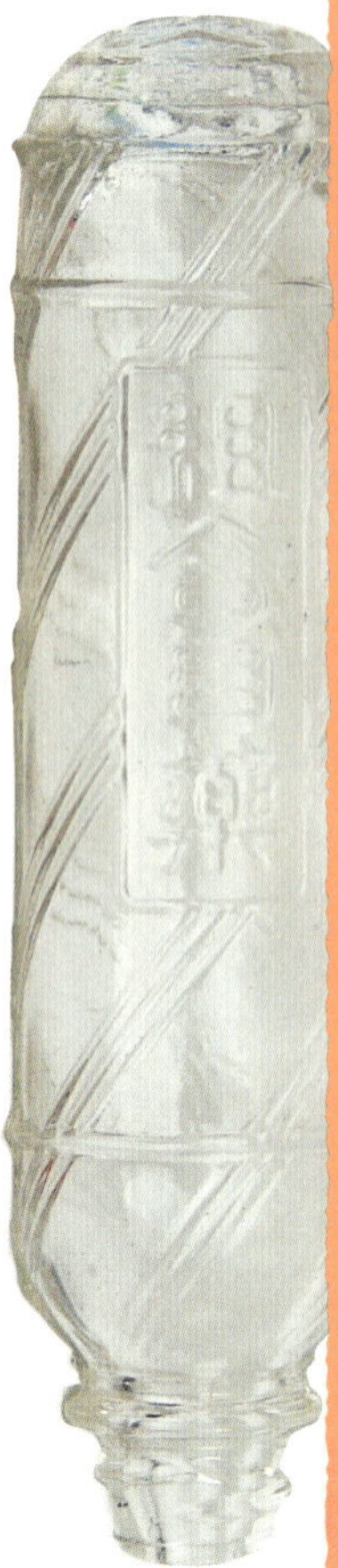

昭和前期　組合目薬

目薬・点眼容器のエキス
30

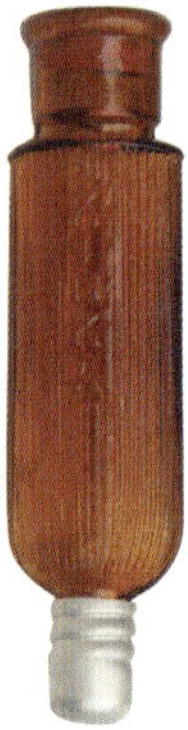

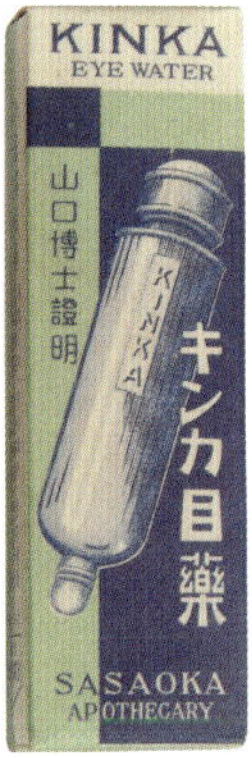

昭和中期　笹岡製薬

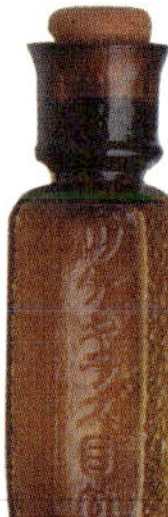

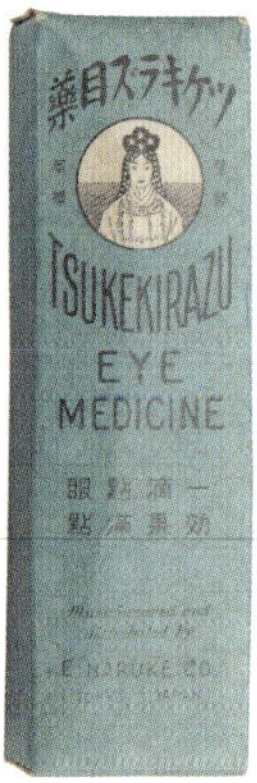

昭和前期　成毛商店製剤部

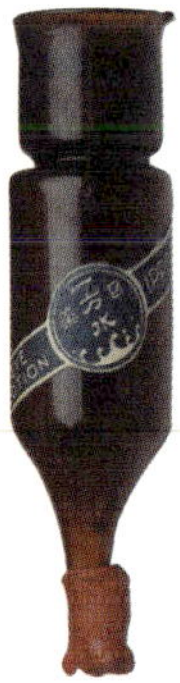

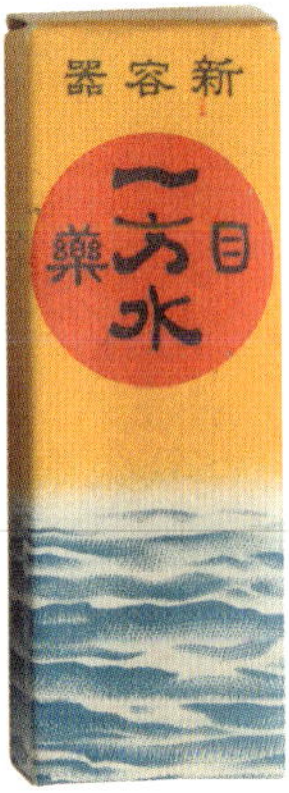

昭和前期　むら田資生堂

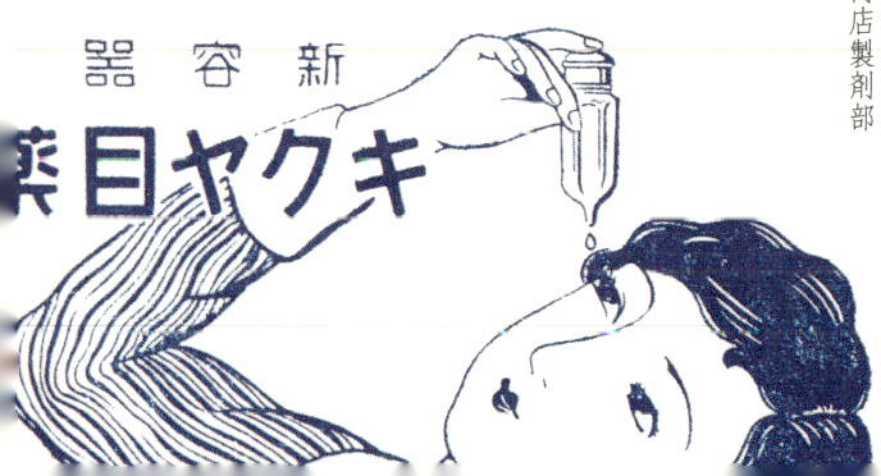

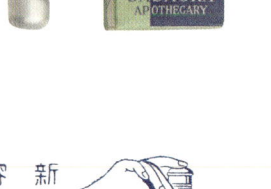

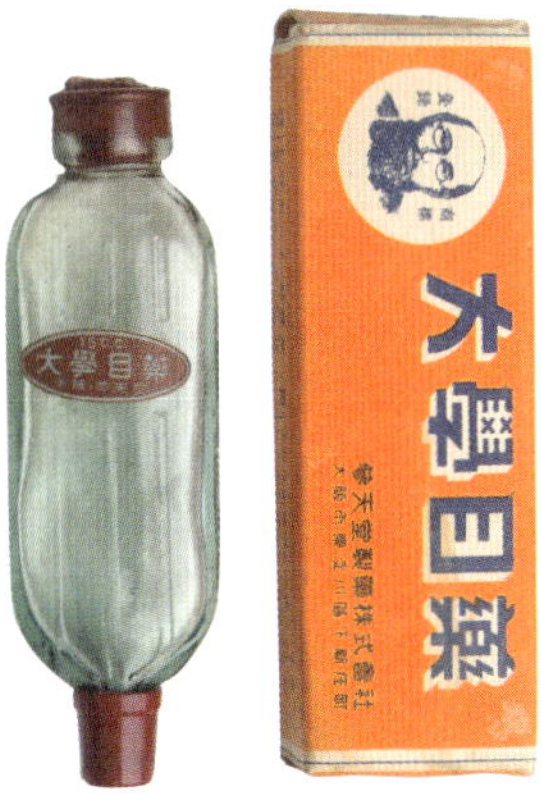

昭和中期　参天堂製薬

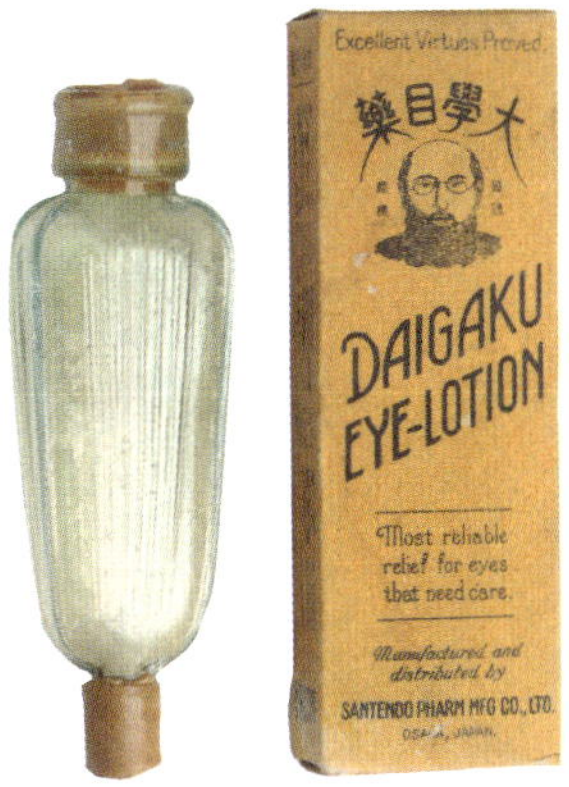

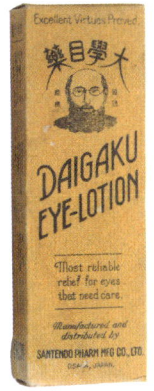

昭和前期　参天堂製薬

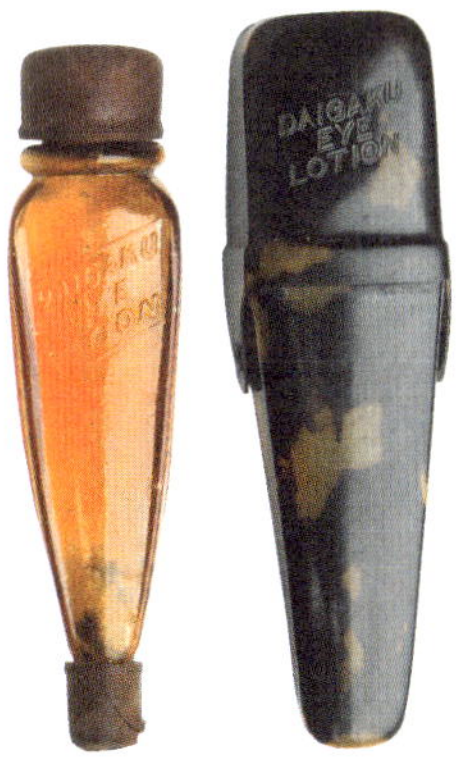

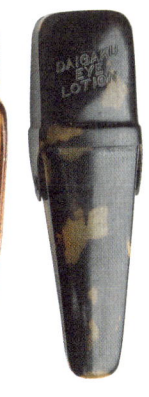

昭和前期　参天堂製薬

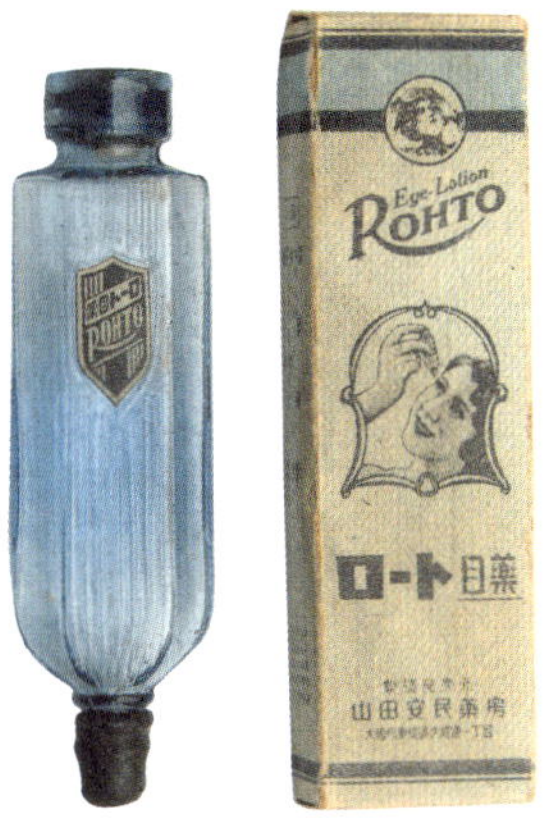

昭和中期　山田安民薬房

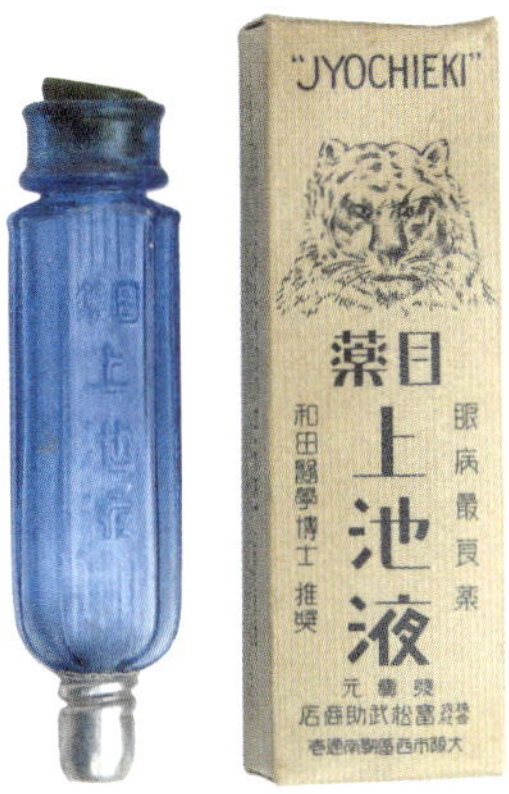

昭和中期　富松武助商店

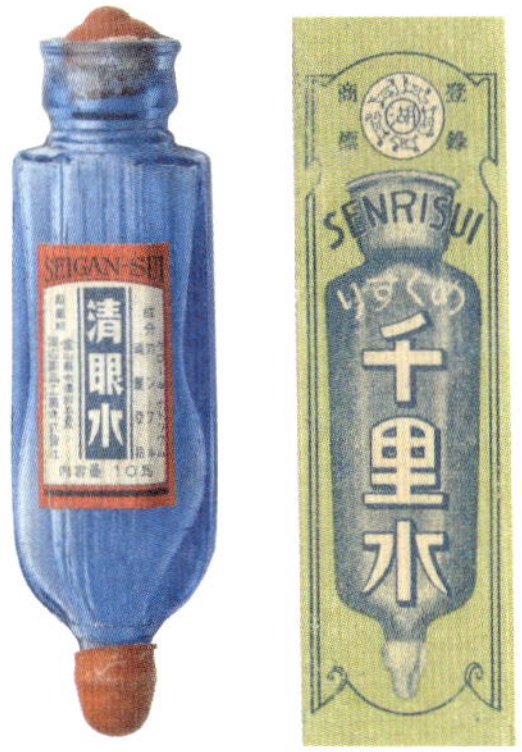

昭和中期　渡辺薬品工業

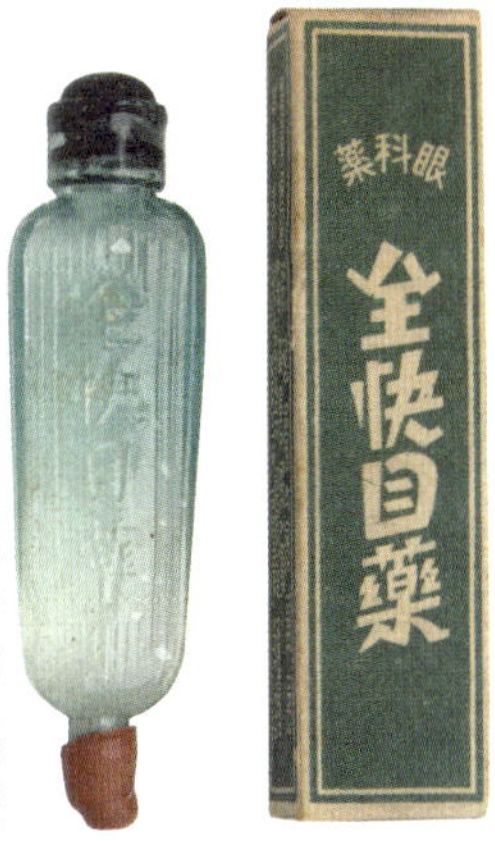

昭和中期　大幸薬品

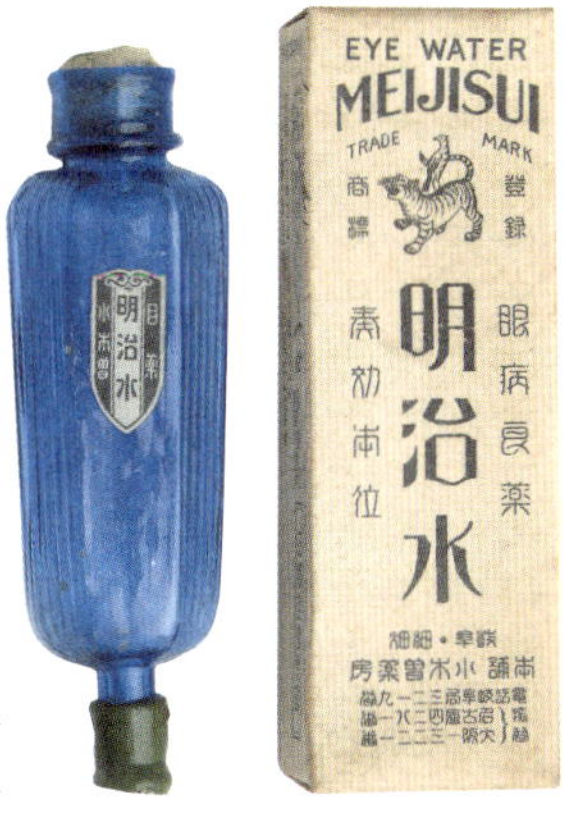

昭和中期　小木曽薬房

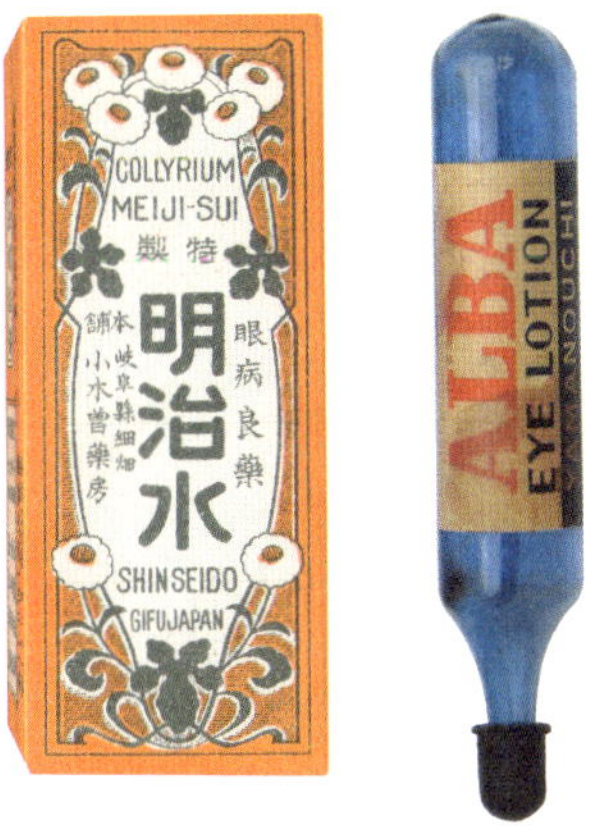

懐中薬

携帯容器の工夫

広告を生業としている私にとって、広告の効果の程はこころえているつもりですが、それとていかに限られた予算で、少しでも大きな効果を出せるかに腐心しているのです。ところが、まったく広告予算の適正比率もおかまいなく、じつに売り上げの3分の1も広告につぎ込んだという太っ腹のスポンサーが、ご存知森下仁丹です。さすがにその効果も絶大で、年配の方で「仁丹」の名前を知らない人はいないでしょう。明治38年の発売ですが40年には、家庭薬の売り上げで第一位だったそうです。しかし、単にお金をつぎ込んだということでなく、意欲的なアジア販路の拡大と共感を得るネーミングも効を奏しています。「仁」は中国で広いシェアを持つ儒教のキーワードであるところの、仁義礼智信忠孝弟の最初の文字なのです。また、ユニークな新聞広告、派手な広告塔、ノベルティ戦略、電柱や地名表示など広告媒体の開発、そして懐中用ユニークパッケージの数々など、販売促進のアイデアには枚挙のいとまがありません。それらが、これといって特別な薬効があったわけでもない商品を大ヒットに導いた、広告の申し子みたいな商品です。消化と毒消しと謳っていますが、使う方は、ハッカやニッキなどのさわやかなほろ苦さが口中芳香としての効果が大きいかったのでしょう。もちろん、これだけのヒット商品ですから、追随商品も多くあります。はじめから口中香料としての薬も多く、次頁写真の莨丹ガラスケースなどは、タバコ屋の店頭用のものです。

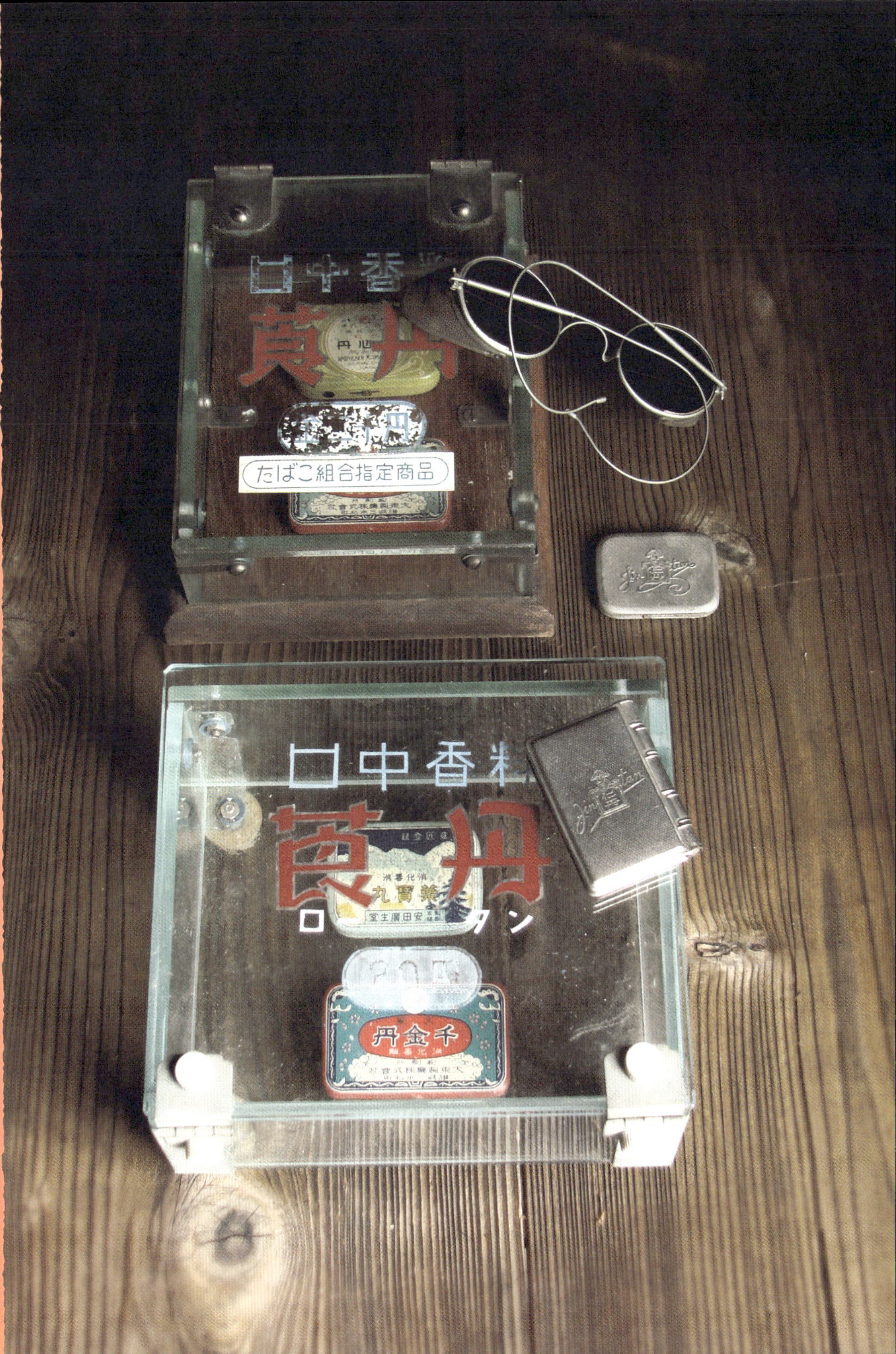

口中香料
たばこ組合指定商品
千金丹

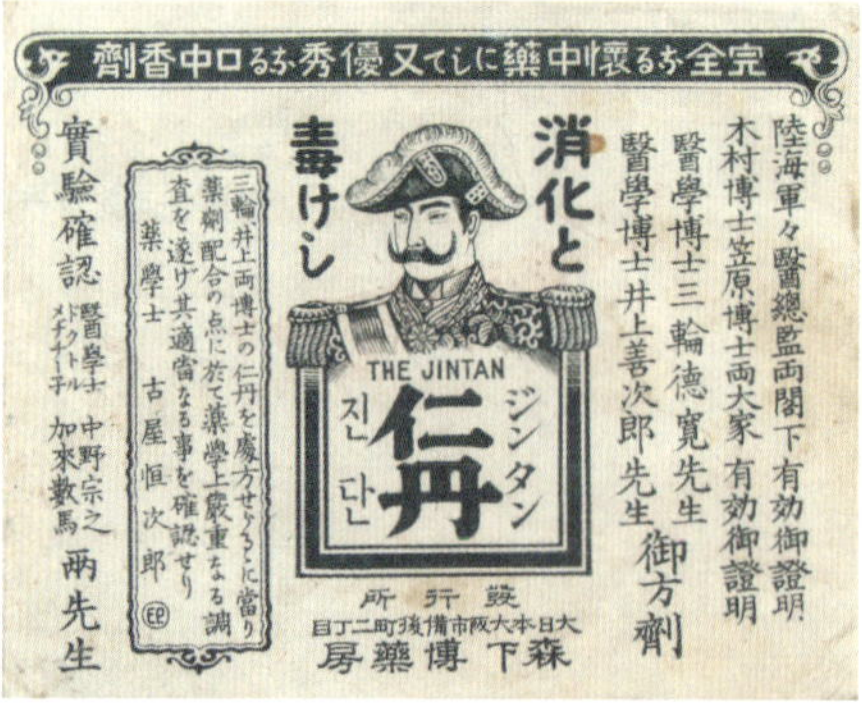

明治後期・大正　森下博薬房

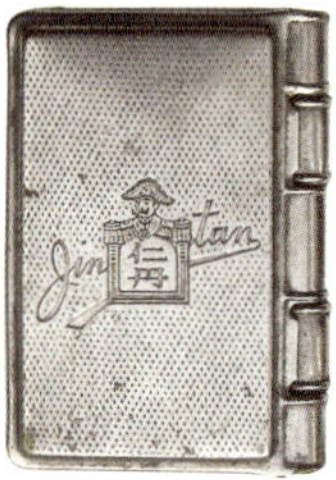

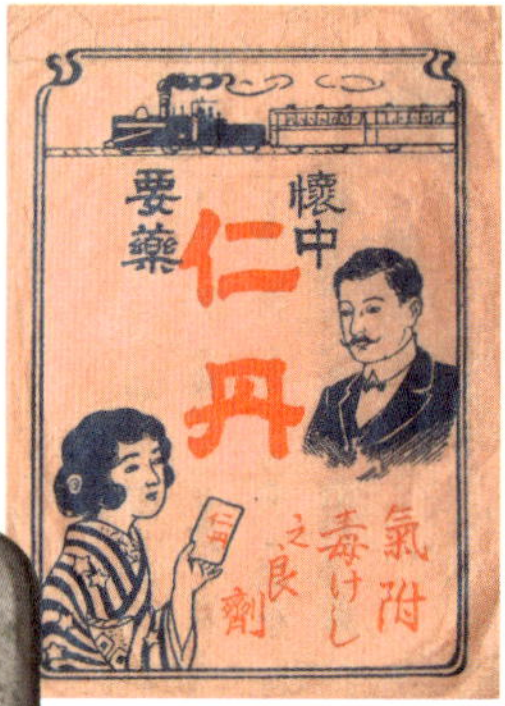

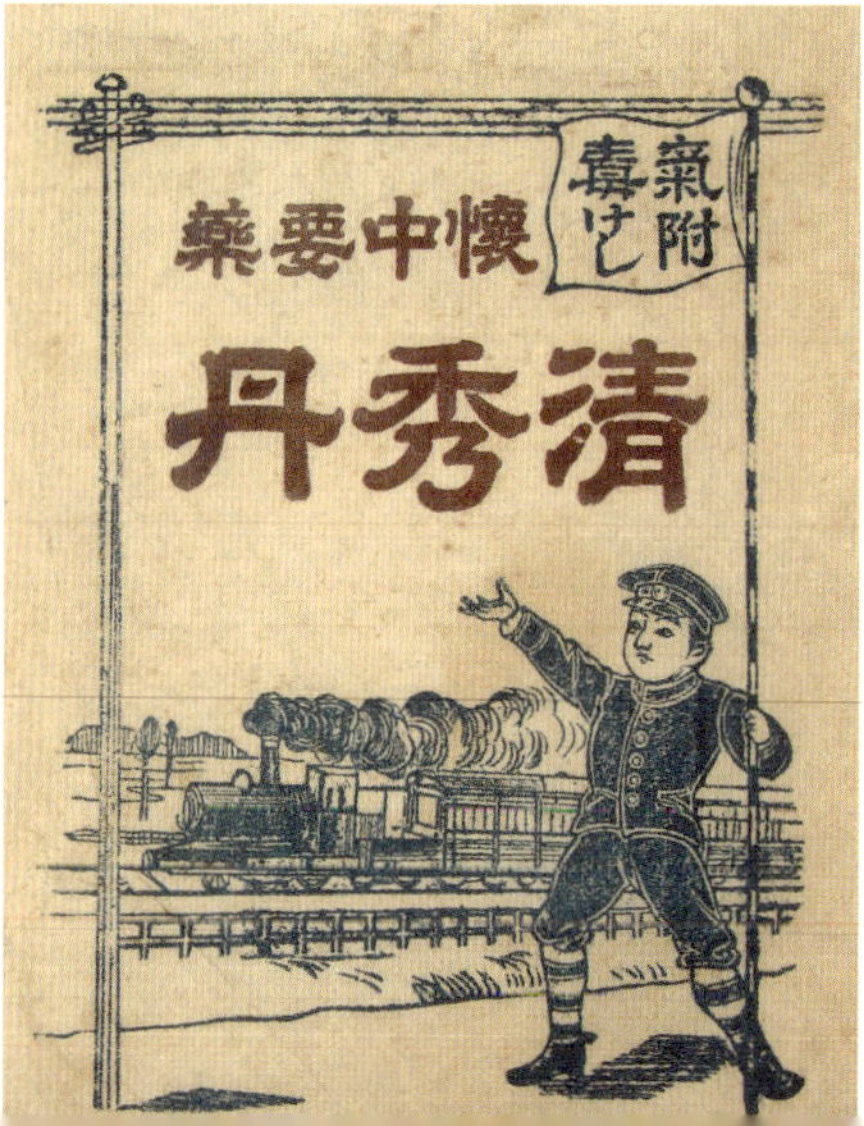

明治後期・大正

懐中薬・携帯容器のエキス
31

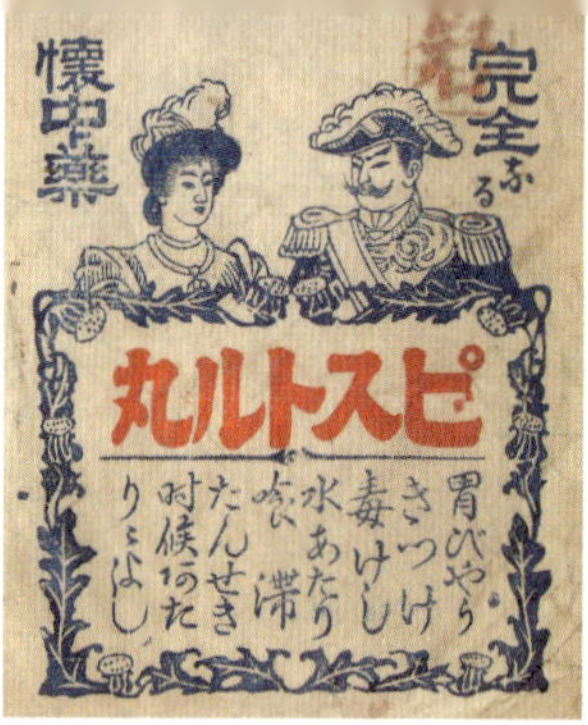

明治後期・大正

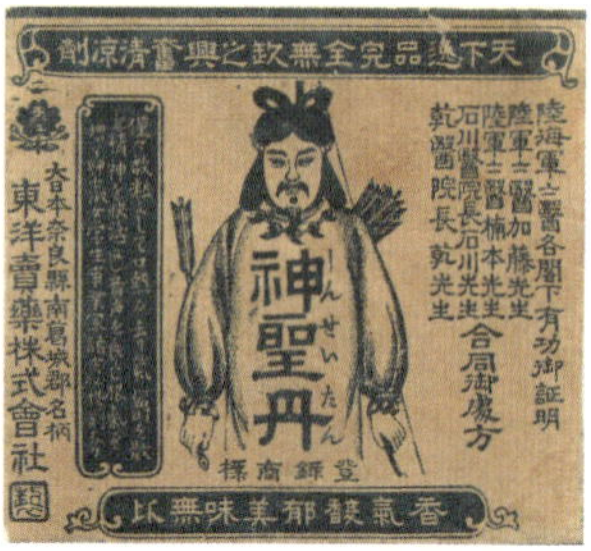

明治後期・大正　東洋売薬

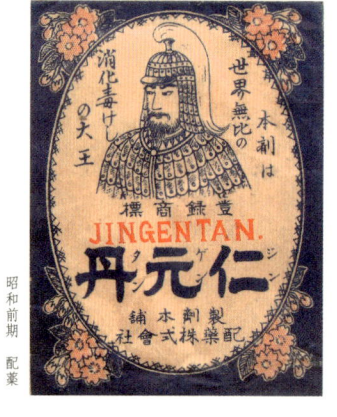

昭和前期　配薬

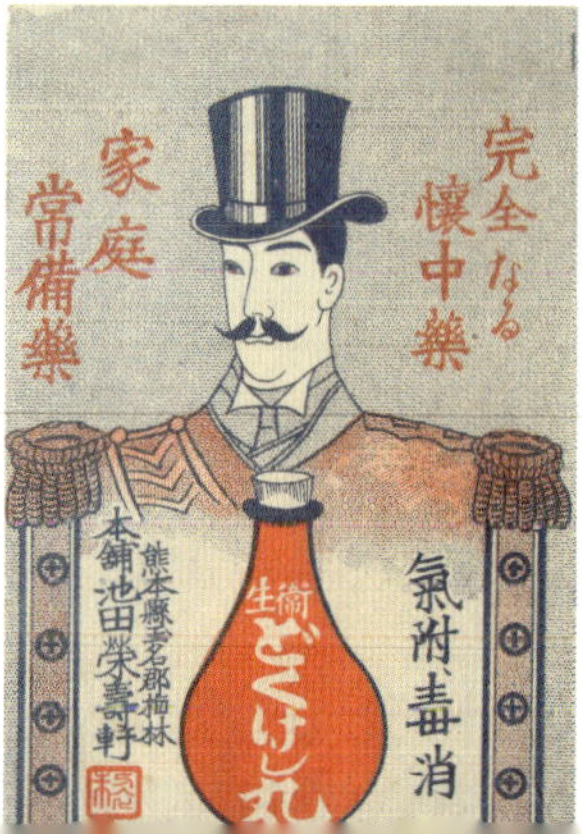

昭和前期　池田榮壽軒

懐中薬・携帯容器の工夫　31

口中芳香

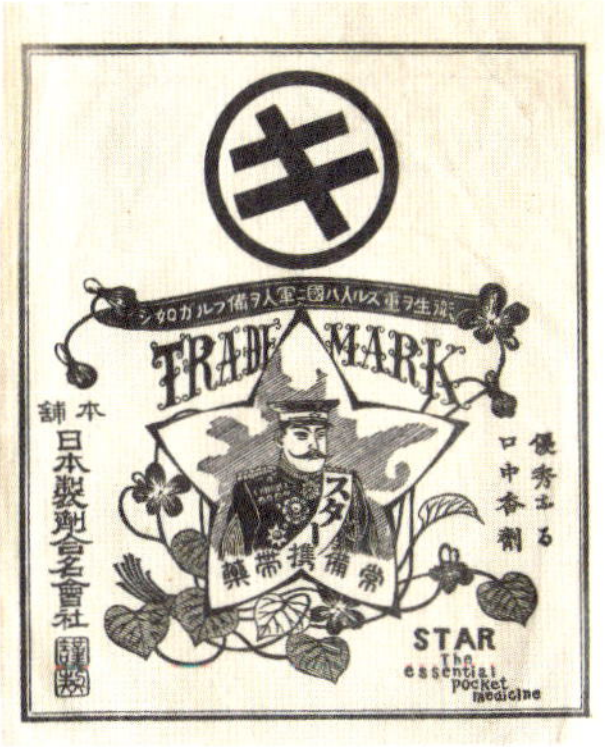

明治後期・大正　日本製剤

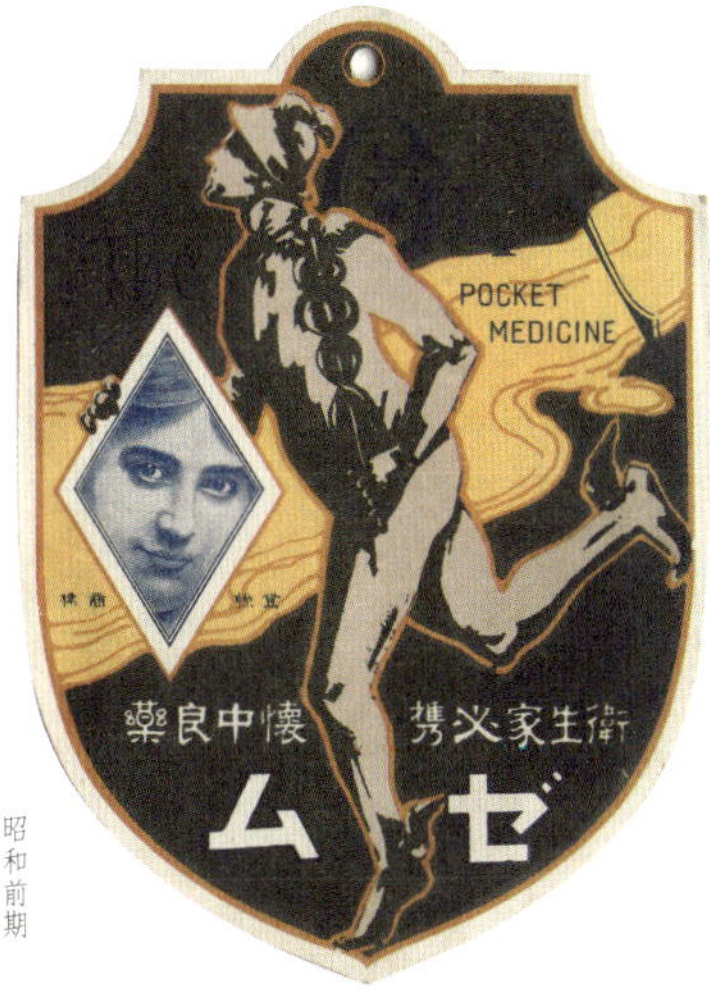

昭和前期

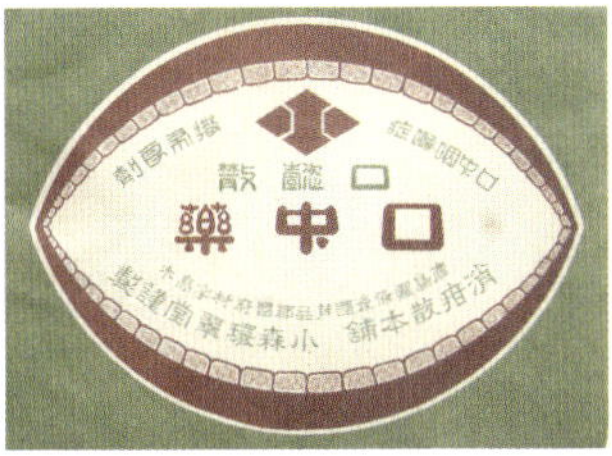

昭和前期　小森環翠堂

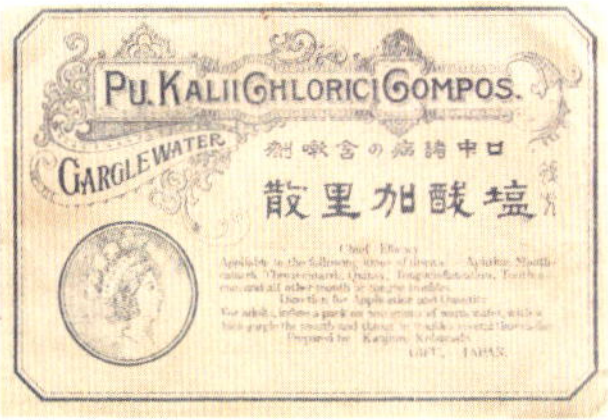

昭和前期　小林勘次郎

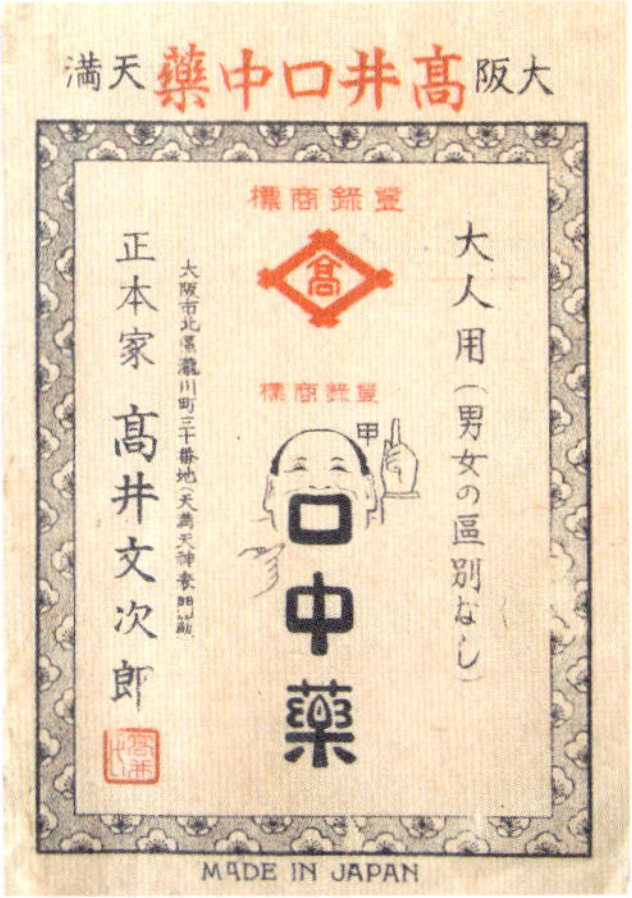

昭和前期　高井文次郎

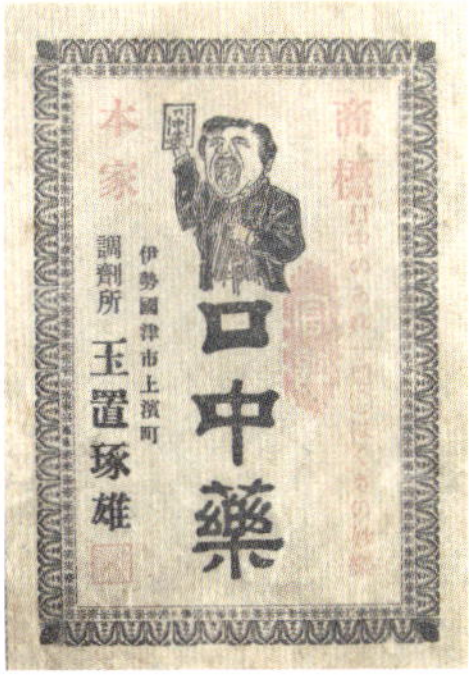

昭和前期　玉置琢雄

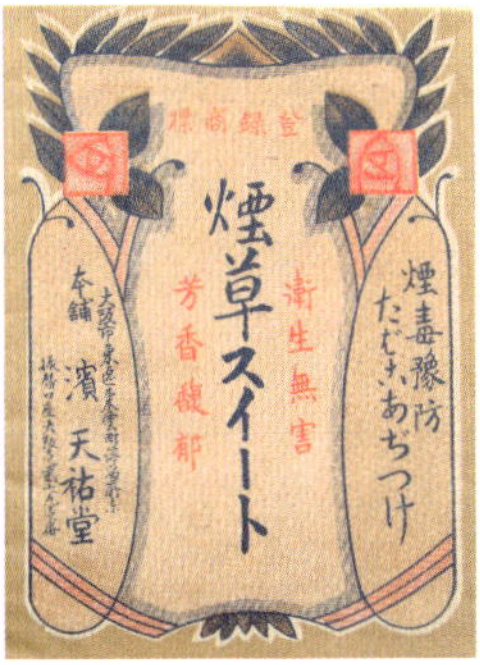

明治後期・大正　濱天祐堂

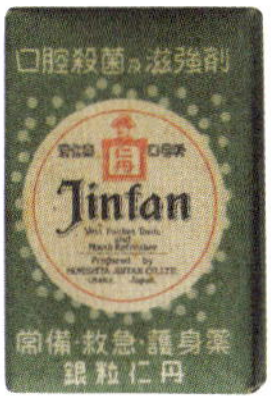

昭和中期　森下仁丹

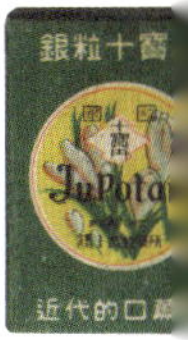

昭和中期　十宝丹製薬所

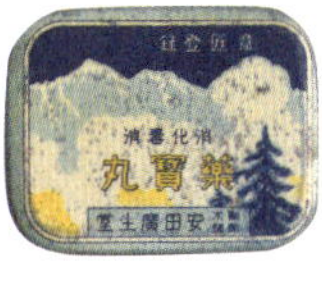

昭和前期　安田廣生堂

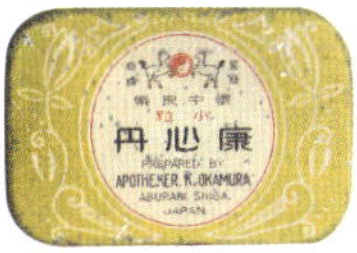

昭和前期　岡村

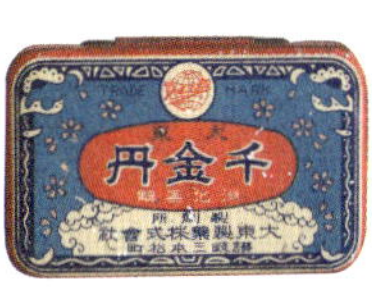

昭和前期　大東製薬

32

懐中薬

ガラス瓶入り薬

売薬の薬は基本的には紙包みですが、奇応丸や六神丸など高価な薬については、紙包みの中にさらに小さな筒型瓶がはいっています。小児用などの高価な薬には直径1ミリ長さ5ミリ程の極小の筒状瓶に3～5粒の丸薬が入って実にかわいいものまであります。ガラス瓶入り丸薬の多くは、平らなイチジクの形をしたものに細かな絵柄のラベルが貼付けられています。ガラス瓶がまだ、型取りでなく一つ一つ吹きガラスであったから、この形状になったのでしょう。また、薬のガラス瓶には変質を防ぐため、茶色や緑の着色を施したものがよくありますが、中でも青い瓶には何か特別な魅力があります。透明なコバルトブルーの瓶は神秘的に美しく、光を透かして見ればそこは水底とも宇宙とも空想出来て、それだけで鑑賞に値する気がします。神秘的と言えば、その名も「神薬」という粘液状の薬があり、青いガラスの小瓶に入っています。明治初期に和漢薬として吧田資生堂から発売されたのが最初でしたが、その後成分による社会事情から中止に追い込まれたものの、洋薬風で再起し、以降は多くの製薬会社から発売されました。発売当初は腹薬を初めとした万能薬でしたが、洋薬化後は気付け薬としています。クロロホルムなどを主材とし、水飴などで練りあわせた甘い薬なので、子供の遠足に大人の疲労回復にと重宝されたようです。大正から昭和中頃まで大いに人気をはくしましたが、これもクロロホルムやモルヒネの使用禁止により衰退しました。

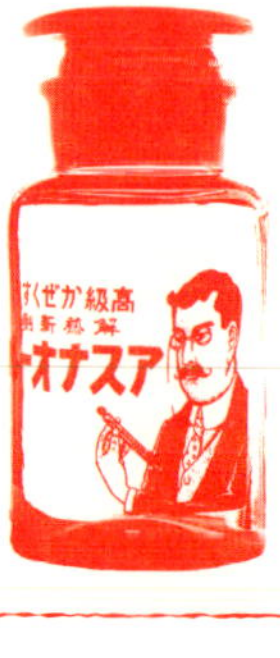

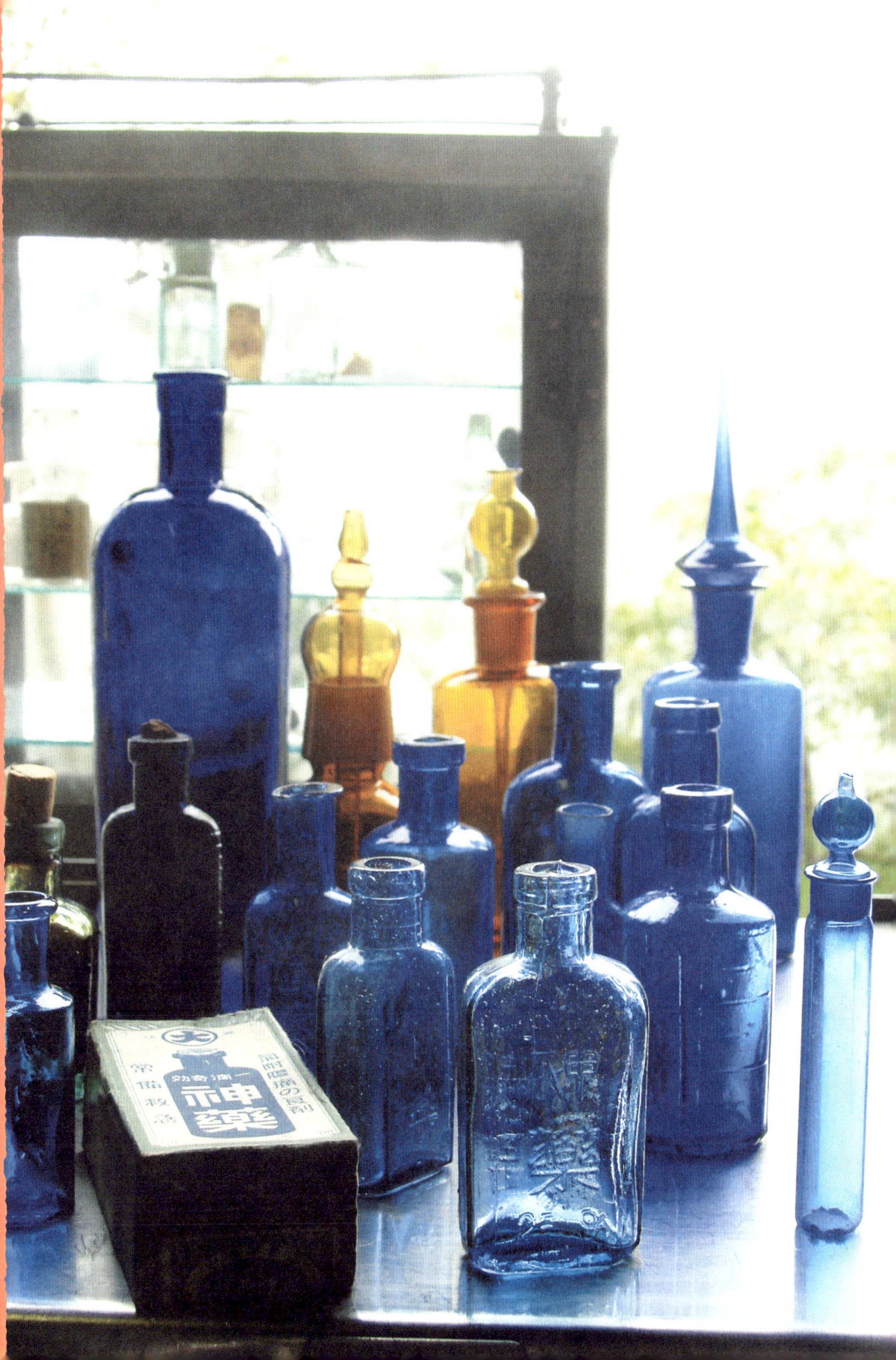
一滴奇効
神藥
常備救急

懐中薬・ガラス瓶入り薬
32
いちじく型瓶

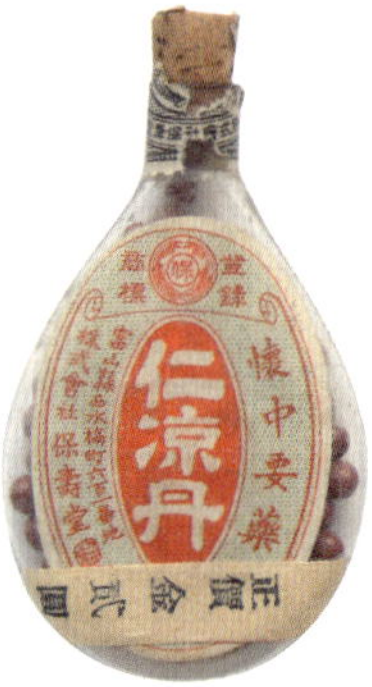

昭和前期　保壽堂

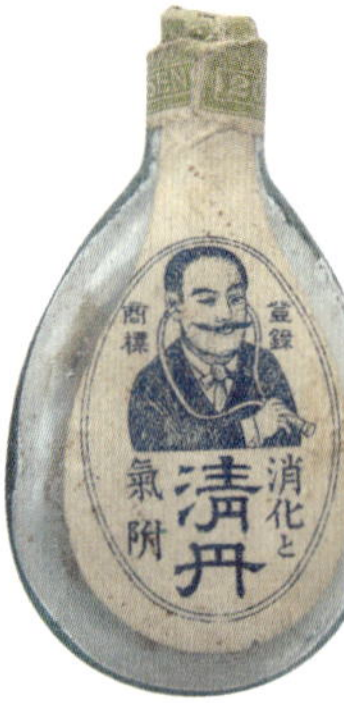

明治後期・大正　木原清治

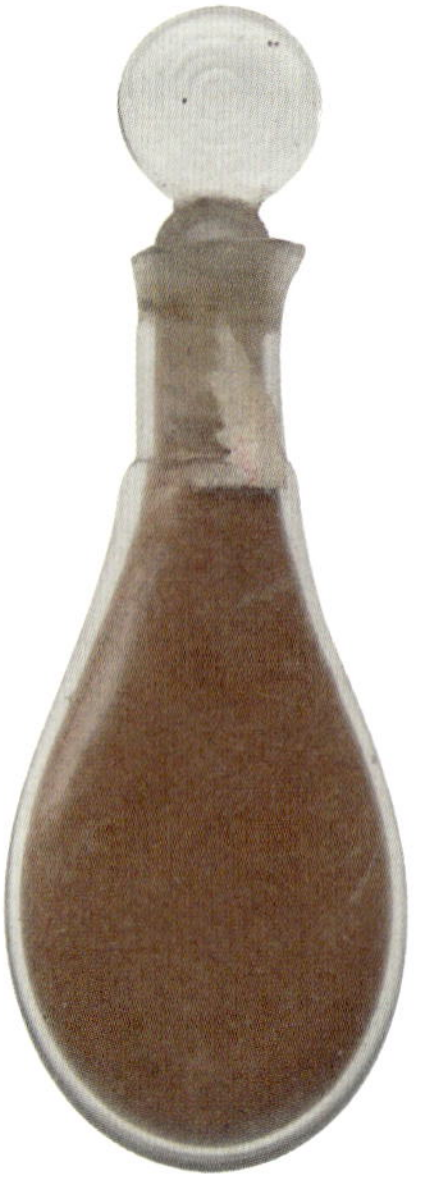

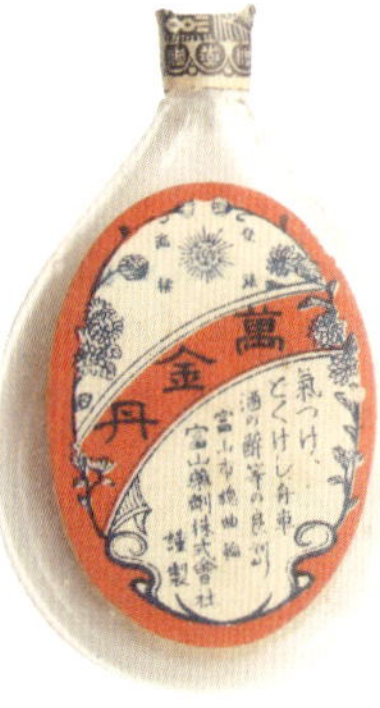

昭和前期　富山薬剤

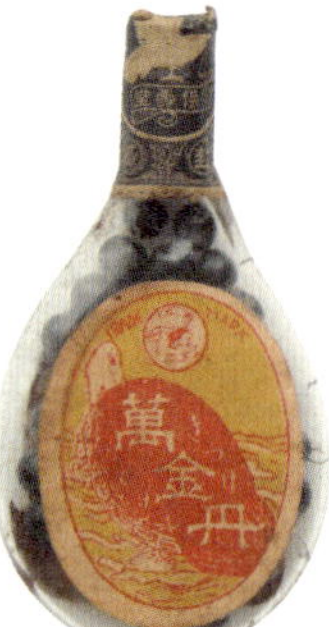

昭和前期　保壽堂

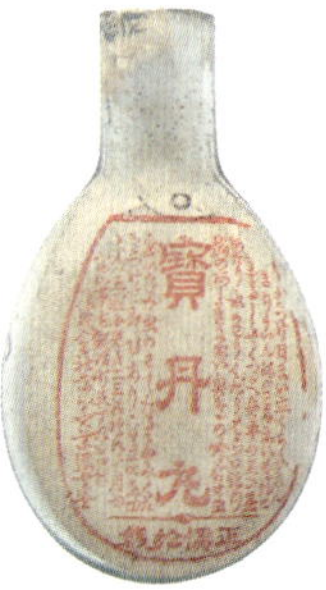

明治後期・大正

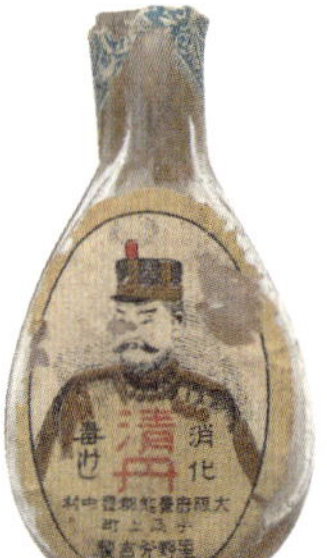

明治後期・大正

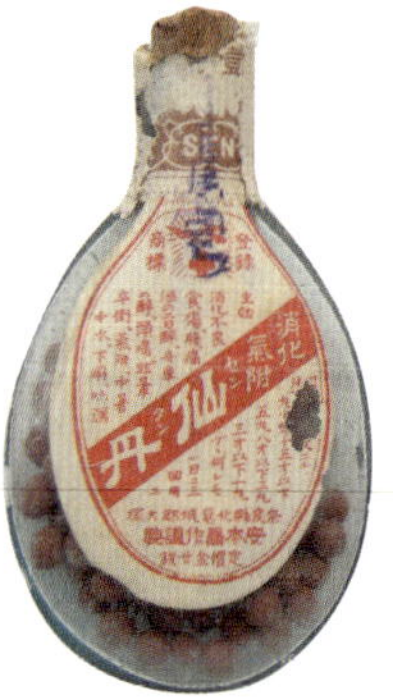

明治後期・大正　安本昌作

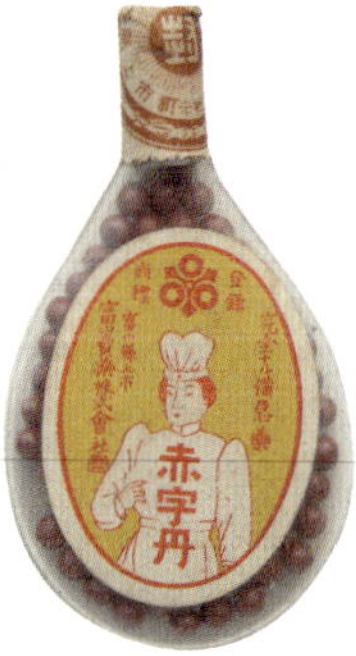

昭和前期　富山賣薬

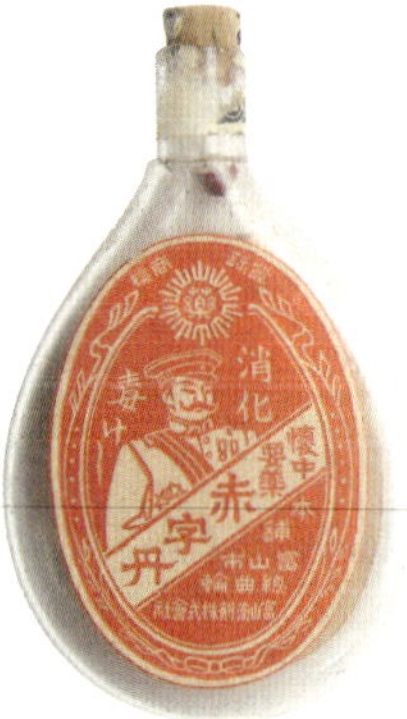

昭和前期　富山薬剤

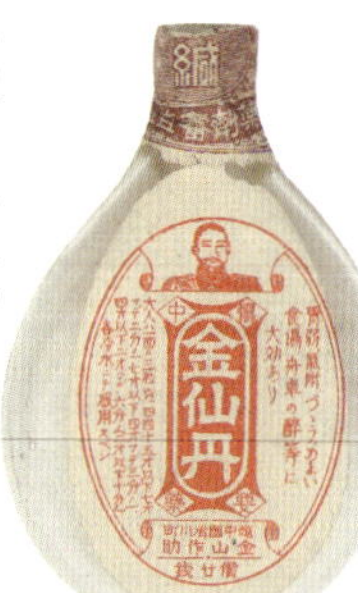

昭和前期　金山作助

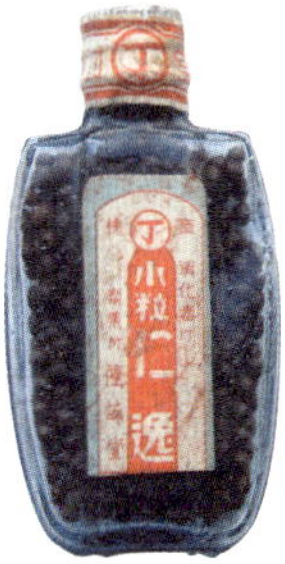

昭和前期　隆盛堂

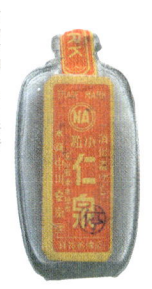

昭和前期　中川安衛

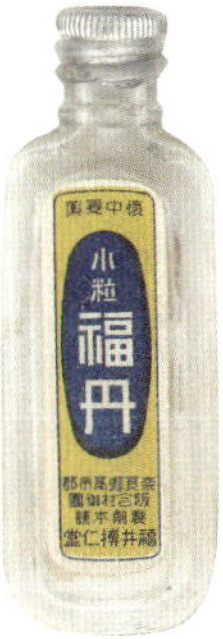

昭和前期　隆盛堂　福井博仁堂

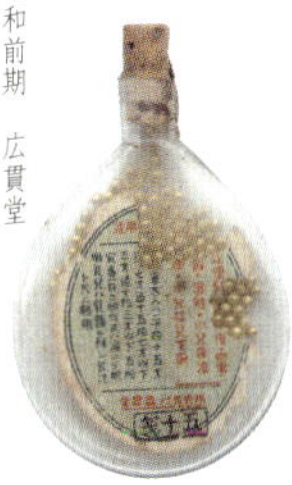

昭和前期　広貫堂

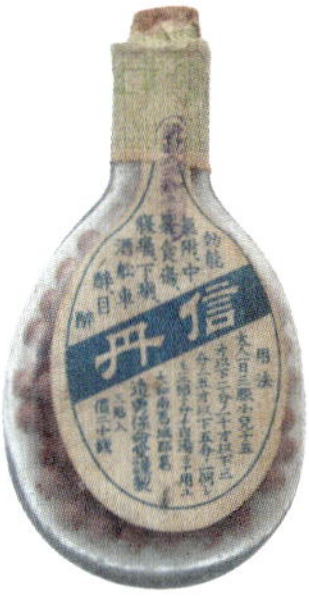

昭和前期　造勇保命堂

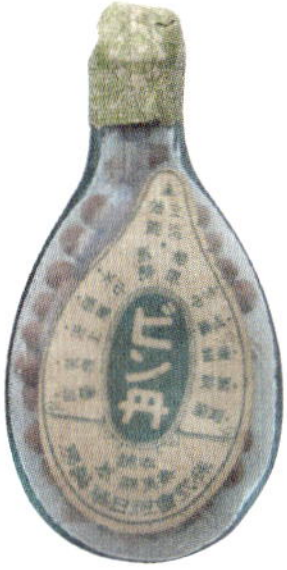

昭和前期　日華薬房

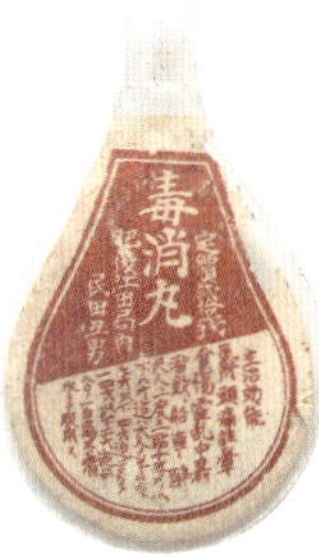

明治後期・大正　民田丑男

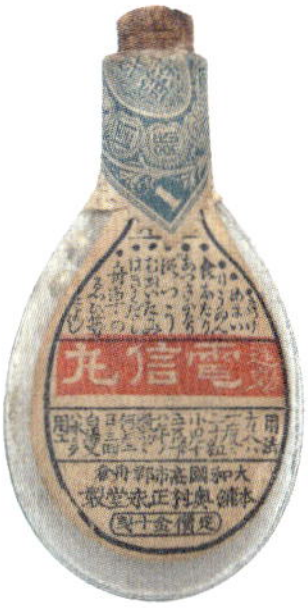

明治後期・大正　奥村正永堂

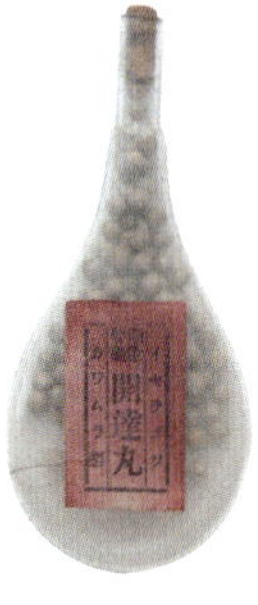

明治後期・大正　カワムラ

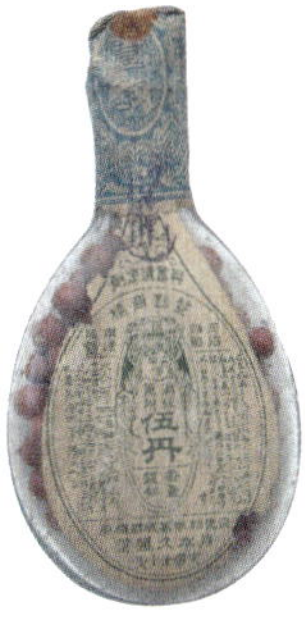

明治後期・大正　岸本久盛堂

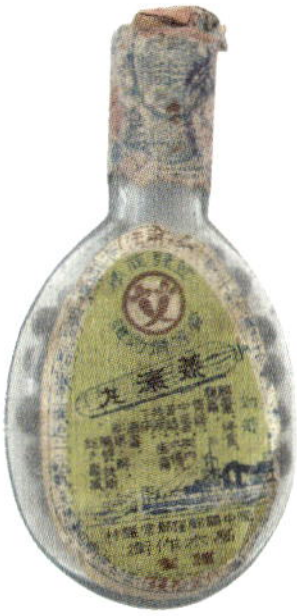

明治後期・大正　高木作衛

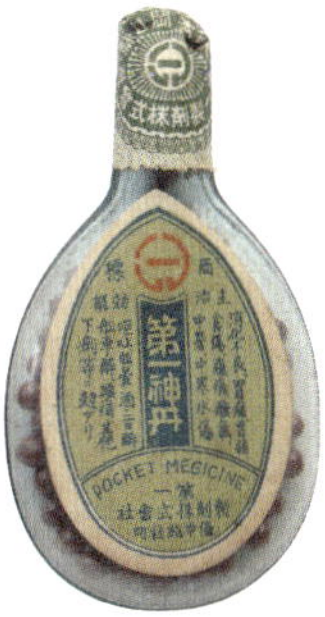

昭和前期　第一製剤

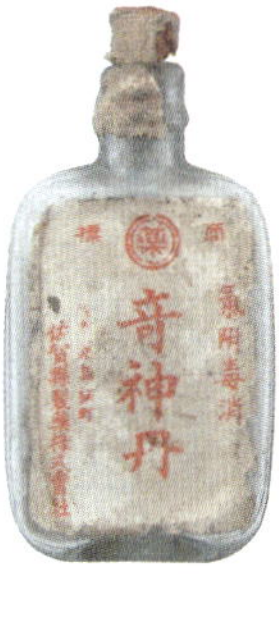

明治後期・大正　佐賀縣製薬

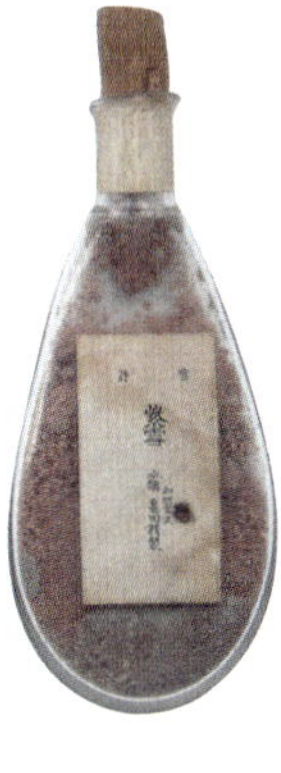

明治後期・大正　島田精薬

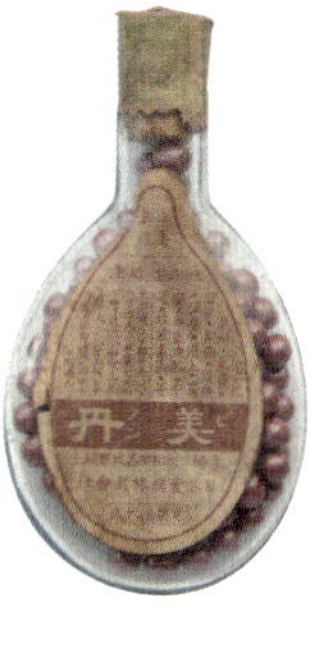

明治後期・大正　日本売薬

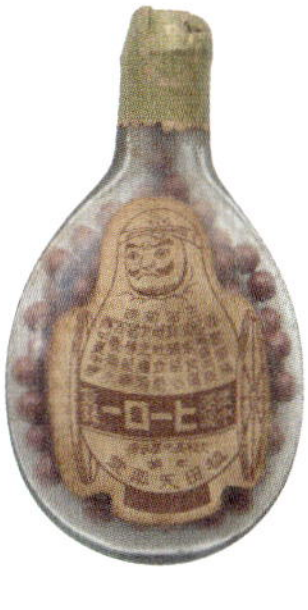

明治後期・大正　植田天薬堂

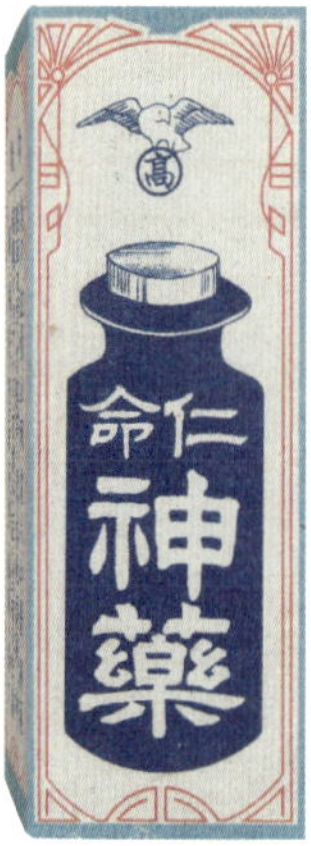

昭和前期　浦田元良

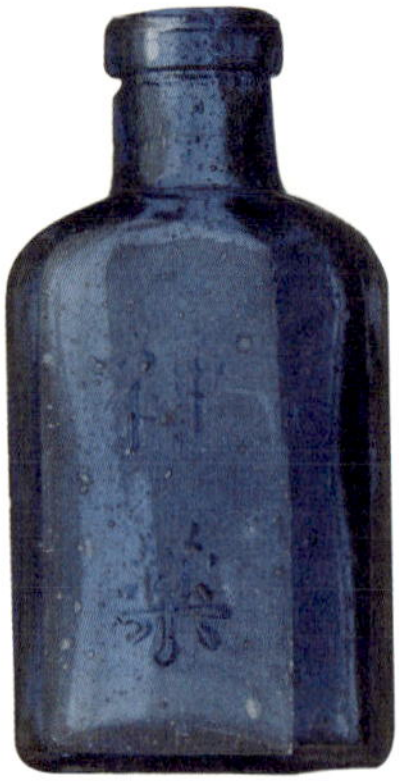

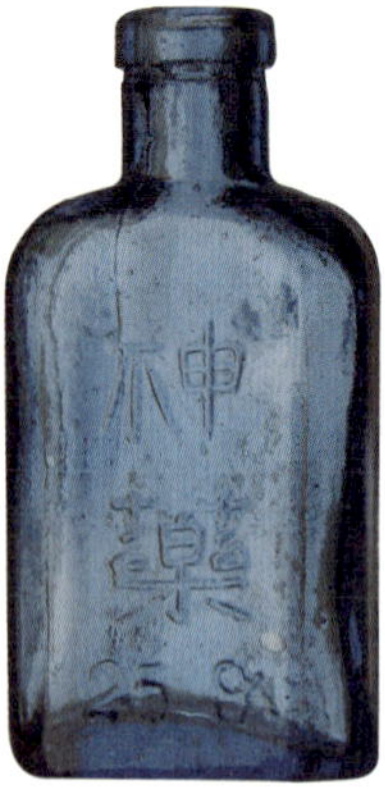

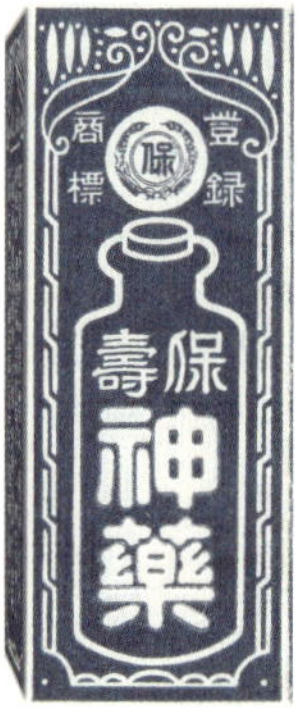

昭和前期　保壽堂

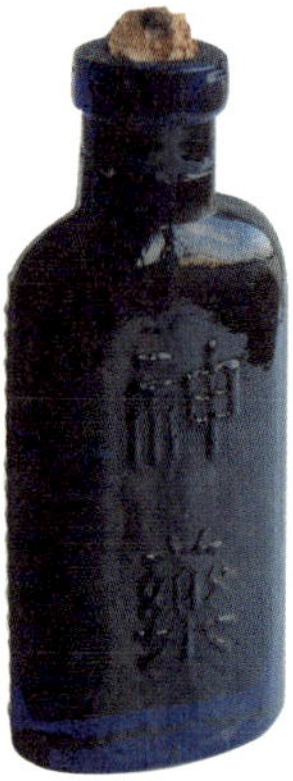

昭和前期　小森太郎平

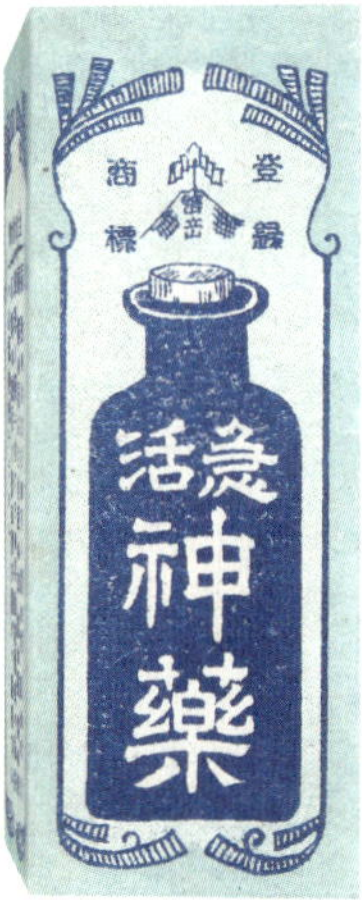

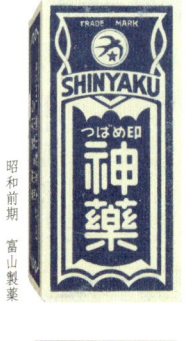

昭和前期　富山製薬

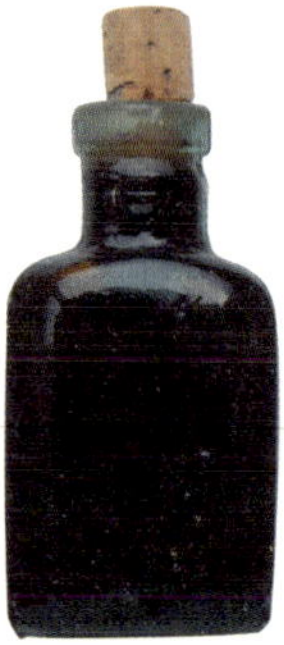

昭和前期

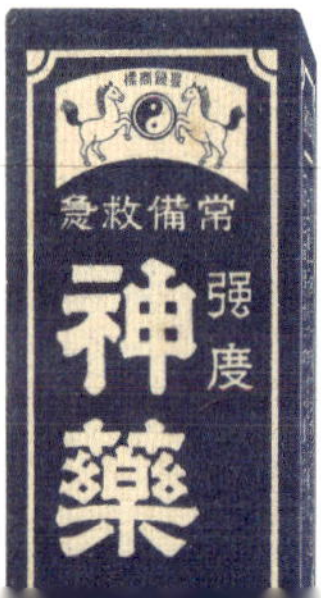

昭和前期　岡村

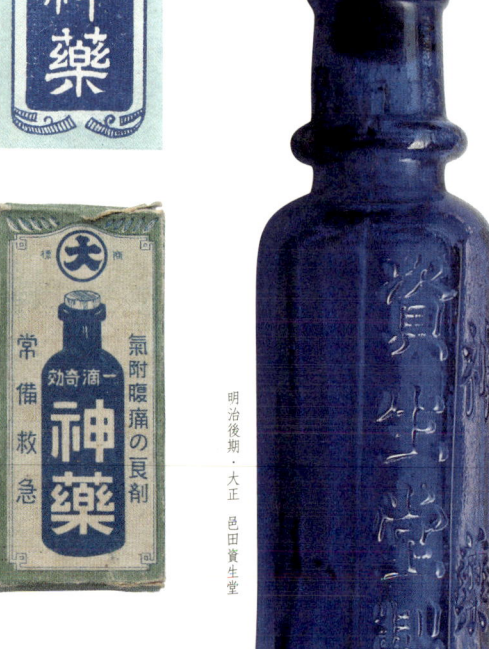

明治後期・大正　邑田資生堂

懐中薬・ガラス瓶入り薬 32

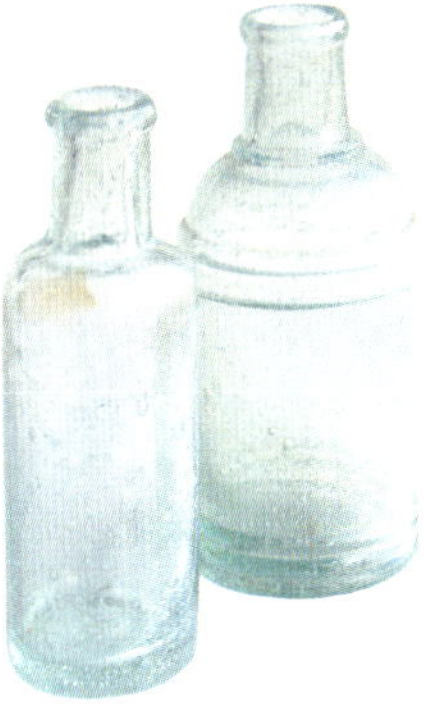

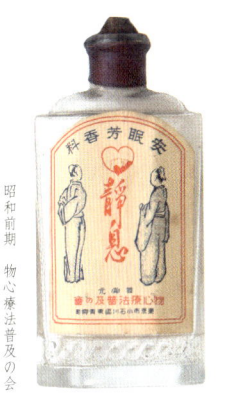

昭和前期　物心療法普及の会

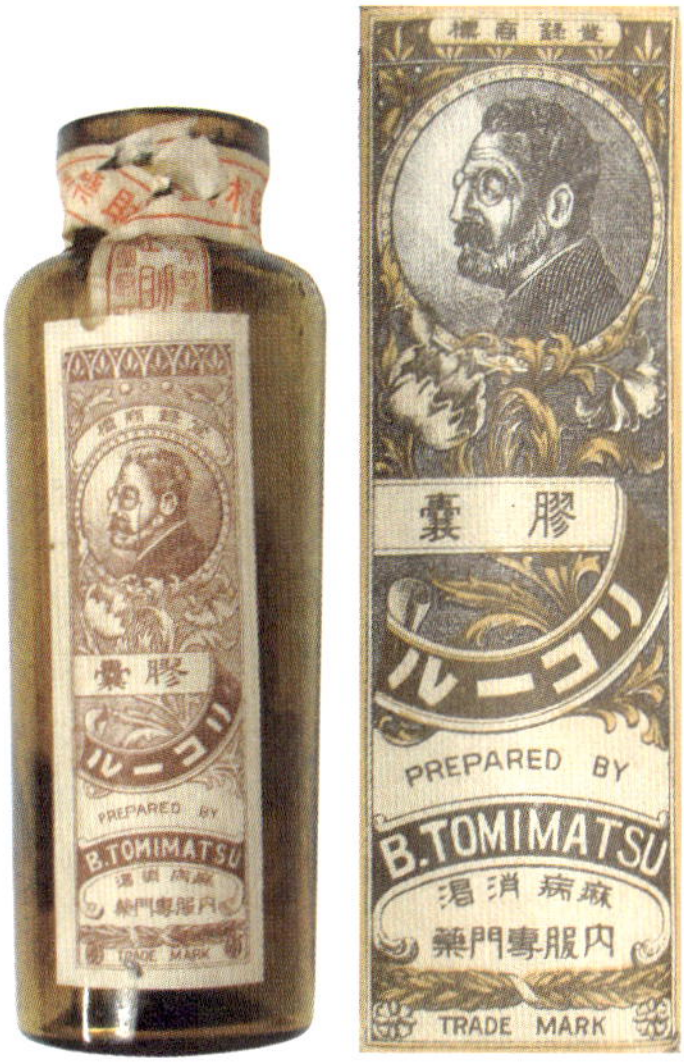

明治後期・大正　富松武助薬房

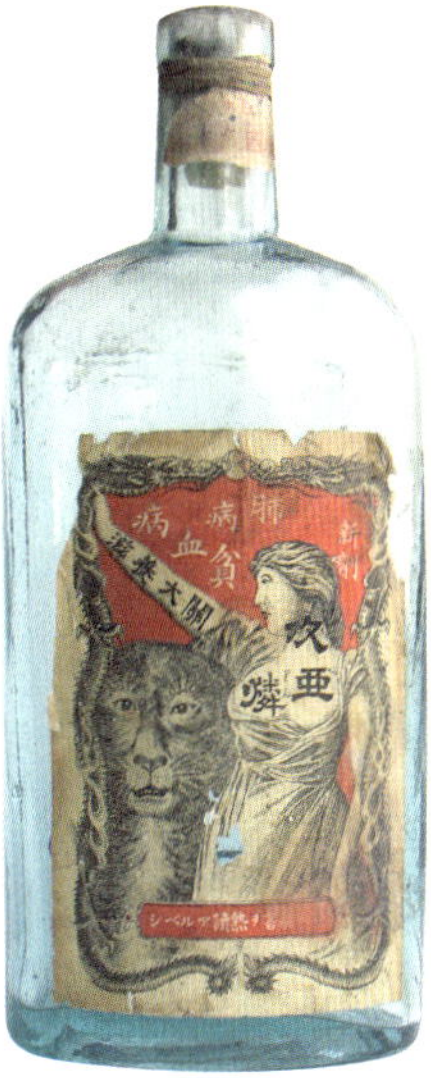

昭和前期

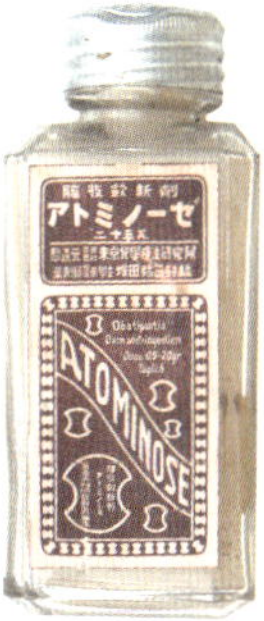

昭和中期　東京化学療法研究所

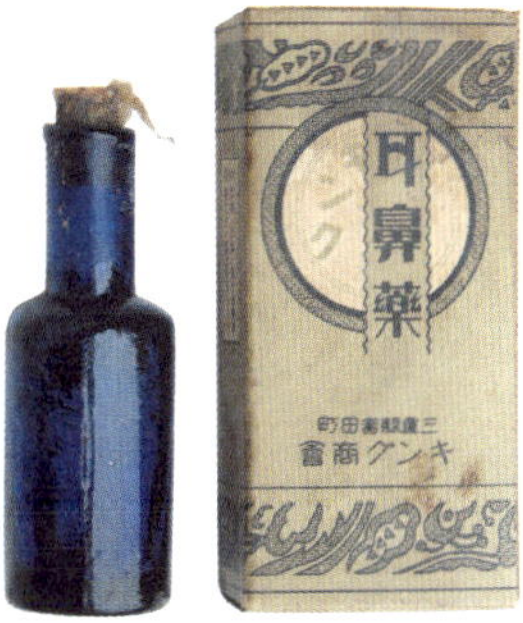

昭和前期　キング商会

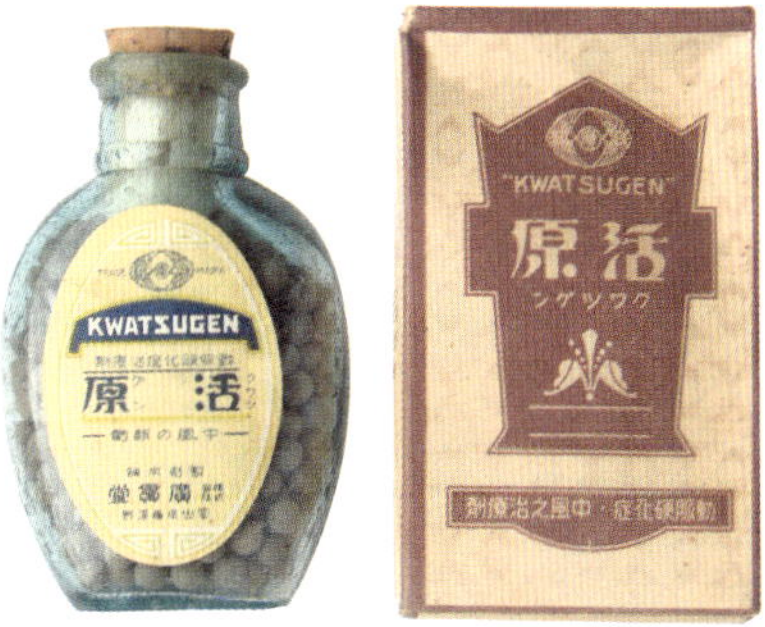

昭和前期　廣貫堂

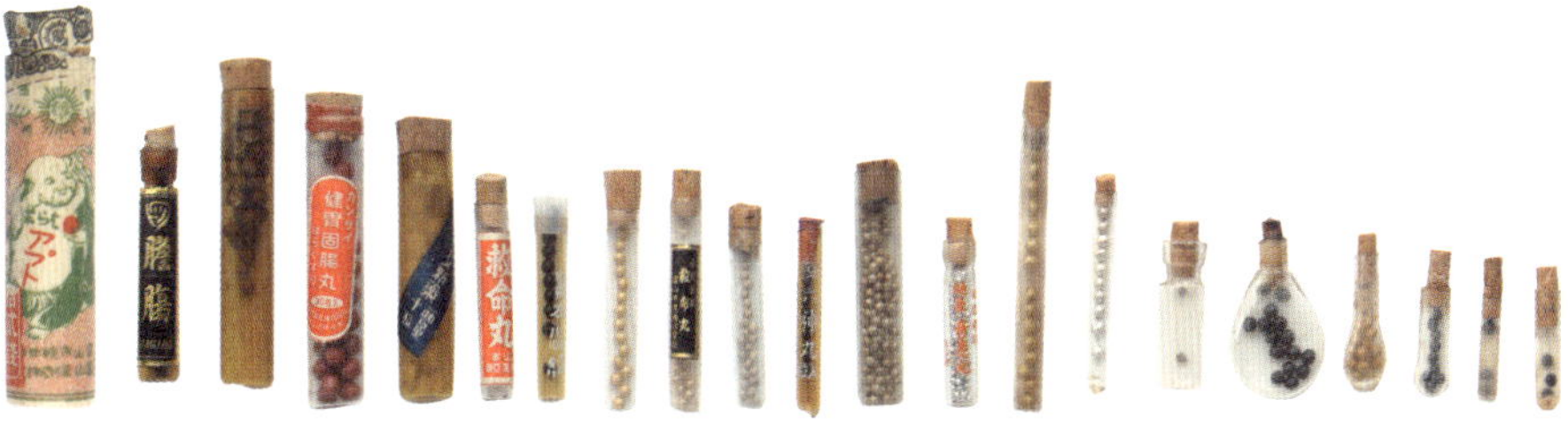

Column 8

人体模型

解剖図や人体模型には、前述しましたように畏敬の念があると同時に、何か興味が引かれるのは、単に中の構造を知りたいという好奇心だけではなく、中と外が見比べられる多層構造によることもあると思います。構造的に工夫された立体や紙製の模型による、ビフォーアフターの表現のされ方を見るのも興味がわく理由の一つですね。日本での解剖（当時は腑分けという）による人体解剖図の起源は、杉田玄白らの翻訳本「解体新書」（1774）（小田野直武図）にはじまると思っていましたが、その前に山脇東洋の「蔵志」（1759）（浅沼佐盈図）が初めてだそうです。左図の書物はそれ以前のものと見られる、東洋医学による「人図」です。実際の解剖によらず、漢方の書物より写し取ったものでしょう。内臓配置はまだかなり不思議です。肺が極端に小さく、内臓全体が上の方に上がってみえます。各臓器がみな袋状になって入れ物のようになっているのが概念的ですね。ひょっとして臓器の文字に蔵（くら）があるのは、こういった概念からきているのではないかとふと思いました。

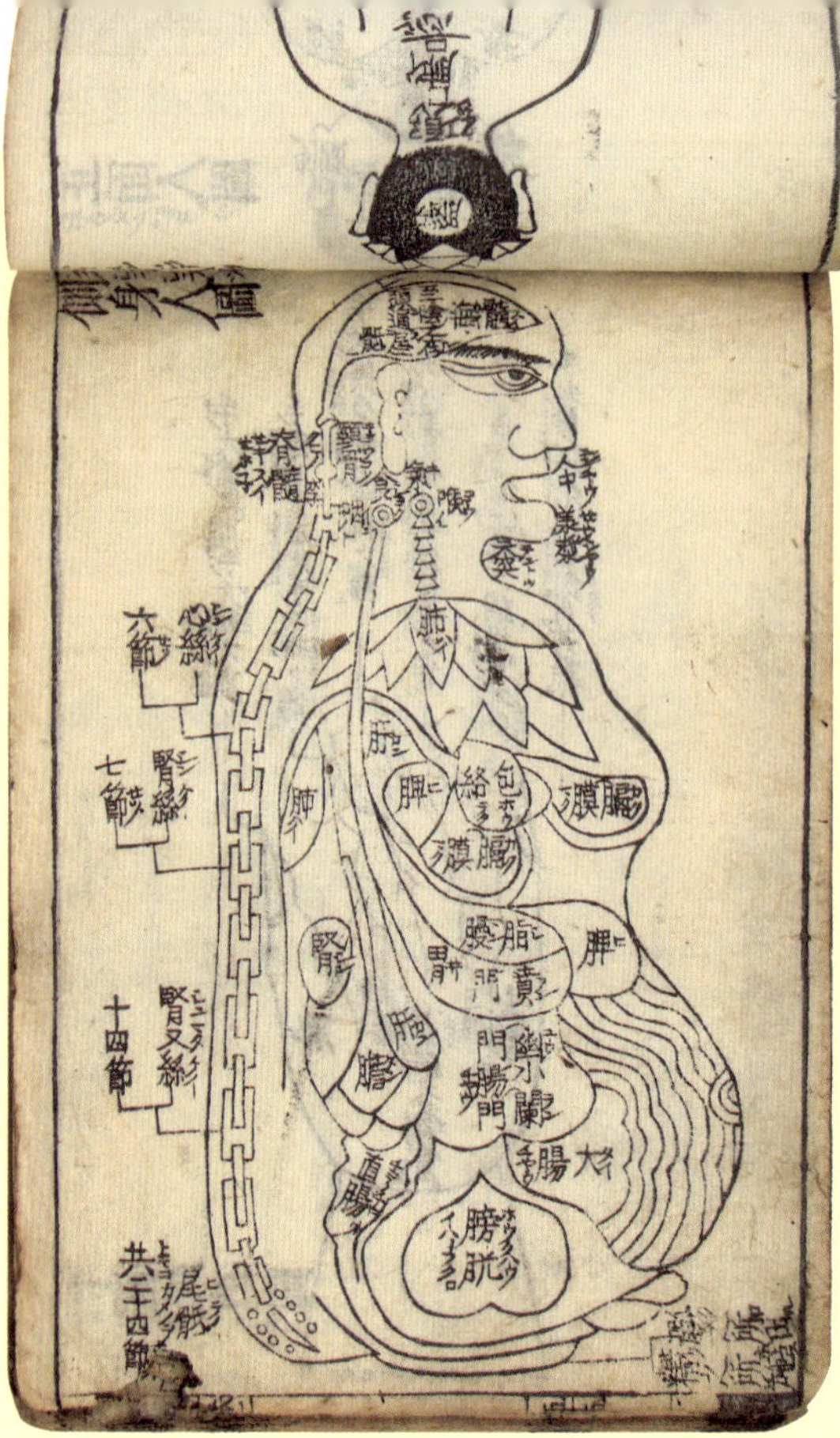

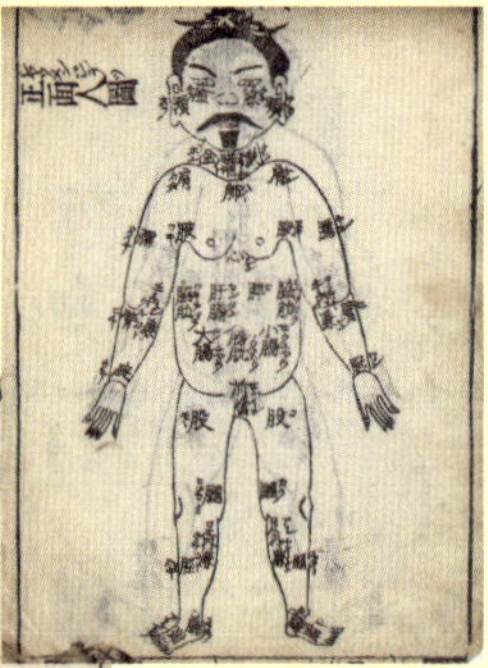

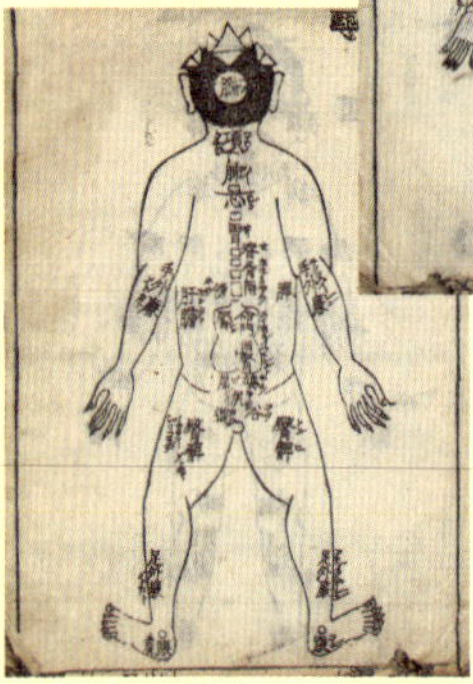

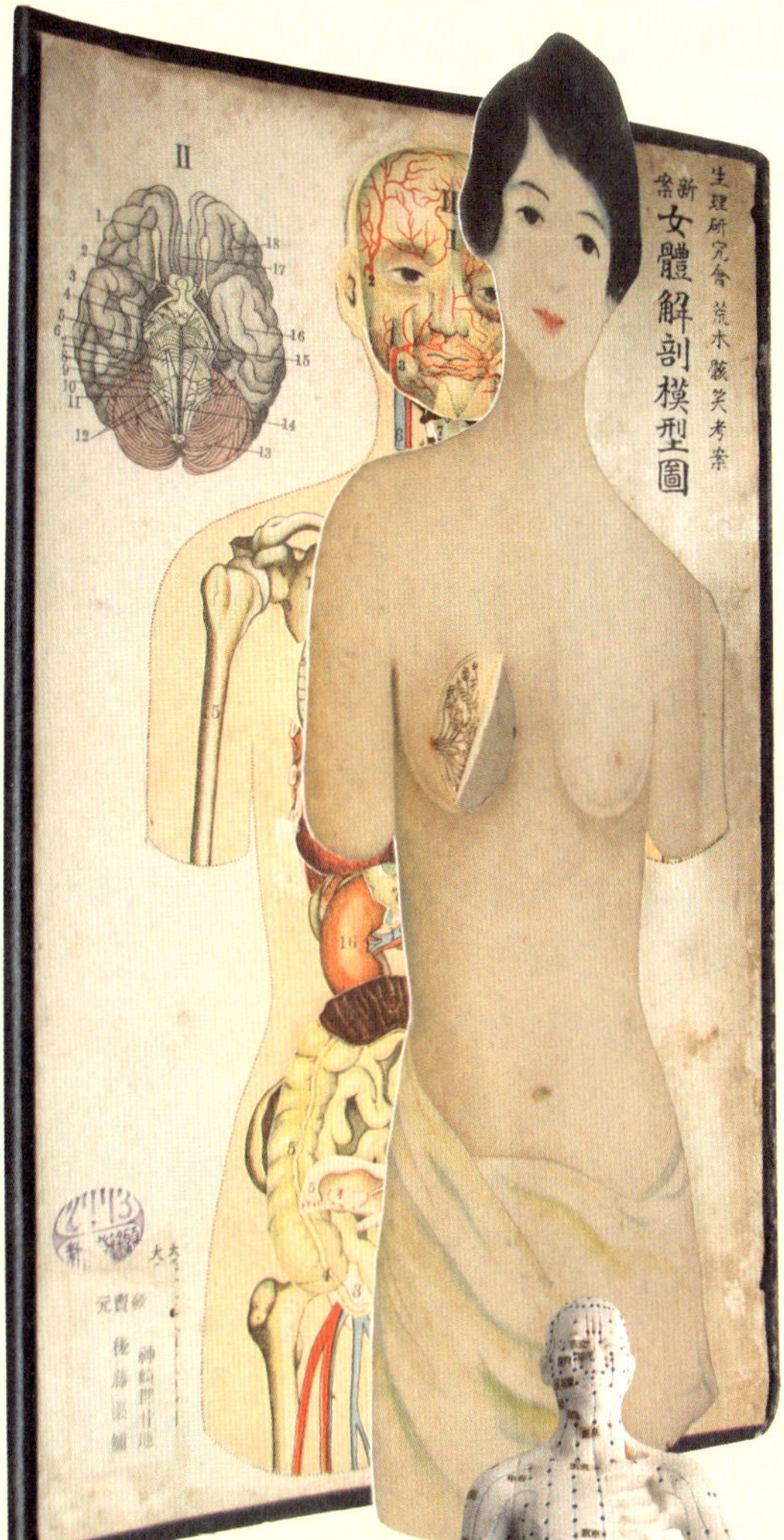
生理研究會 荒木巖笑考案
新案 女體解剖模型圖

毘《ピ》爾《ル》斯《ス》
るびよう、むね
いたみ
きつけ
あつさあたり
其他胃より發
する諸病に大功あり

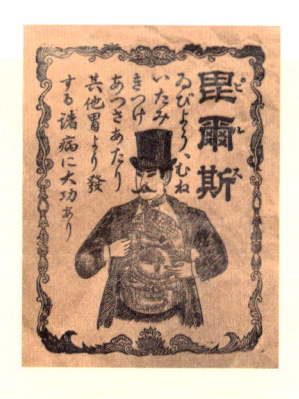

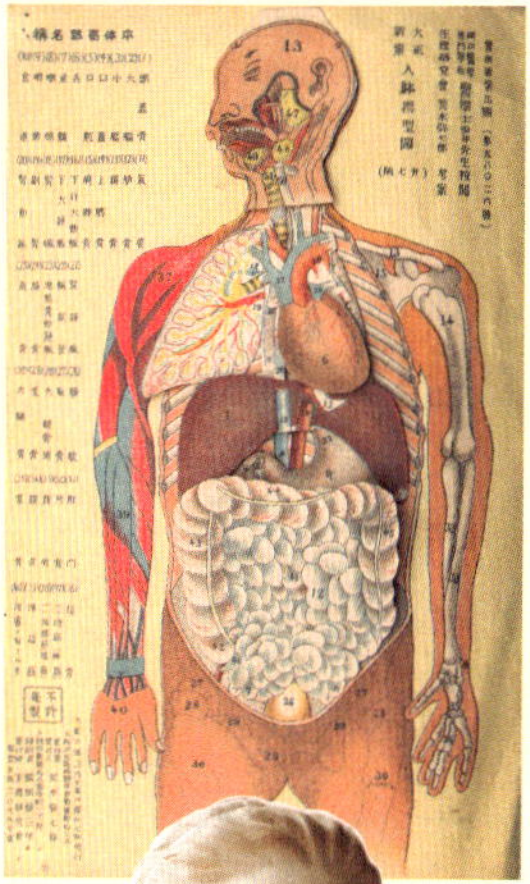

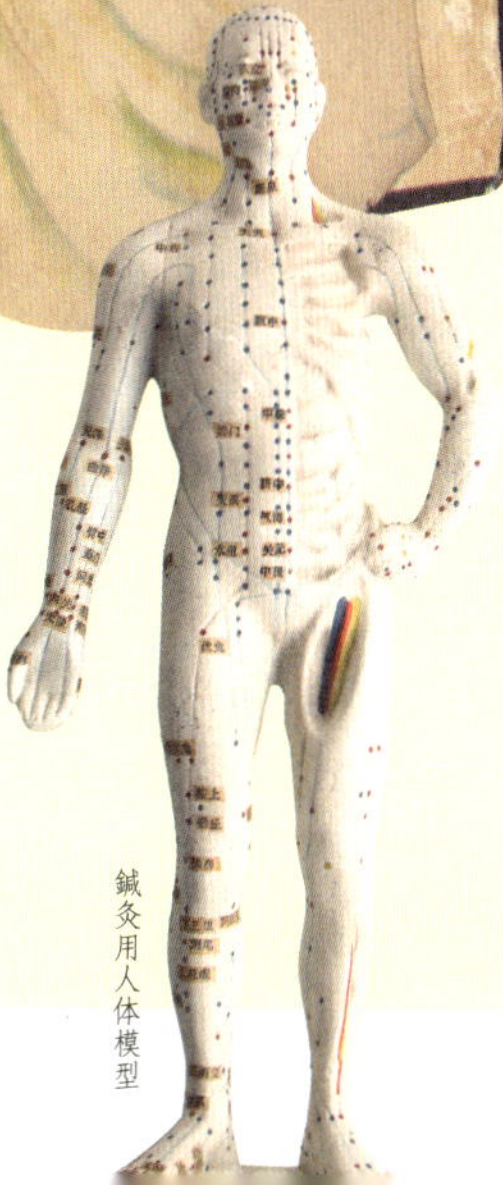

鍼灸用人体模型

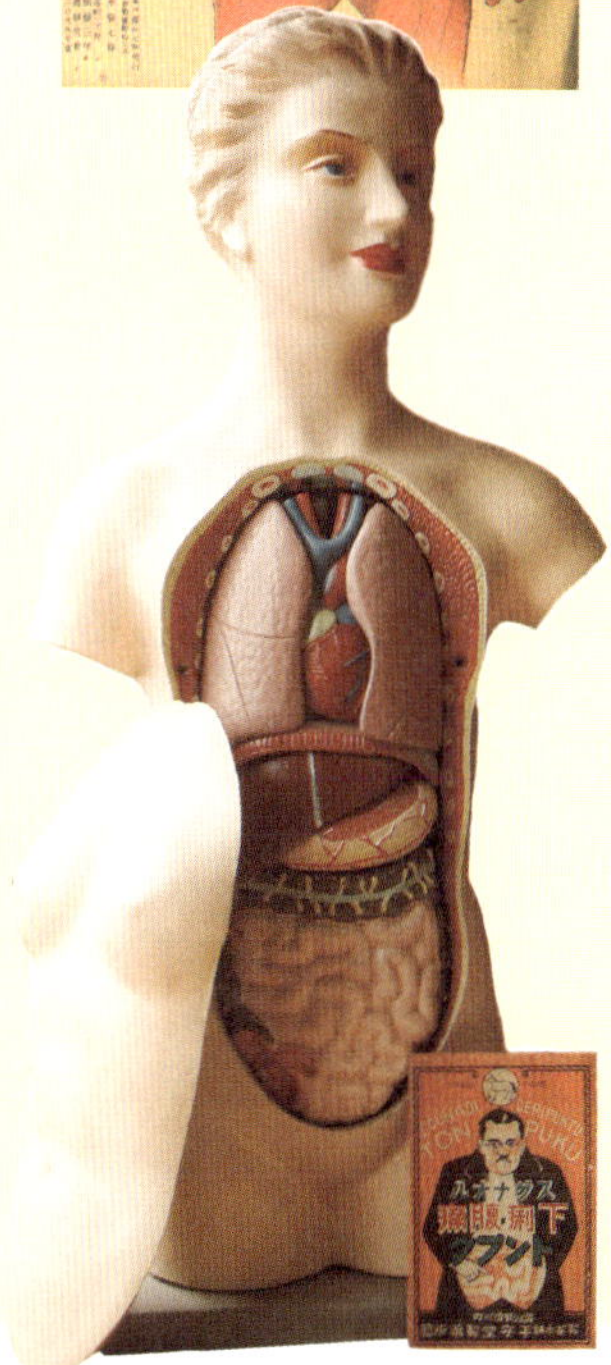

Chapter 7

装飾

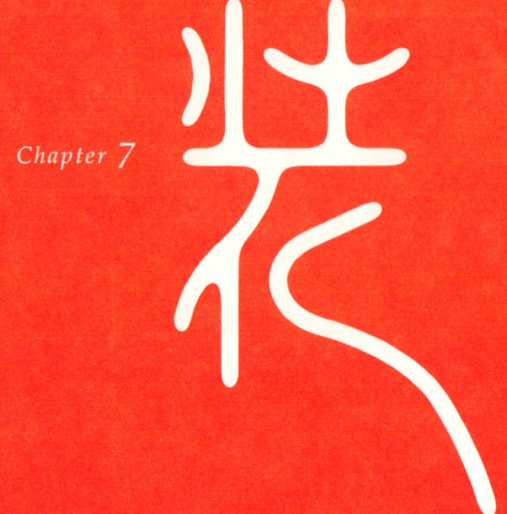

Decoration

第七章

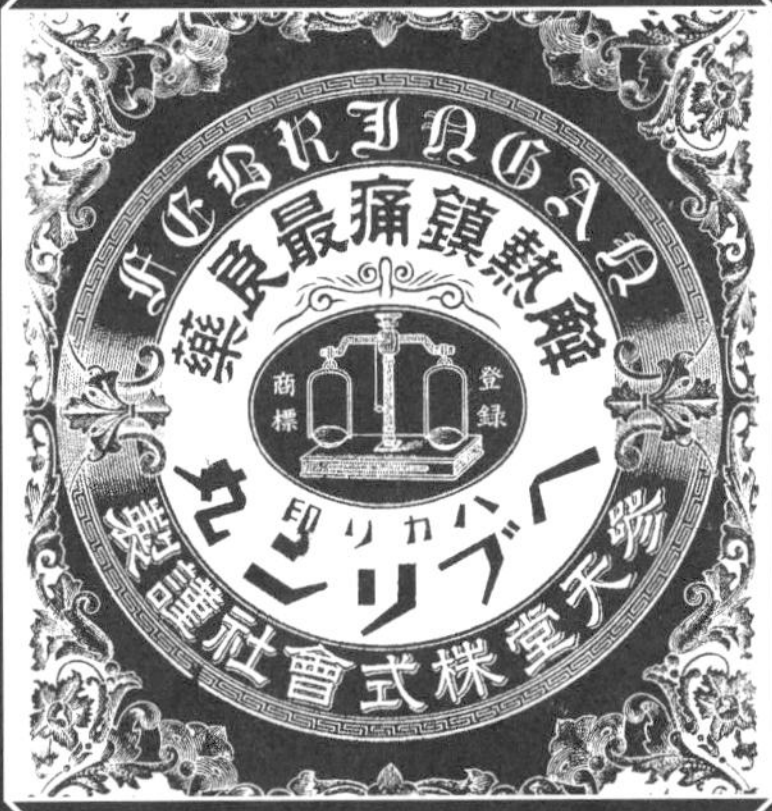

過剰装飾
アールヌーボー・アールデコ

Decoration

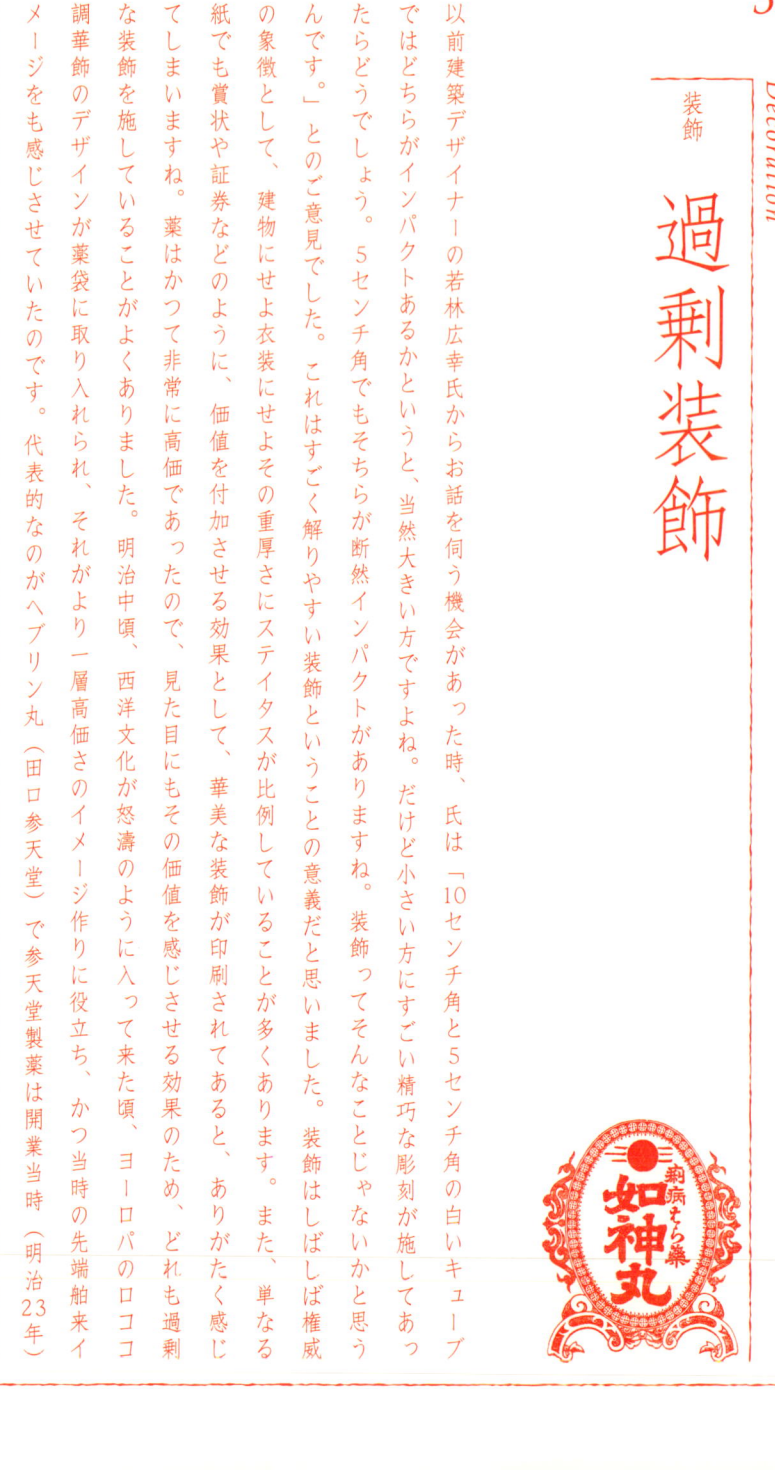

装飾

過剰装飾

以前建築デザイナーの若林広幸氏からお話を伺う機会があった時、氏は「10センチ角と5センチ角の白いキューブではどちらがインパクトあるかというと、当然大きい方ですよね。だけど小さい方にすごい精巧な彫刻が施してあったらどうでしょう。5センチ角でもそちらが断然インパクトがありますね。装飾ってそんなことじゃないかと思うんです。」とのご意見でした。これはすごく解りやすい装飾ということの意義だと思いました。装飾はしばしば権威の象徴として、建物にせよ衣装にせよその重厚さにステイタスが比例していることが多くあります。また、単なる紙でも賞状や証券などのように、価値を付加させる効果として、華美な装飾が印刷されてあると、ありがたく感じてしまいますね。薬はかつて非常に高価であったので、見た目にもその価値を感じさせる効果のため、どれも過剰な装飾を施していることがよくありました。明治中頃、西洋文化が怒濤のように入って来た頃、ヨーロパのロココ調華飾のデザインが薬袋に取り入れられ、それがより一層高価さのイメージ作りに役立ち、かつ当時の先端舶来イメージをも感じさせていたのです。代表的なのがヘブリン丸（田口参天堂）で参天堂製薬は開業当時（明治23年）は目薬ではなくこのヘブリン丸が主力でした。当時大変ヒットした商品なので、類似商品もとても多く出ております。ただこれらの装飾自体に薬効との関連はなく、単にフレームとしての存在でしかなかったわけですが、現在のように、デザインに機能性や目的が求められる以前は、デザインイコール装飾という意識が一般的だったのです。

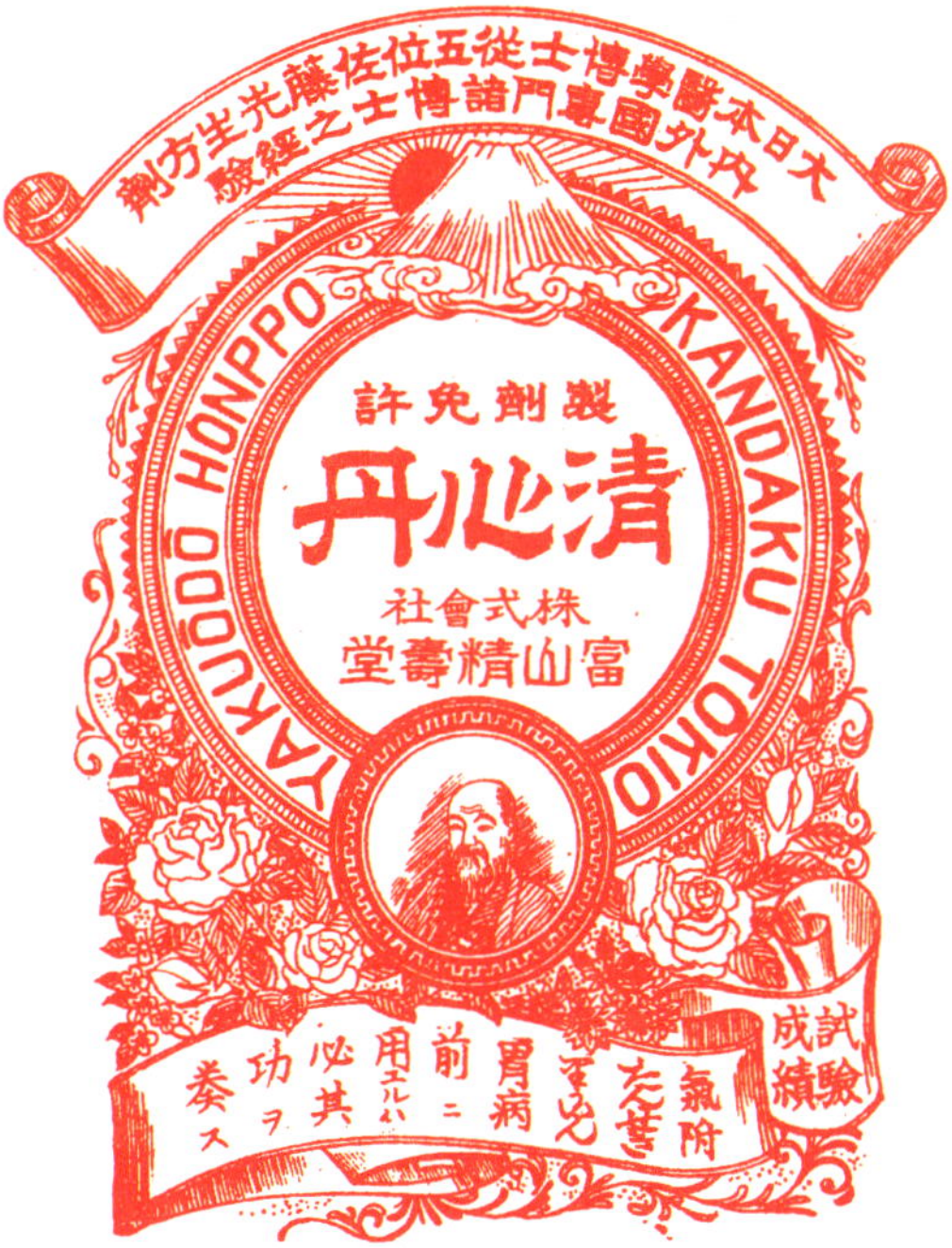

明治後期・大正　富山精壽堂

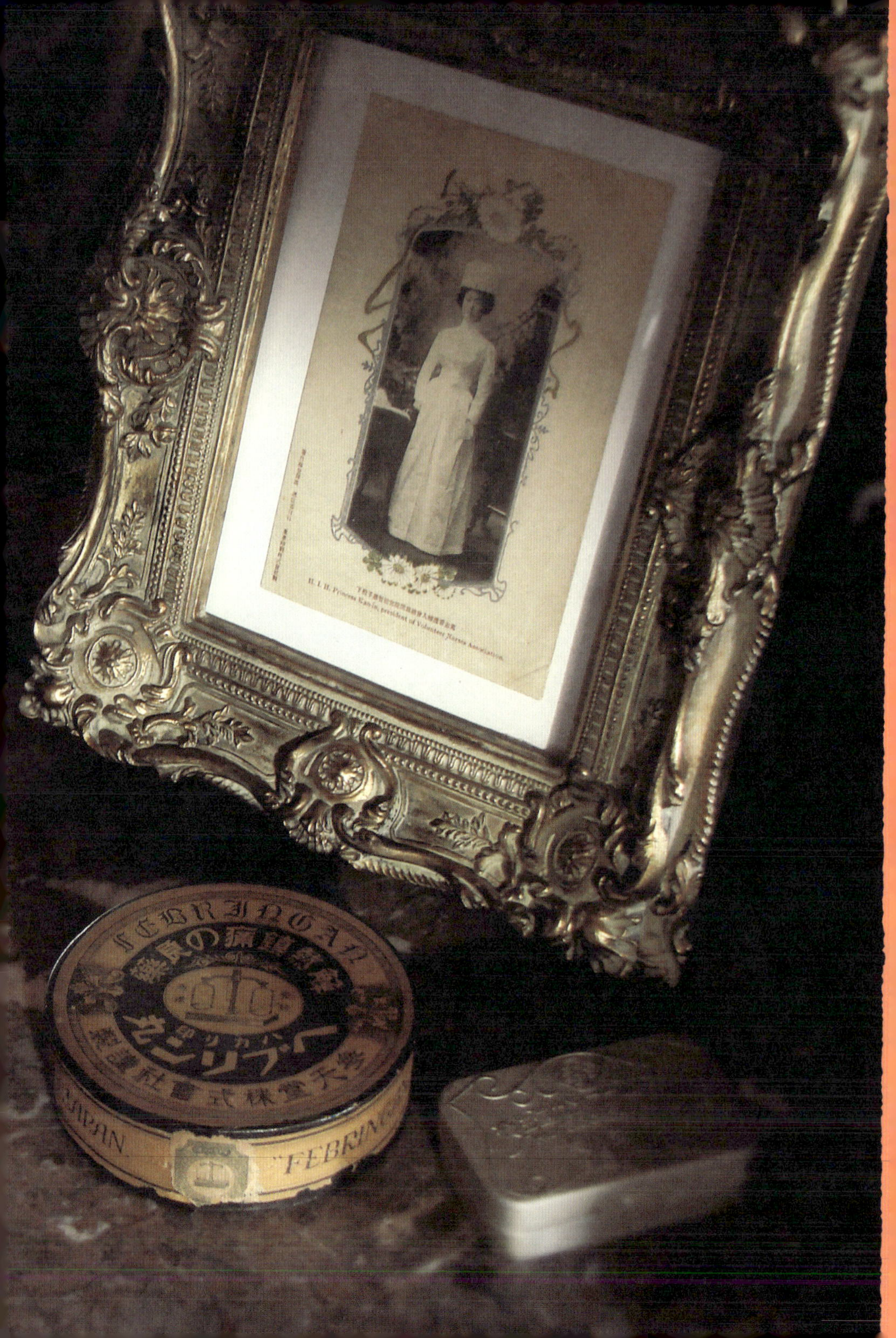
H. I. H. Princess Kan'in, president of Volunteer Nurses Association.
FEBRINGAN
參天堂株式會社
JAPAN.
"FEBRIN

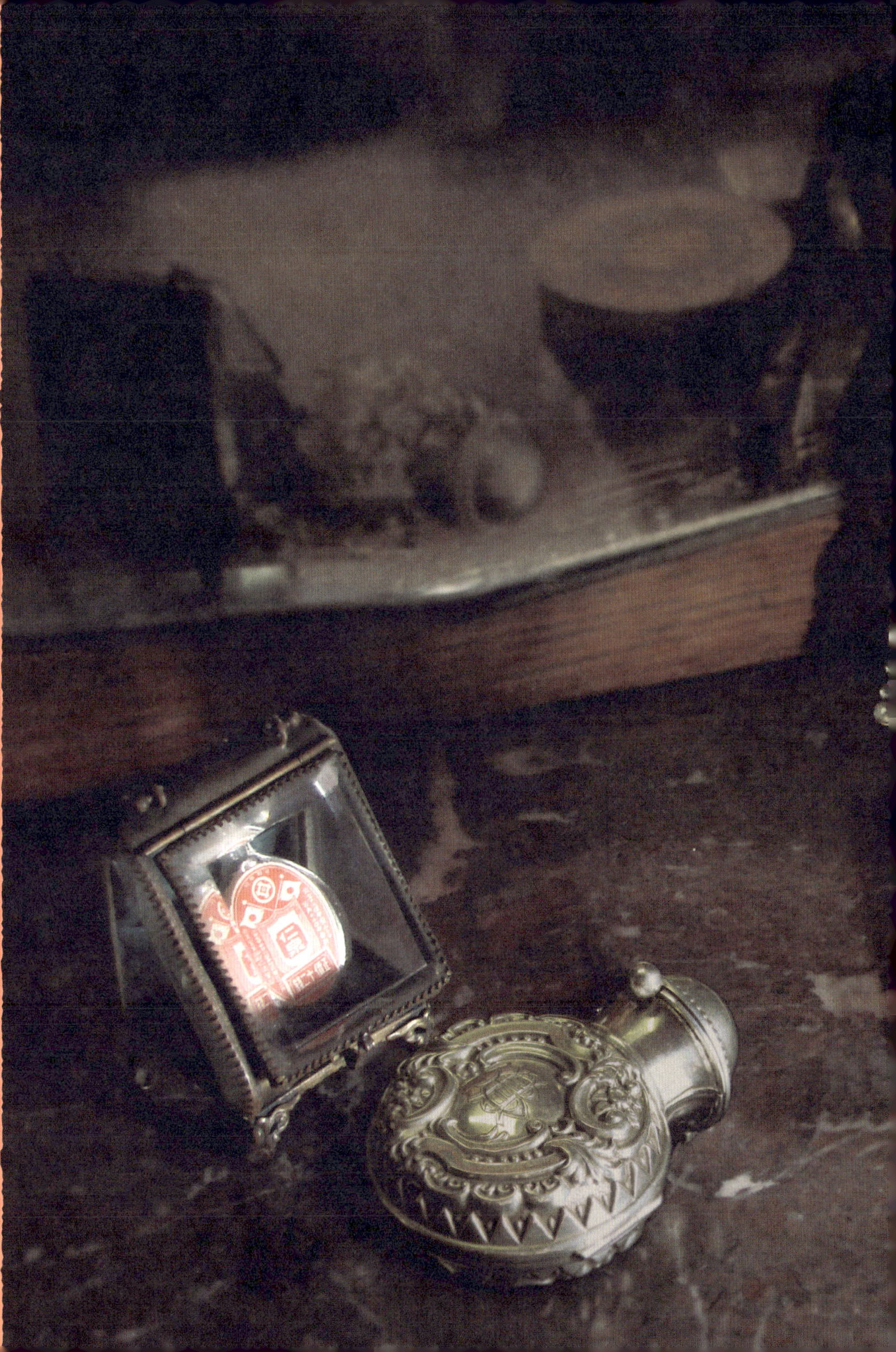

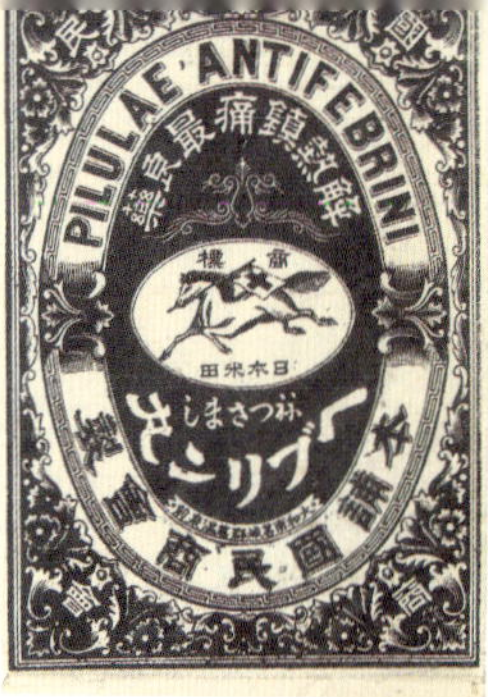

明治後期・大正　國民商會

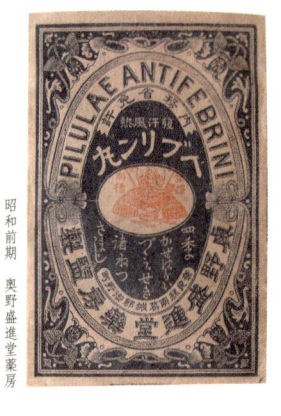

昭和前期　奥野盛進堂薬房

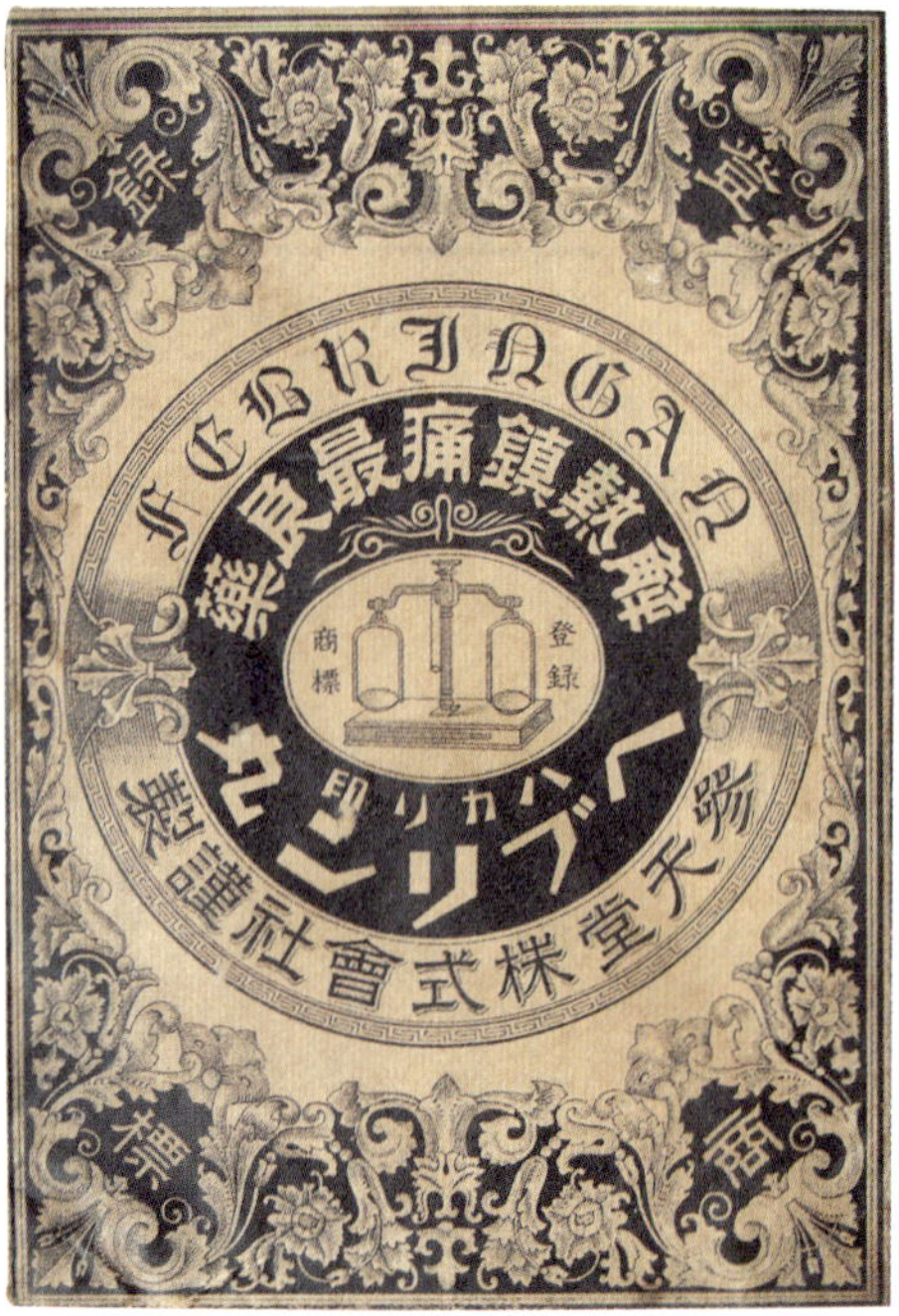

昭和前期　参天堂

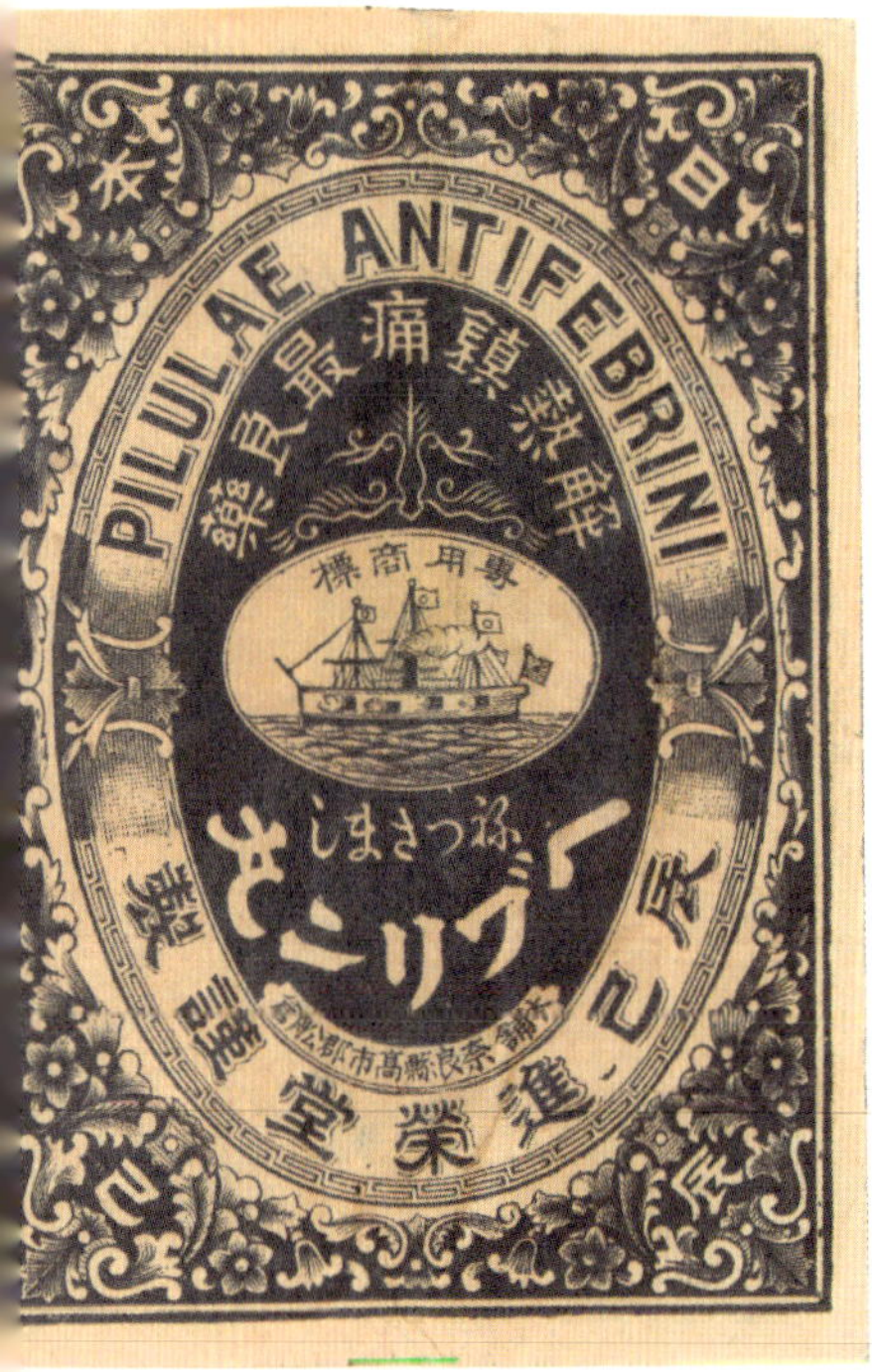

明治後期・大正　辰巳進榮堂

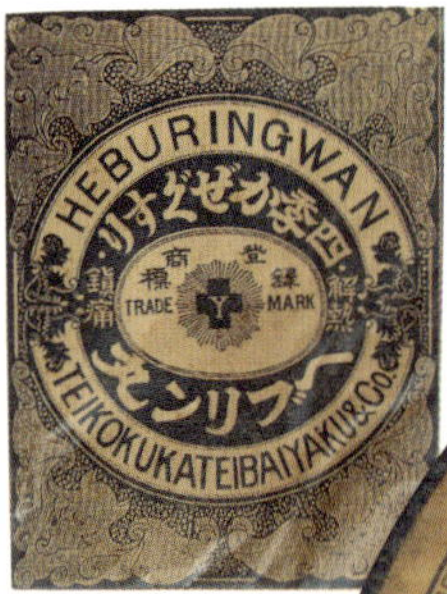

昭和前期　帝国家庭売薬

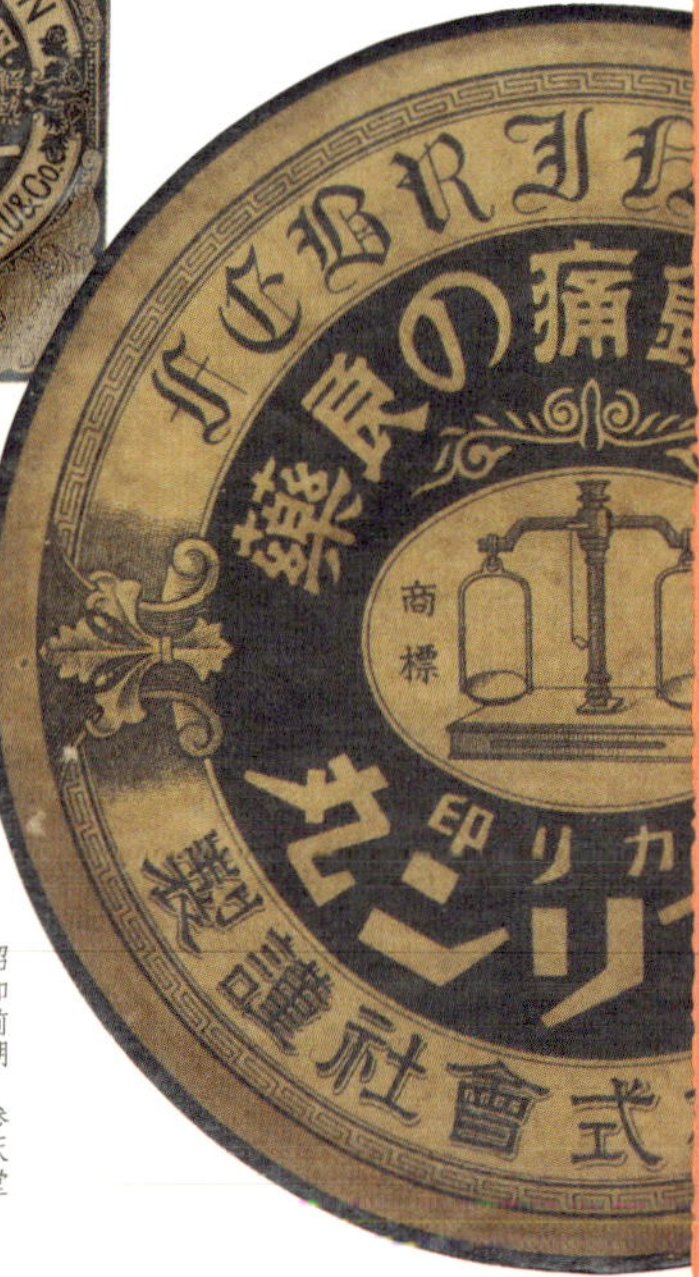

昭和前期　参天堂

装飾・過剰装飾
33

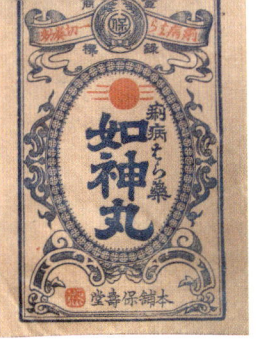

昭和前期　保壽堂

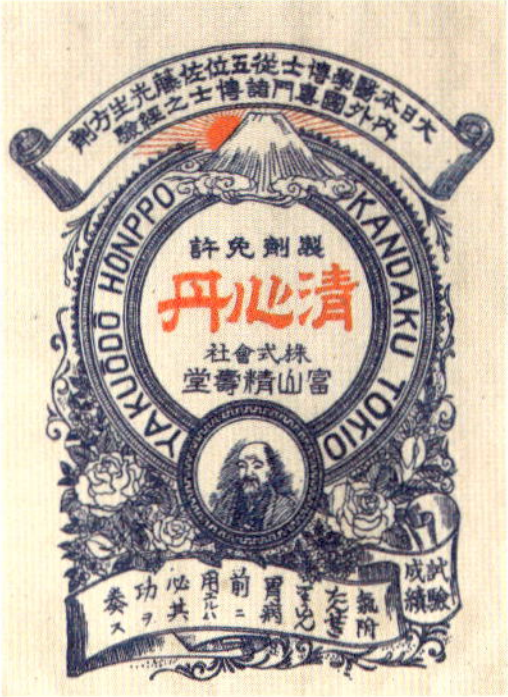

明治後期・大正　富山精壽堂

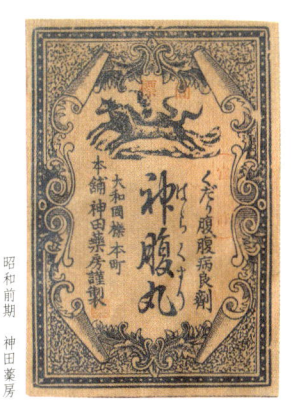

昭和前期　神田薬房

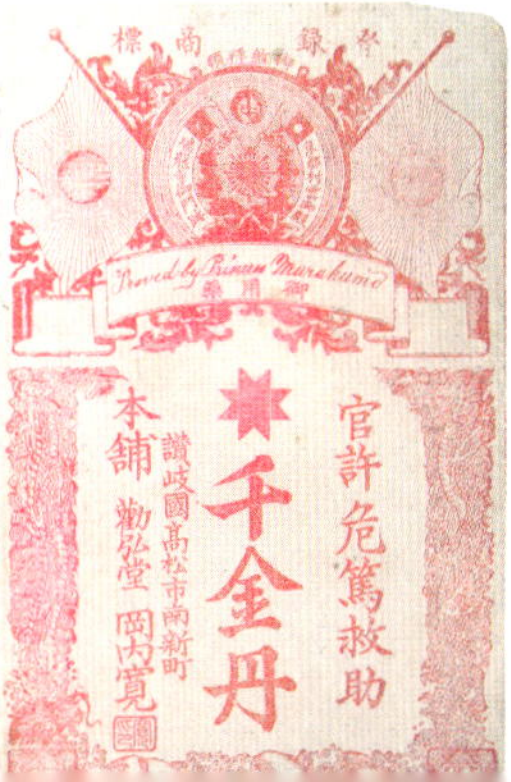

明治後期・大正　勸弘堂

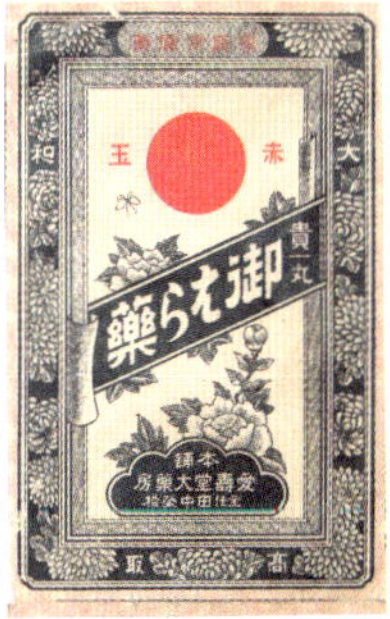

明治後期・大正　愛壽堂大薬房

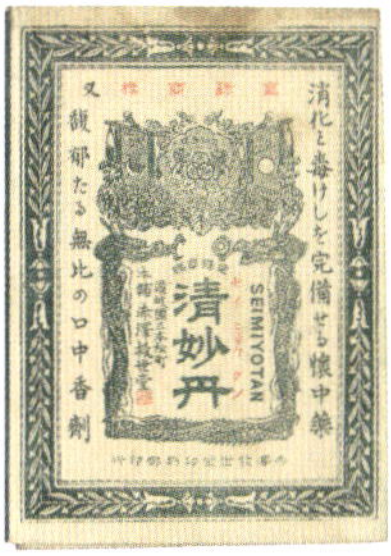

明治後期・大正　赤澤救世堂

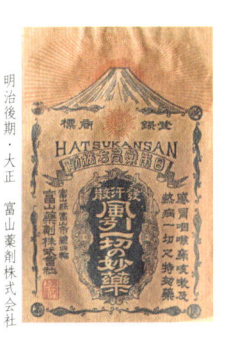

明治後期・大正　富山薬剤株式会社

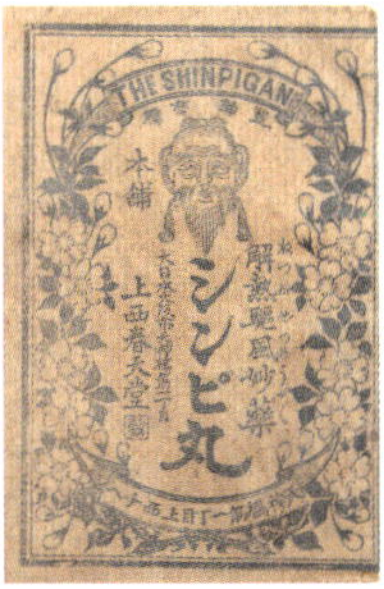

明治後期・大正　上西春天堂

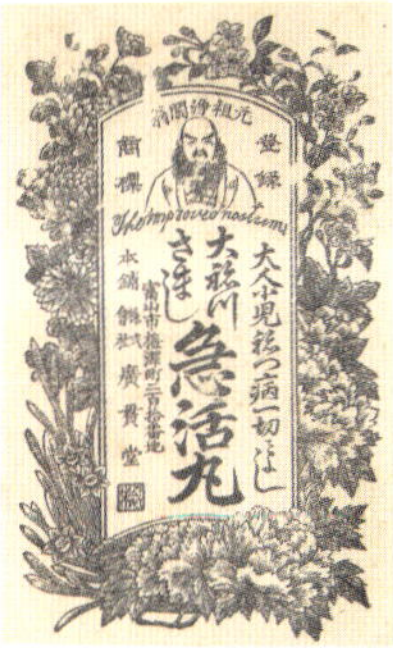

明治後期・大正　廣貫堂

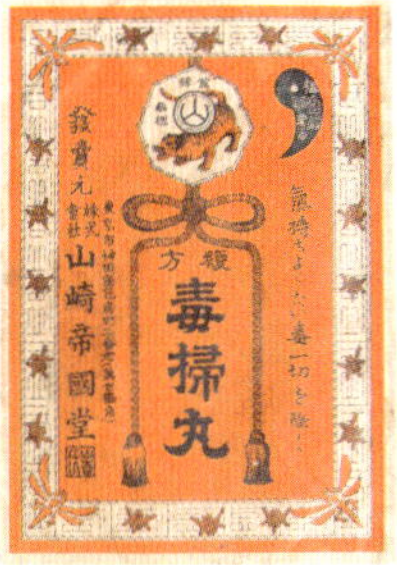

昭和前期　山崎帝國堂

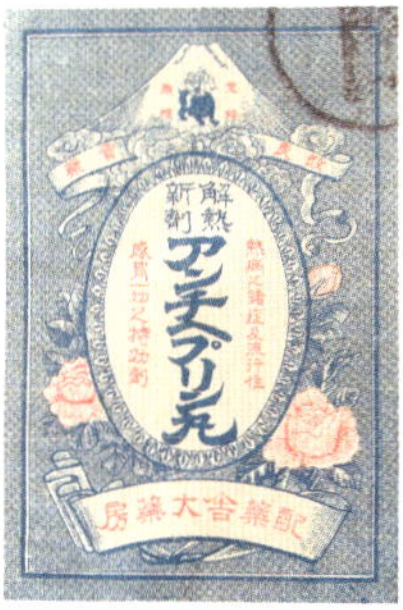

昭和前期　配薬舎大薬房

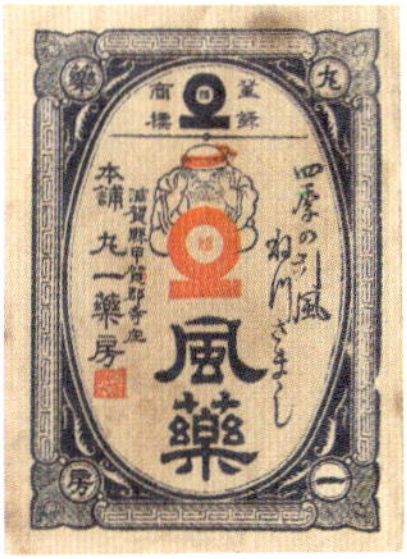

昭和前期　丸一薬房

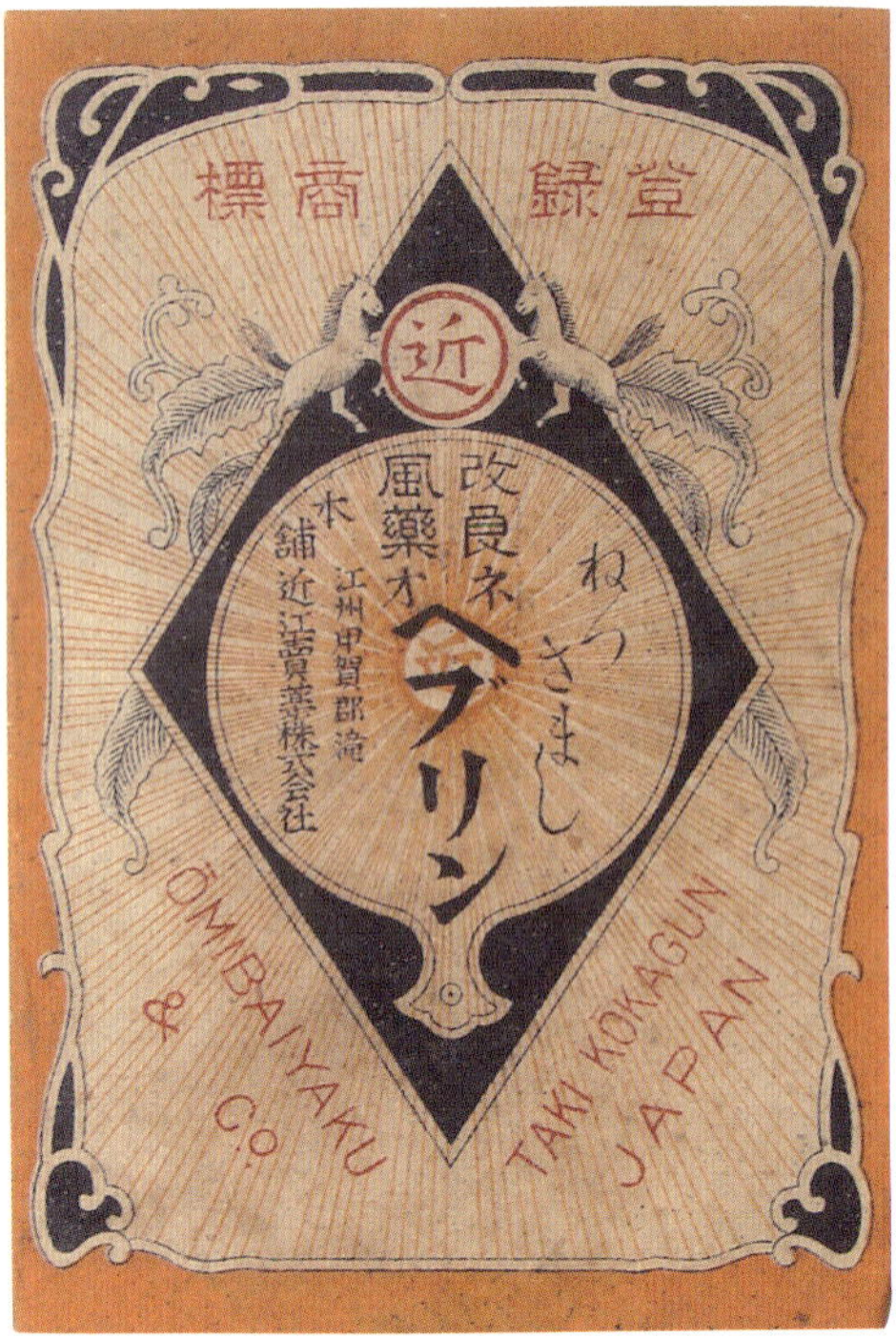

昭和前期　近江売薬

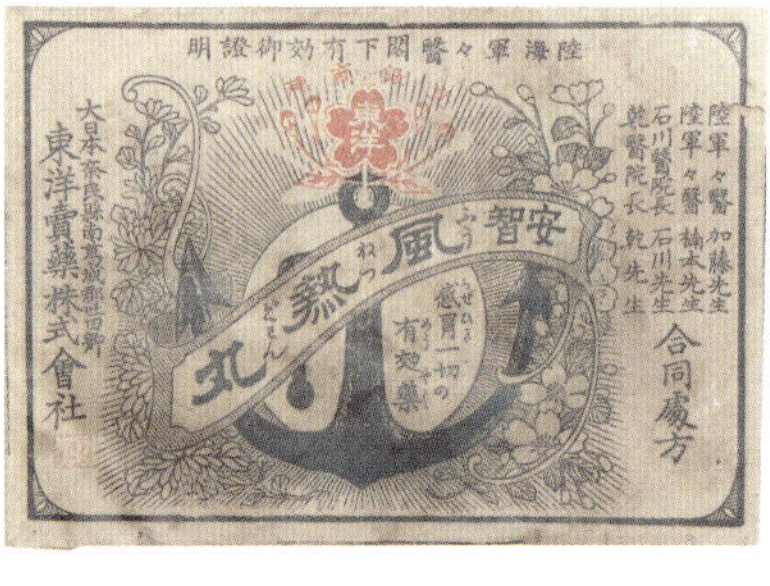

明治後期・大正　東洋賣薬

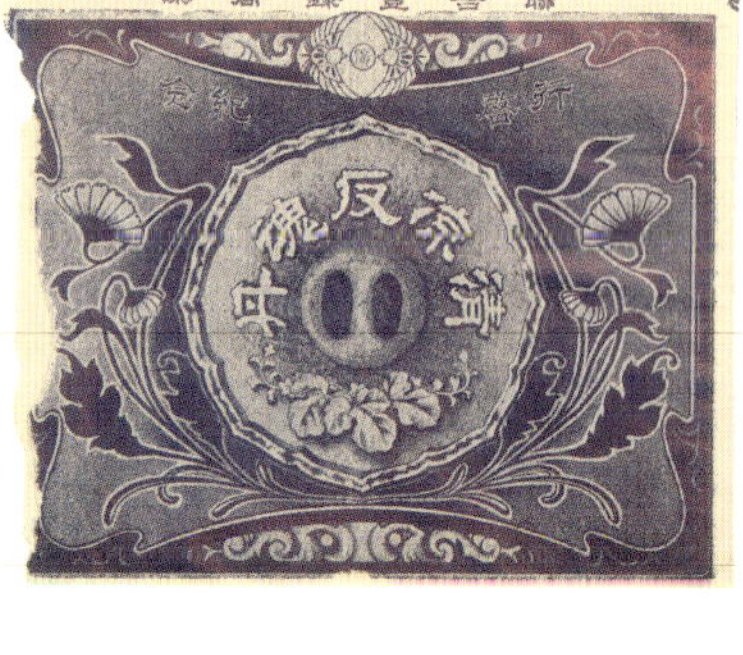

明治後期・大正　廣貫堂

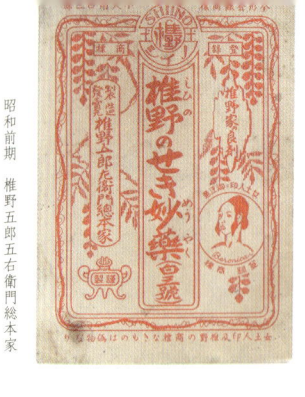

昭和前期　椎野五郎五右衛門総本家

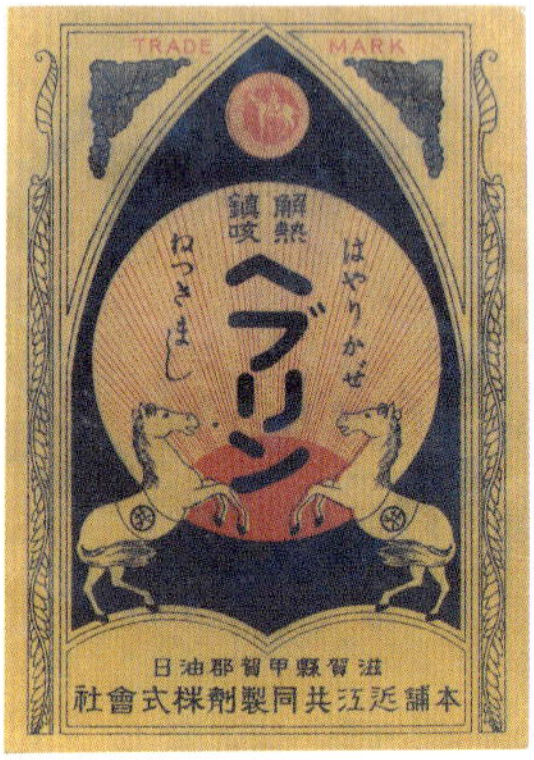

昭和前期　近江共同製剤株式会社

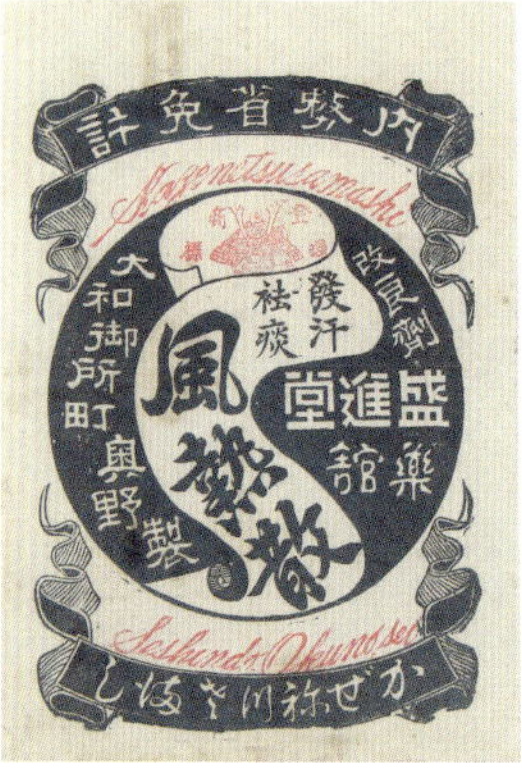

明治後期・大正　盛進堂薬館

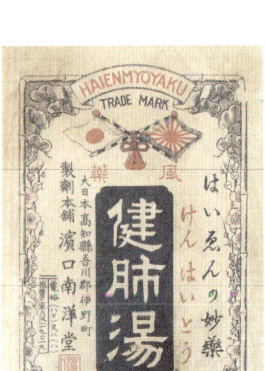

昭和前期　濱口南洋堂

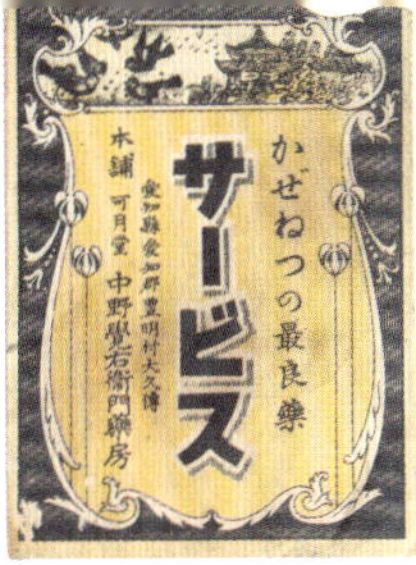

昭和前期　中野學右衞門藥房

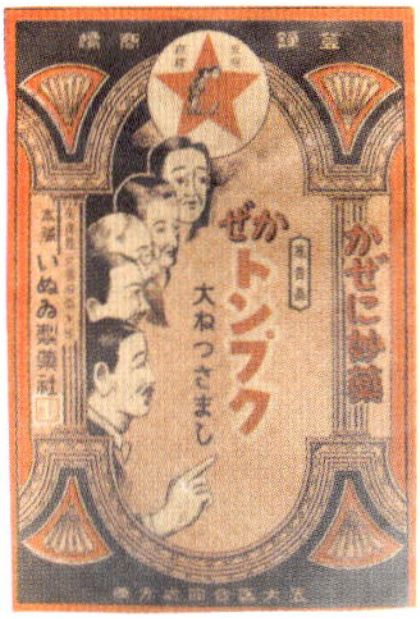

昭和前期　いぬゐ製薬社

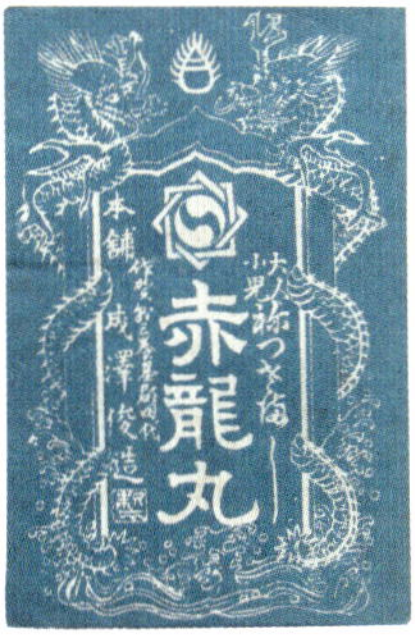

昭和中期　成澤俊造

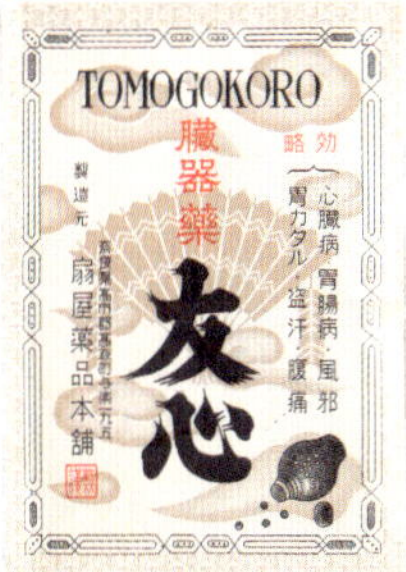

昭和後期　扇屋薬品本舗

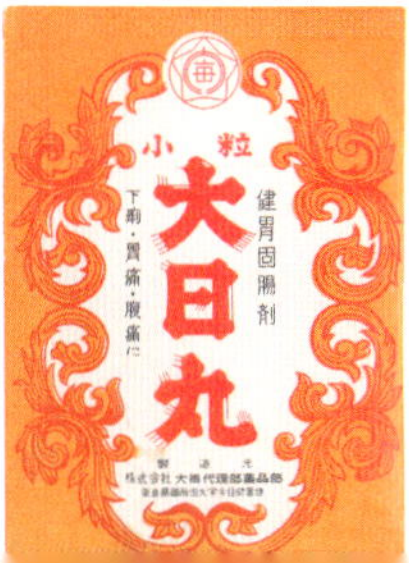

昭和後期　大毎代理部薬品部

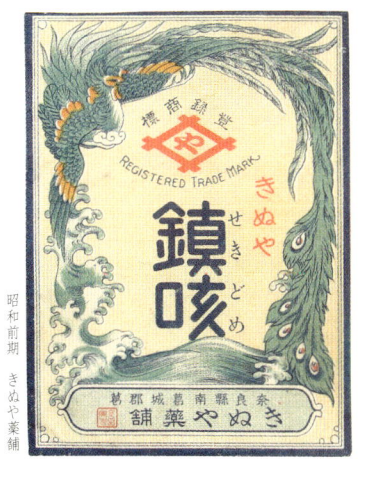

昭和前期　きぬや薬舗

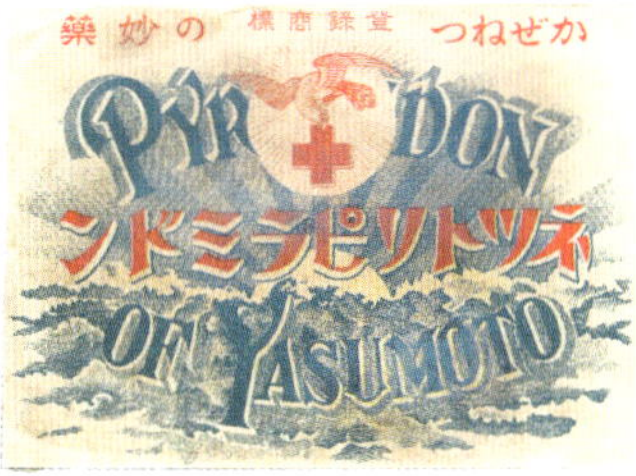

昭和前期　安本回進堂

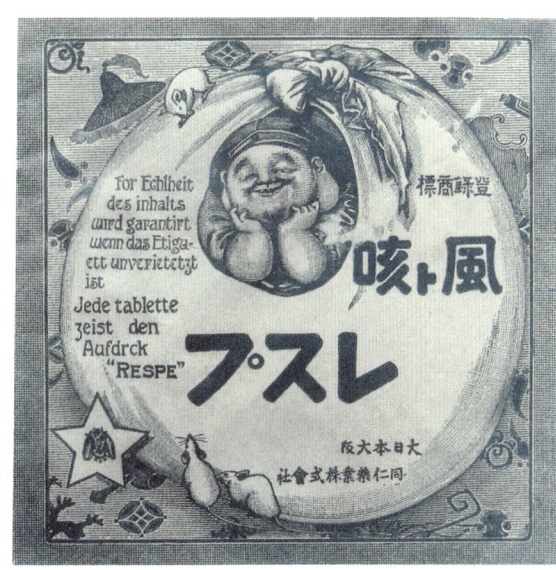

昭和前期　同仁薬業株式会社

34

Decoration

装飾

アールヌーボー・アールデコ

ミュシャのポスターやガレの照明と言えば、西洋アンティークの好きな女性たちの垂涎の的ですね。植物の有機的な美しいエレガントな曲線の装飾様式で、アールヌーボーと呼ばれているのはご存知と思いますが、これは19世紀末にパリの美術商サミュエル・ビングの店の名前から一般化した美術運動で、新しい芸術の波を意味します。しかしながらこれは、元はヴィクトリア朝時代に、日本の浮世絵などヨーロッパで起こったジャポニスムブームの影響を受けた逆輸入だとも言われています。多くの女性の支持を得るところから、当時の化粧品のパッケージなどに圧倒的に普及しました。売薬の袋がアールヌーボーのデザインの影響を受けているのは、大正から昭和初期頃ですから、ヨーロッパの流行からさほど時期が遅れていないので、当時としてはさぞ先端のセンスだったことと思われます。それまでの重厚なロココ様式の装飾から見れば、随分洗練された流麗な曲線に見えます。ヌーボーの後を引き継いだのがアールデコで、１９１５年頃から30年頃にかけて、ヨーロッパからアメリカにかけて流行しました。マンハッタンのクライスラービルに象徴されるような幾何学的なパターン表現が基本の装飾で、薬袋に多く登場したのは昭和初期です。これら二つのデザインの潮流は、それまでのタイトルを囲むフレーム装飾を基本としたパッケージデザインから、グラフィックデザインとしての視点が生まれるキッカケとなったのではないでしょうか。また、前例を踏襲してばかりの業界に、オリジナルを作ることの重要性を認識しはじめた頃であったとも思われます。

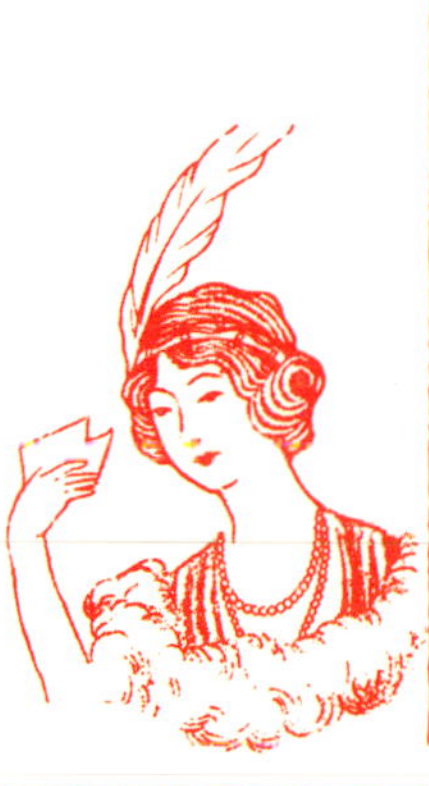

農商務省登錄商標

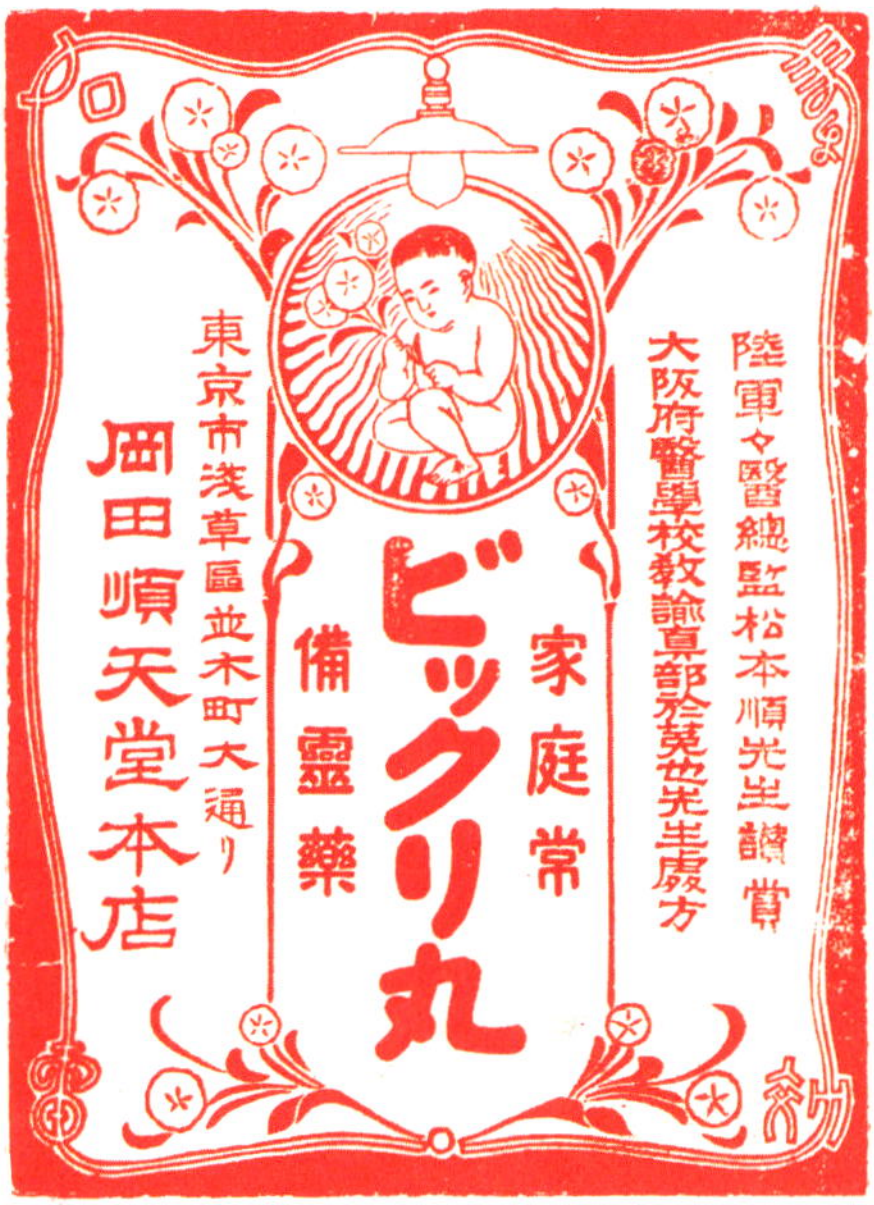
陸軍々醫總監松本順先生讃賞
大阪府醫學校教諭眞部於菟也先生處方
家庭常備靈藥
ビックリ丸
東京市淺草區並木町大通り
岡田順天堂本店

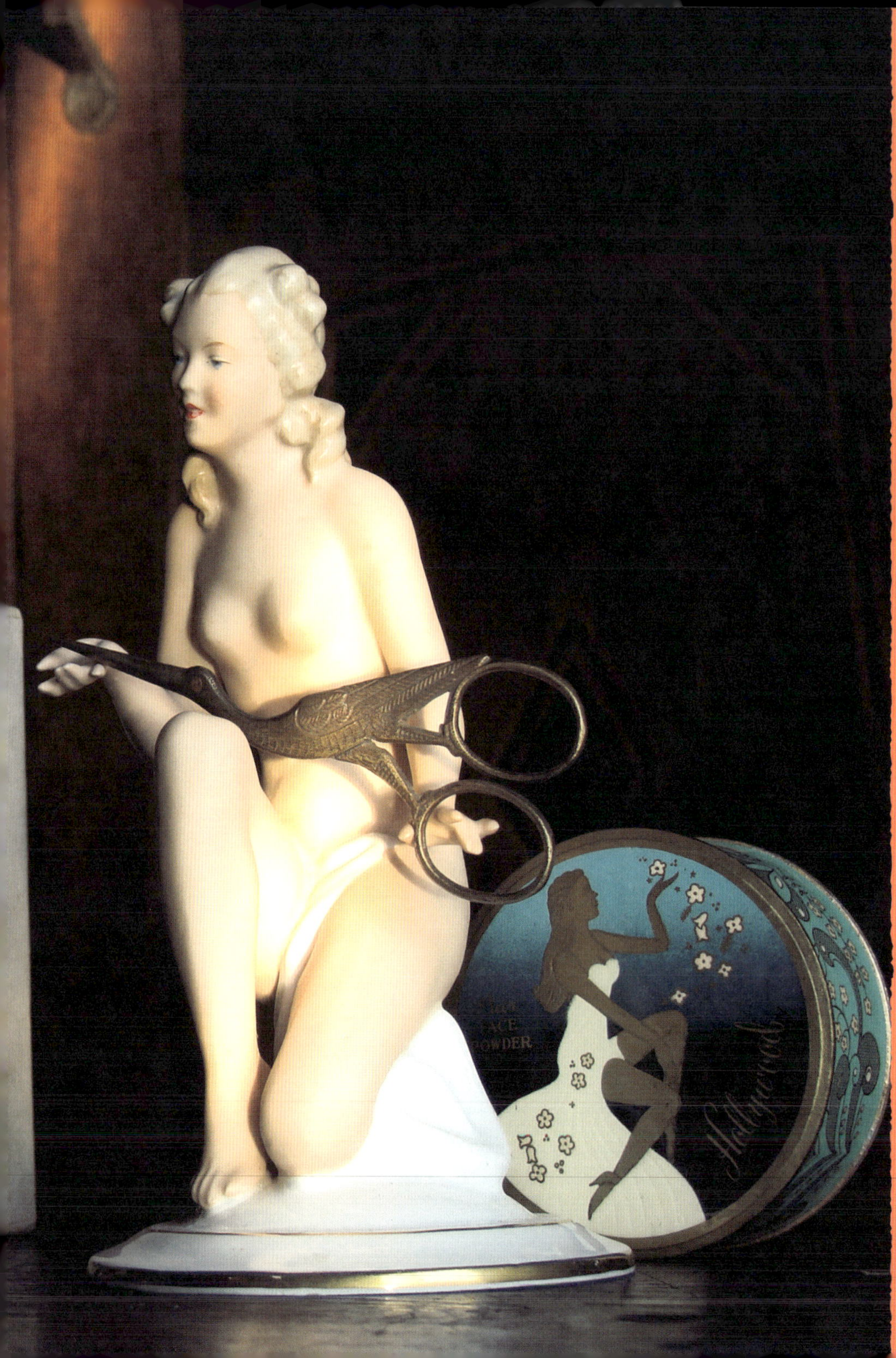
Hollywood

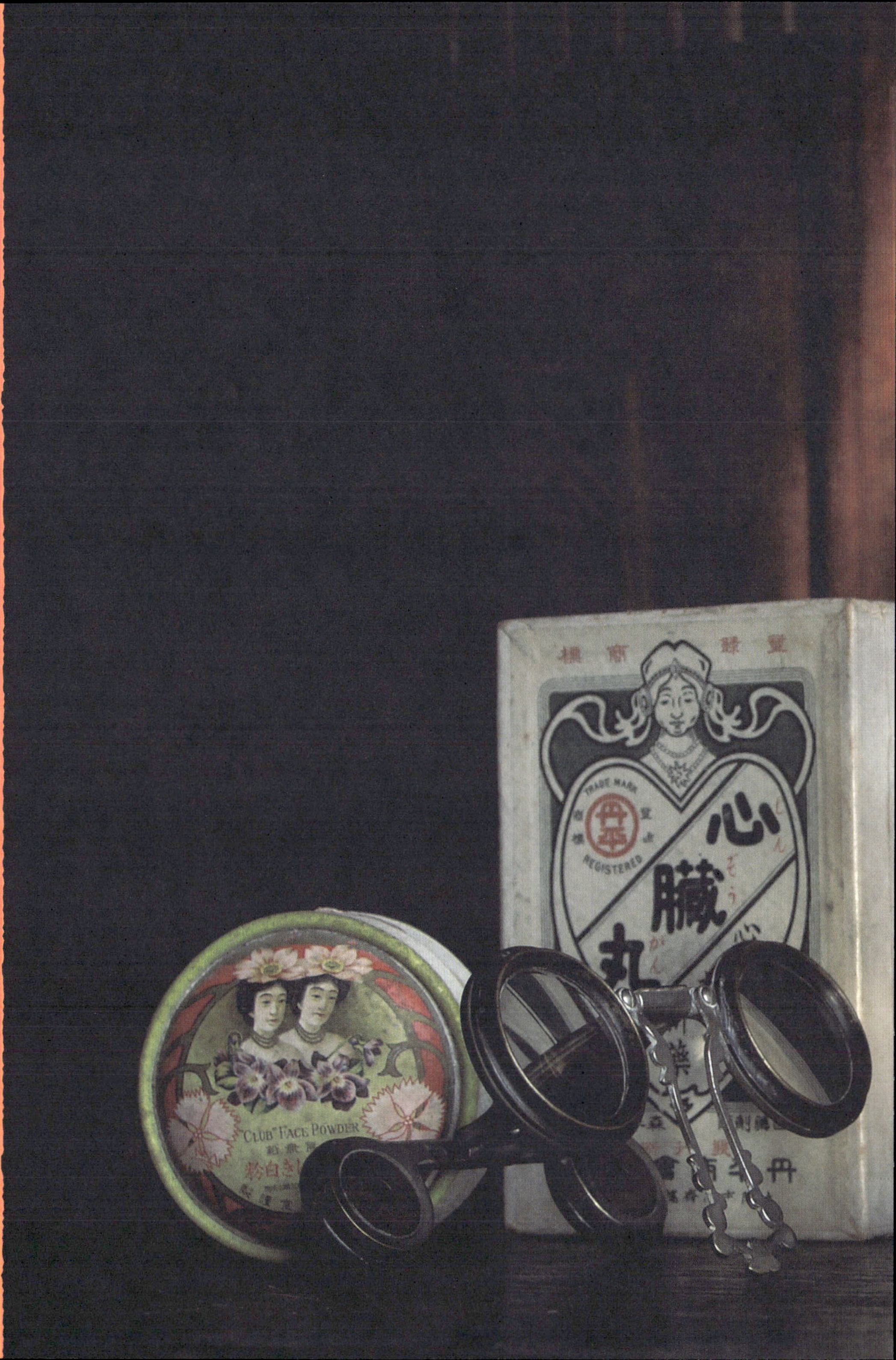
登録商標
TRADE MARK
REGISTERED
心《しん》臓《ぞう》丸《がん》
"CLUB" FACE POWDER

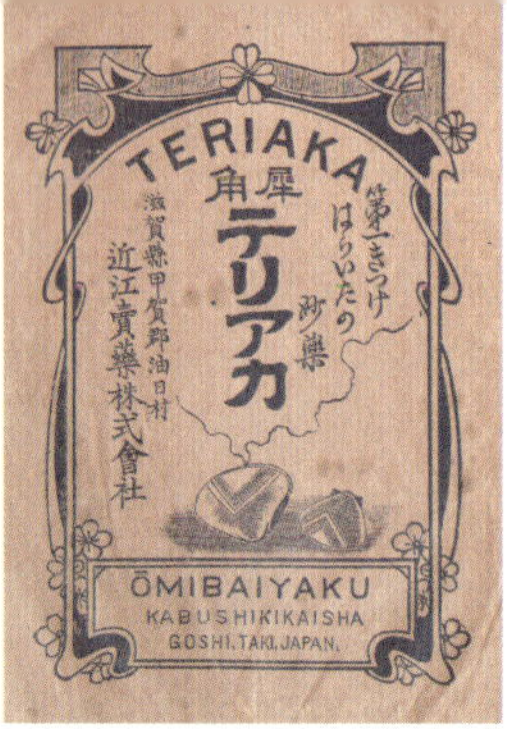

明治後期・大正　近江賣薬

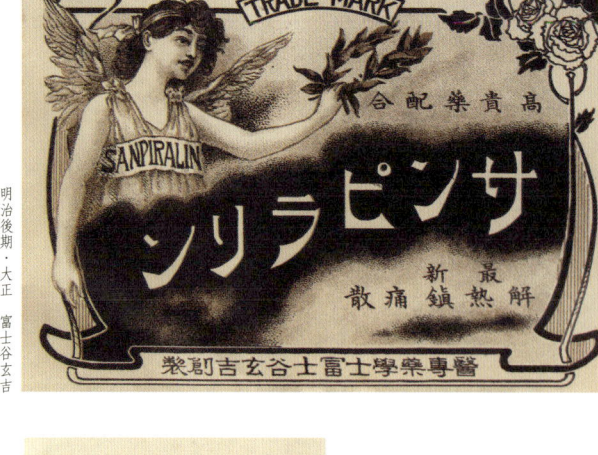

明治後期・大正　富士谷玄吉

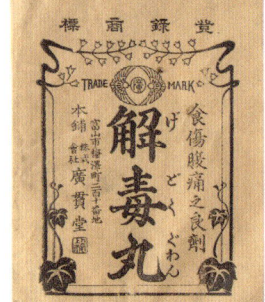

昭和前期　廣貫堂

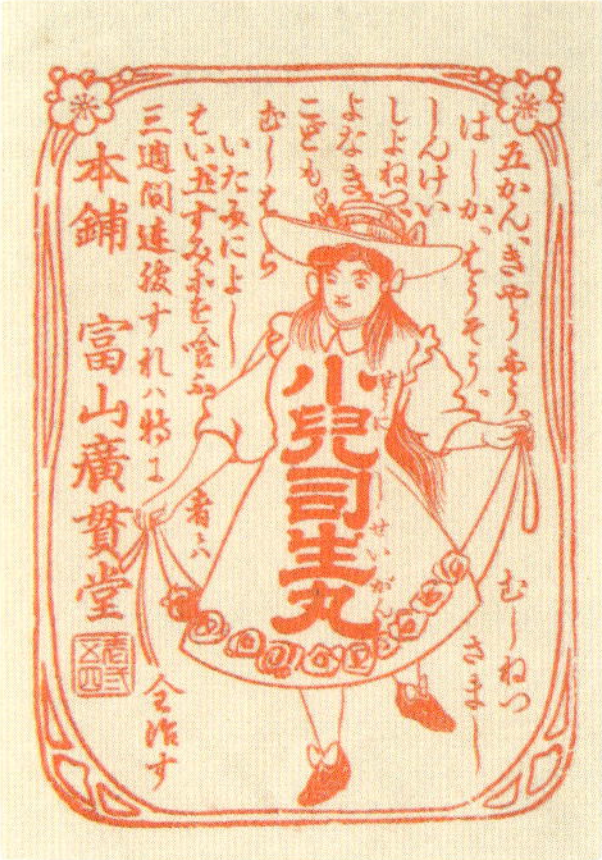

明治後期・大正　廣貫堂

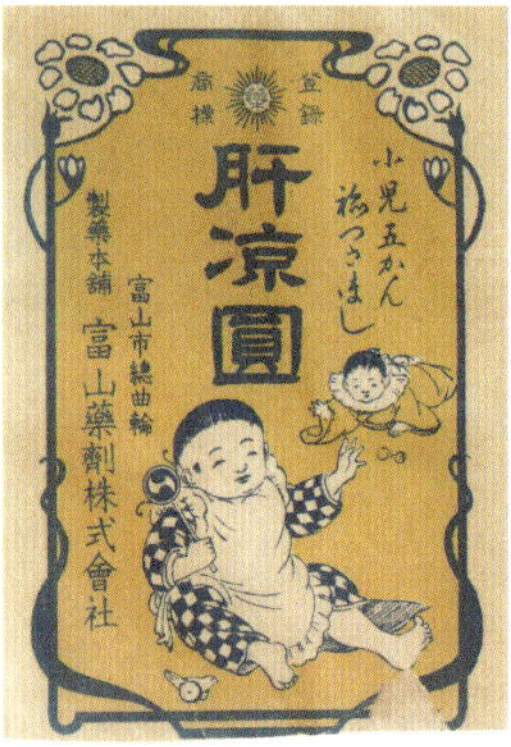

昭和前期　富山薬剤

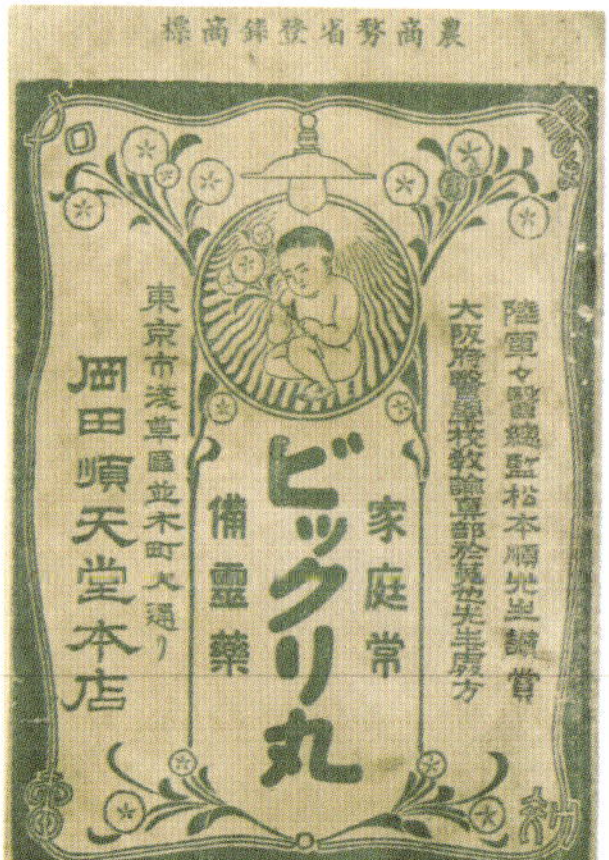

明治後期・大正　岡田順天堂

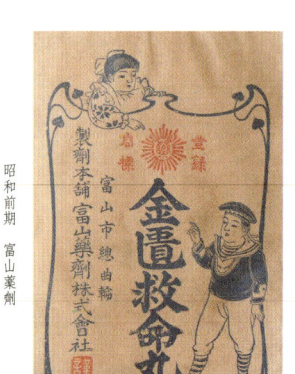

昭和前期　富山薬剤

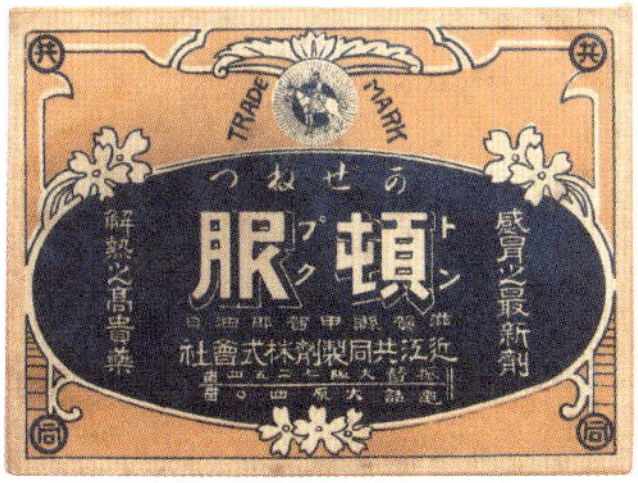

昭和前期　近江共同製剤

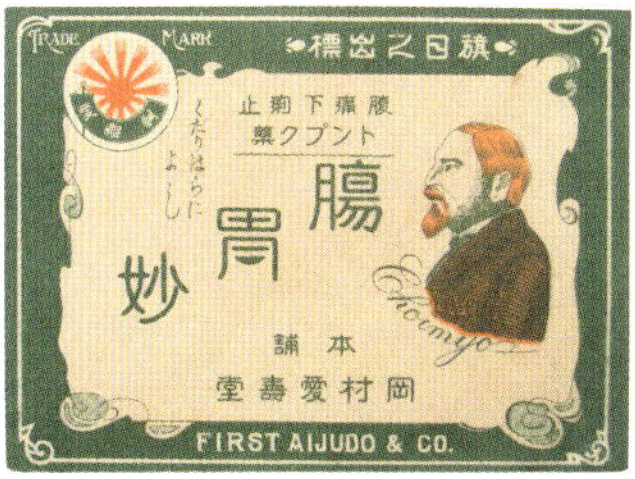

昭和前期　岡村愛寿堂

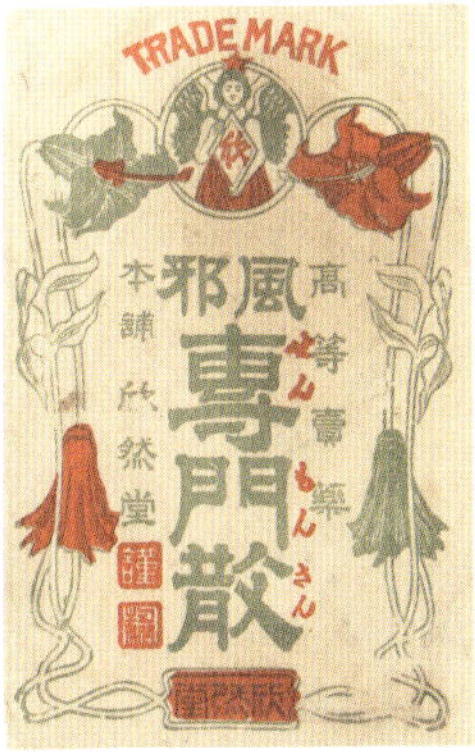

昭和前期　欣然堂

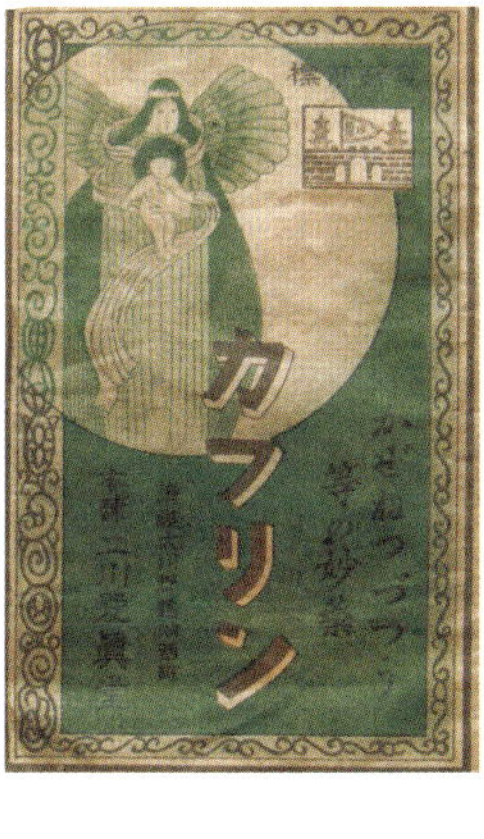

昭和前期　二川愛眞堂

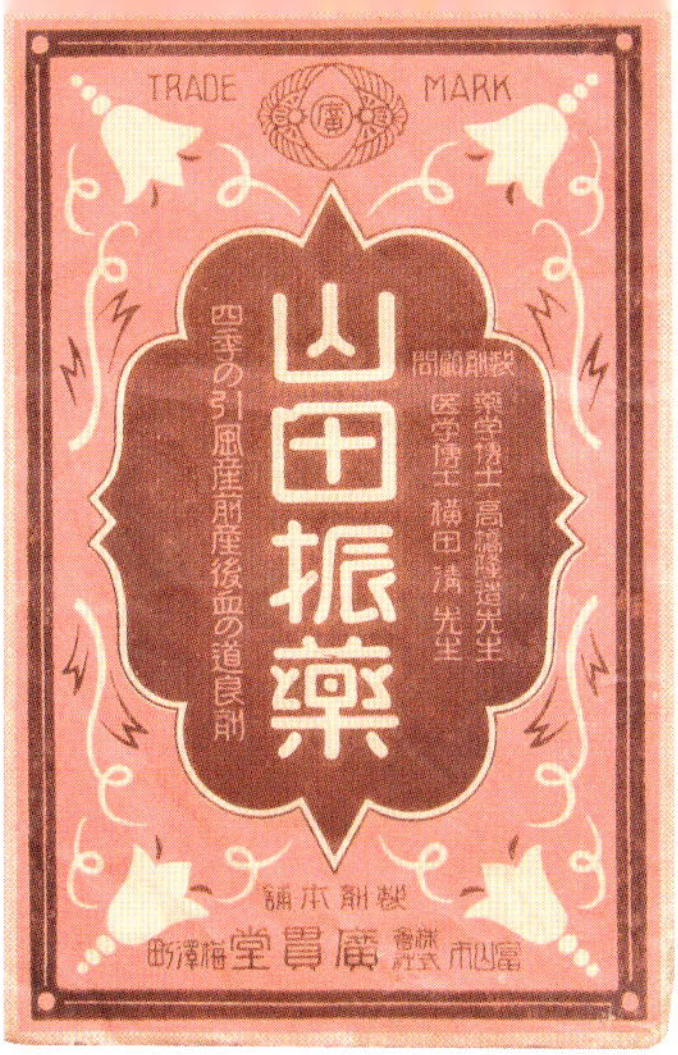

昭和前期　廣貫堂

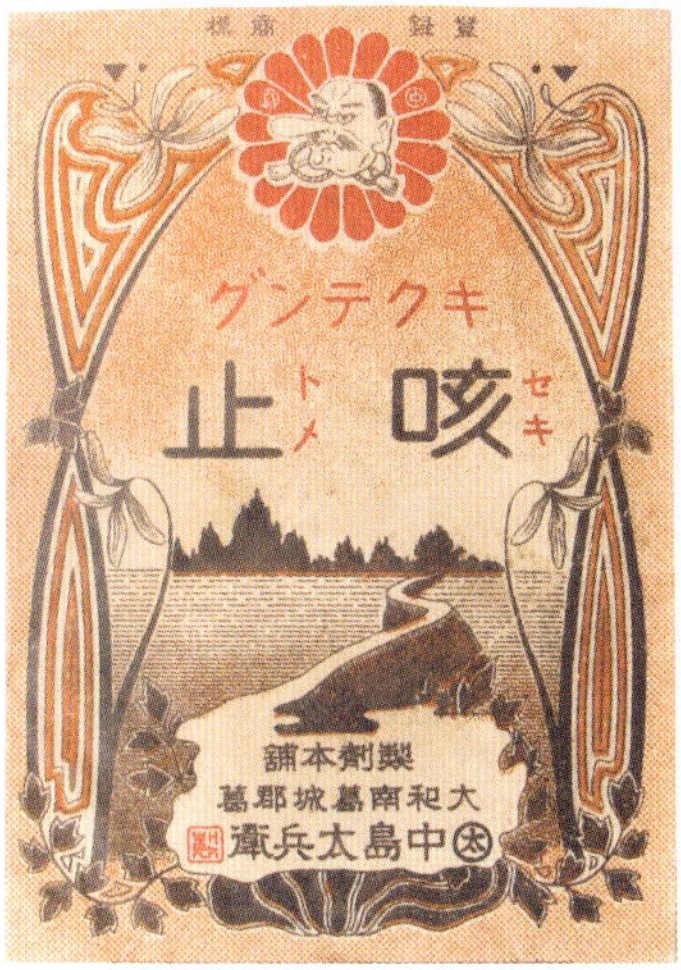

昭和前期　中島太兵衛

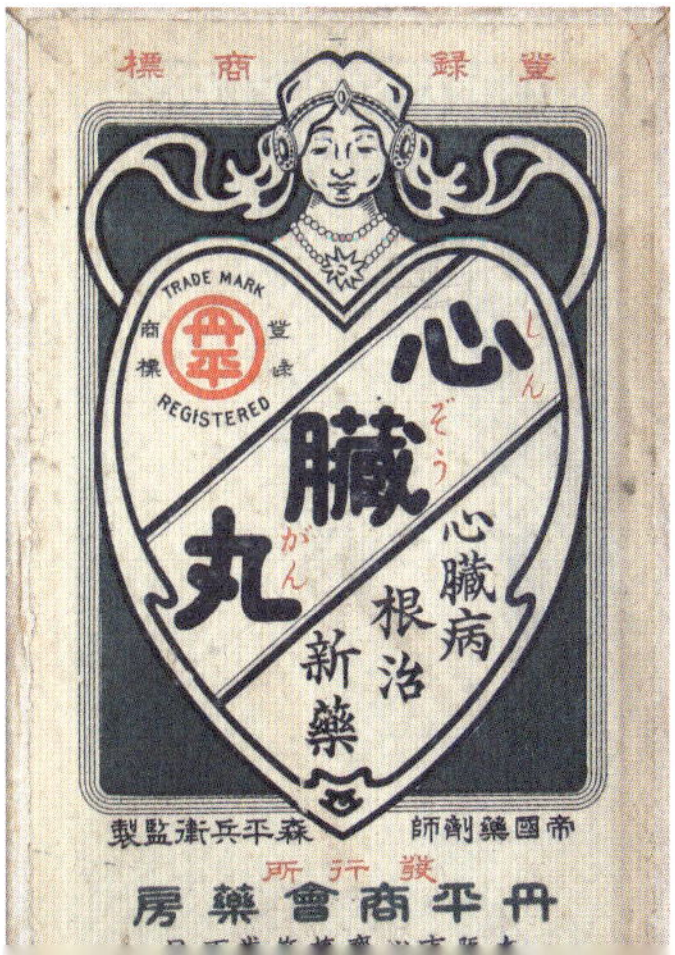

昭和前期　丹平商會薬房

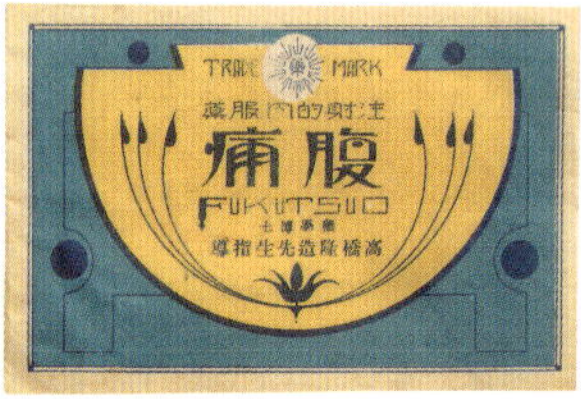

昭和前期 富山薬剤

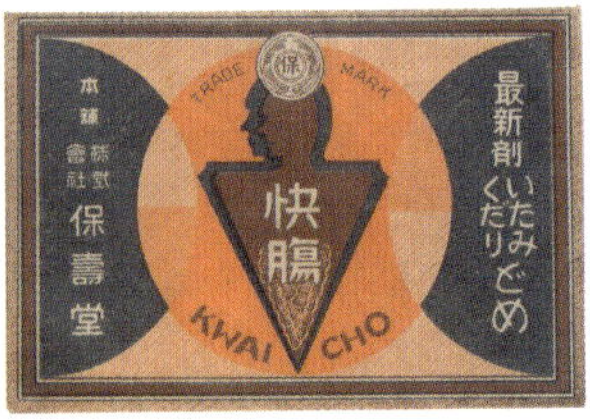

昭和前期 保壽堂

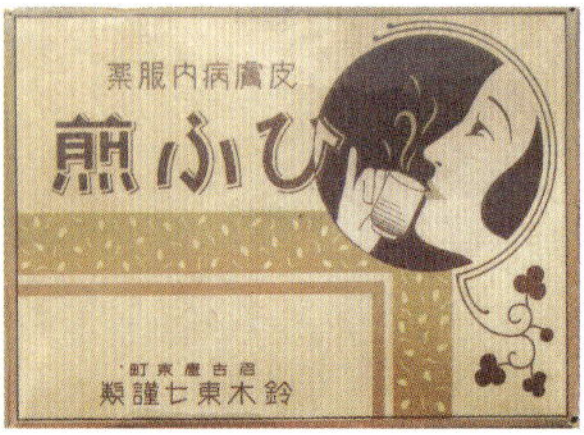

昭和前期 鈴木東七

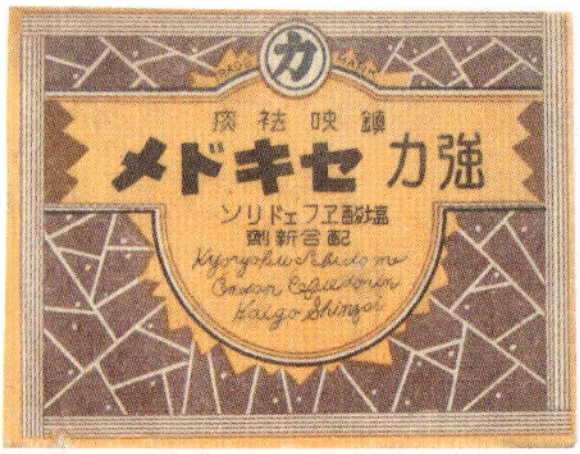

昭和前期 富山薬剤

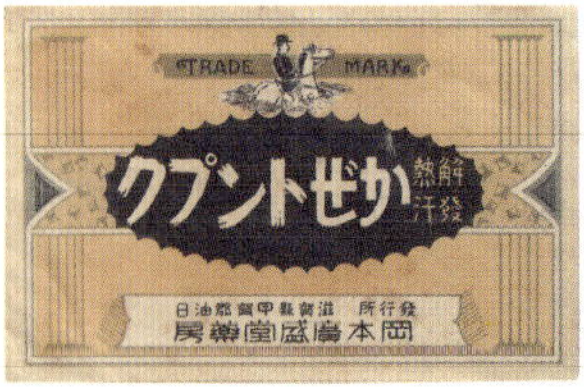

昭和前期 岡本廣盛堂薬房

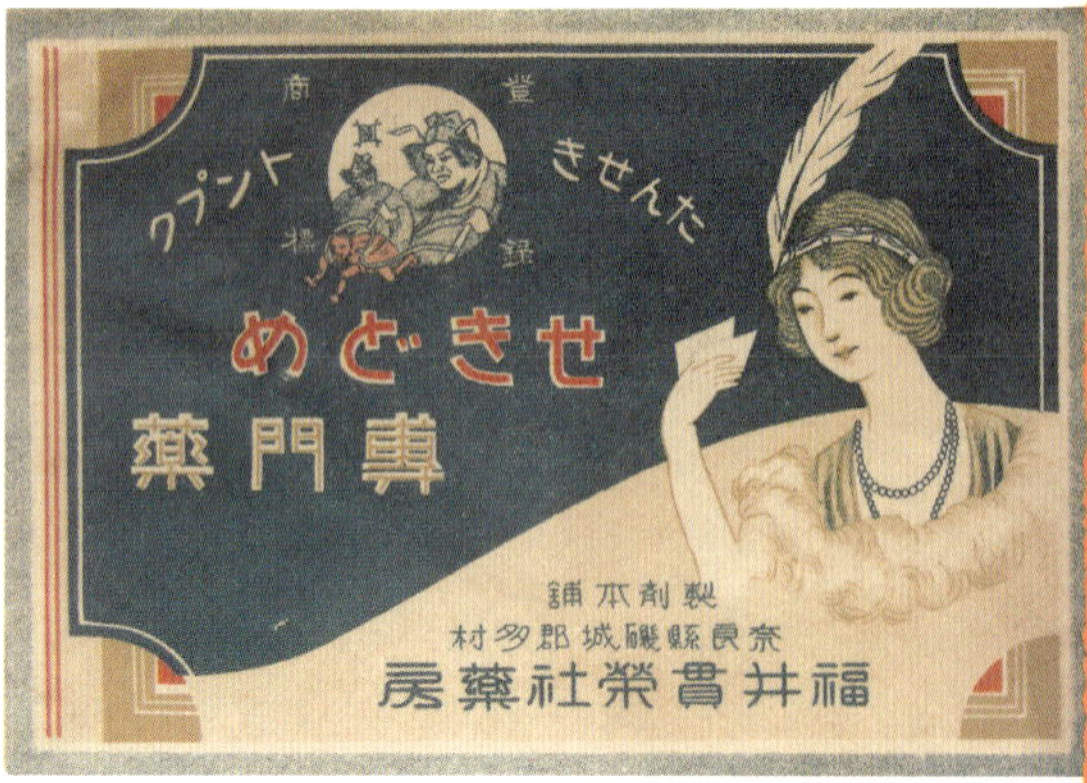

昭和前期 福井貫栄社

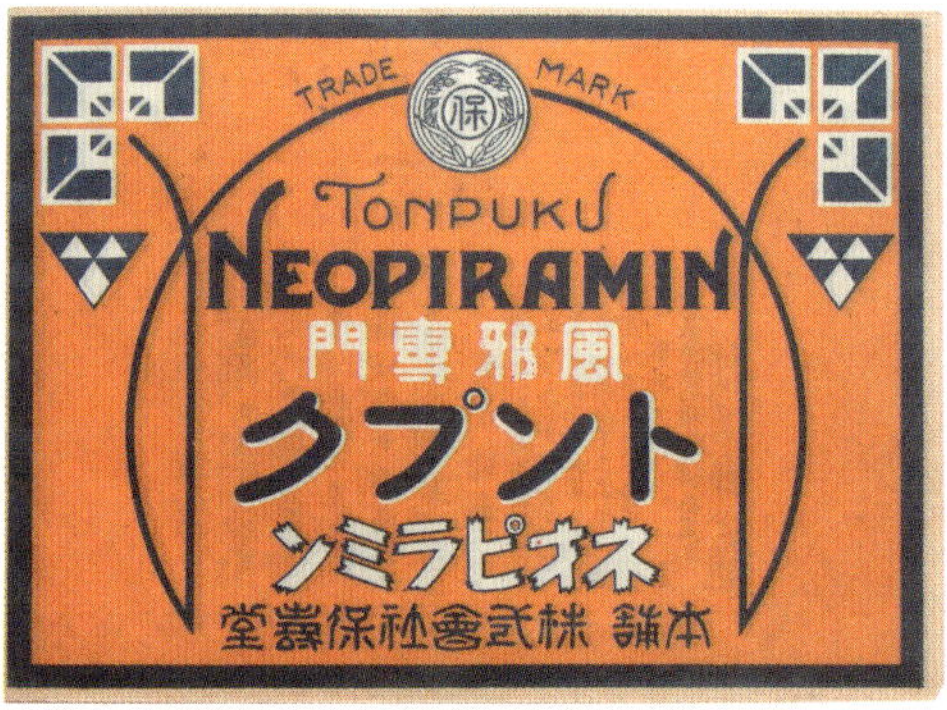

昭和前期 保壽堂

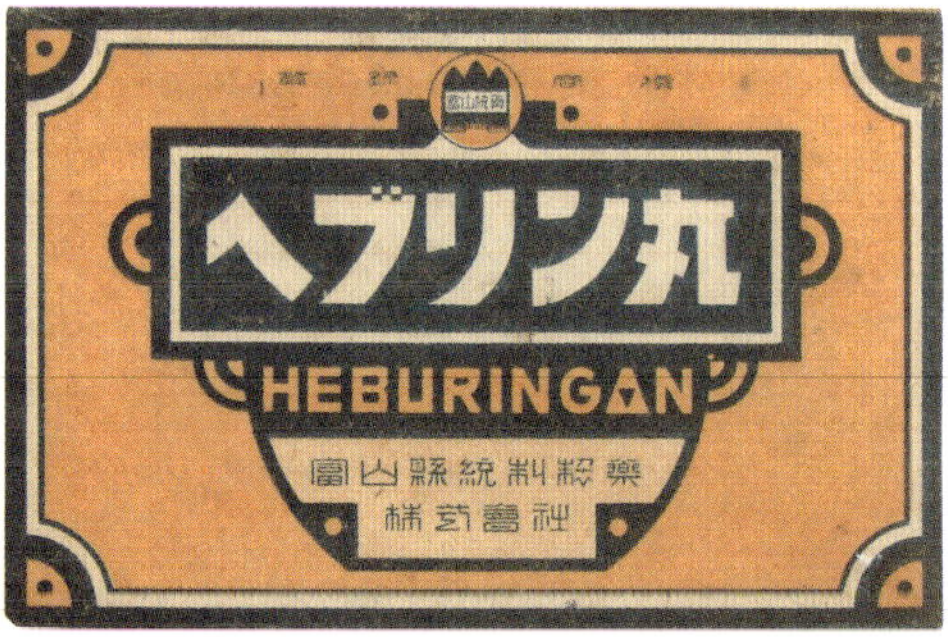

昭和前期 統制製薬

261

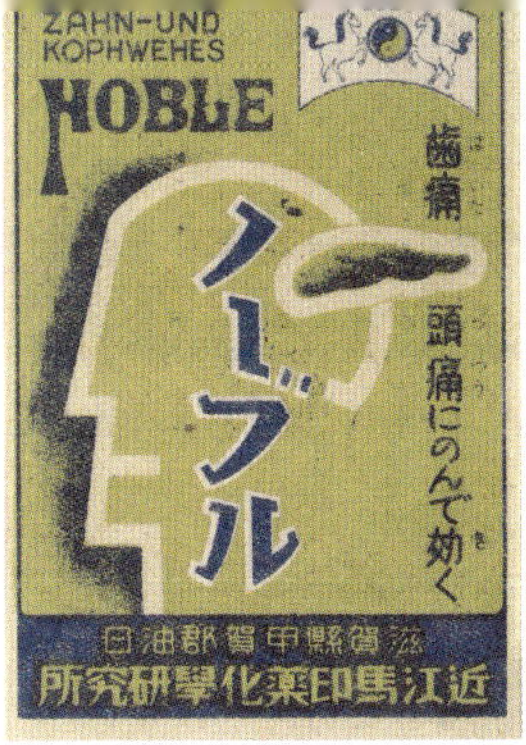

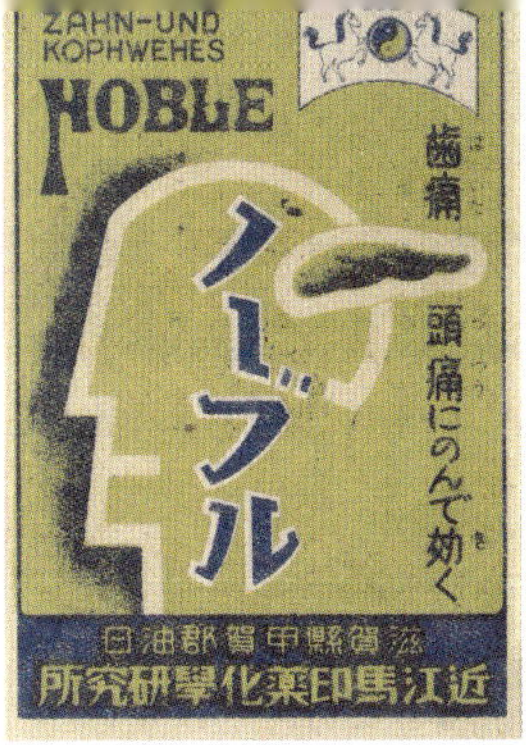

昭和前期　近江馬印薬化學研究所

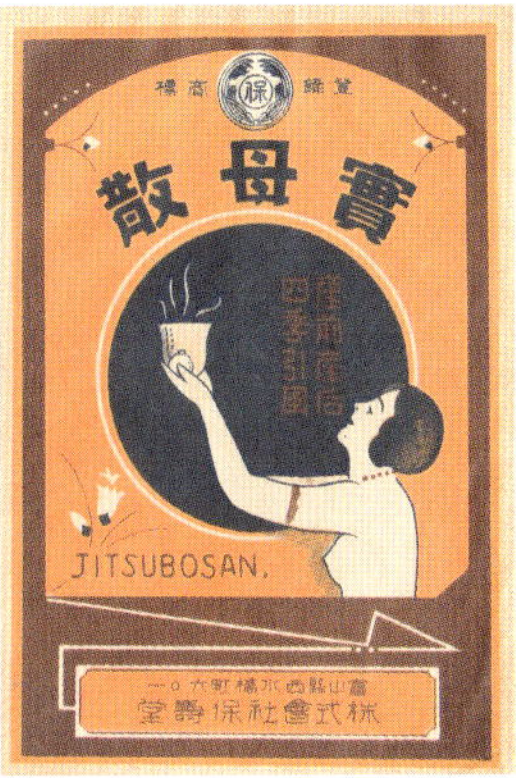

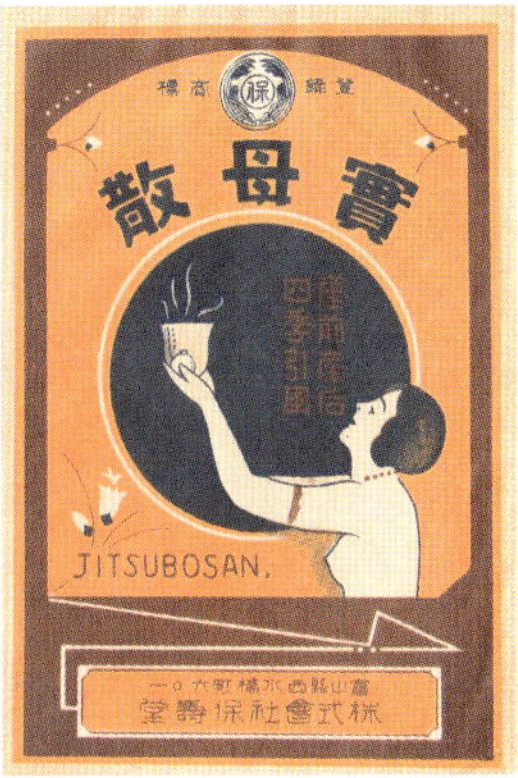

昭和前期　保壽堂

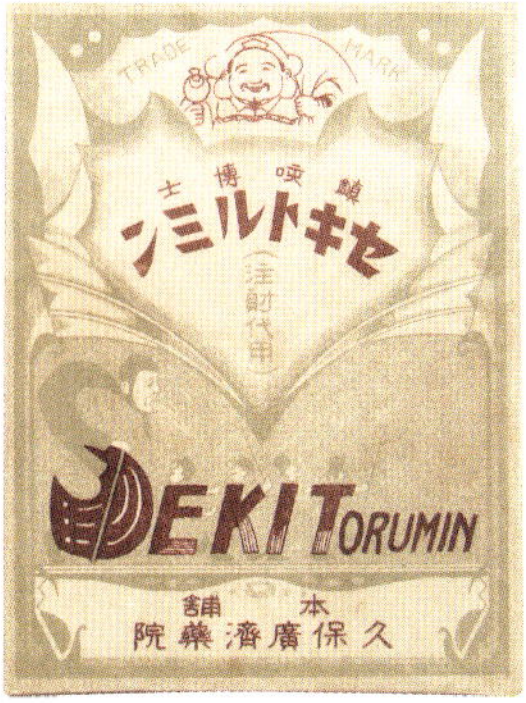

昭和前期　久保廣濟藥院

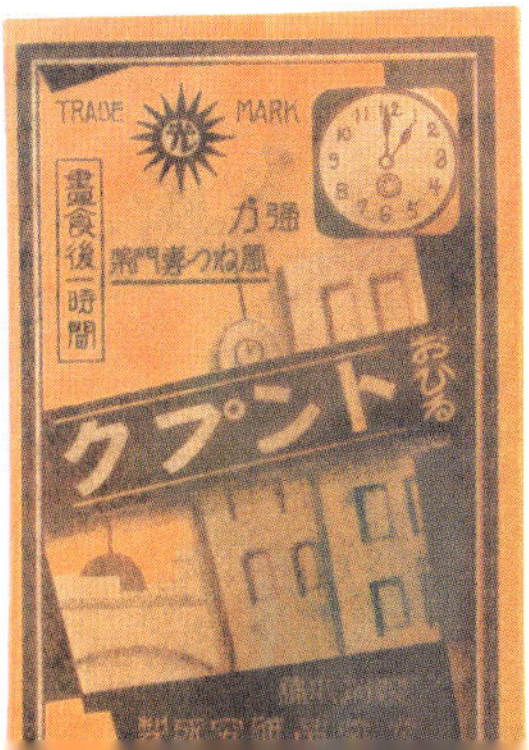

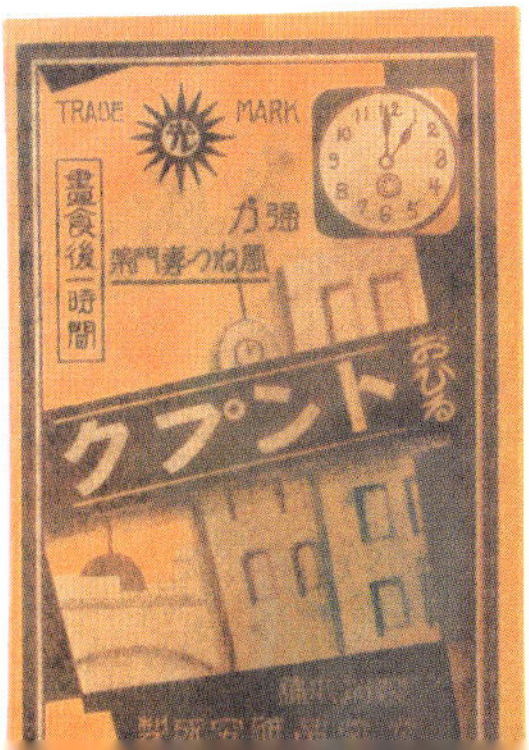

昭和前期　光薬品研究所

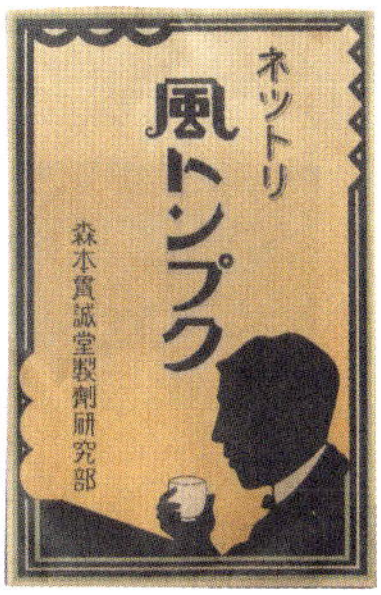

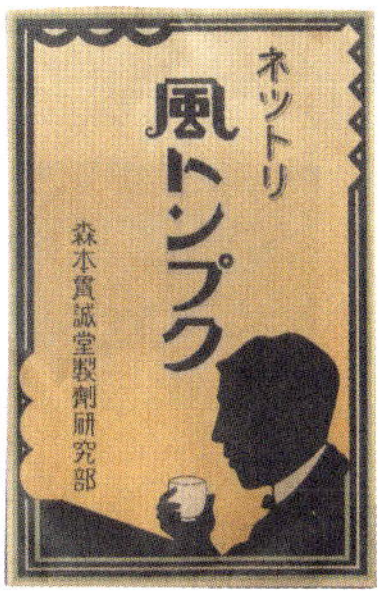

昭和前期　森本貫誠堂製劑研究部

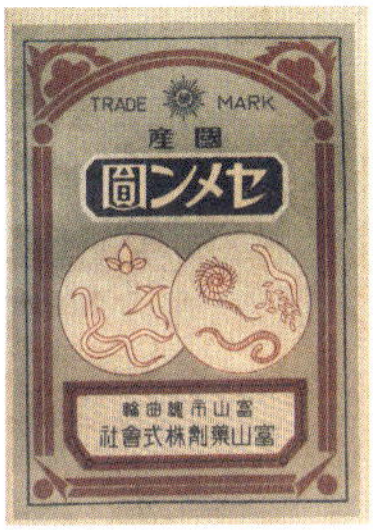

昭和前期　富山薬劑

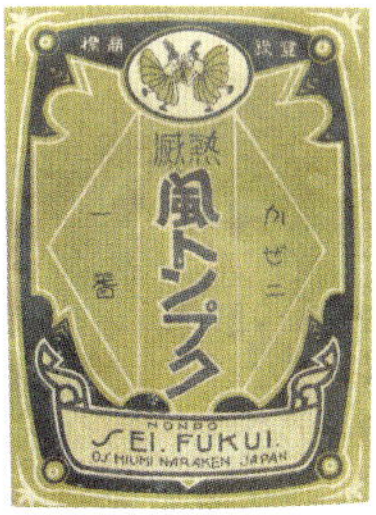

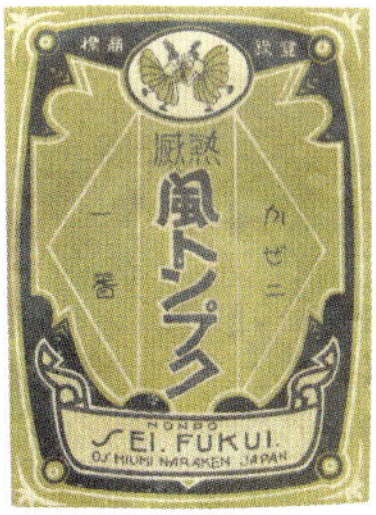

昭和前期　福井百壽商会

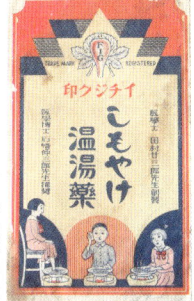

昭和前期　東京軽便浣腸製造所

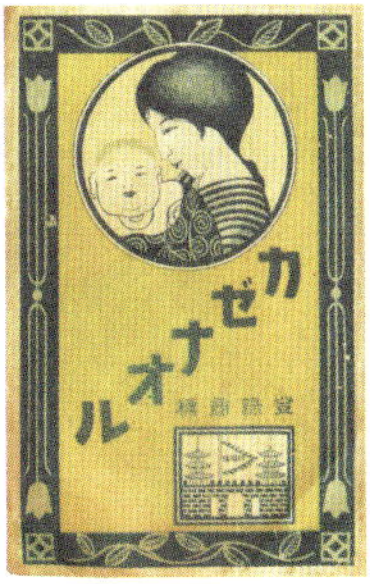

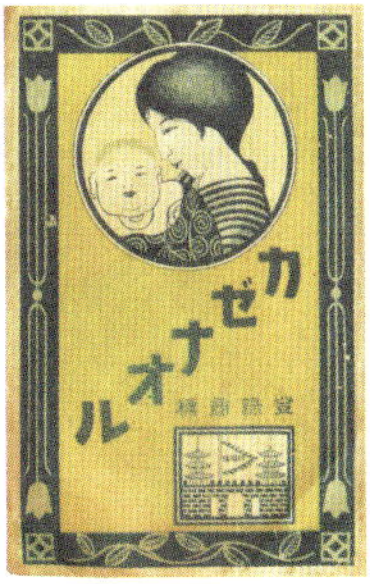

昭和前期　二川愛眞堂

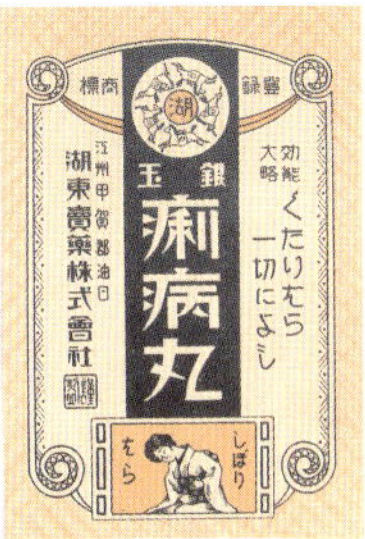

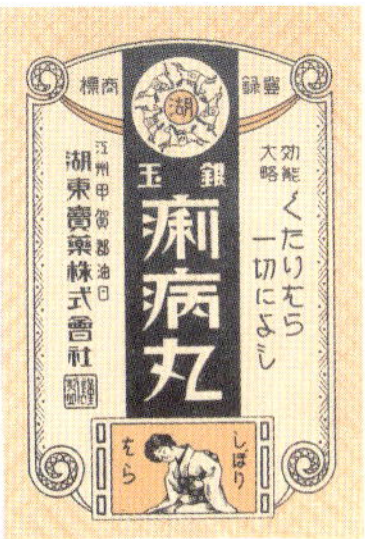

昭和前期　湖東賣薬

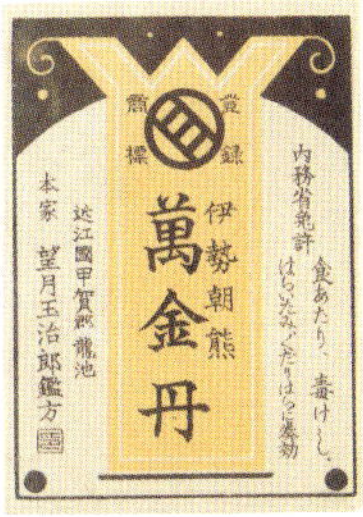

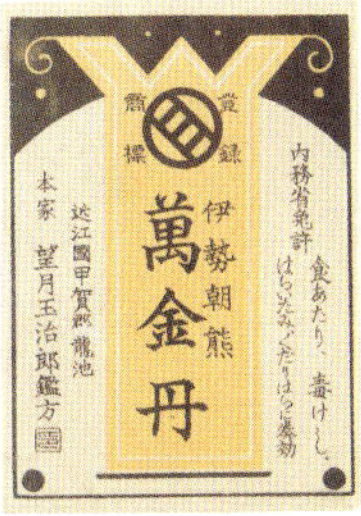

昭和中期　望月玉治郎

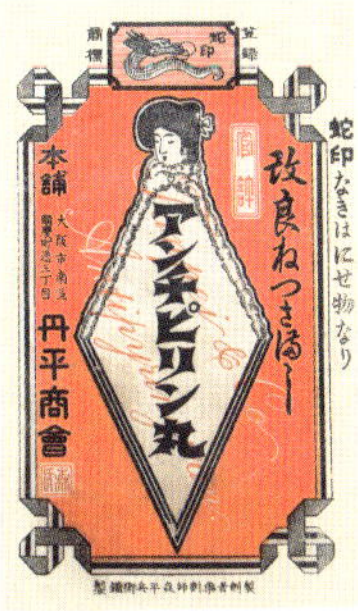

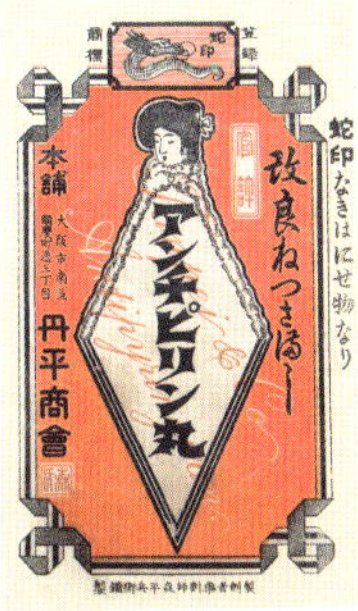

昭和前期　丹平商會

Column 9

中国の薬

中国の街角では、今でも店先に多くの漢方（中国では中薬という）の生薬を並べた薬種店をよく見かけます。生薬を単独で購入するということは、一般市民にも薬草などの効能や調合の知識があるということでしょう。このページに掲載しているのは、清朝時代の薬製品です。上にあるのは、鼻煙壷の形態をとった、折りたたみ式携帯の薬入れです。次ページのもののうち、左下のガラス瓶を除いては、全て現在でも販売されているものです。過剰な装飾という意味では、日本のかつての時代とかわらないのですが、装飾の図案に違いを見ることができます。それは高級感を表現するのに即物的に紙幣を連想させるデザインであることです。たしかにお金っぽいのは高価そうに繋がるのは理解できますが、日本人の視点では、薬のイメージに違和感を感じますね。もう一つ中国らしいのは、人物肖像がよくあしらわれていることです。ビジネス環境でよく語られるのは、中国の人は会社や組織を信用するより、担当である個人に対して信用取引をするということだそうです。やはり、商品に対してもどこのブランドが作ったかということより、誰がつくったのか　ということが信頼の基準になるのでしょう。

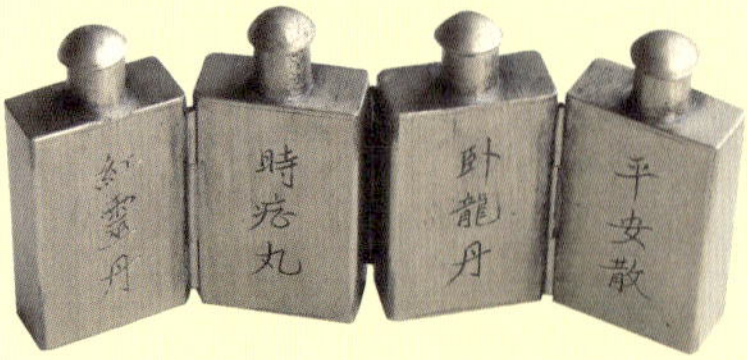

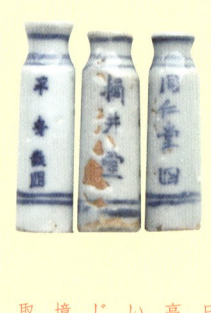

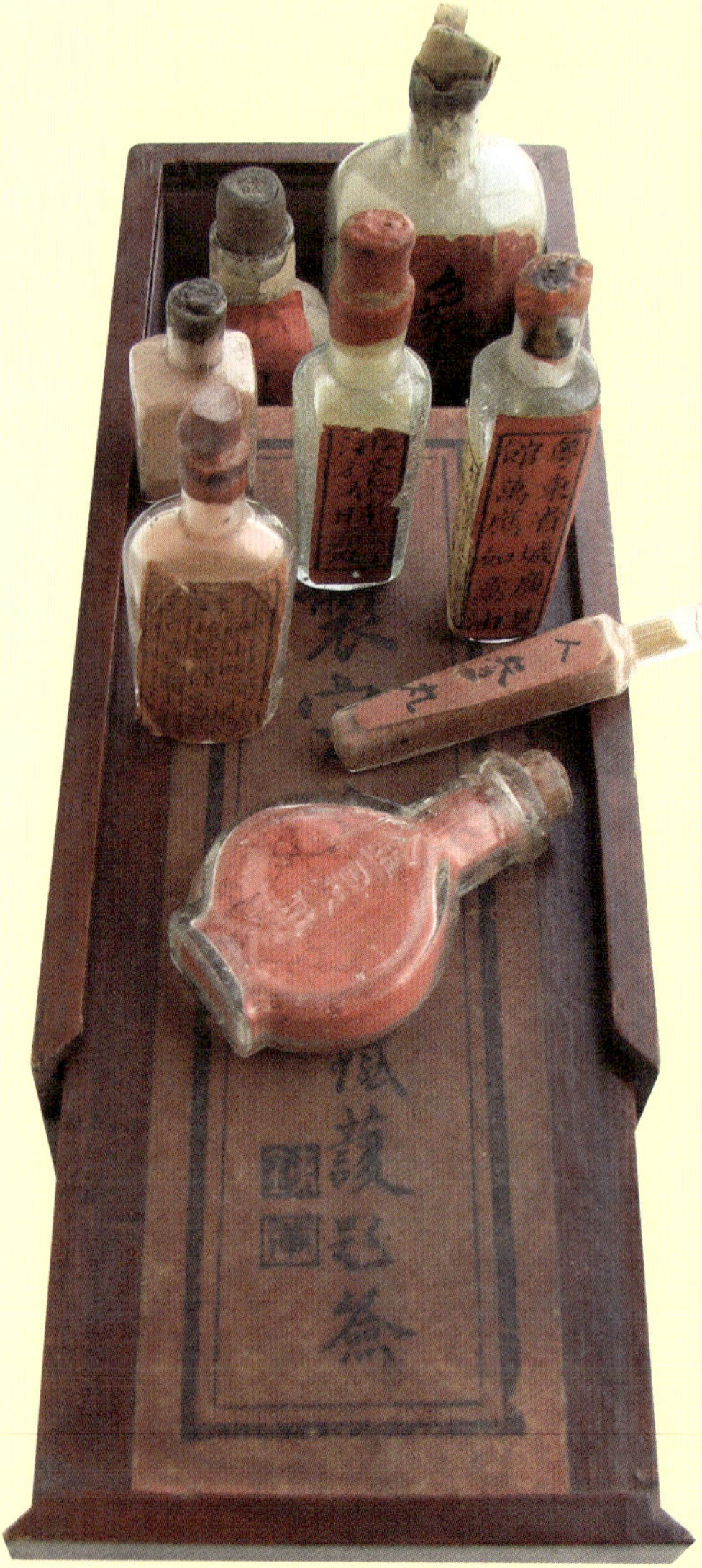

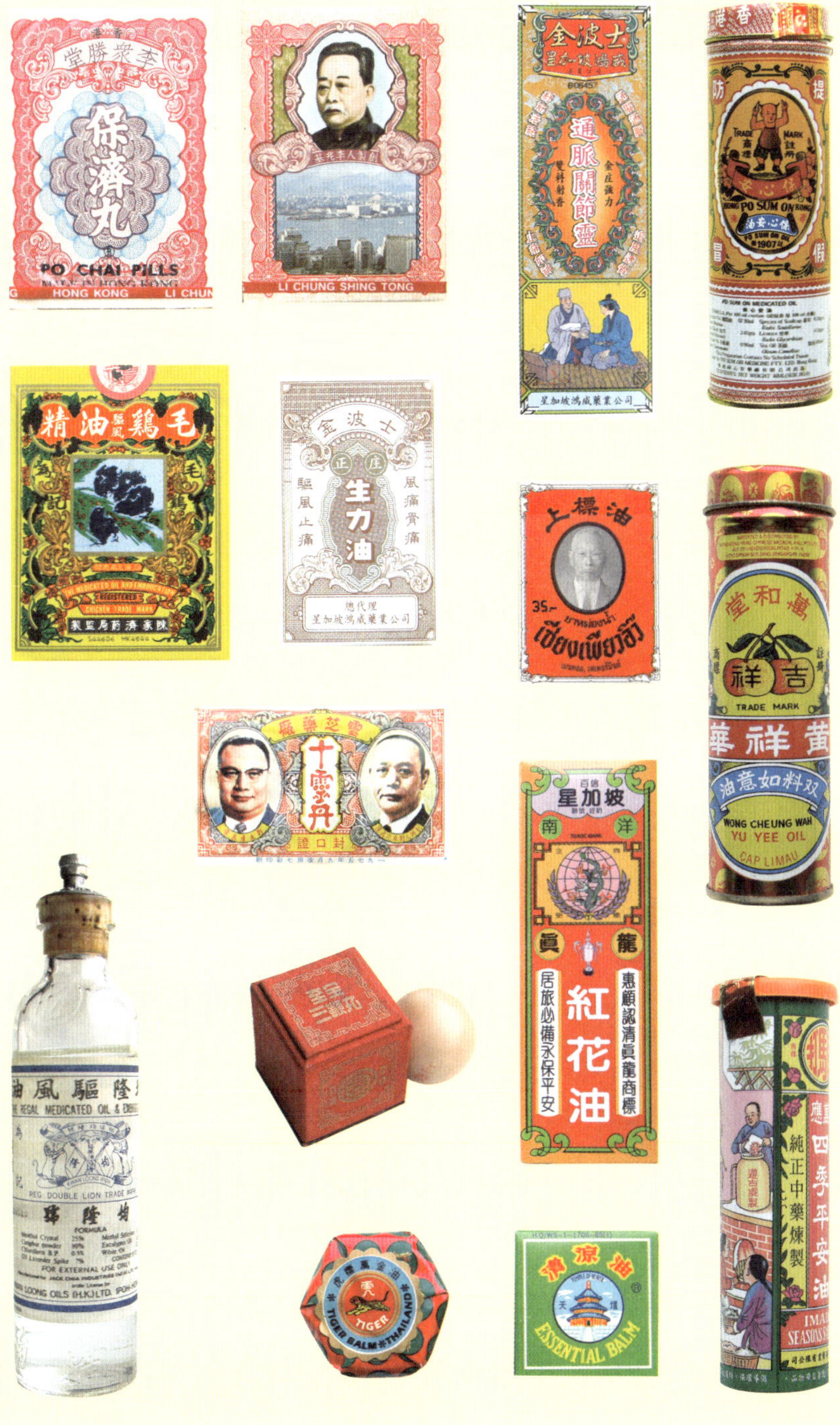
李衆勝堂
保濟丸
PO CHAI PILLS
MADE IN HONG KONG
HONG KONG
LI CHUNG SHING TONG
通脈關節靈
星加坡鴻威藥業公司
PO SUM ON
1907
TRADE MARK
CHICKEN TRADE MARK
REGISTERED
生力油
驅風止痛
風痛骨痛
總代理
星加坡鴻威藥業公司
萬和堂
吉祥
TRADE MARK
黃祥華
WONG CHEUNG WAH
YU YEE OIL
CAP LIMAU
十靈丹
星加坡
南洋
真龍
紅花油
惠顧認清真龍商標
居旅必備永保平安
驅風油
THE REGAL MEDICATED OIL & EMBROCATION
REG DOUBLE LION TRADE MARK
FORMULA
FOR EXTERNAL USE ONLY
TIGER
TIGER BALM THAILAND
清涼油
天壇
ESSENTIAL BALM
四季平安油
純正中藥煉製

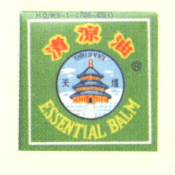

Chapter 8

印刷

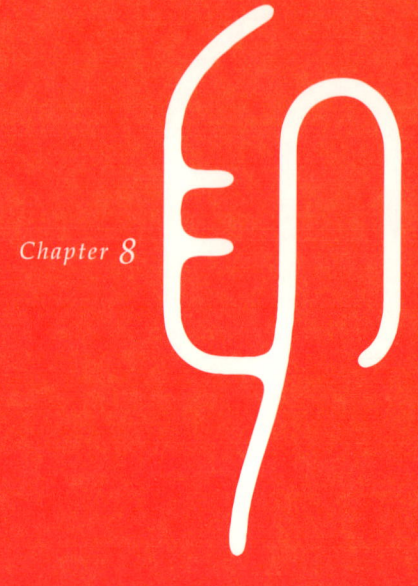

Printing Technorogy

第八章

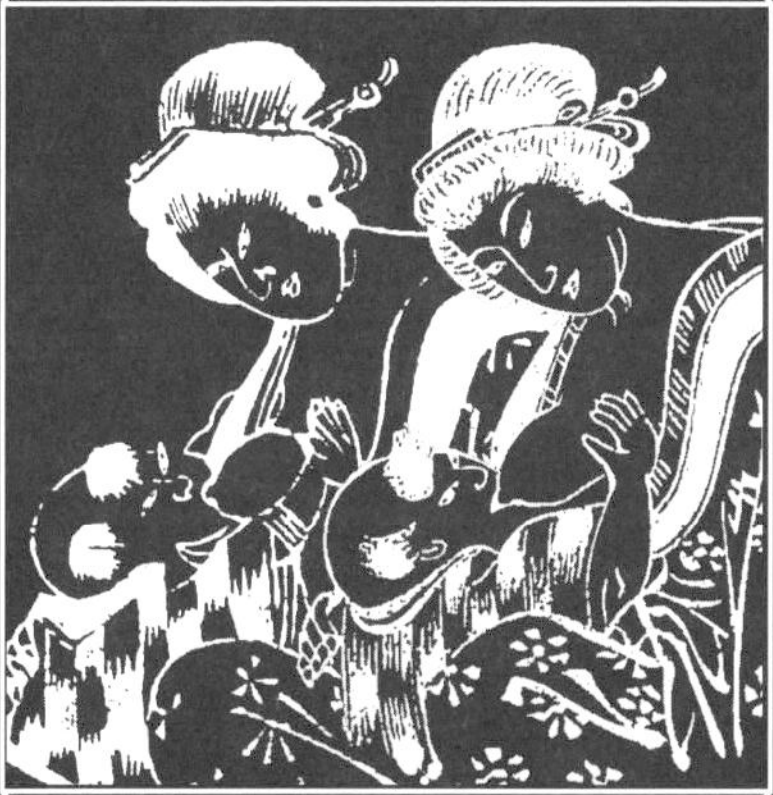

木版
活字
銅凹版
銅凸版
オフセット印刷
その他の印刷

印刷技術

Printing technorogy

年代が特定出来る世界最古の印刷物が、日本の「百万塔陀羅尼」だというのは以外な事実です。ただ、以降日本が印刷先進国だったという訳ではなく、近年に至るまで、印刷技術はほぼ輸入に頼っていました。とは言え、現在の印刷の精度の高さに関しては、世界でも定評があり、几帳面な国民性の由縁といえるでしょう。古い薬袋もよく見ると、印刷方法に幾種類ものバリエーションがあることが解ります。明治から昭和にかけては、印刷技術の進化変遷も目まぐるしく、それは売薬隆盛の時代とも重なります。デザインの表現は印刷方法に大きく影響を受けるので、図像の解析にもベースの印刷を知ることはとても重要なファクターになります。草創期の薬袋の印刷手段は、もちろん木版印刷ですが、デザインも薬名と文字だけの表記でした。当初は袋というより、瓦版のような効能書きを折り畳んで薬を包み、正面になる所に商品名が来るように刷り込まれています。明治に入る頃から、簡単な挿絵も添えられるようになり、やがて、西洋化の風潮から装飾図案も欧風化したロココ調が多く登場するようになります。木口木版などは、これが木版刷りなのかと目を疑わせるほどの細密な表現がなされています。そしてこれから各項で述べる、活字、凹版、凸版へと薬袋の印刷技術が進化して行きます。この頃、西洋風をイメージさせるためにローマ字がよく使われました、このローマ字を編纂し和英辞典（1867）を作った宣教医ジェームス・カーティス・ヘボンは、その印刷のための活字の元に、岸田吟香のカタカナの文字を使ったと言います。この岸田吟香は、本書でも紹介している、日本で初めての液体目薬「精錡水」を作った人でもあります。明治後期には、砂目石版、そして色鮮やかなクロモ石版などの印刷技術も輸入されますが、いずれも薬の引き札などに多く使われているものの、手間がかかり量産には適さず、薬袋での利用は殆どなかったと言っていいでしょう。やがて大正時代に入る頃から、色刷り印刷のほぼ全域に渡って、現在のようなオフセット印刷に変わります。このオフセット印刷は、リトグラフ（石版）を元に１９０４年にアメリカで発明されたばかりの平版印刷ですが、日本で普及するのに殆ど時間がかかっていないのに驚きます。１９１４年に製薬に資格が必要な売薬法が制定され、対応できない家内工業のような小さな製薬所が姿を消し淘汰されます。それにより大量印刷が必要とされ、先進のオフセット印刷に急速に変えていったと考えられます。当初オフセット印刷の原稿は紙の版下に文字や絵を手書きで書いていましたが、森澤信夫と石井茂吉が世界で初めて写真植字を実用化し、文字デザインに革命をもたらしました。一般に普及したのは戦後ですが、株式会社モリサワの社史によりますと、創業者信夫が若き頃星製薬に勤めており、写植発明期に大きな支援を受けたとのことで、ここでも薬業との縁を感じます。

35

Printing Tecnorogy

木版

印刷の原点とも言える木版は、日本では瓦版や浮世絵ですっかり定着していました。桜、桂などの固い材質が使われていますが、もともと浮世絵などで培った彫り師の高い技術力があったので細かで美しい刷り上がりです。しかし、それに加えて、明治に入って西洋から木口木版の技術が輸入されました（1888）。これは木の断面を彫り込むものなので、彫るのに手間はかかりますが、かなり細かな所まで彫り込め、かつ耐久性も上がります。版木と言っても手にとって見ると、まるで金属のような輝きを持っていて、後の金属版で表現されるような網点まで手彫りされているのには驚くばかりです。

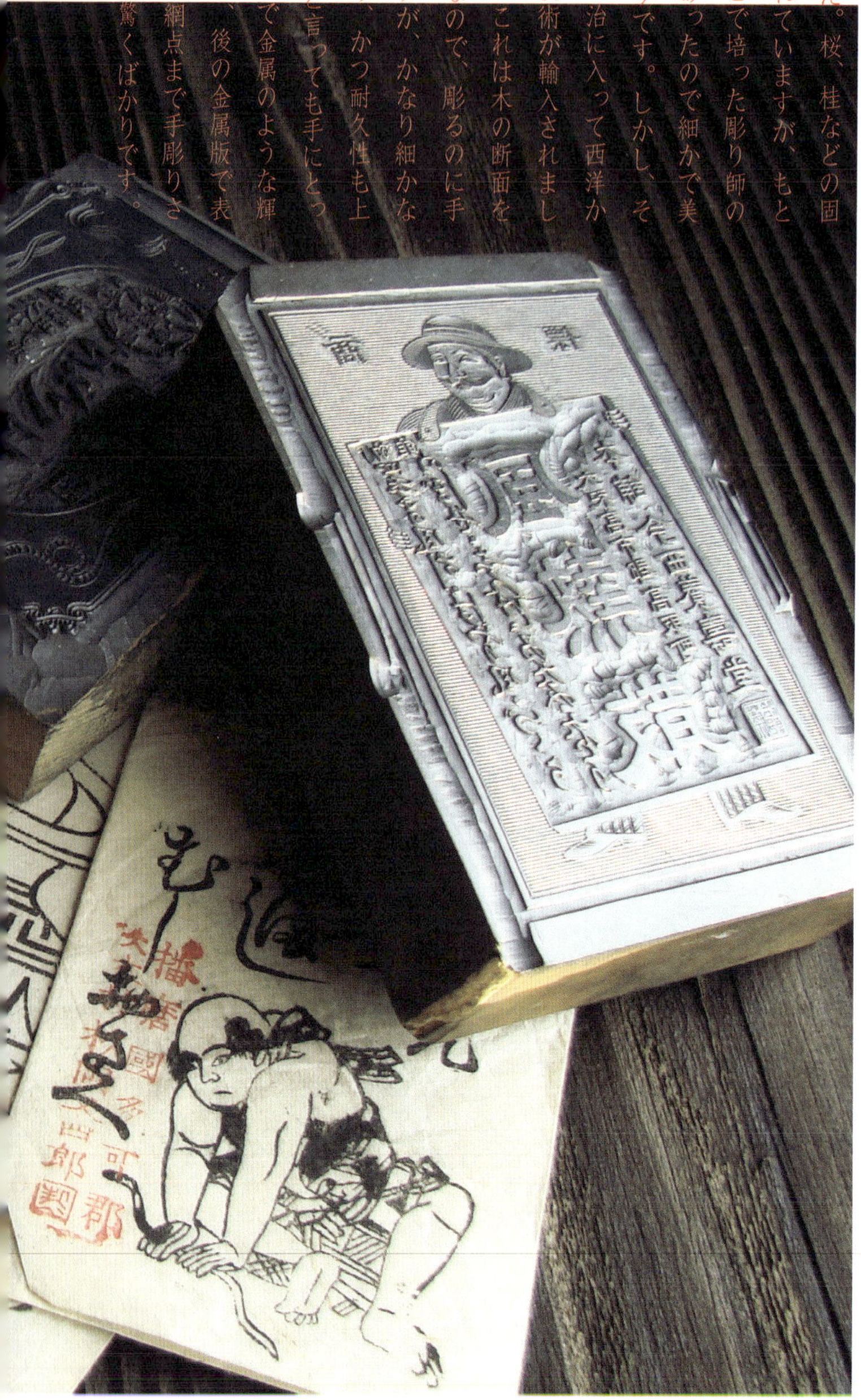

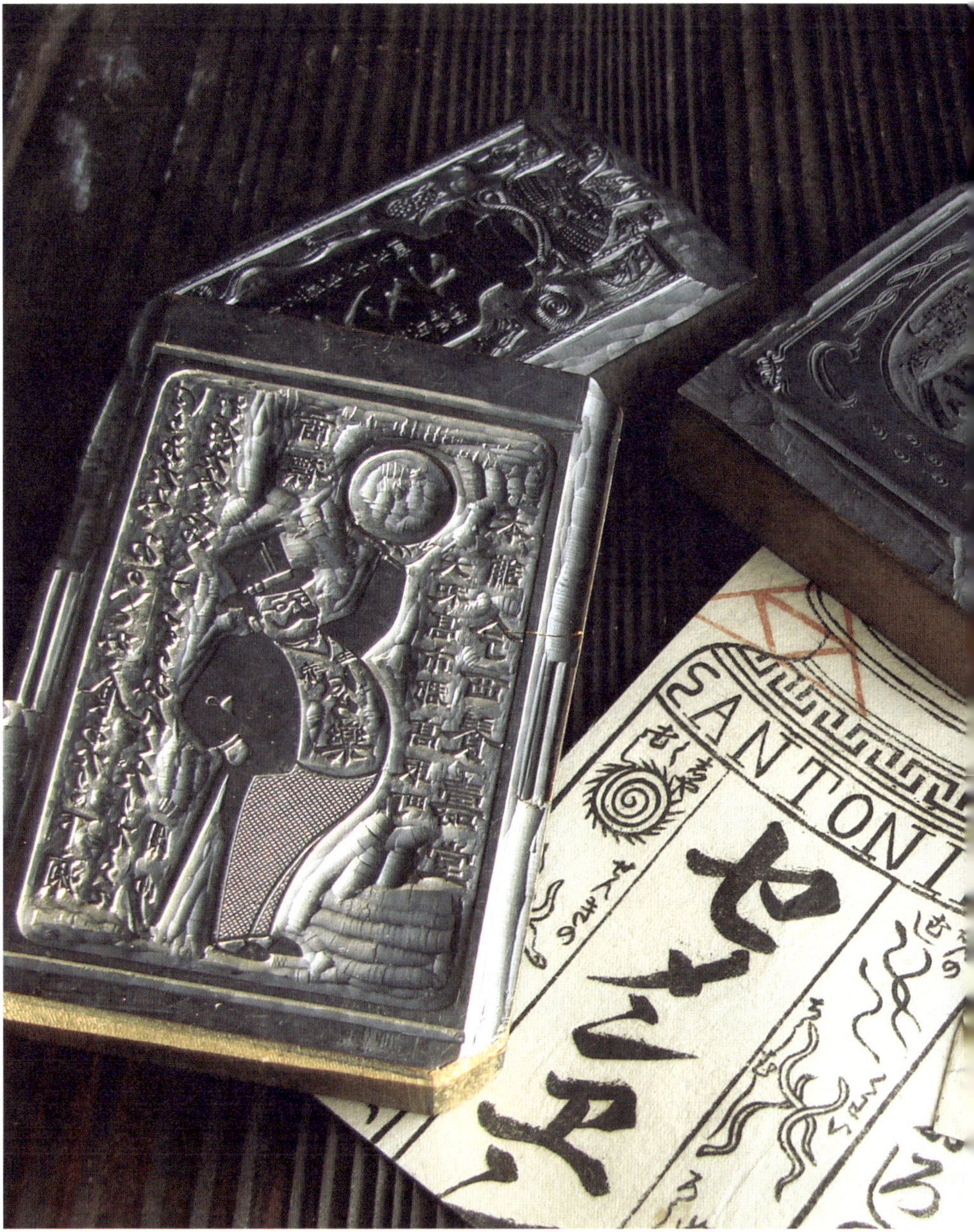

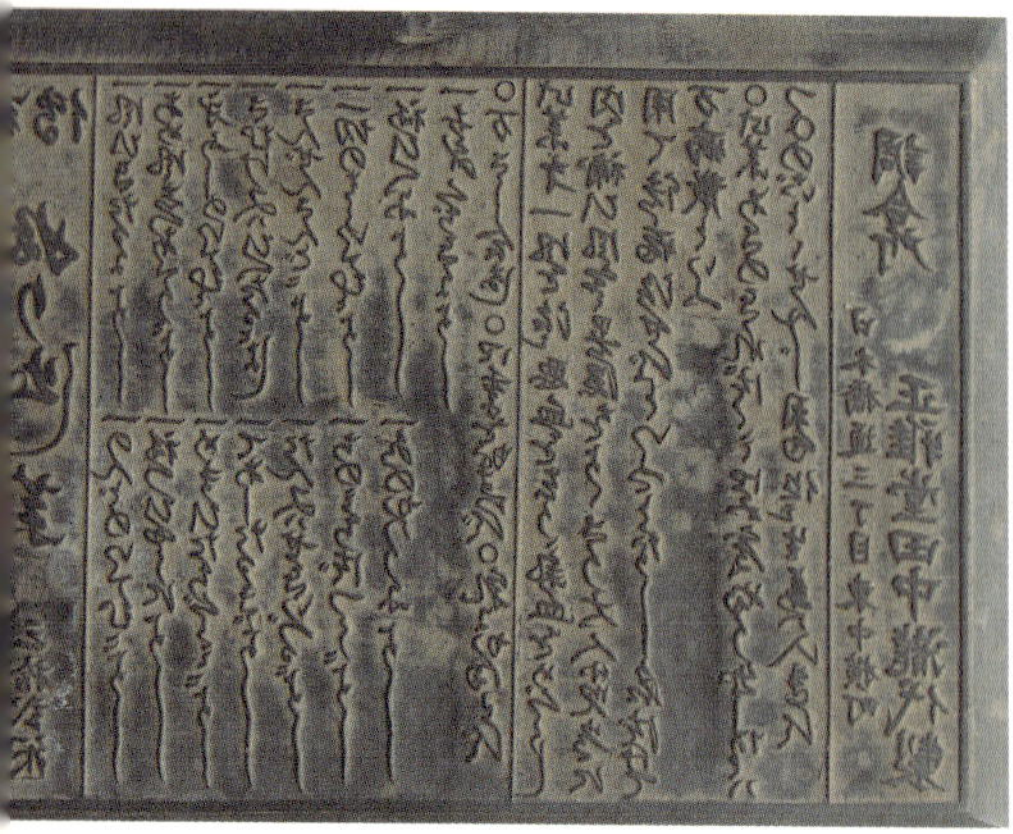
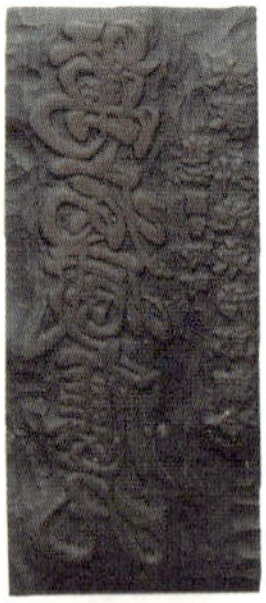
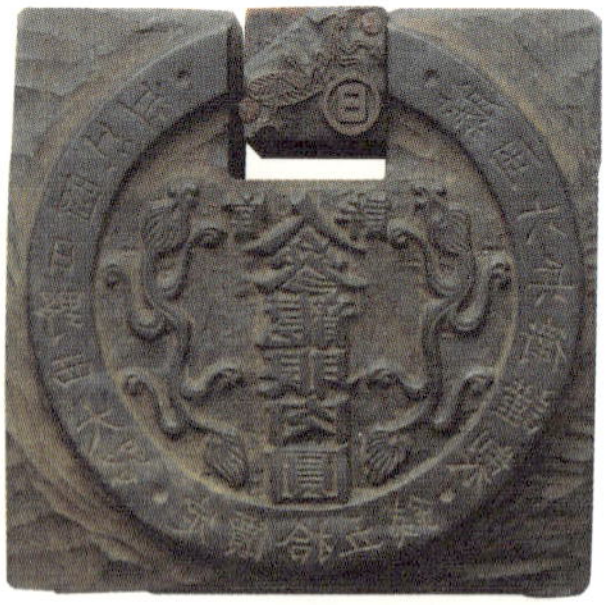
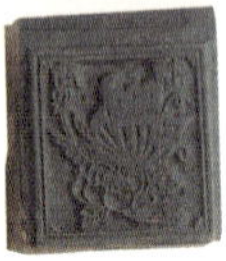
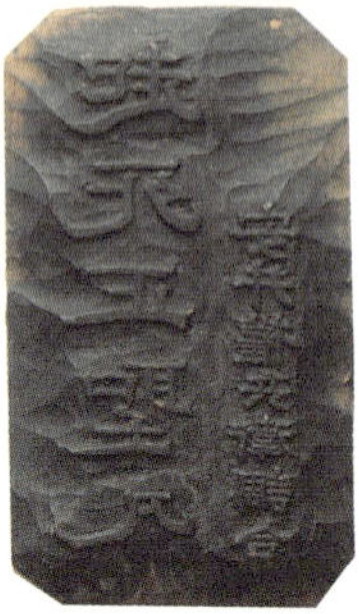
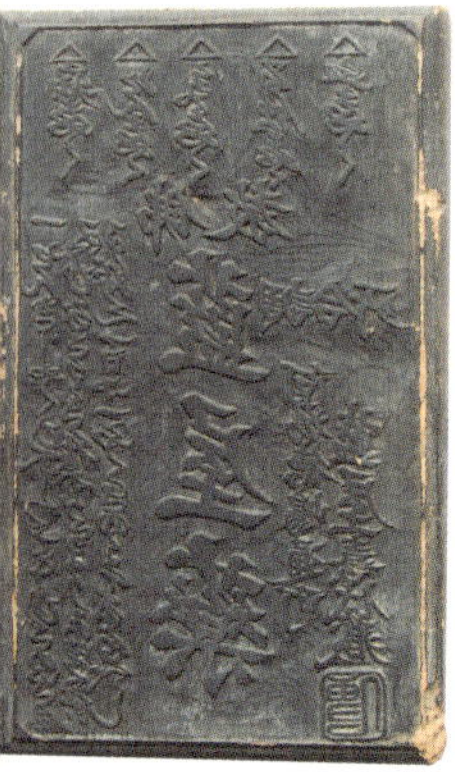
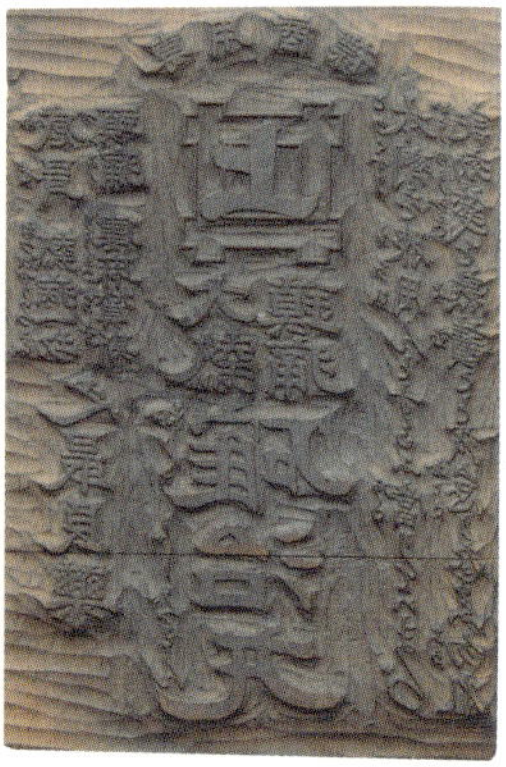
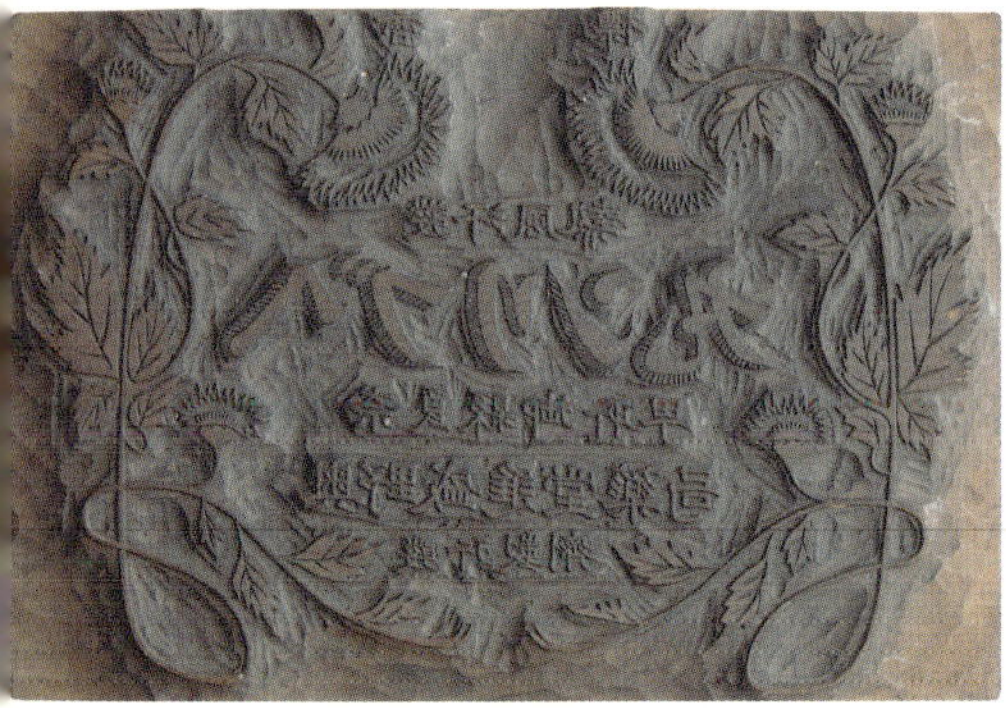

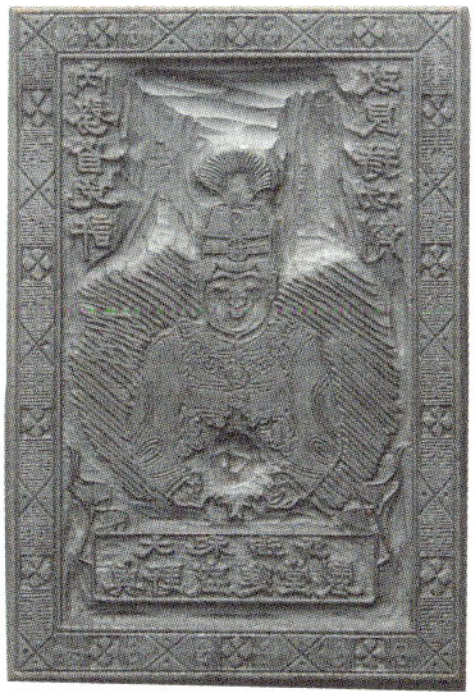

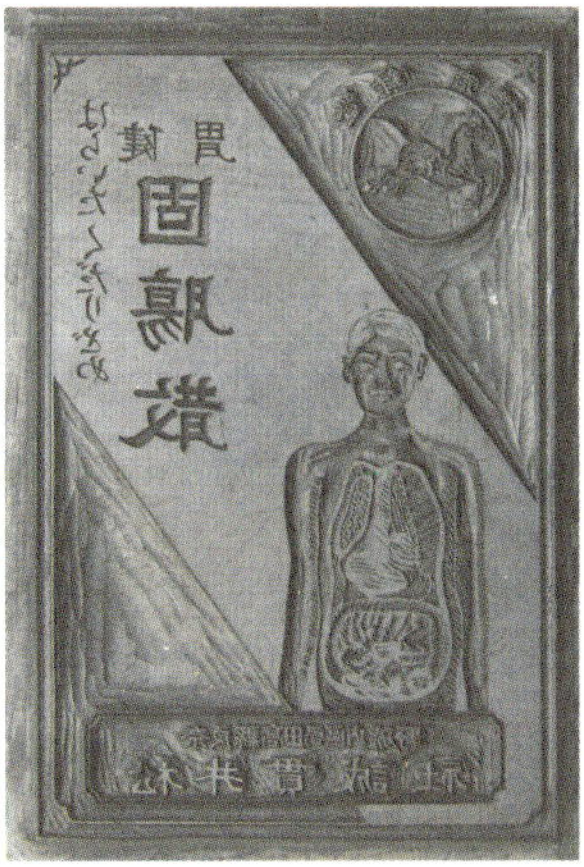

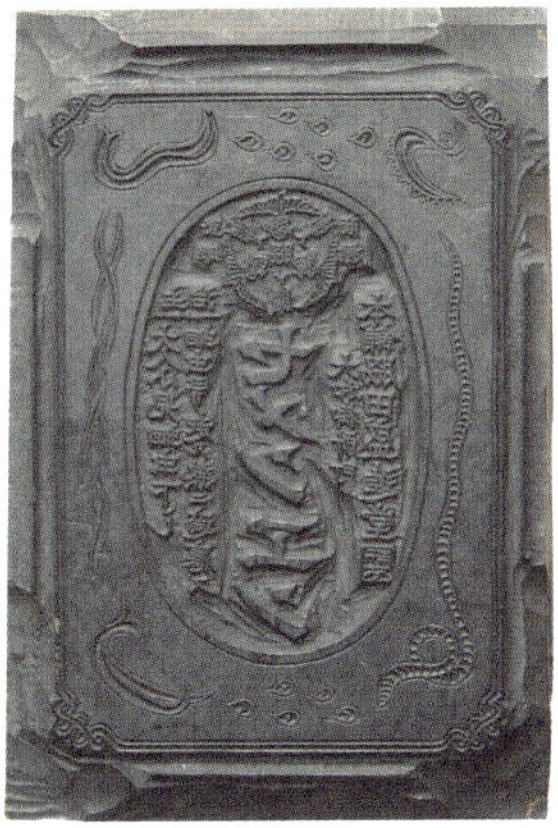

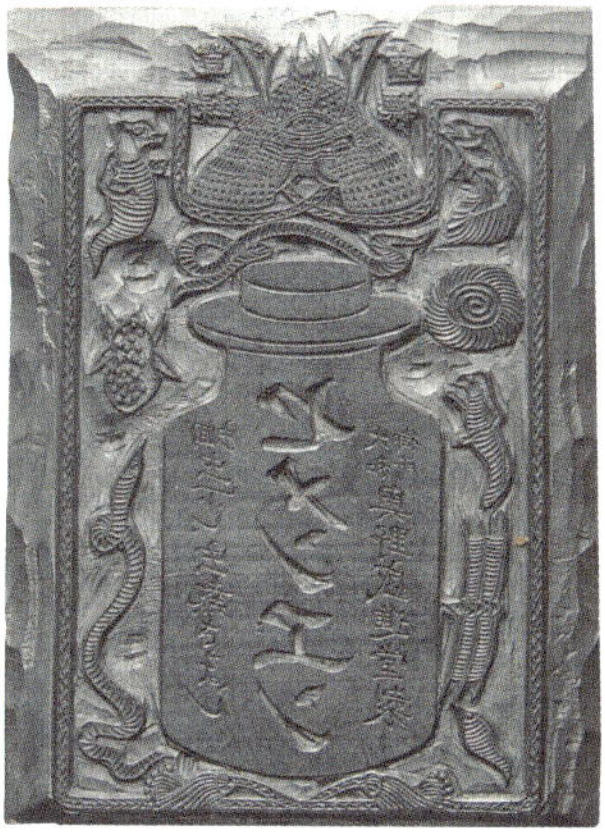

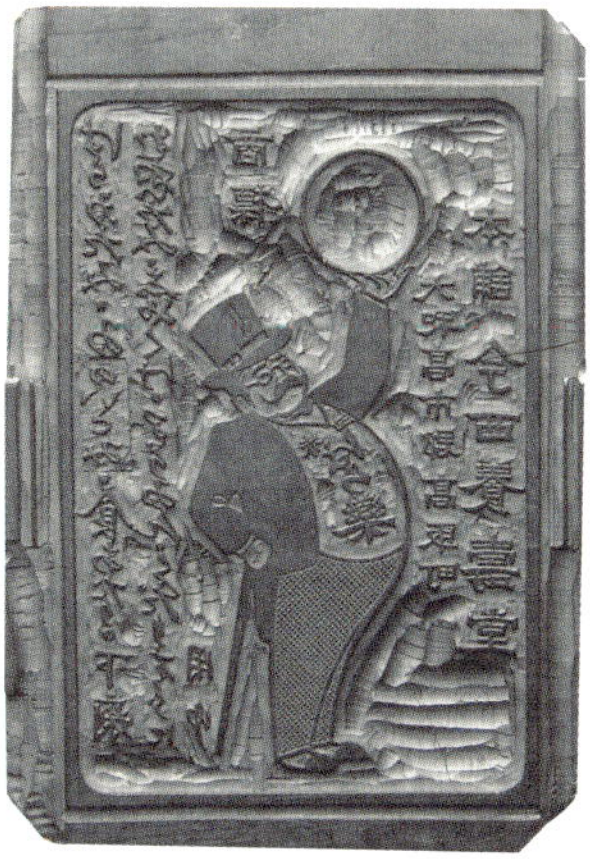

木口木版の版木

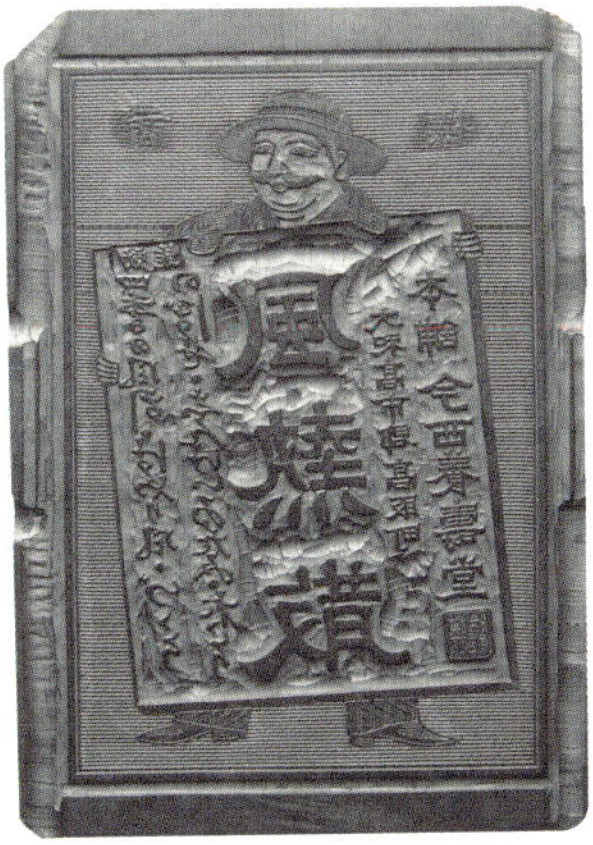

木口木版の版木

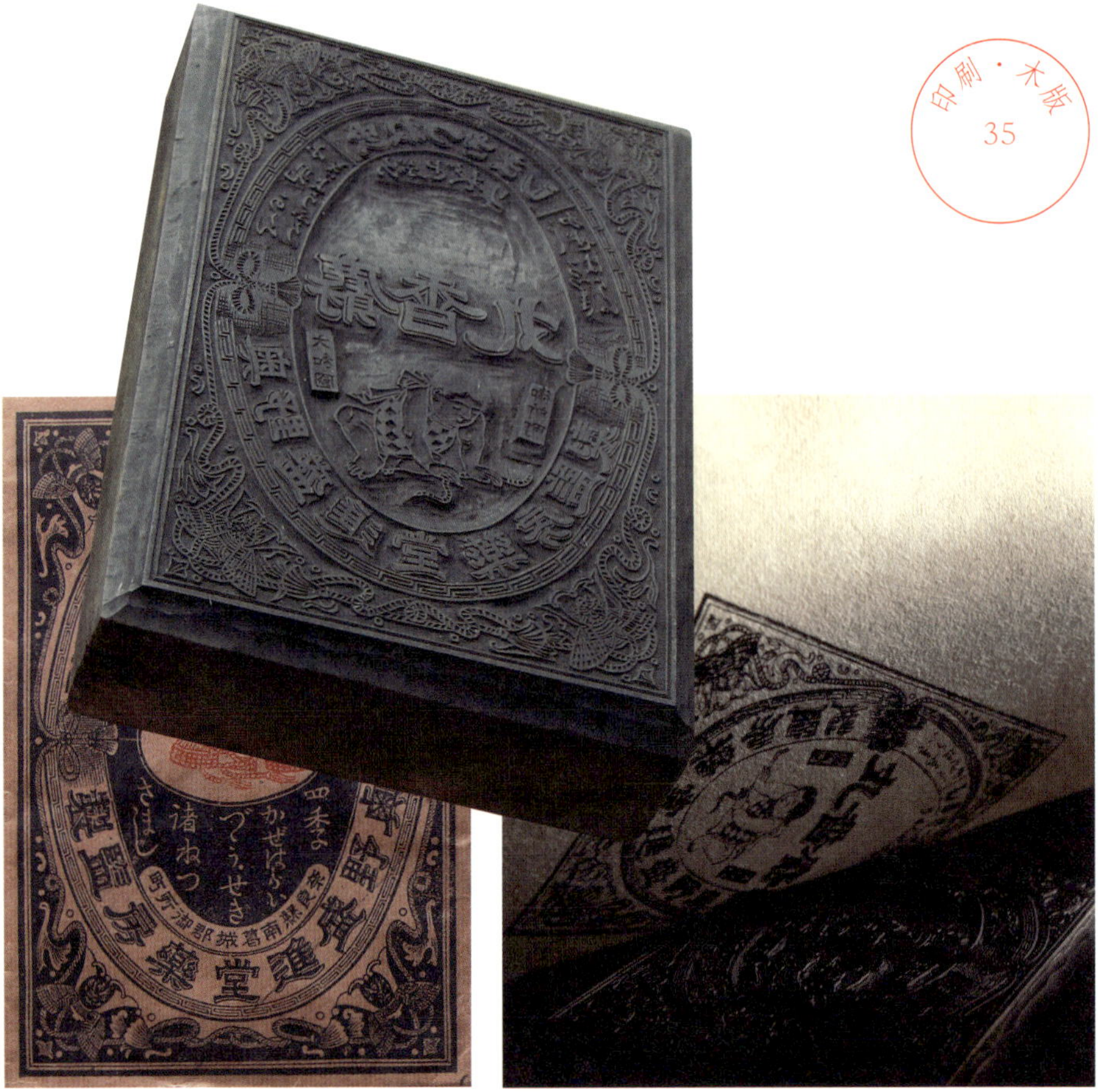

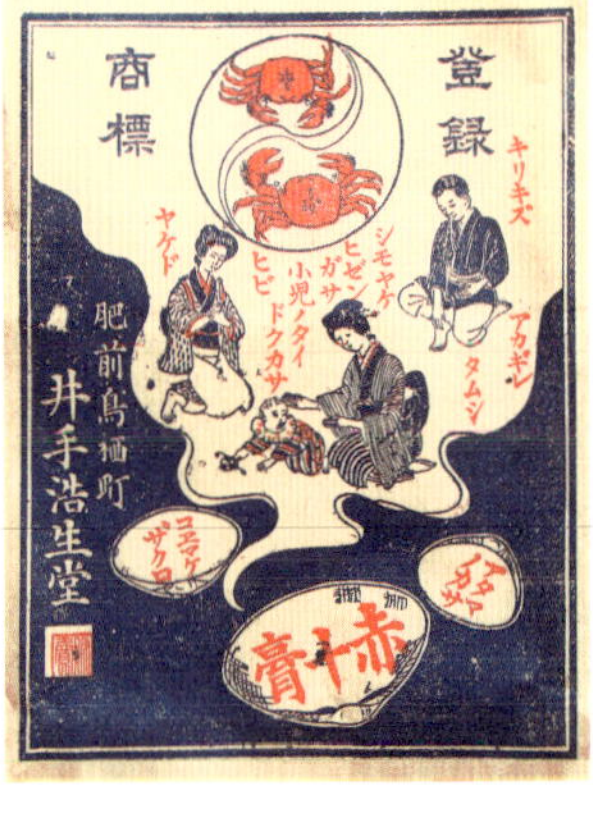

刷り上がり袋

明治後期・大正　井手浩生堂

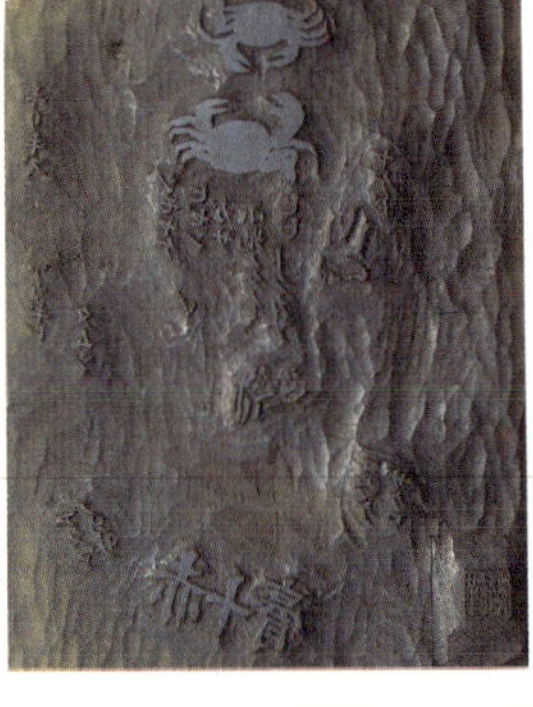

赤色版木

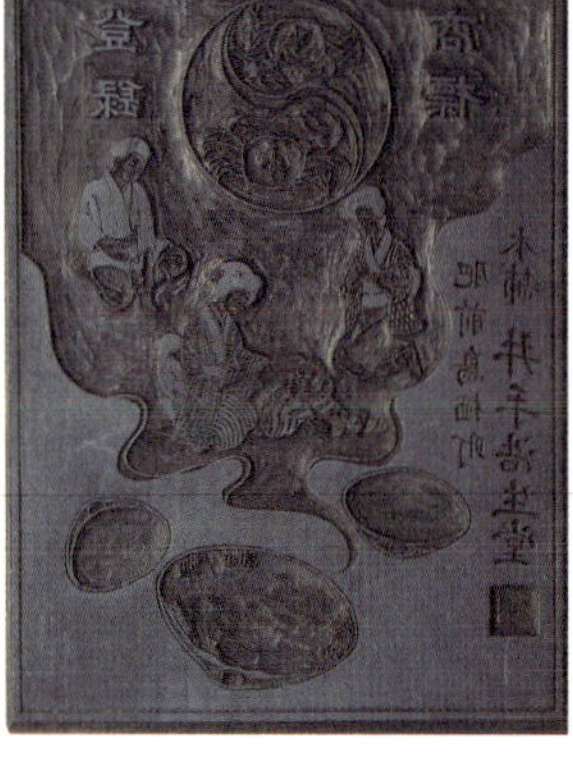

藍色版木

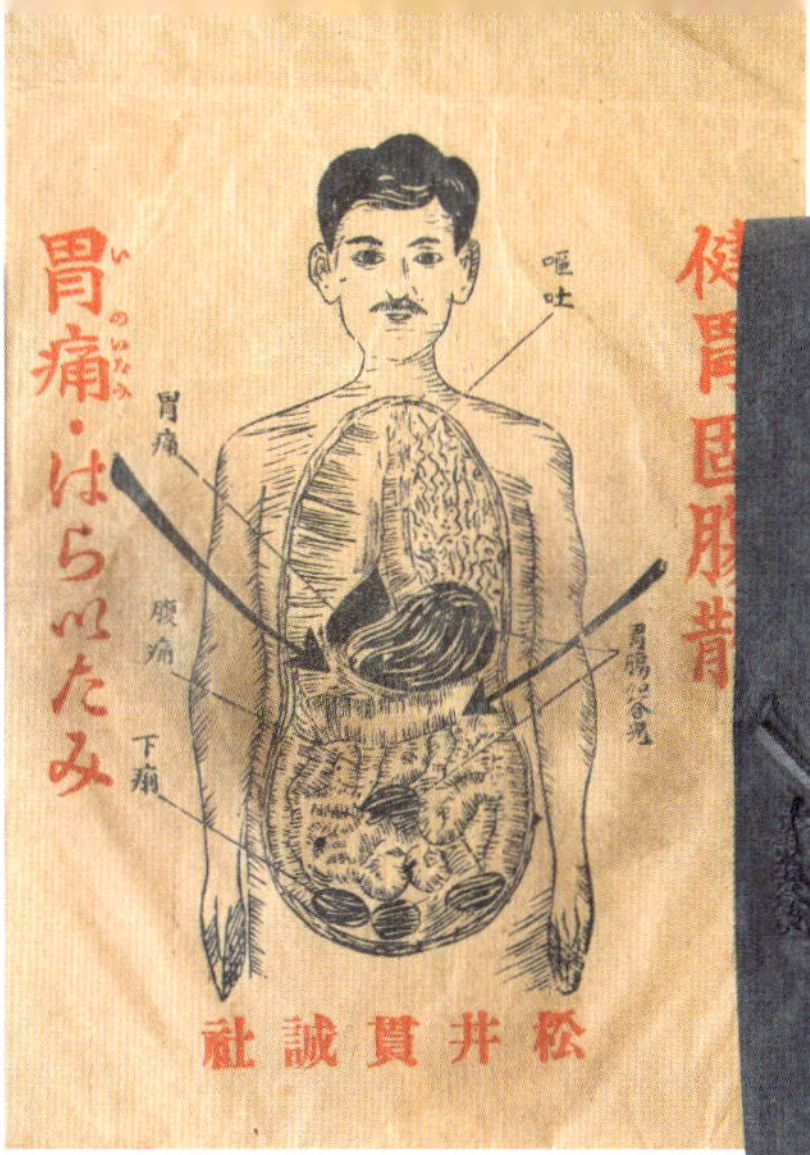

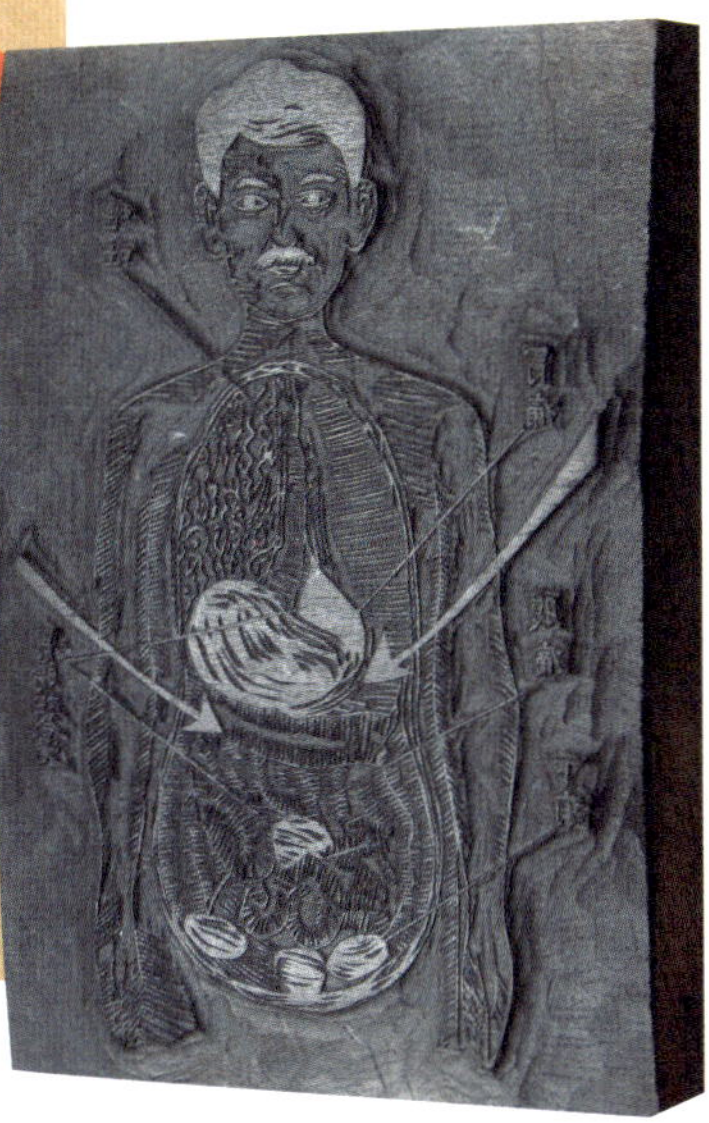

明治後期・大正　松井貫誠社

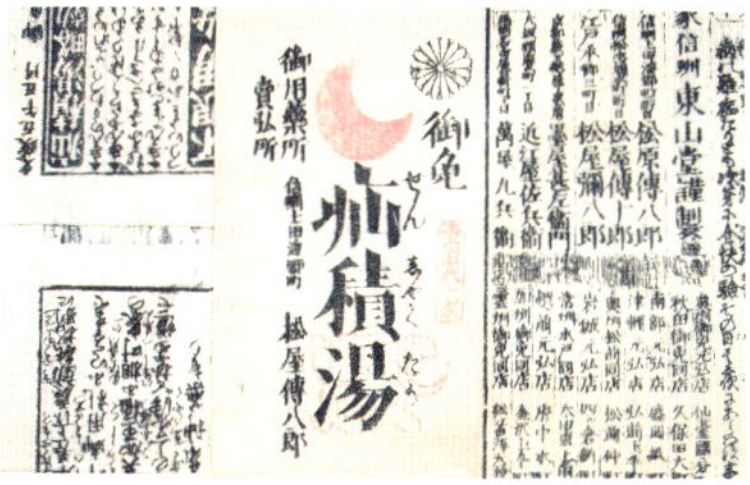

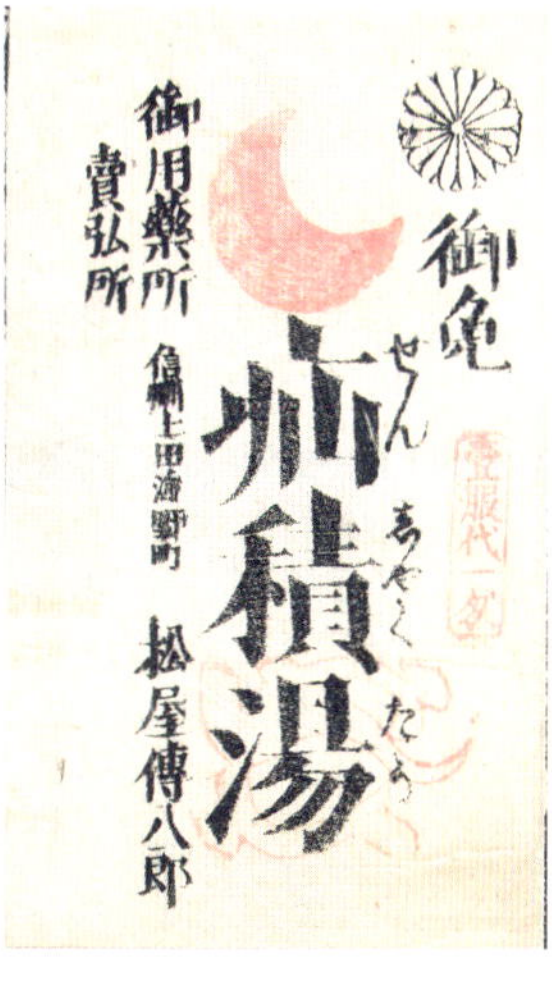

江戸後期・明治前期　松屋傳八郎

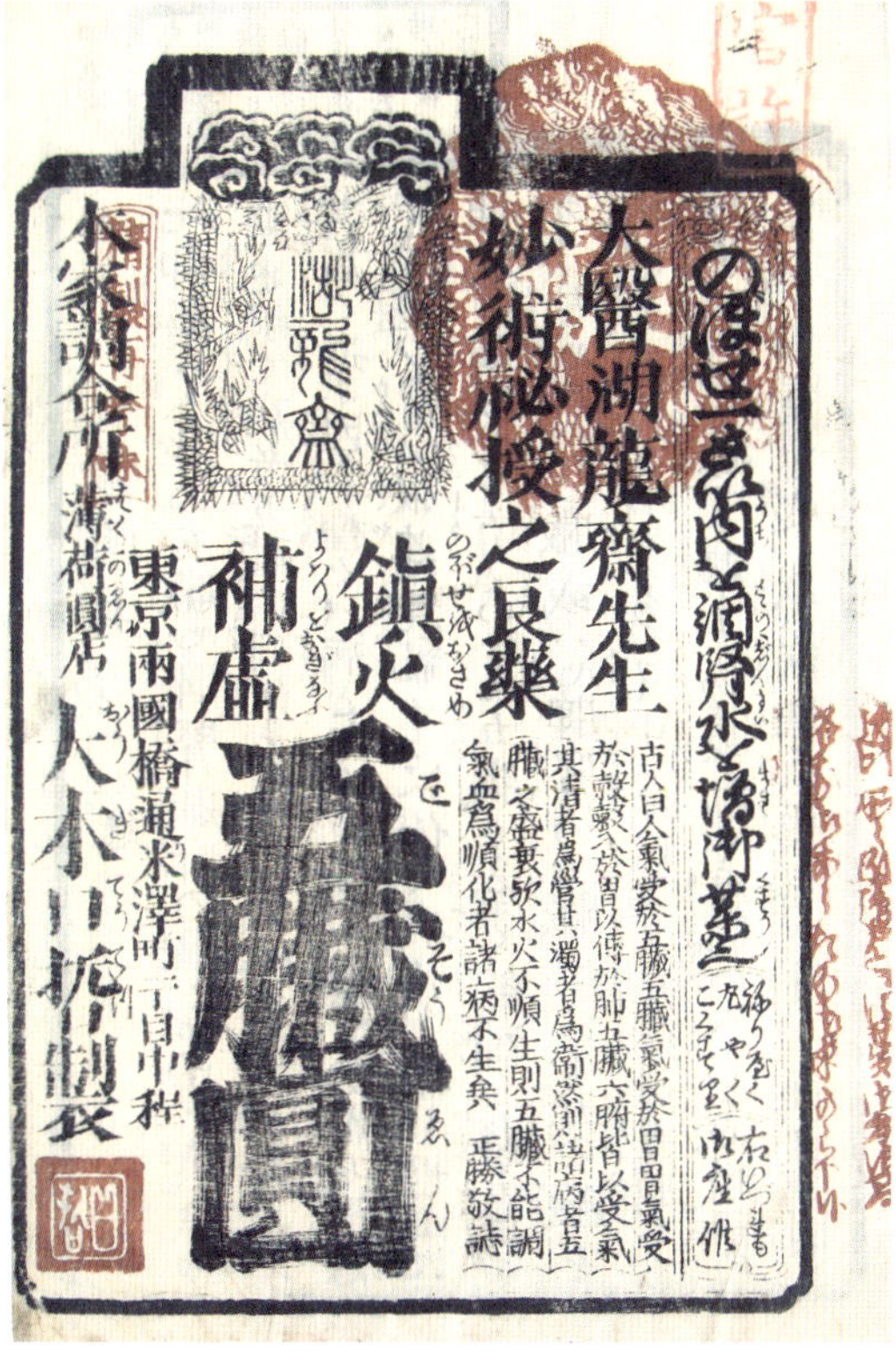

江戸後期・明治前期　大木口哲

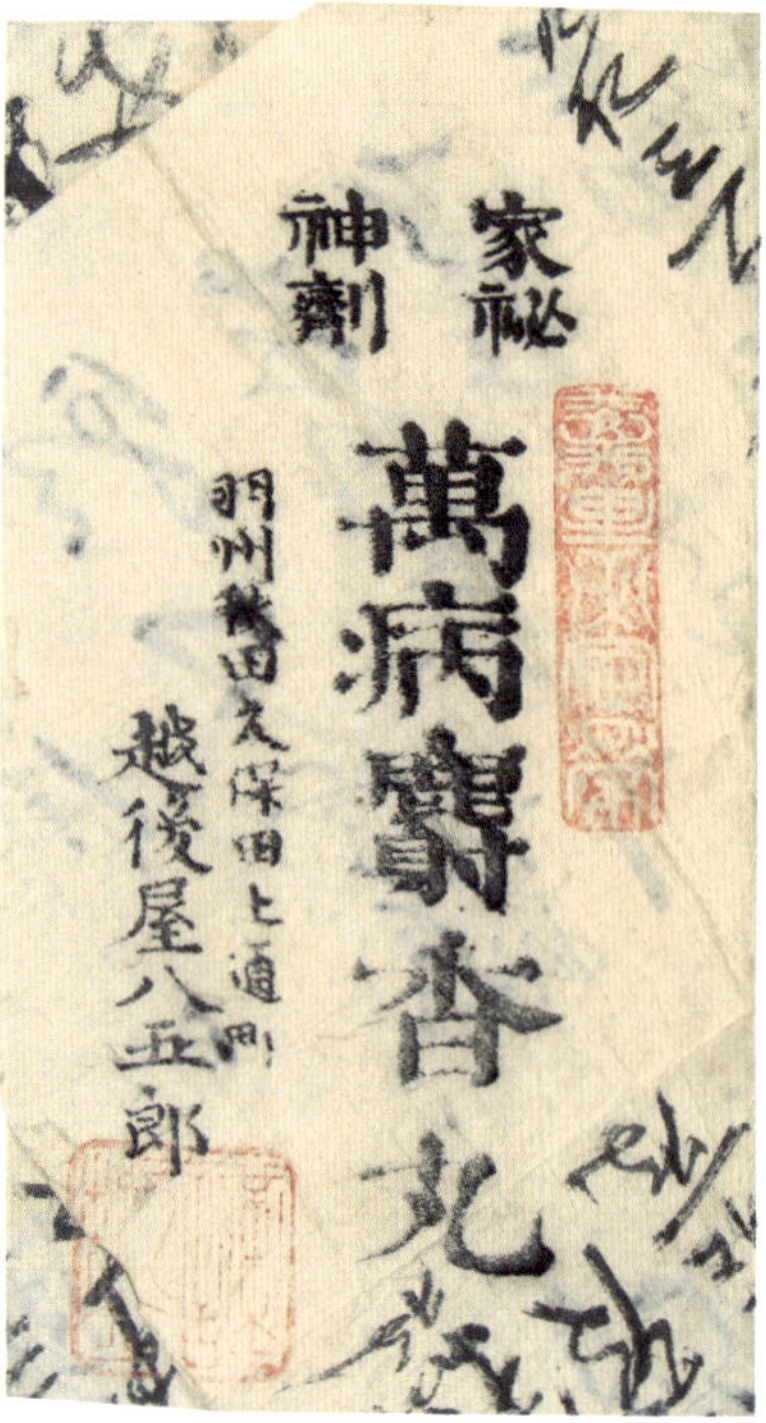

江戸後期・明治前期　越後屋八五郎

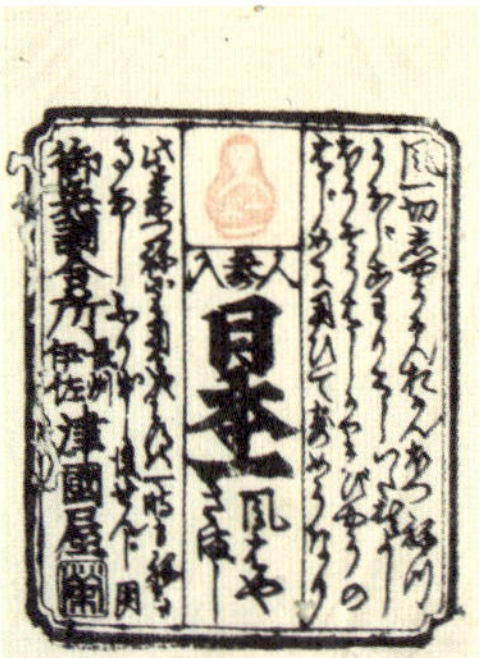

江戸後期・明治前期　津國屋

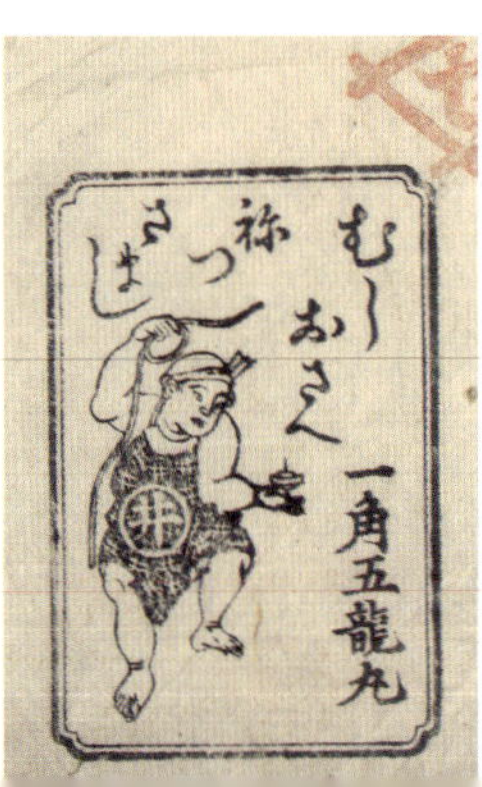

明治中期

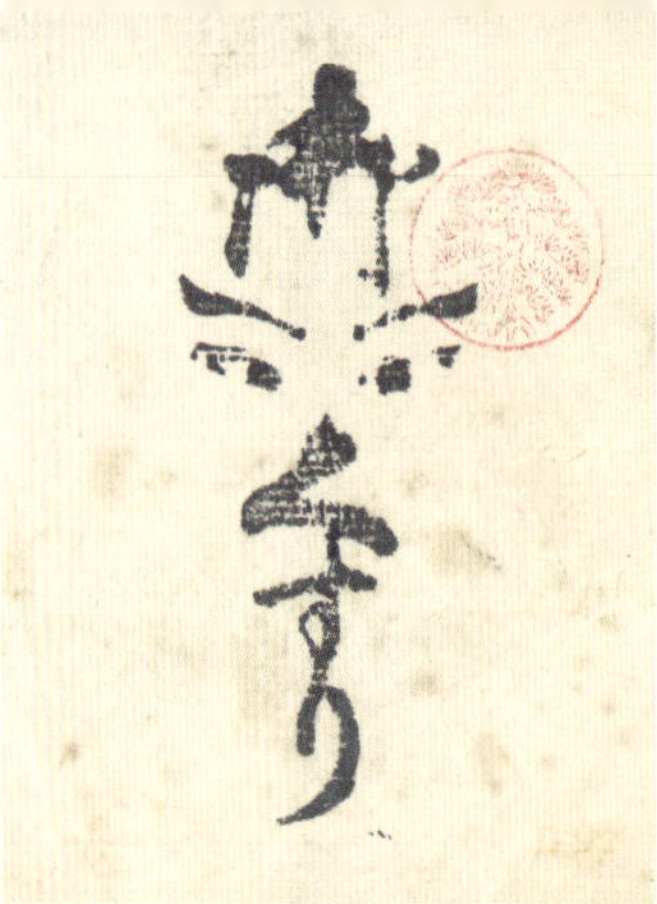

江戸後期・明治前期

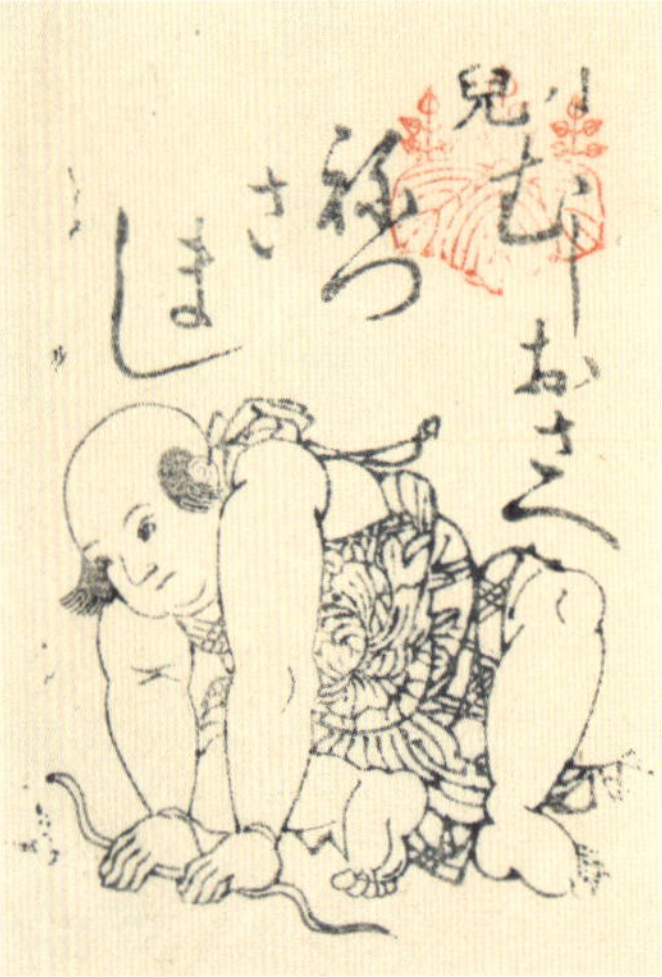

明治中期

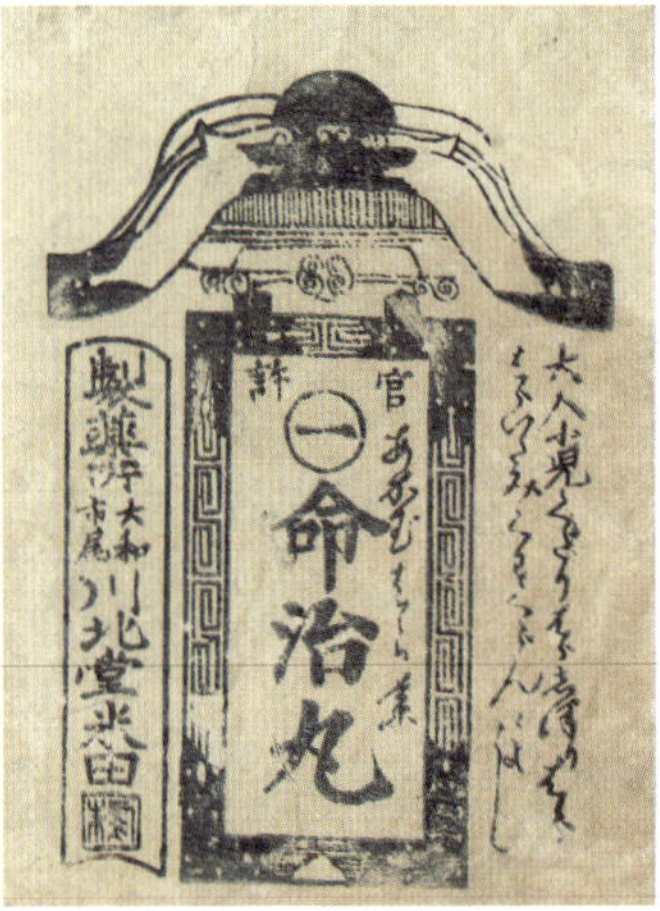

明治中期　川北堂米田

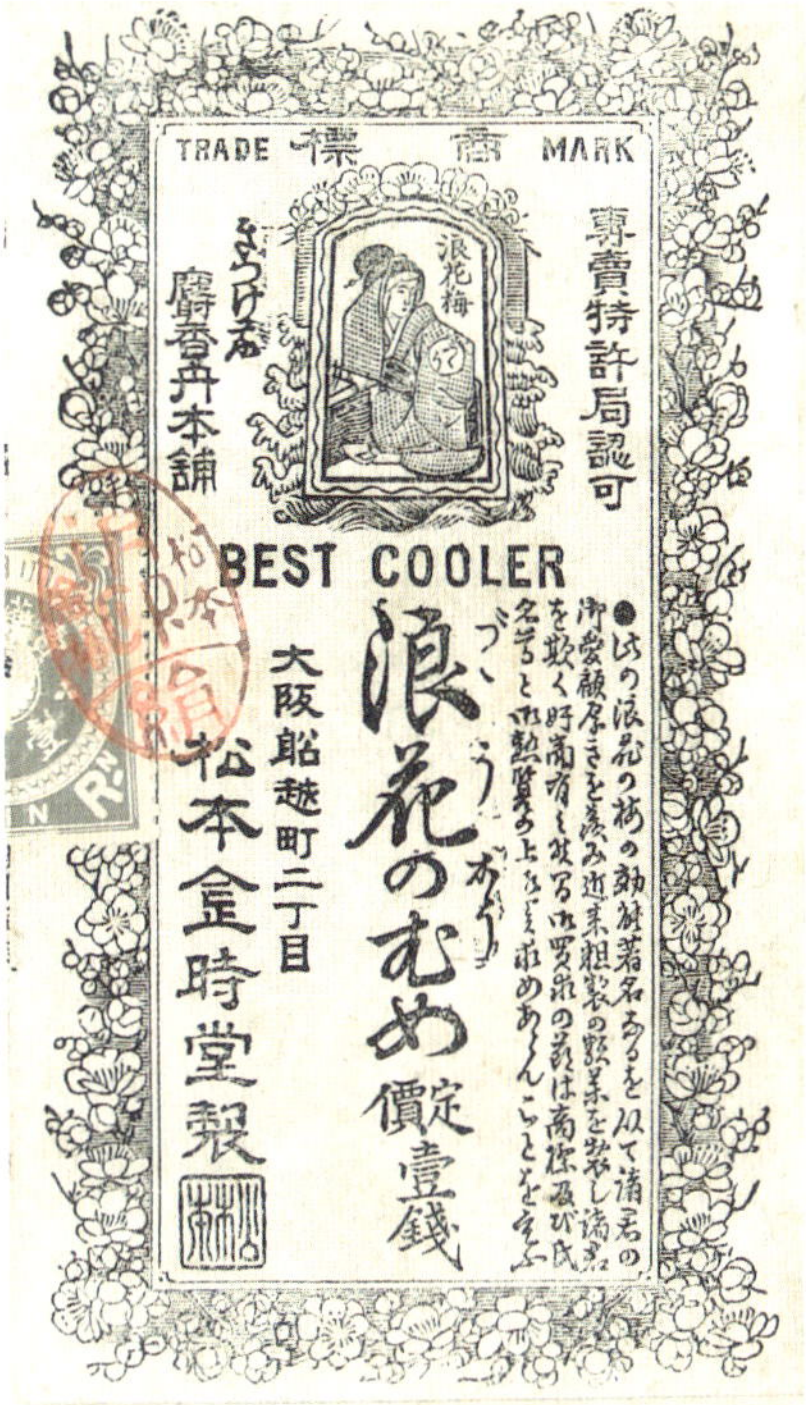

明治中期　松本金時堂

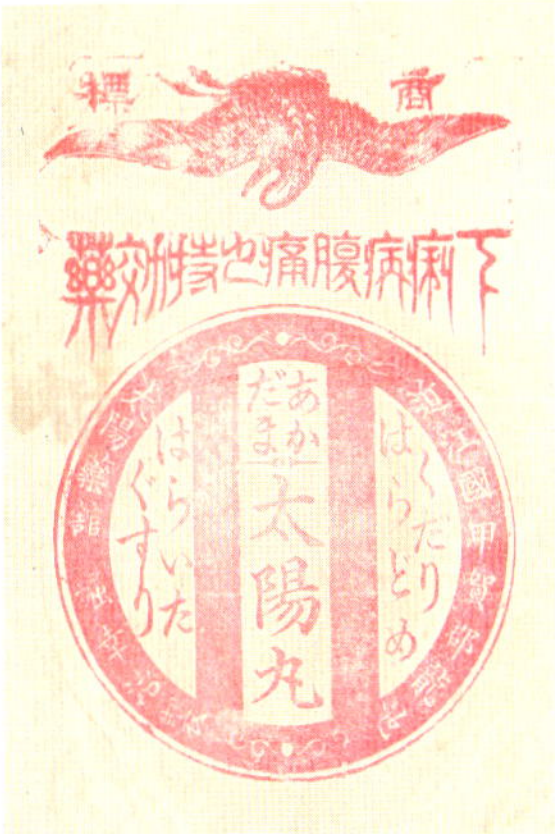

明治中期　太陽薬舘

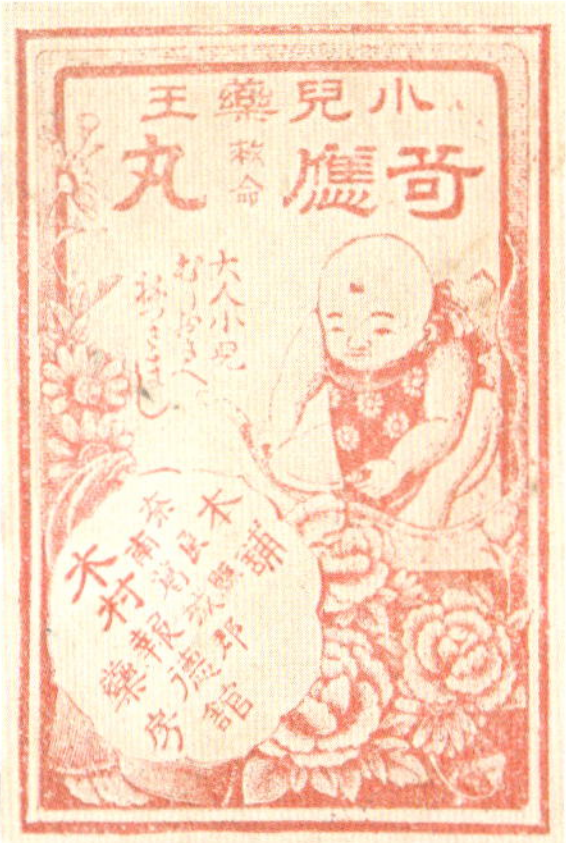

明治中期　木村報徳館

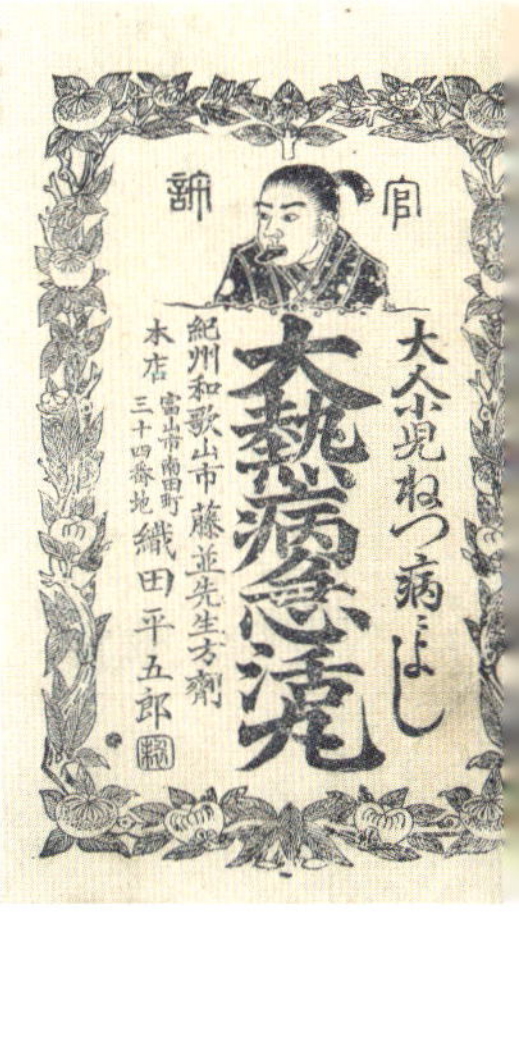

明治中期　織田平五郎

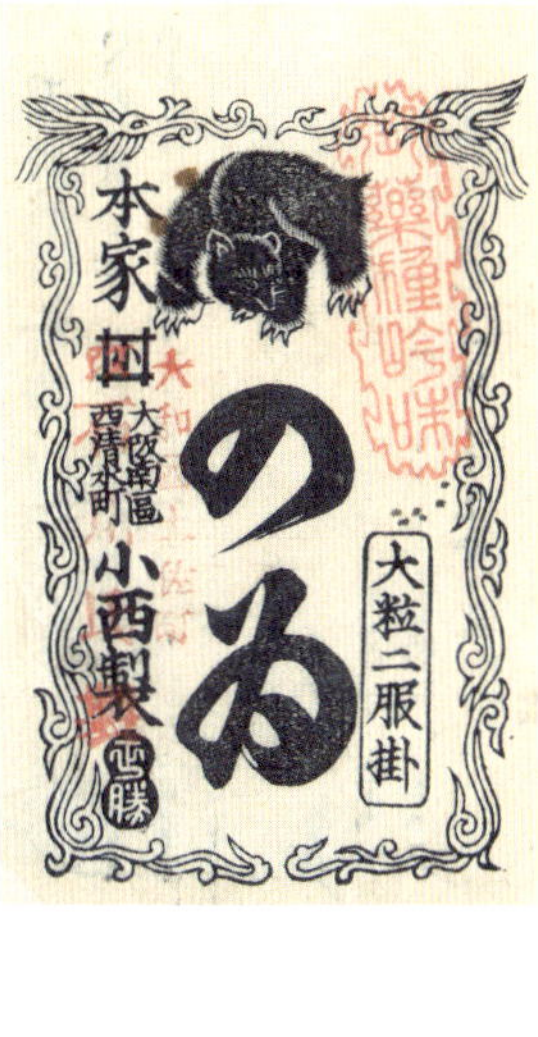

江戸後期・明治前期　小西

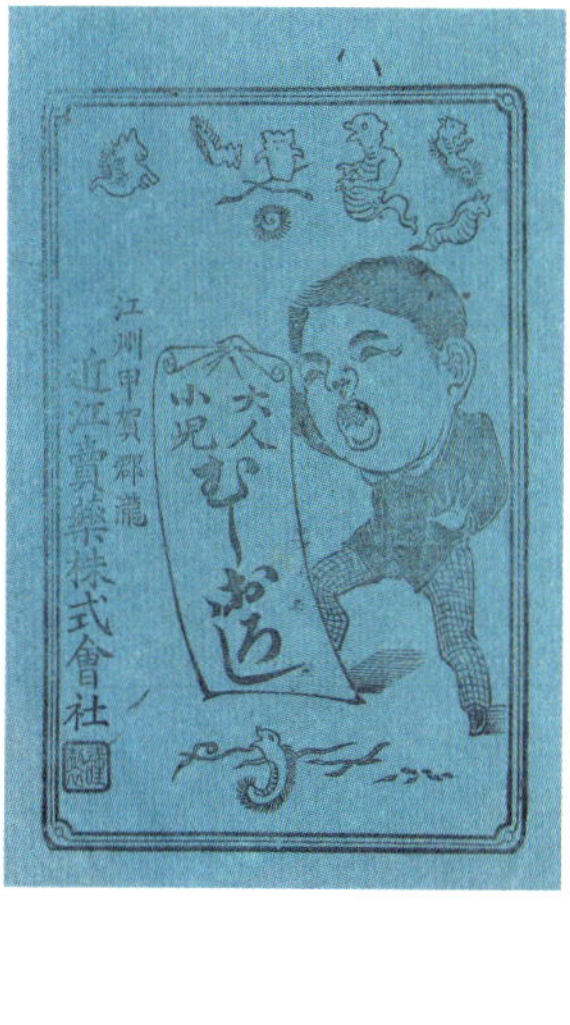

明治後期・大正　近江賣薬

印刷・木版
35

36

Printing Tecnorogy

活字

活字はドイツのグーテンベルクの発明といわれていますが、それ以前の7世紀には中国ですでに木刻活字が発明されていたのです。日本にも桃山時代に輸入されましたが、当時の文字を続けて書く連綿体という文章の書き方には不向きで普及はしていません。明治に入って本木昌造が鉛による金属鋳造活字の会社を作ってからは、新聞や書籍に急速に普及しました。薬袋にも文字部分と活版飾り罫などによるものが登場していますが、効能書きはともかく、あくまで絵が主体になっている売薬袋には、活字だけのものは多くは出ていません。下図の、下に敷いているのは中国の木刻活字、その上は鉛活字、大きな欧文は西洋の木刻活字です。

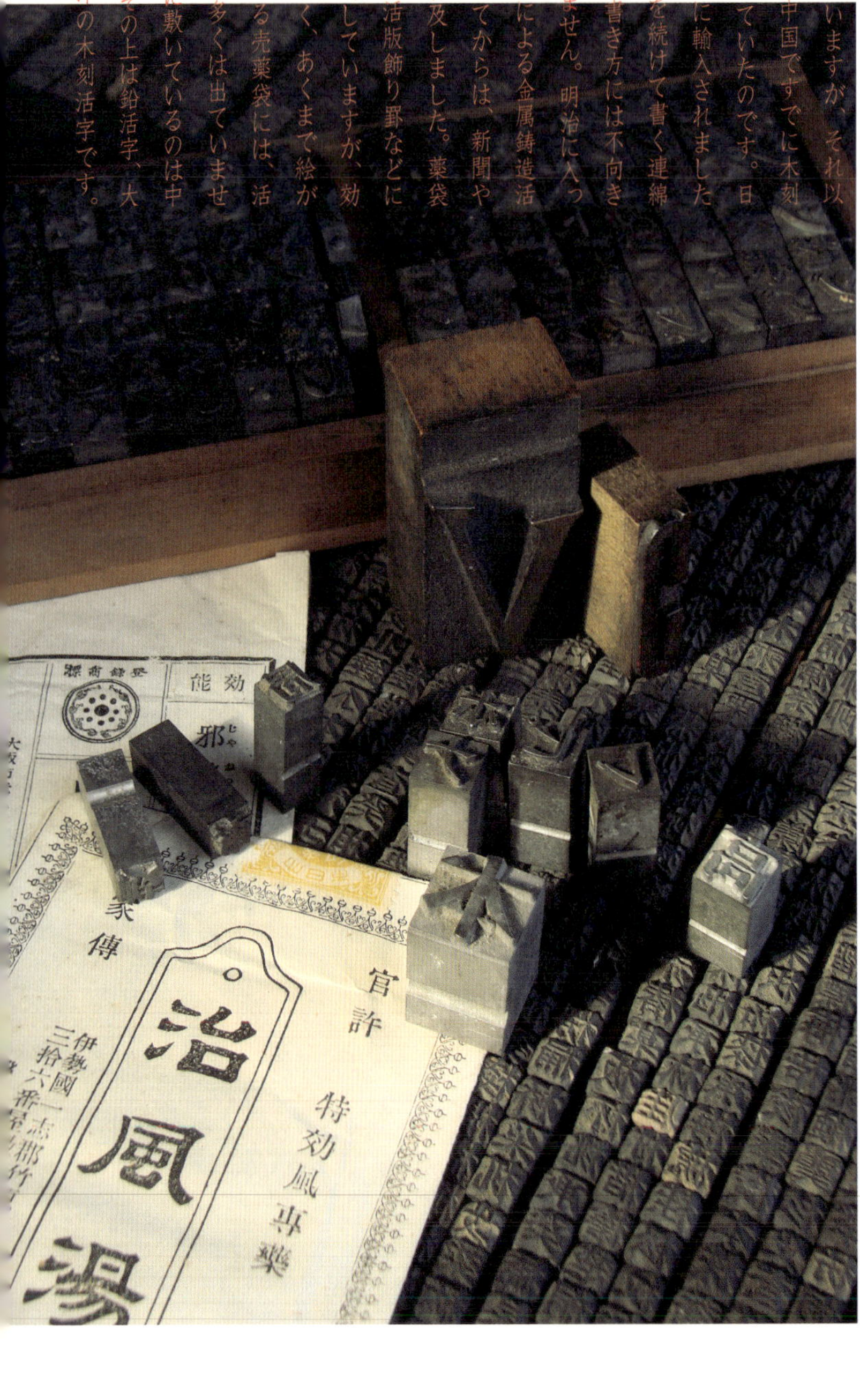

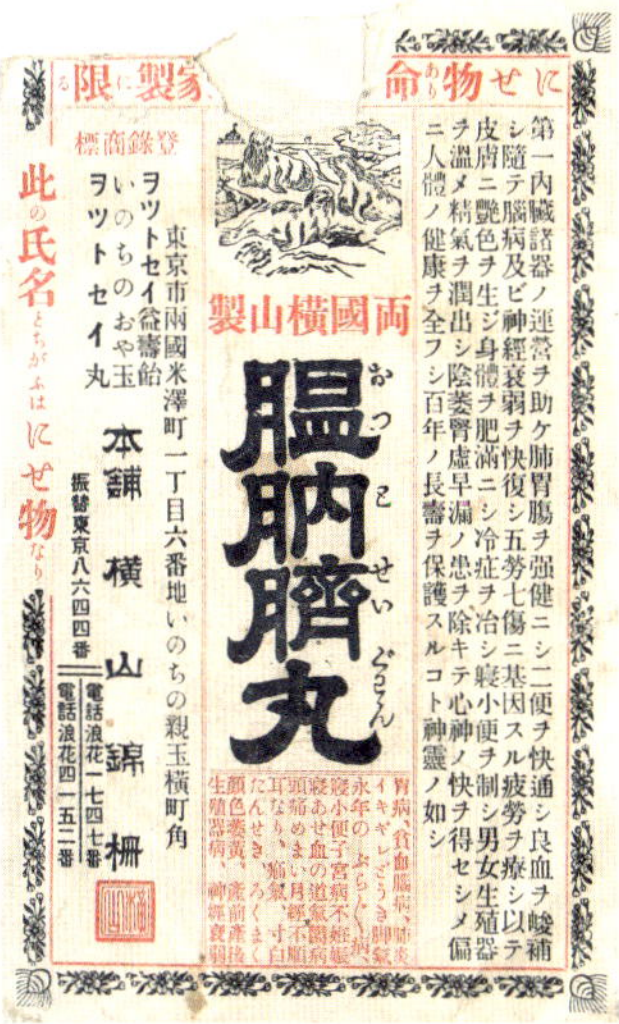

明治中期　横山錦柵

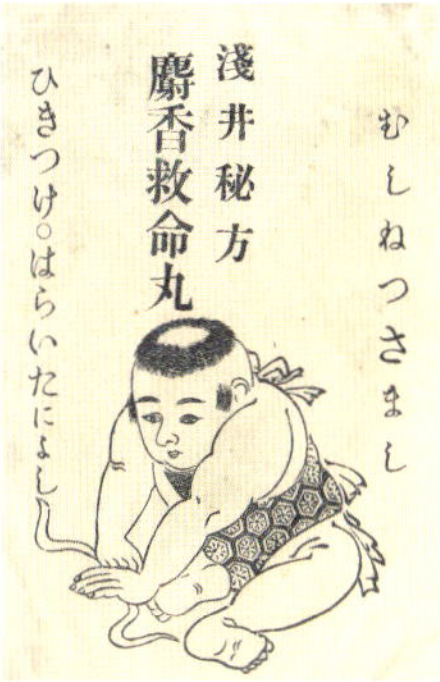

明治後期・大正　浅井

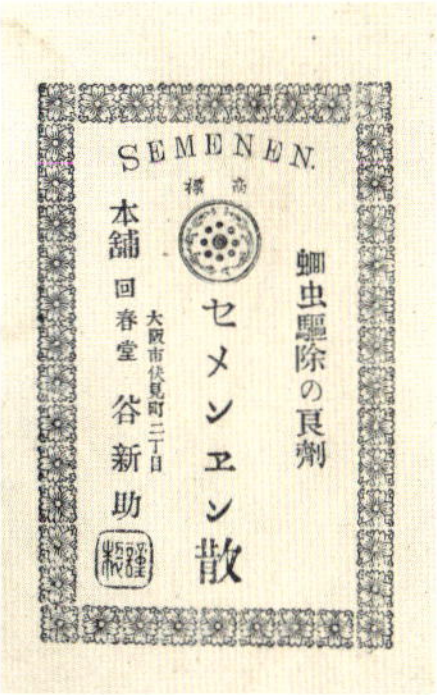

明治中期　回春堂

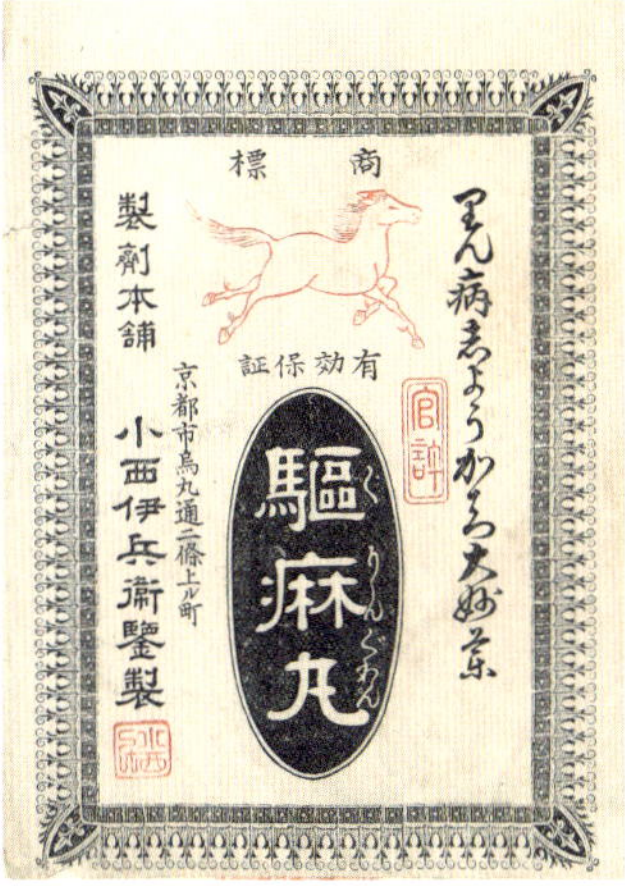

明治中期　小西伊兵衛

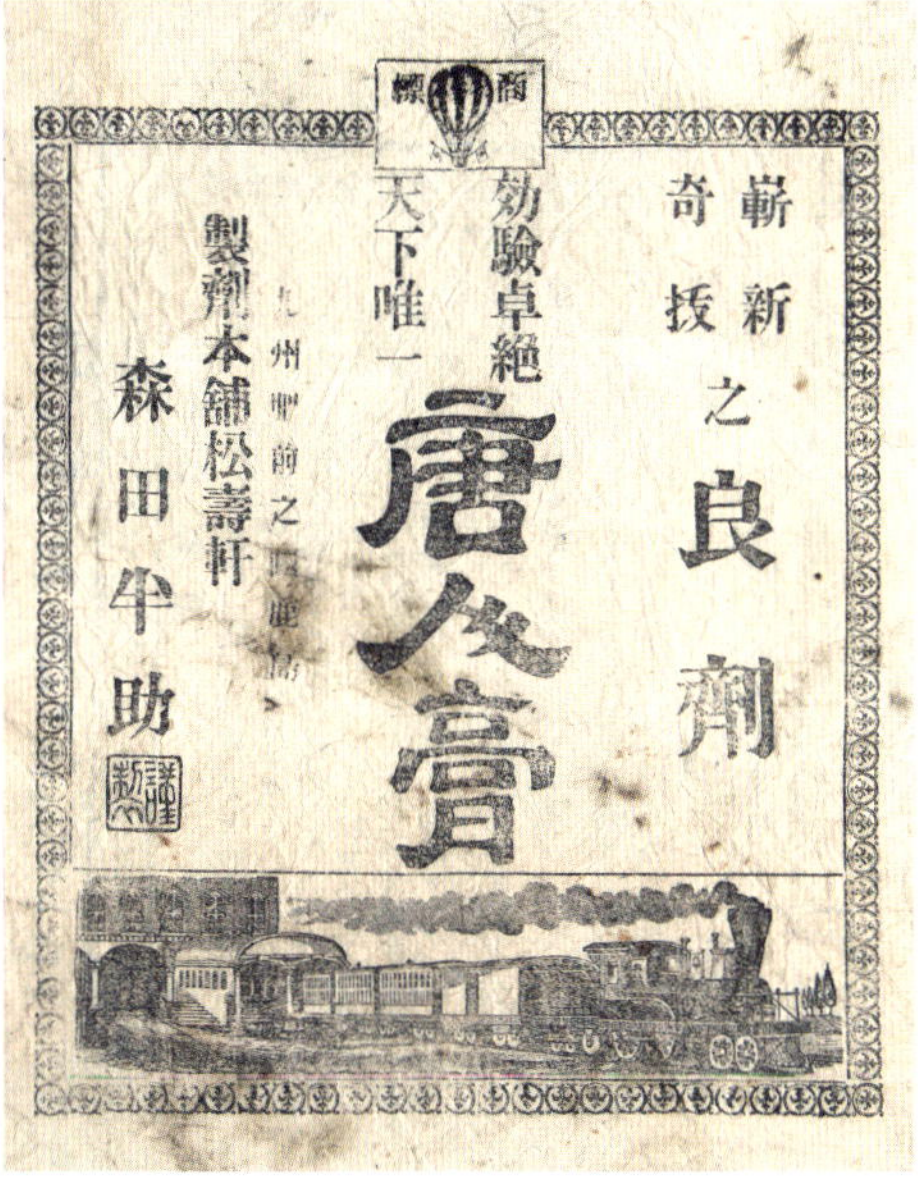

明治中期　森田半助

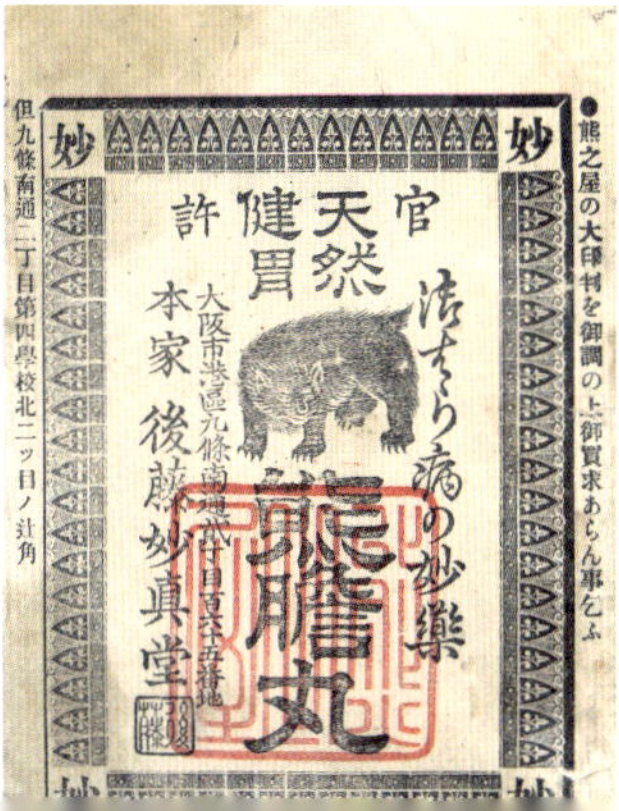

明治後期・大正　後藤妙眞堂

印刷・活字
36

37

銅凹版

Printing Tecnorogy

日本による銅の凹版の登場は幕末頃、司馬江漢によると言われています。銅板に鑞などの腐食防止剤を塗り、そこに描きたい絵や文字を針でキズをつけ、塗料を剥がし、腐食液に浸す。鑞を取り除いた後、腐食によって窪んだ所にインクを擦り込み、余分なインクを拭き取った後、紙にプレスして印刷する。これは一般にエッチングと言われる方法です。しかし、これもインクの擦り込みやプレスなど、手間がかかりすぎるために、薬の袋には多くは普及していません。機械的にしたものはより精度が高く、偽造防止のため、紙幣や有価証券にも使われるほど、かなり細い線の表現が可能です。後に登場するグラビア印刷も、銅ではありませんが凹版の部類に入ります。

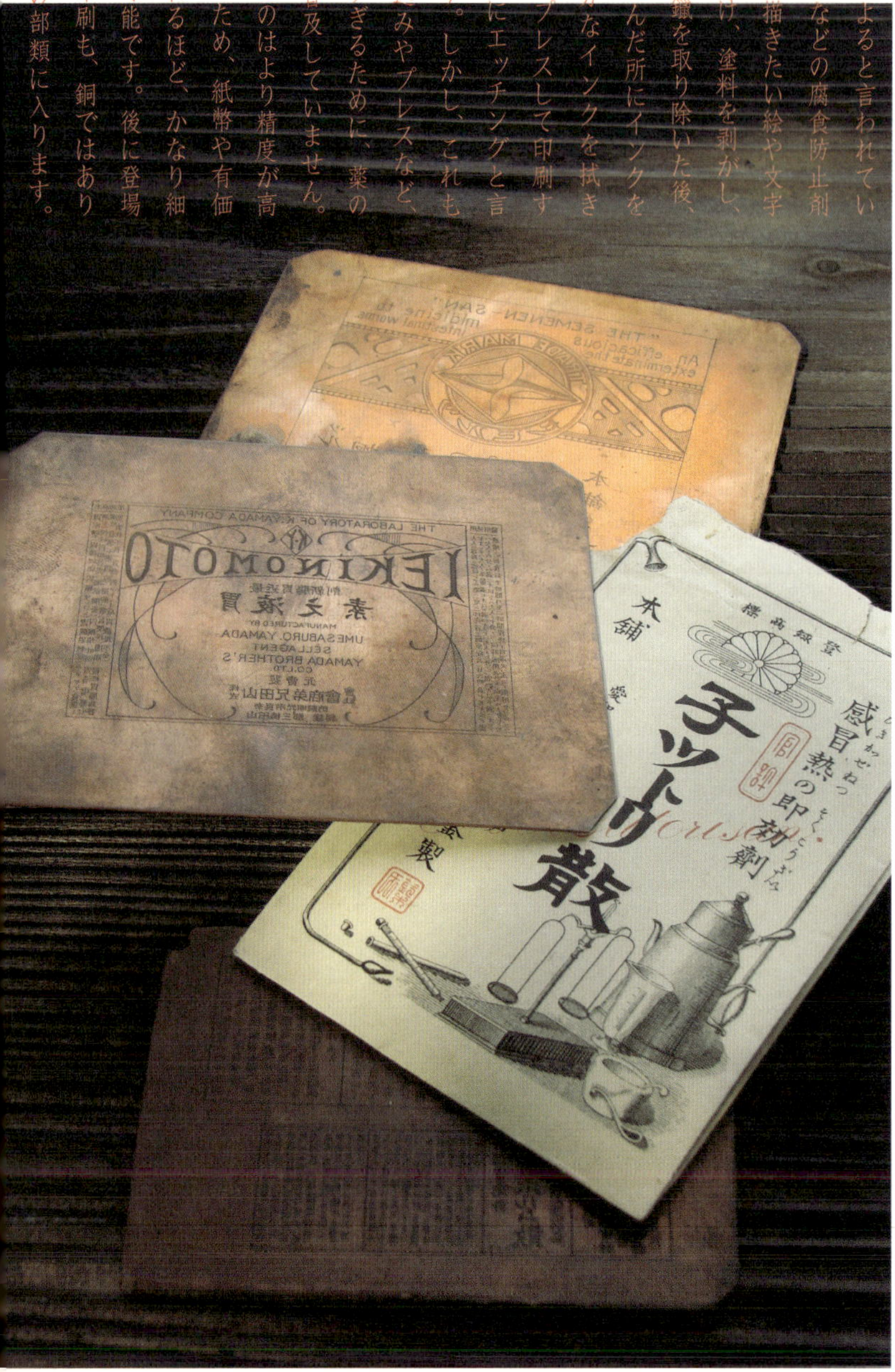

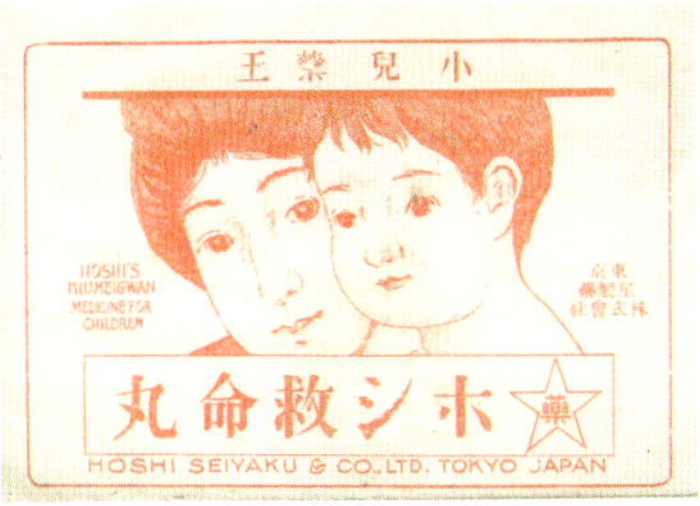

明治中期　星製薬

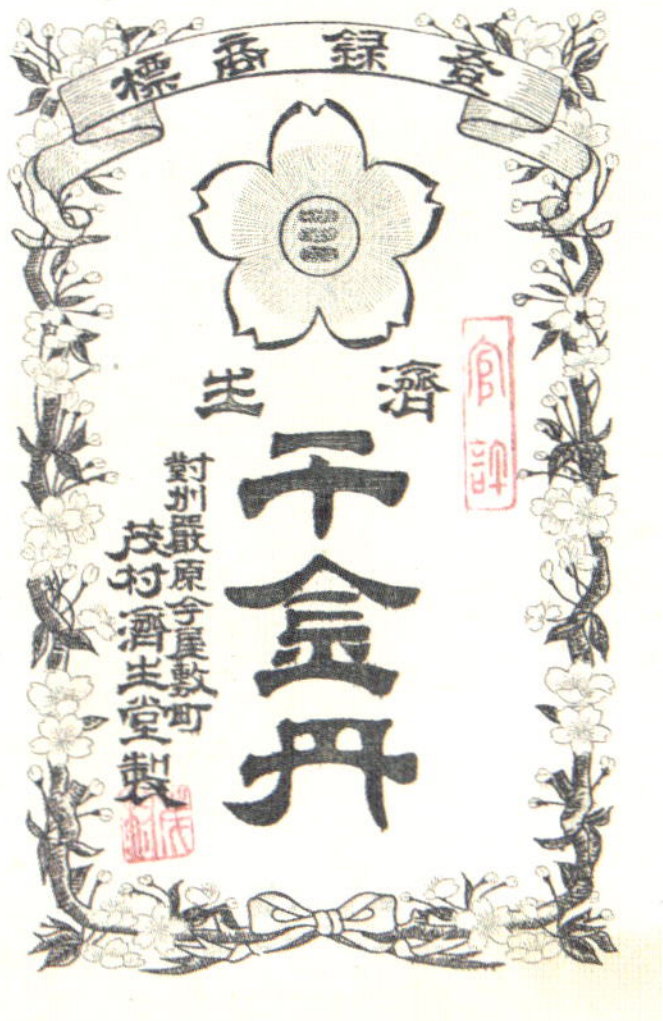

明治中期　茂村濟生堂

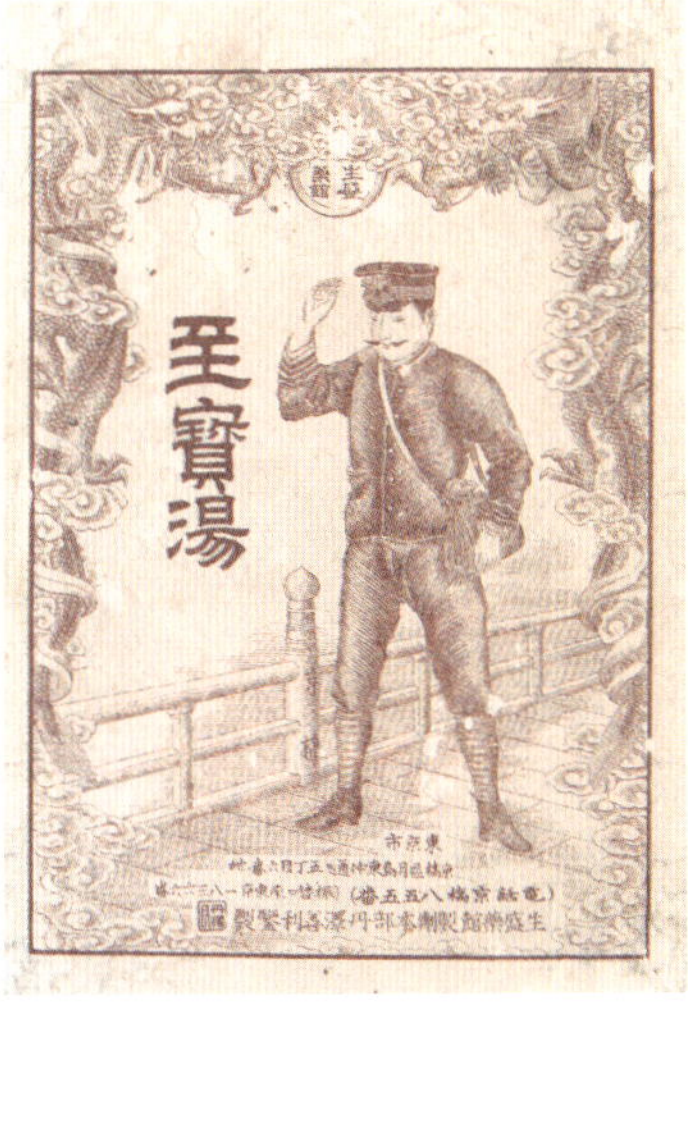

明治後期・大正　生盛薬館製剤

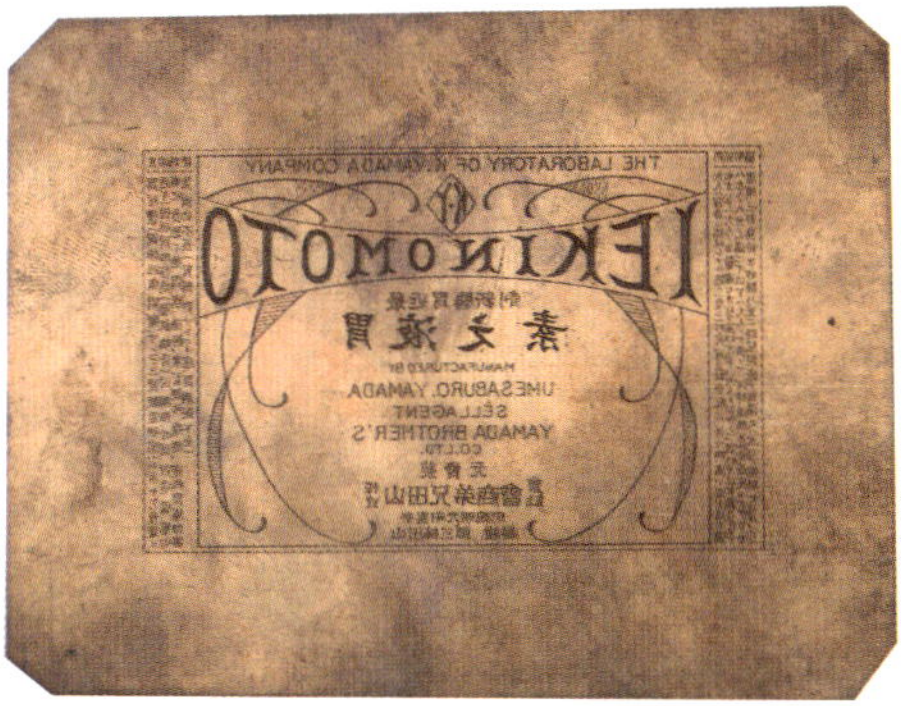

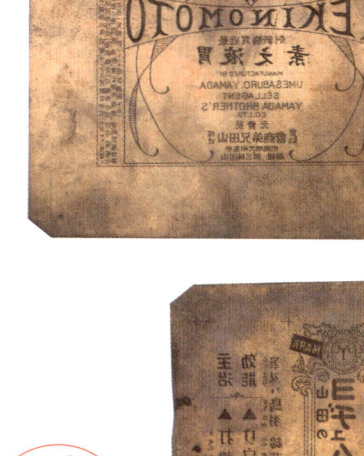

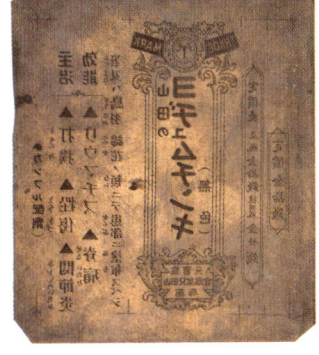

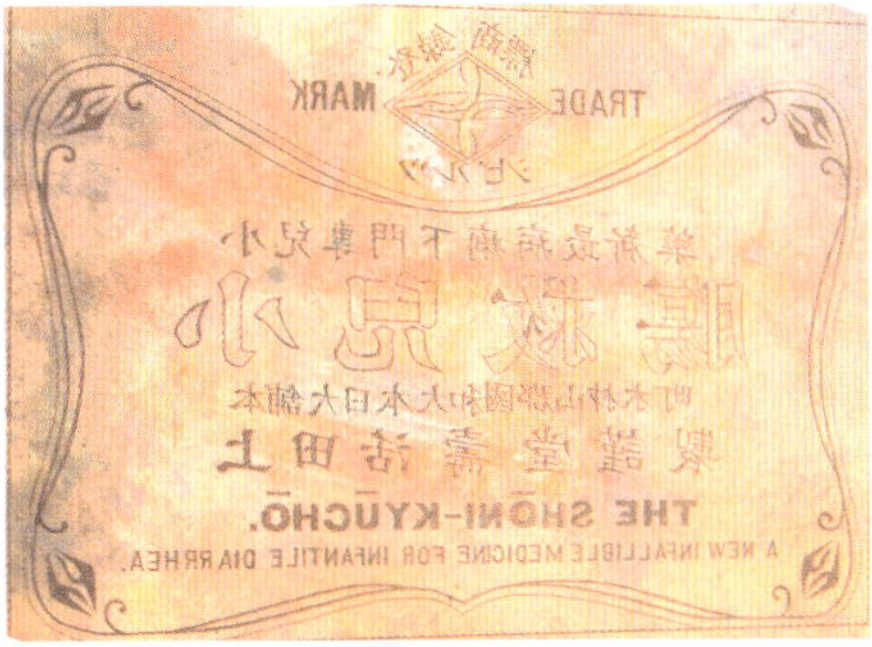

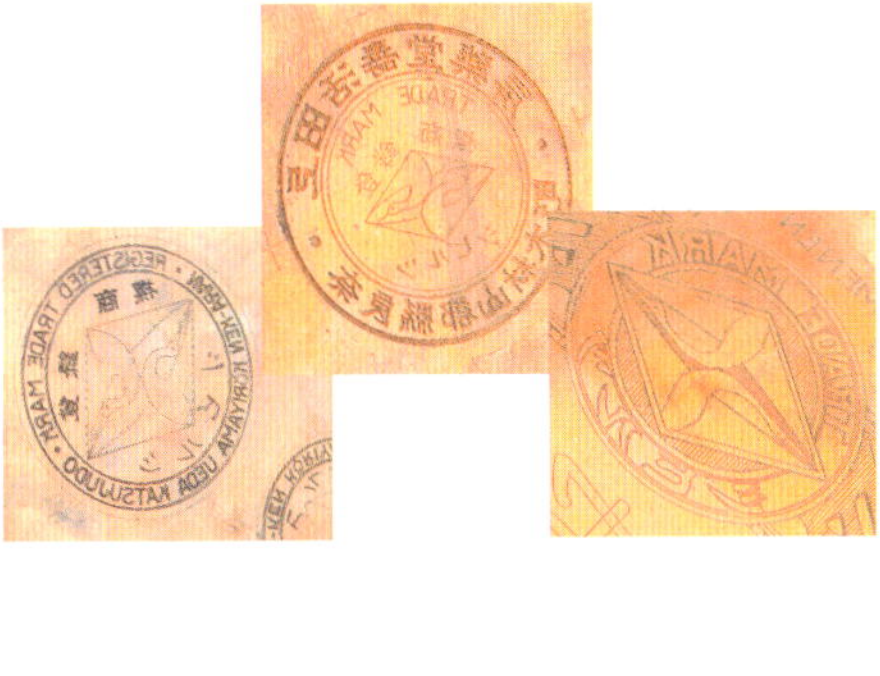

印刷・銅凸版
37

38

銅凸版

Printing Tecnorogy

大正4年の印刷大鑑によると、「電気印刷」なるものが紹介されていて、これは何だと非常に興味が湧きました。資料を繙いてみると、銅の胎電母型による凸版のことでした。作り方は、最初に木版の要領で父型を作り、それに鑞をかけて母型をとる。そこに炭素を塗って、後は硫酸銅液に浸し、胎電で銅の凸型を作るという方法です。これは簡便に印刷できる上、耐久性もあり、版の複製も容易なのでよく普及しています。木版と大きく違うのは、金属版の腐食を防ぐため、インクが油性になり、かつ紙も平滑性のある洋紙になったことです。その後、平面原稿を写真製版して、網点による写真表現が可能になり、材質も鉛合金になって行きます。

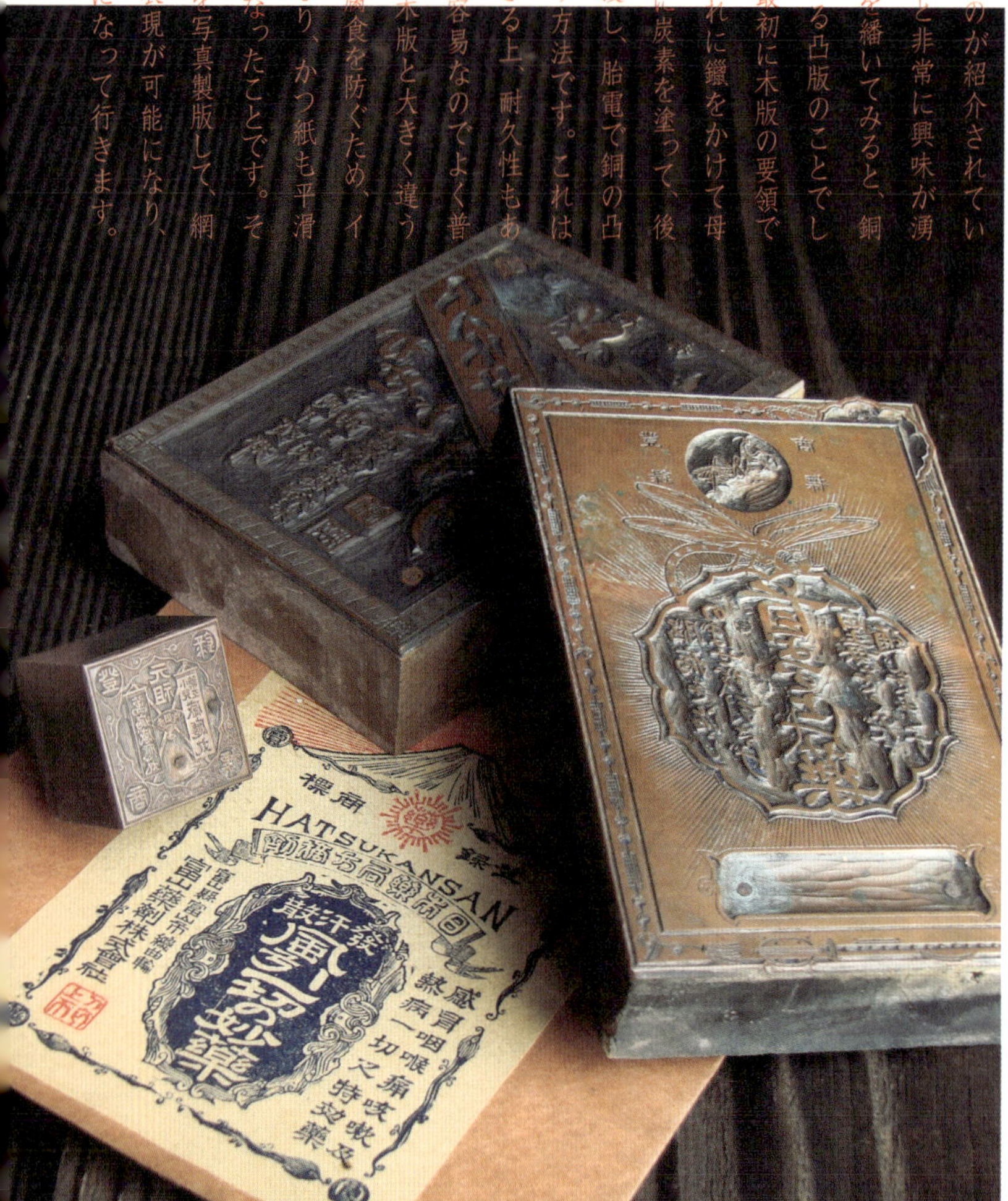

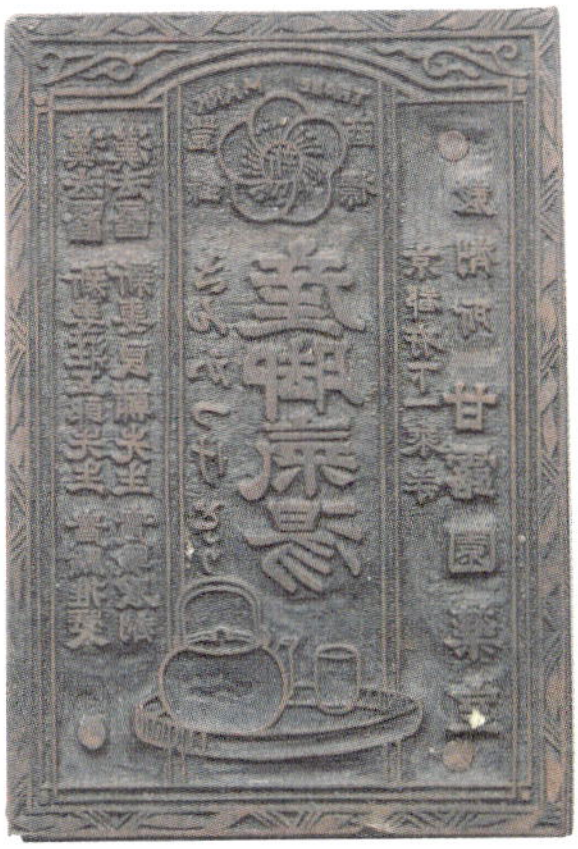

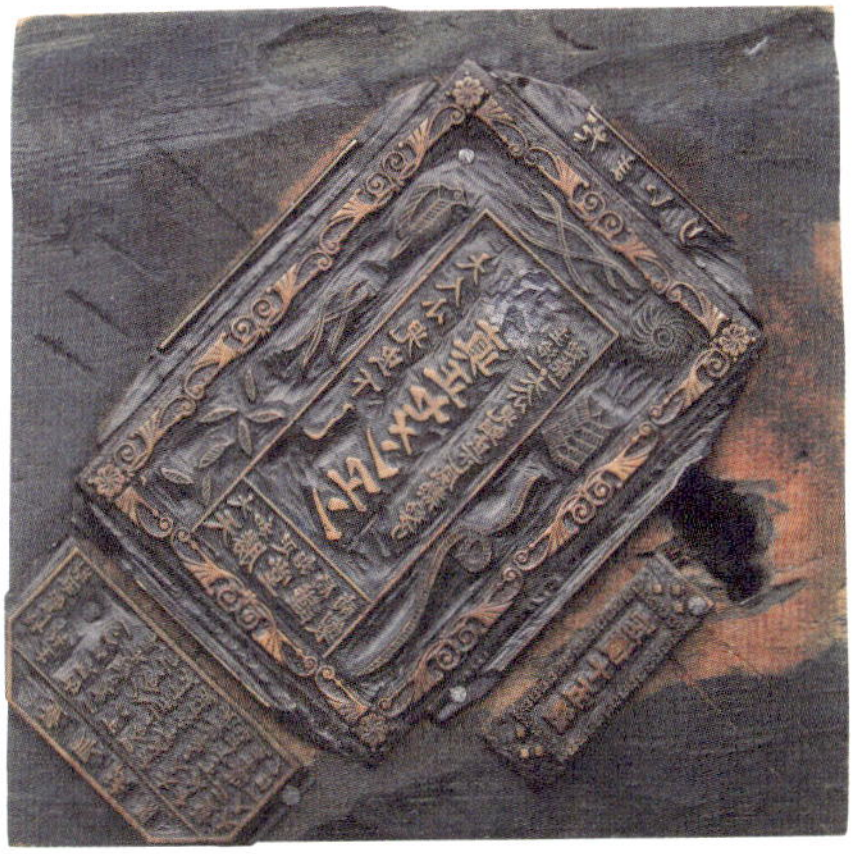

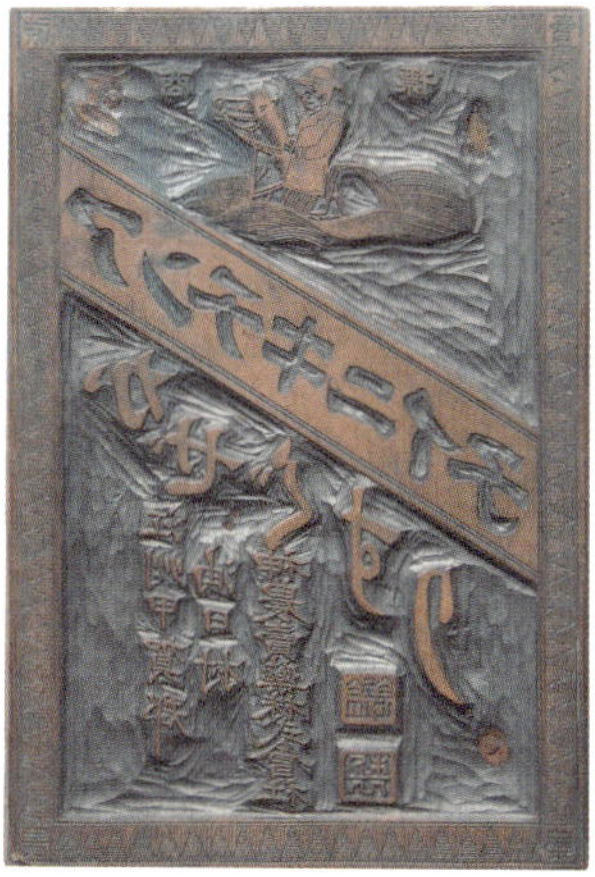

印刷・銅凸版

38

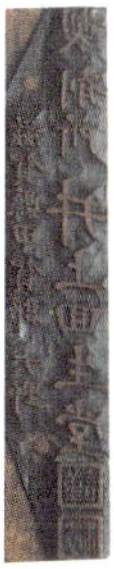

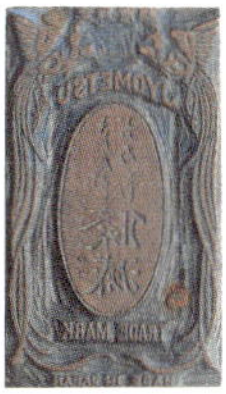

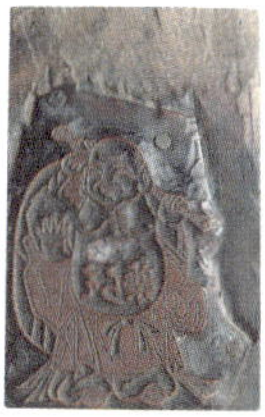

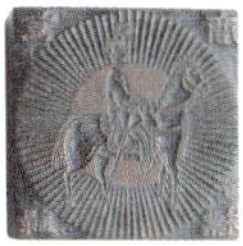

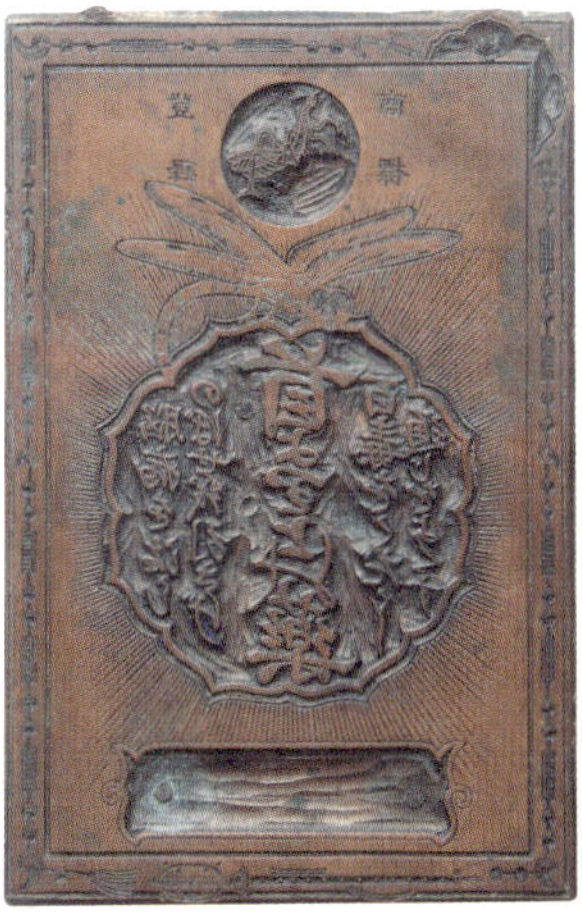

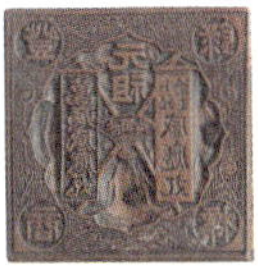

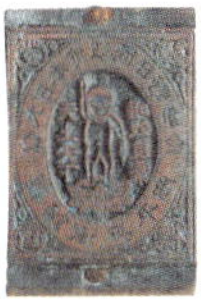

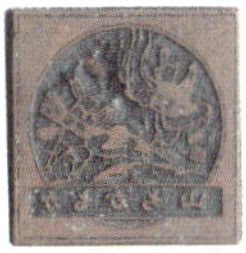

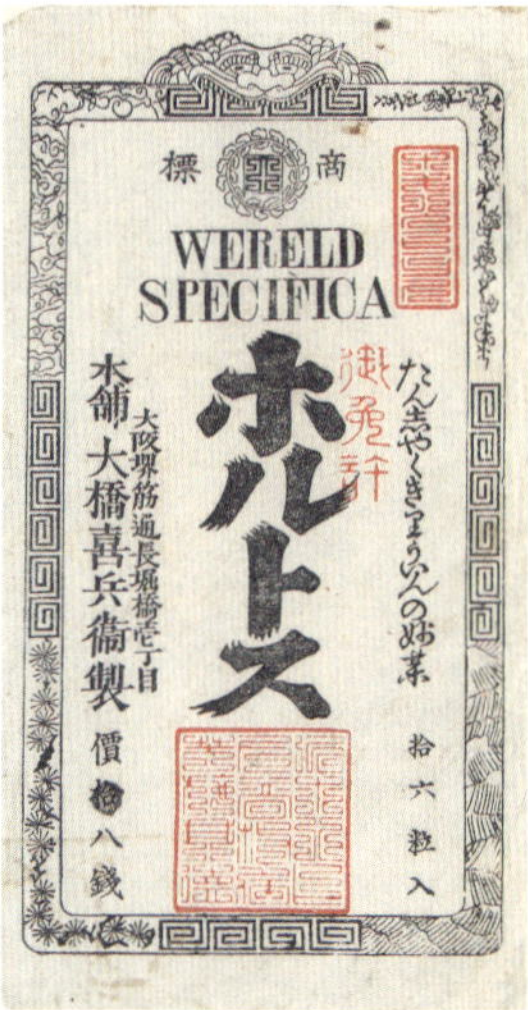

明治後期・大正　大橋喜兵衛

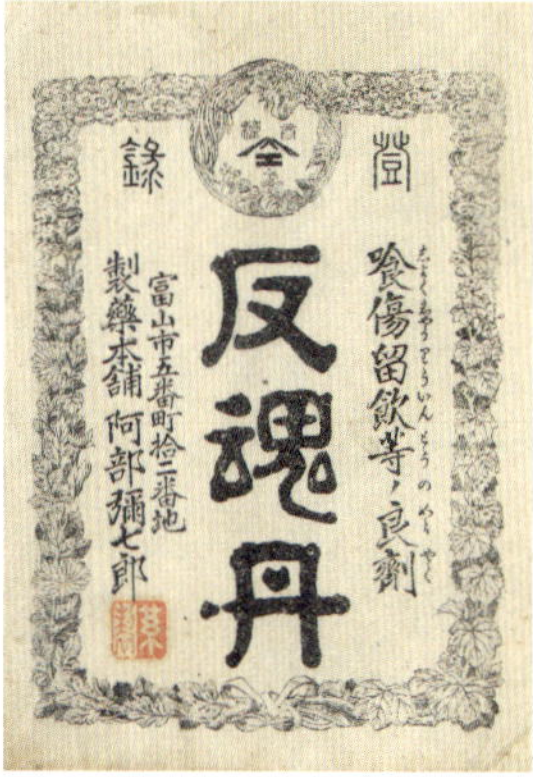

明治中期　阿部弥七郎

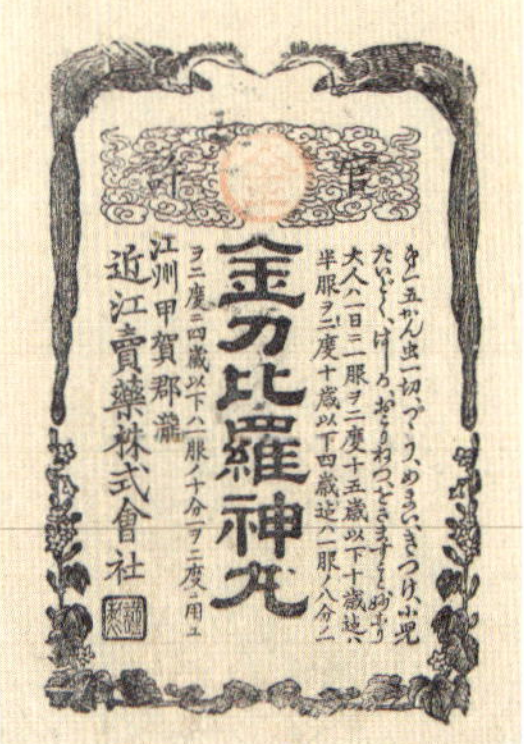

明治後期・大正　近江賣薬

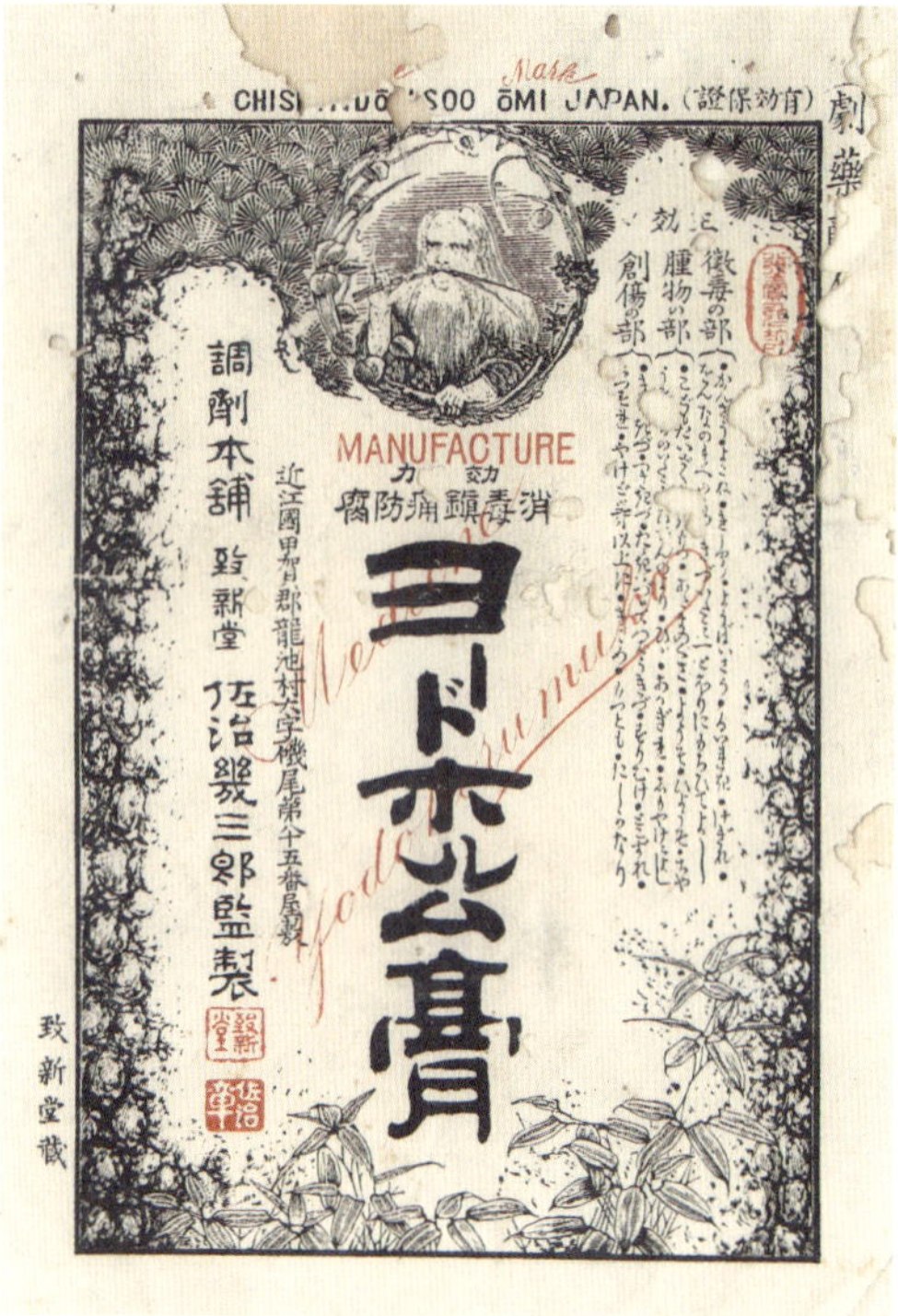

明治中期　佐治幾三郎

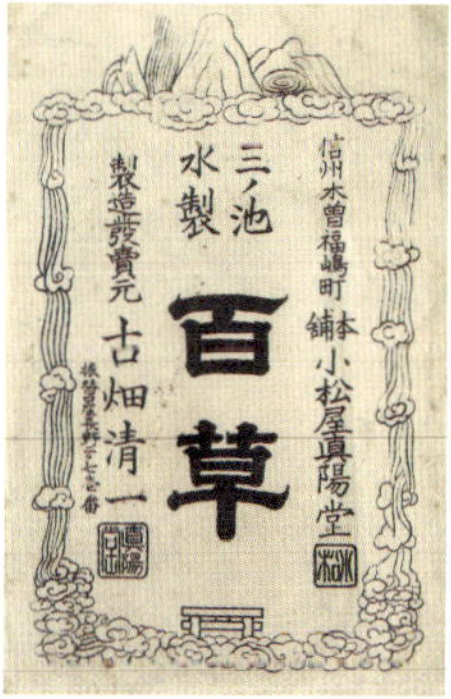

明治中期　古畑清一

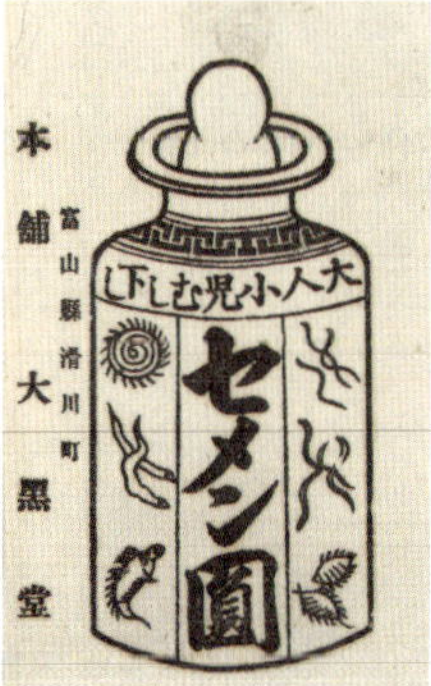

明治中期　大黒堂

銅凸版印刷

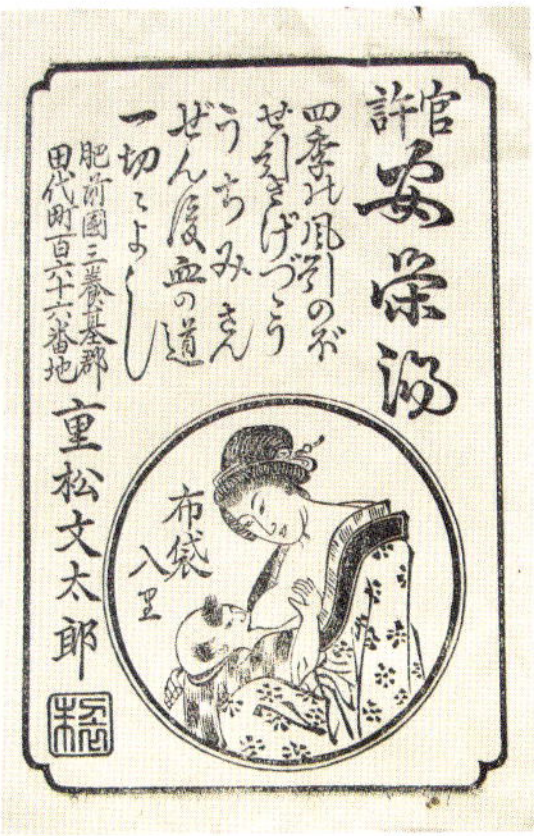

明治後期・大正　重松文太郎

木版印刷

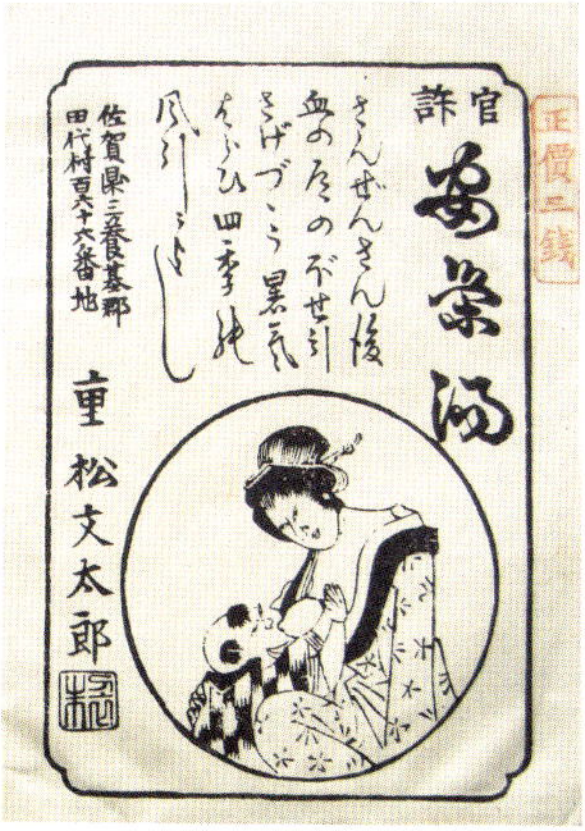

明治後期・大正　重松文太郎

袋裏面

印刷手段の比較

同じデザインでも印刷方法が違えばイメージが変わります。銅版の方はエッジがシャープで細い表現も可能になります。

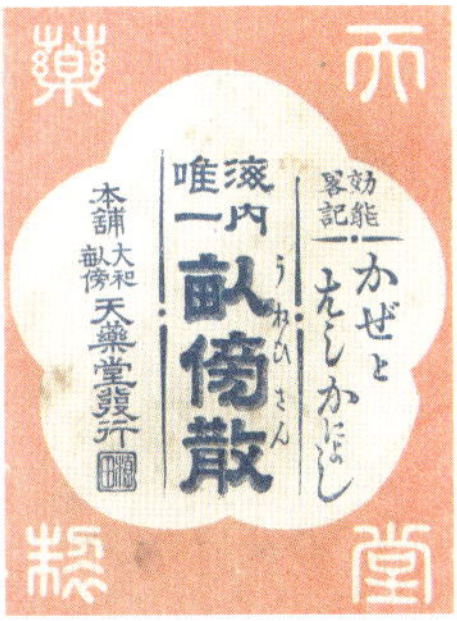

明治後期・大正　天薬堂

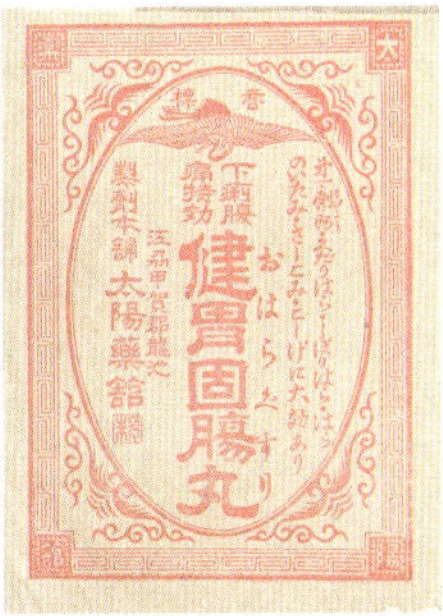

明治後期・大正　太陽薬館

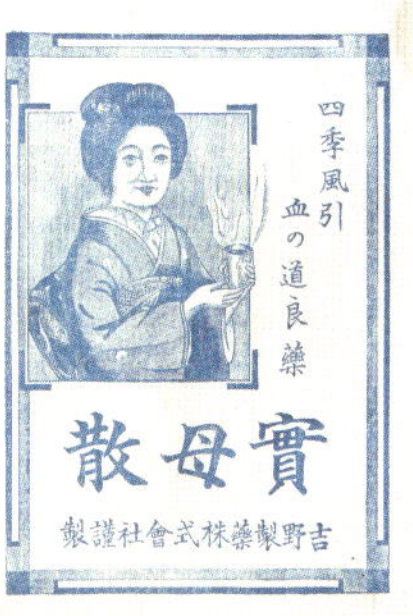

明治後期・大正　吉野製薬

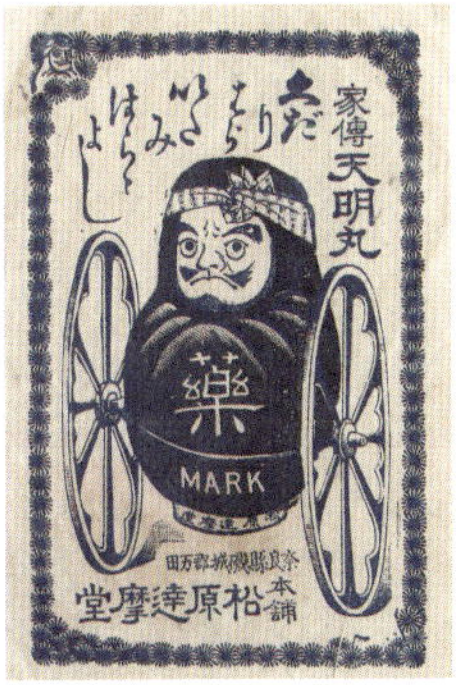

明治後期・大正　松原達摩堂

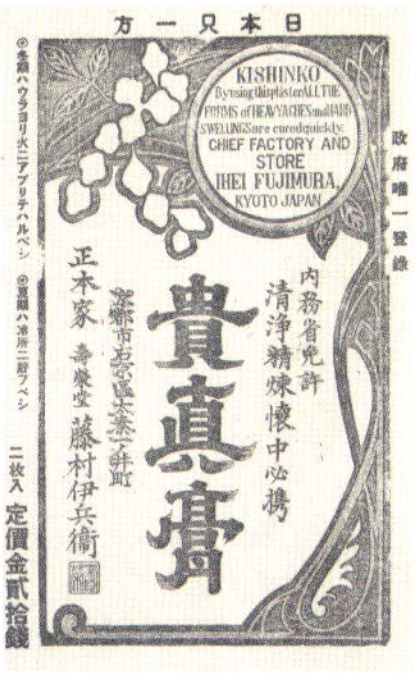

明治中期　壽栄堂

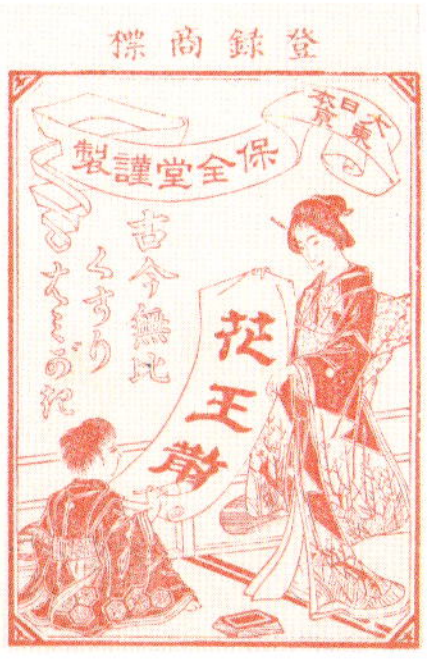

明治中期　保全堂

オフセット印刷

Printing Tecnorogy

現在市中で目にする殆どの印刷物がこのオフセットです。版面を親油性と親水性の部分に分けて加工、油性インクを使うと、親油性の部分のみにインクがつき印刷されるという仕組みです。リトグラフからの発展ですが、版面から直に紙に刷らず、オフセットは紙を水で濡らさないよう、いったんゴムに転写してから刷ります。原稿の元として平面の紙の「版下」を作り、これをフィルム撮影して、それを印刷用の刷版に焼き込み印刷するのです。オフセットの特徴の一つは、4原色の網点の掛け合わせにより、原色写真表現が可能になったことです。現在はデジタルデータ入稿になって、版下は存在しなくなりました。

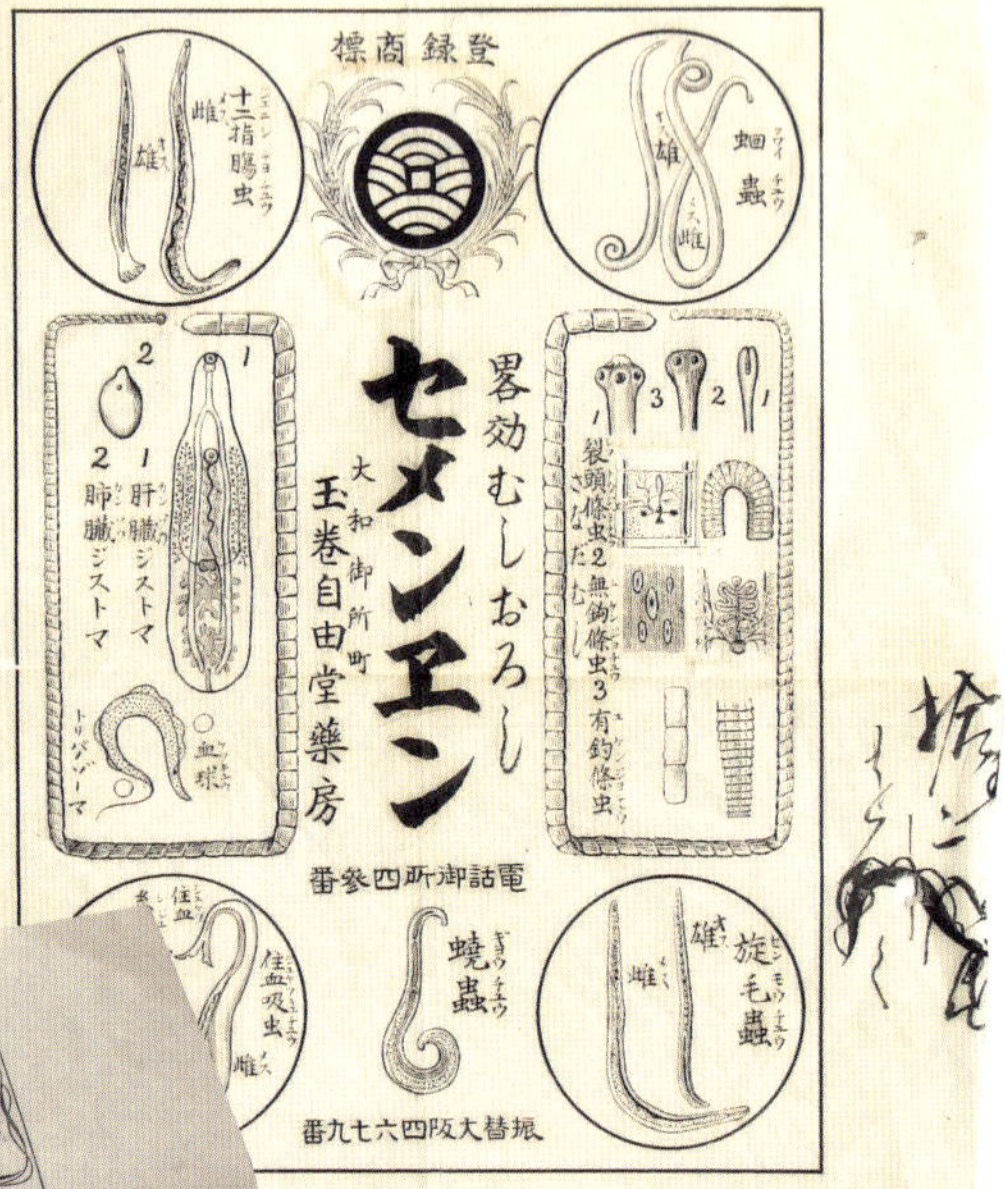

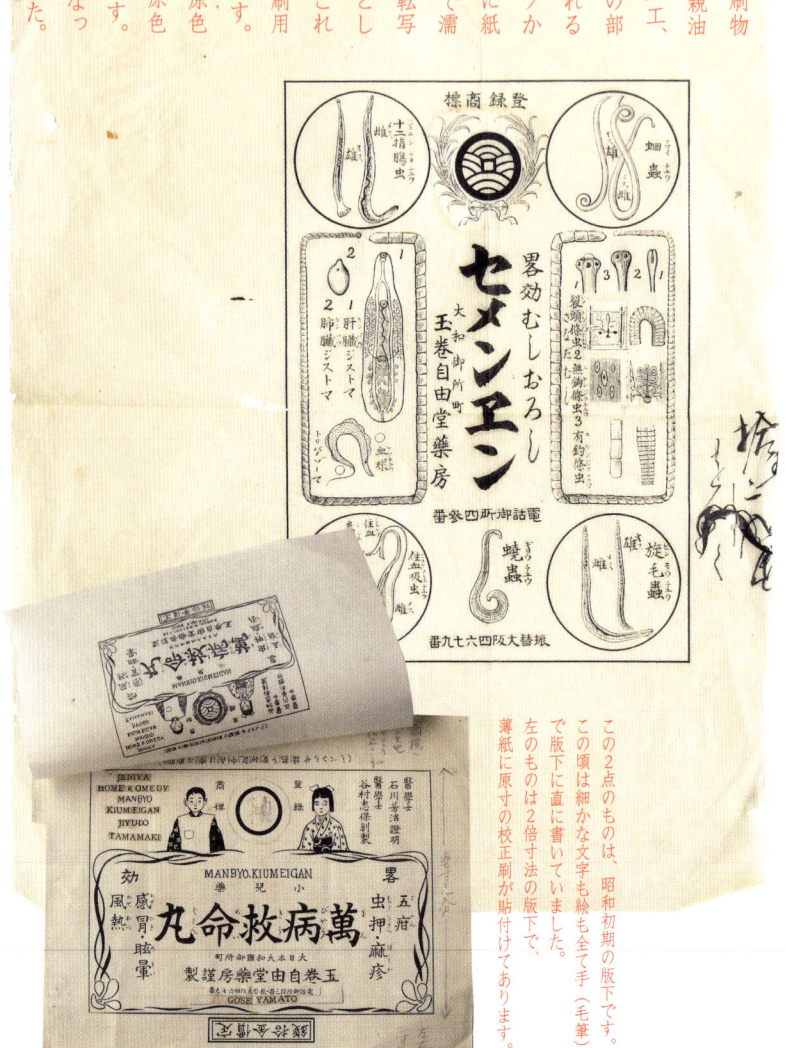

この2点のものは、昭和初期の版下です。この頃は細かな文字も絵も全て手（毛筆）で版下に直に書いていました。左のものは2倍寸法の版下で、薄紙に原寸の校正刷が貼付けてあります。

40 その他の印刷

Printing Tecnorogy

石版印刷（リトグラフ）

石版は石灰石の平滑な版面を使い、画像そのものを直に油性画材で描きます。諧調は砂目で表すのと点描で表す方法があり、平面グラデーションは木版のようにインク自体を混ぜながら版に乗せます。左記のものは薬袋にはごく稀な珍しいリトグラフ使用です。

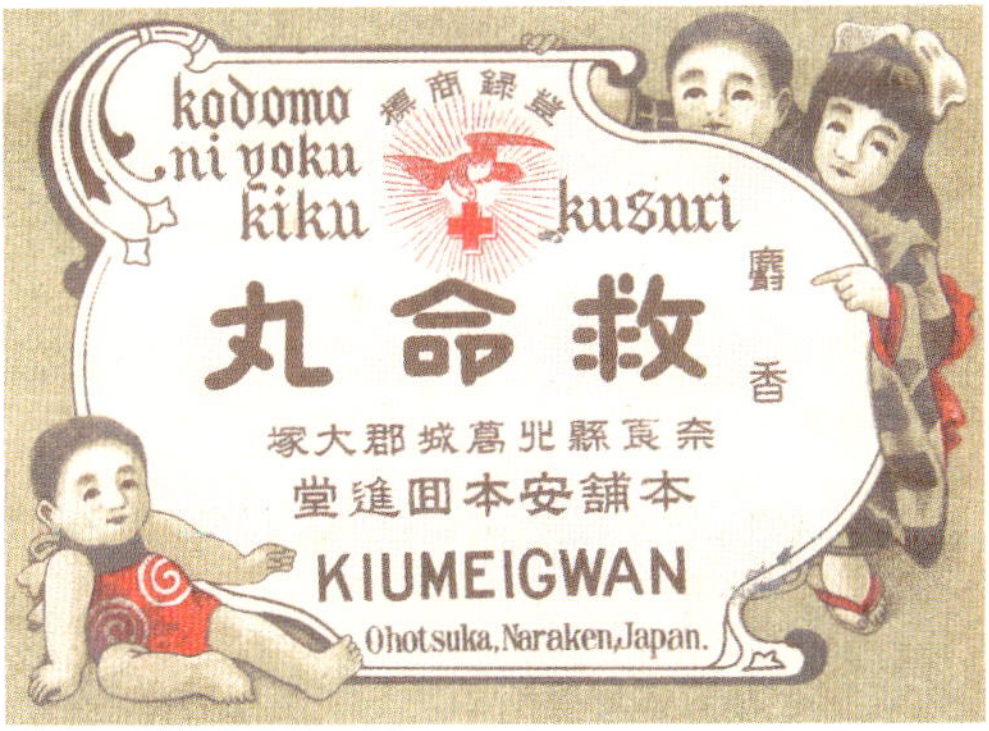

コロタイプ

写真表現が可能な印刷手段なのですが、網点を使わないので、連続諧調が細かな所まで滑らかに表現できます。しかし、ガラス板の上のゼラチンによる刷版で、量産が出来ないため現在は衰退しています。左の絵葉書は中の看護婦の写真部分のみコロタイプです。

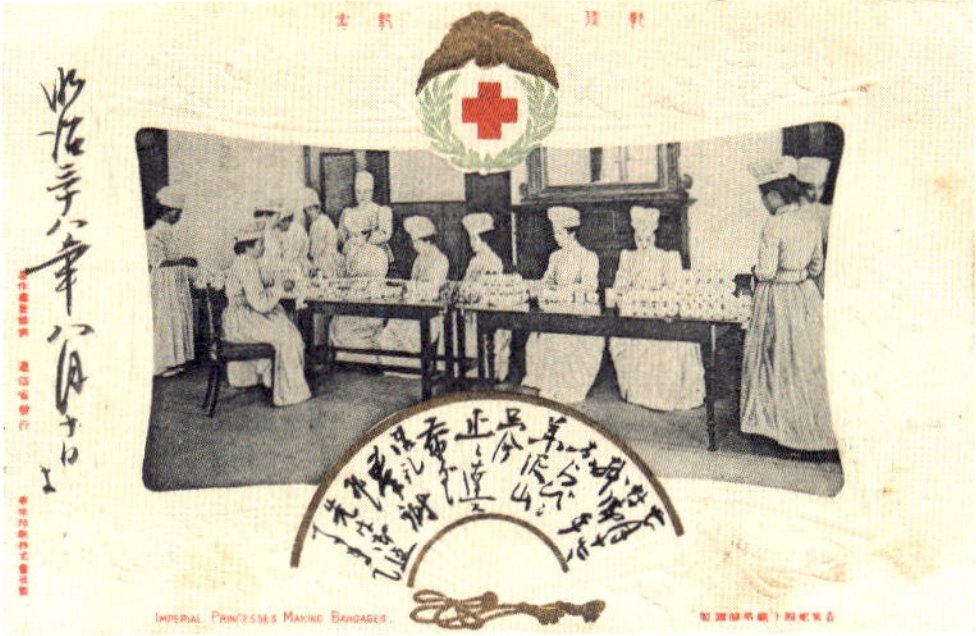

型染め染色

捺染をするときの型紙です。絵柄以外の所を糊でマスキングをしますが、さらにその糊のマスクとして型紙を使用するのです。これは切り絵のように紙を手で切り抜きます。おそらく、明治時代頃、日本手拭などに広告を刷り込むためのものでしょう。

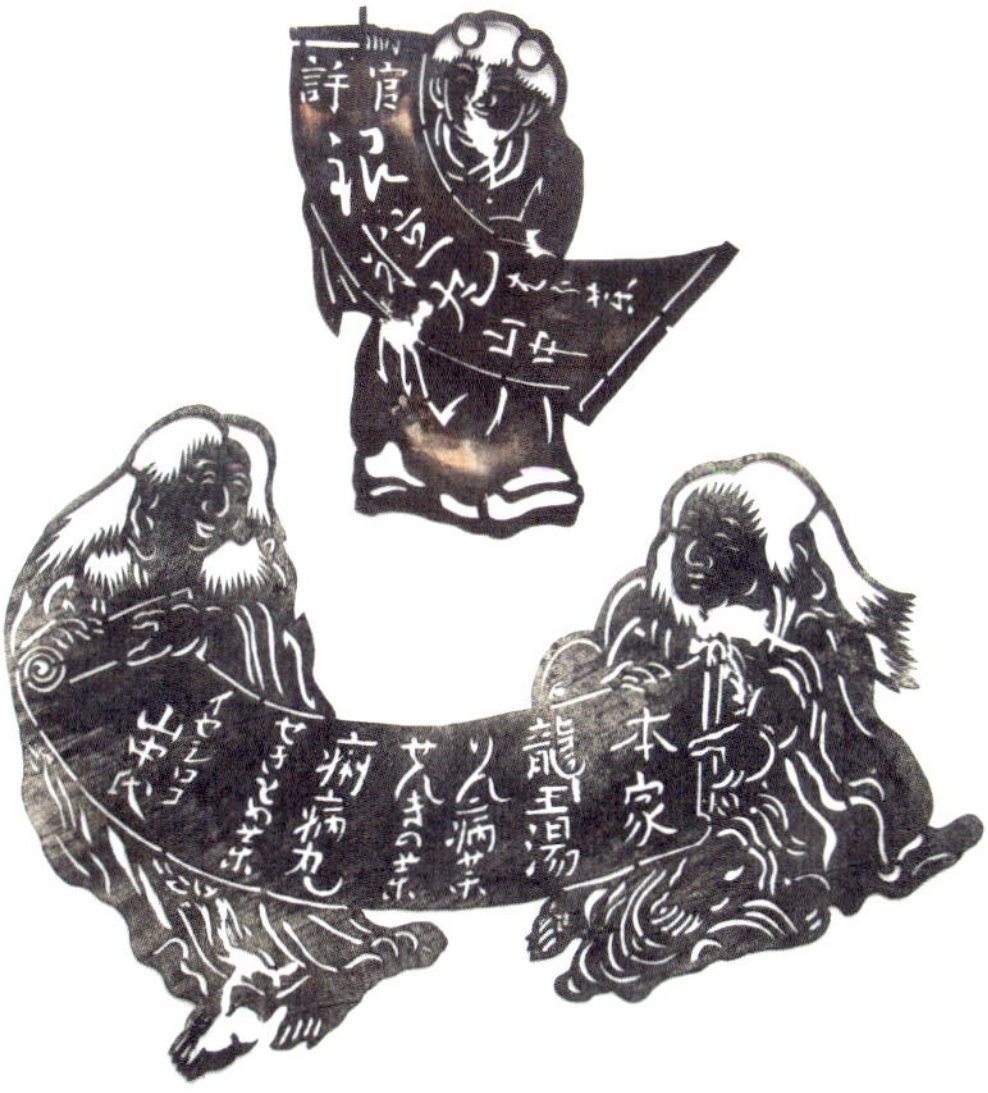

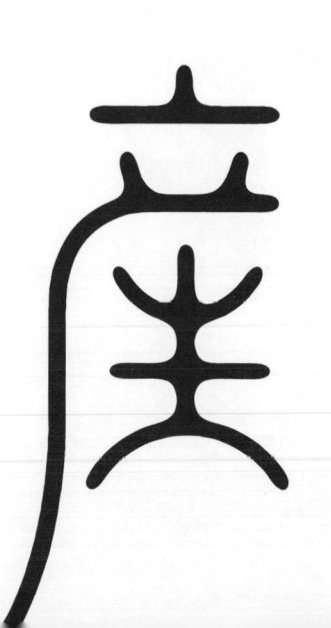

Chapter 9 Souvenir

第九章

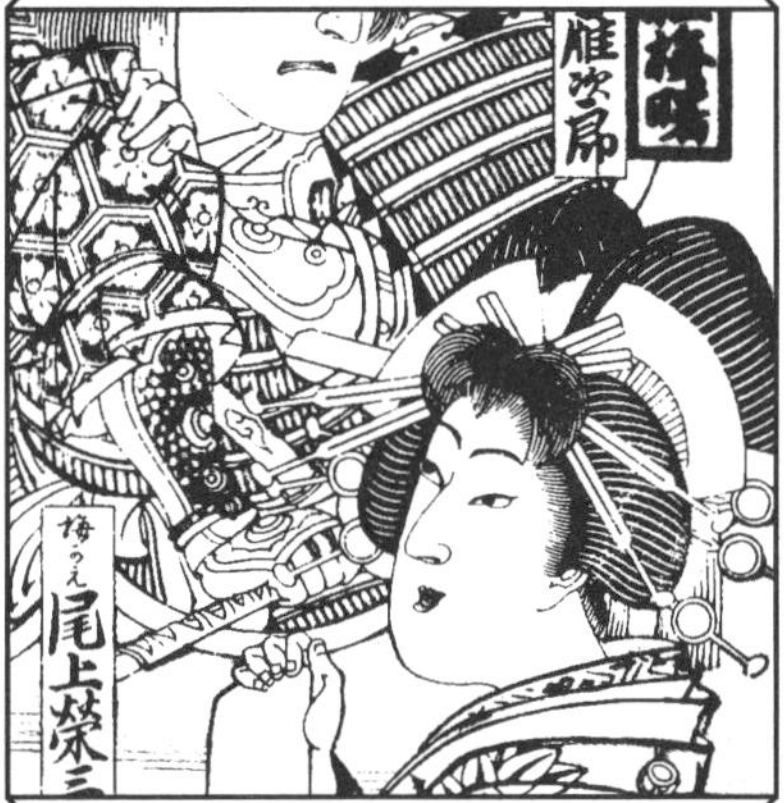

売薬版画
引き札
紙風船
紙玩具
食い合わせ

41

売薬
土産

売薬版画

Wood Print

売薬版画、富山絵、絵紙などとも呼ばれますが、売薬さんが薬の交換に来た際に置いて行く、明治時代頃のノベルティーです。行商の際、持ち運びに嵩張らない為でしょう。歌舞伎の役者などが描かれたものが多く、江戸の錦絵のようですが、紙も刷りもかなり粗野なものです。富山は有能な絵師も多く、多色刷り木版ですが、奈良、近江地方のものは、墨1色刷りに赤青の型染めを施したものが多くあります。当初は短冊型木版でしたが、明治後期になって石版刷りに替わりました。娯楽メディアが殆どなかったこの時代には、この絵と売薬さんから聞く、都の話や珍しい話、果ては他所で行っている新しい農業技術の伝授に至るまで、何よりも楽しみに売薬さんの来訪を待っていたのです。

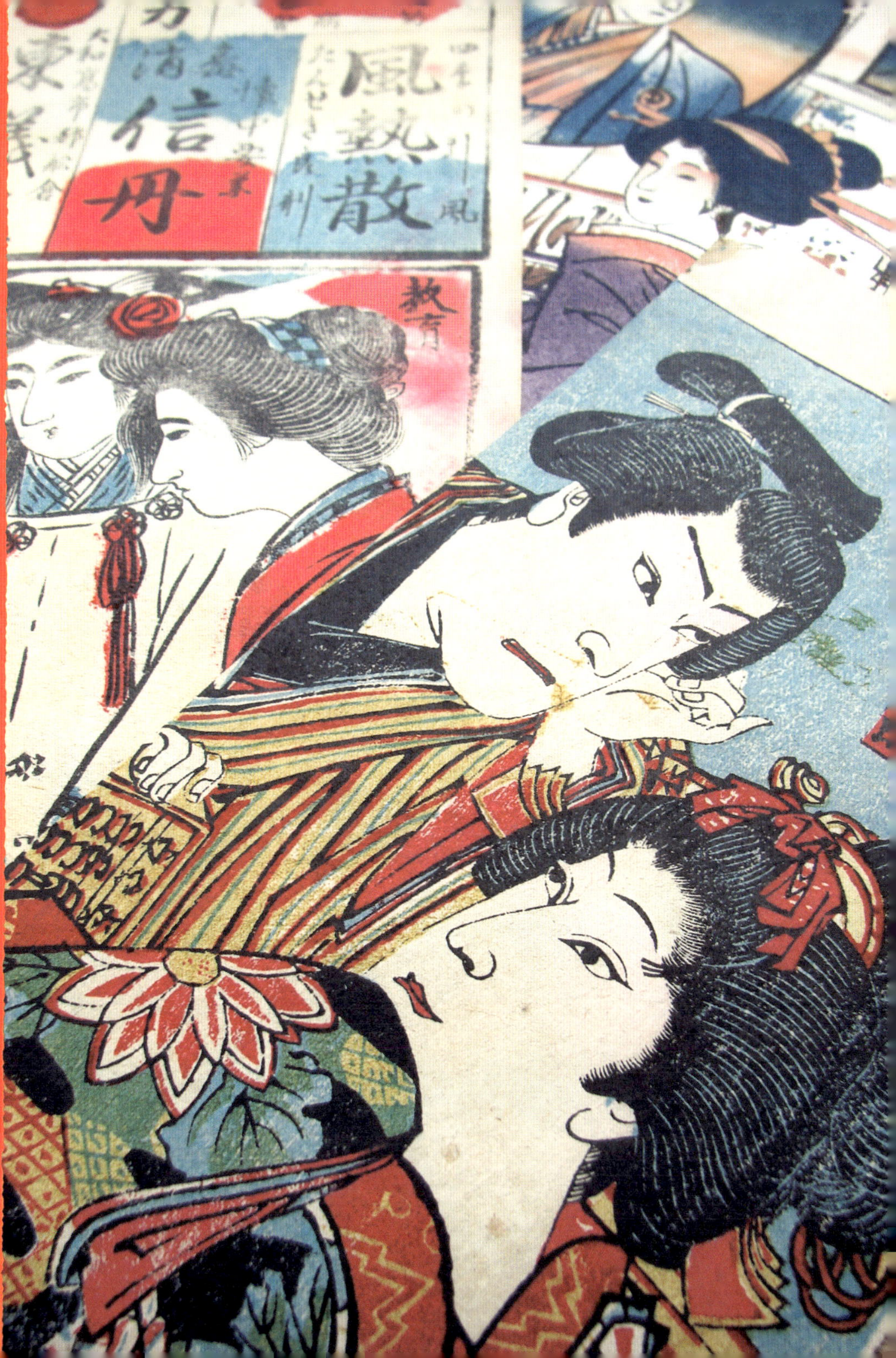
風熱散
信丹
教育

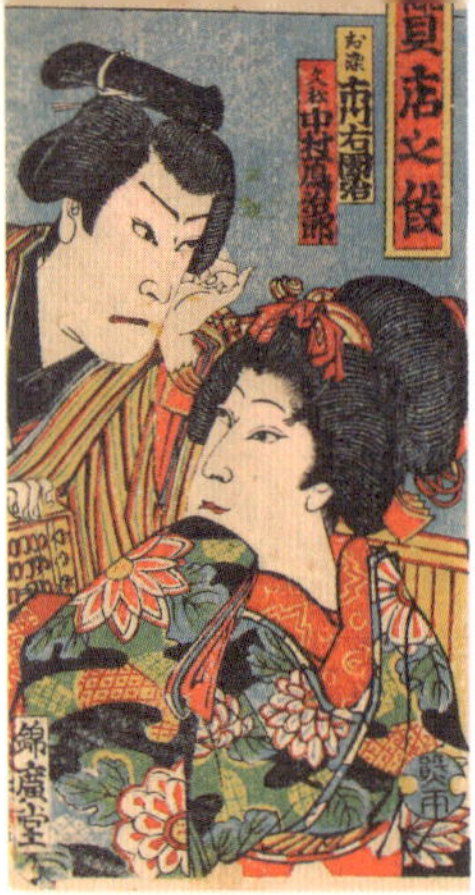
多色木版

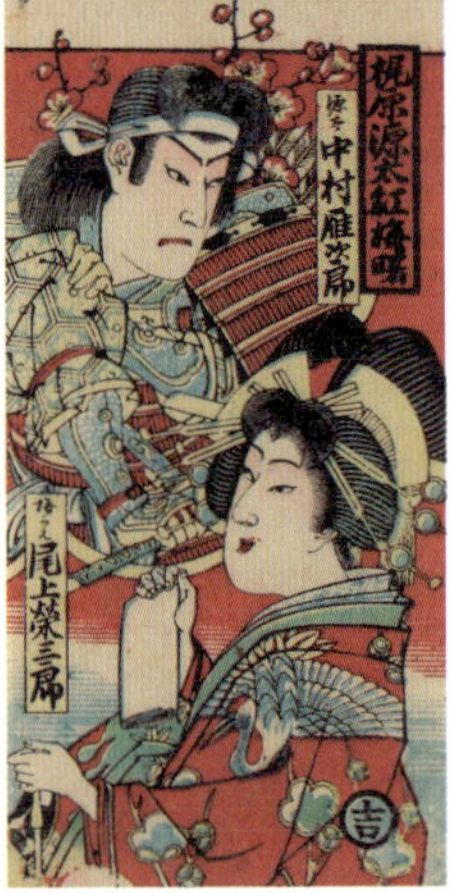
多色木版

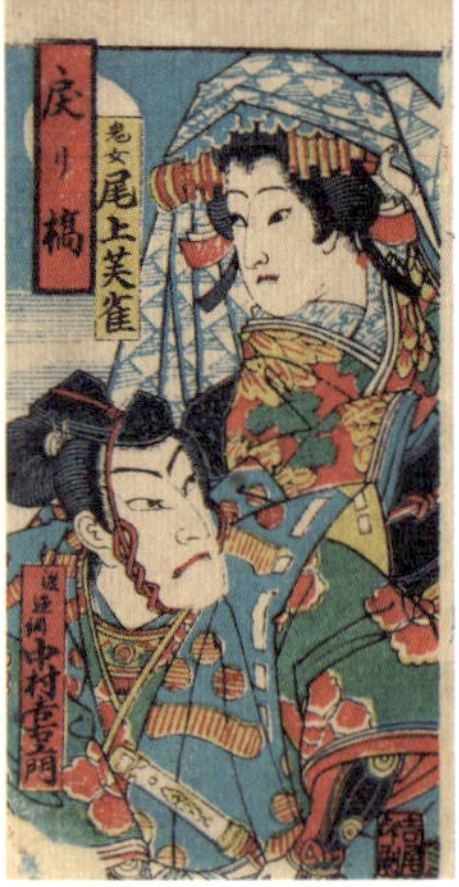

多色木版

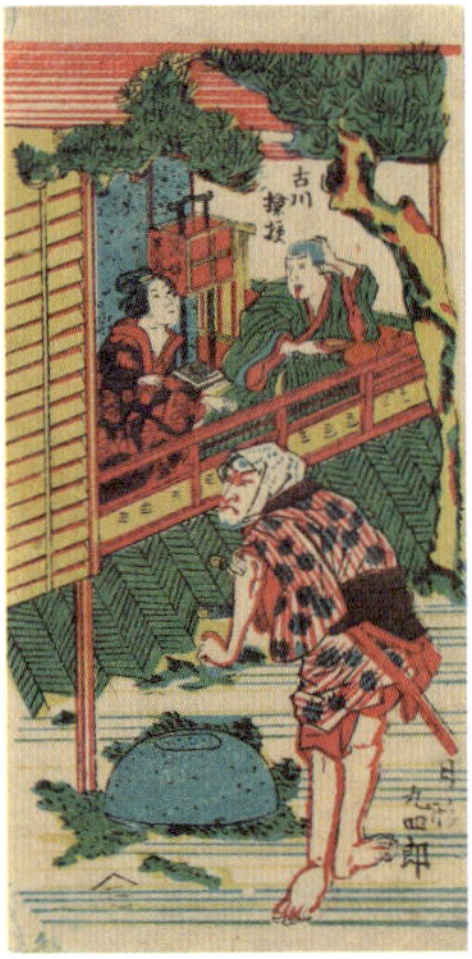
多色木版

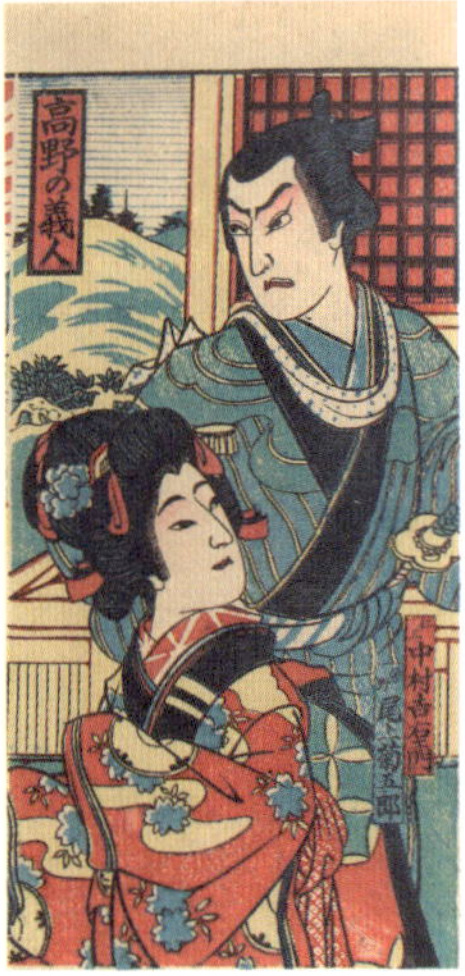

多色木版

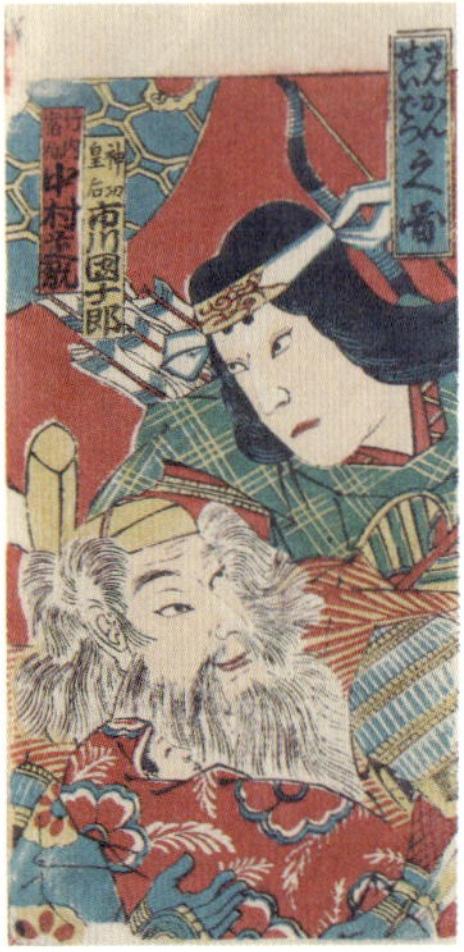

多色木版

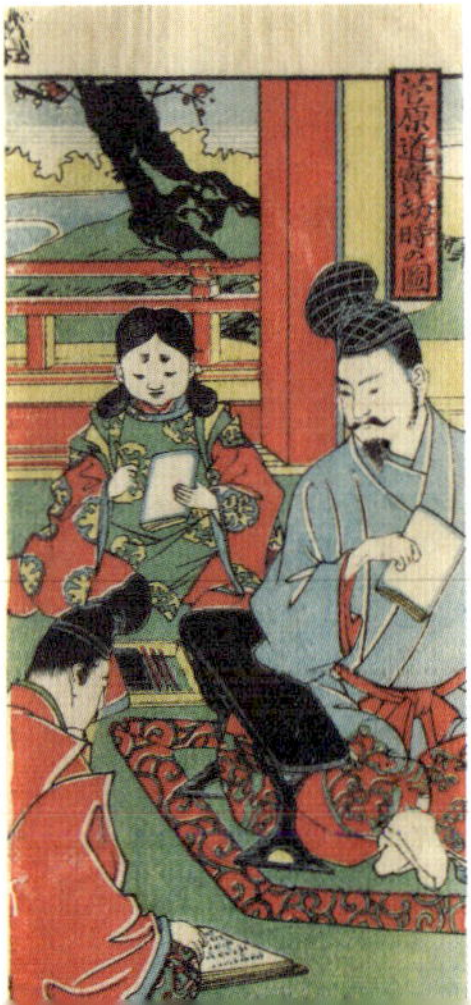
多色木版

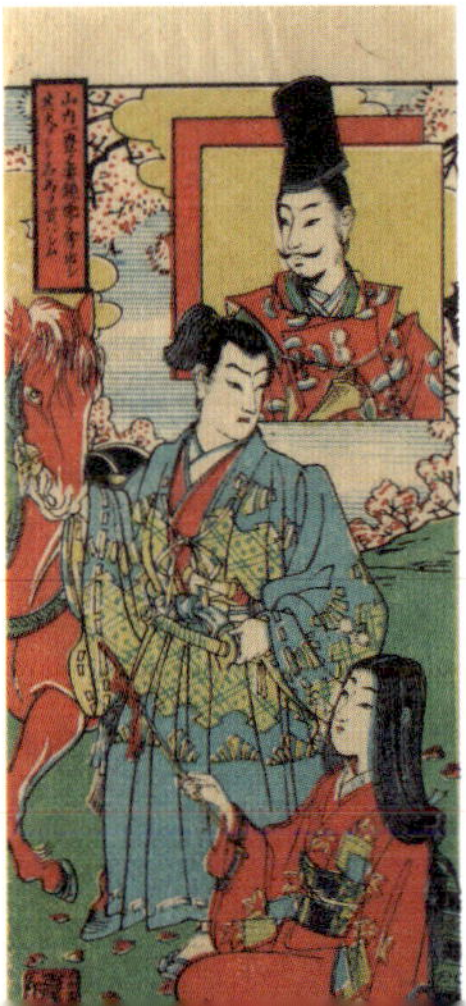
多色木版

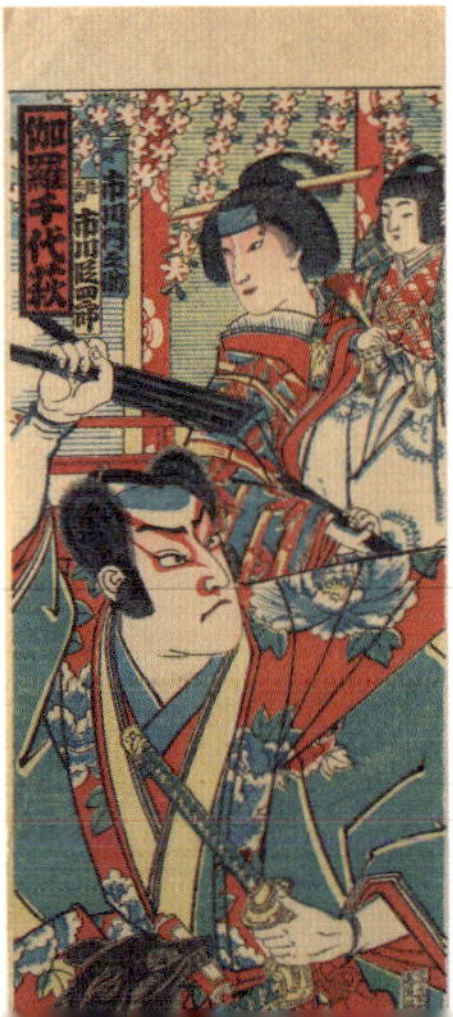

多色木版

売薬土産・売薬版画
41

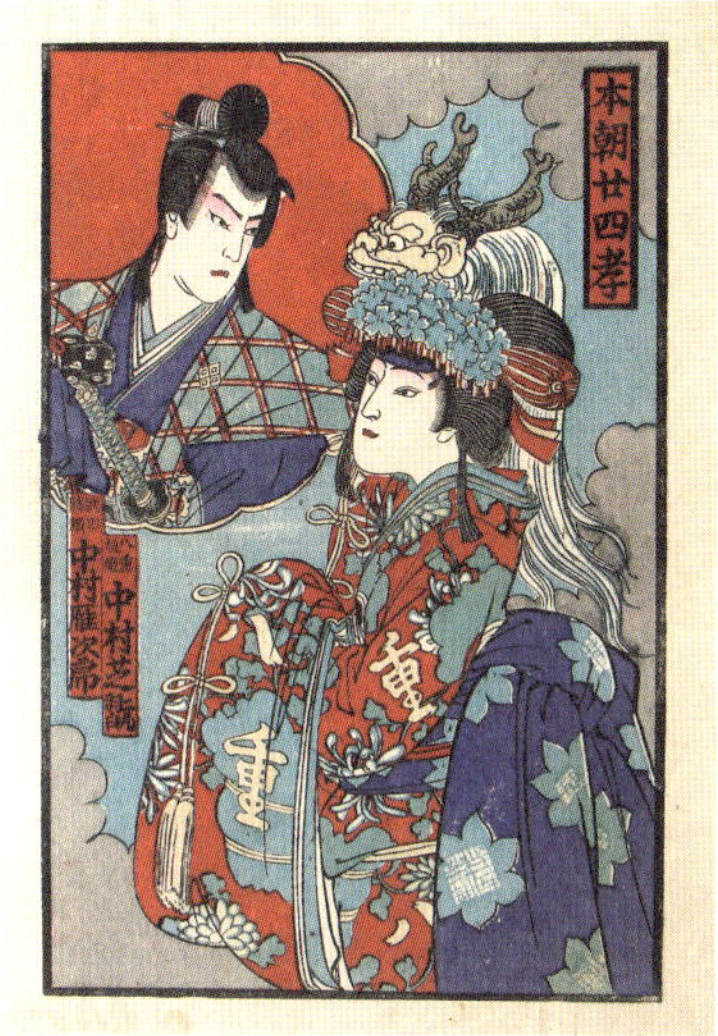

多色木版

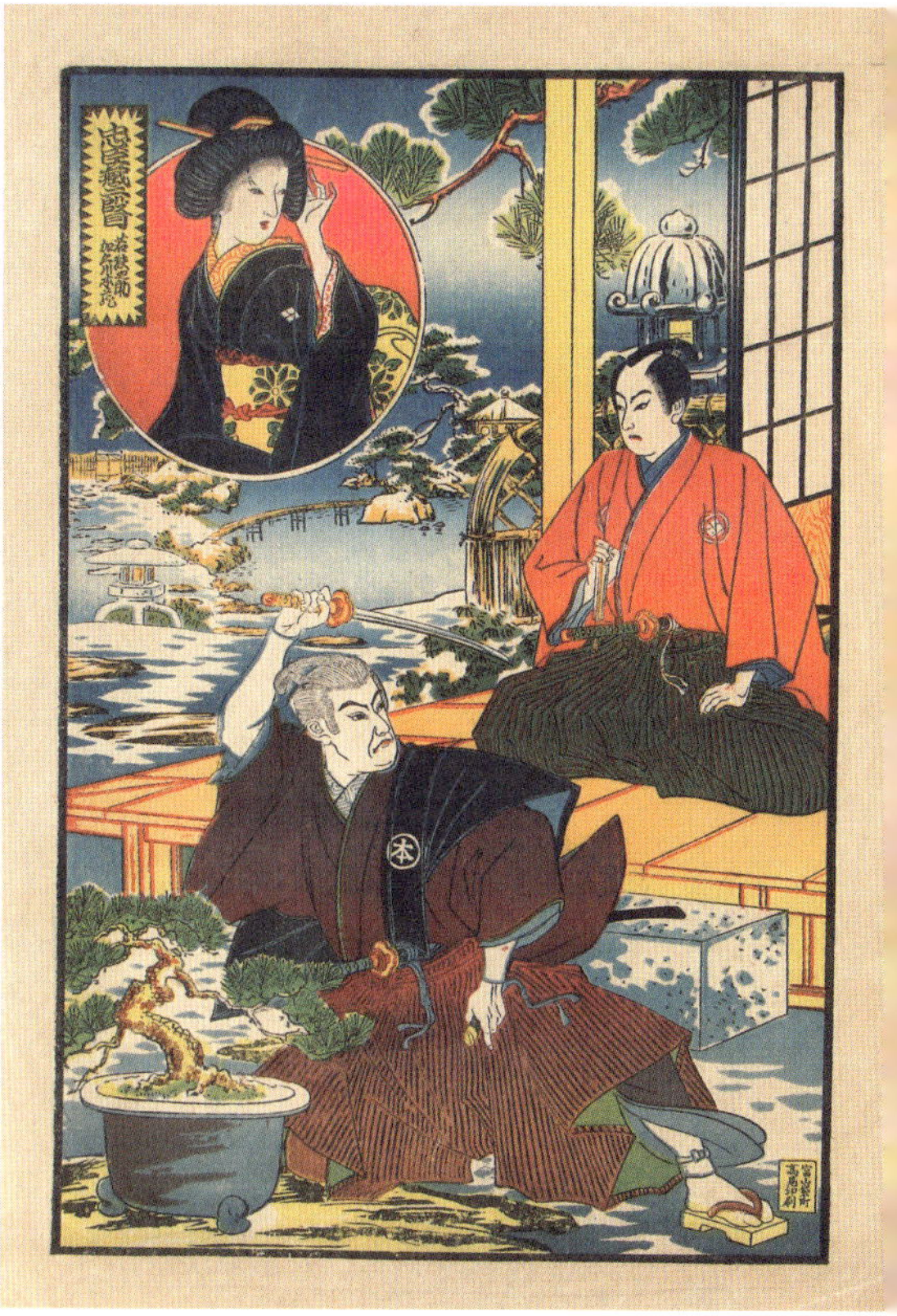

多色木版

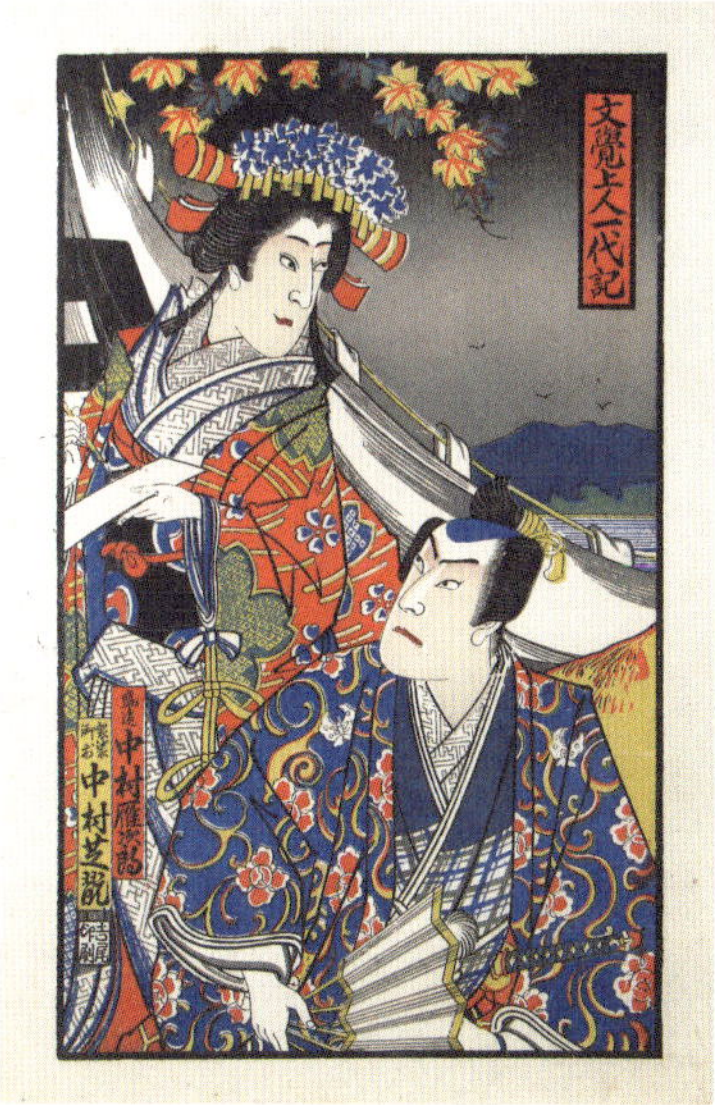

クロモ石版

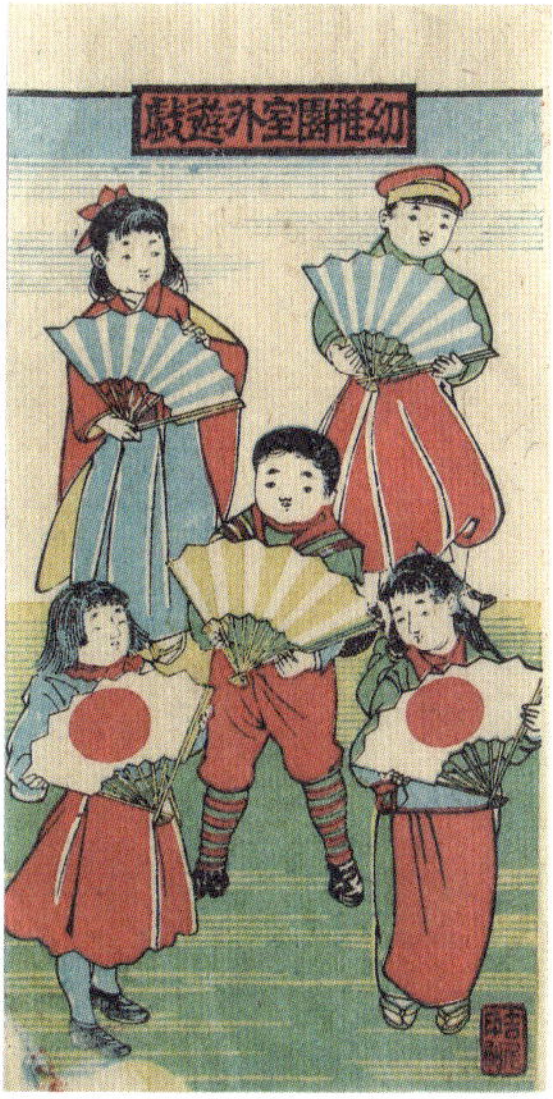

多色木版

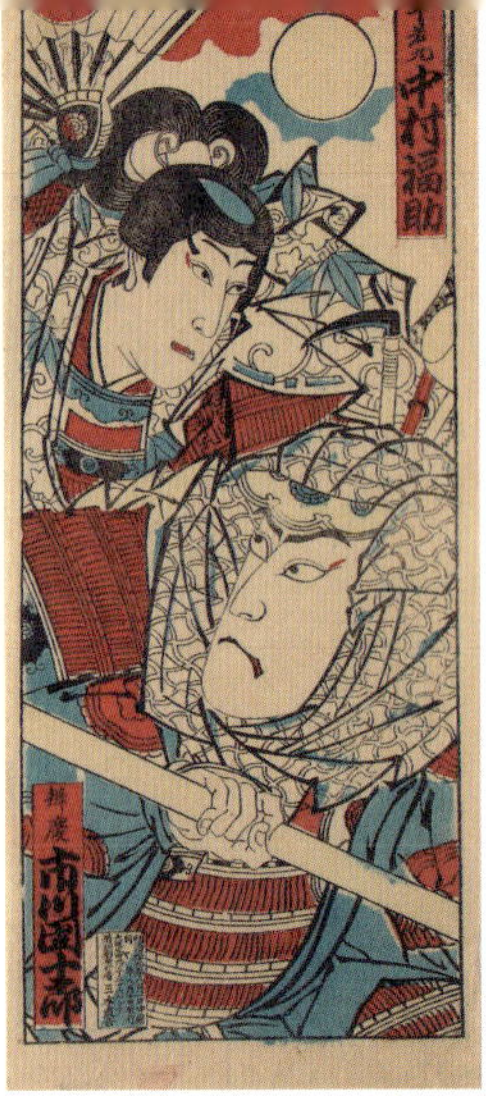

木版＋型染

多色木版

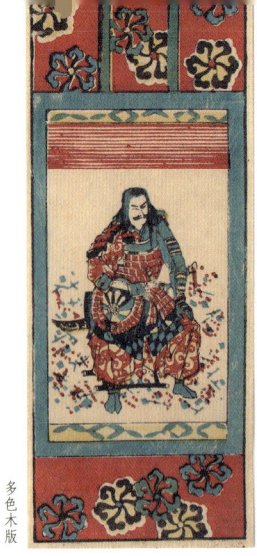

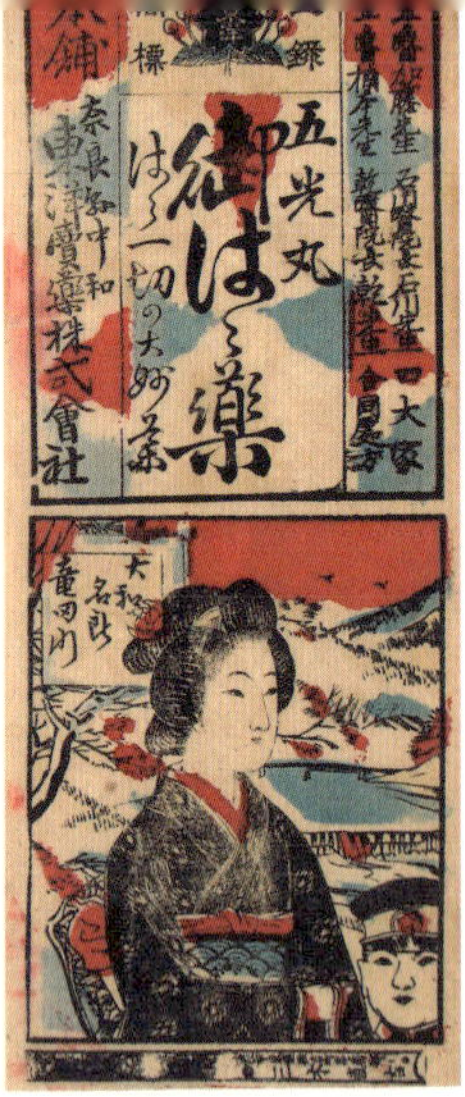

木版＋型染

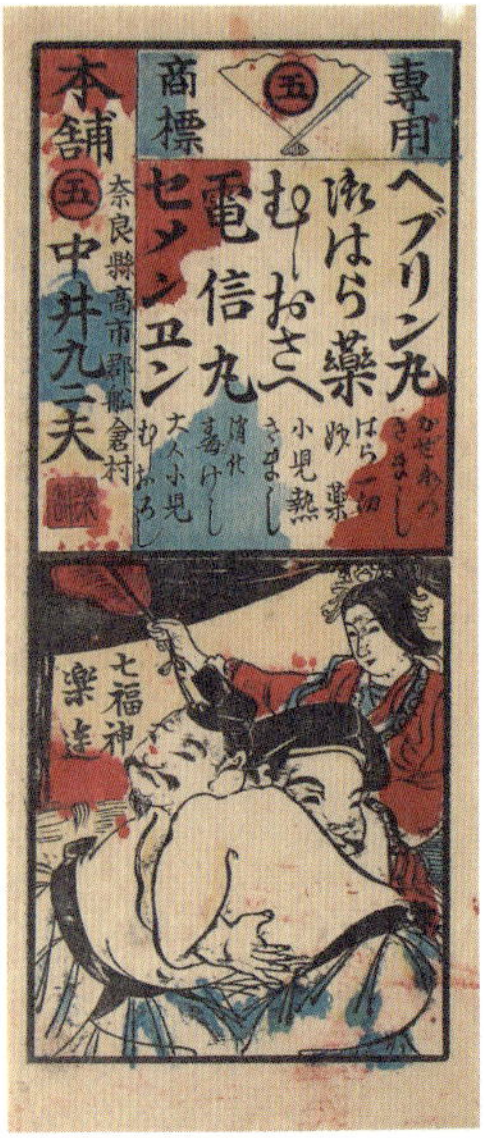

木版＋型染

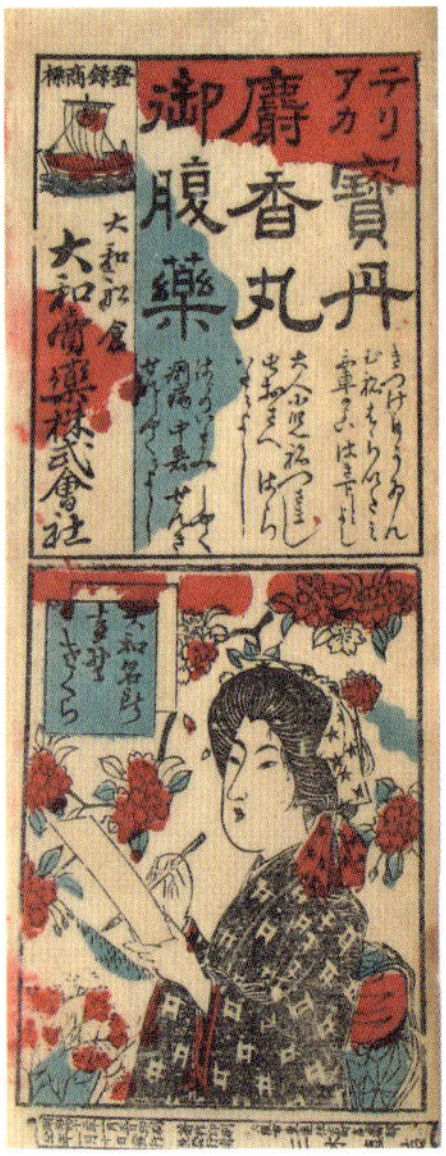

木版＋型染

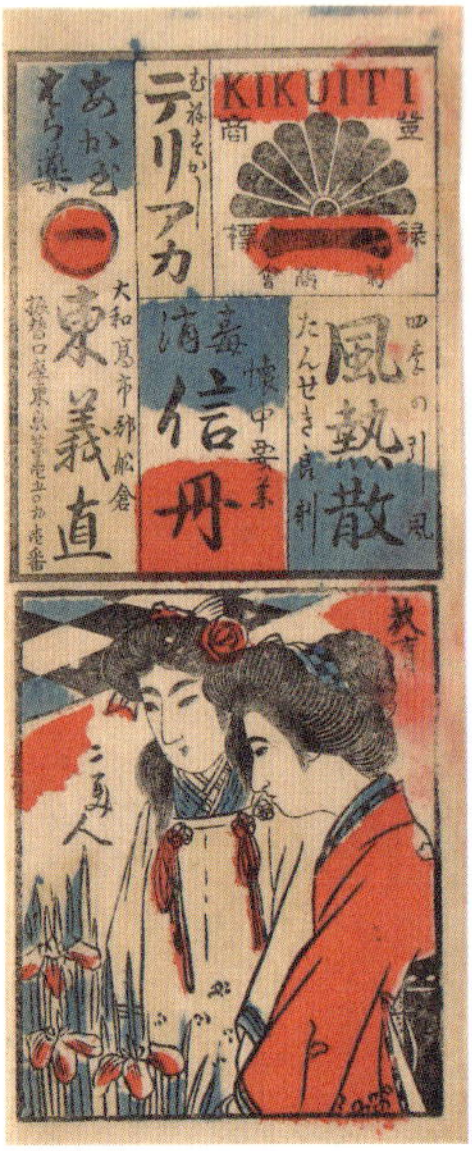

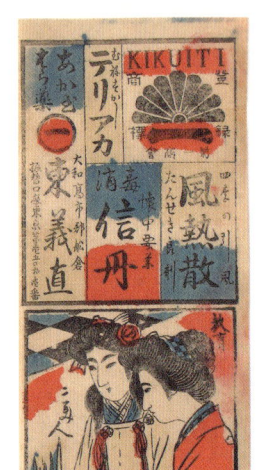

木版＋型染

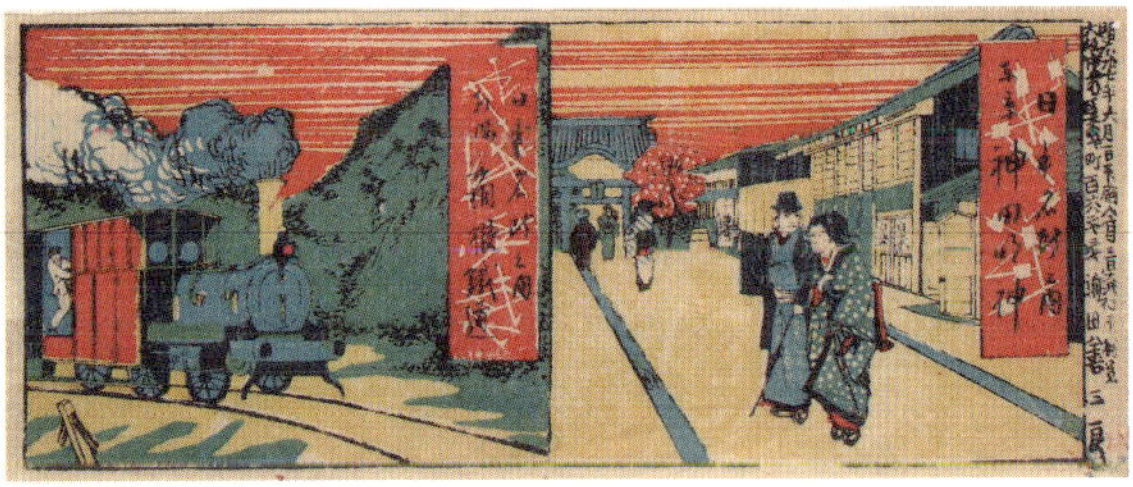
多色木版

売薬土産・売薬版画
41

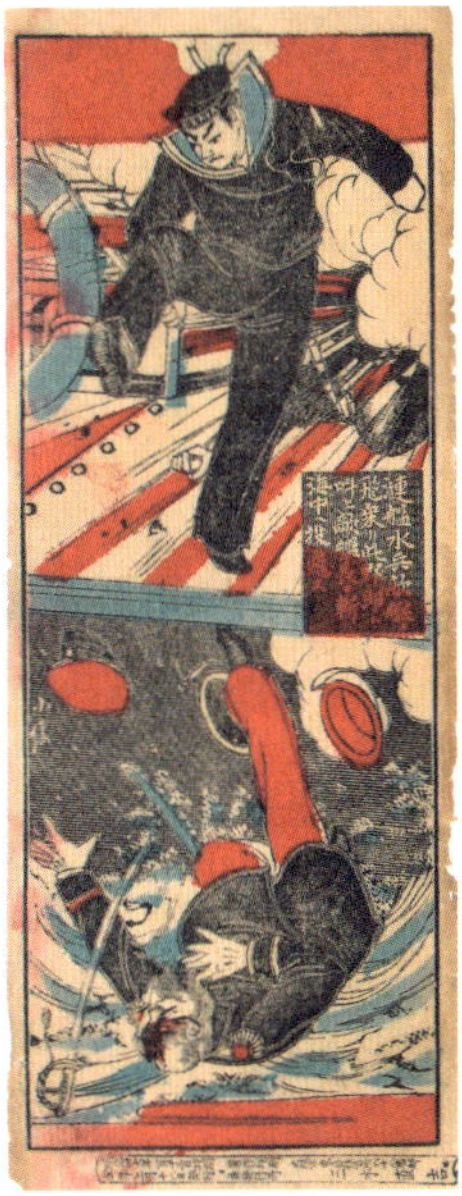

木版＋型染

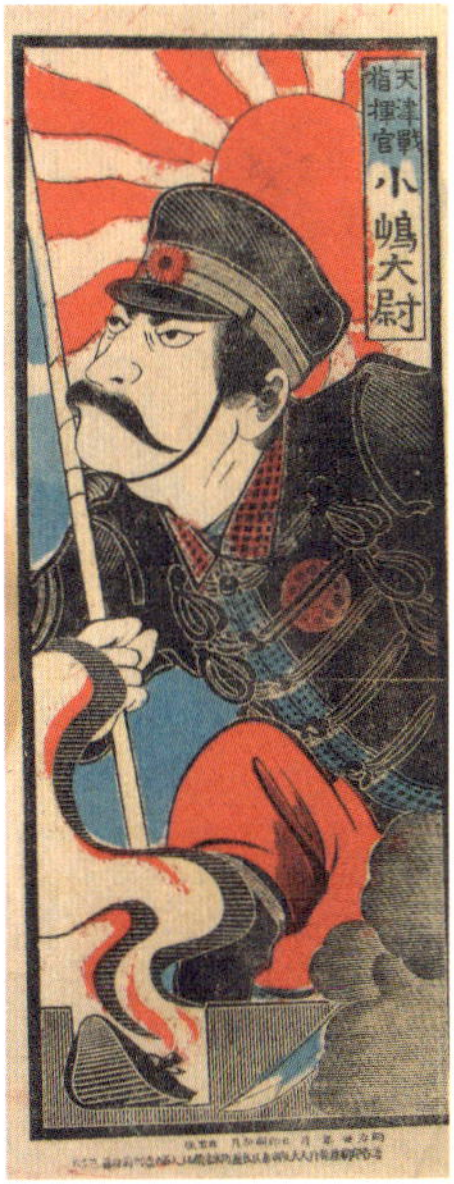

木版＋型染

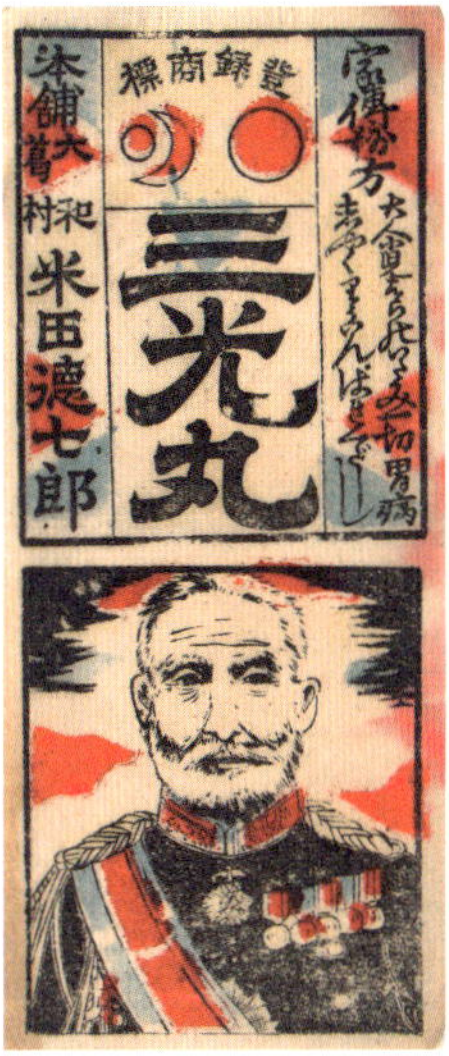

木版＋型染

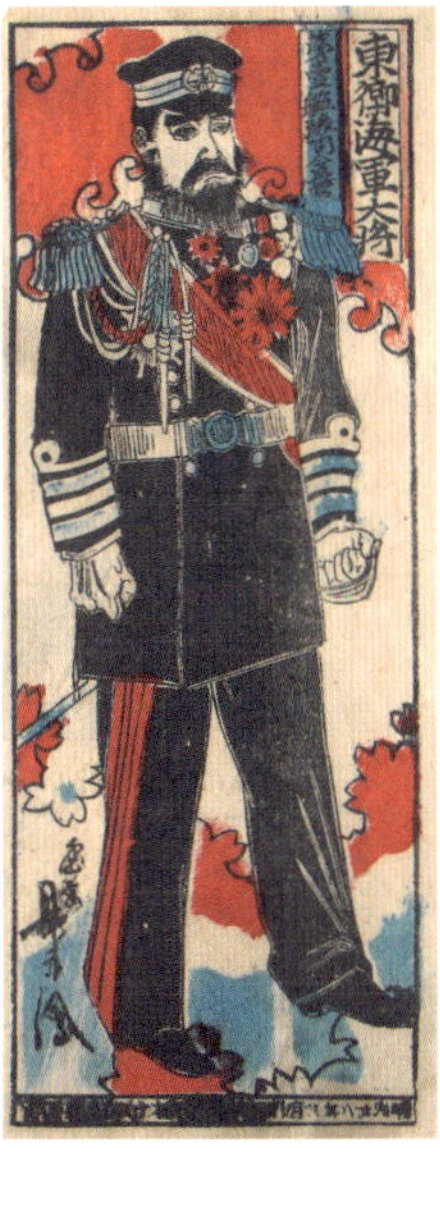

木版＋型染

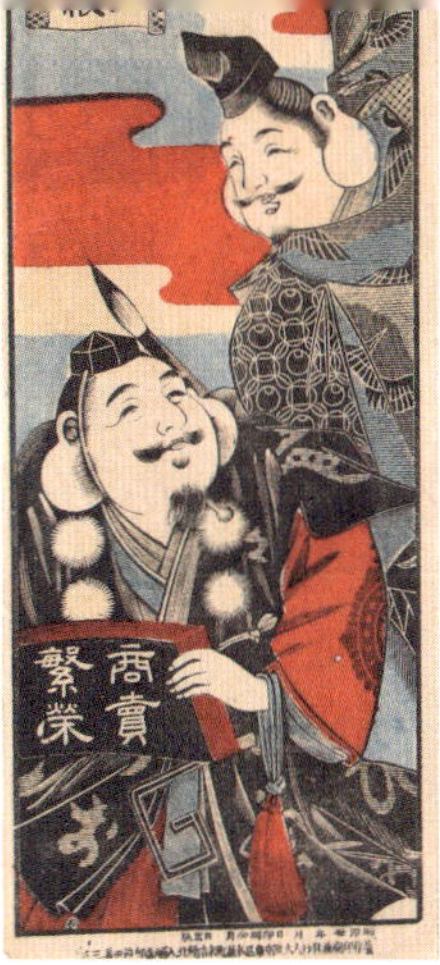

木版＋型染

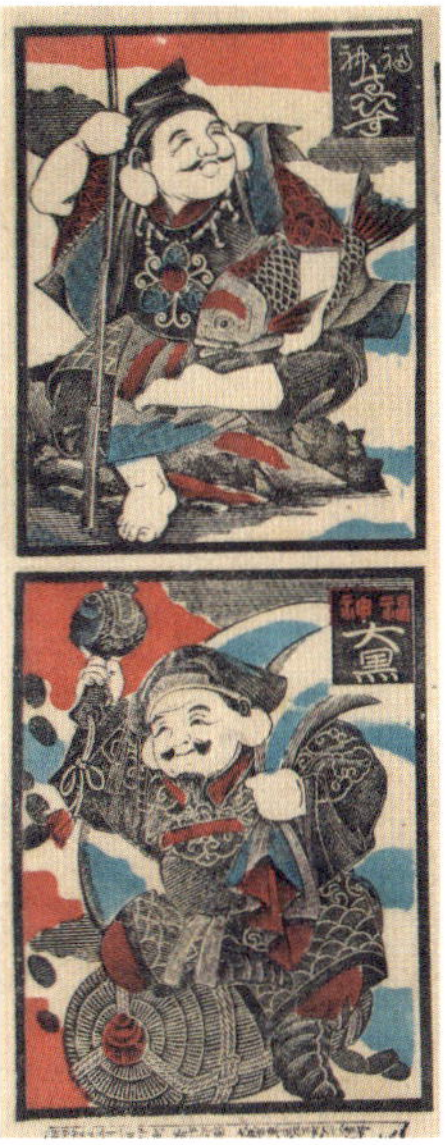

木版＋型染

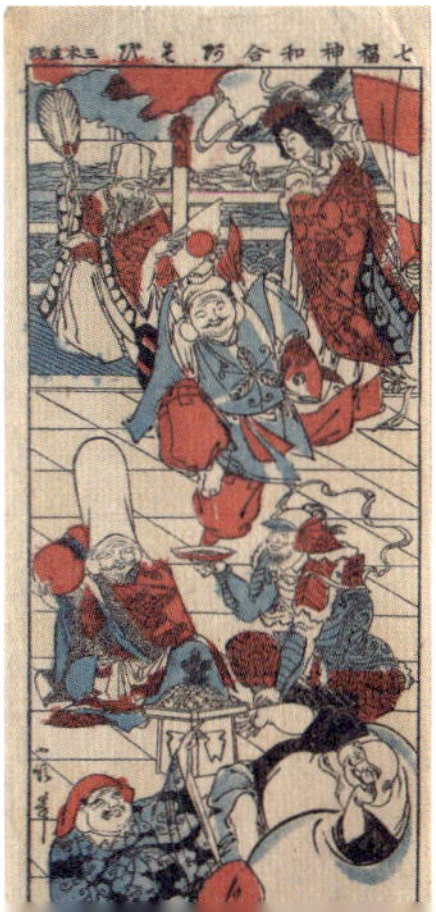

木版＋型染

42

売薬
土産

引き札

lucky flier

明治から大正頃、年末に得意先へのお礼として配られたのが引き札で、薬業界にかかわらず世間一般に行われていました。富を引く、客を引くというのが語源です。屋号を刷り込んだ広告ではありますが、色刷りの刷り物自体が珍かった頃、この華やかな、そして吉祥図柄の描かれたおめでたい紙は、正月を迎えるのに相応しくとても重宝がられ、大切に保管されて現在でも多くの引き札が残されています。全盛は明治末頃で、それまで暦は土御門家の専売だったのが、略式暦の印刷だけは許されたので、引き札の付加価値を高めるために、簡易暦が刷り込まれているものが多くあります。Ｂ４サイズ位で、当初木版及びクロモ石版でしたが、昭和に入る頃にはオフセット印刷に替わりました。

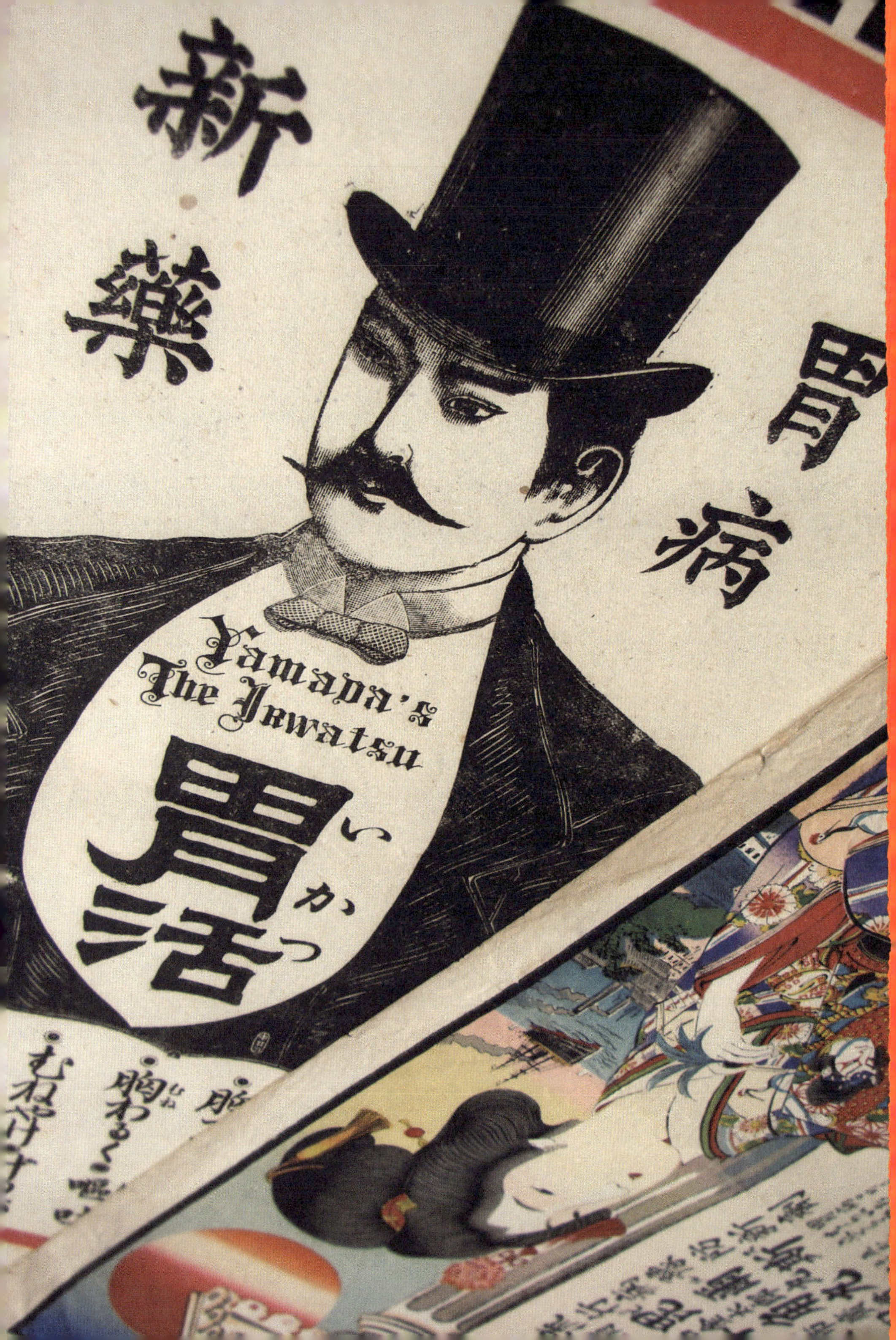
胃病
新薬
Yamada's
胃活《いかつ》

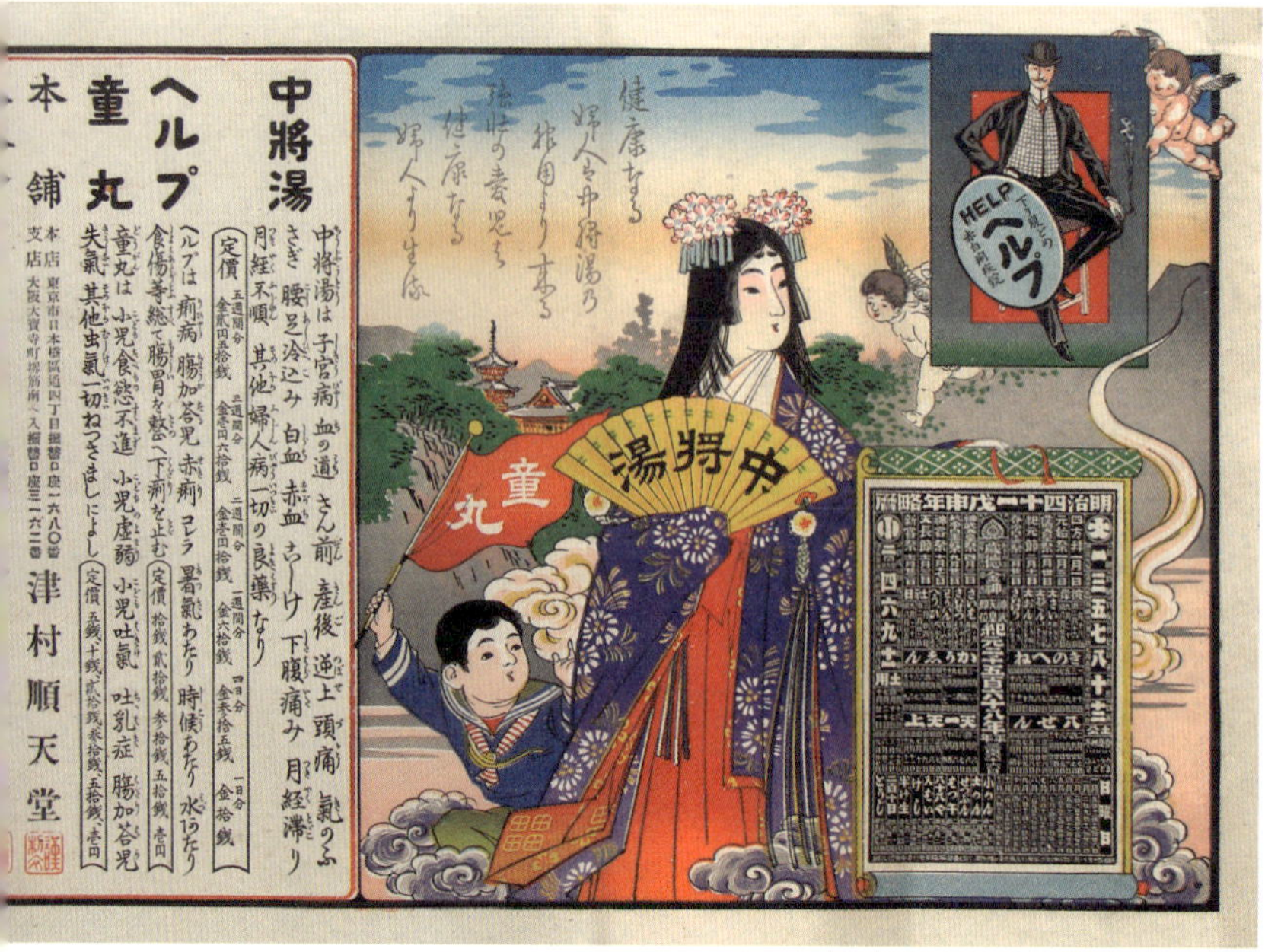
中將湯
ヘルプ
童丸
本舖
中將湯は子宮病 血の道 さん前 産後 逆上 頭痛 氣のふさぎ 腰足冷込み 白血 赤血 ちーけ 下腹痛み 月經滯り 月經不順 其他婦人病一切の良藥なり
定價 五週間分 金貳圓五拾錢 三週間分 金壹圓六拾錢 二週間分 金壹圓拾錢 一週間分 金六拾錢 四日分 金參拾五錢 一日分 金拾錢
ヘルプは痢病 腸加答兒 赤痢 コレラ 暑氣あたり 時候あたり 水あたり 食傷等總て腸胃を整へ下痢を止む
定價 拾錢 貳拾錢 參拾錢 五拾錢 壹圓
童丸は小兒食慾不進 小兒虚弱 小兒吐氣 吐乳症 腸加答兒 失氣 其他虫氣一切ねつさましによし
定價 五錢 十錢 貳拾錢 參拾錢 五拾錢 壹圓
本店 東京市日本橋區通四丁目 振替口座一六八〇番
支店 大阪大寶寺町堺筋南へ入 振替口座三一六二番
津村順天堂
中將湯
童丸
HELP
ヘルプ

明治後期　クロモ石版

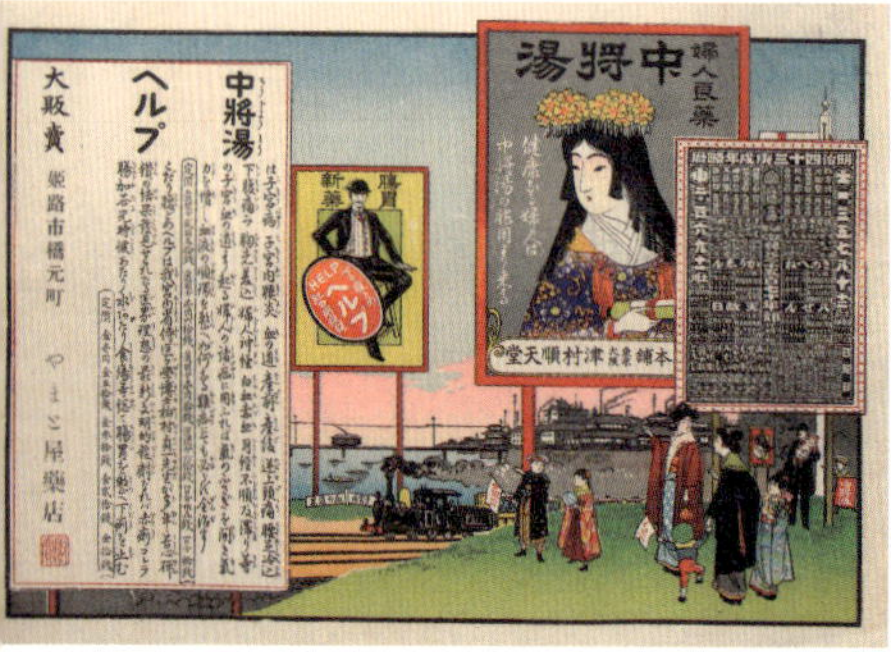
中將湯
ヘルプ
大販賣
やまと屋藥店
中將湯
婦人良藥

明治後期　クロモ石版

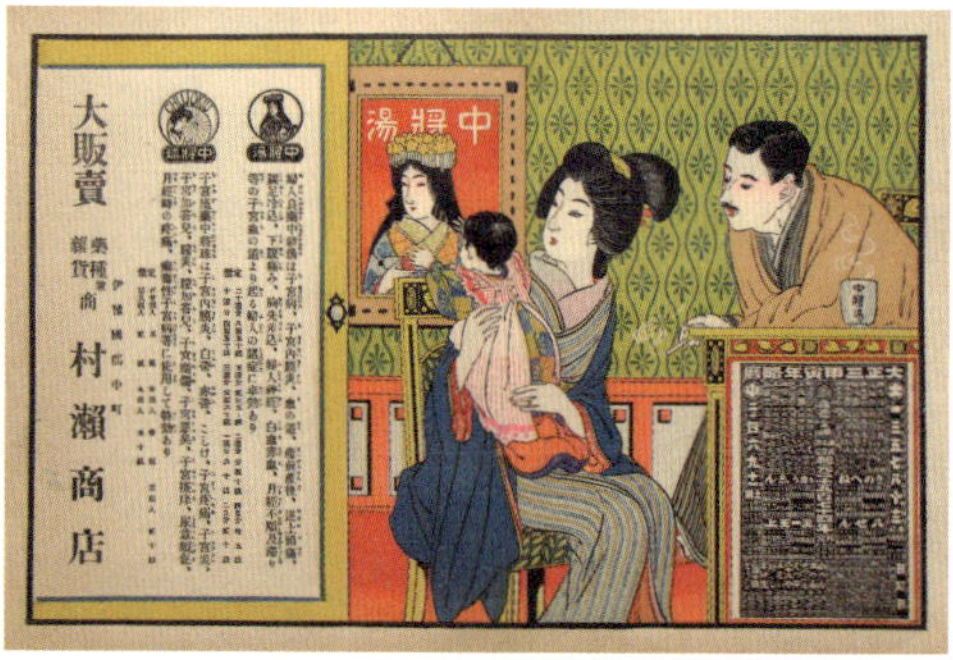
大販賣
村瀬商店
中將湯

大正　クロモ石版

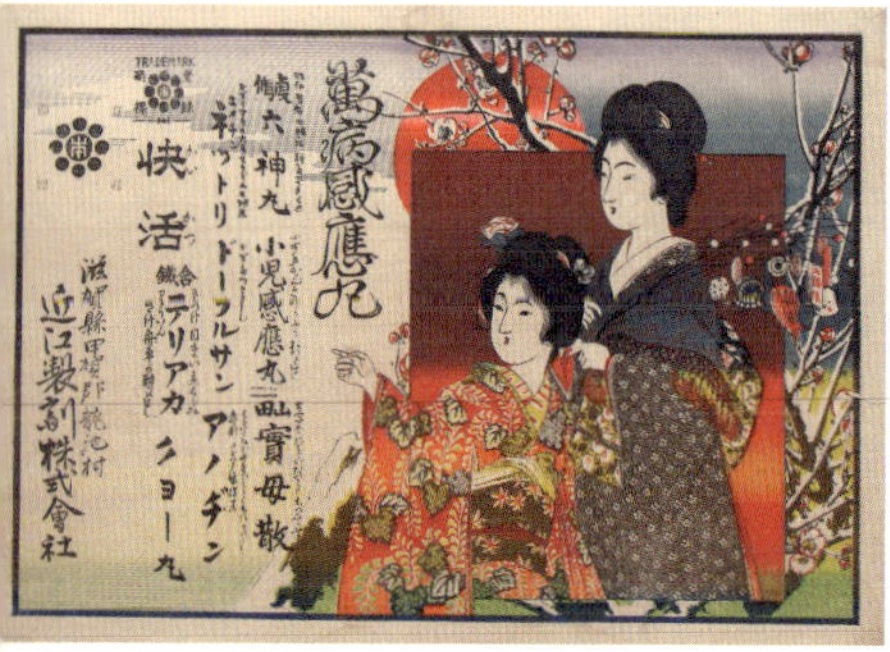
萬病感應丸
快活
近江製劑株式會社

明治後期　クロモ石版

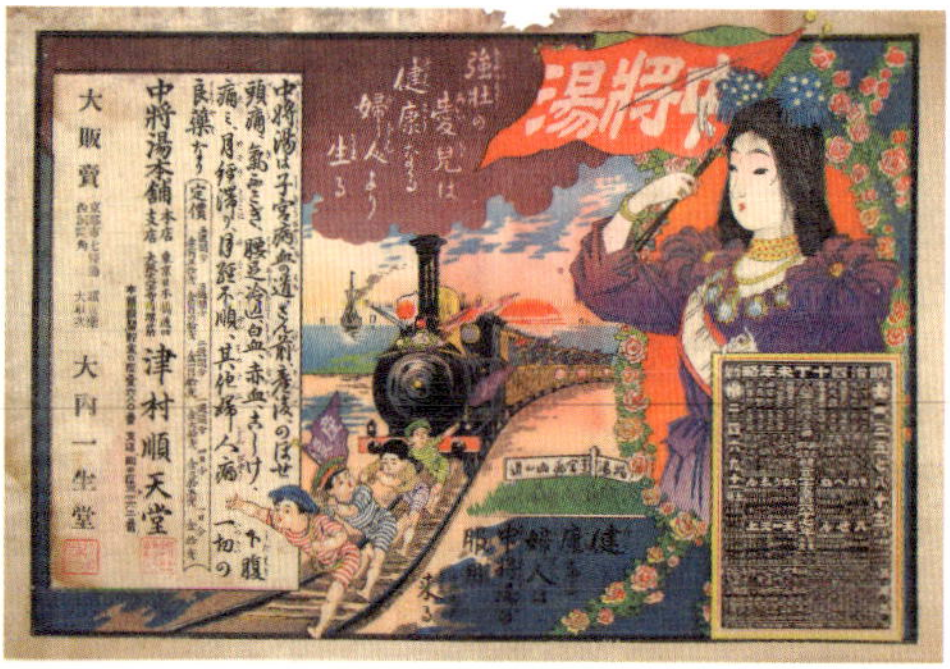
中將湯
大販賣
津村順天堂

明治後期　クロモ石版

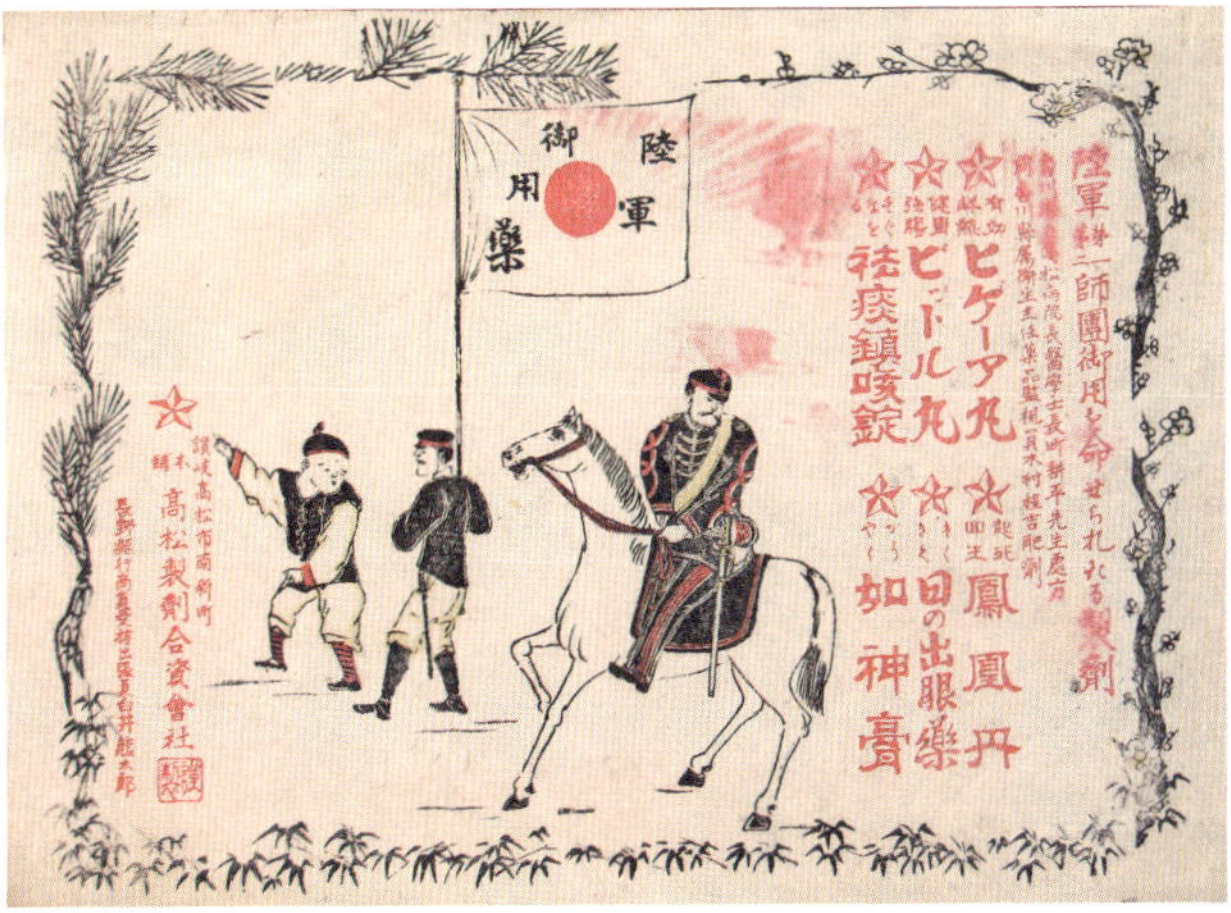

明治中期　木版刷

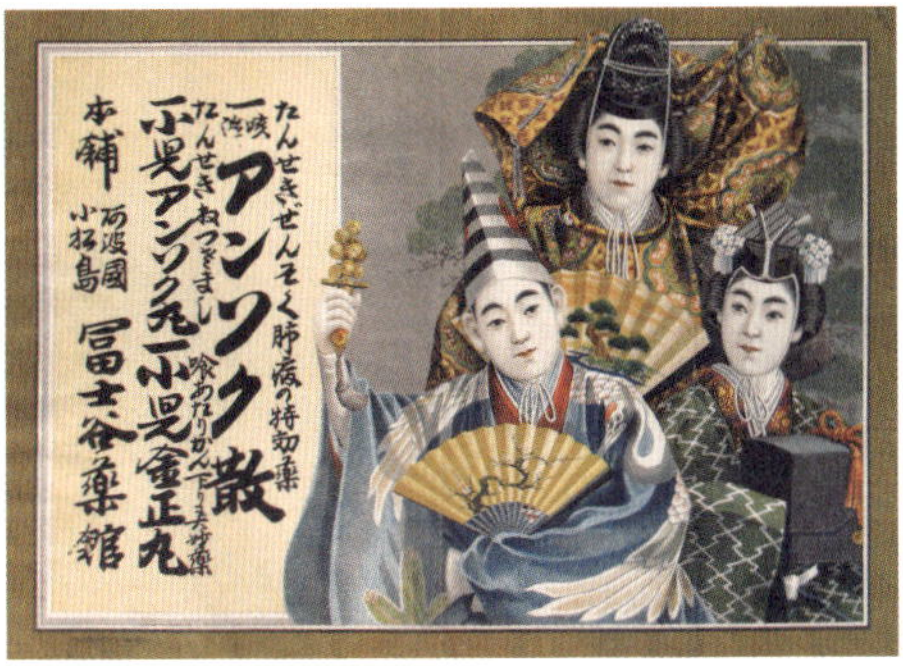

大正　クロモ石版

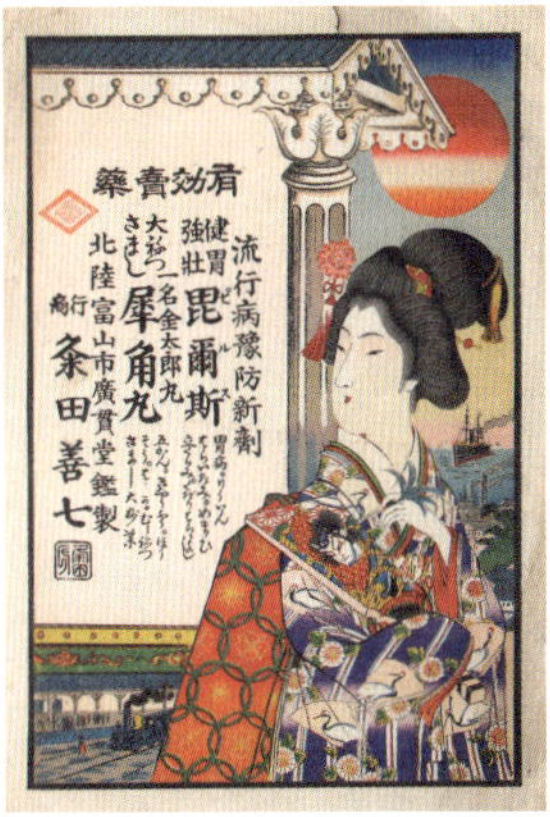

明治後期　クロモ石版

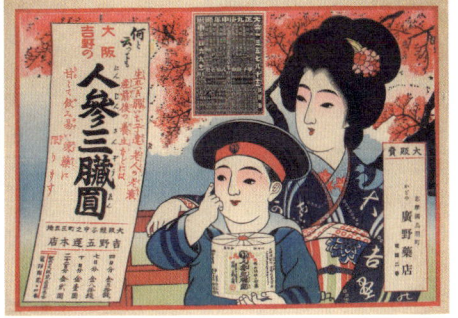

大正　クロモ石版

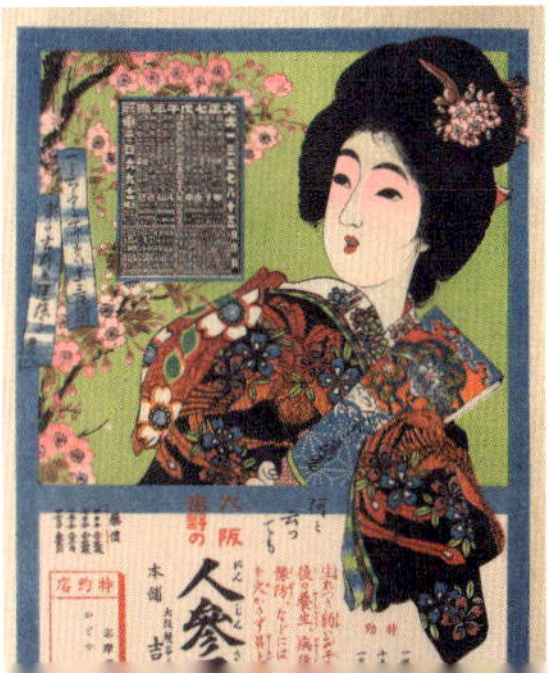

大正　クロモ石版

売薬土産・引き札

42

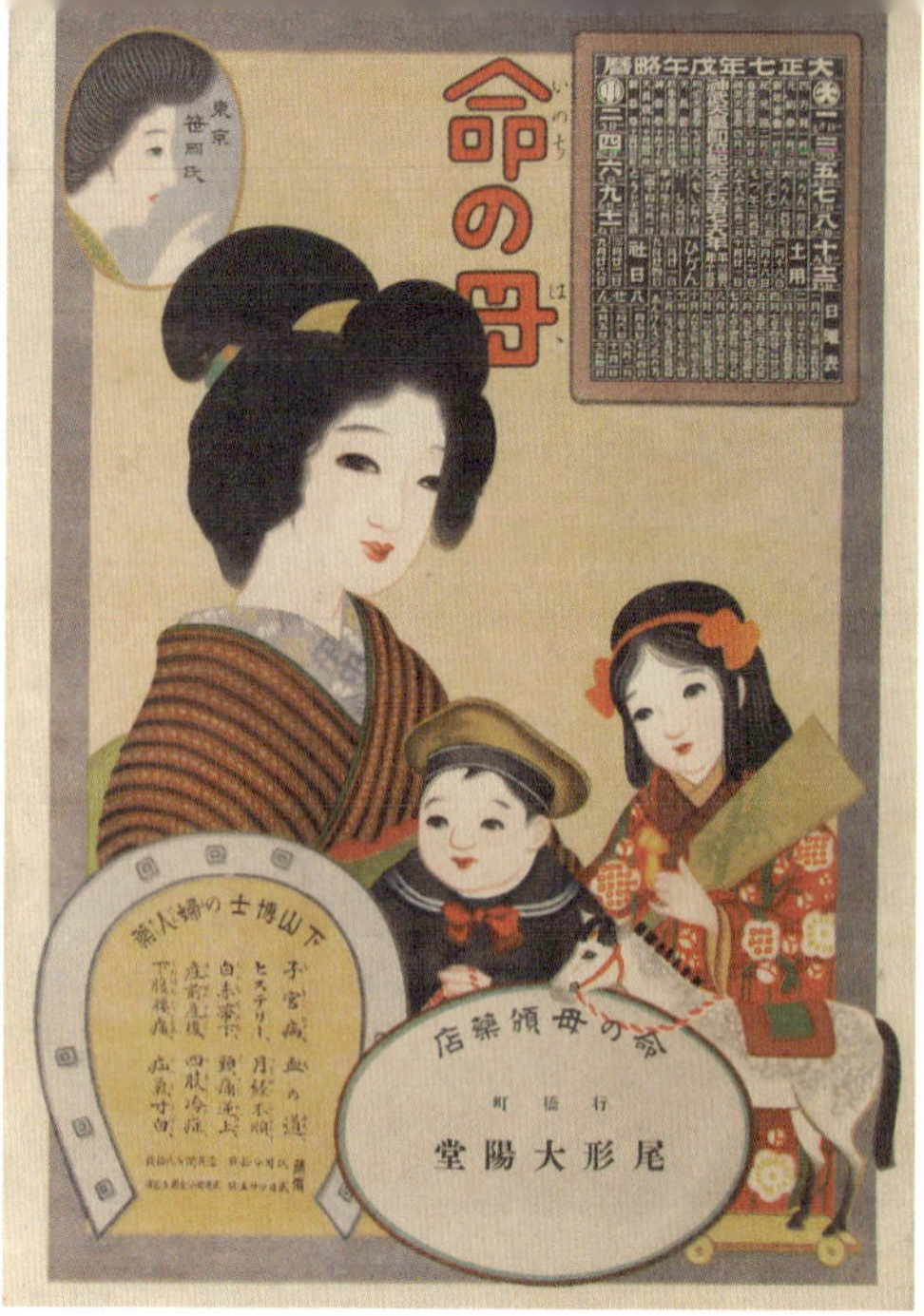

大正　オフセット印刷

大正　クロモ石版

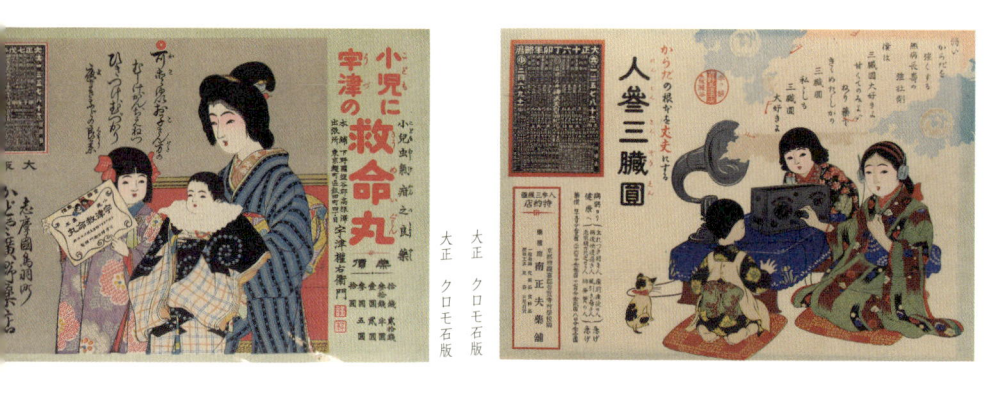

大正　クロモ石版

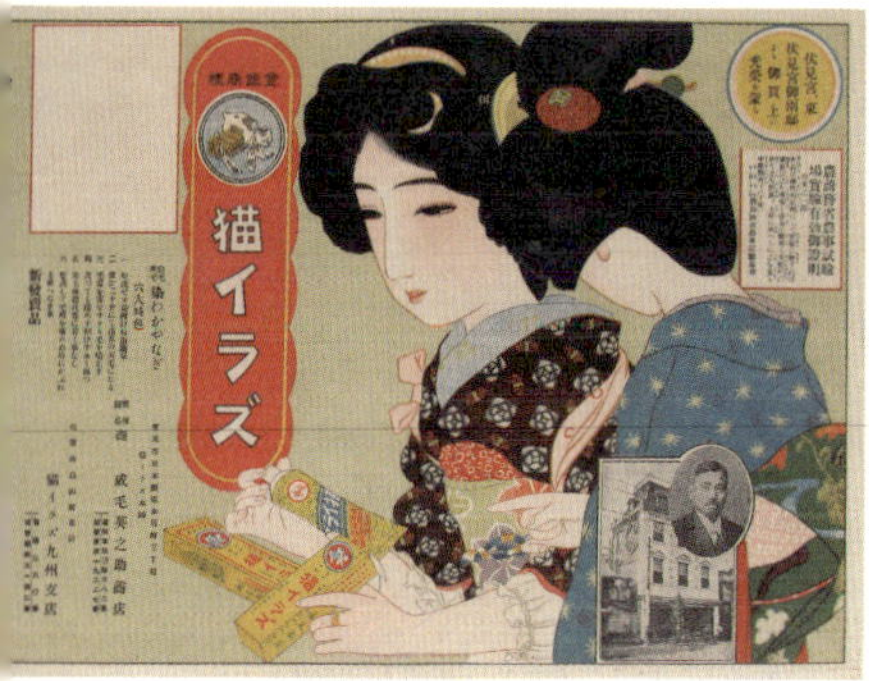

昭和前期　オフセット印刷

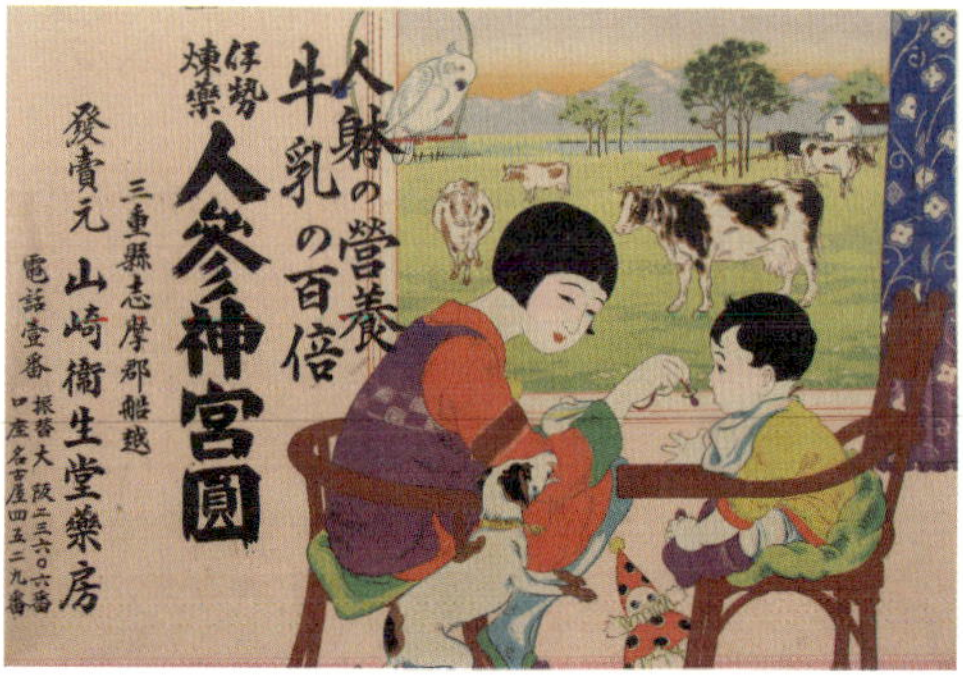

大正　クロモ石版

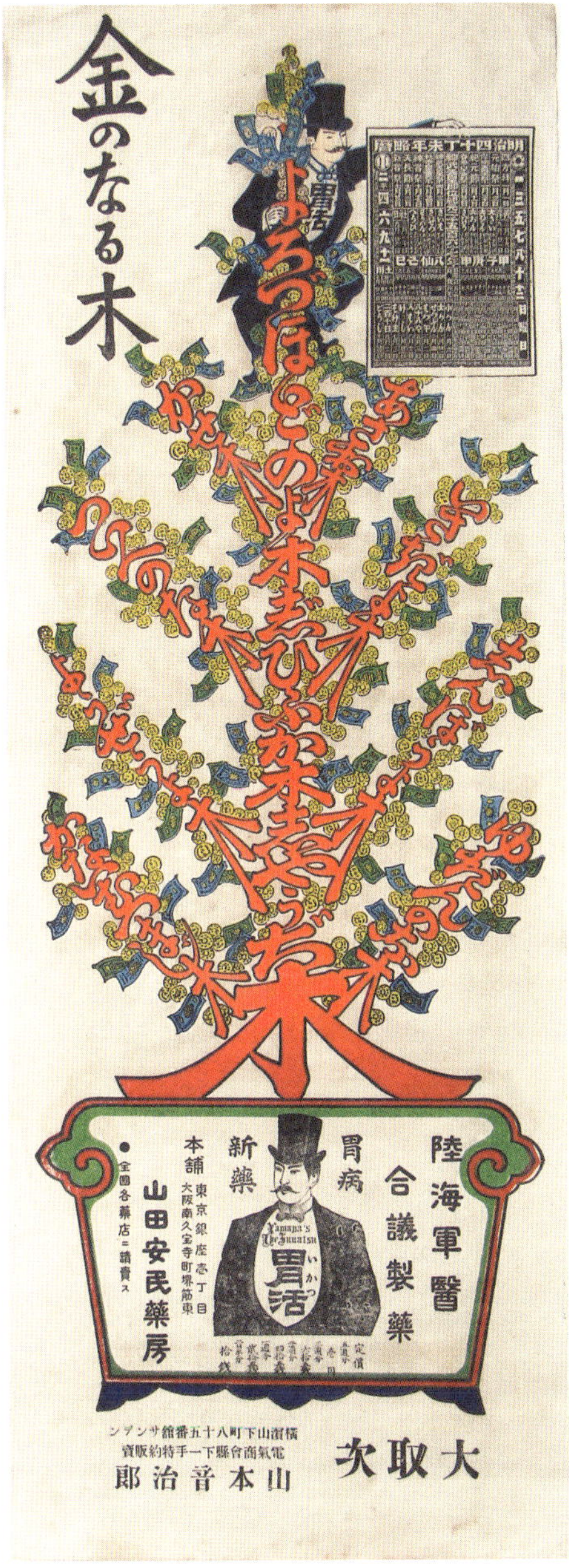

明治後期　多色木版＋活版

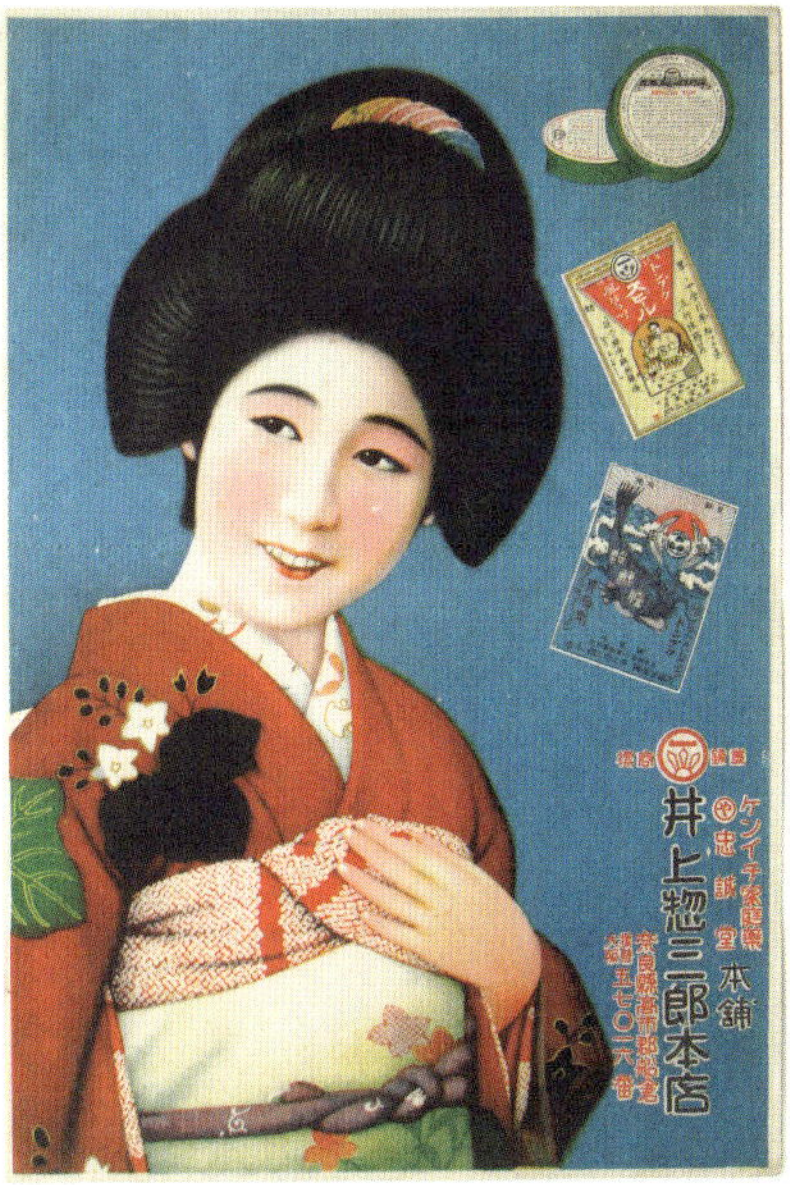

昭和前期　オフセット印刷

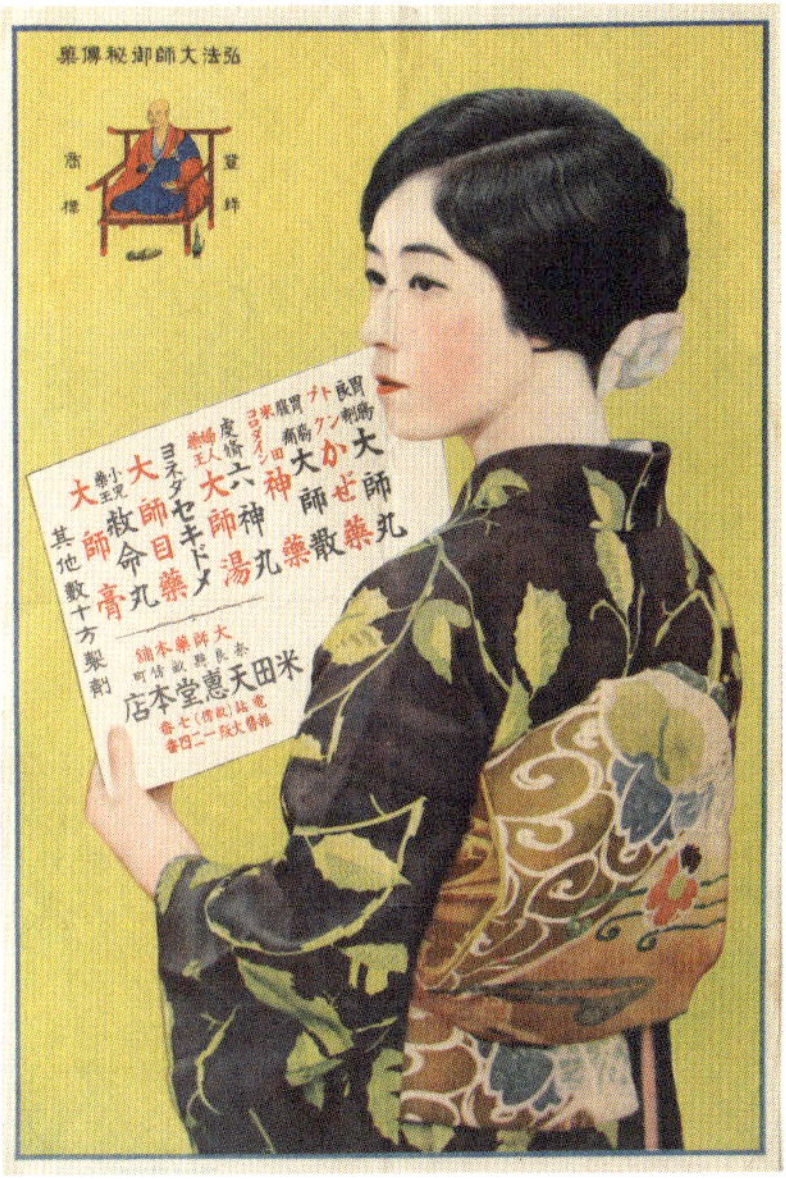

昭和前期　オフセット印刷

43

売薬
土産

紙風船

Paper Balloon

売薬さんを象徴する土産がこの紙風船です。明治30年頃から版画に変わって流行したようです。簡素な作りで、しばらく空中で手まりして遊べばすぐに壊れてしまうおもちゃですが、子供達には、ほんのひとときを楽しませてくれるのに十分足るものでした。私も、売薬さんが薬の入れ替えをしに来るたびに、横でじっと待っていたのはこの紙風船がおめあてだったからです。古いものは木版刷りで「はとポッポ」などの童謡が刷り込まれたものが多くあったのですが、昭和初期には軍事ものに、そして戦後は広告などの刷り込みののち、殆どがテレビやマンガのキャラクターに替わっていったようです。昭和も後期になると紙風船も姿を消し、カラフルなゴム風船にとって替わりました。

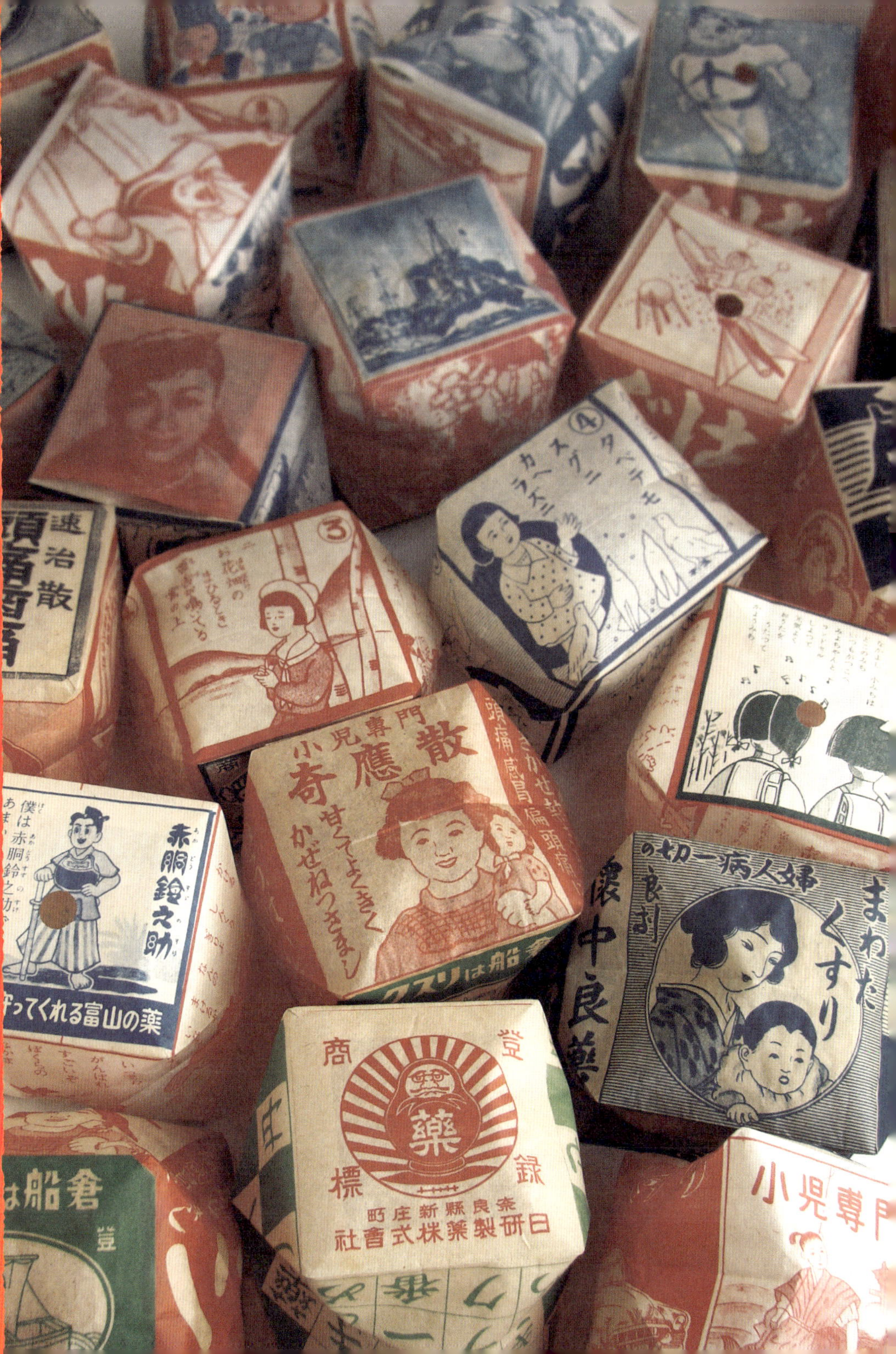
速治散
小児専門
奇應散
甘くてよくきく
かぜねつさまし
クスリは船倉
赤《あか》胴《どう》鈴《すず》之《の》助《すけ》
守ってくれる富山の薬
婦人病一切の
まわたくすり
懐中良薬
登録商標
薬
奈良縣新庄町
日研製薬株式會社
は船倉
小児専門

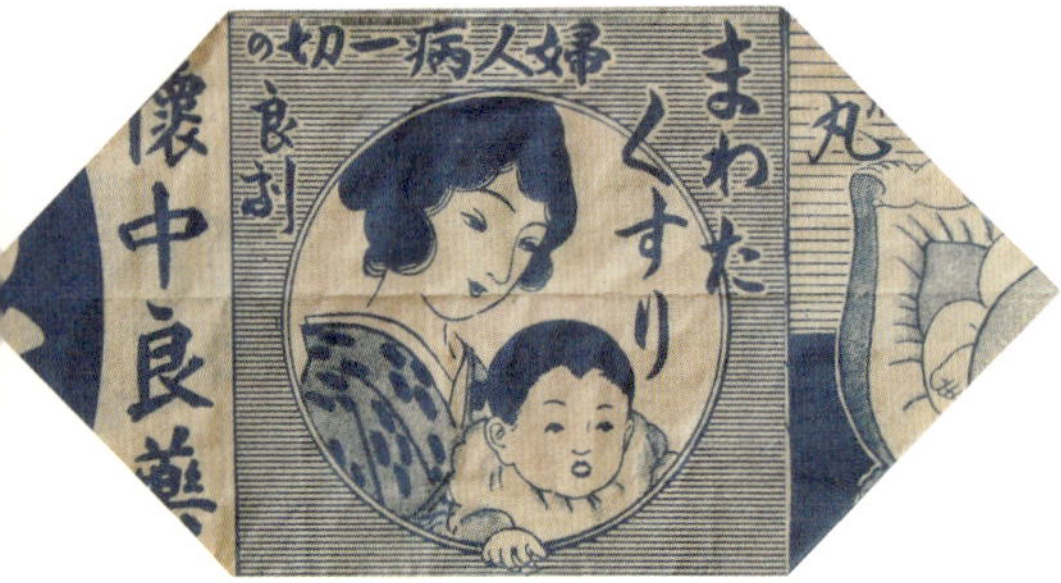

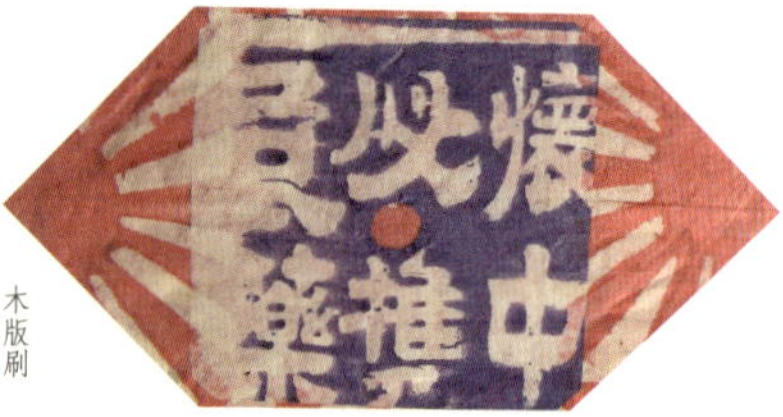

木版刷

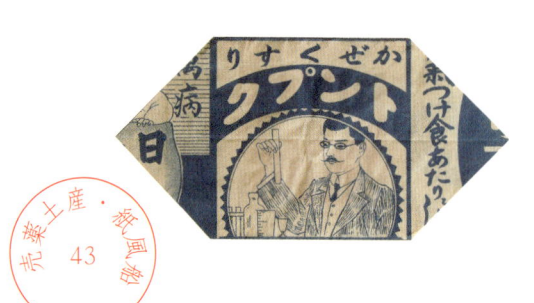

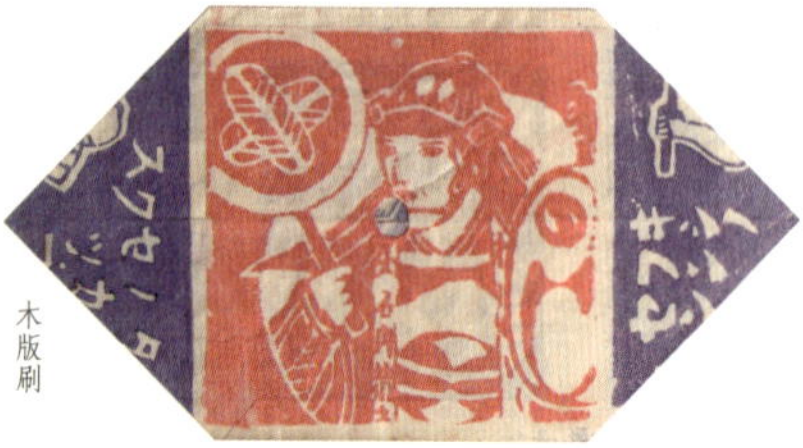

木版刷

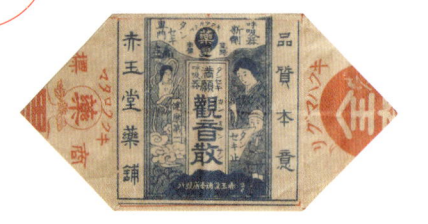

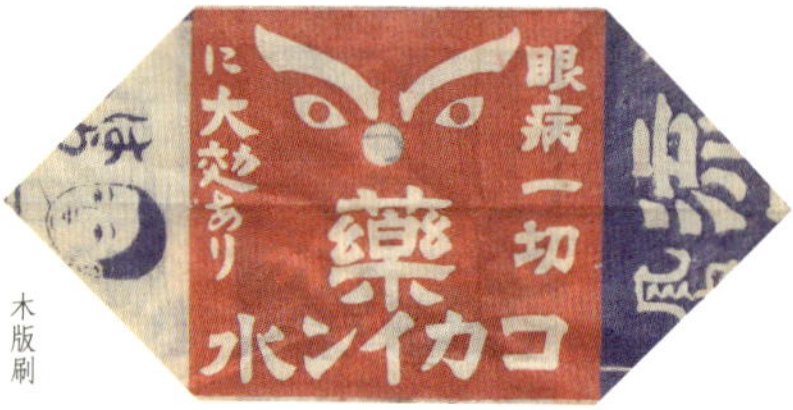

木版刷

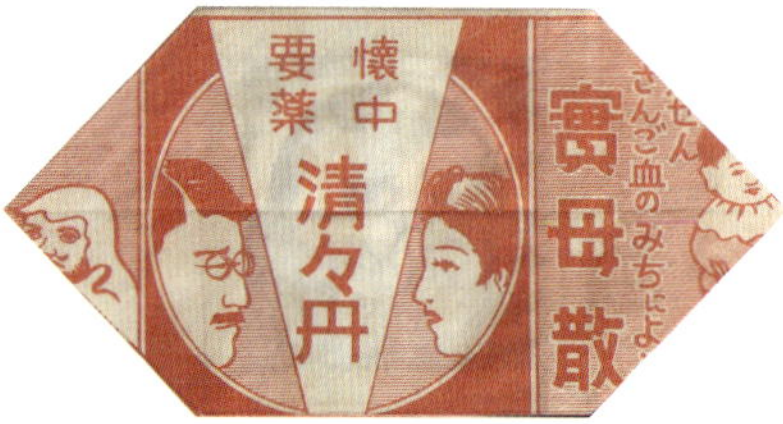

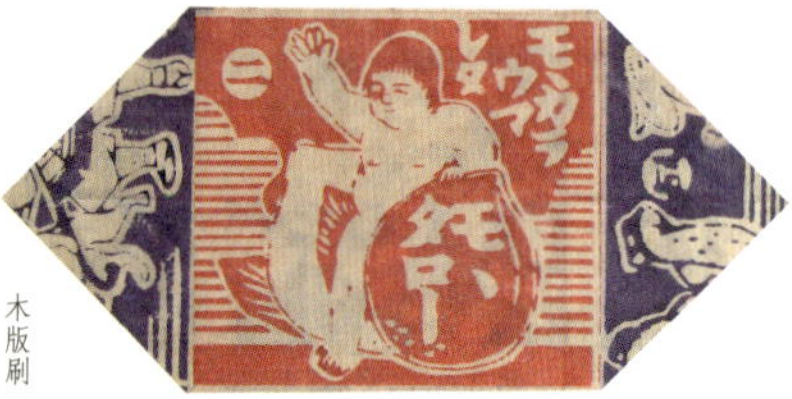

木版刷

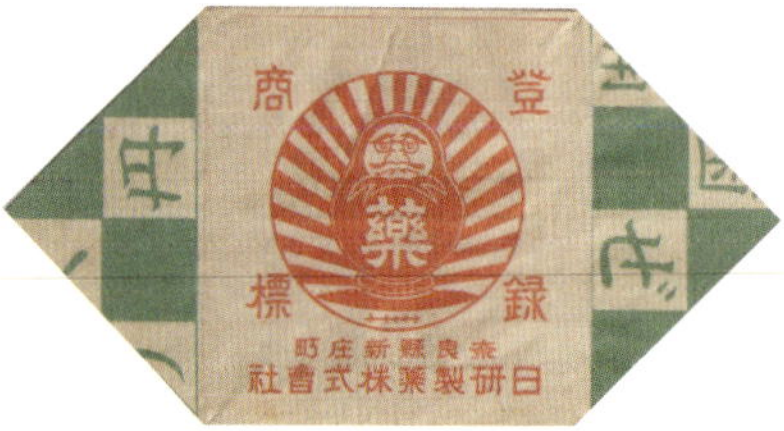

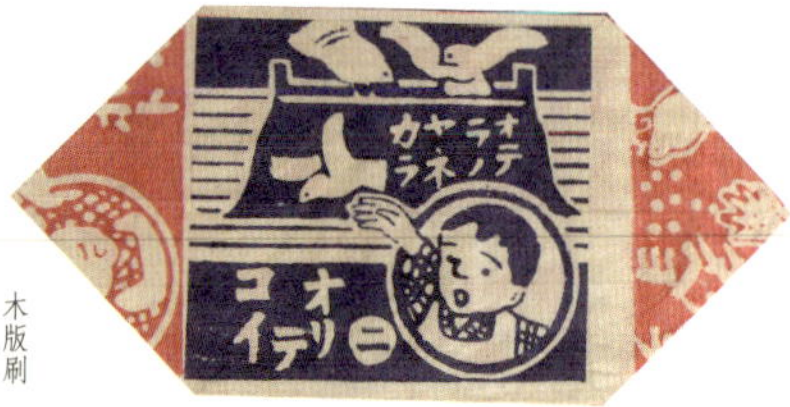

木版刷

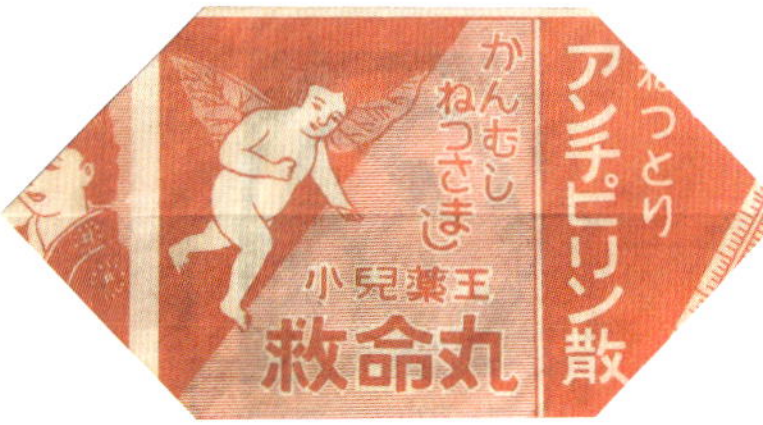

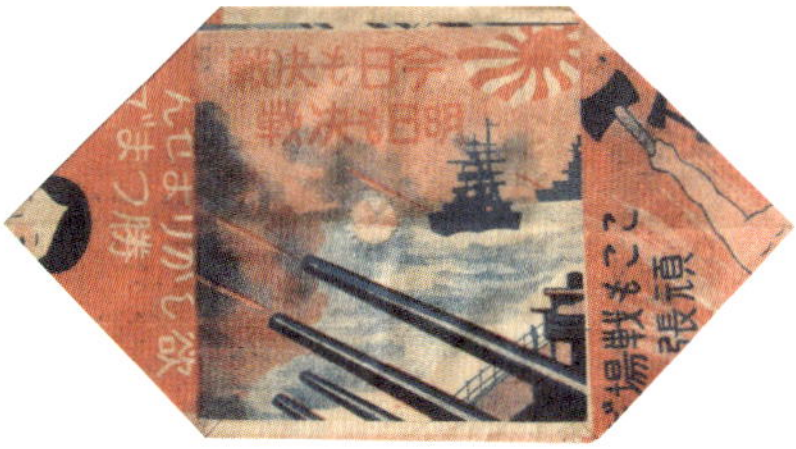

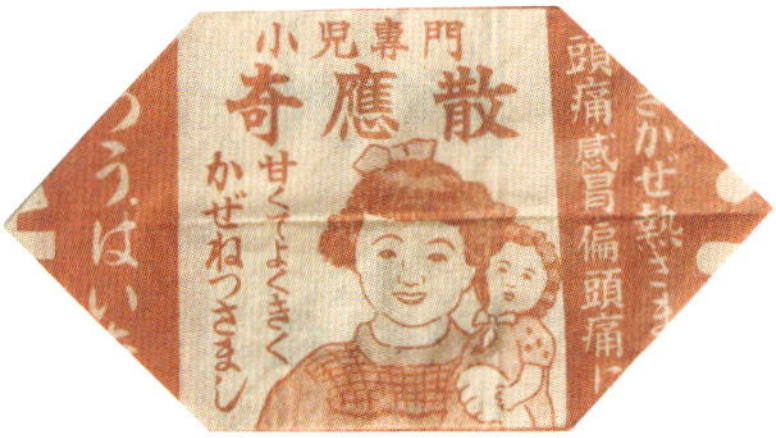

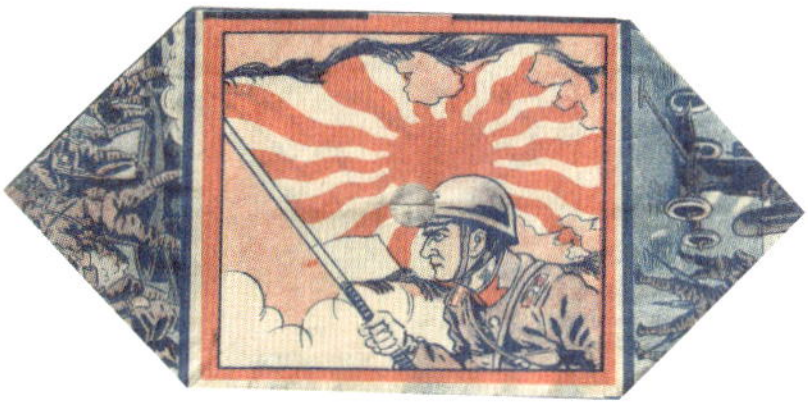

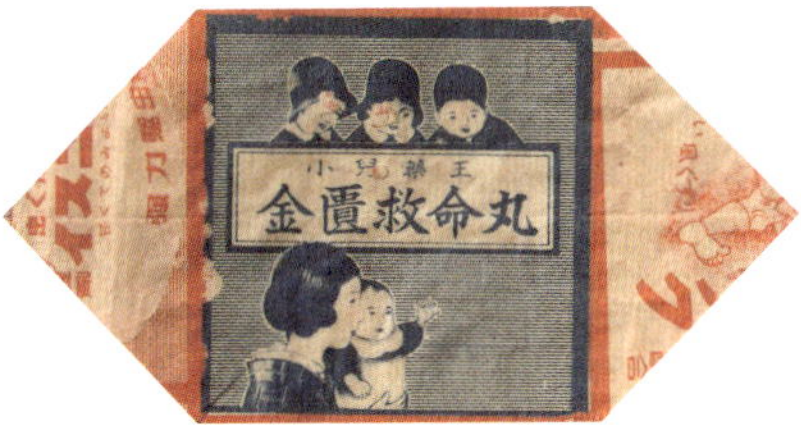

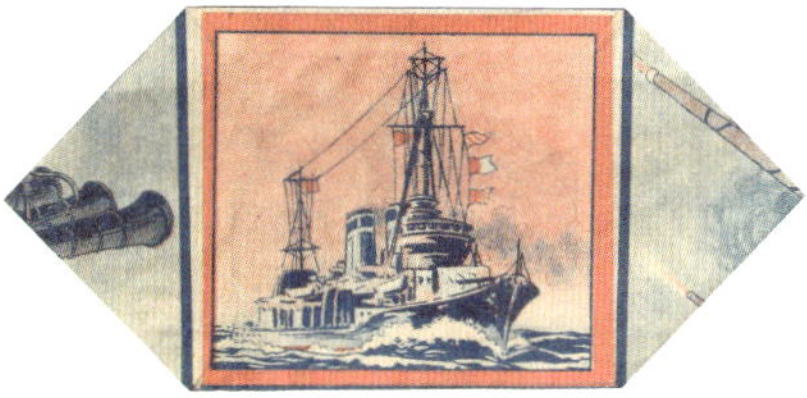

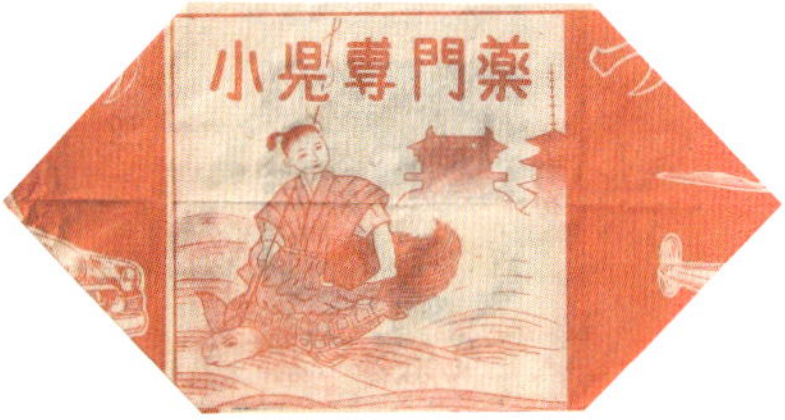

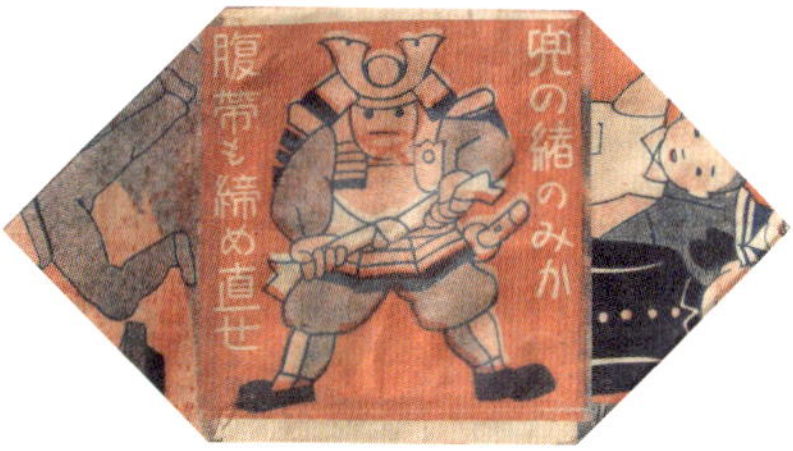

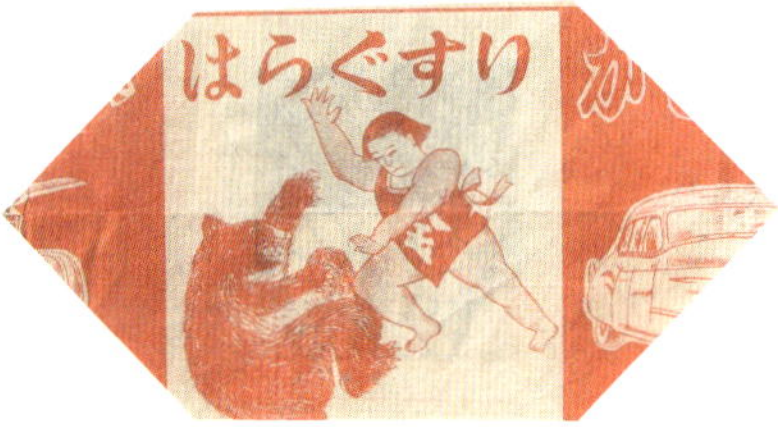

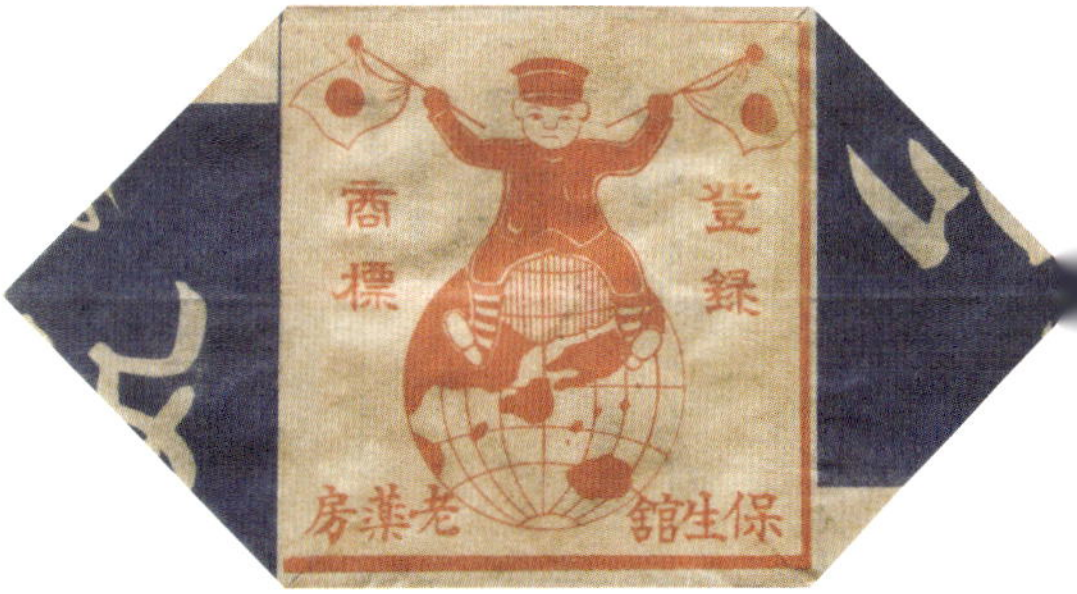

表示以外すべてオフセット印刷

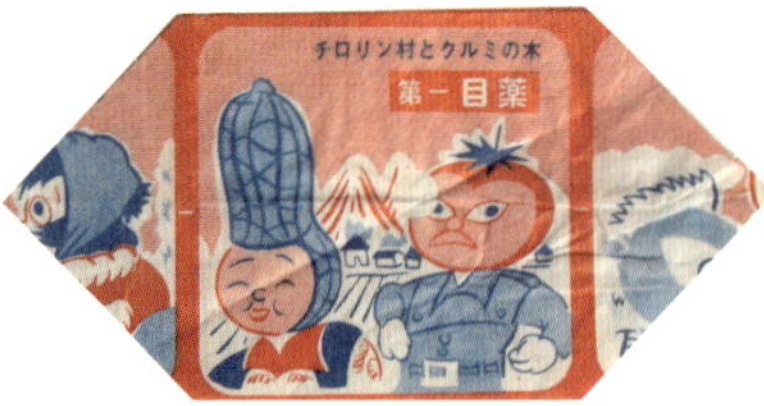

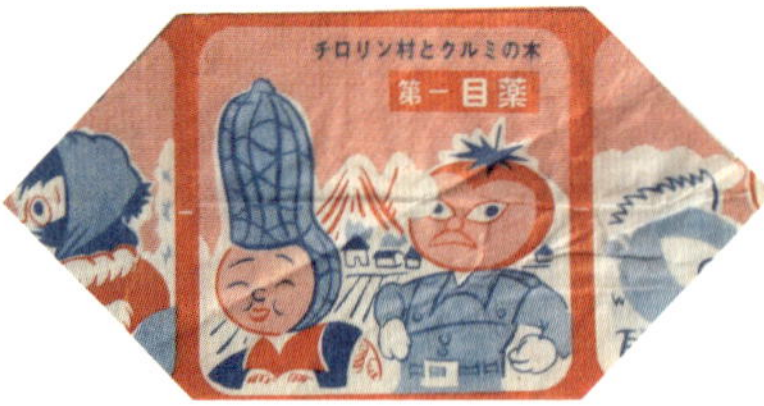

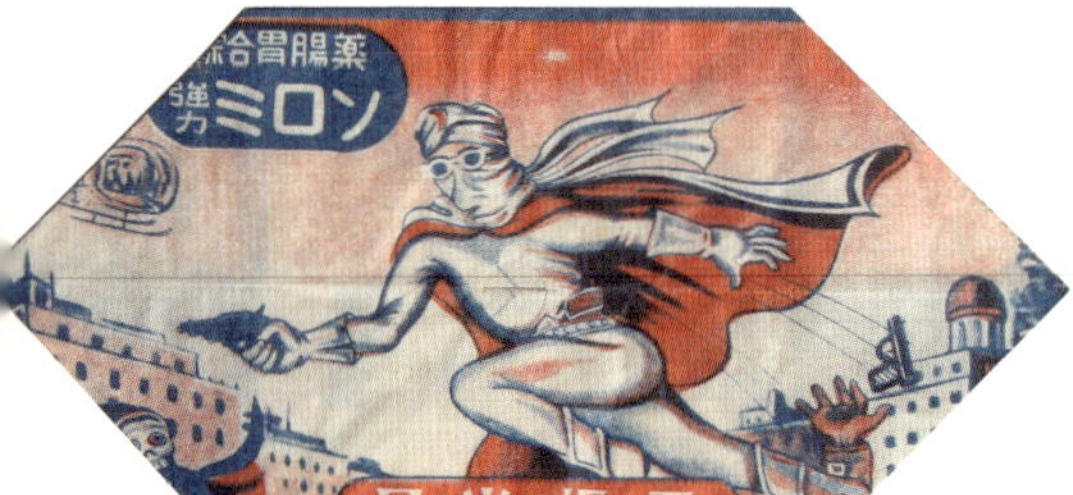

チロリン村とクルミの木
第一目薬

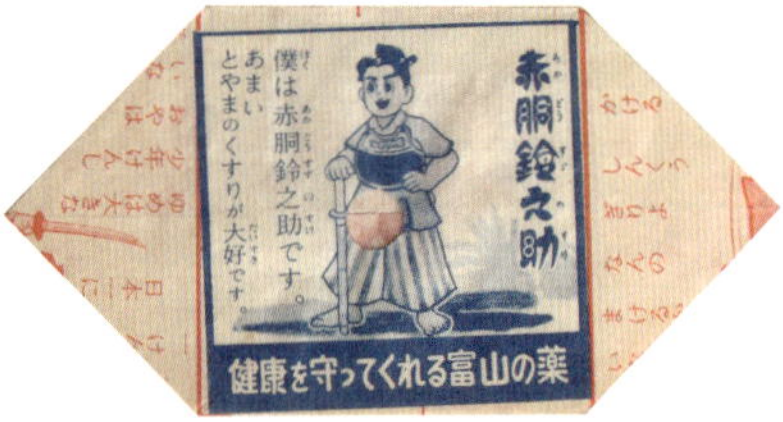

赤《あか》胴《どう》鈴《すず》之《の》助《すけ》
僕《ぼく》は赤胴鈴之助《あかどうすずのすけ》です。
あまい
とやまのくすりが大好《だいすき》です。
健康を守ってくれる富山の薬

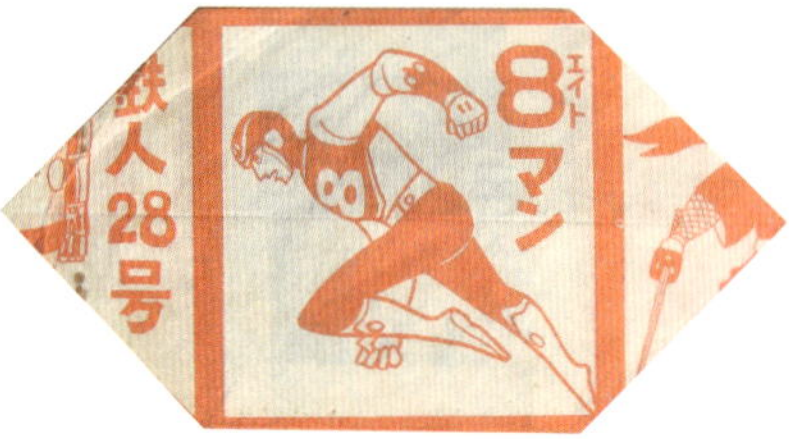

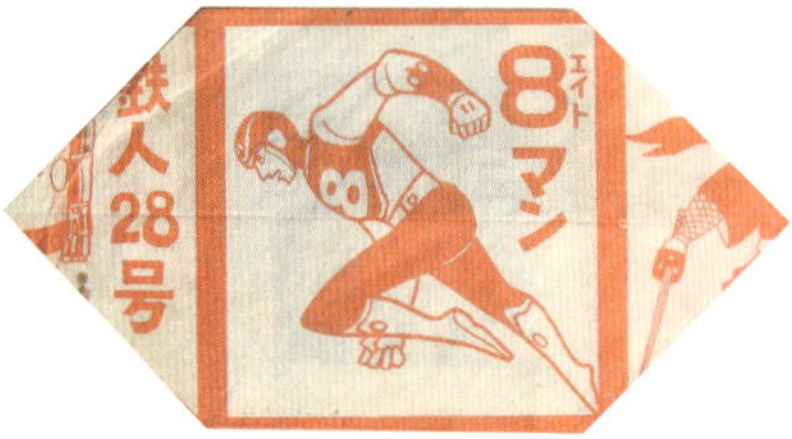

鉄人28号
8《エイト》マン

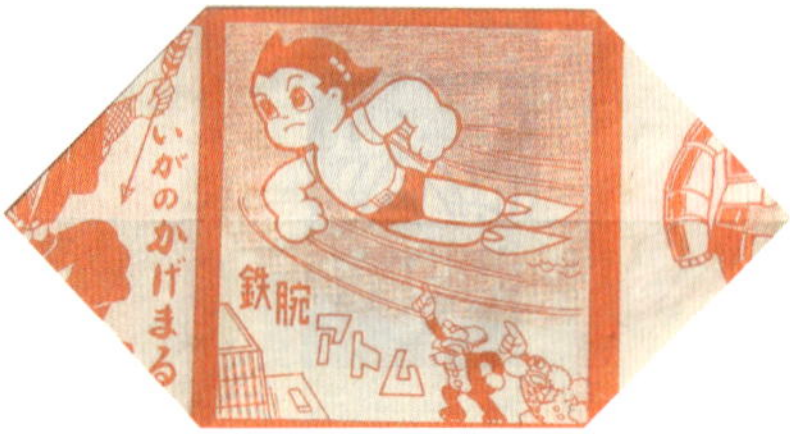

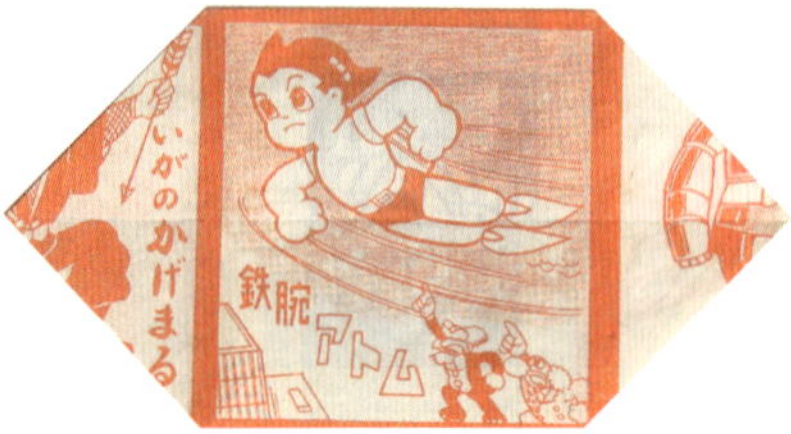

いがのかげまる
鉄腕アトム

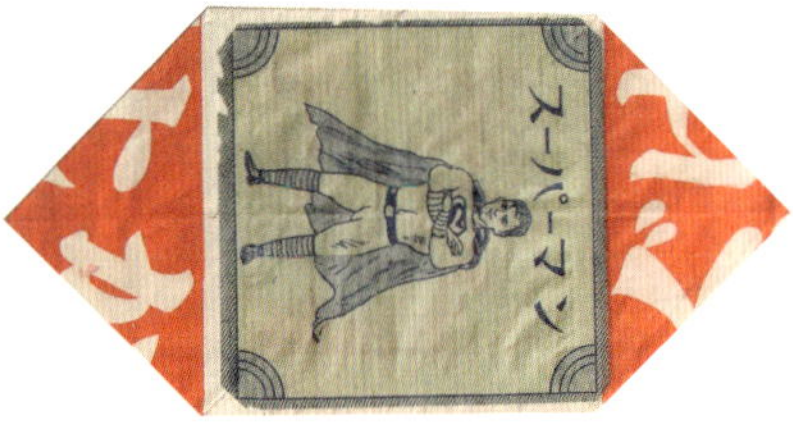

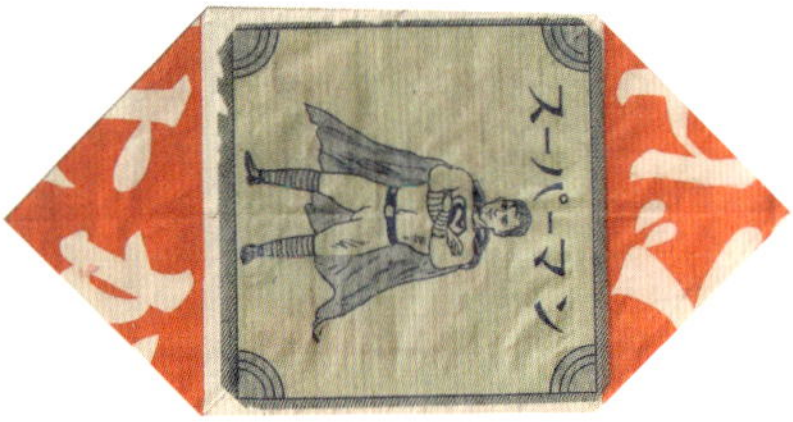

スーパーマン

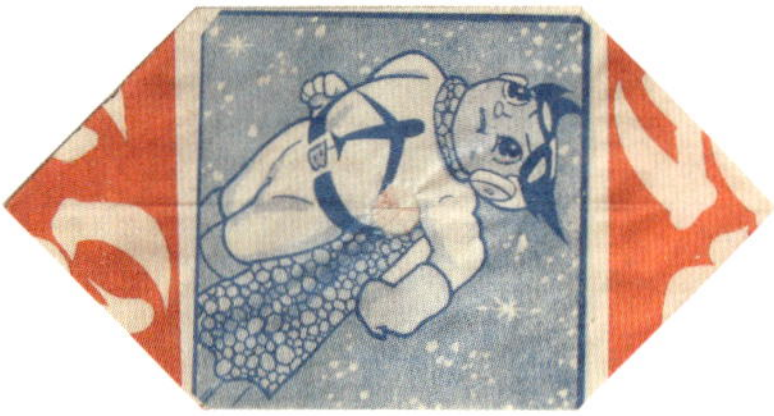

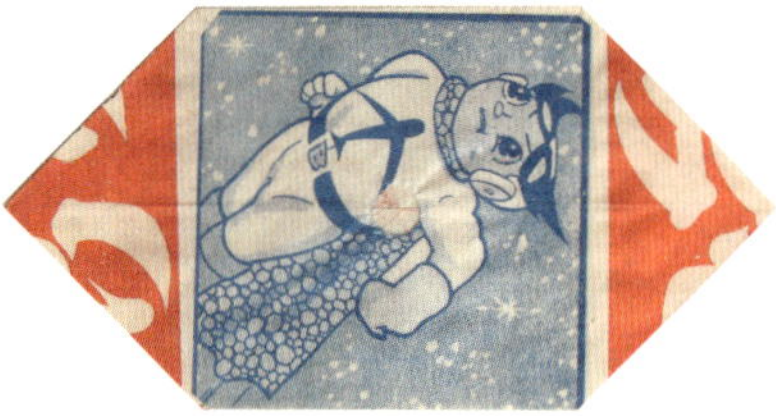

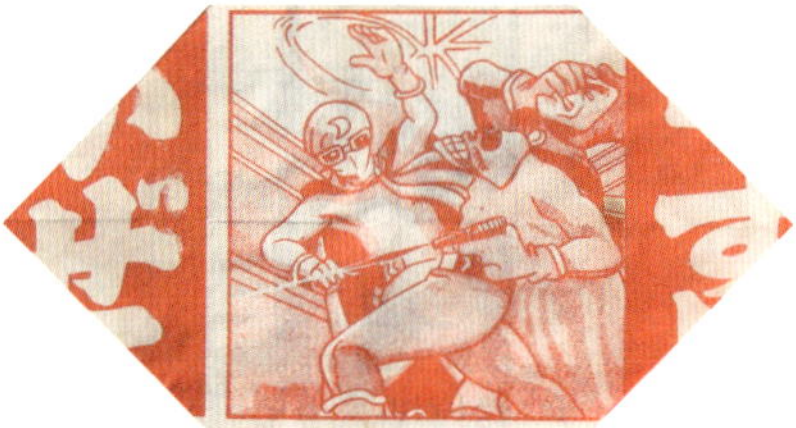

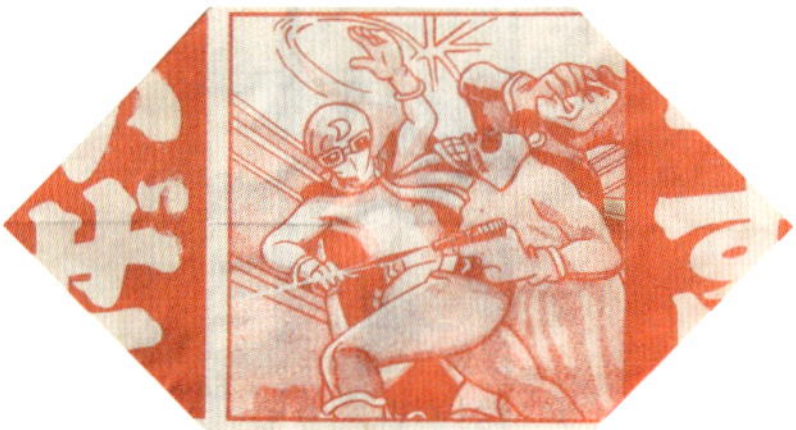

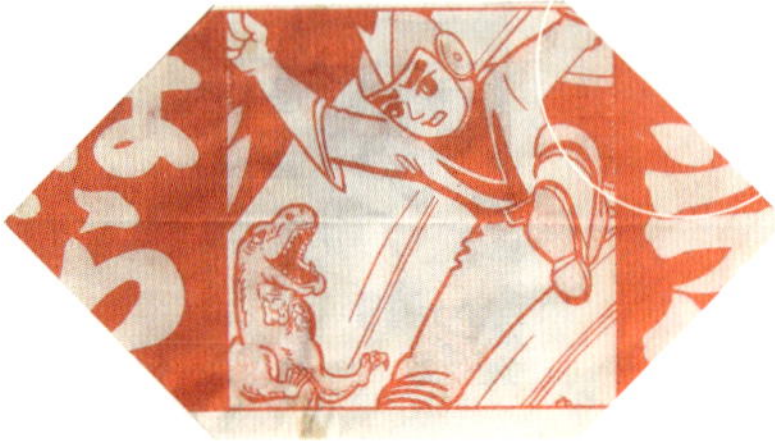

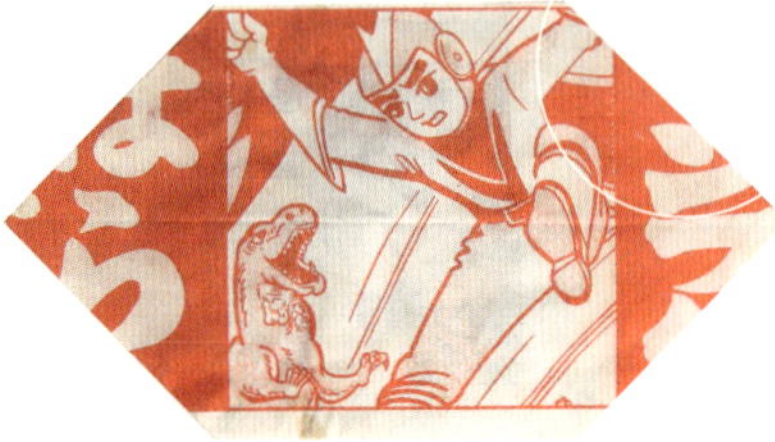

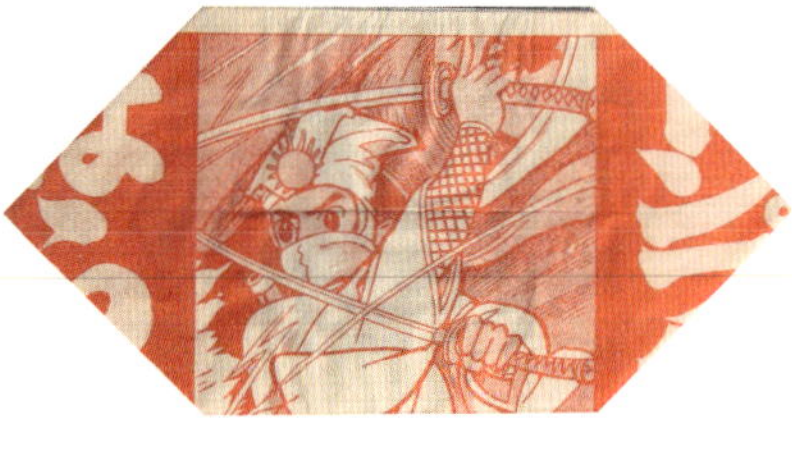

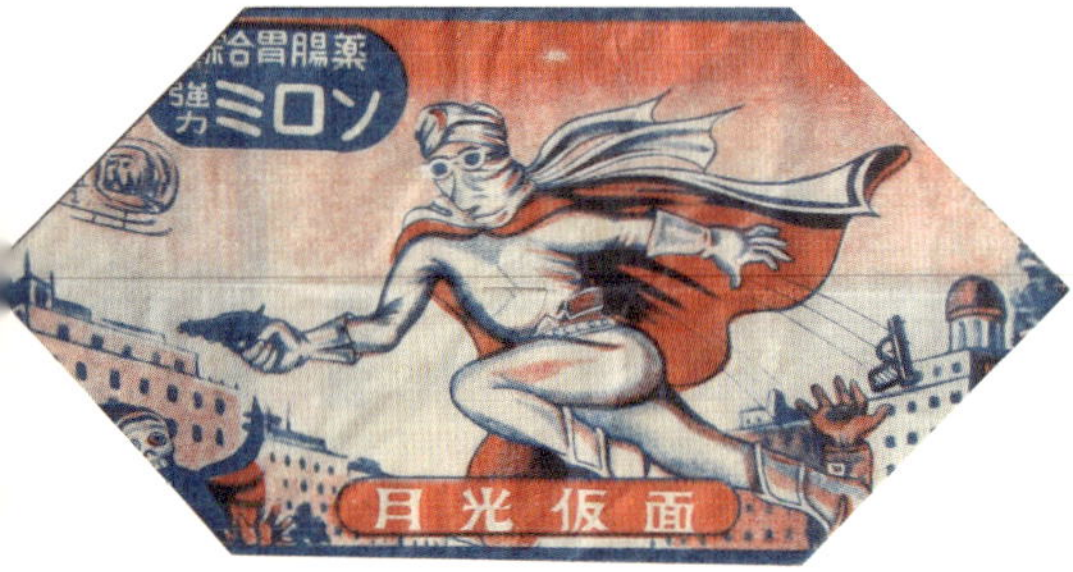

綜合胃腸薬
強力ミロン
月光仮面

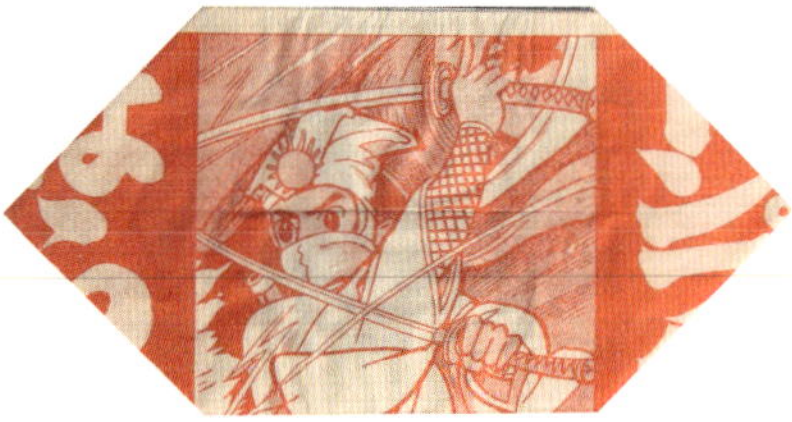

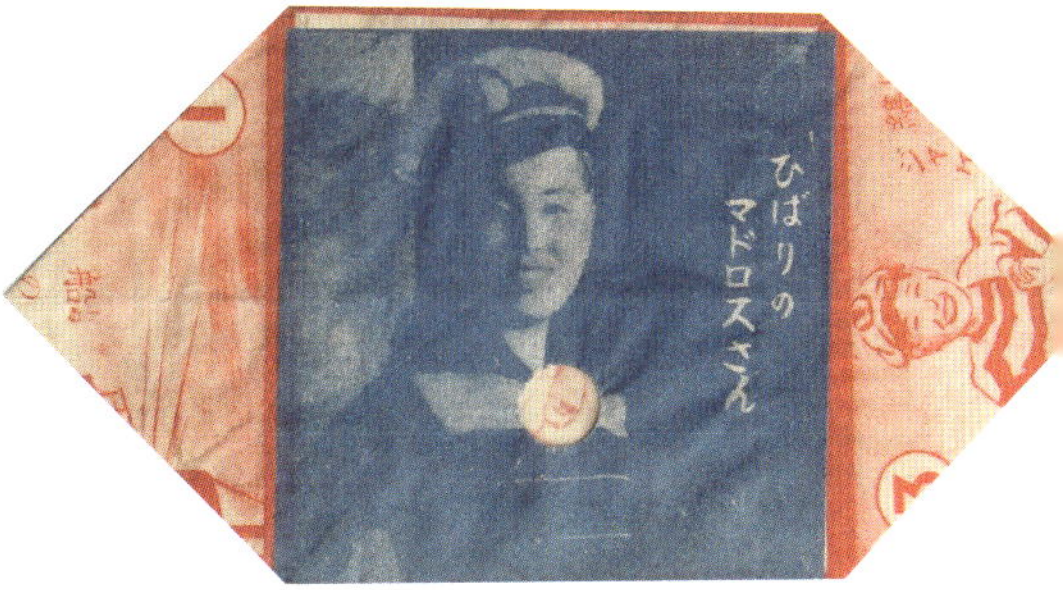
ひばりのマドロスさん

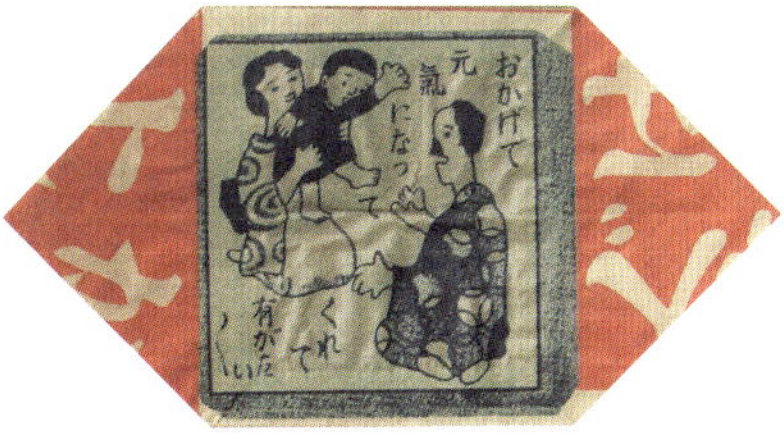
おかげて元氣になつてくれて有かたい

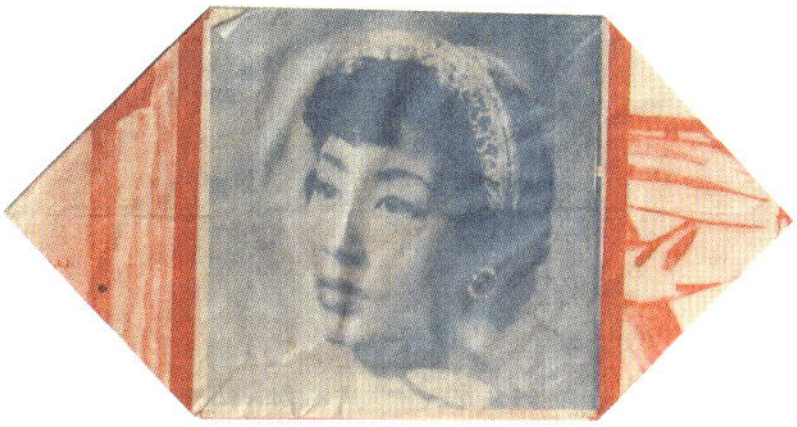

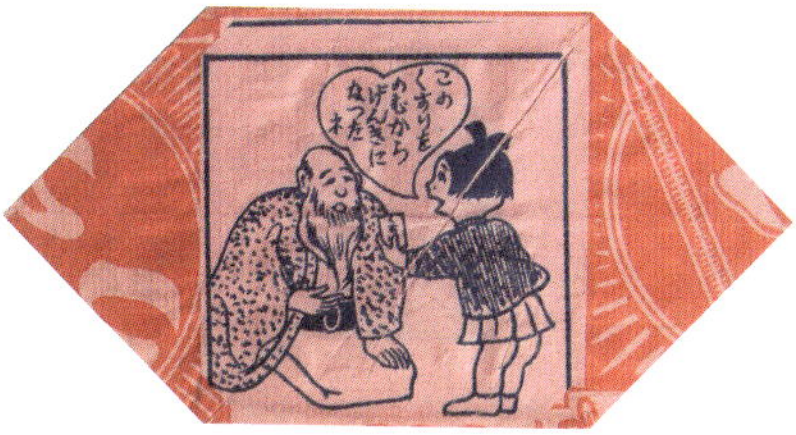
このくすりをのむからげん気になったネ

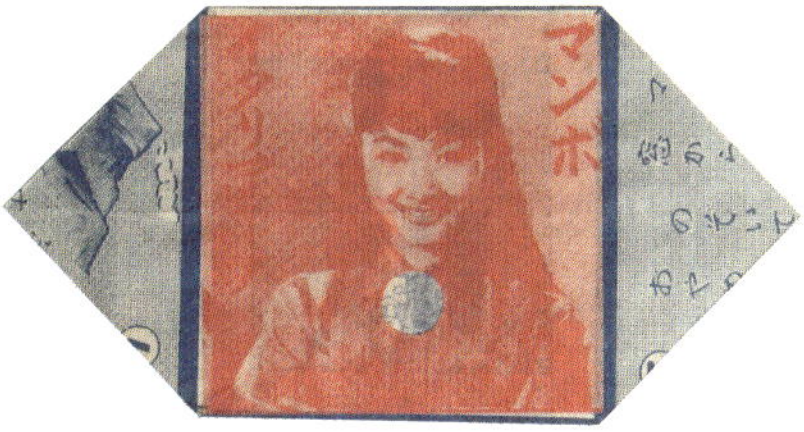
マンボ

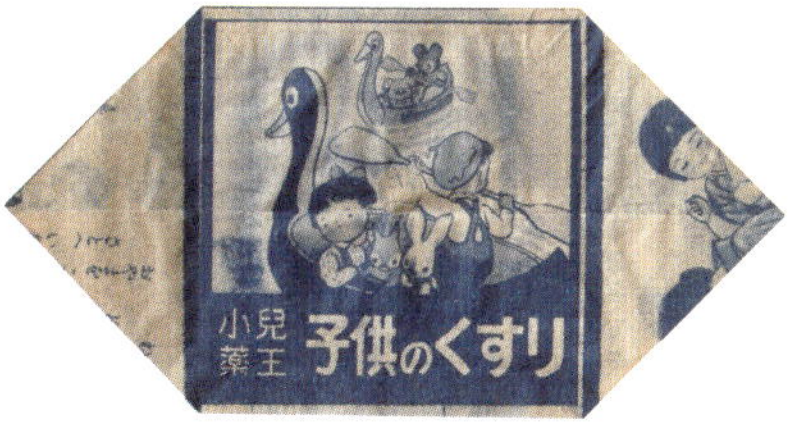
小兒薬王
子供のくすり

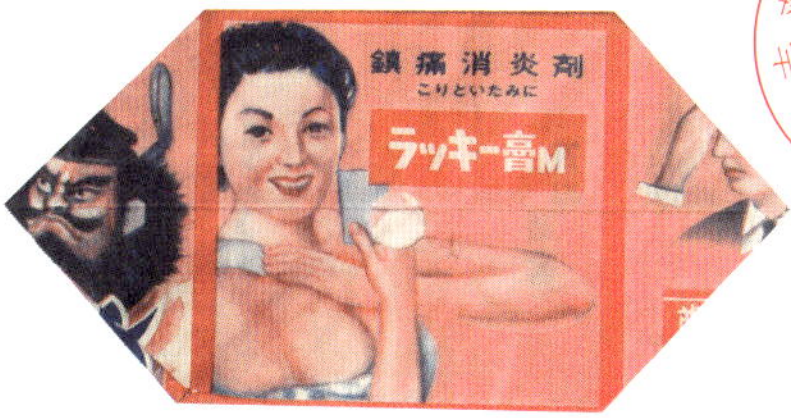

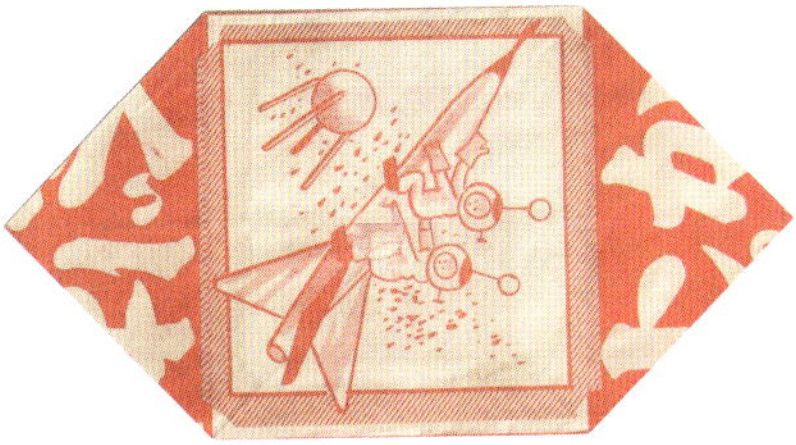

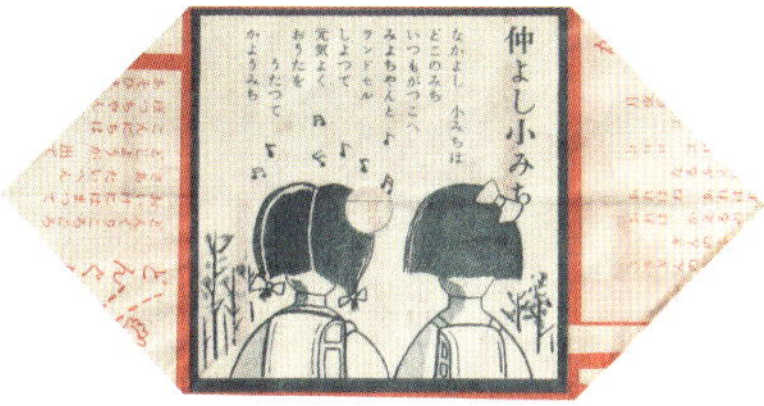

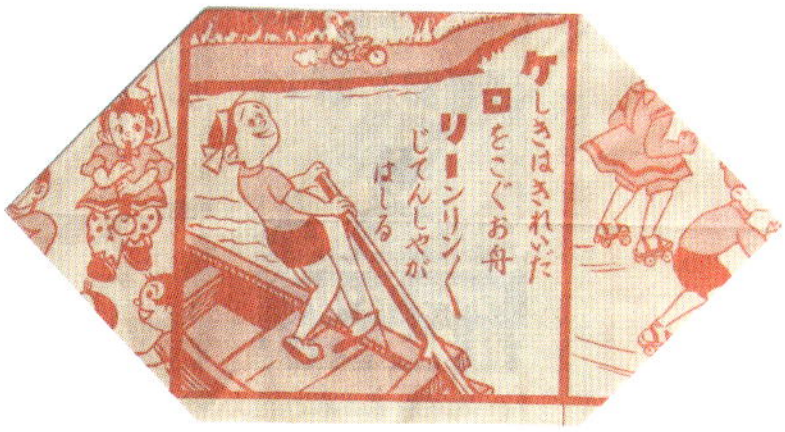
ケしきはきれいだ
ロをこぐお舟
リーンリン〱
じてんしゃが
はしる

売薬土産・紙風船
43

すべてオフセット印刷

44

売薬土産

紙玩具

Paper Toy

売薬業者はいつの時代にも、回商時のお土産のアイデアに腐心しています。私が記憶している売薬土産で最も多かったのは、黄色い子供用の塗り箸です。兄弟は皆これを使っていました。その後、「よくきくよ」という回文の書かれたプラスチックの小さな独楽に替わりました。売薬土産も古くは、大口のお得意先などに、酒器や食器など高価なものを使った時代もあったそうですが、業界の自主規制で、おさえられていって、安価な紙製の子供向け玩具が一般的になったようです。掲載のものは、売薬土産ばかりではなく、店売りノベルティもまざっています。ぬりえ、着せ替え人形など、中には屋形舟行灯や知恵の輪など、こんなものまで紙製でと思わせる工夫が随所にあって楽しめます。

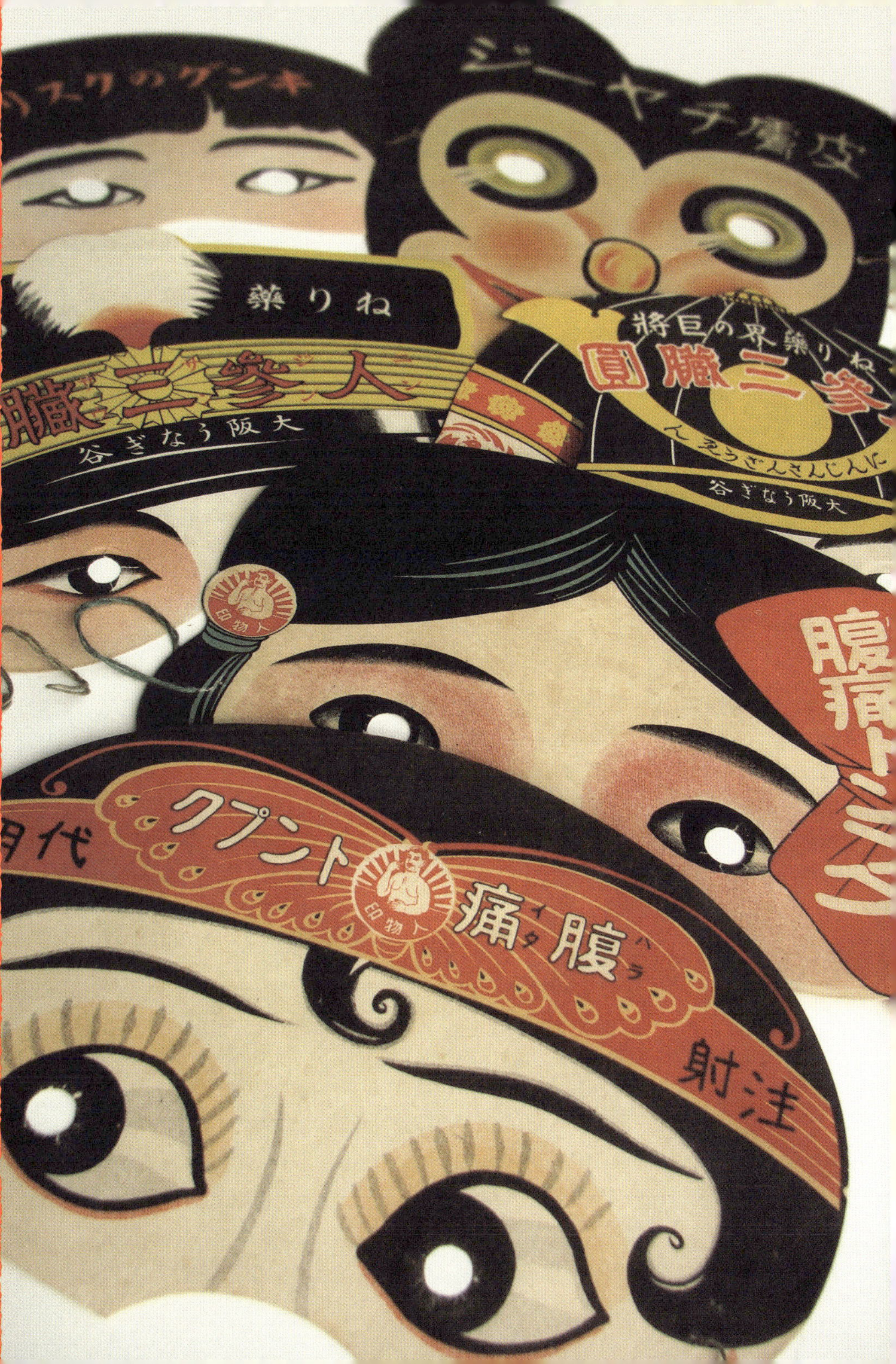

キングのクス
皮膚チヤー
ねり薬
人《ニン》参《ジン》三《サン》臓《ザウ》
大阪うなぎ谷
ねり薬界の巨将
参三臓圓
にんじんさんざうゑん
大阪うなぎ谷
人物印
腹痛ト
代用
腹《ハラ》痛《イタ》トンプク
人物印
注射

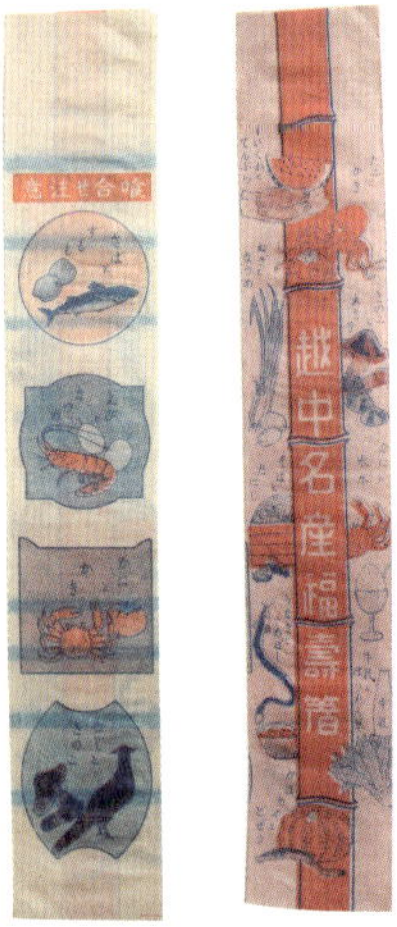

はし袋

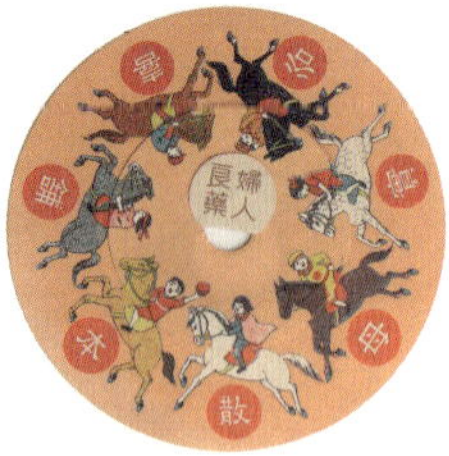

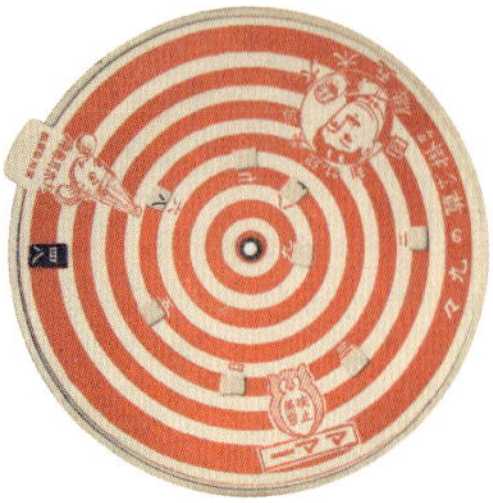

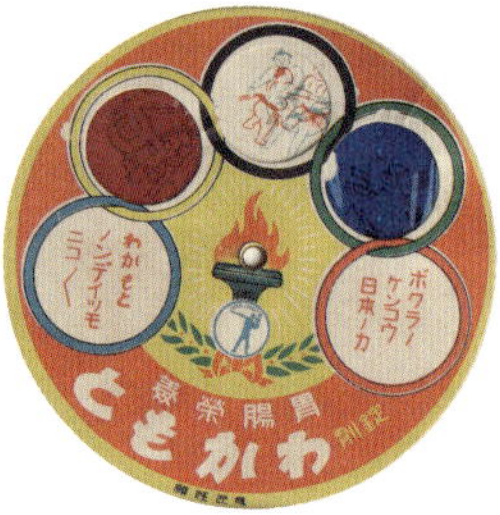

ルーレット式おもちゃ

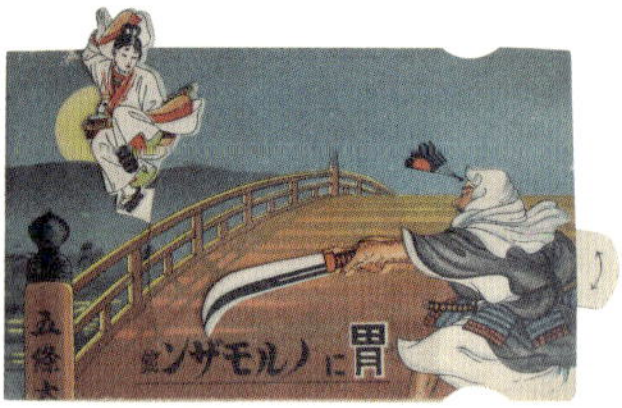

長刀と牛若丸が動く

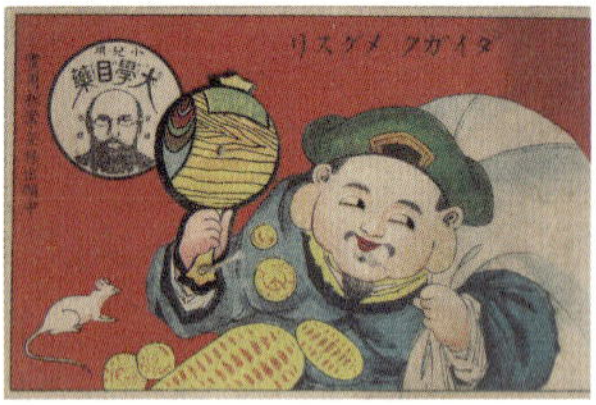

大黒さんの目と打出の小槌が動く

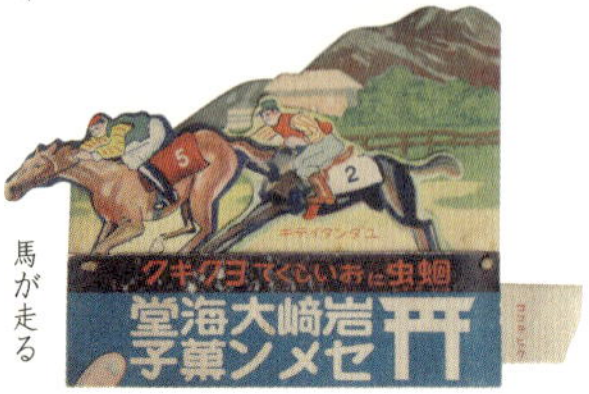

馬が走る

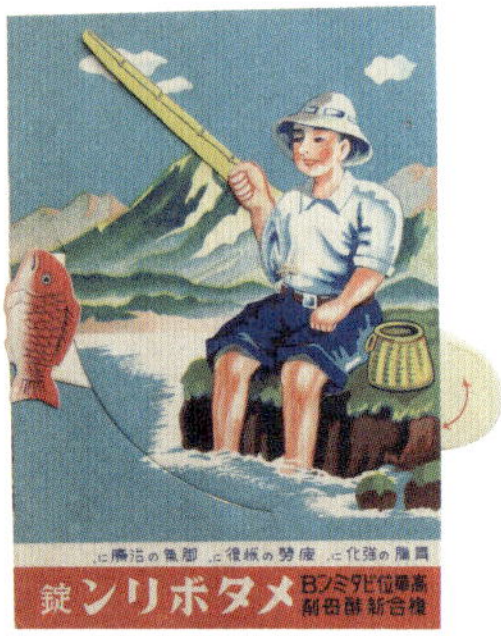

釣り竿と鯛が動く

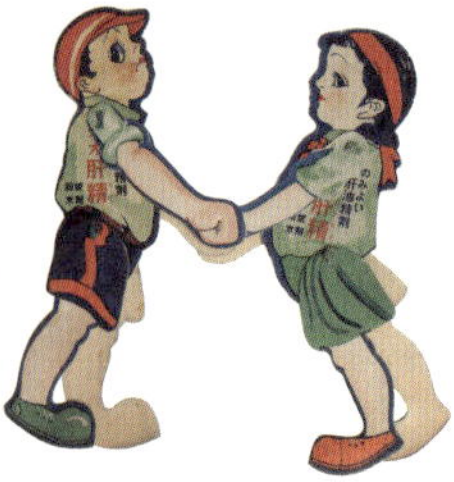

手足がうごく人形

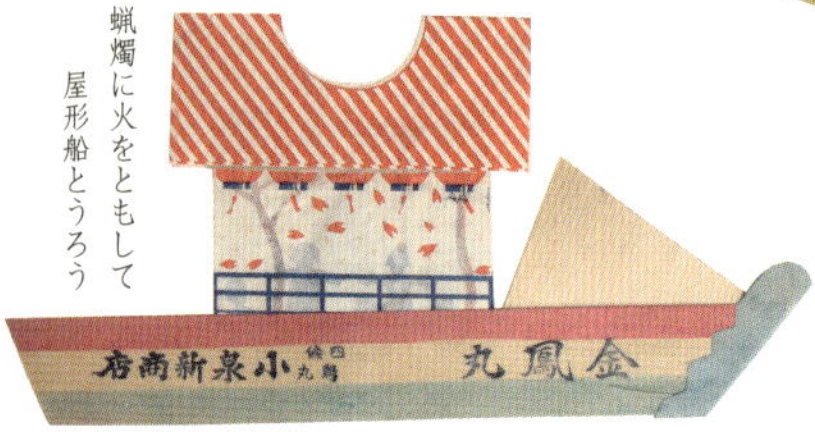

蝋燭に火をともして屋形船とうろう

売薬土産・紙玩具 44

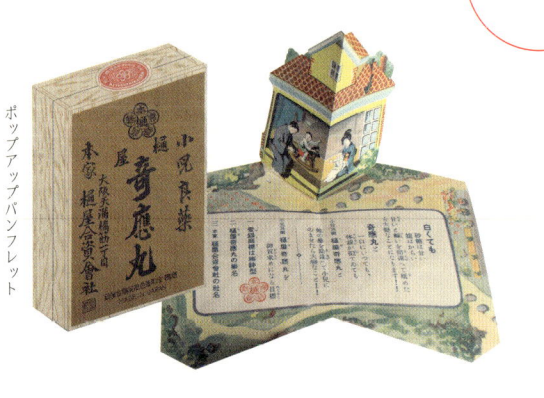

ポップアップパンフレット

かみしばい

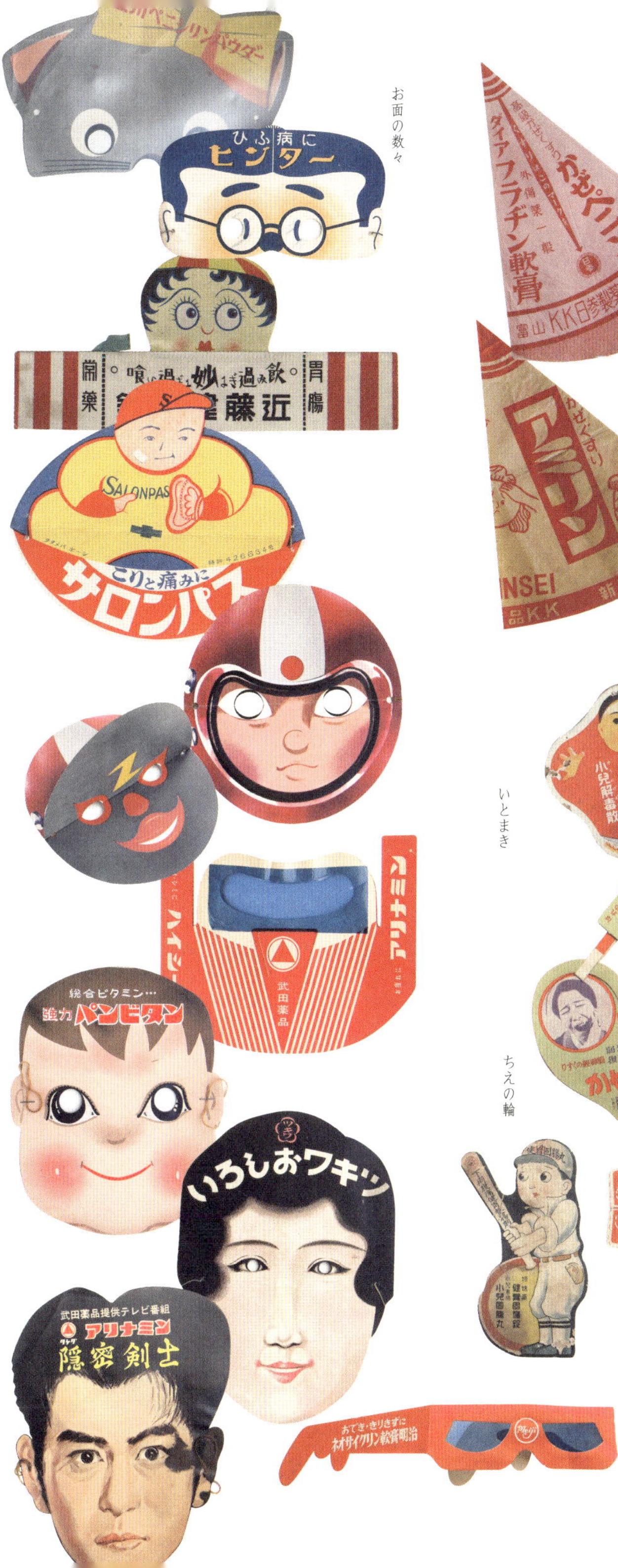

お面の数々

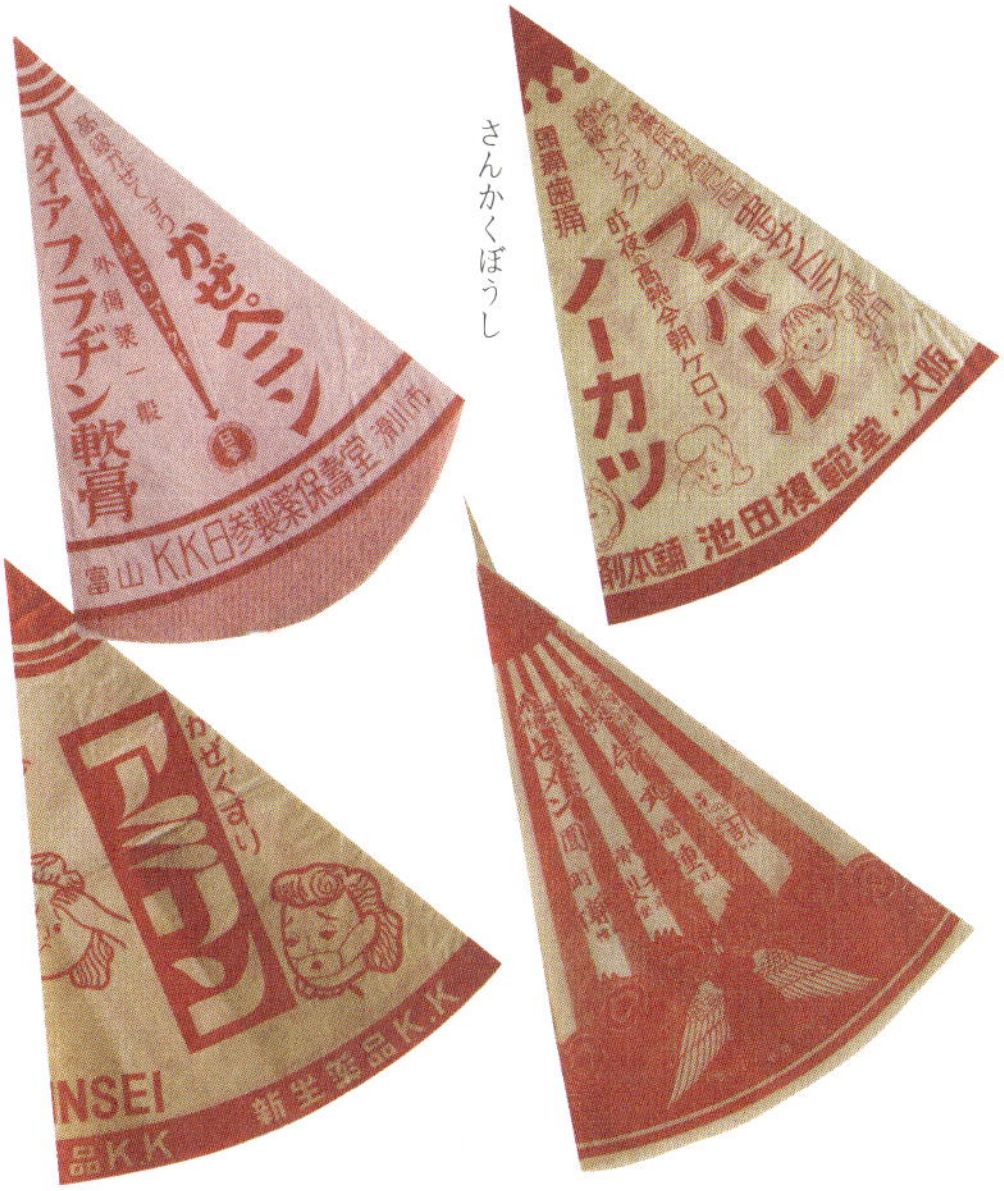

さんかくぼうし

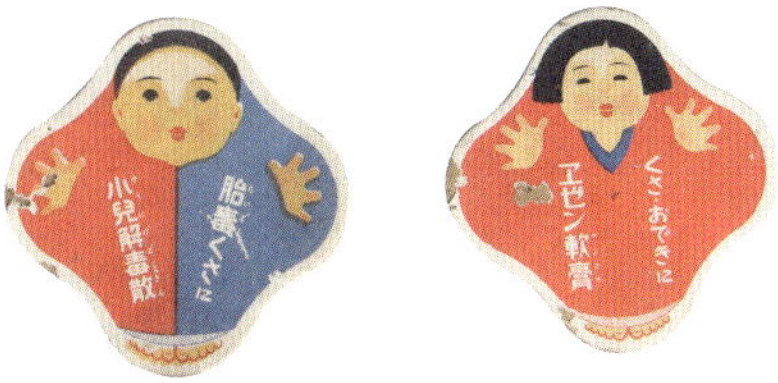

いとまき

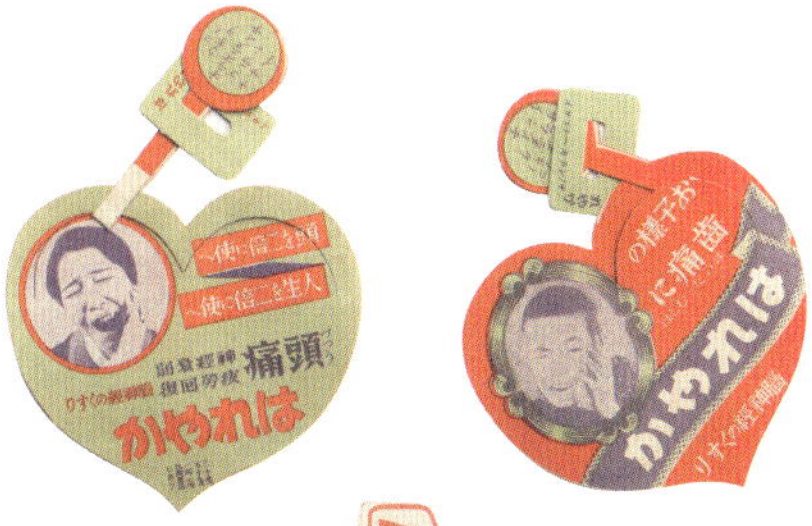

ちえの輪

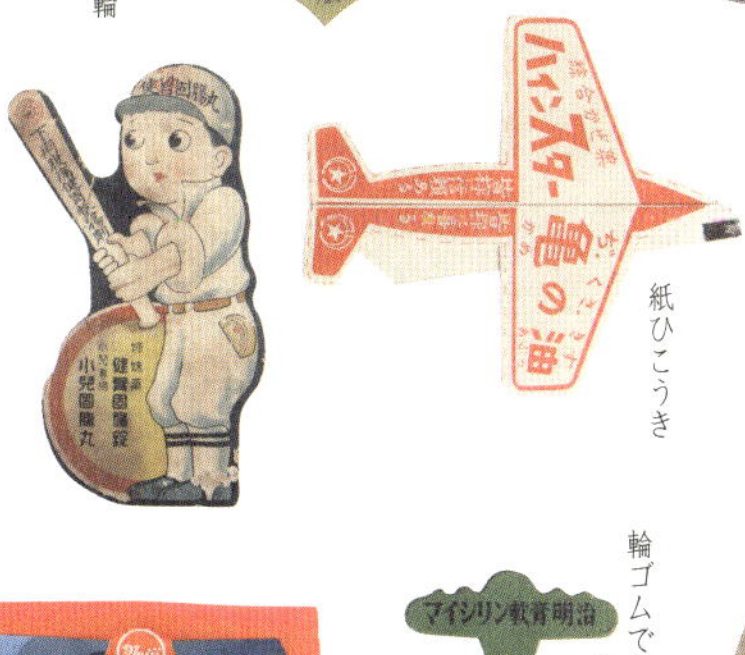

紙ひこうき

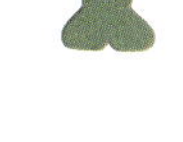

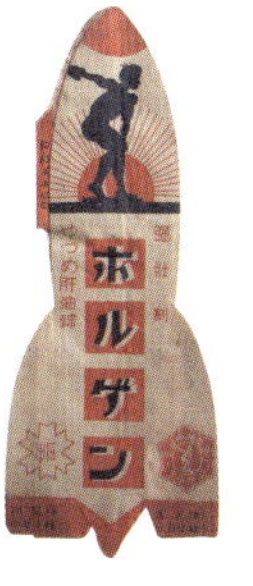

輪ゴムで飛ばすめんこ

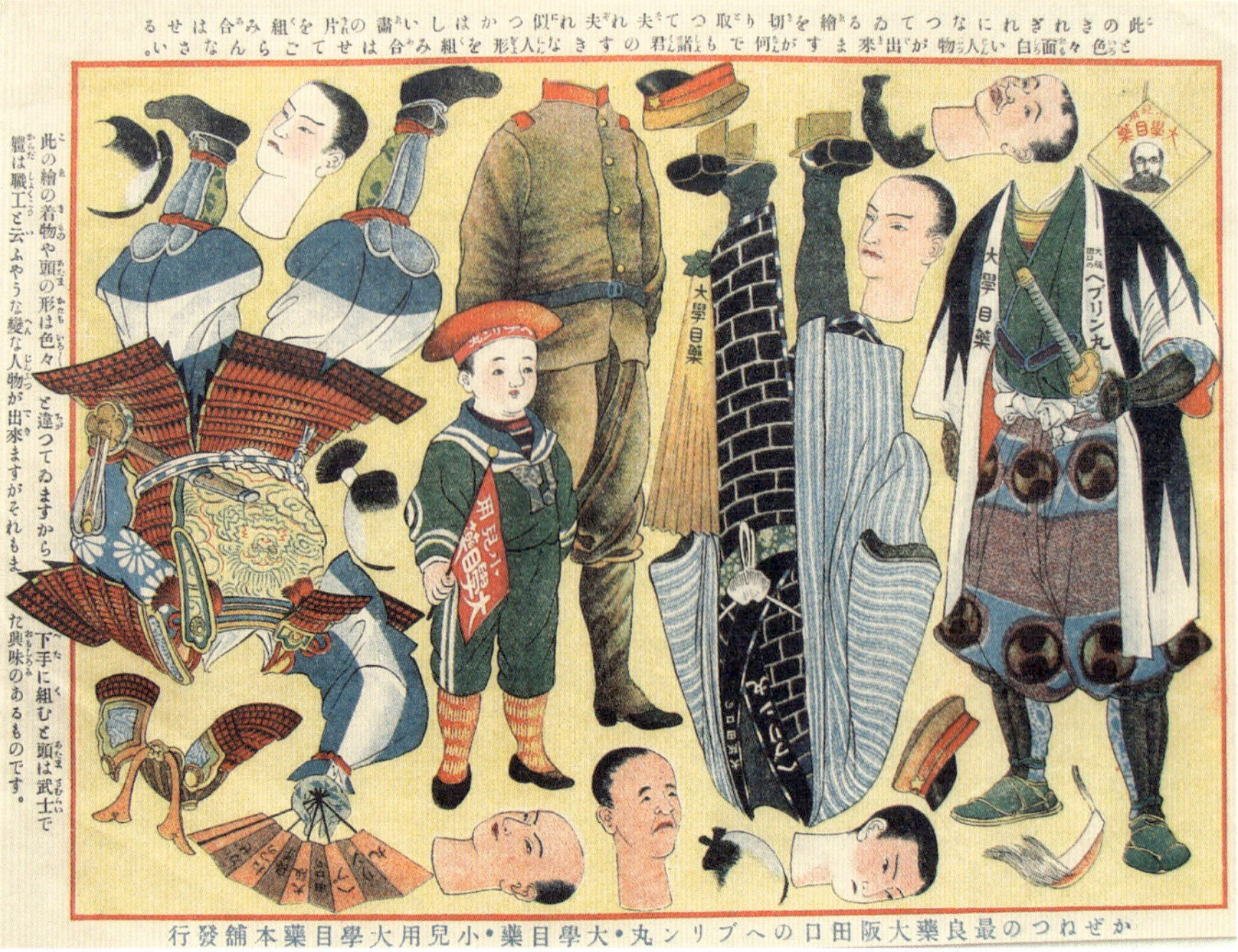
此《こ》のきれぎれになつてゐる繪《ゑ》を切《き》り取《と》つて夫《そ》れ夫《ぞ》れ似《に》つかはしい畫《え》の片《きれ》を組《く》み合《あ》はせると色々《いろいろ》面白《おもしろ》い人物《じんぶつ》が出來《でき》ます何《なん》でも諸君《しよくん》のすきな人形《にんぎやう》を組《く》み合《あ》はせてごらんなさい。
此《こ》の繪《ゑ》の着物《きもの》や頭《あたま》の形《かたち》は色々《いろいろ》と違《ちが》つてゐますから下手《へた》に組《く》むと頭《あたま》は武士《さむらい》で體《からだ》は職工《しよくこう》と云《い》ふやうな變《へん》な人物《じんぶつ》が出來《でき》ますがそれもまた興味《おもしろみ》のあるものです。
大學目藥
ヘブリン丸
かぜねつの最良藥大阪田口のヘブリン丸・大學目藥・小兒用大學目藥本舗發行
きせかえ人形

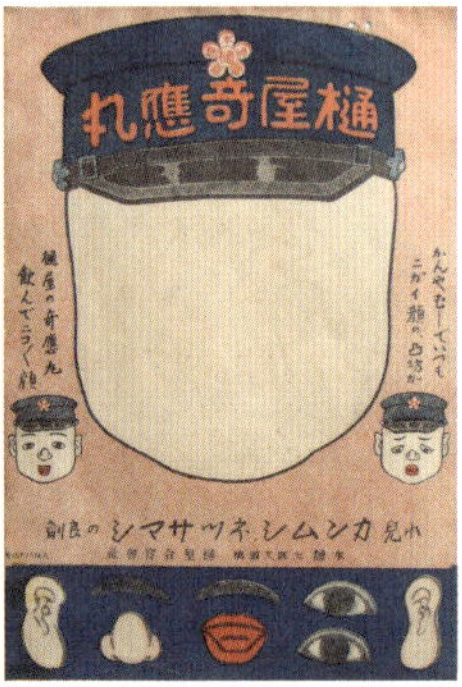
樋屋奇應丸
小兒カンムシネツサマシの良劑
ふくわらい

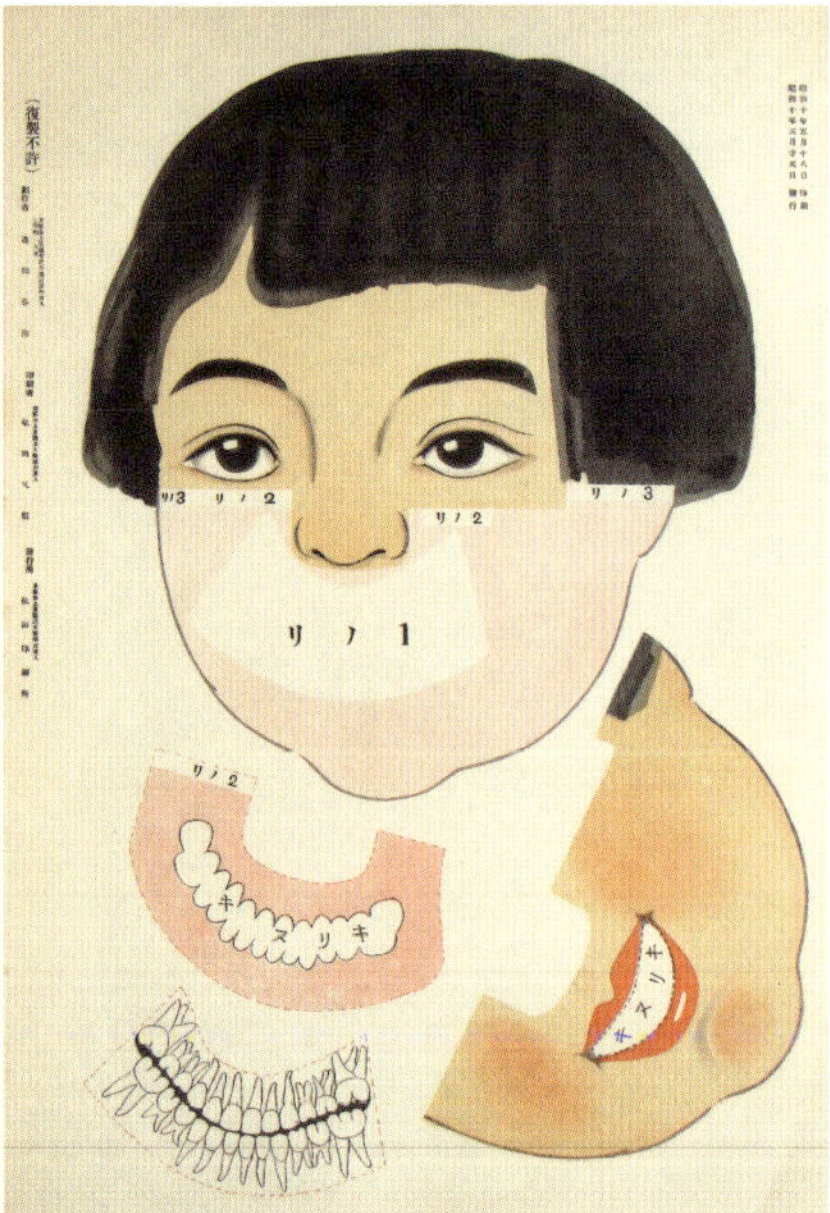
組み立て式歯の構造模型

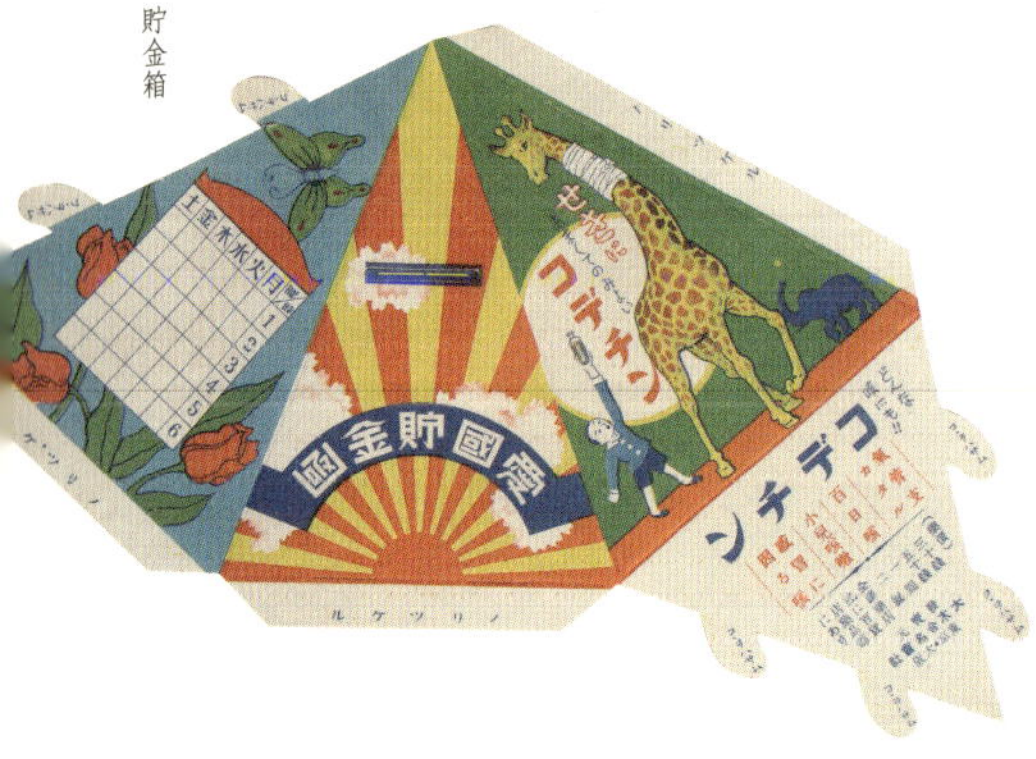
愛國貯金圖
貯金箱

売薬土産・紙玩具
44

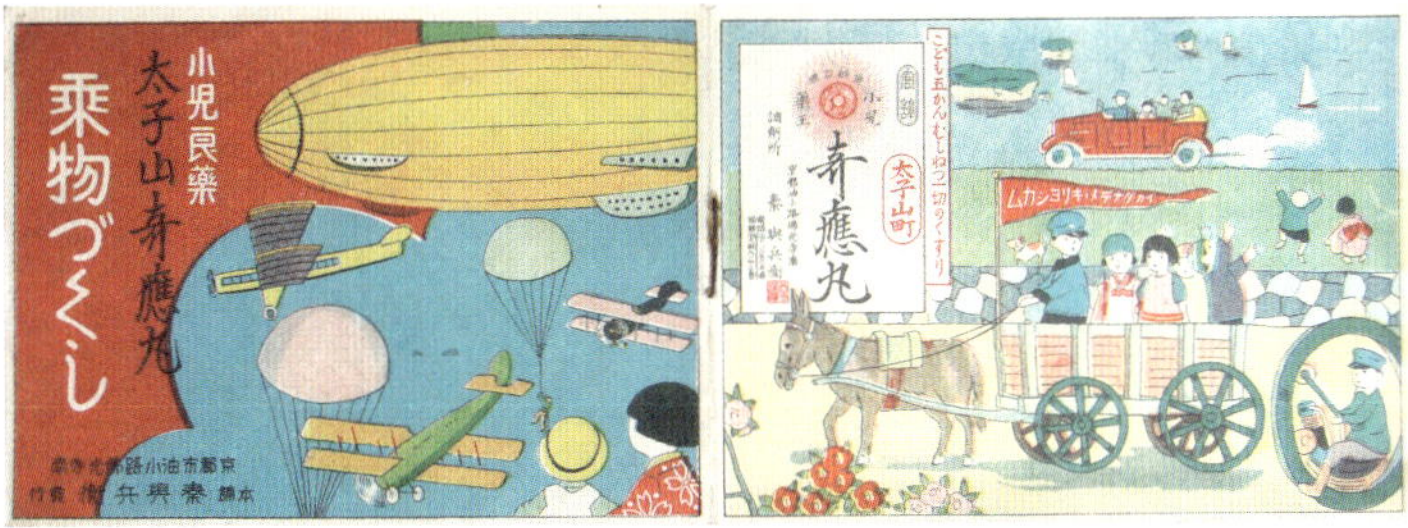

乗り物絵本

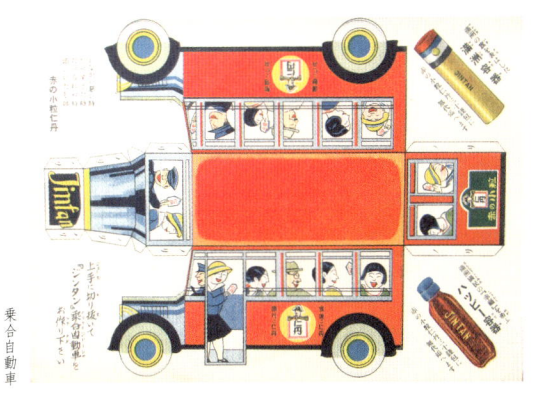

乗合自動車

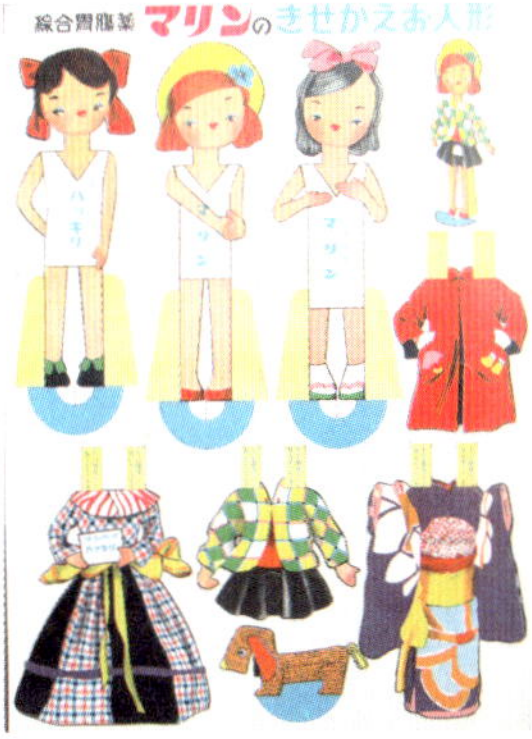

きせかえ人形

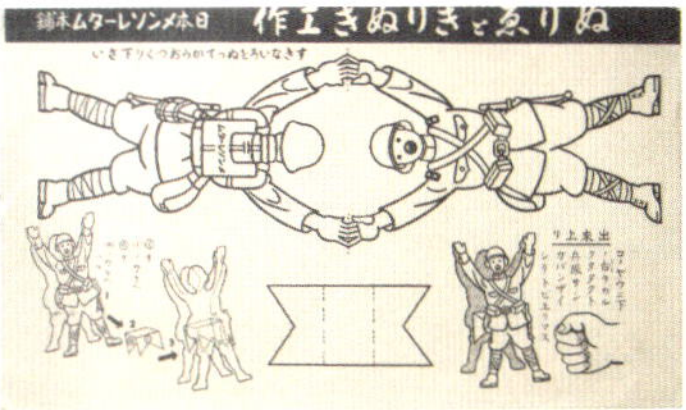

ぬり絵工作

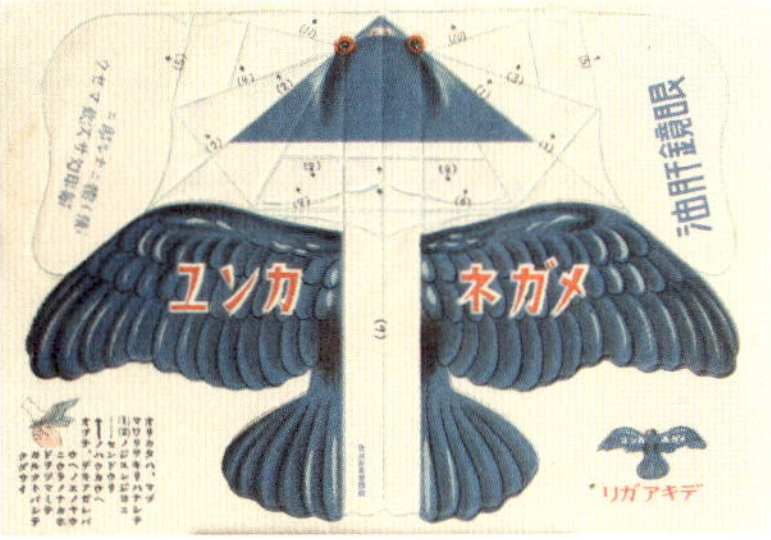

紙飛行機

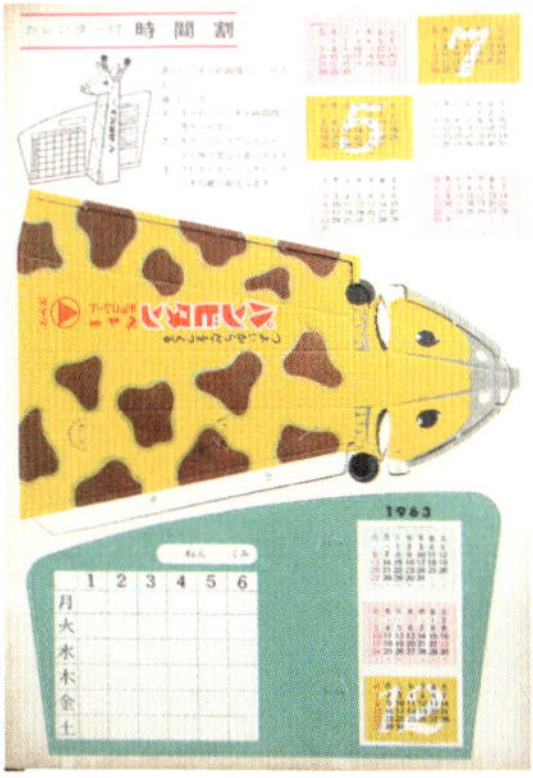

時間割

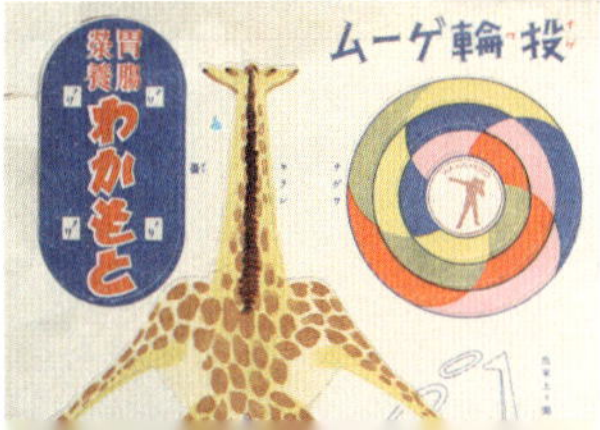

輪投げ

45

売薬
土産

食い合わせ

Don't eat together

オフセット印刷が普及し、印刷物自体の有り難みが失せると、そこで何か付加価値をつけて、お土産として喜んでもらえるようにと考えられたのが、台所に貼る火の用心の札、そして最も多かったのが、食い合わせ表です。今ではなじみがなく、医学的根拠もないといわれていますが、明治以降この食い合わせ（一緒に食べてはいけない組み合わせ）が一般的に信じられていました。食い合わせの心得を見てみますと、命にかかわると言った表記も多いのに驚きます。私の家でも茶棚に祖母が貼っていたのでよく見ていましたが、子供心に食べてはいけないというより、むしろこんな物を食べてみたいと思っていました。やがて衛生の心得や食物の栄養バランス表などに替わっていきます。

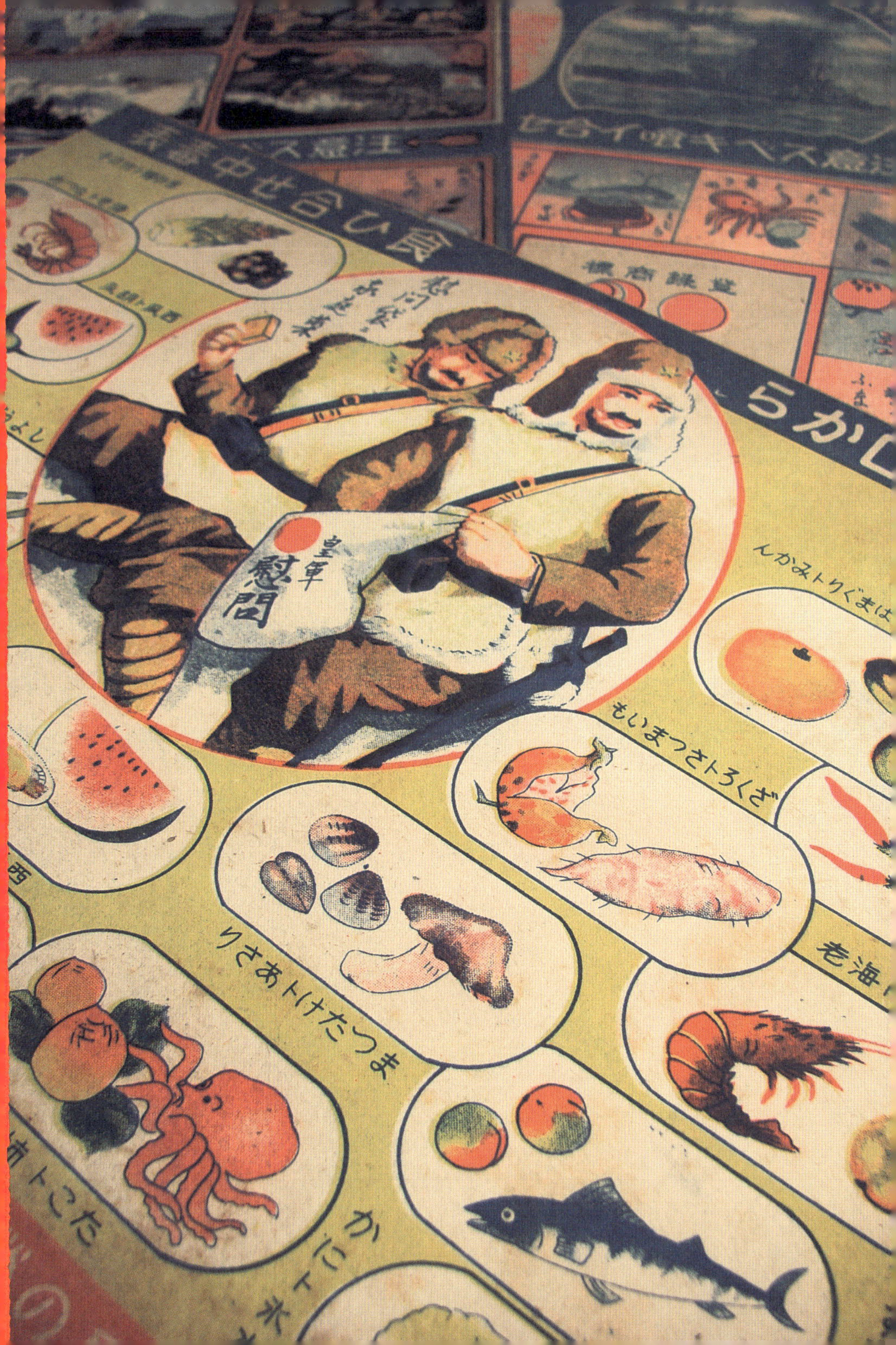

食ひ合せ中毒表
注意スベキ喰イ合セ
登録商標
皇軍慰問
はまぐりトみかん
ざくろトさつまいも
まつたけトあさり
たこト柿

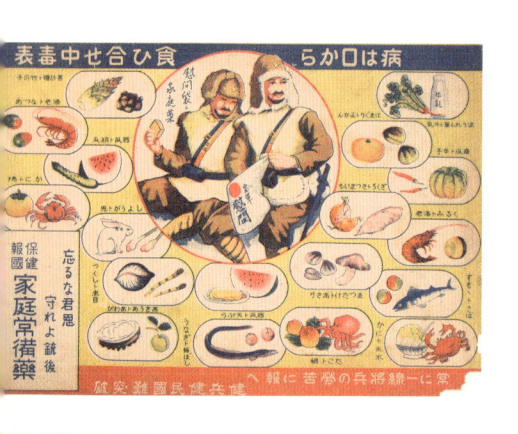

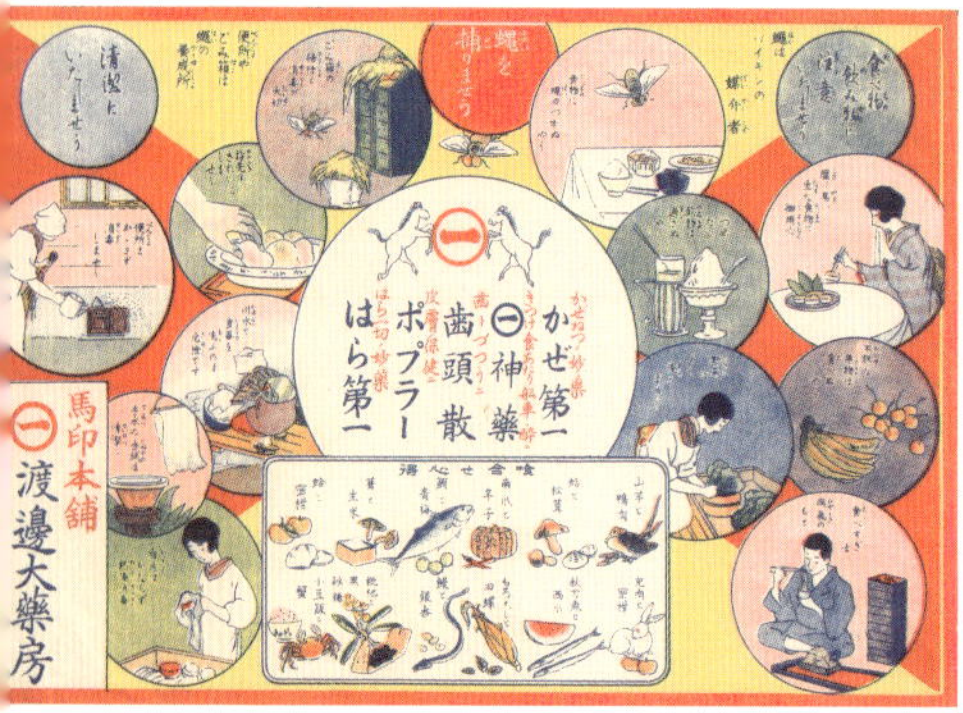

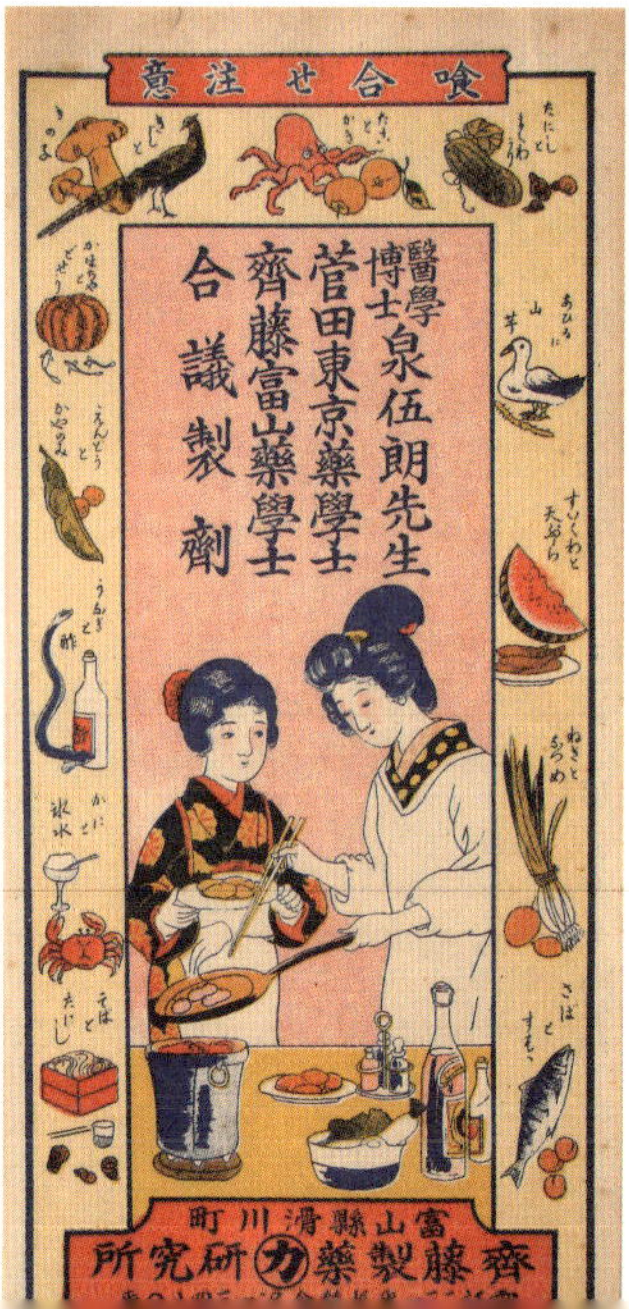

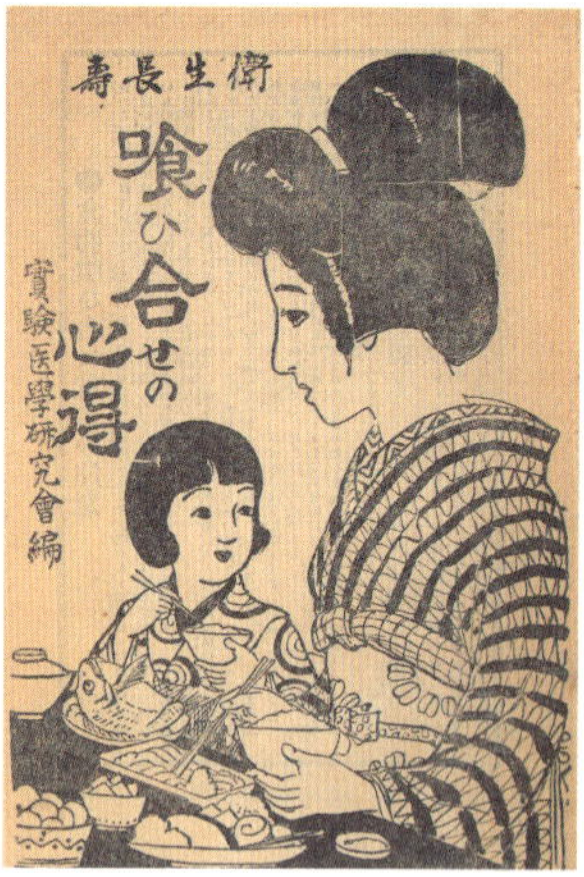

昭和前期　実験医学研究会

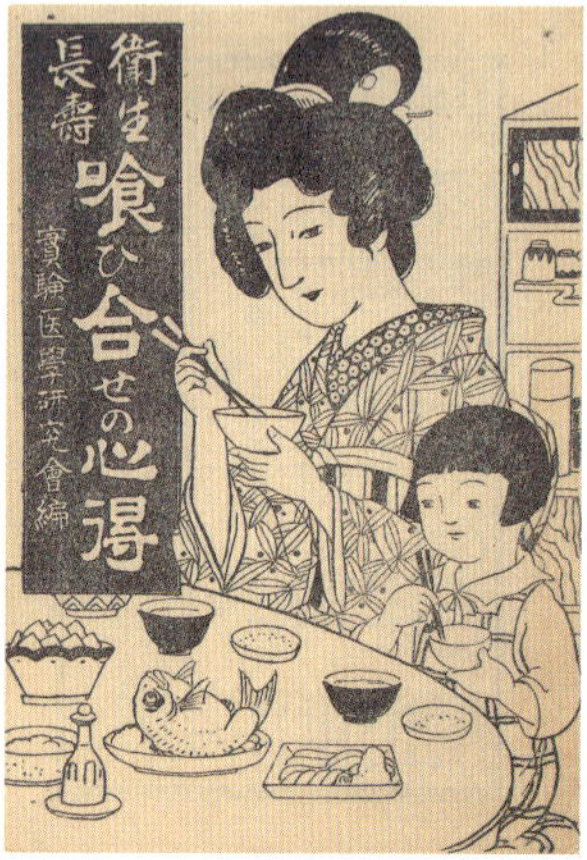

昭和中期　実験医学研究会

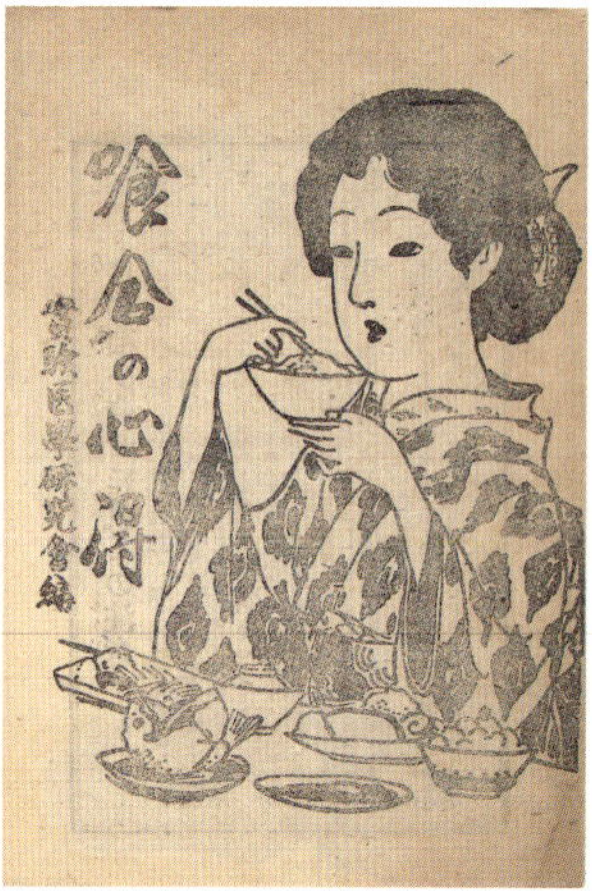

昭和中期　実験医学研究会

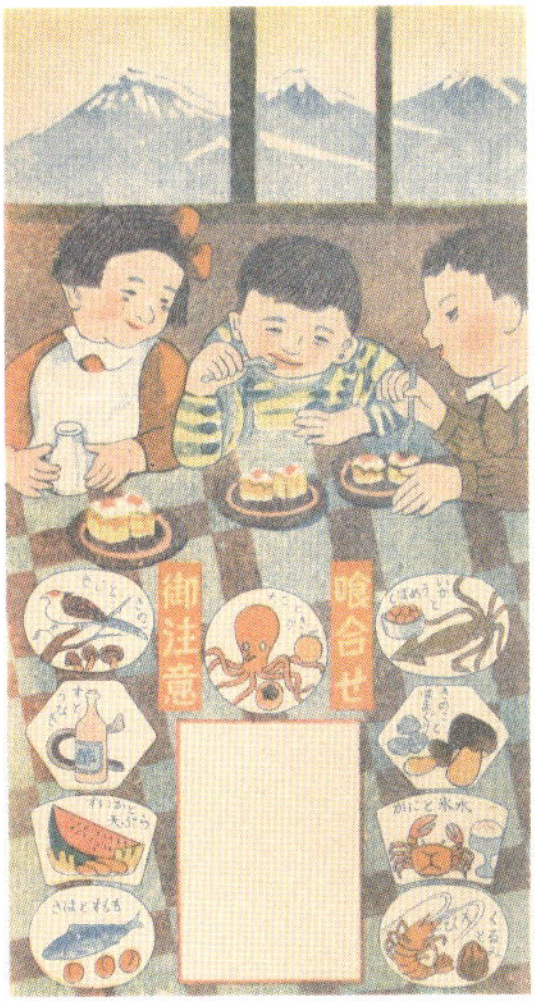

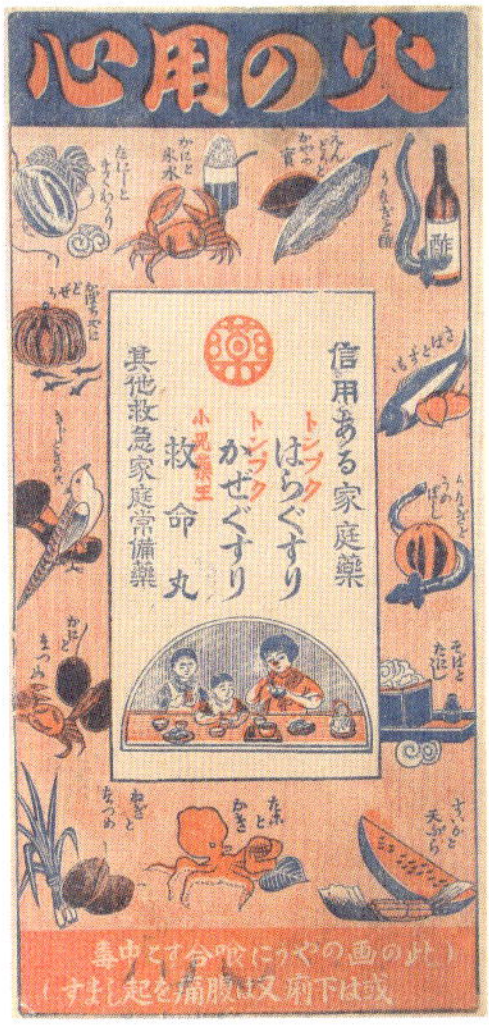

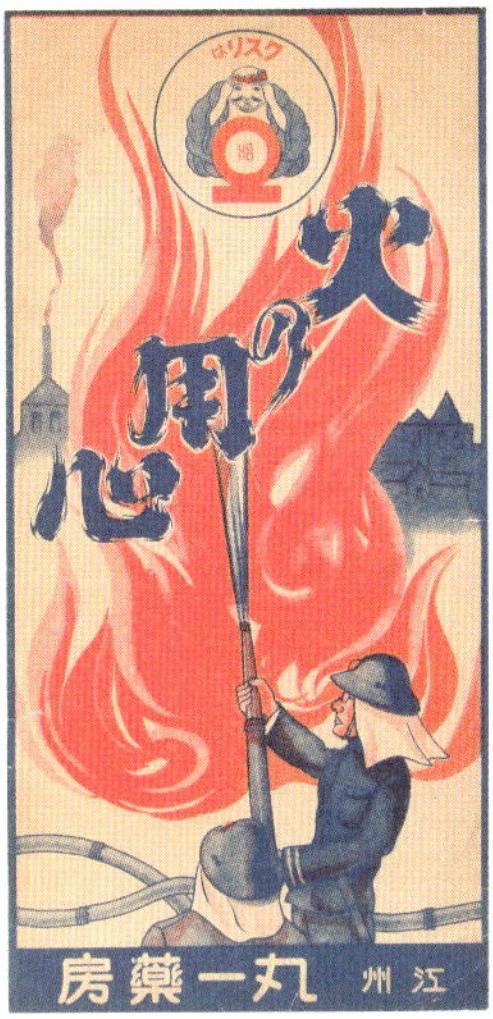

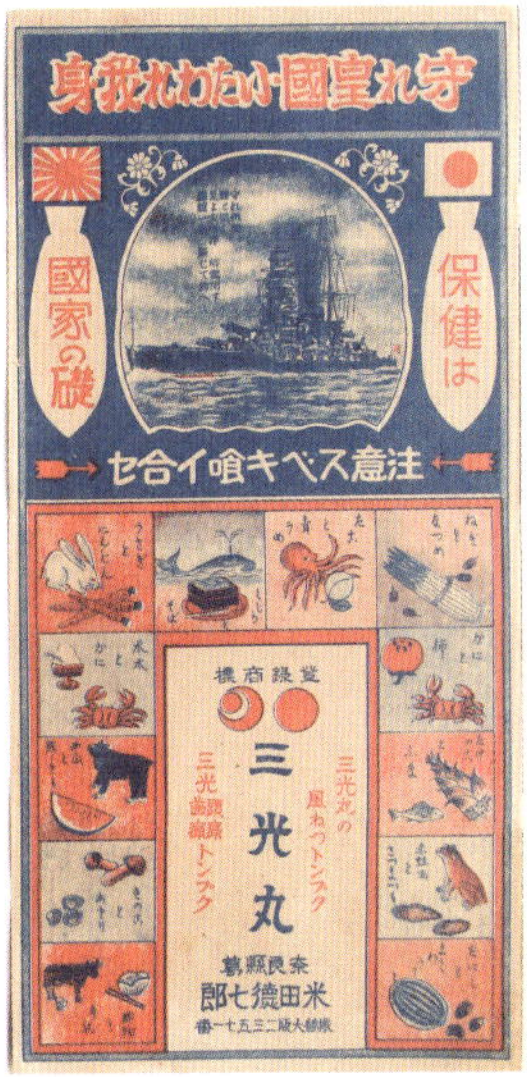

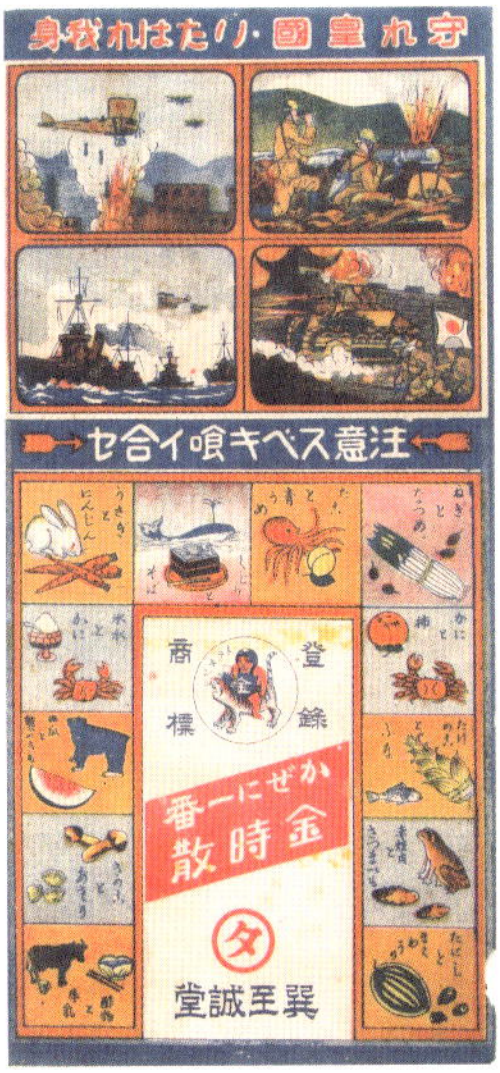

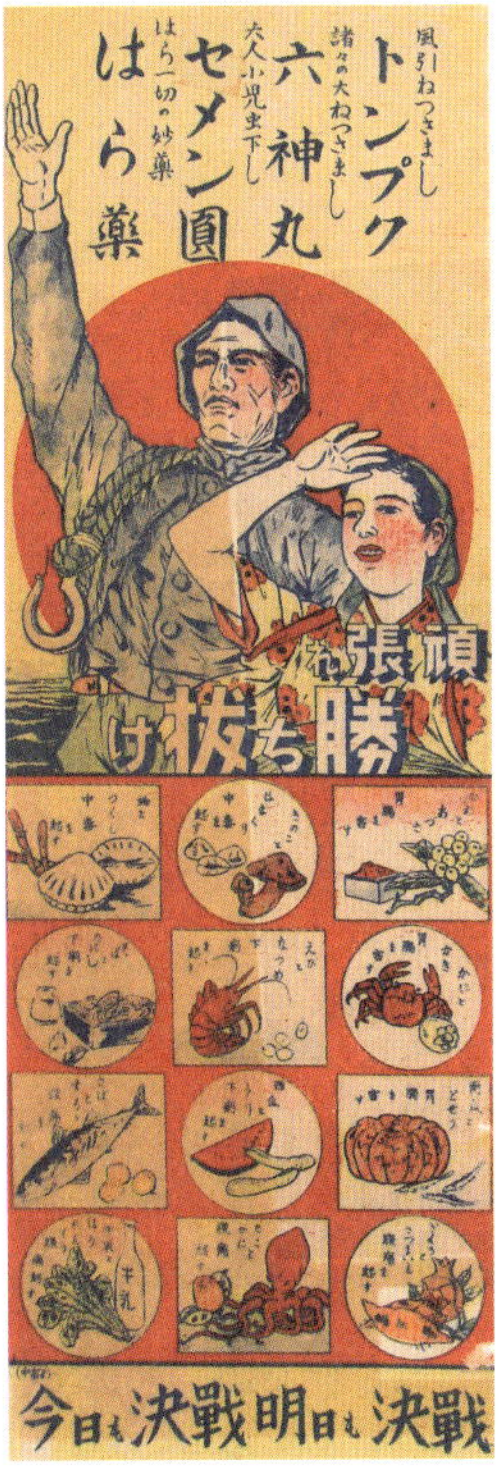

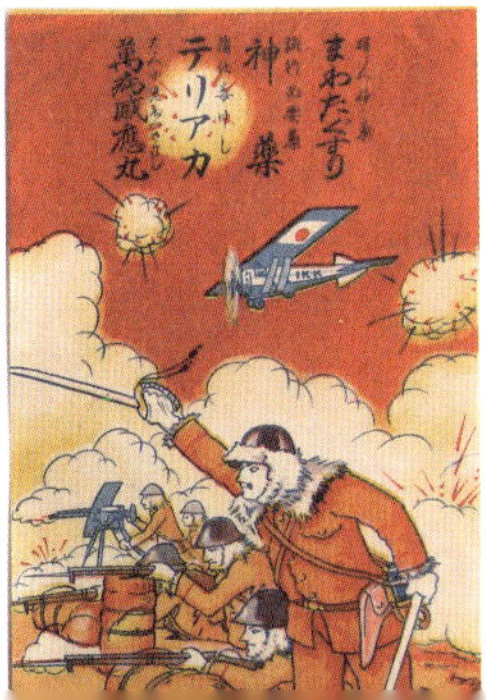

売薬土産・食い合わせ 45

表示以外すべて昭和前期

売薬土産・食い合わせ
45

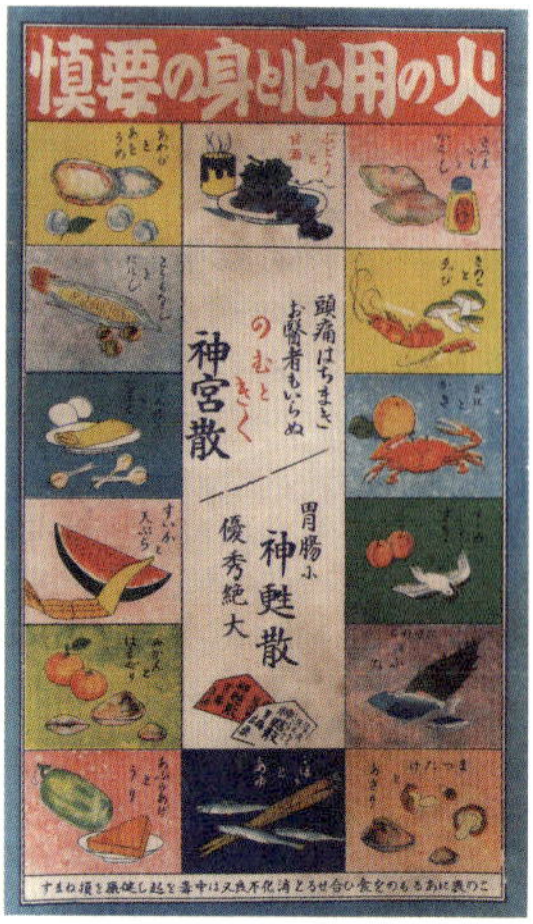

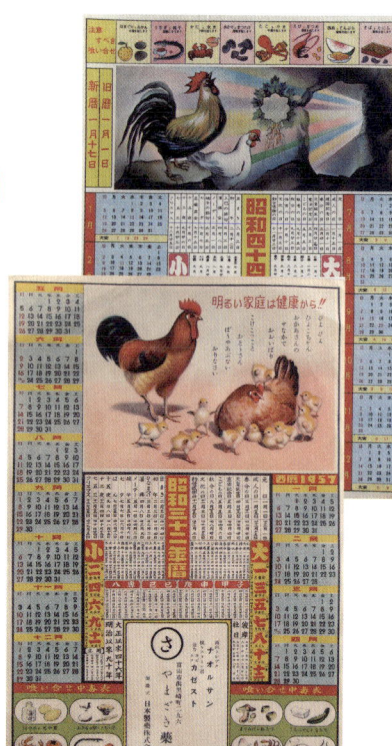

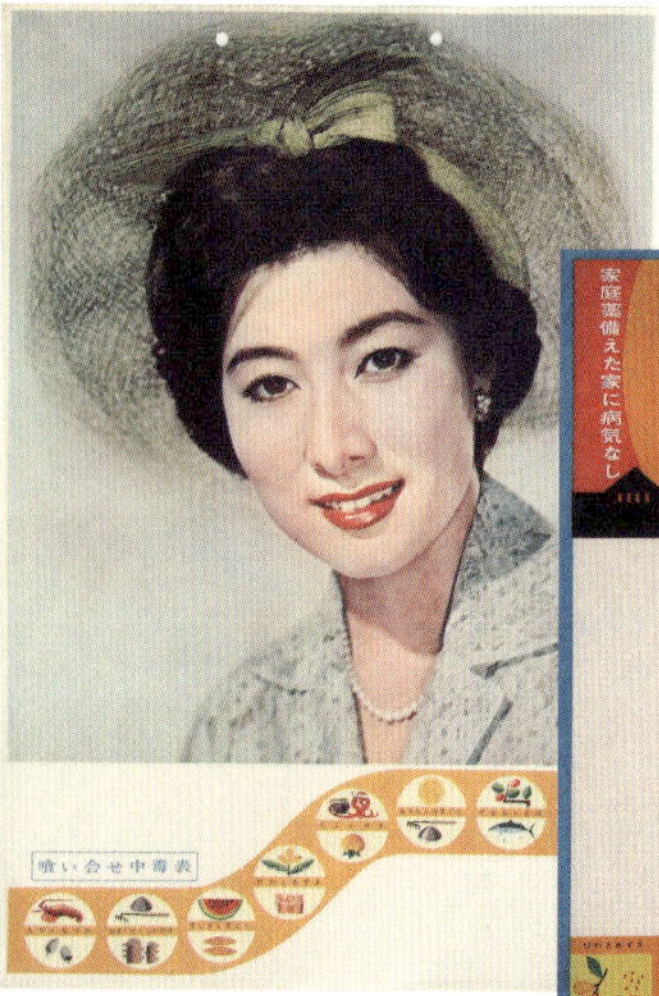

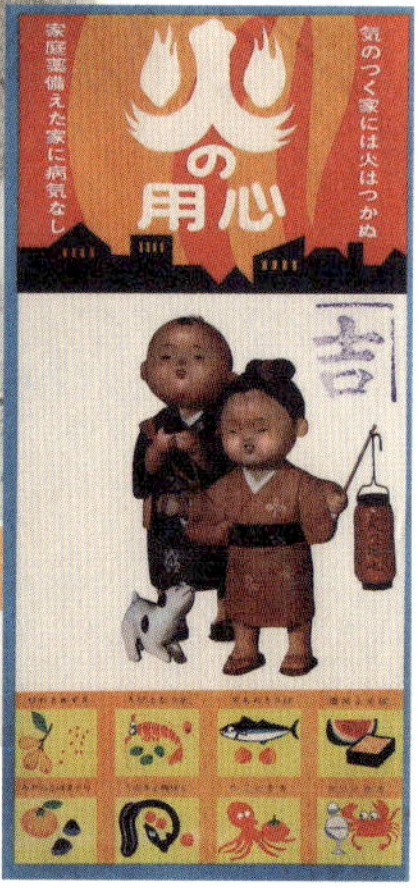

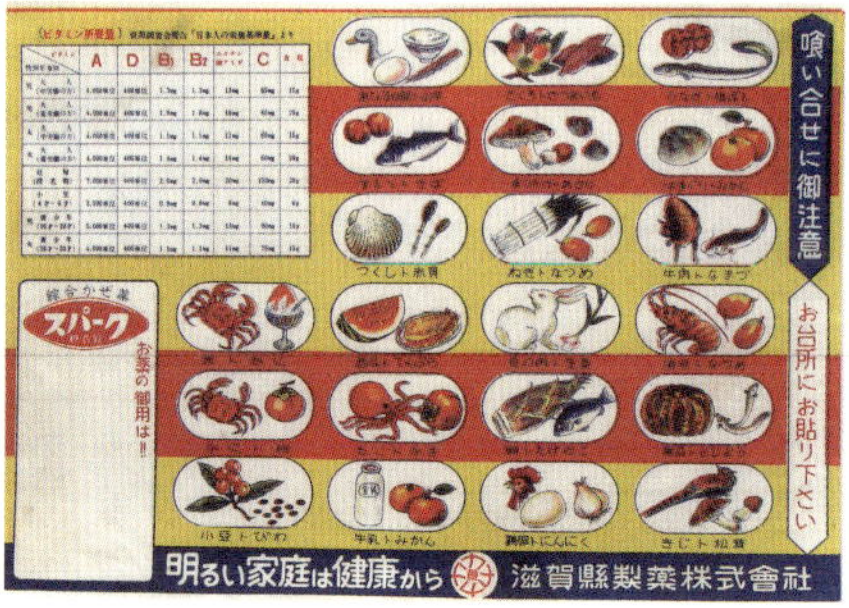

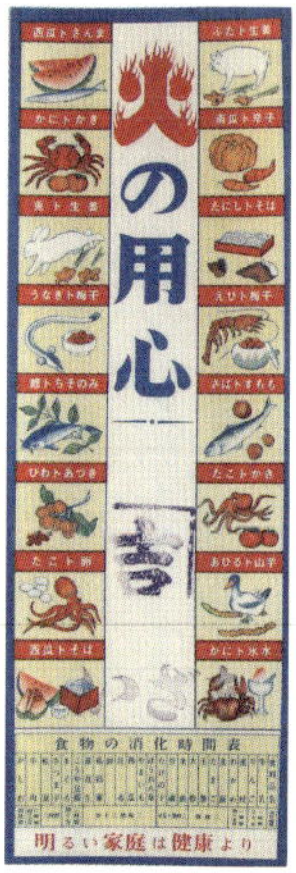

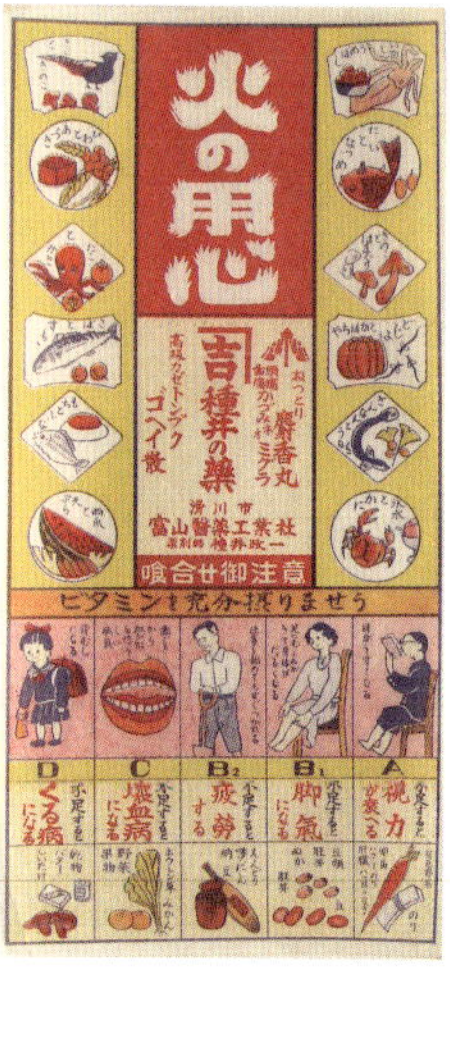

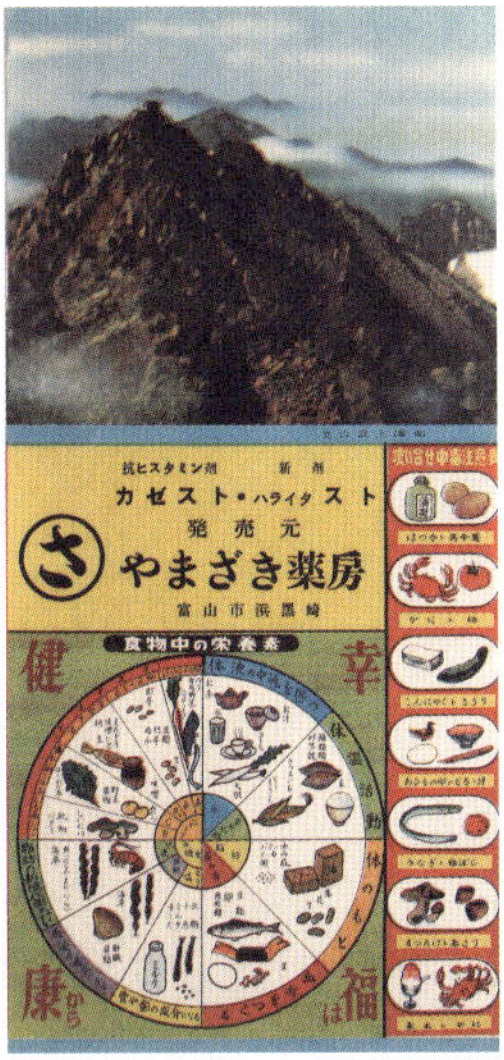
抗ヒスタミン剤
新剤
カゼスト・ハライタスト
発売元
やまざき薬房
富山市浜黒崎
食物中の栄養素
健康
幸福

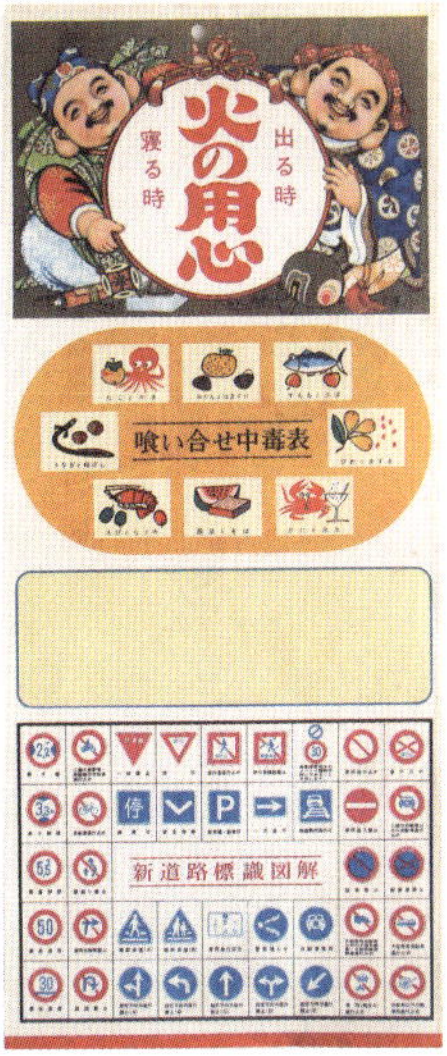
出る時
寝る時
火の用心
喰い合せ中毒表
新道路標識図解

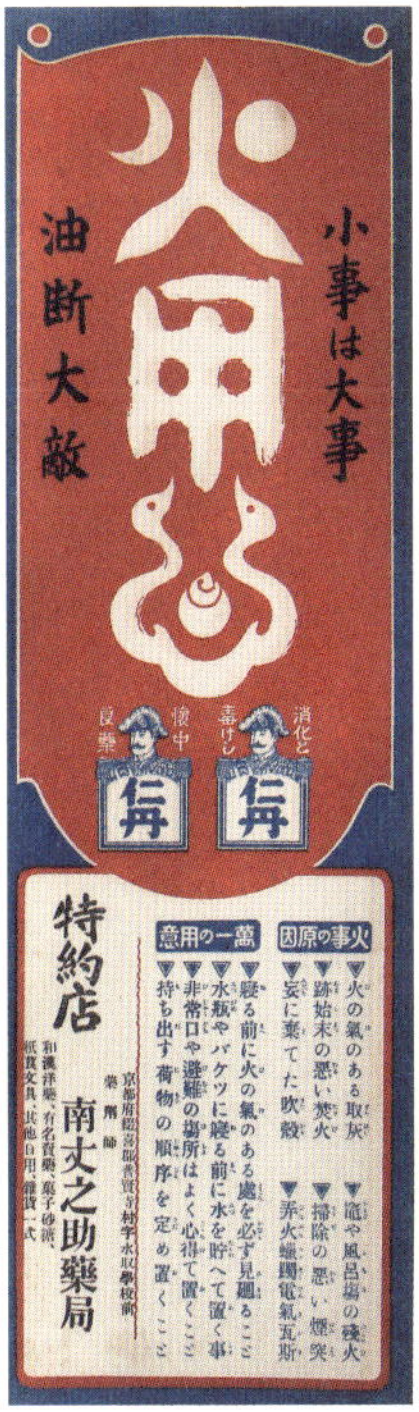
火の用心
小事は大事
油断大敵
懐中良薬
消化と毒けし
特約店
火事の原因
▼火の氣のある取灰
▼竈や風呂場の殘火
▼跡始末の悪い焚火
▼掃除の悪い煙突
▼妄に棄てた吹殻
▼弄火蠟燭電氣瓦斯
萬一の用意
▼寝る前に火の氣のある處を必ず見廻ること
▼水瓶やバケツに寝る前に水を貯へて置く事
▼非常口や避難の場所はよく心得て置くこと
▼持ち出す荷物の順序を定め置くこと
京都府綴喜郡普賢寺村字水取學校前
薬剤師
南丈之助藥局
和漢洋藥、有名賣藥、菓子砂糖、
紙貨文具、其他日用、雜貨一式

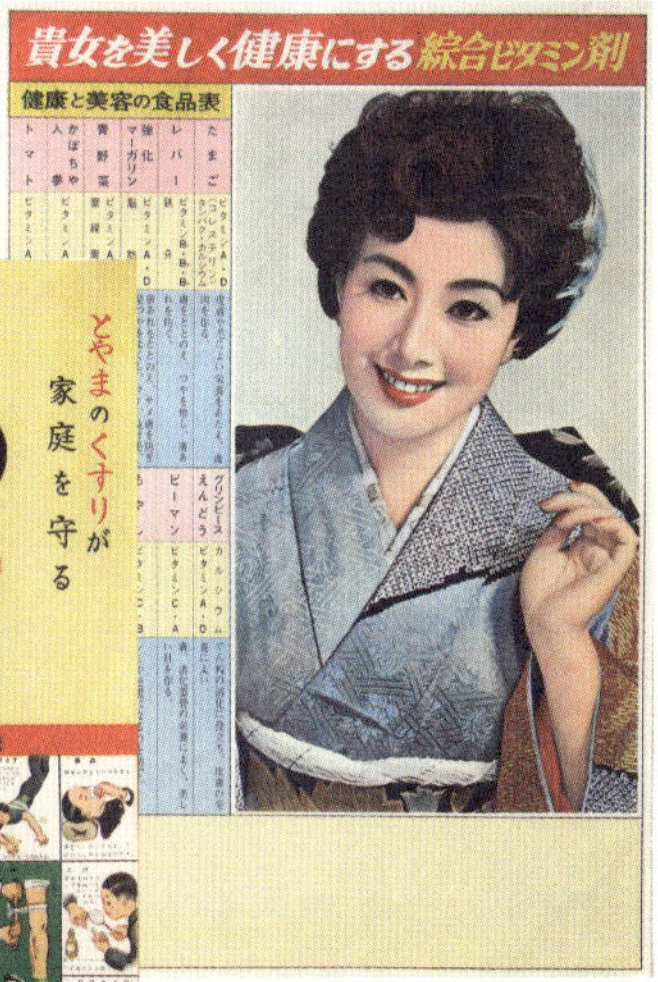
貴女を美しく健康にする綜合ビタミン剤
健康と美容の食品表

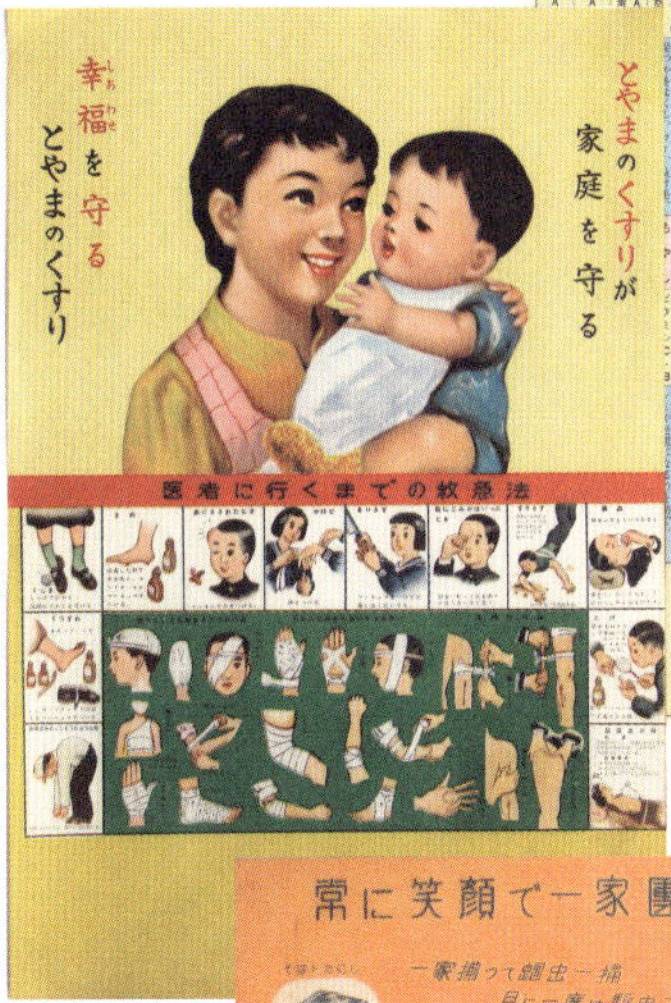
幸福を守る
とやまのくすり
とやまのくすりが
家庭を守る
医者に行くまでの救急法

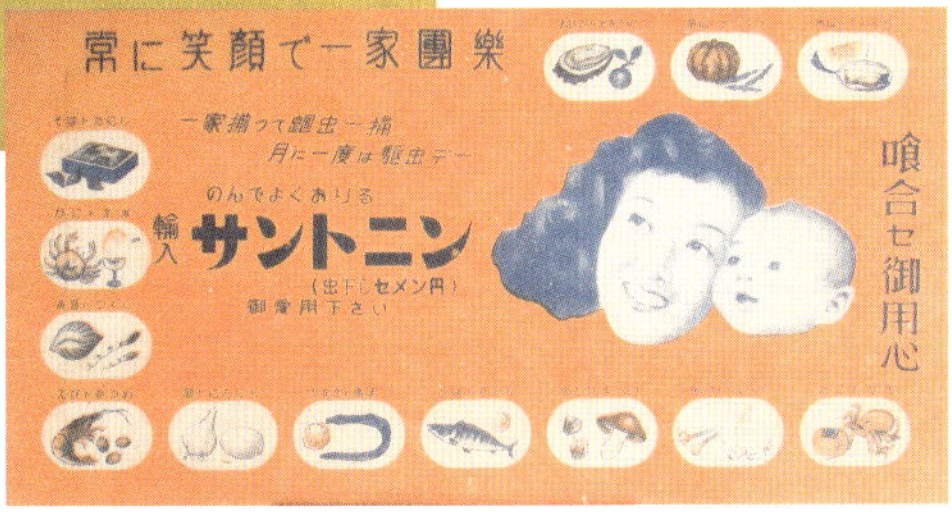
常に笑顔で一家團欒
一家揃って駆虫一掃
月に一度は駆虫デー
のんでよくおりる
輸入
サントニン
（虫下しセメン円）
御愛用下さい
喰合せ御用心

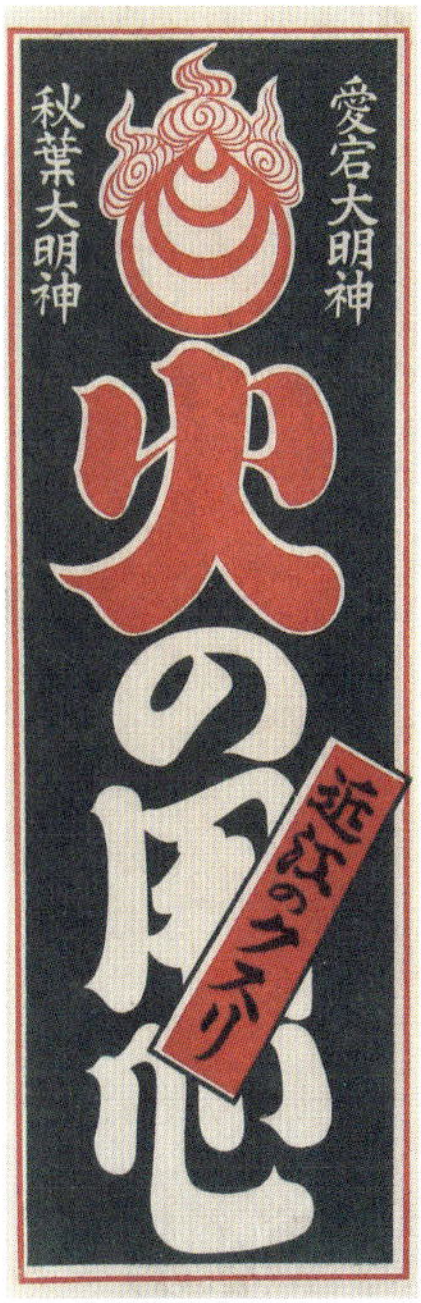
愛宕大明神
秋葉大明神
火の用心
近江のクスリ

すべて昭和中期

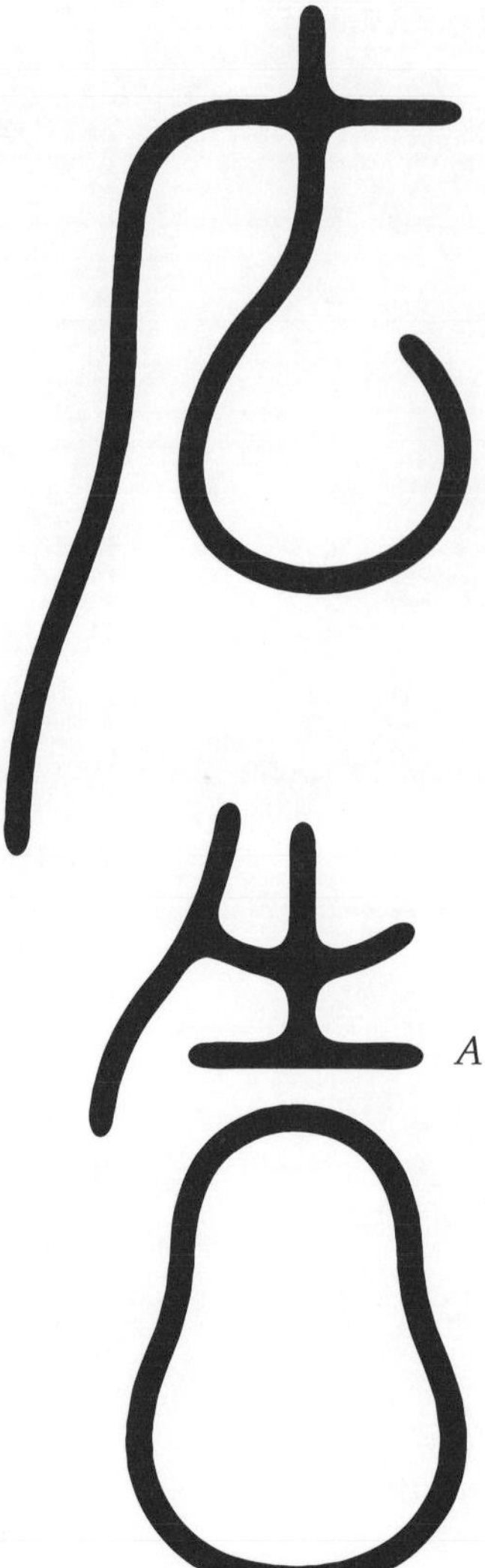

Chapter 10

Advertisement

第十章

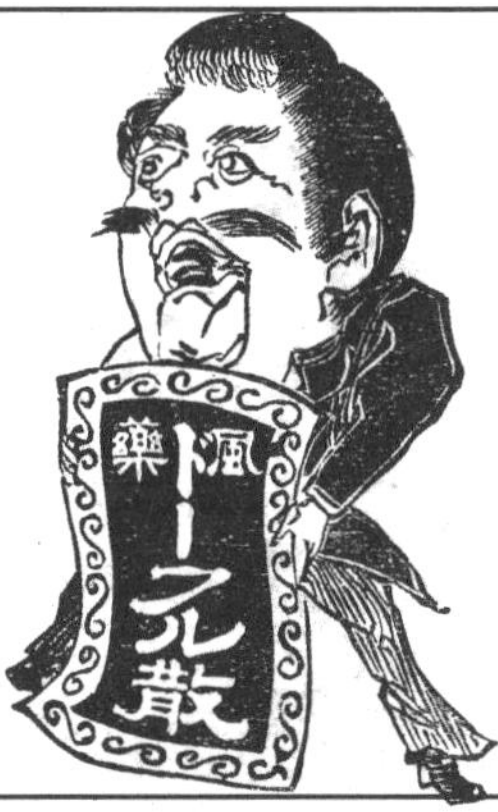

看板
紙看板
絵ビラ
預け袋
預け箱

46

売薬広告

看板

Signboard

売薬は行商ですから看板は使いませんので、ここに掲載のものは江戸時代から明治にかけての店売りの薬屋のものです。いずれも豪華なこの金看板は、重厚な作りで威厳を感じます。これらは、メーカー側が作って大口取引先に贈る場合もありますが、多くは、大店の薬商が、有名取扱い商品の豪華看板を作り、何枚も店に並べて、店の威厳を誇示するために役立っていました。これらはつり下げ看板と言われるものですが、この他に建屋看板（ポールサインのよう）や屋根看板、置き看板（衝立て式）などがあり、文字どおり店の顔を作っていたのです。昭和に入りますと、ホウロウ看板が普及して、メーカー広告として、むしろ店外の町中のあちこちに掲載されるようになりました。

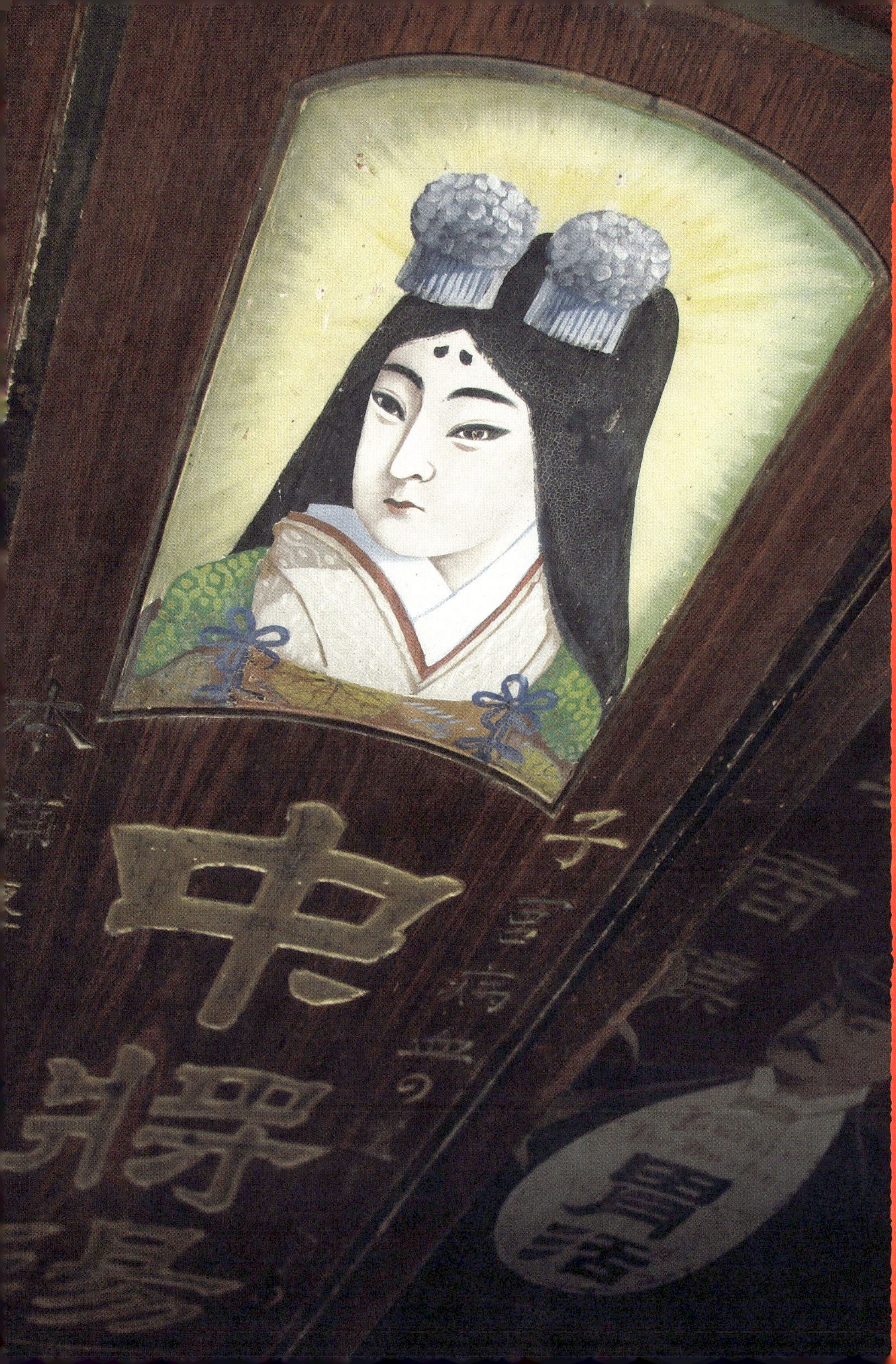
中

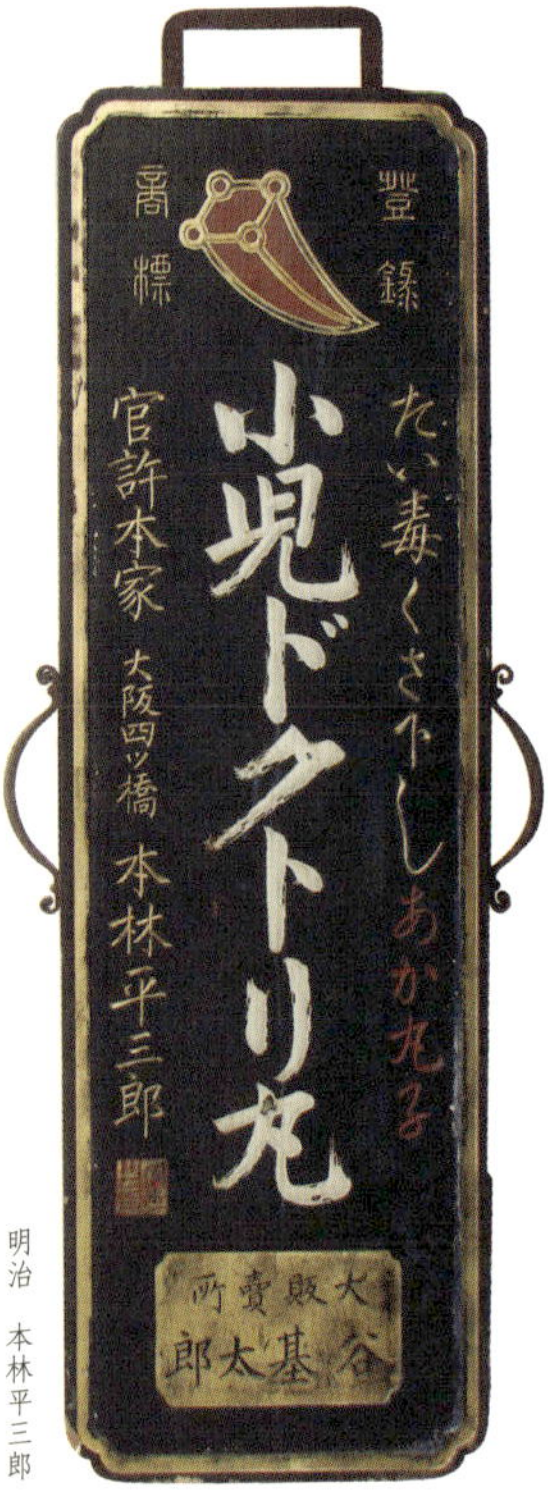

明治　本林平三郎

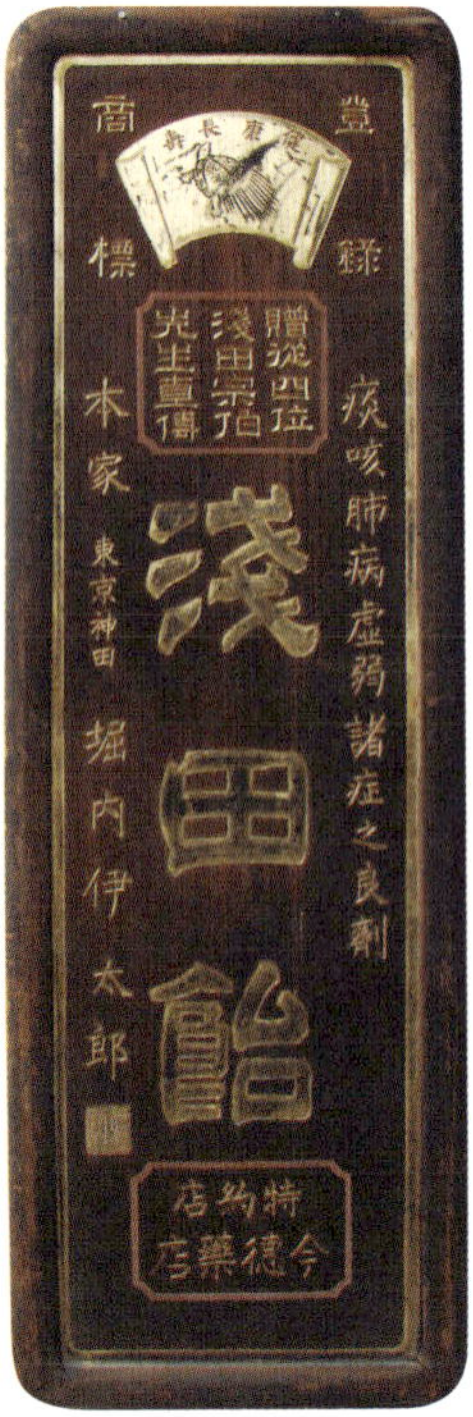

明治　堀内伊太郎

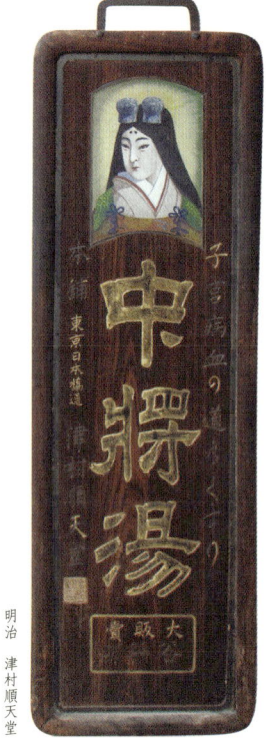

明治　津村順天堂

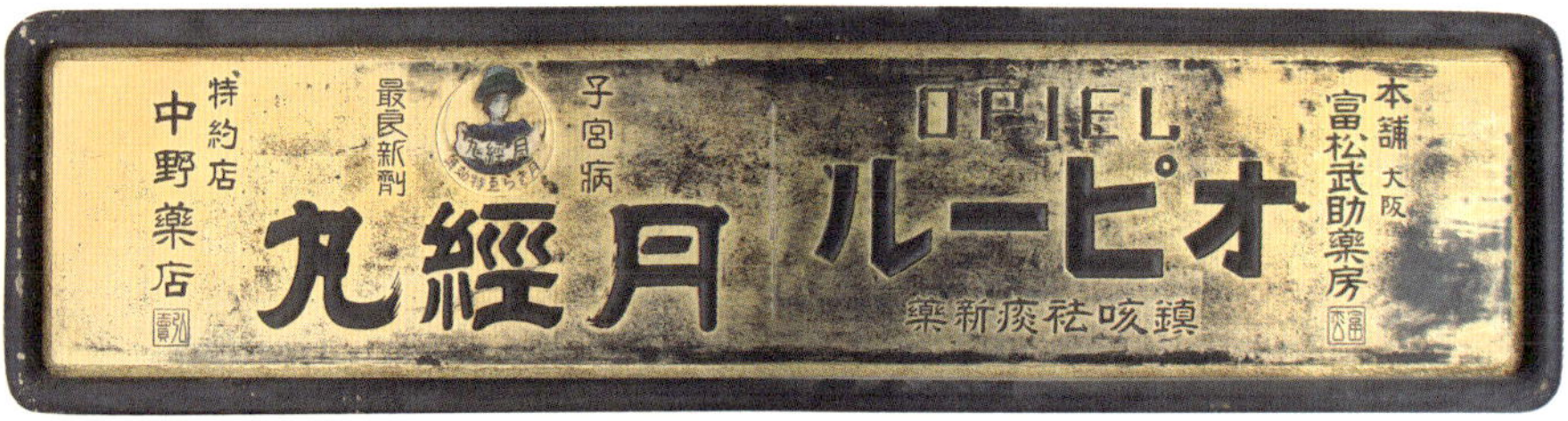

明治　富松武助薬房

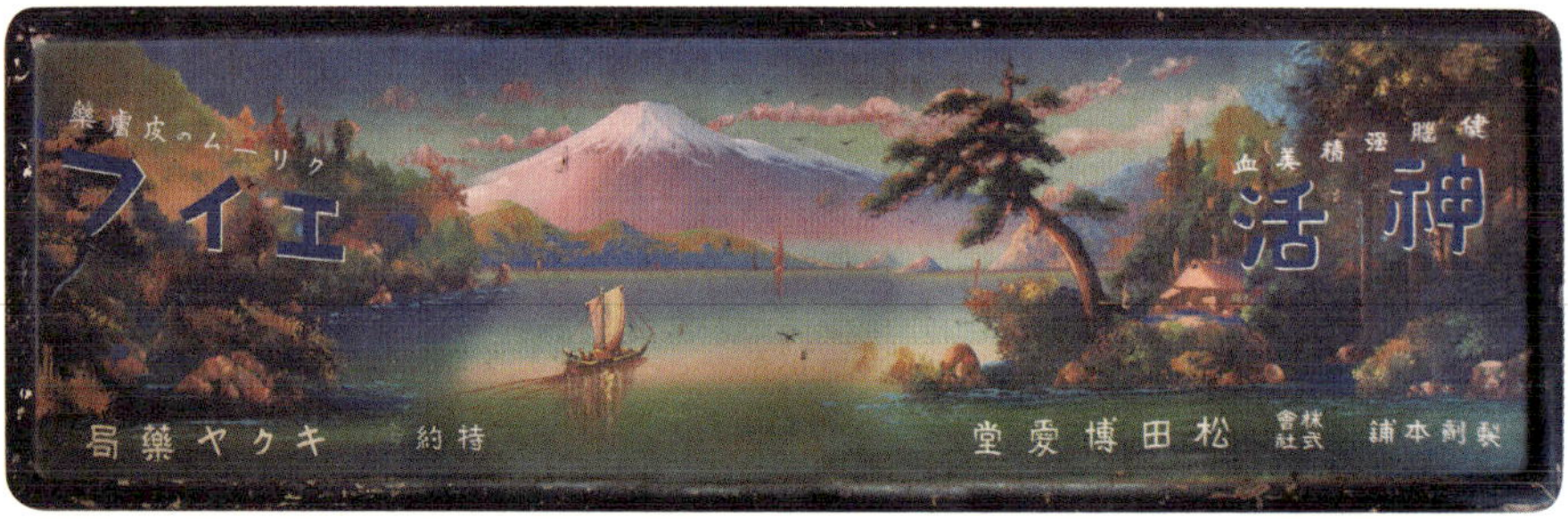

大正　松田博愛堂

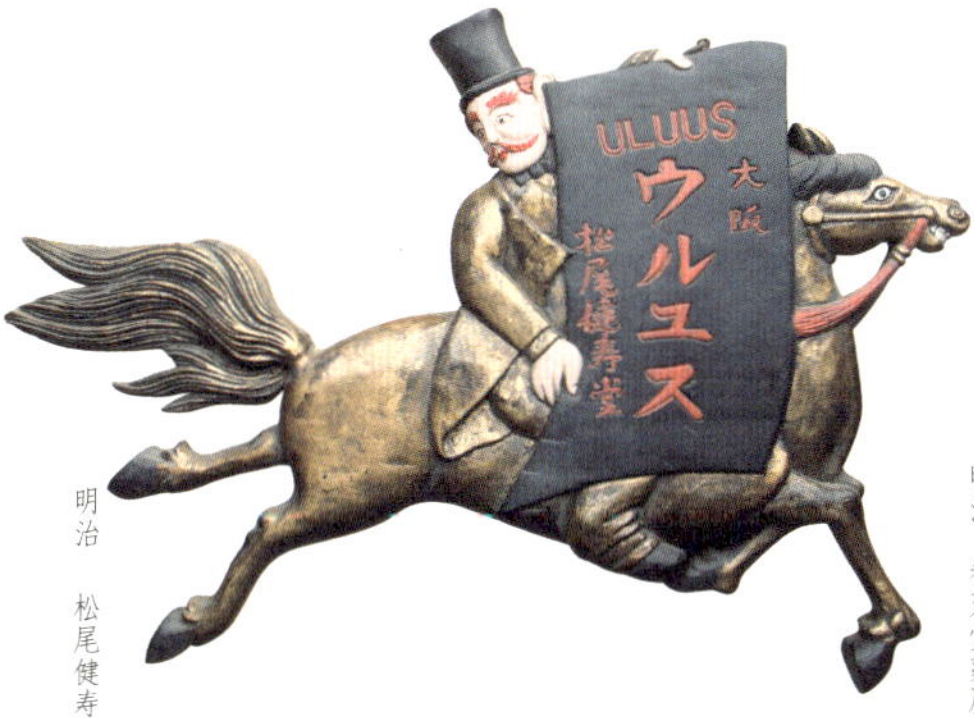

明治　松尾健寿堂

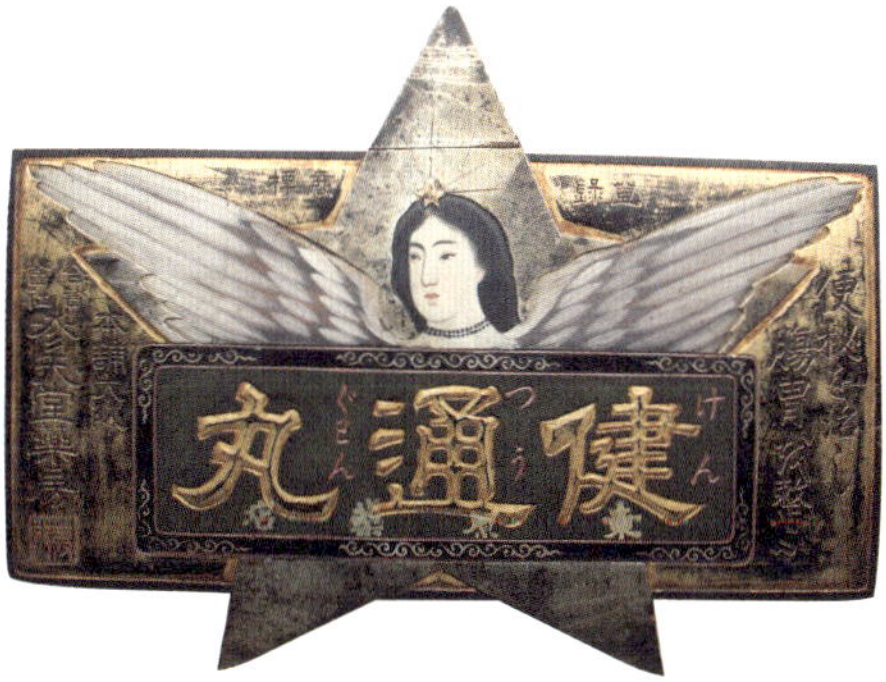

明治　参天堂薬房

売薬広告・看板
46

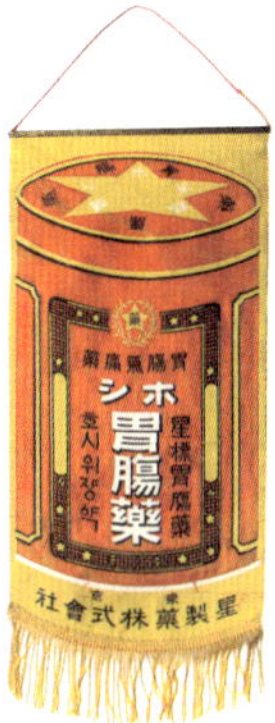

昭和前期　星製薬株式會社

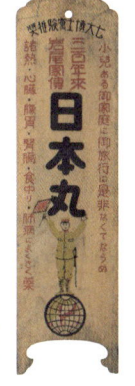

昭和前期

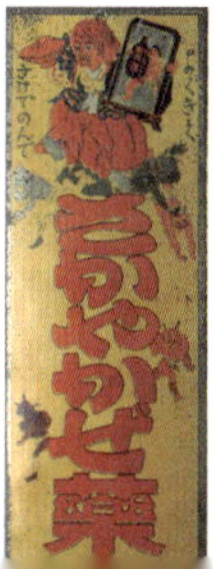

昭和前期　河口満進堂

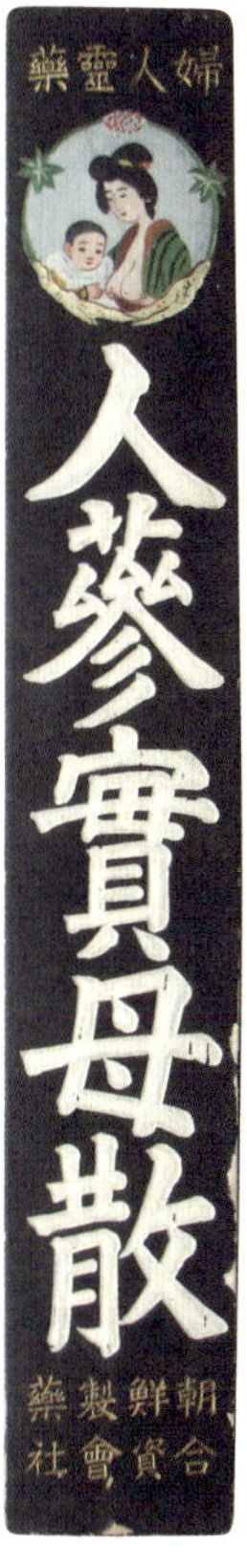

大正　朝鮮製薬

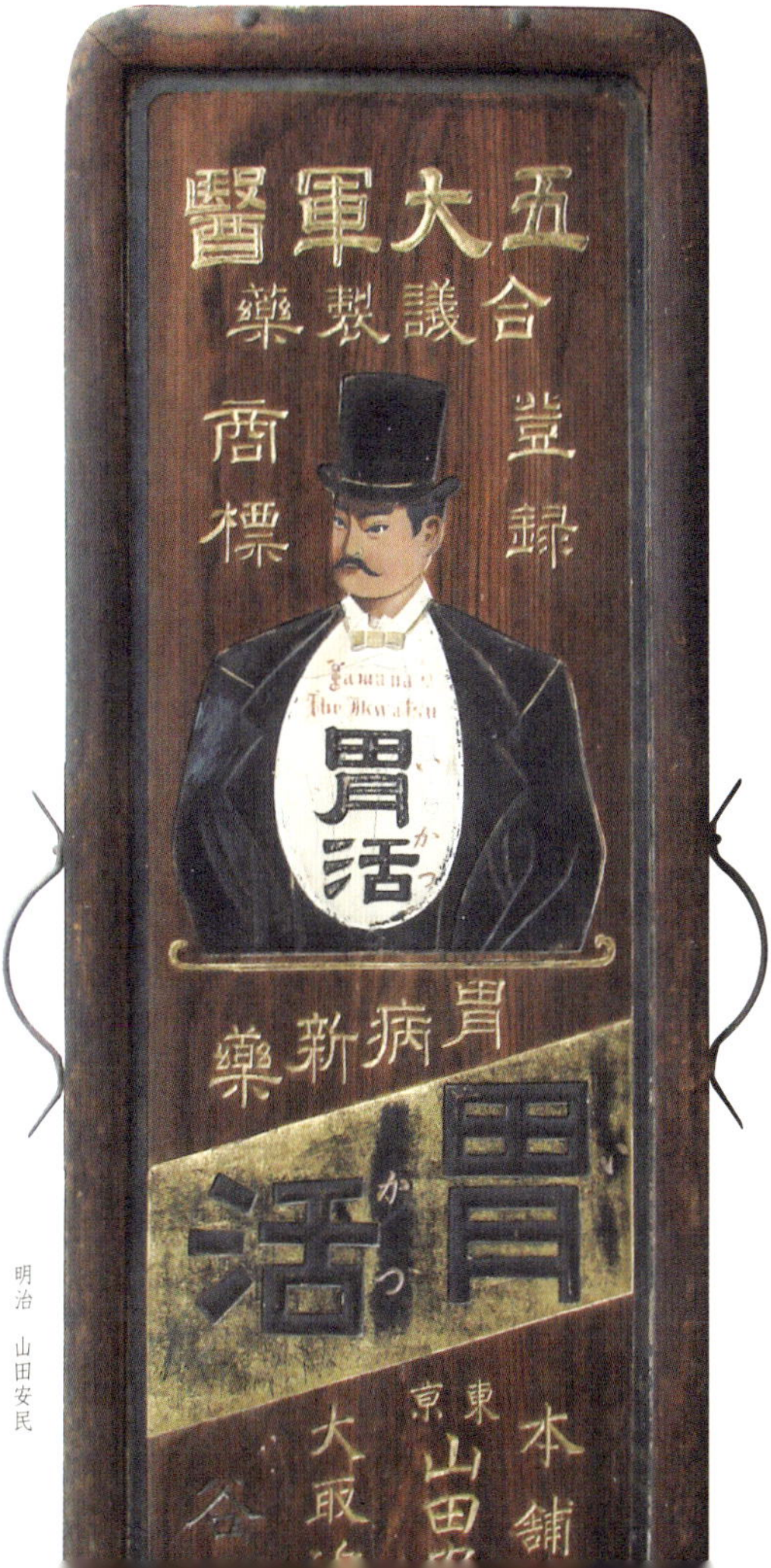

明治　山田安民

47

売薬広告

紙看板

Poster

ポスターは当初紙看板と言われていました。町中に貼る風習はまだありませんので、もっぱら店内に張り出した今の店内 POP のようなものです。木版刷りで絵柄の入ったものは引き札とは区別がつきにくいのですが、ほぼ縦長のもので商品名がメインになっているものと定義しました。紙以外では、布製のものや珍しいものでは簾状のもの、旗状のものなどがあります。当時、薬以外の業界でもそうですが、美しい色の石版刷りになってからは、もっぱら束髪の美人画が大きく使われています。サイズもB2~B3くらいの大きさで、版石に直に描き込まれた砂目石版の高い技術のこれらの作品は、鑑賞するにも十分に価するので、今ではコレクターも多く、高い値段で取引されています。

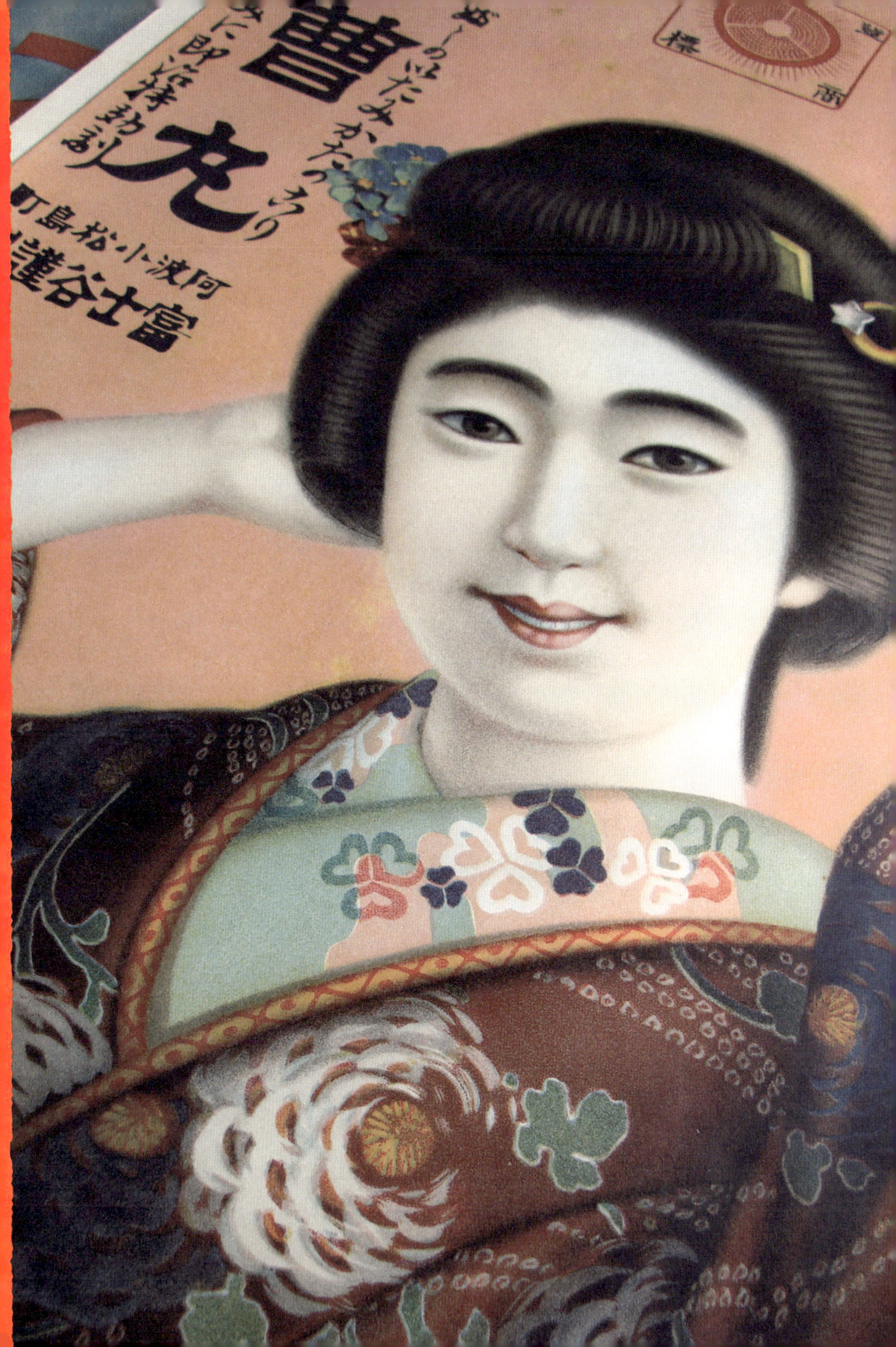
曹丸
即治特効剤
阿波小松島町
富士谷謹

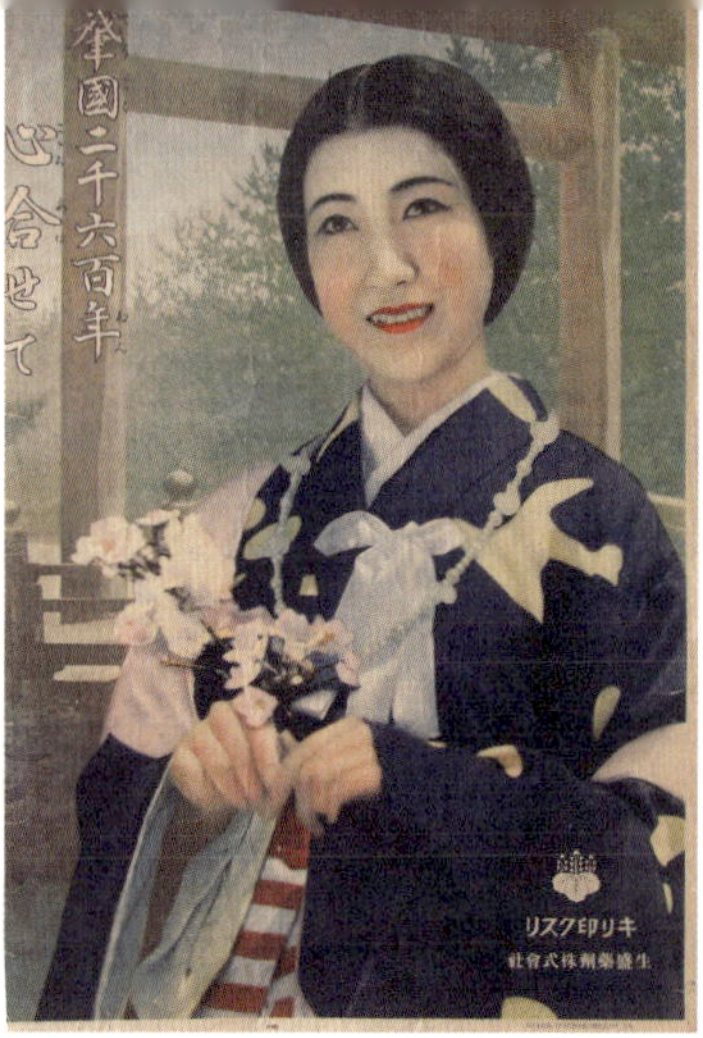

昭和前期　生盛薬剤　オフセット

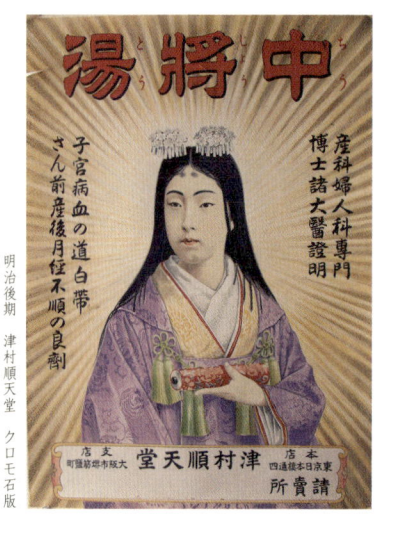

明治後期　津村順天堂　クロモ石版

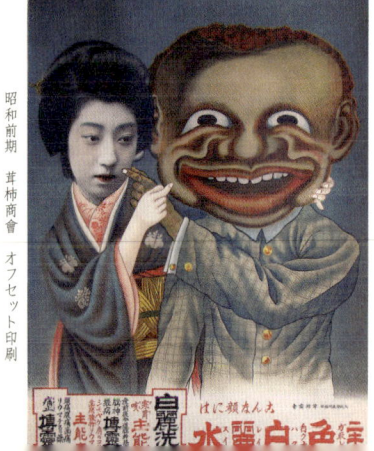

昭和前期　茸柿商會　オフセット印刷

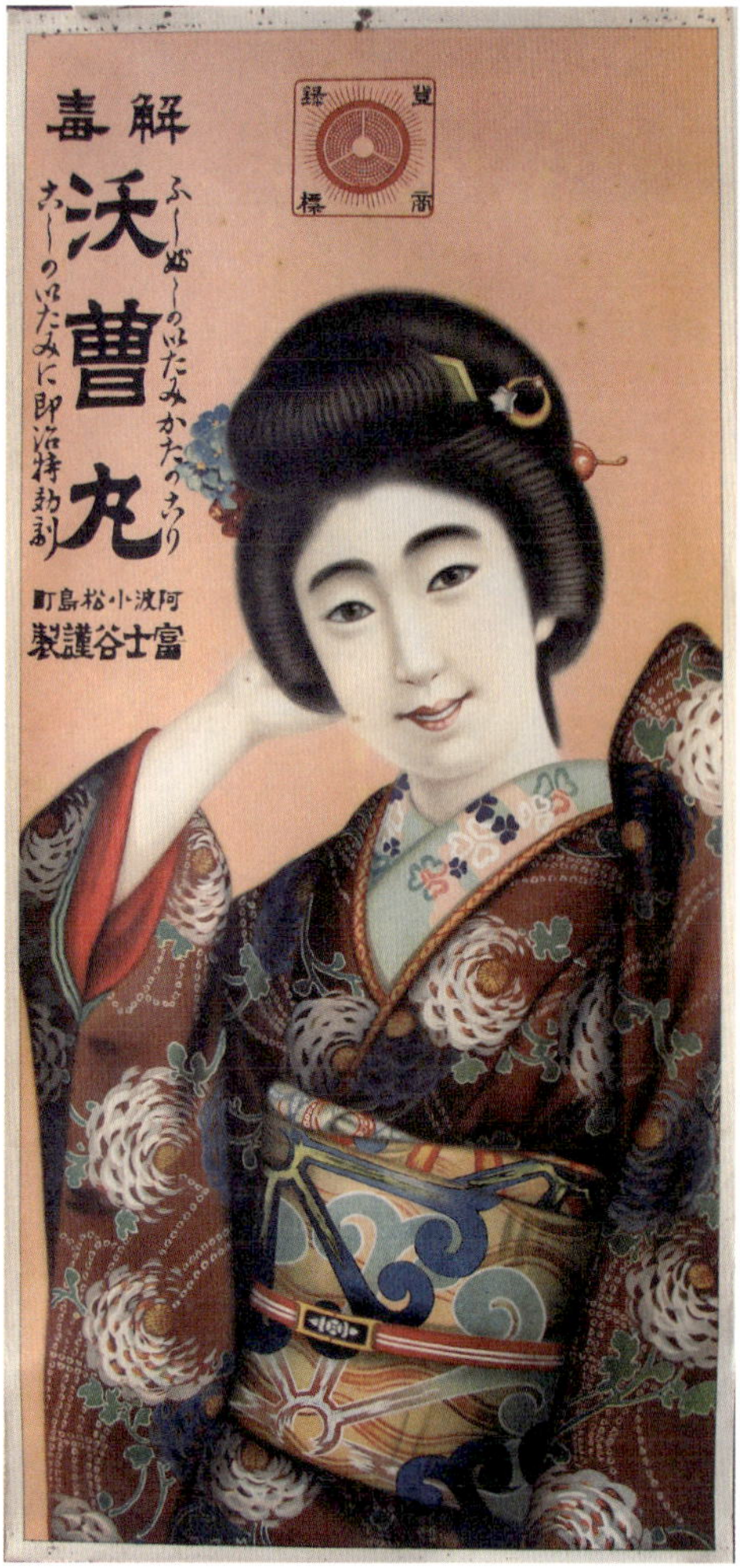

明治後期　富士谷　クロモ石版

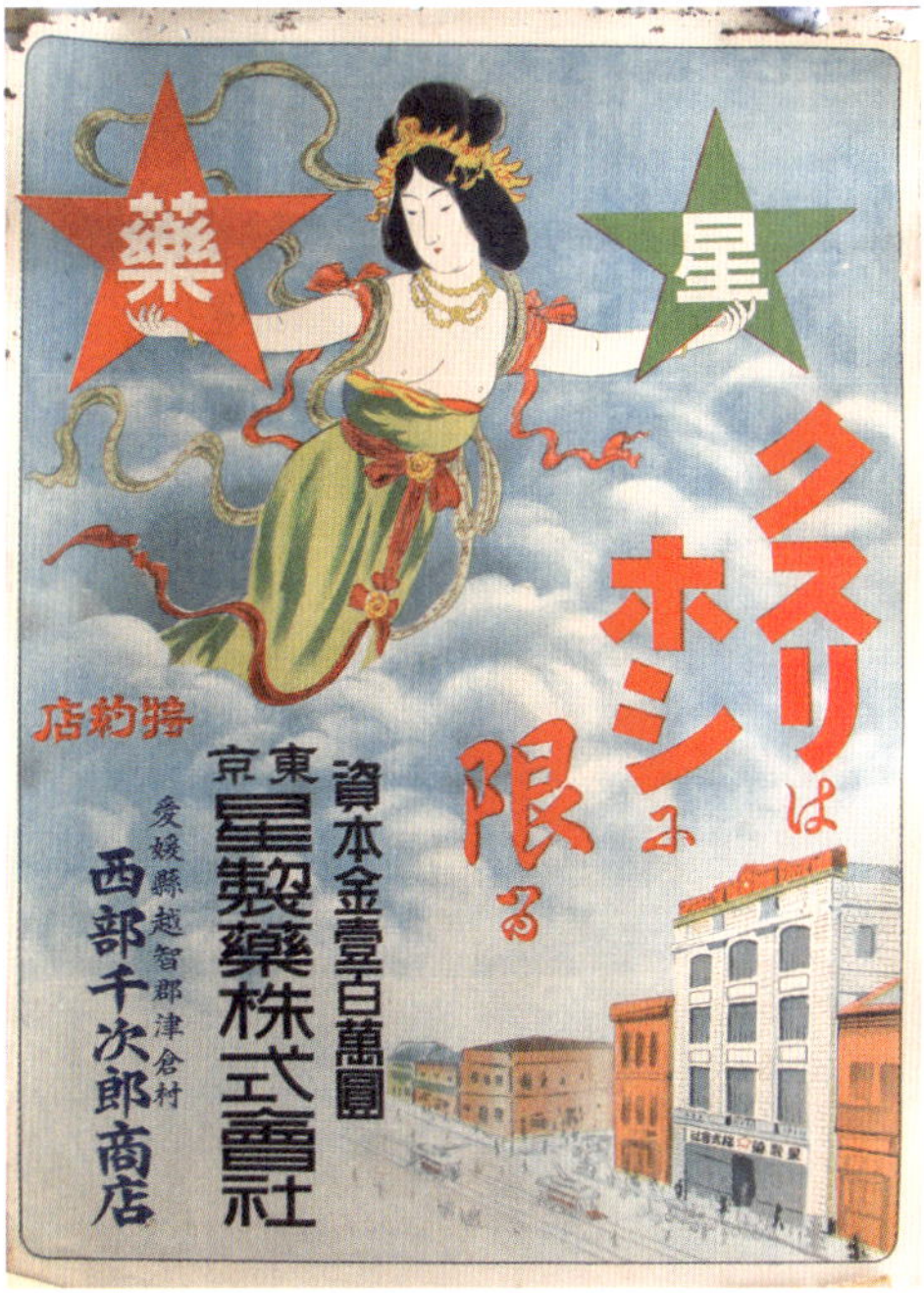

昭和前期　星製薬　オフセット印刷

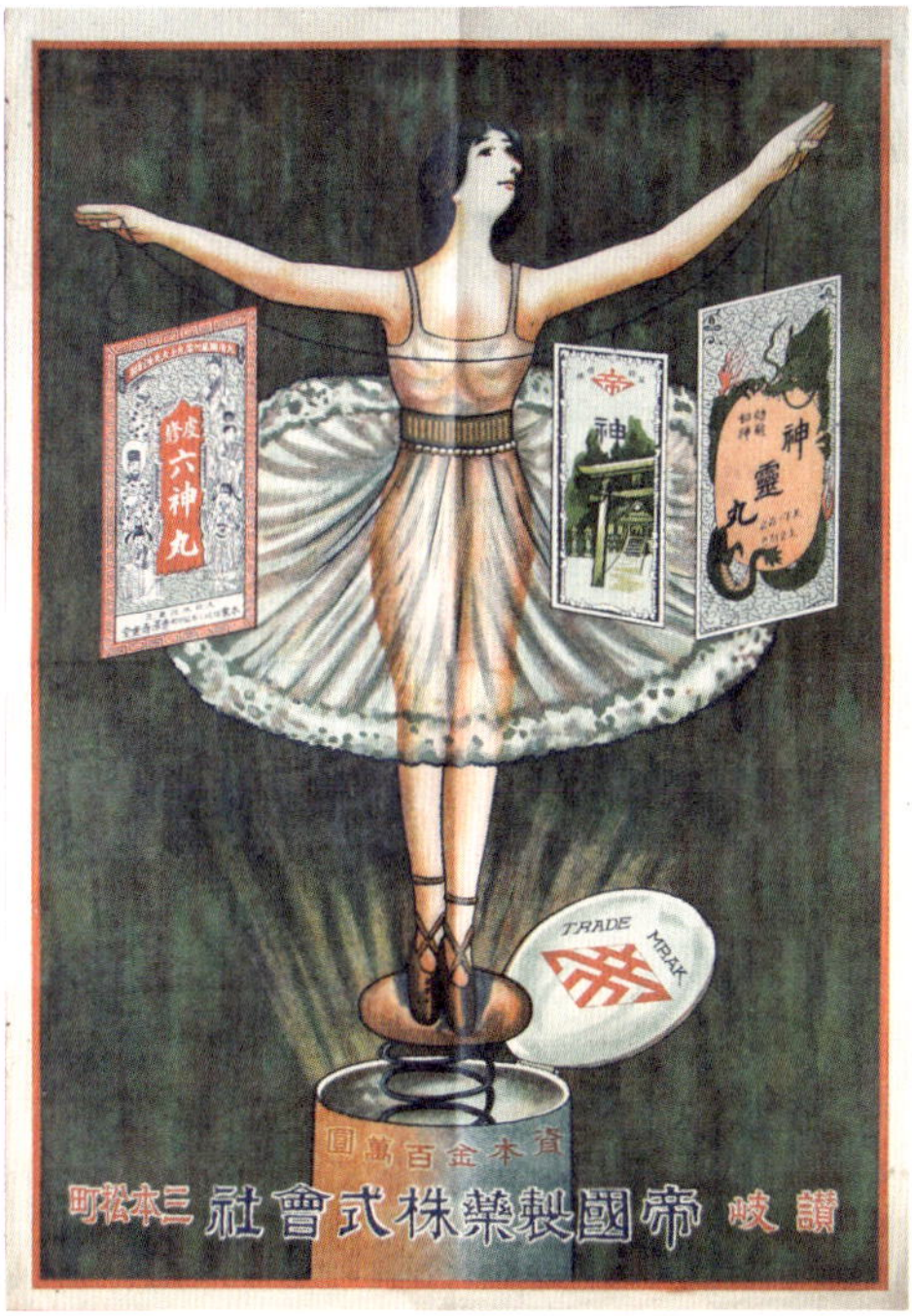

昭和前期　帝国製薬　オフセット印刷

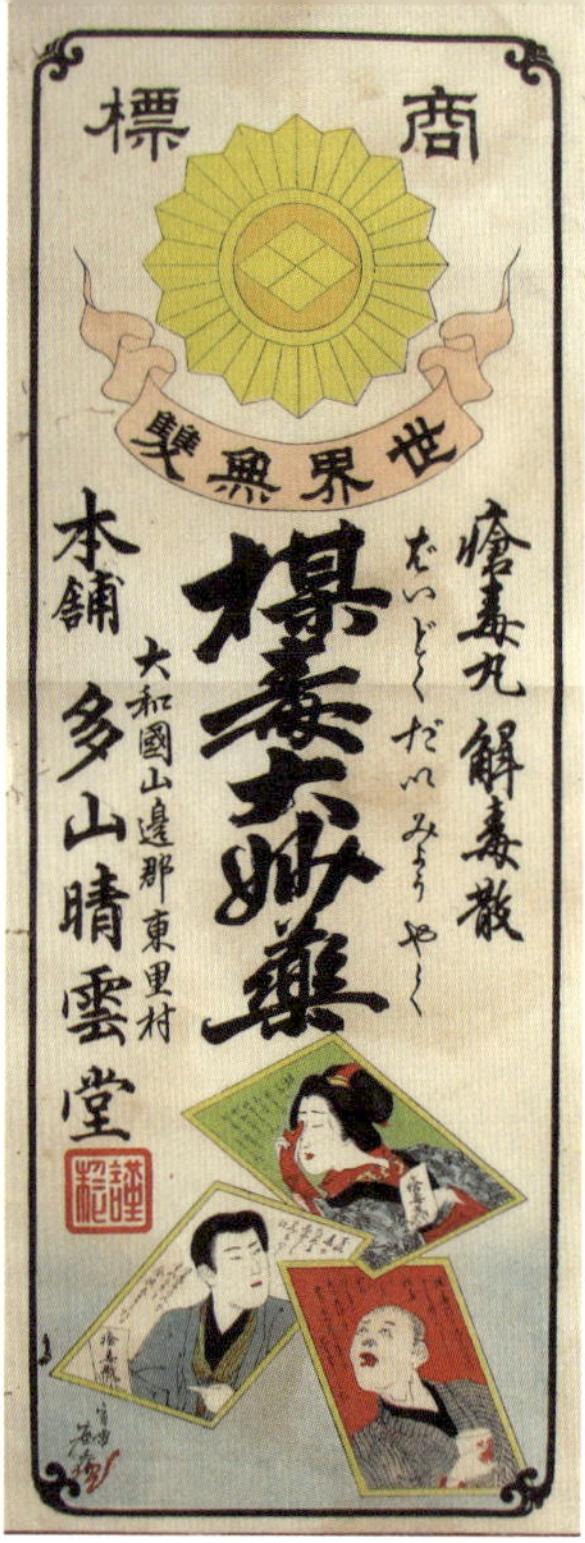

明治中期　多山晴雲堂　木版

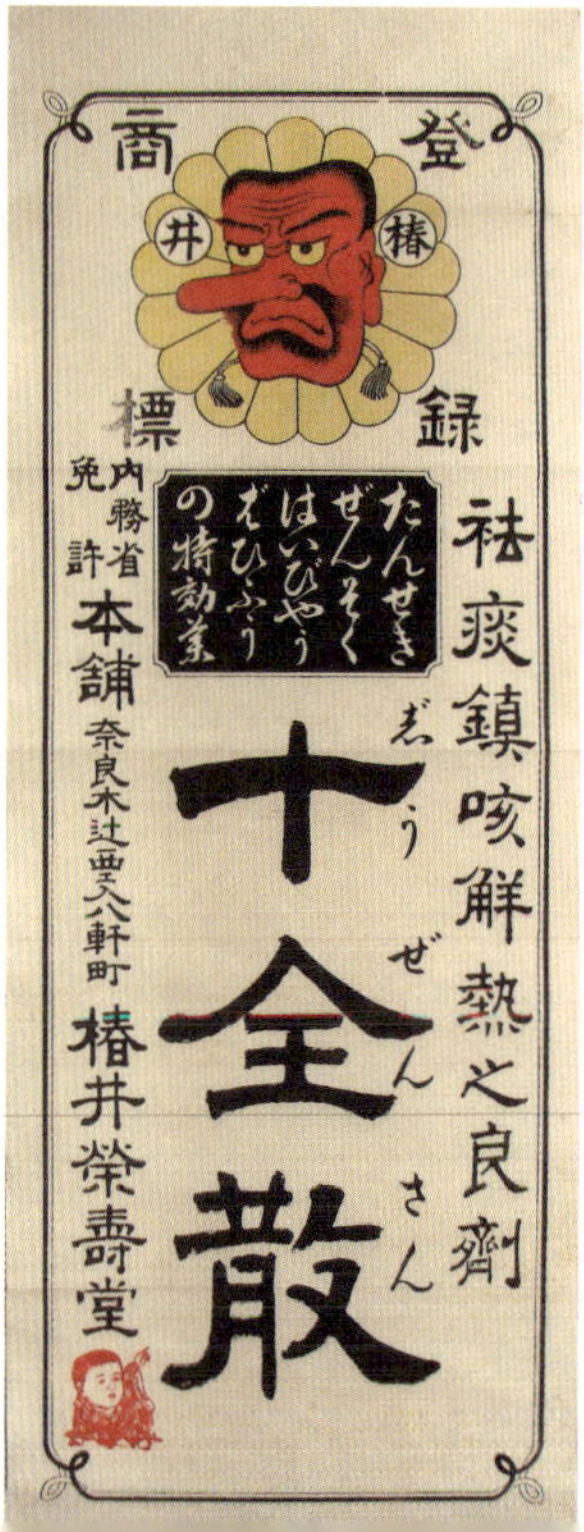

明治中期　椿井栄壽堂　木版

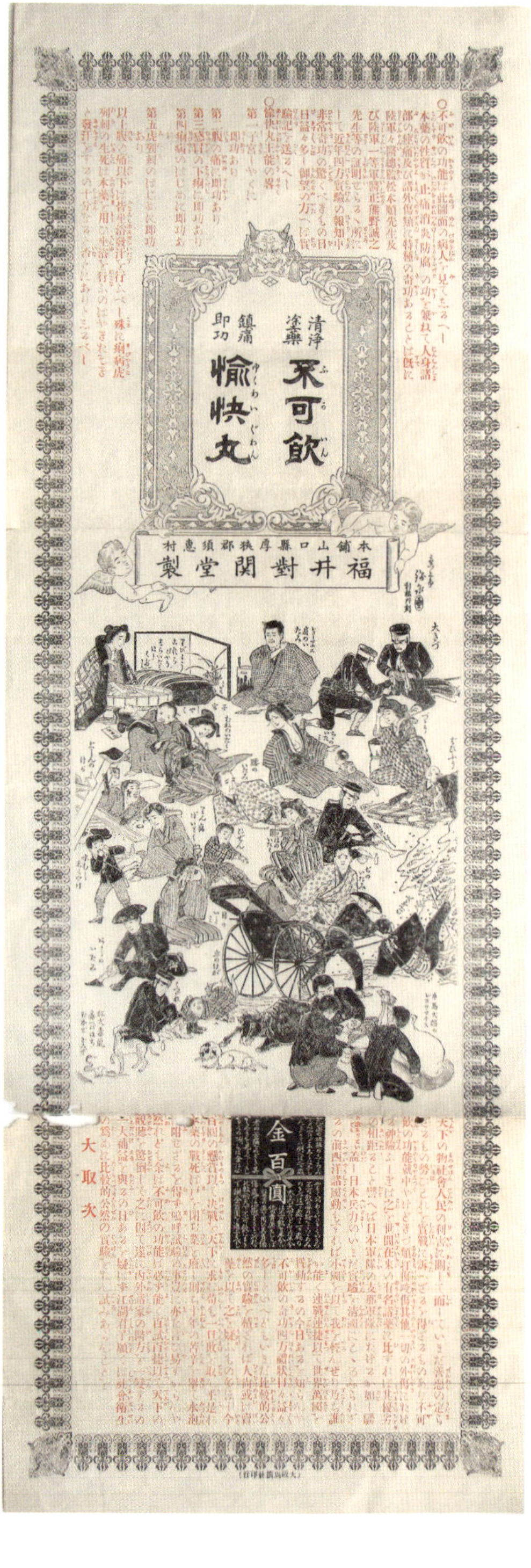

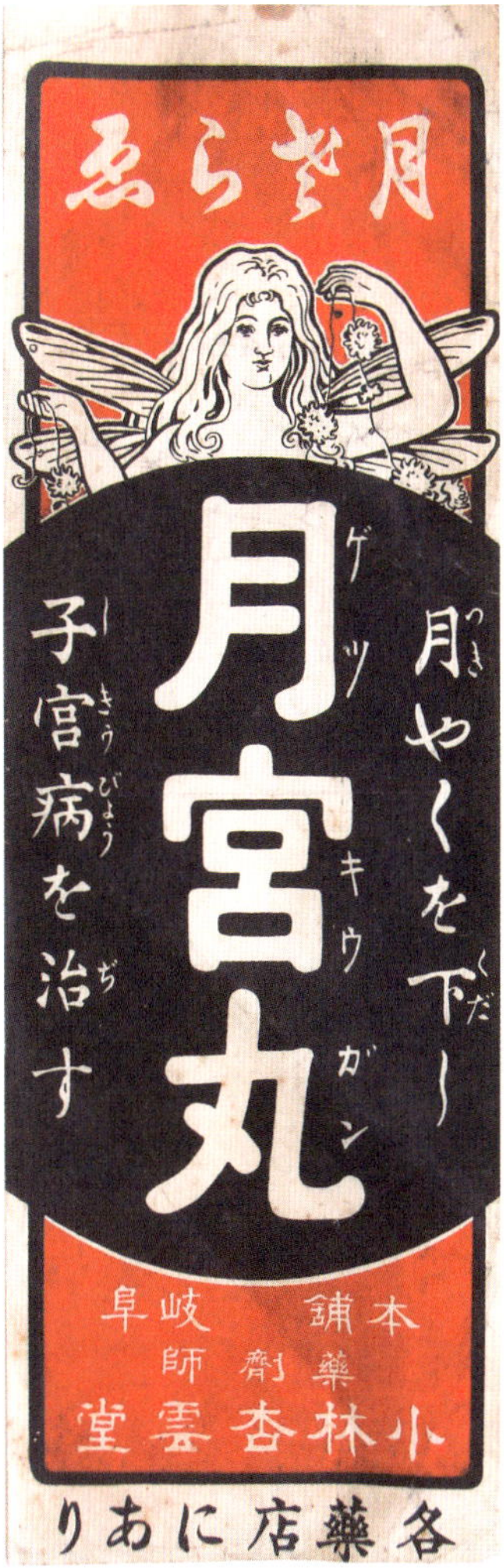
月宮丸《ゲツキウガン》
月《つき》やくを下《くだ》し
子《し》宮《きう》病《びよう》を治《ぢ》す
本舗　岐阜
藥劑師
小林杏雲堂
各藥店にあり

明治後期　小林杏雲堂　クロモ石版

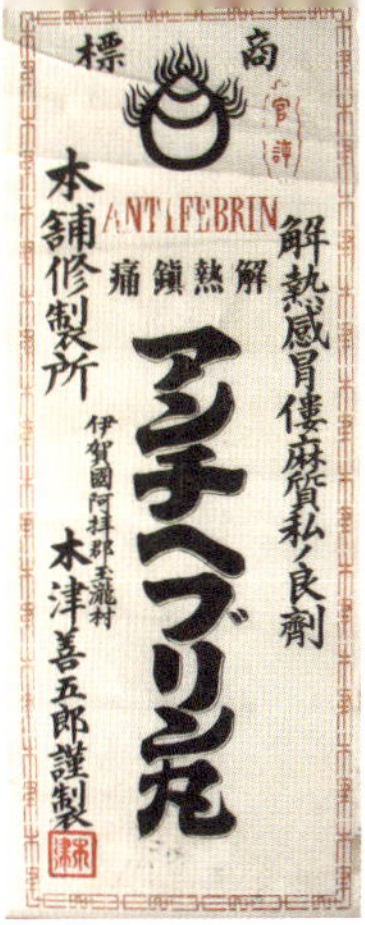

明治中期　木津善五郎謹製　木版

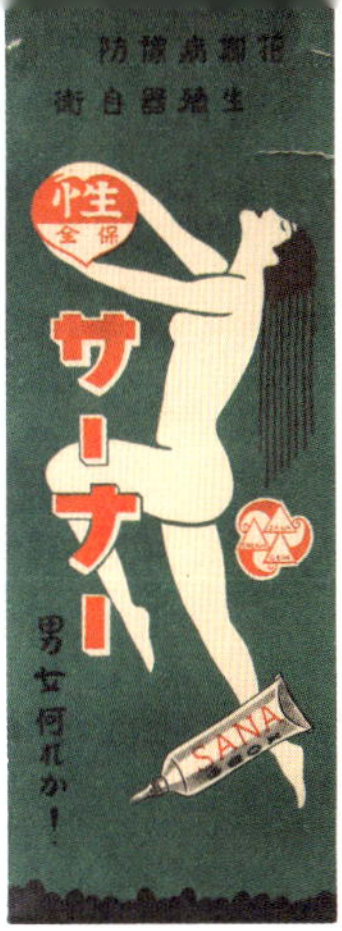

明治後期　クロモ石版

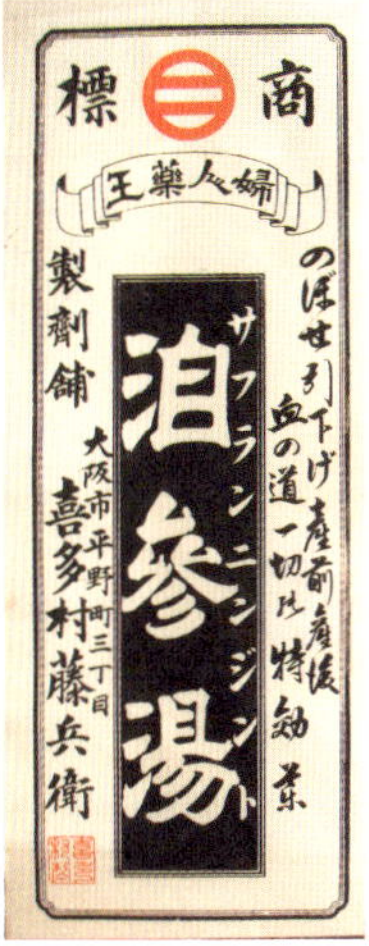
商標
婦人藥王
のぼせ引下げ産前産後
血の道一切ニ特効薬
泊《サフラン》参《ニンジン》湯《ト》
製劑舗
大阪市平野町三丁目
喜多村藤兵衛

明治中期　喜多村藤兵衛　木版

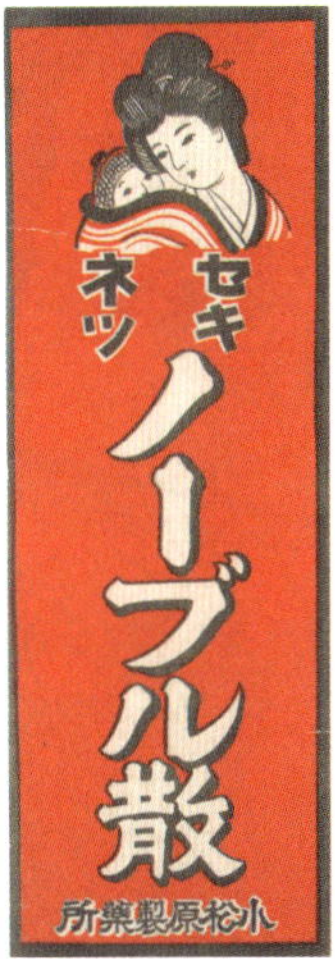
セキ
ネツ
ノーブル散
小松原製藥所

明治後期　小松原製薬所　クロモ石版

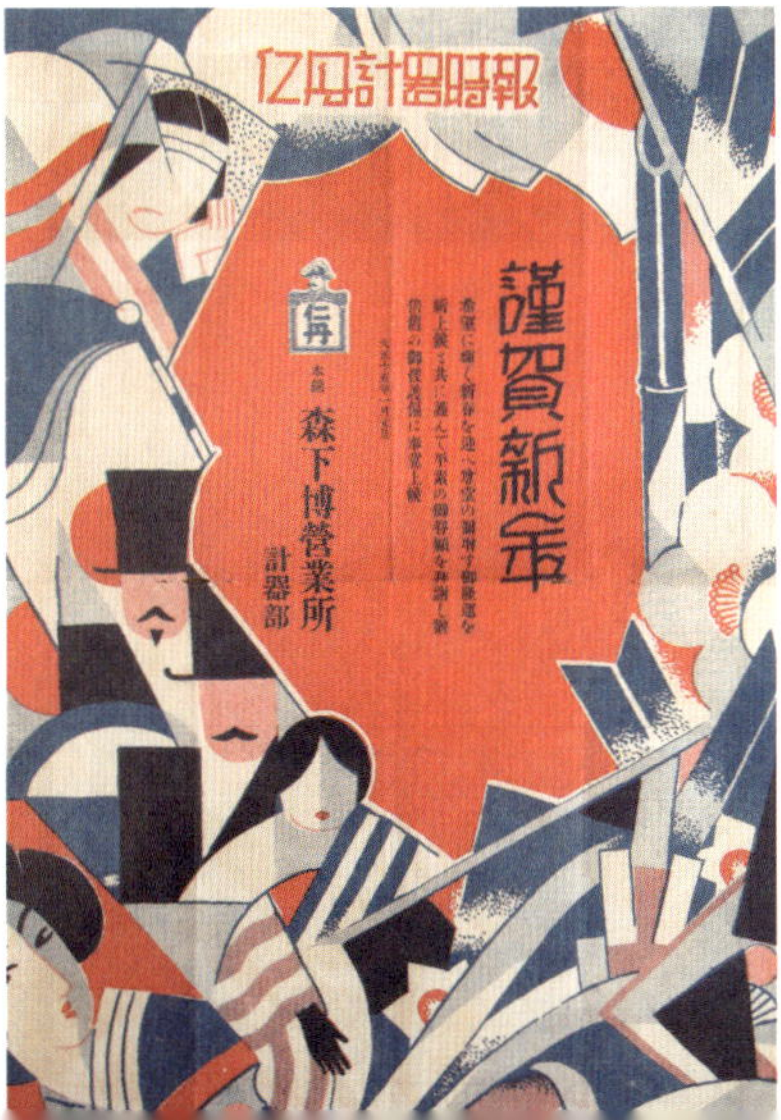

昭和前期　森下博　オフセット

48

売薬広告

絵ビラ

Flier

小振りなオフセット印刷のもので、現在のチラシの様相をなしています。ただ、売薬版画から引き札へ、そして絵ビラへと時代と共に変遷していくこれらは、いずれも徐々に変化していくので、それぞれ明確な線引きをすることは出来ません。ただ絵ビラは、刷り物の付加価値や保存することなど全く考えなく、商品訴求に徹しているのが明確なので、土産とは一線を画しているのです。見せ方に色々仕掛けを工夫したものも多く、中でも驚くものの一つに丹平商会のパンフレットがあります。Ｂ５程度の二つ折の石版刷りですが、アンチピリン丸の女性の顔と今治水のおじさんの口の穴、そして毎月丸の頭巾から覗く女性の顔、この3点が見事に合致している秀逸なアイデアに脱帽です。

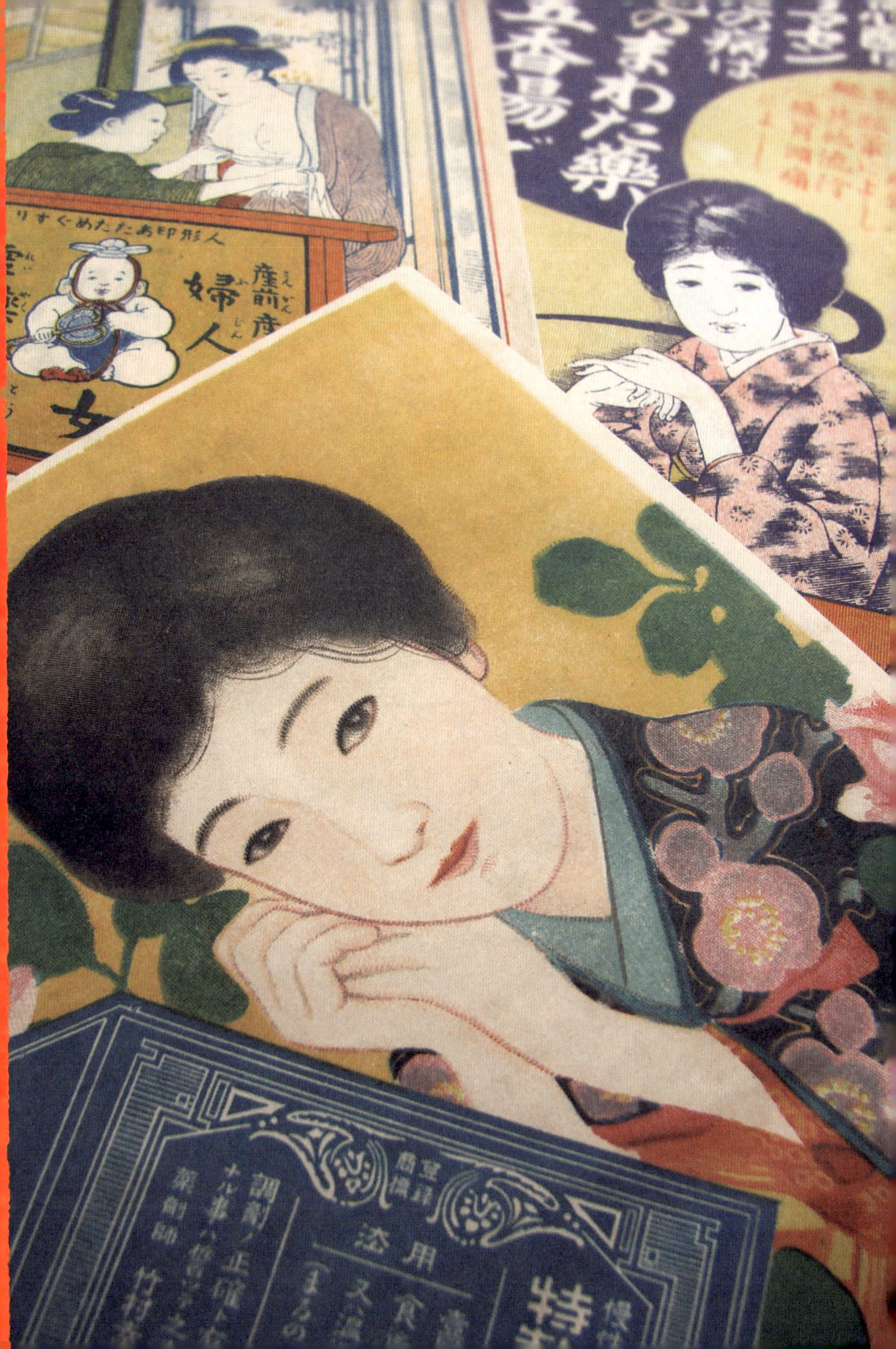
人形印あたためぐすり
婦人
登録商標
塗用
調剤ノ正確ナル事ハ
薬剤師

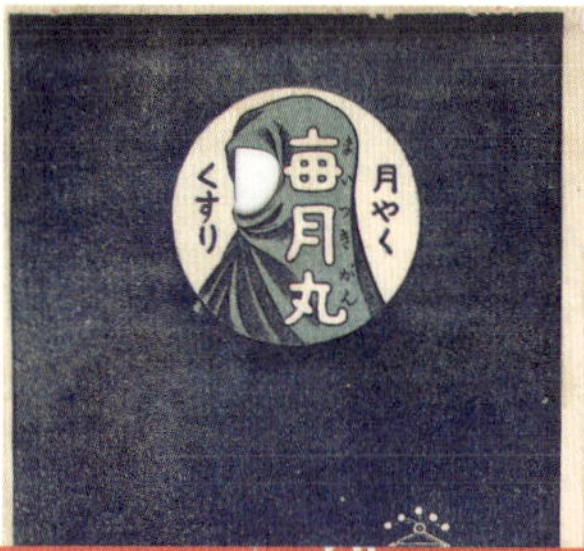

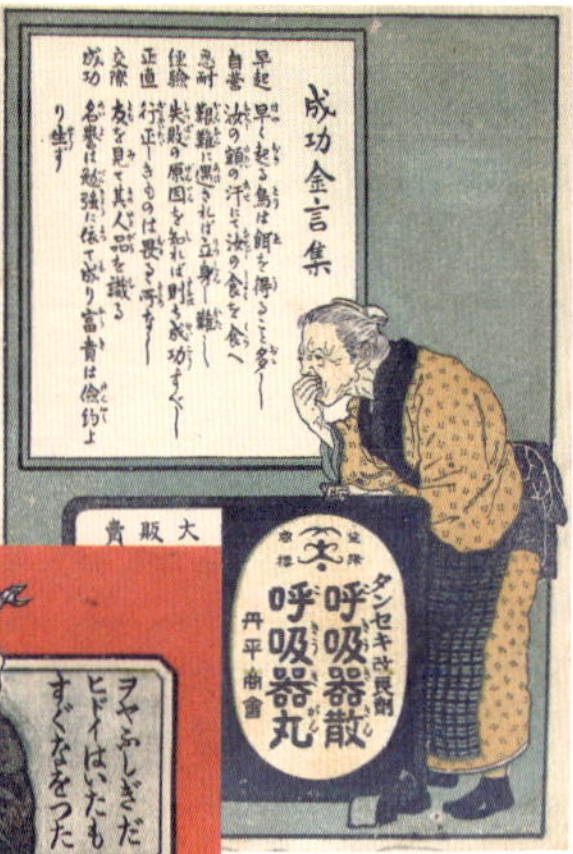

昭和前期　丹平商會　オフセット印刷

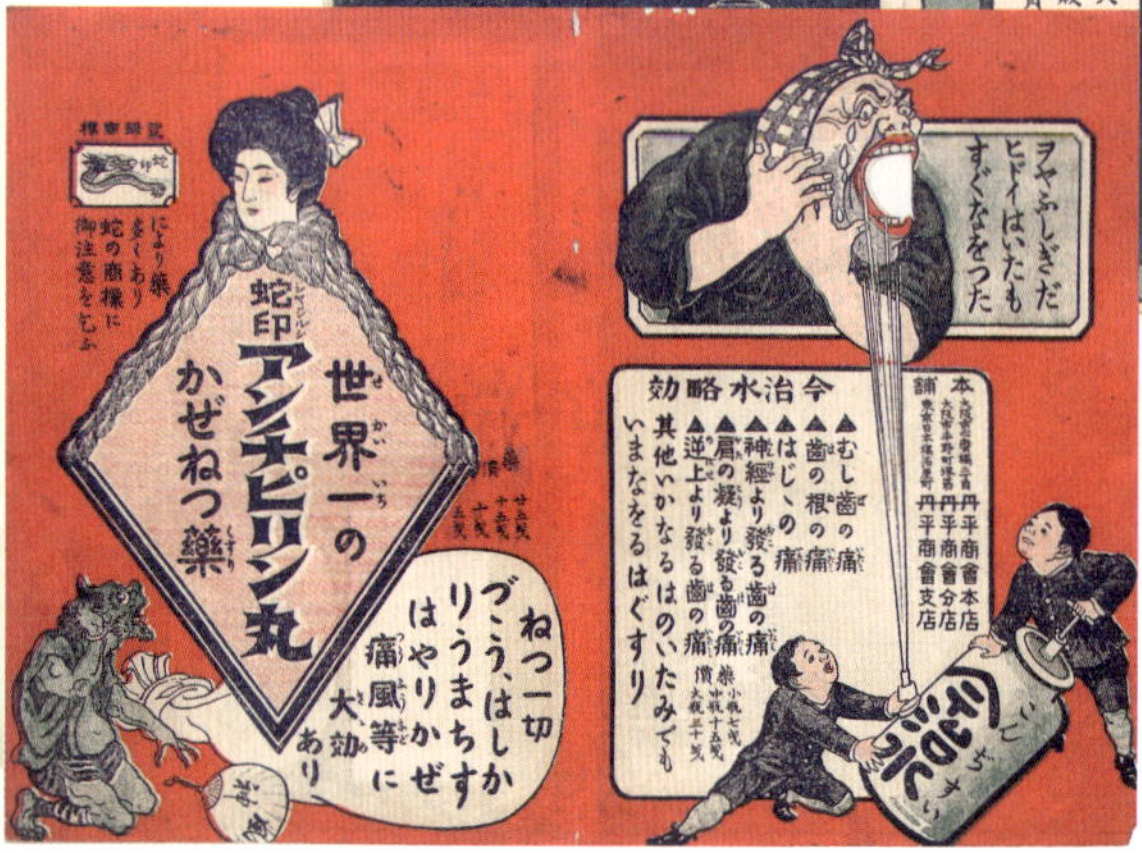

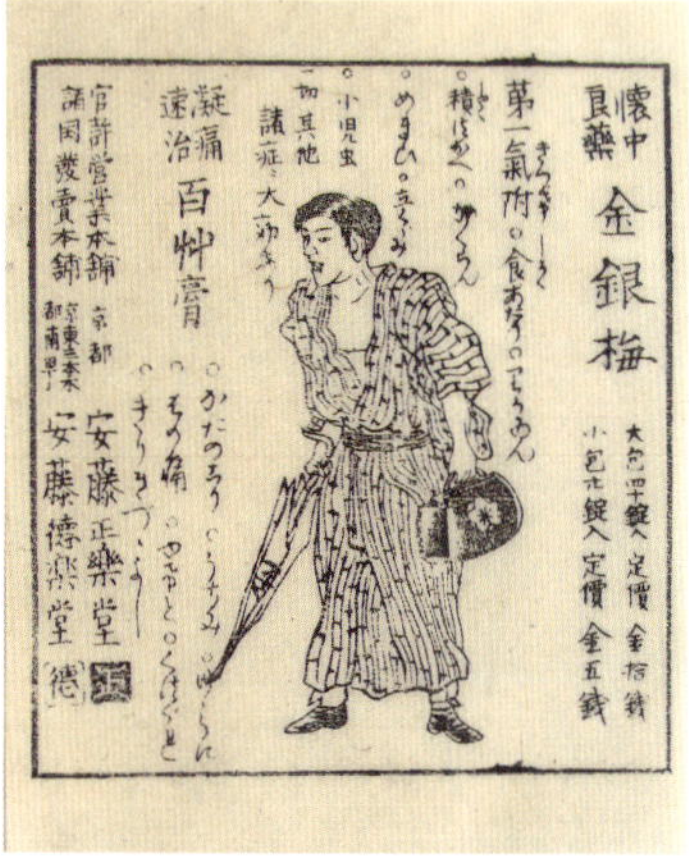

明治中期　安藤正楽堂・安藤徳楽堂　木版

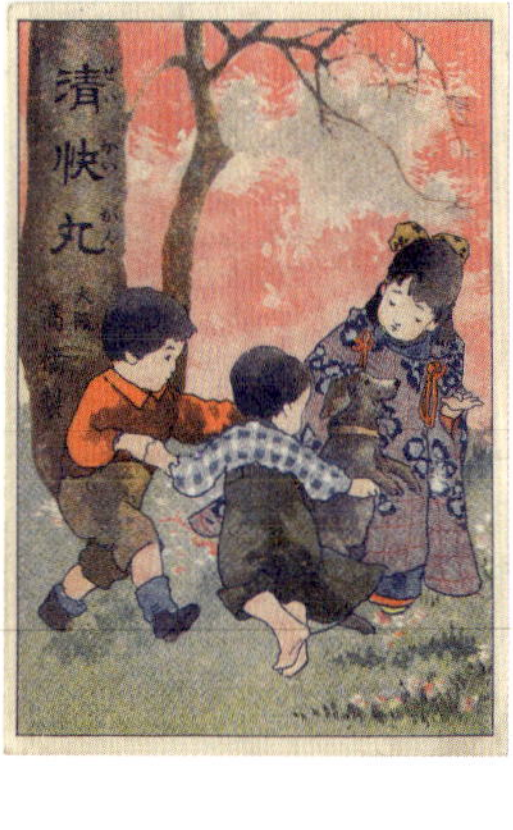

昭和前期　高橋製　オフセット印刷

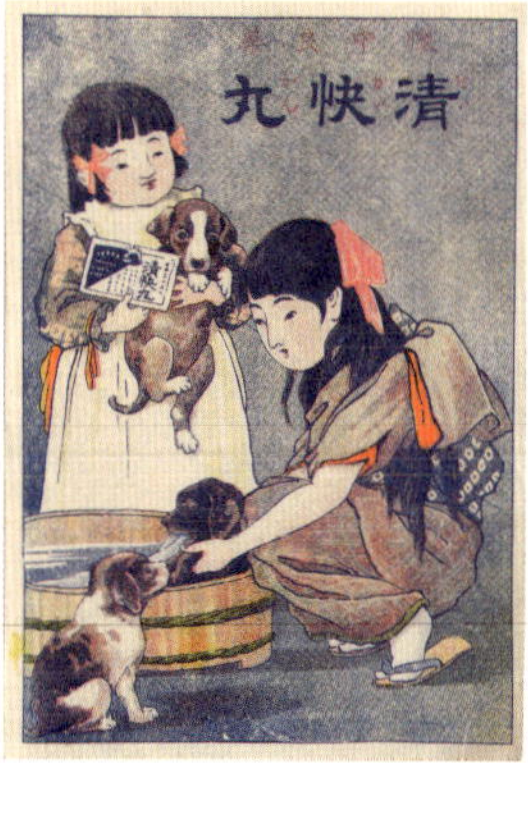

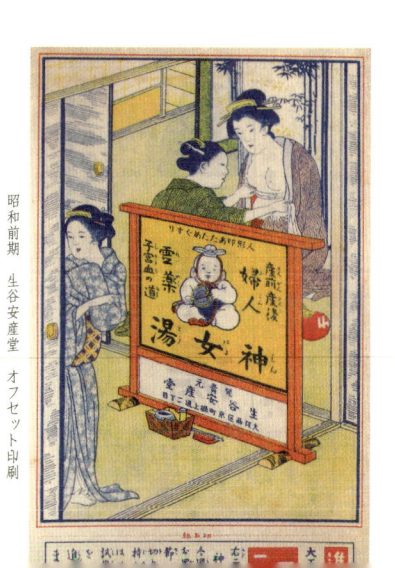

昭和前期　生谷安産堂　オフセット印刷

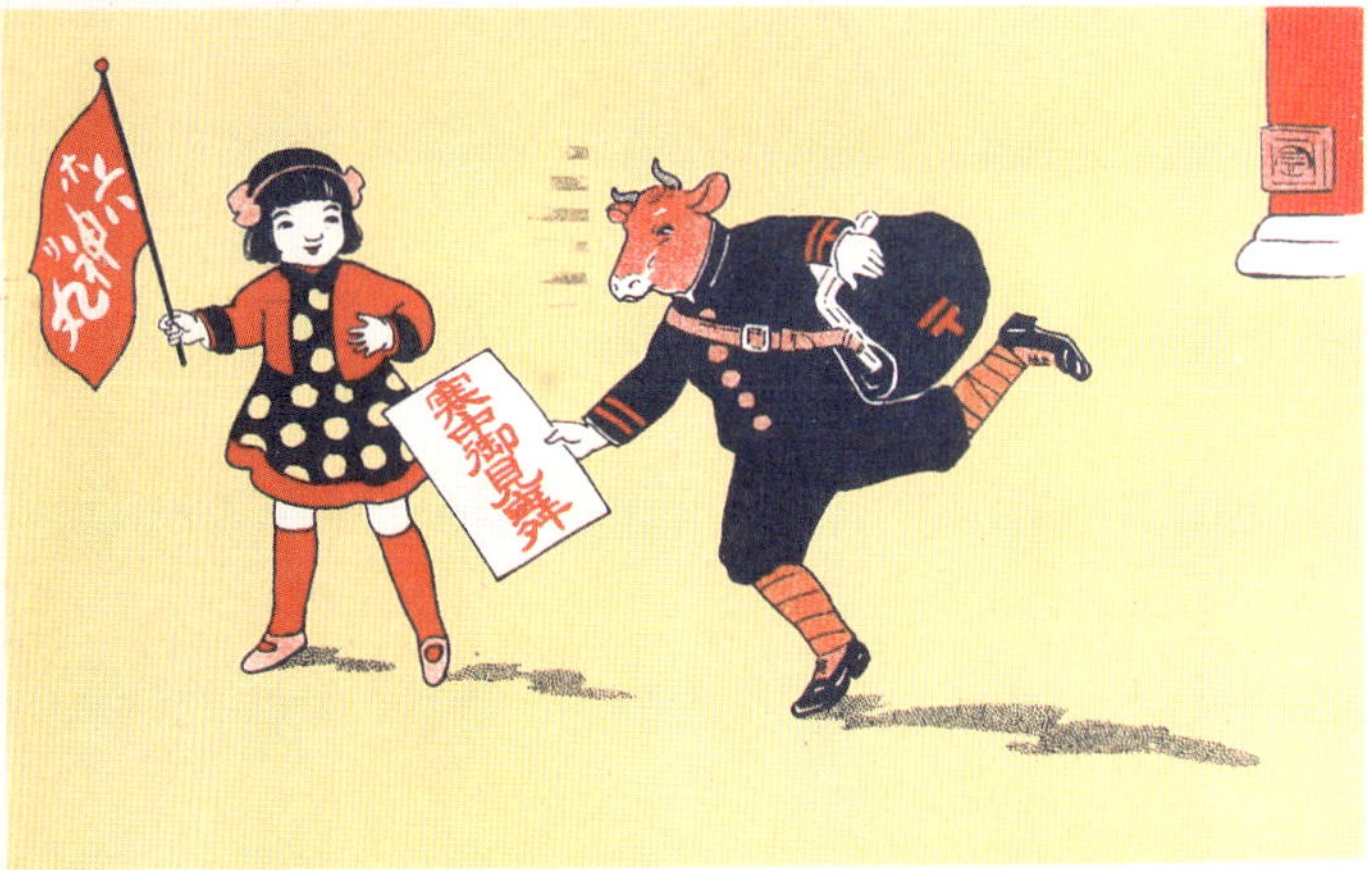

昭和前期　オフセット印刷

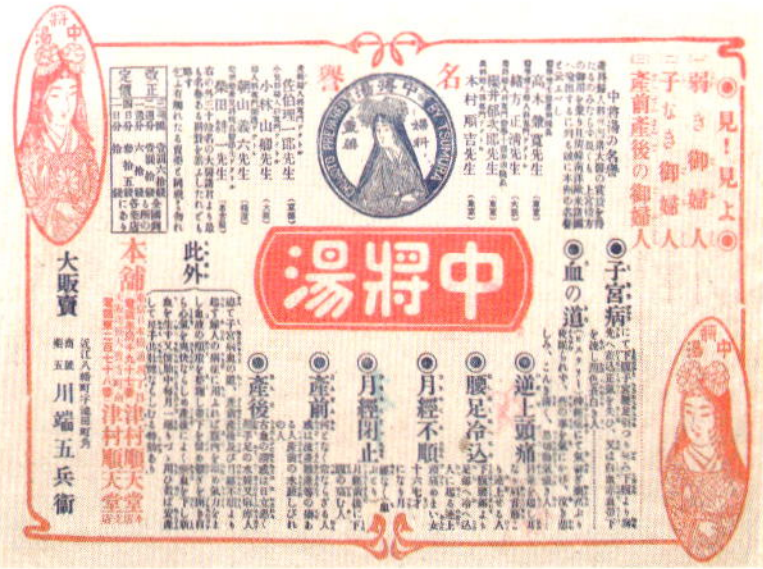

昭和前期　津村順天堂　オフセット印刷

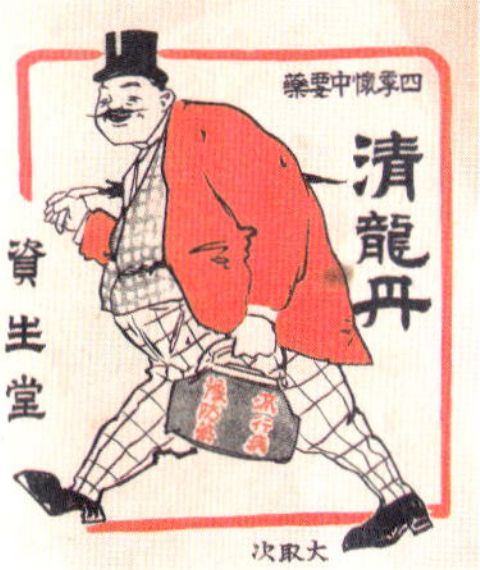

昭和前期　資生堂　オフセット印刷

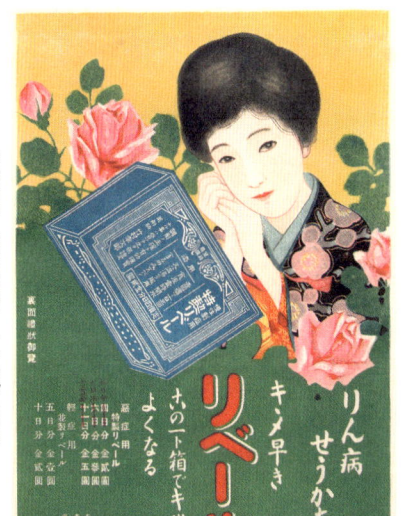

昭和前期　竹村製剤所　オフセット印刷

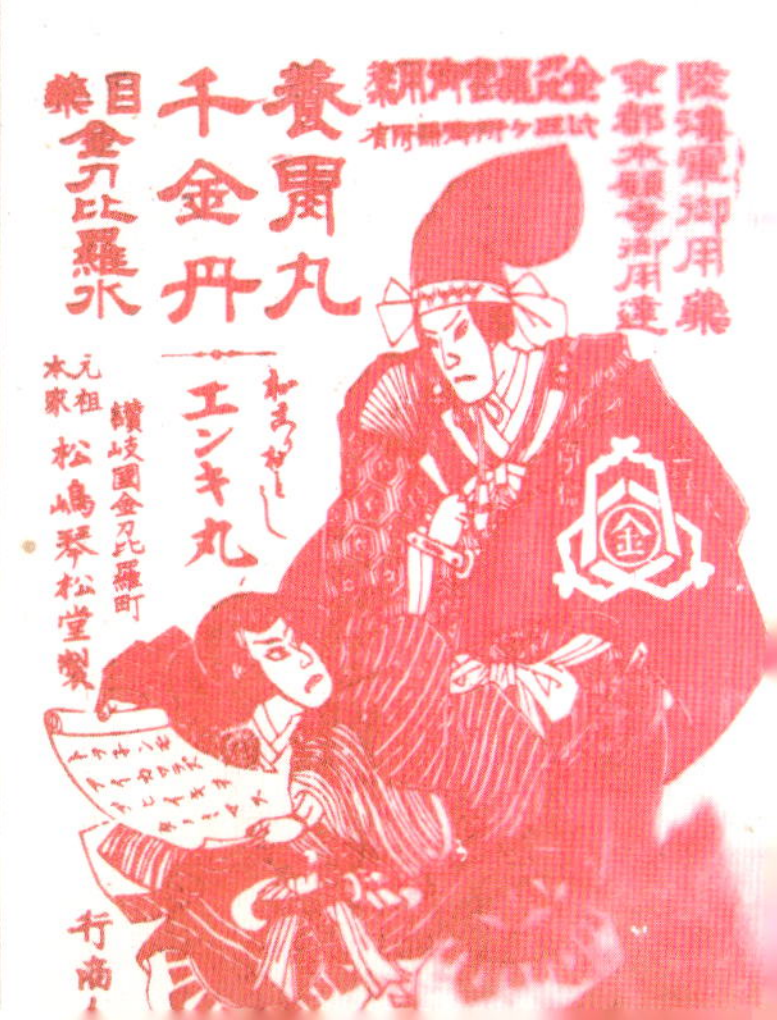

明治中期　松嶋琴松堂　木版

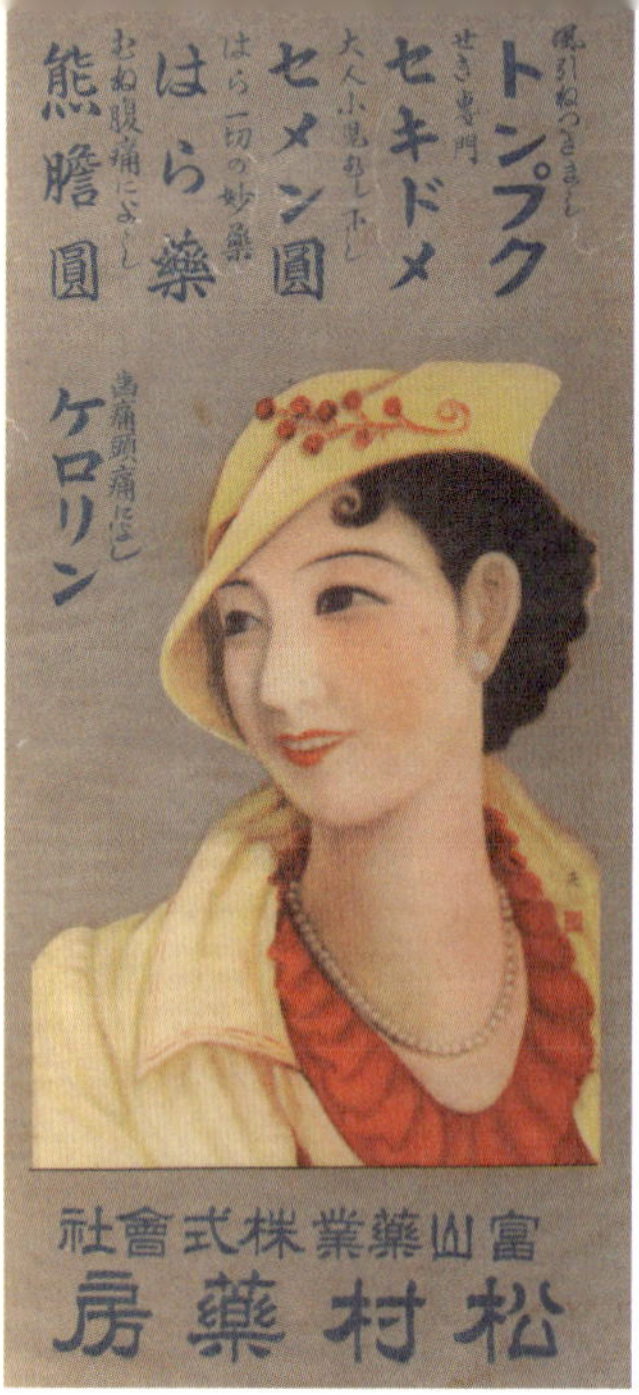

昭和前期　富山藥業　オフセット印刷

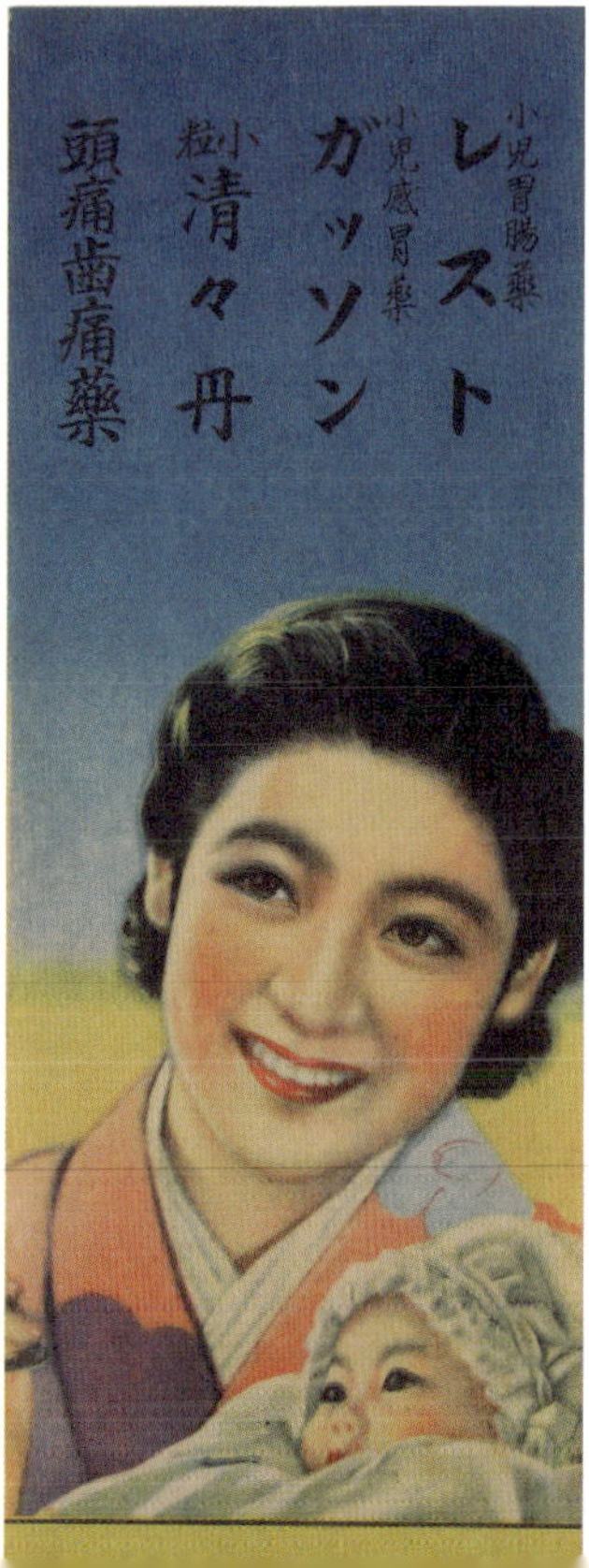

昭和前期　齋藤製藥　オフセット印刷

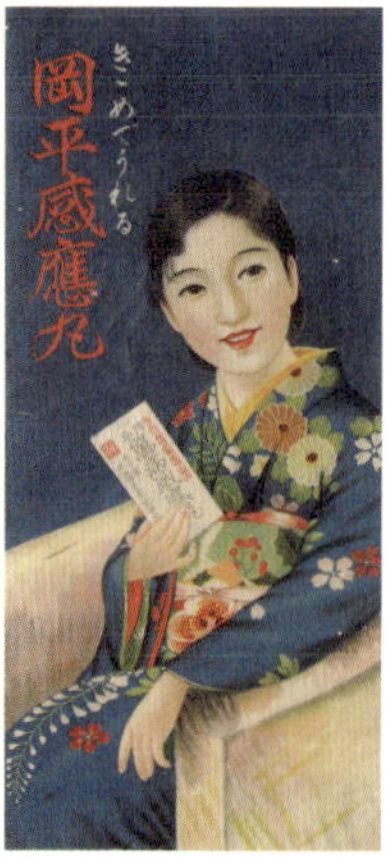

昭和前期　オフセット印刷

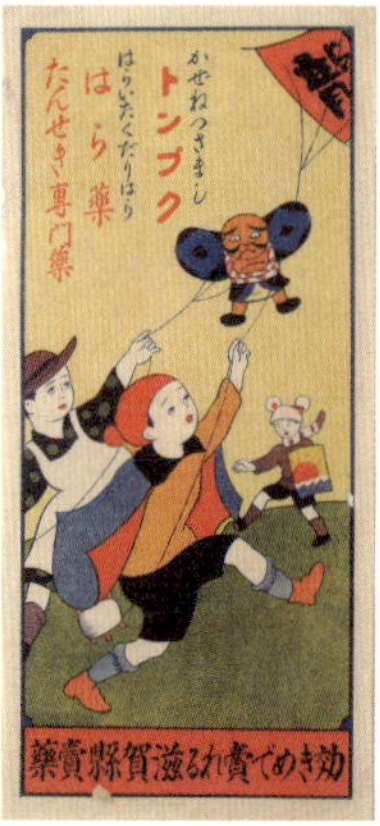

昭和前期　オフセット印刷

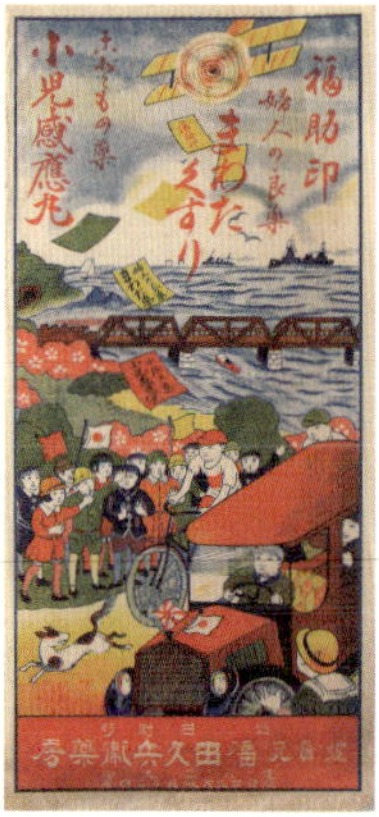

昭和前期　福田久兵衛藥房　オフセット印刷

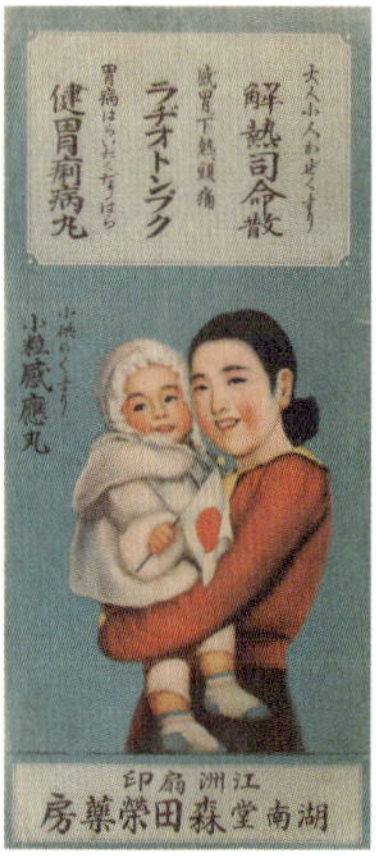

昭和前期　森田榮藥房　オフセット印刷

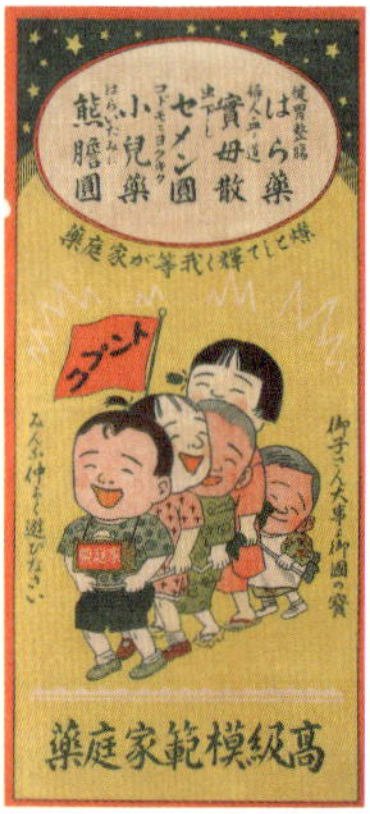

昭和前期　オフセット印刷

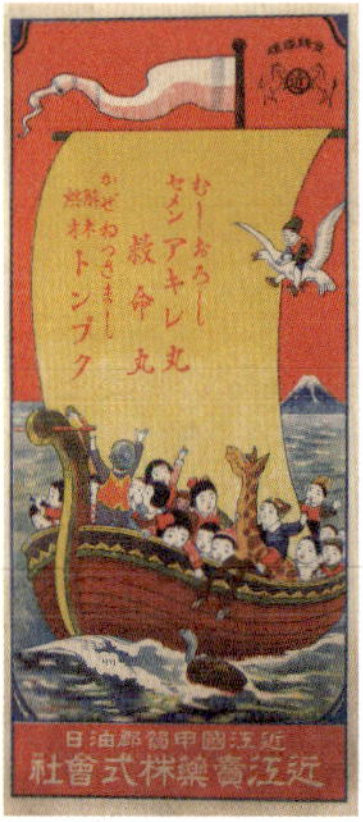

昭和前期　近江賣藥　オフセット印刷

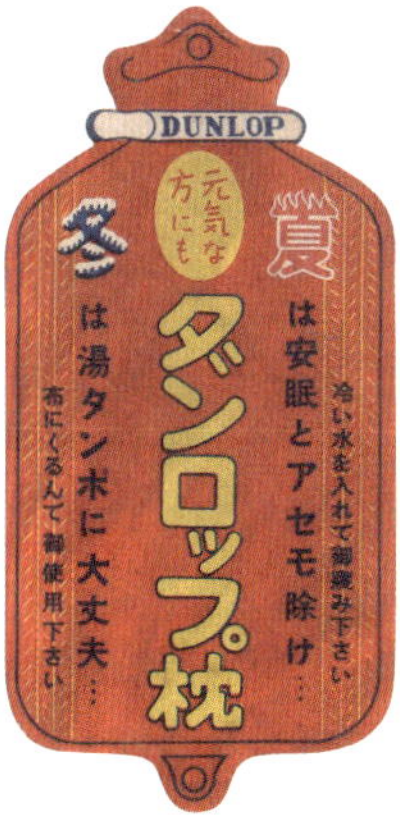

昭和前期　ダンロップ　オフセット印刷

昭和前期　森下仁丹　オフセット印刷

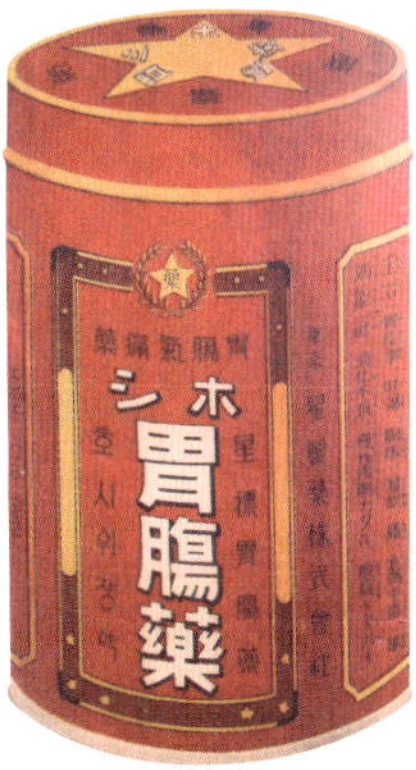

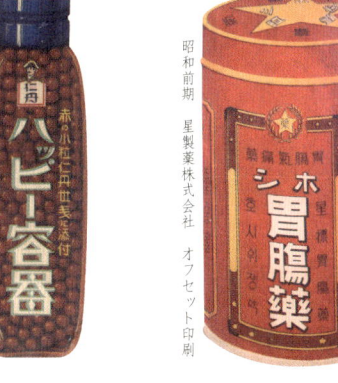

昭和前期　星製薬株式会社　オフセット印刷

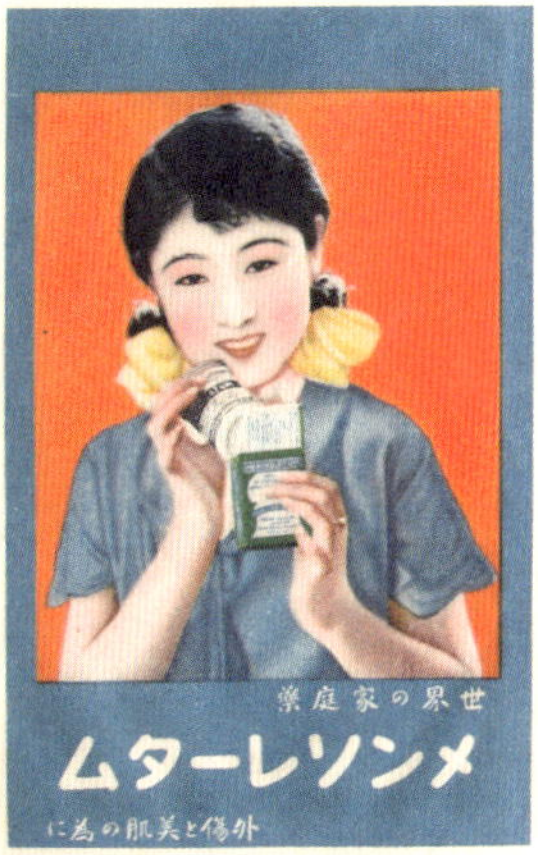

昭和前期　オフセット印刷

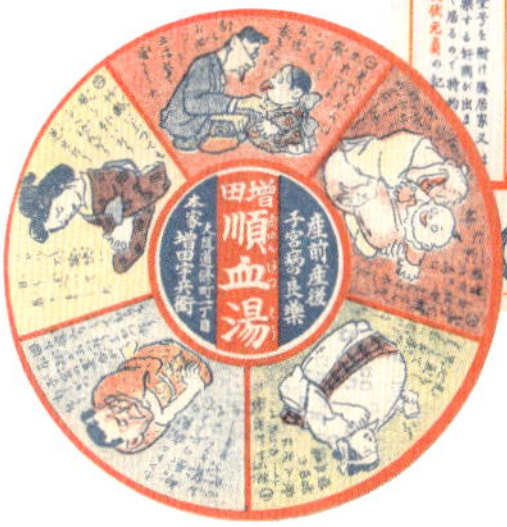

昭和前期　増田宇兵衛　オフセット印刷

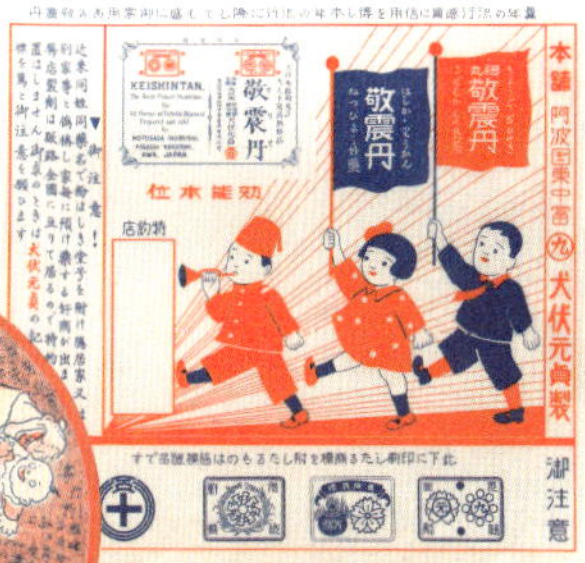

昭和前期　犬伏元貞　オフセット印刷

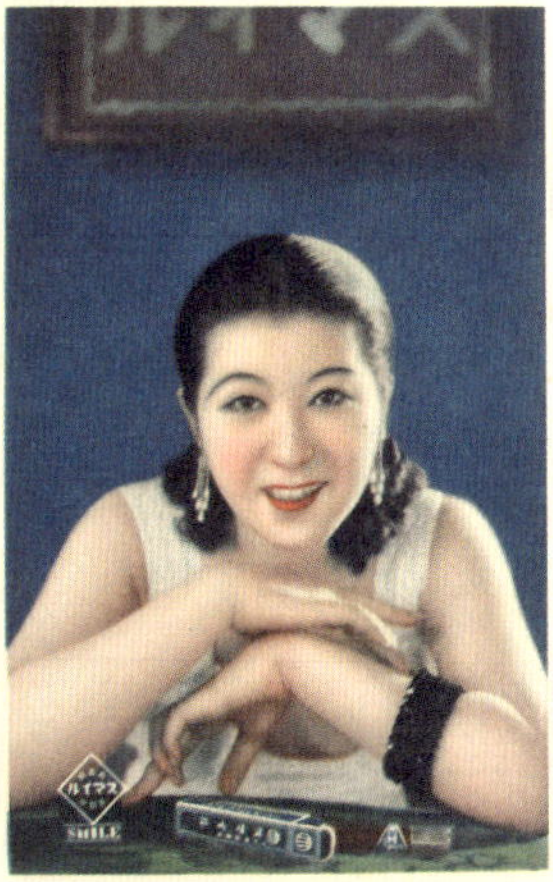

昭和前期　オフセット印刷

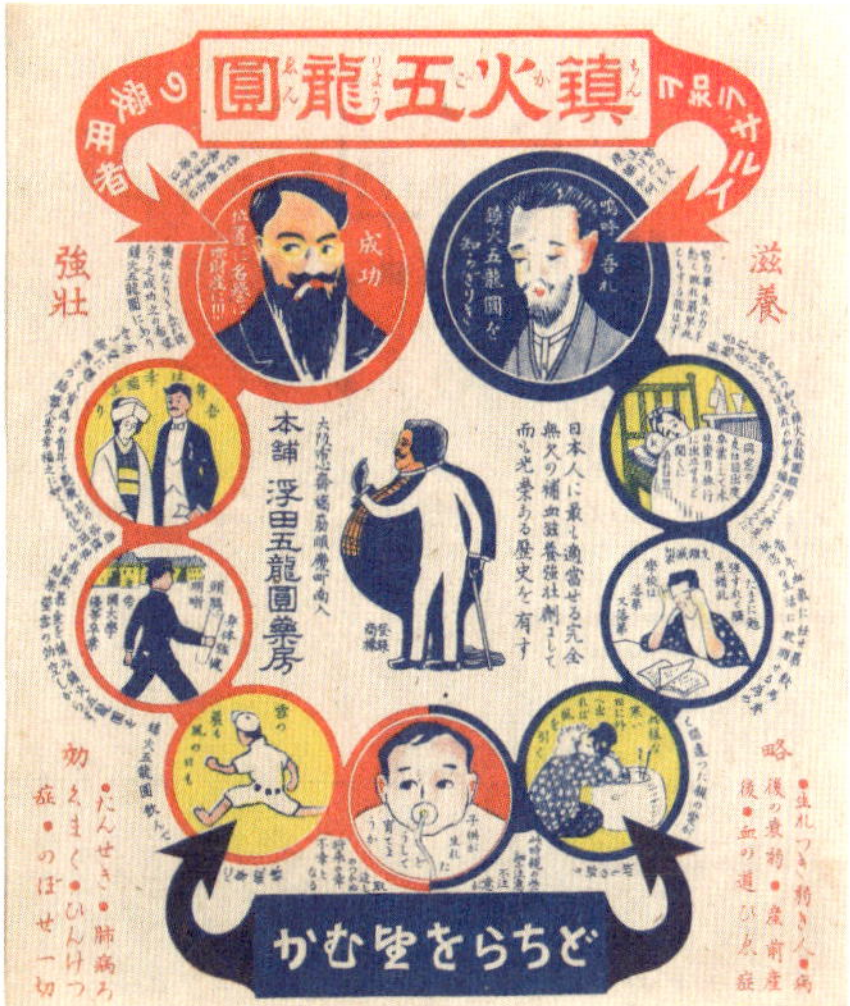

昭和前期　浮田五龍圓薬房　オフセット印刷

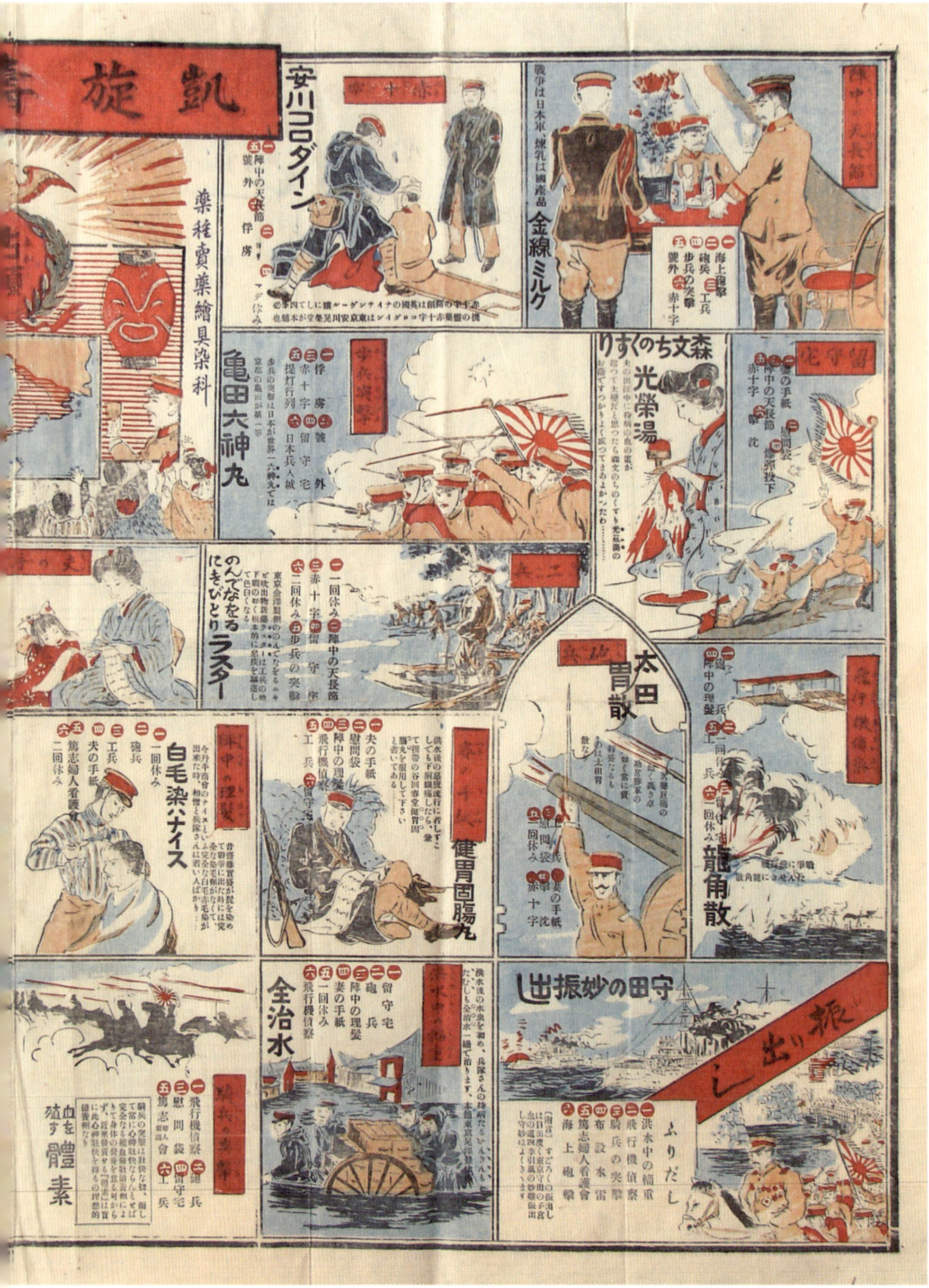

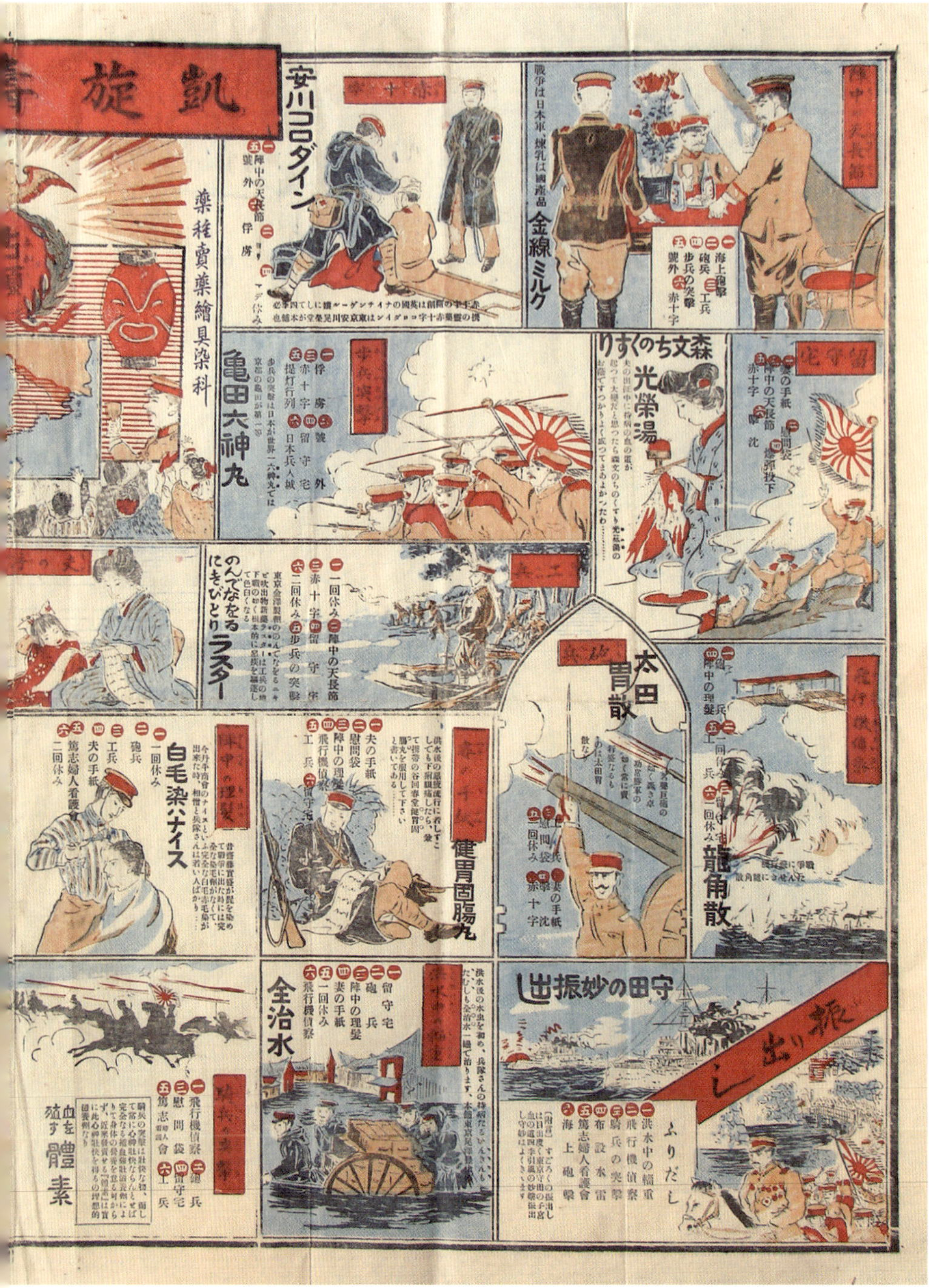

凱旋
藥種賣藥繪具染料
赤十字
安川コロダイン
一 陣中の天長節 二 俘虜 五 號外 六 休み
赤十字の腕章はコロダインは東京安川呉榮堂が本舗也
陣中の天長節
戰爭は日本軍、煉乳は國產品
金線ミルク
一 海上砲擊 二 砲兵 三 工兵 四 步兵の突擊 五 號外 六 赤十字
步兵突擊
亀田六神丸
一 俘虜 二 號外 三 赤十字 四 留守宅 五 提灯行列 六 日本兵入城
步兵の突擊は日本が世界一六神丸では京都の亀田が第一等
森文のちくすり
光榮湯
夫の出征中に持病の血の道が起つて大變だと思つたら森文のちのくすり光榮湯のお蔭ですつかりよく直つてまあよかつたわ……
留守宅
一 妻の手紙 二 慰問袋 三 陣中の天長節 四 爆彈投下 五 赤十字 六 擊沈
夫の手紙
工兵
一 一回休み 二 陣中の天長節 三 赤十字 四 留守宅 五 步兵の突擊 六 二回休み
のんでなをるにきびとりラスター
砲兵
太田胃散
飛行機偵察
一 砲兵 二 工兵 三 留守宅 四 陣中の理髮 五 一回休み 六 一回休み
龍角散
陣中の理髮
白毛染ハナイス
一 一回休み 二 砲兵 三 工兵 四 夫の手紙 五 篤志婦人看護會 六 二回休み
妻の手紙
健胃固腸丸
一 夫の手紙 二 慰問袋 三 陣中の理髮 四 飛行機偵察 五 工兵 六 留守宅
一 工兵 二 慰問袋 三 擊沈 四 妻の手紙 五 一回休み 六 赤十字
騎兵の突擊
一 飛行機偵察 二 砲兵 三 慰問袋 四 留守宅 五 篤志婦人會 六 工兵
血を殖す體素
洪水中の輜重
全治水
一 留守宅 二 砲兵 三 陣中の理髮 四 妻の手紙 五 一回休み 六 飛行機偵察
洪水後の水虫を初め、兵隊さんの持病たむしいんきんもたむしも全治水一罐で治ります、本舗東京尾澤藥房
守田の妙振出し
振り出し
ふりだし
一 洪水中の輜重 二 飛行機偵察 三 騎兵の突擊 四 布設水雷 五 篤志婦人看護會 六 海上砲擊

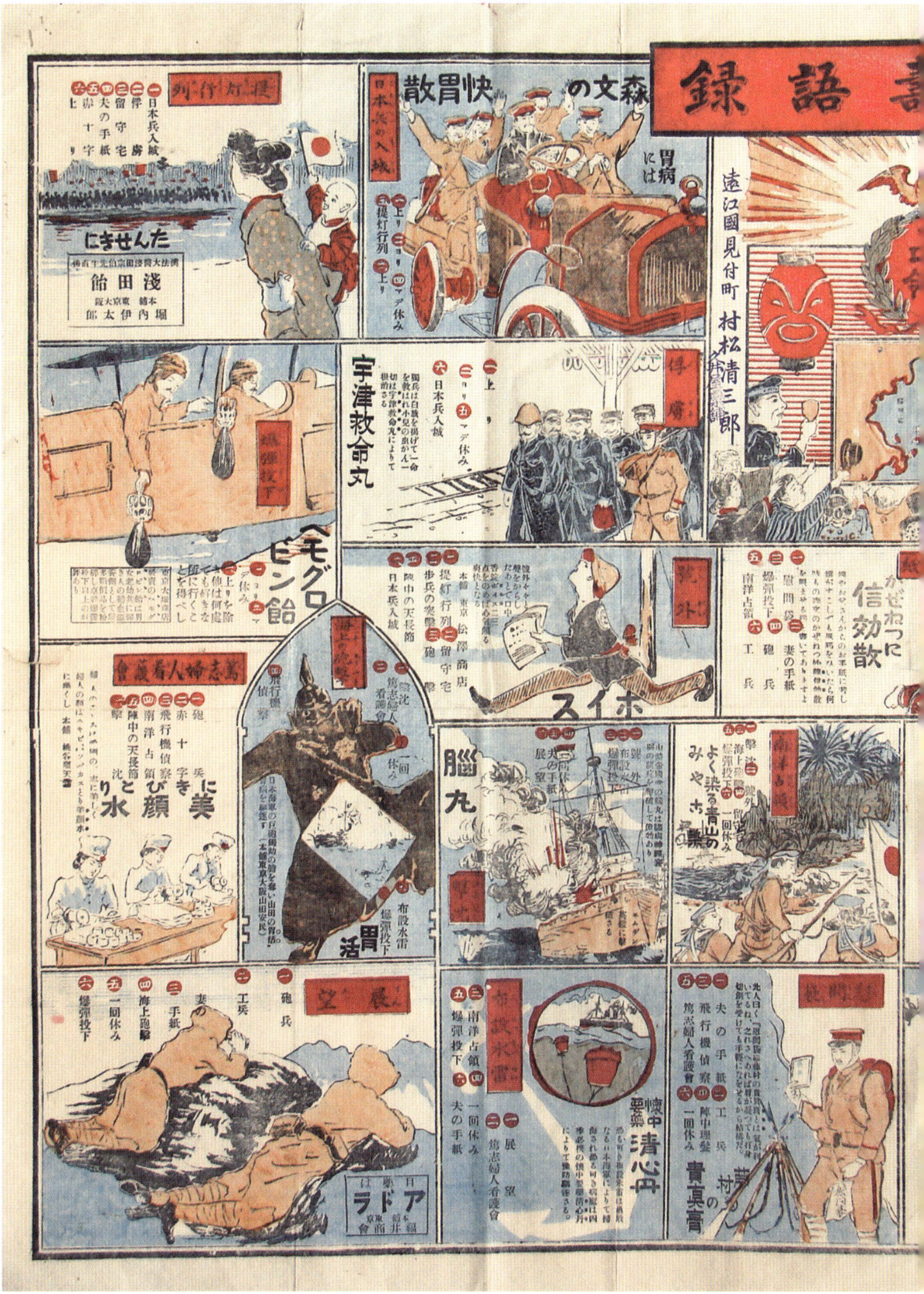

昭和前期　広告双六　村松清三郎

337

49

売薬
広告

預け袋

Leave paper bag

年に1、2度売薬さんが清算に来るまで、薬を一つの大きな袋に入れて、それを家庭に預けて置くのが預け袋です。当初家の中で、薬袋はここにありと主張していればよかったので、正面には大きく薬という文字が木版刷りされていました。しかし、やがて一軒の家にいくつもの売薬さんが出入りしてくると、その数だけの袋がかけてあったのです。だからいざ薬が必要になった時、どの薬袋に手をのばすかがメーカーにとっては重要になります。それで各社競って、ブランドイメージを大きく主張した絵が入った、カラフルで目立つデザインを作ってきました。それは、目立たせるということだけではなく、元気さ強さのイメージが病に打ち勝つ気力の助けにもなったことなのでしょう。

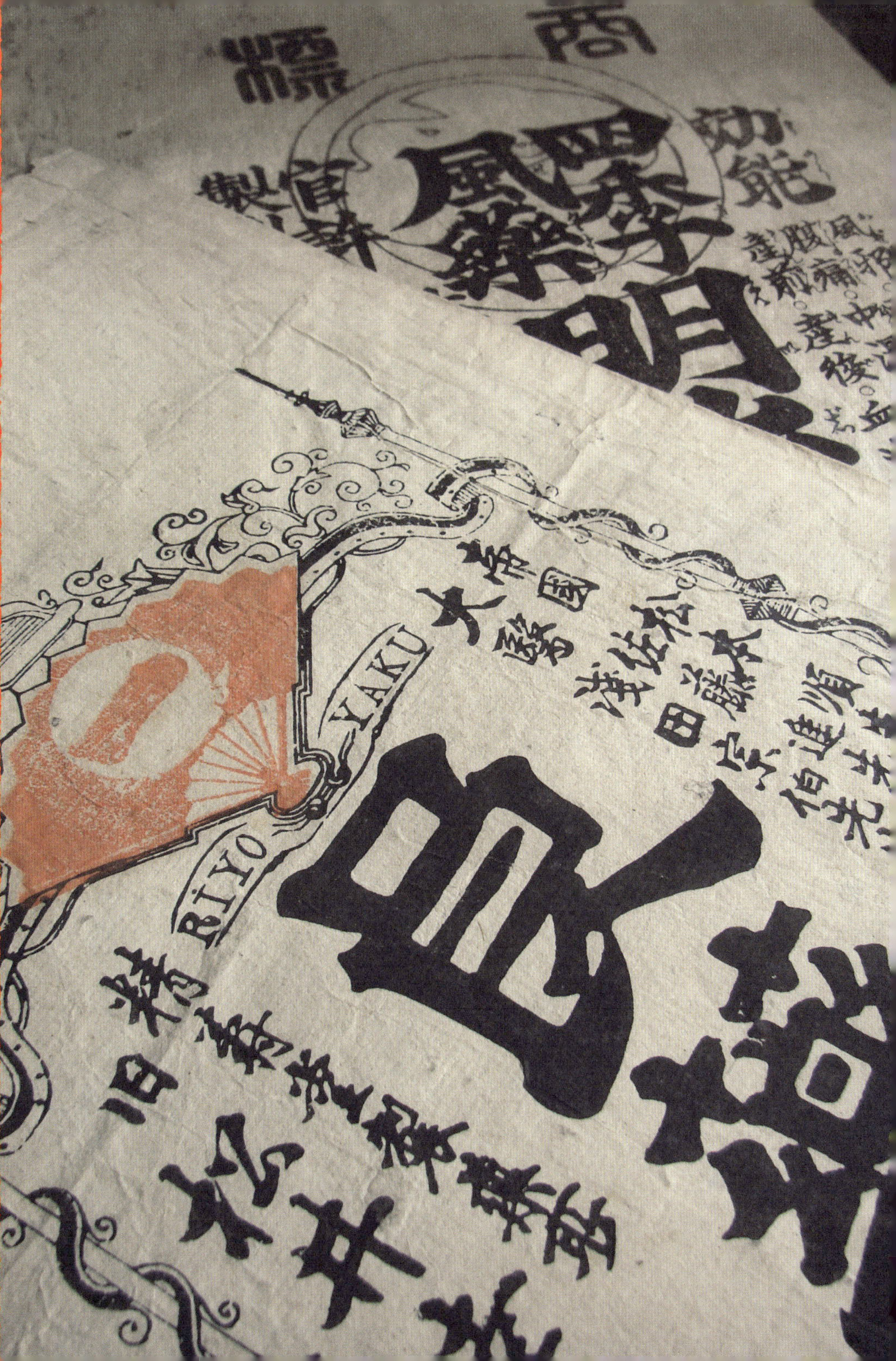
RIYO
YAKU

売薬広告・預け袋 49

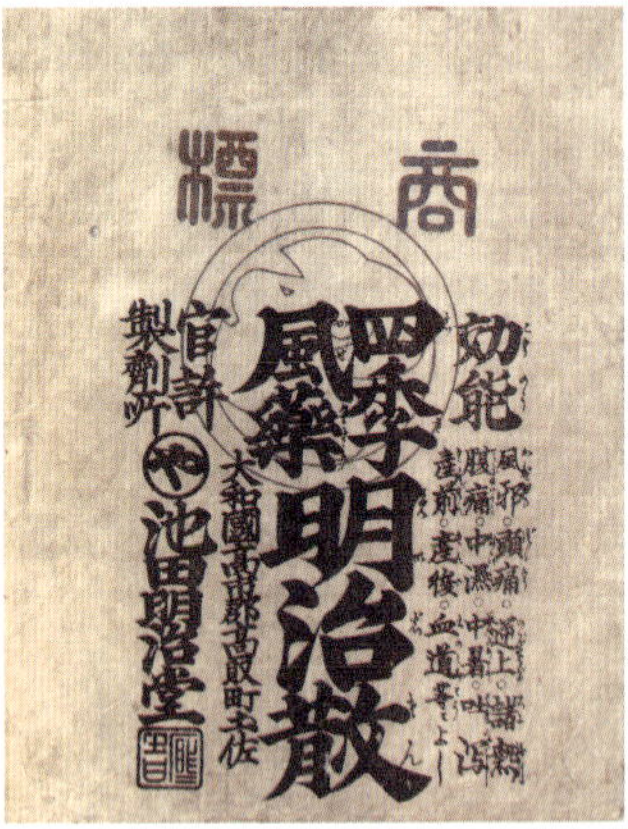

明治中期　池田明治堂　木刷

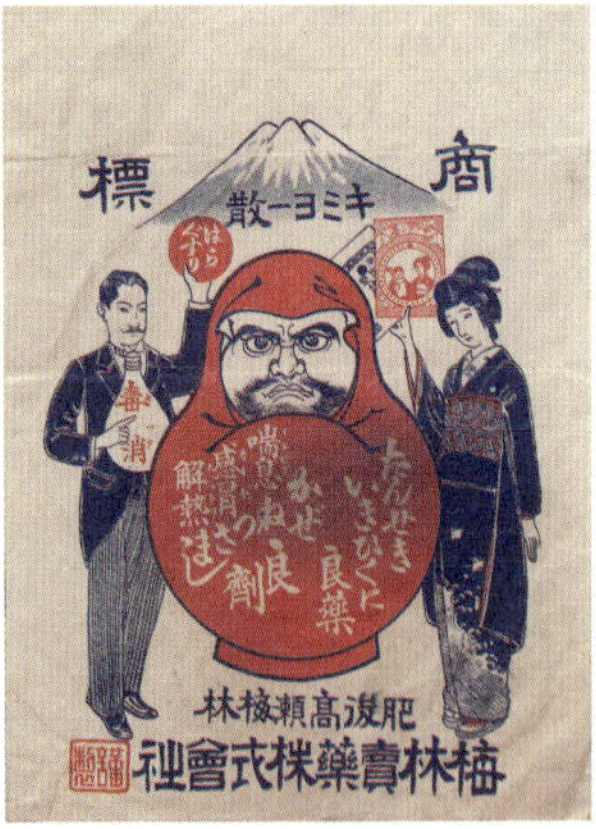

昭和前期　梅林賣藥　オフセット印刷

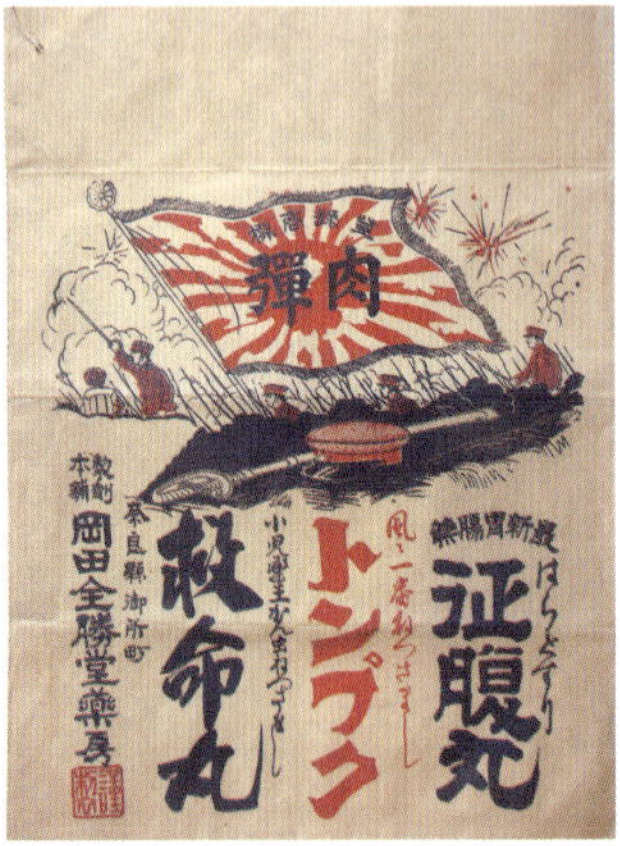

明治末期～大正　岡田全勝堂藥房　活版

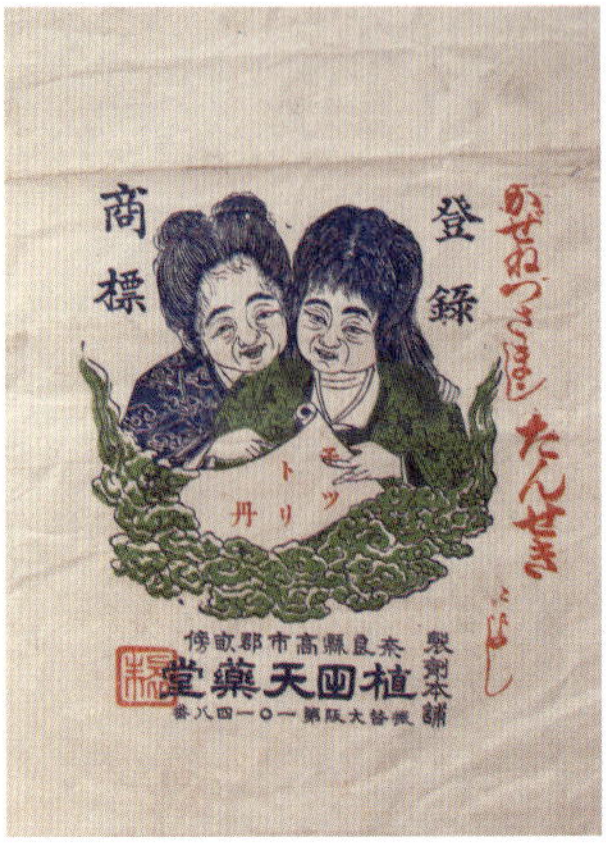

明治末期～大正　植田天藥堂　活版

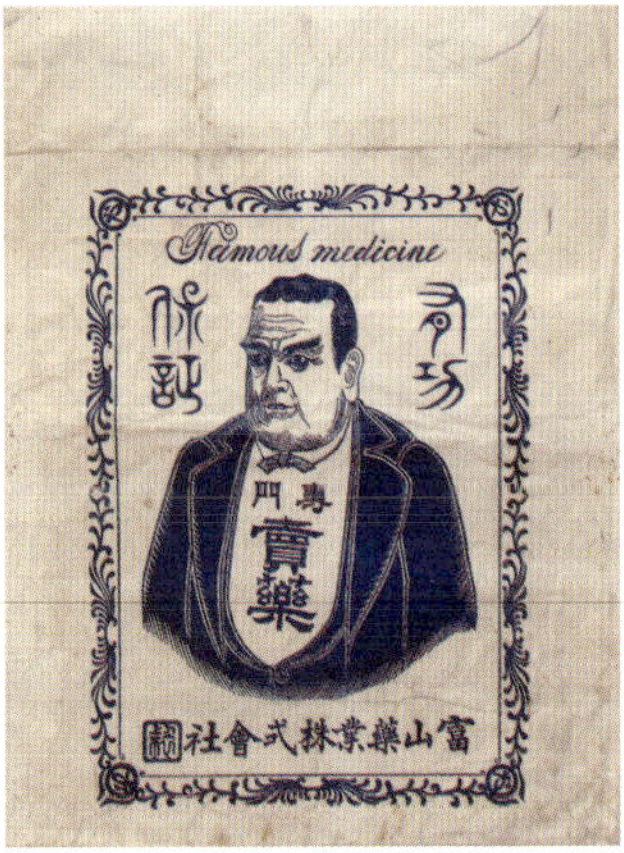

明治末期～大正　富山藥業　活版

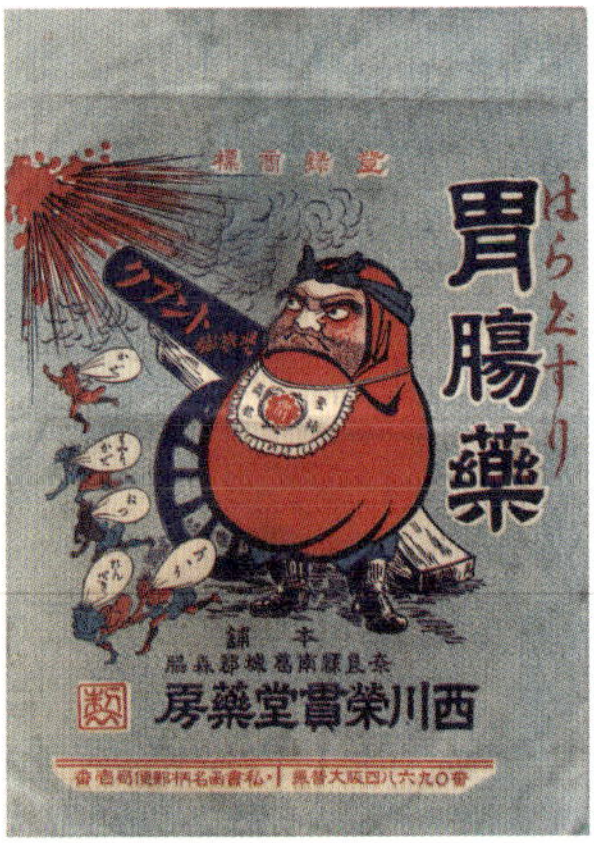

昭和前期　西川榮貫堂　オフセット印刷

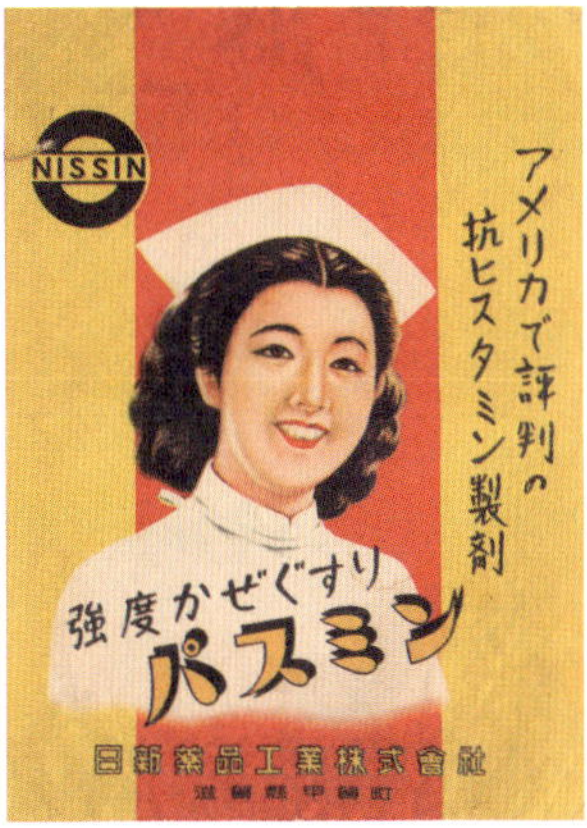

昭和前期　日新薬品工業　オフセット印刷

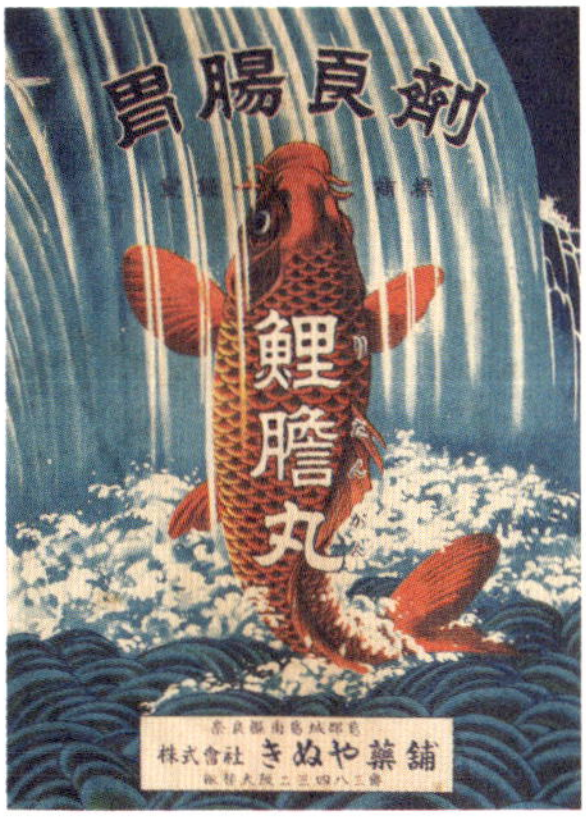

昭和前期　きぬや薬舗　オフセット印刷

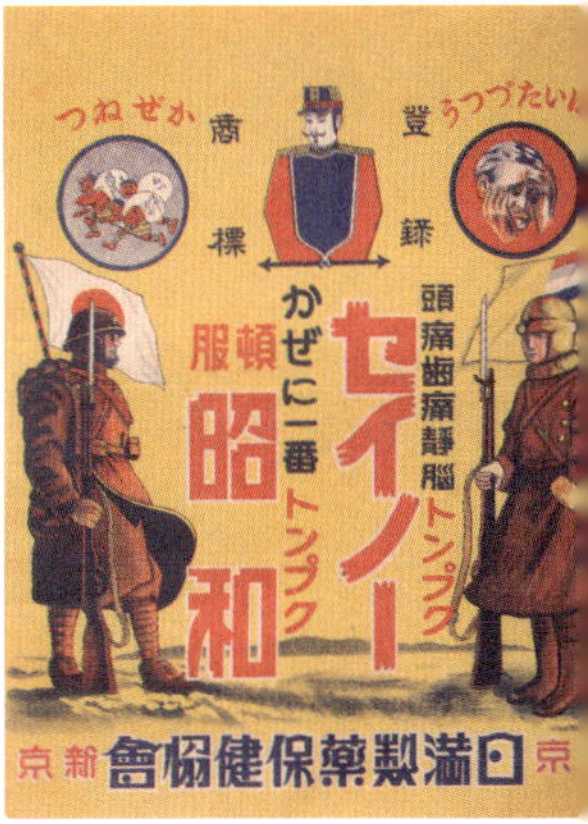

昭和前期　日満製薬保健協會　オフセット印刷

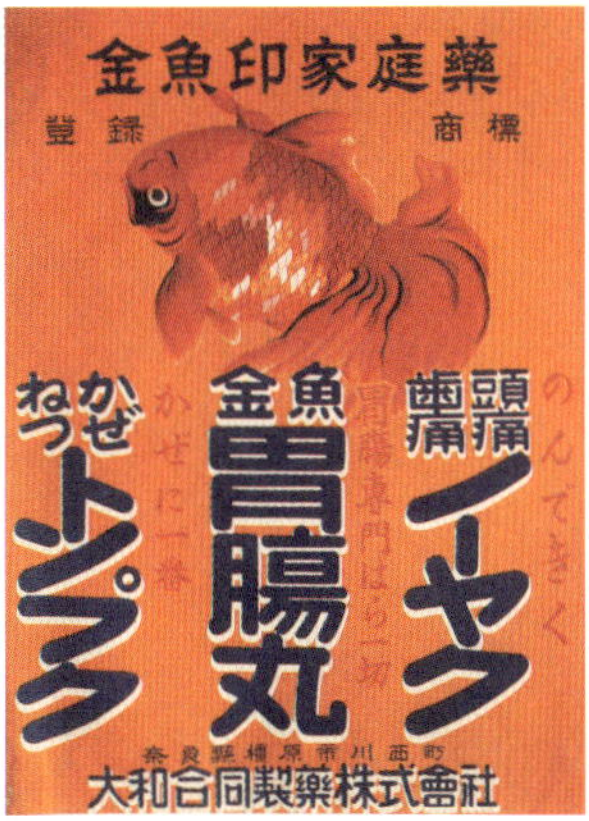

昭和前期　大和合同製薬　オフセット印刷

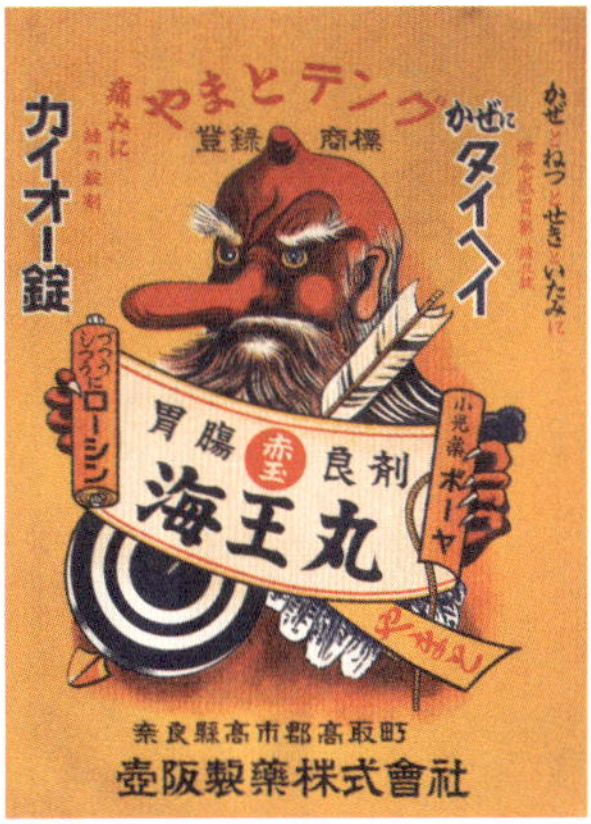

昭和前期　壺阪製薬　オフセット印刷

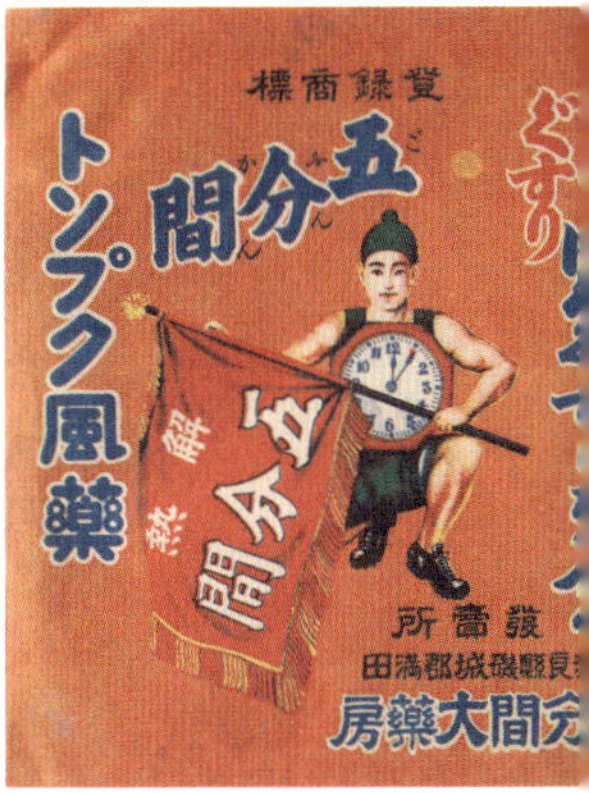

昭和前期　五分間大薬房　オフセット印刷

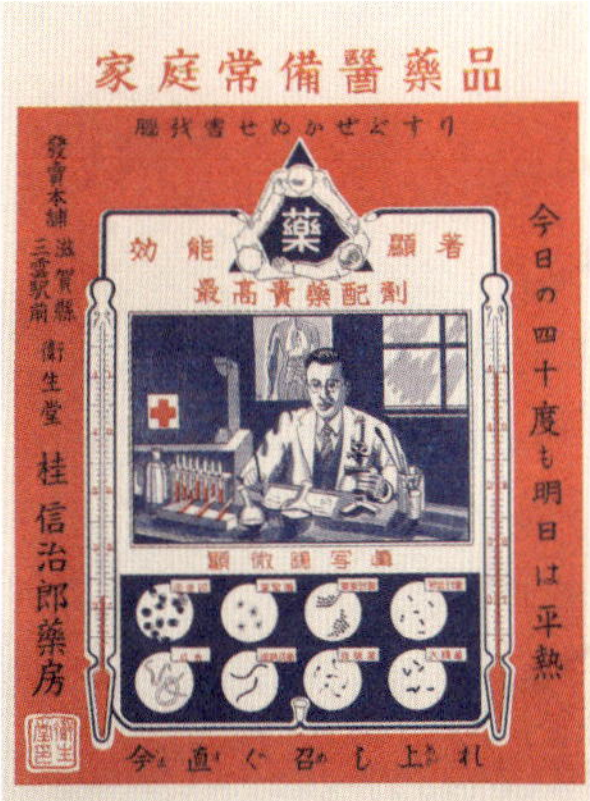

昭和前期　桂信治郎薬房　オフセット印刷

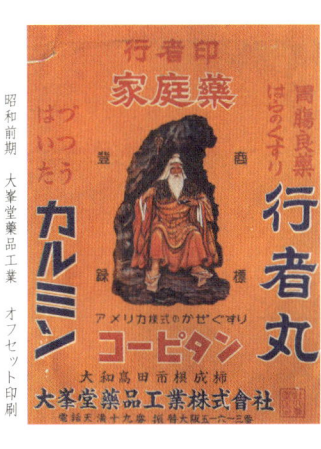

昭和前期　大峯堂薬品工業　オフセット印刷

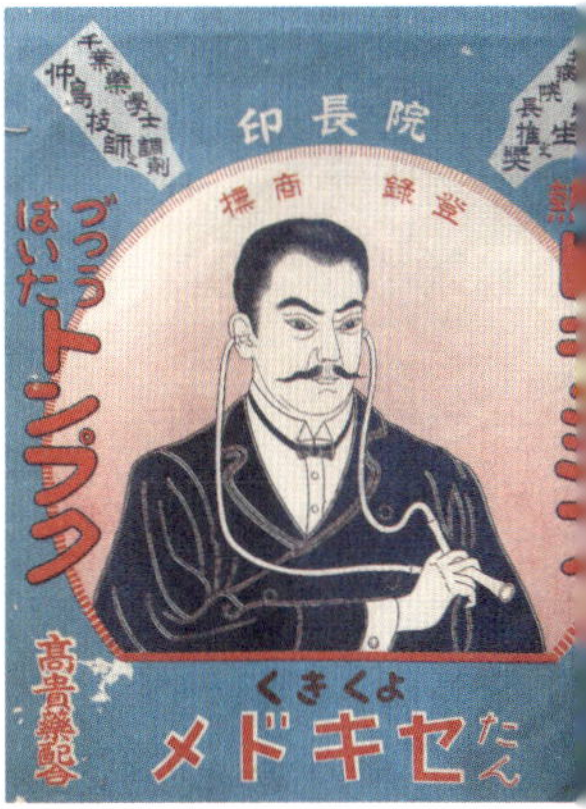

昭和前期　オフセット印刷

50

売薬広告

預け箱

Leave box

薬の消費量の多い得意の家庭に置かれているのは、預け袋ではなく、預け箱です。明治、大正頃は木箱（最も多いのは桐）で上蓋式のものが一般的でしたが、昭和頃からは一様に引き出しタイプになっています。大きさはＡ４程度のものが普通ですが、大正以前にはマッチ箱程度の小型の薬袋も多かったのでＡ５程度の小型スライド蓋式のものもよく見かけます。一方、上得意の家には桐箱の2段式や3段式の大型も登場しています。戦後の物資不足の時代から、ボール紙製のものが普及しましたが、存在を主張するために、いづれも真っ赤な色に塗られています。売薬さんが来なくなっても、この引き出し箱は他の目的に二次利用されることが多いのか、今でも多くの箱が残されています。

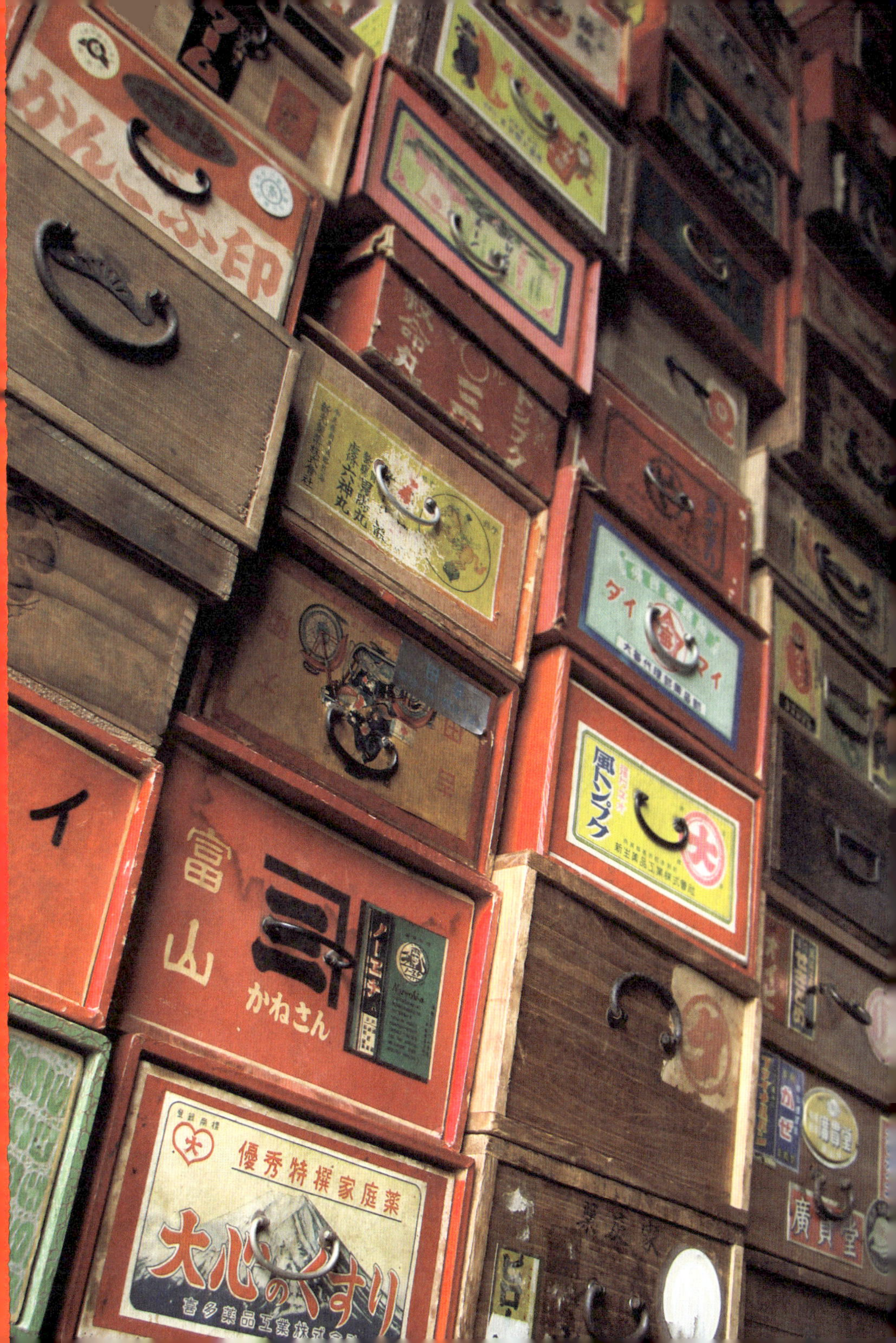

富山
かねさん
優秀特撰家庭薬
大心のくすり
風トンプク
かぜ
廣貫堂

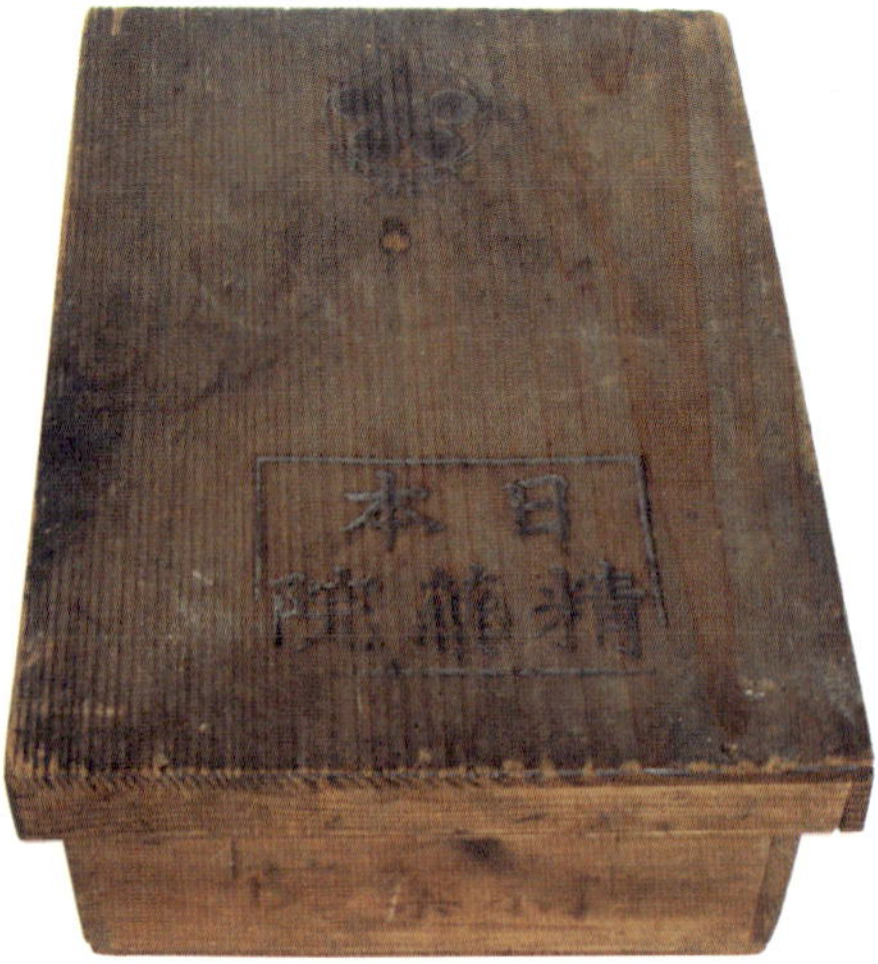

明治時代　日本精薬院

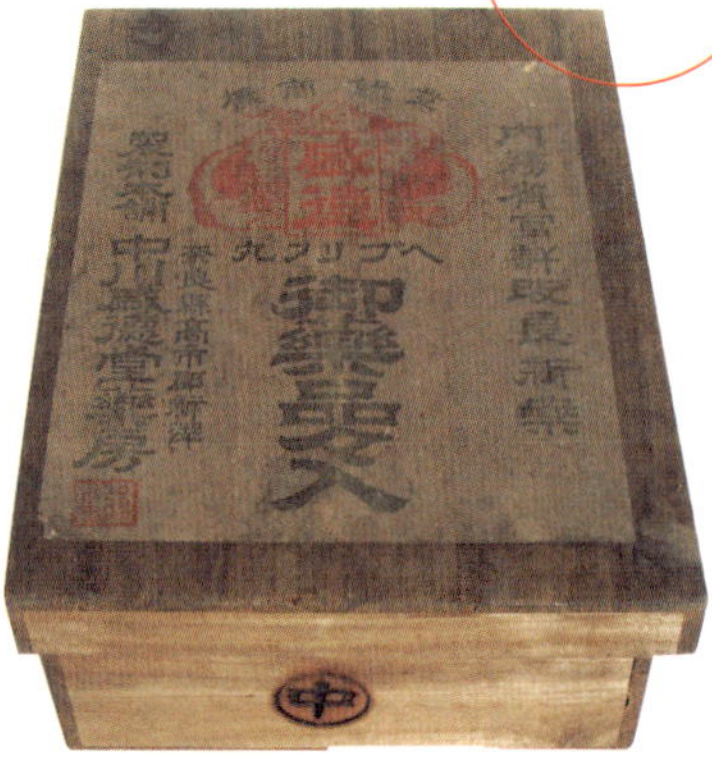

明治時代　中川威徳堂薬房

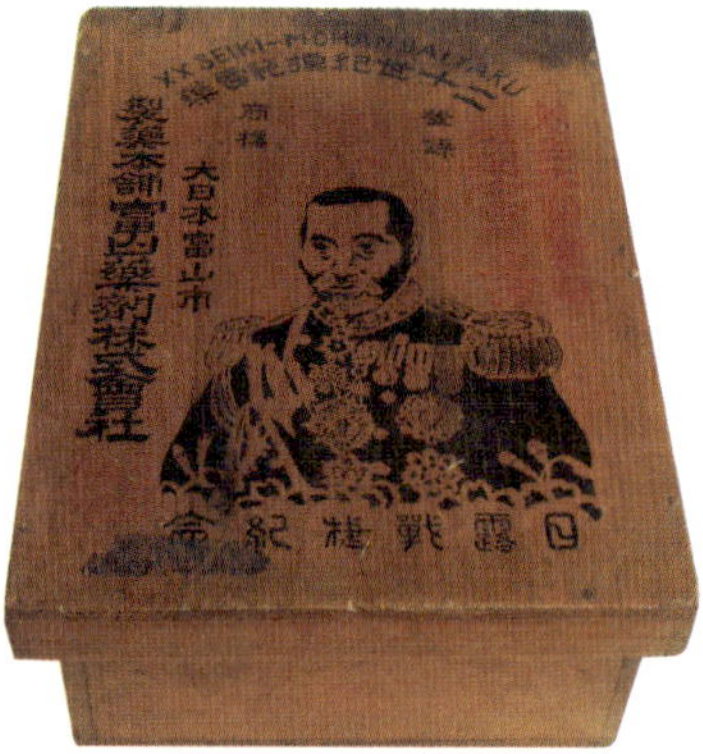

明治時代　富山薬剤

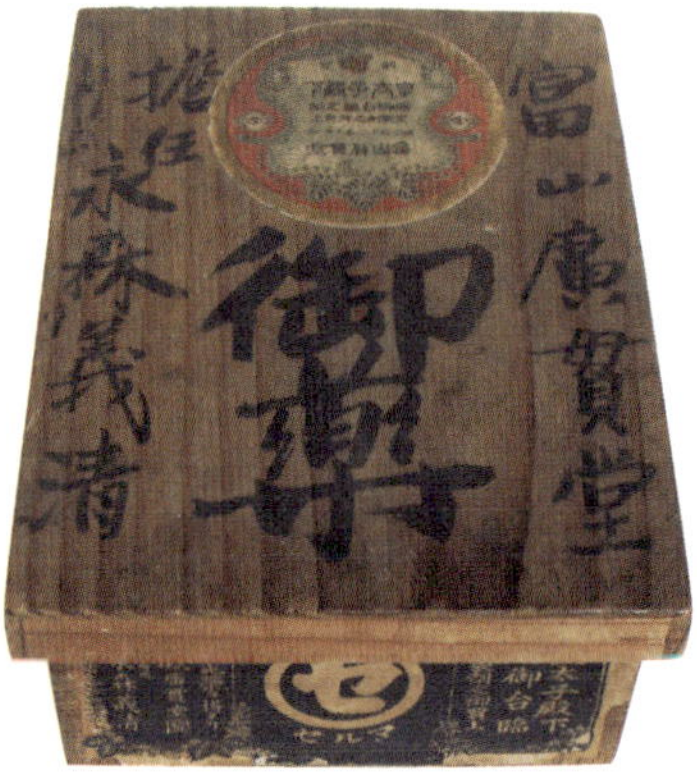

明治時代　廣貫堂

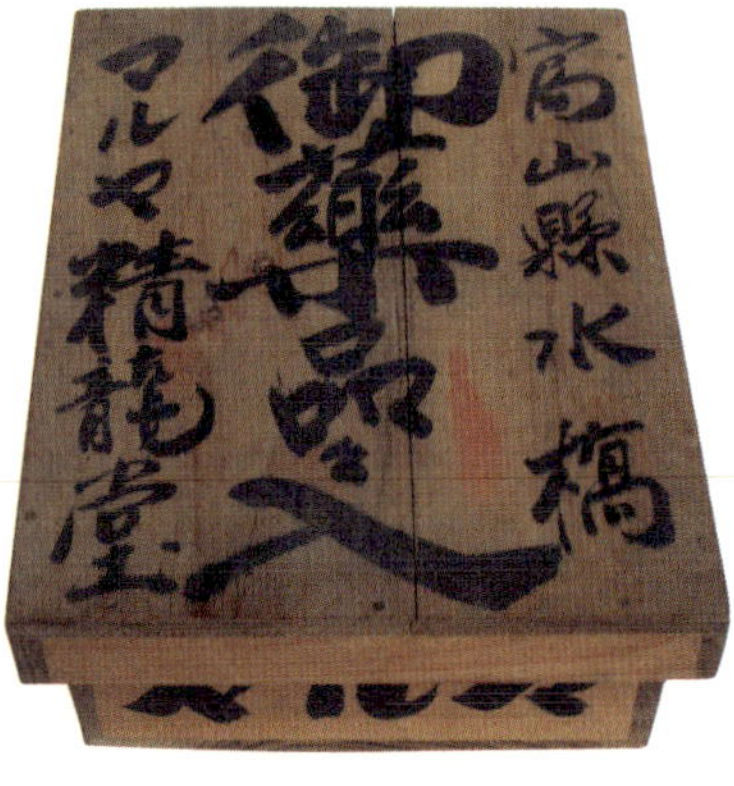

明治時代　マルヤ精龍堂

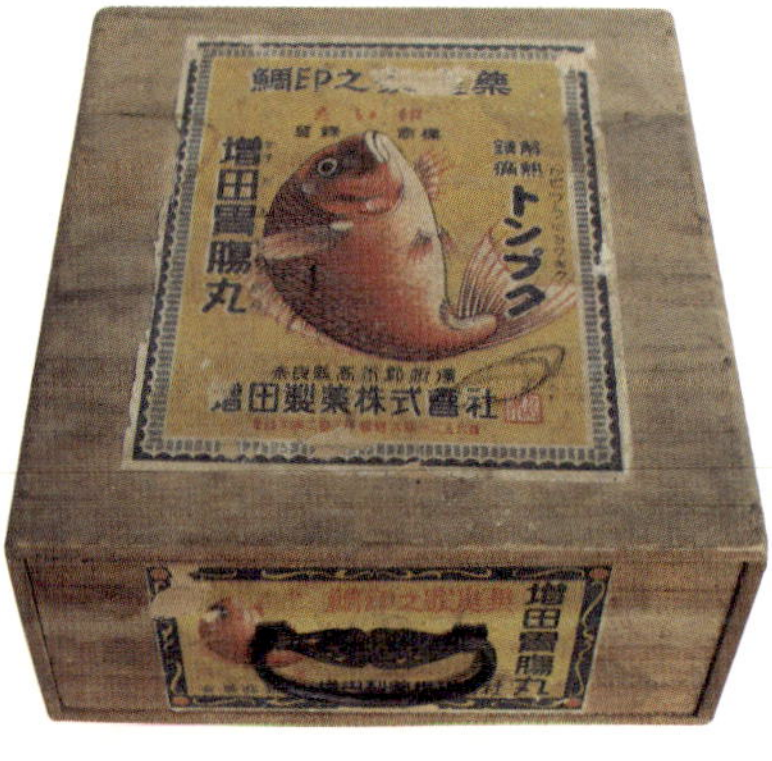

昭和中期　増田製薬

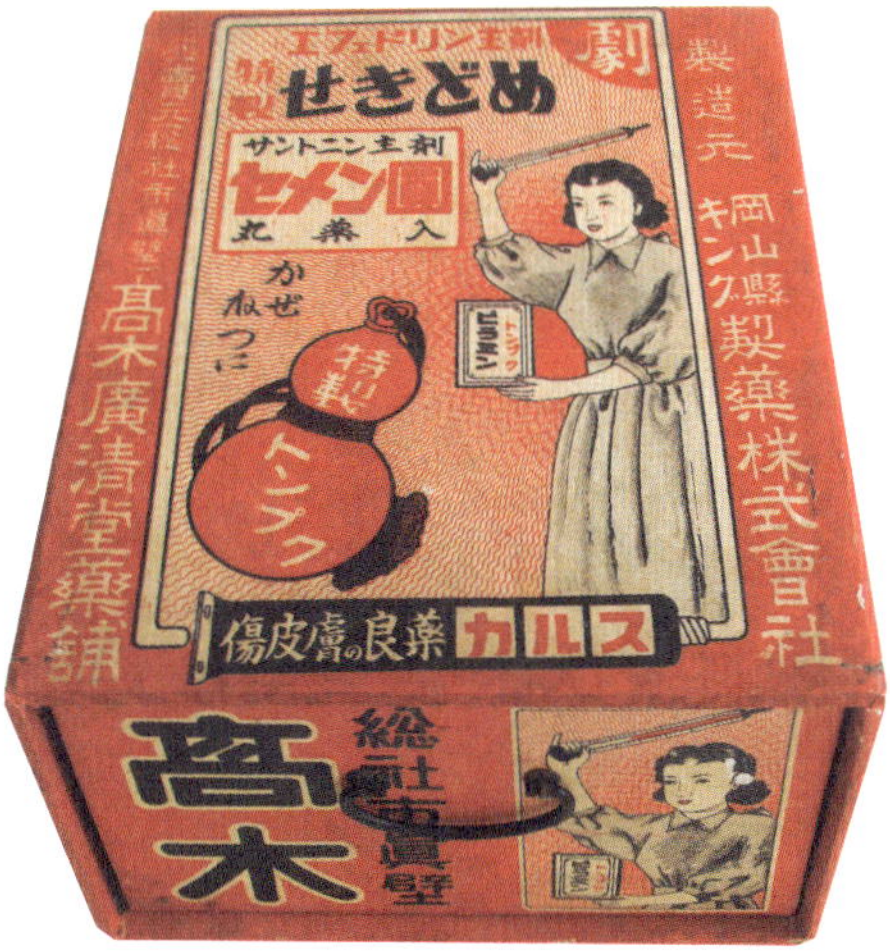

昭和中期　高木廣清堂薬舗

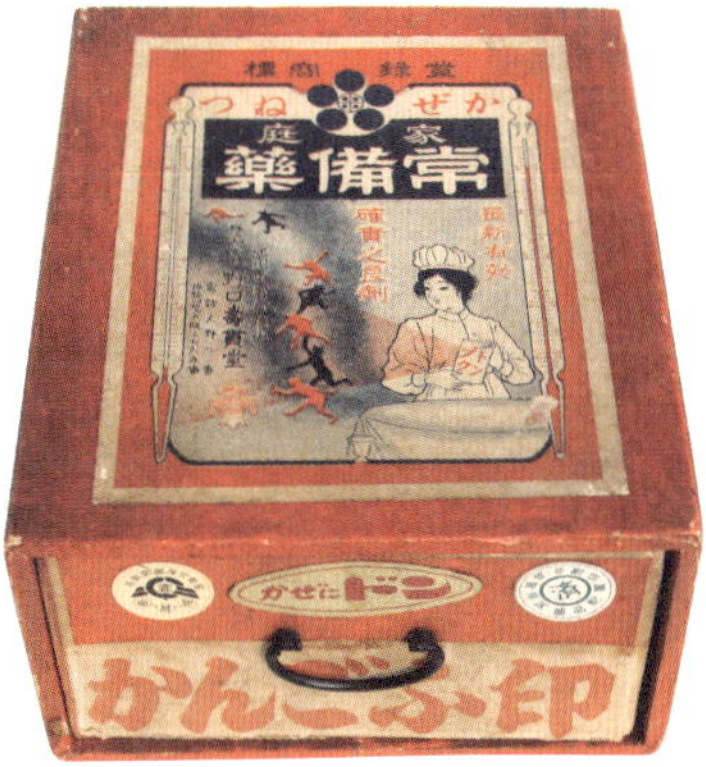

昭和前期　野口壽貫堂

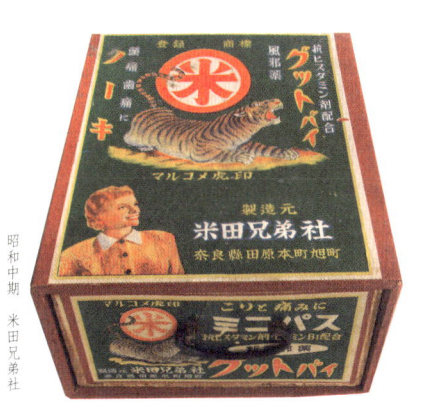

昭和中期　米田兄弟社

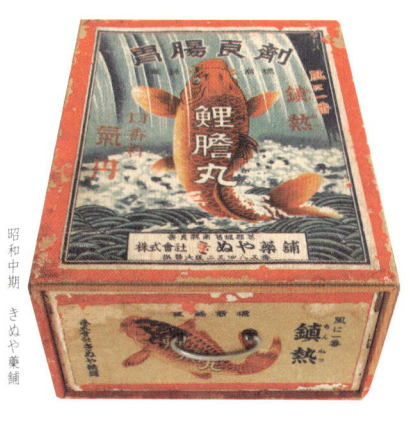

昭和中期　きぬや薬舗

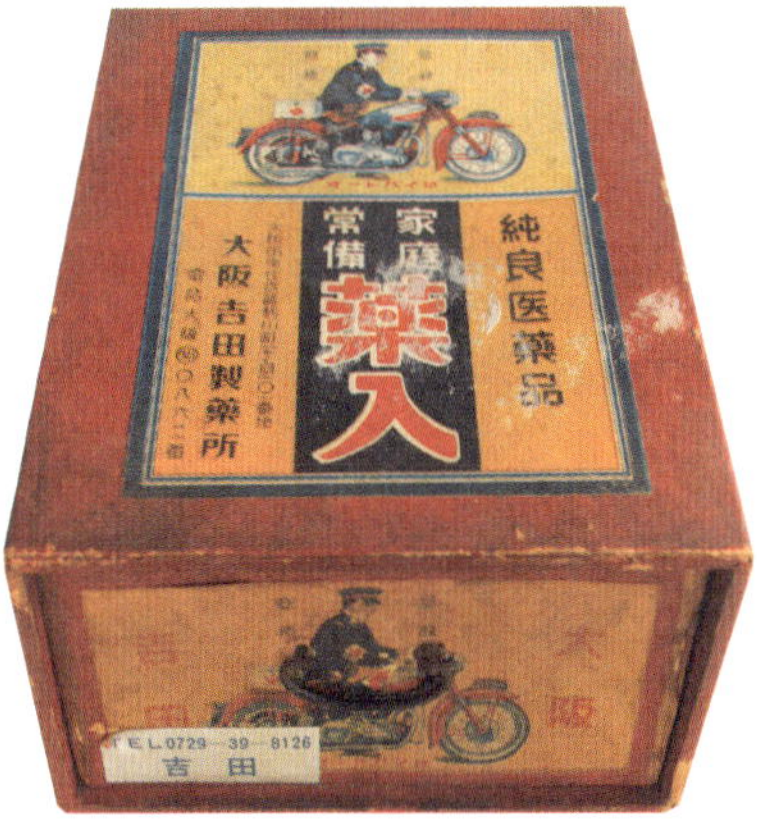

昭和中期　吉田製薬所

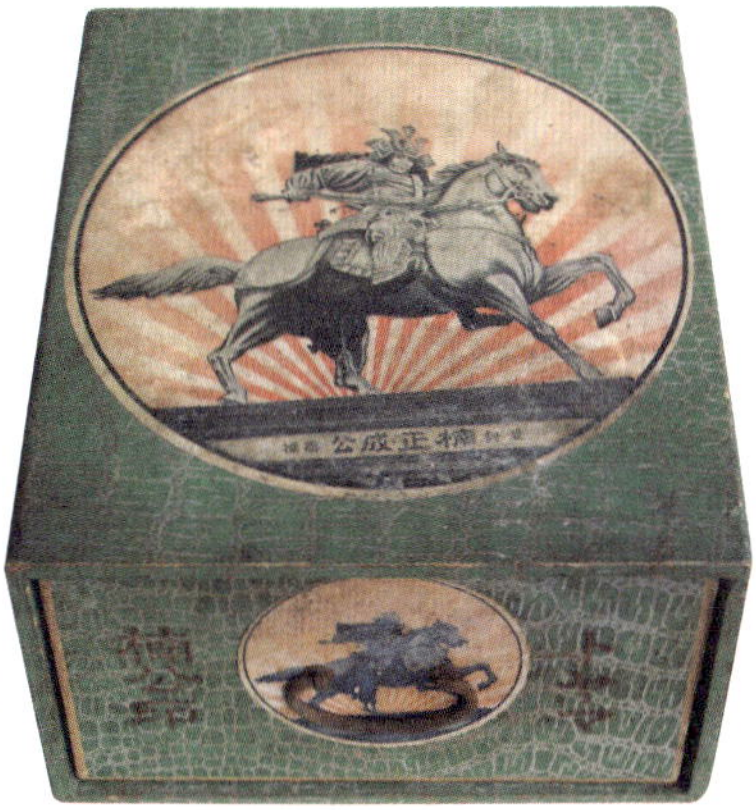

昭和中期

345

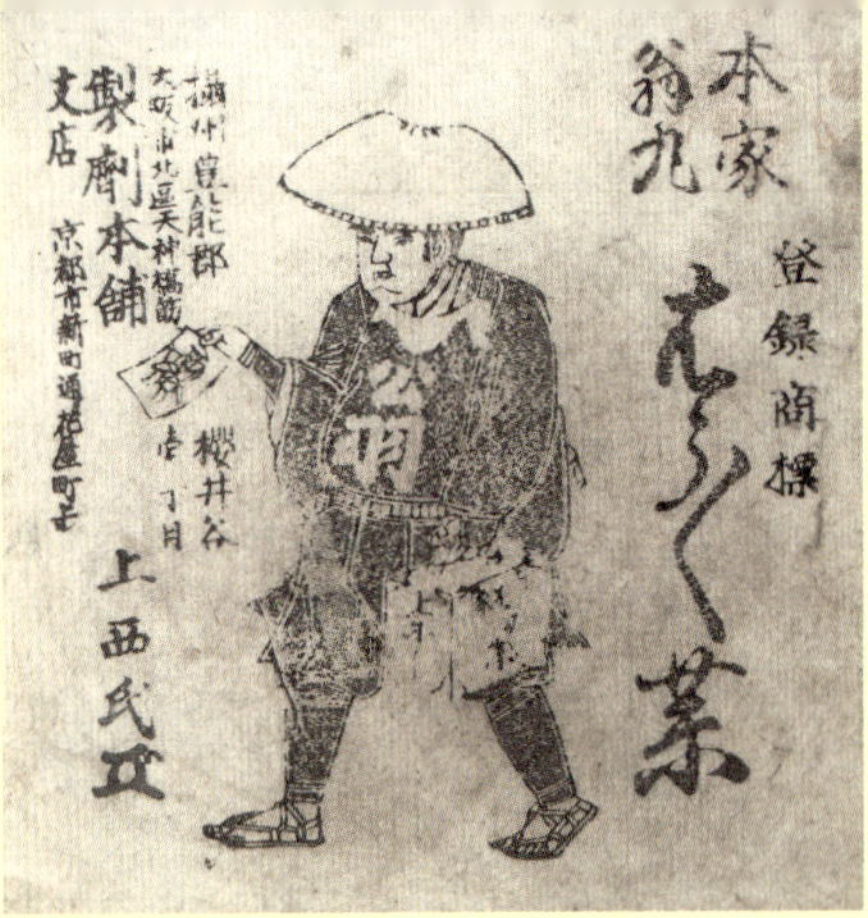

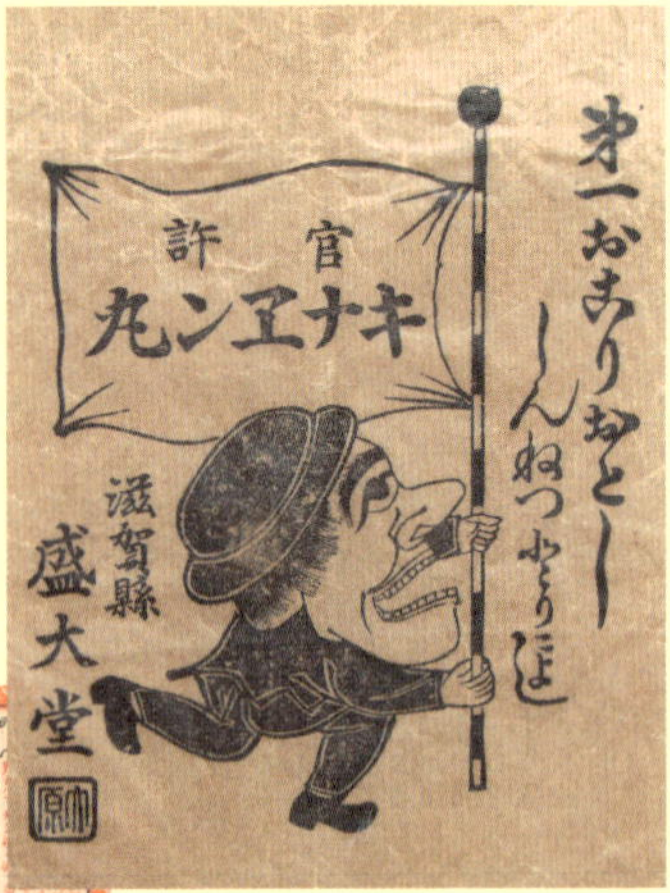

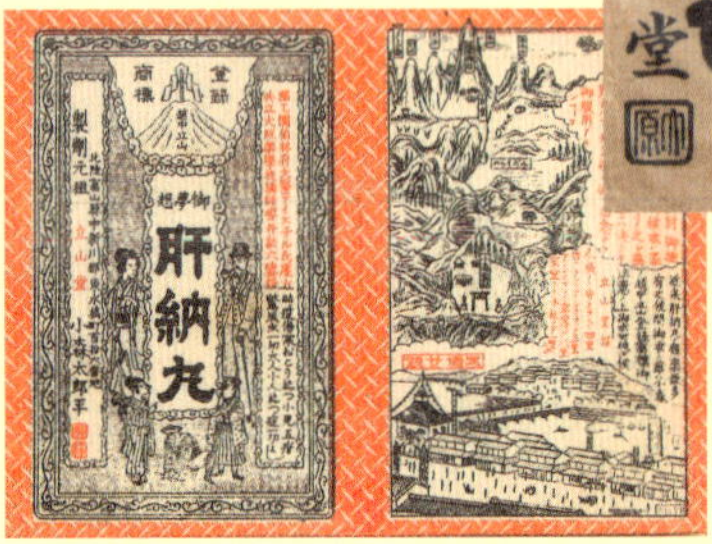

生活の必要から生まれ、
そして信仰から科学へと
生活に寄り添って育った売薬美術。
その足跡を俯瞰しながら
先人の苦悩と歓びに
想いを馳せてみました。

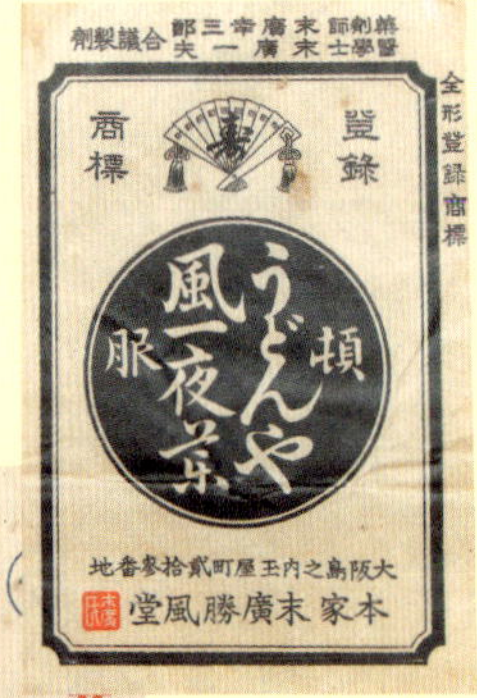

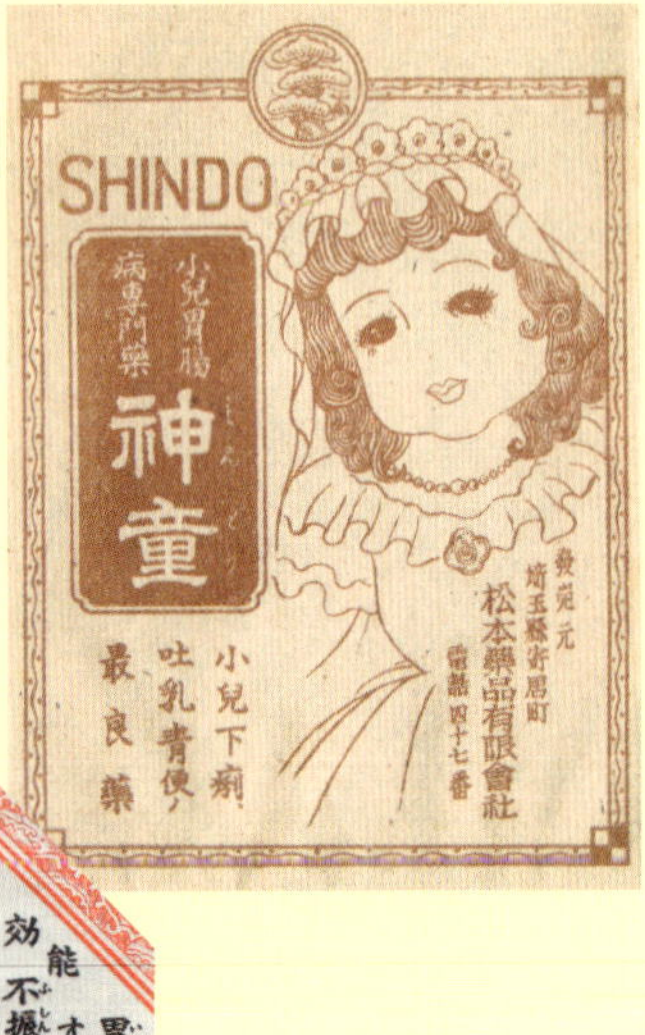

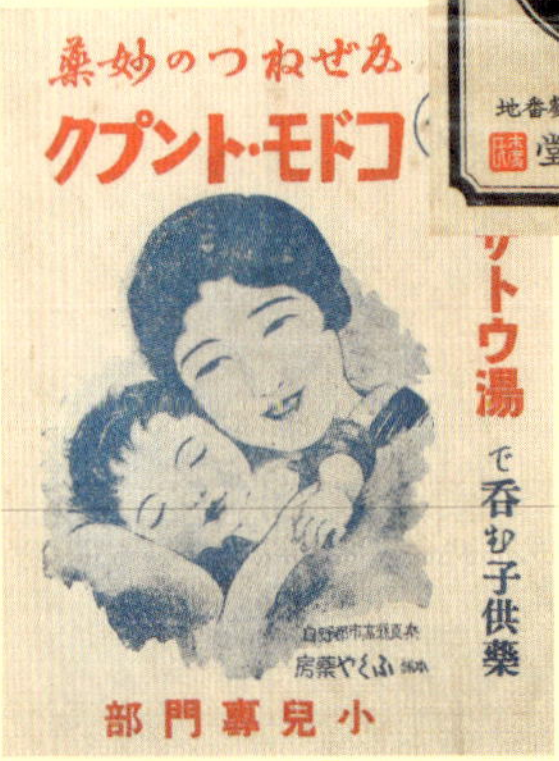

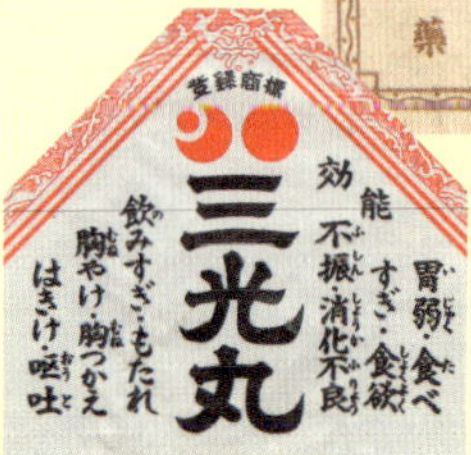

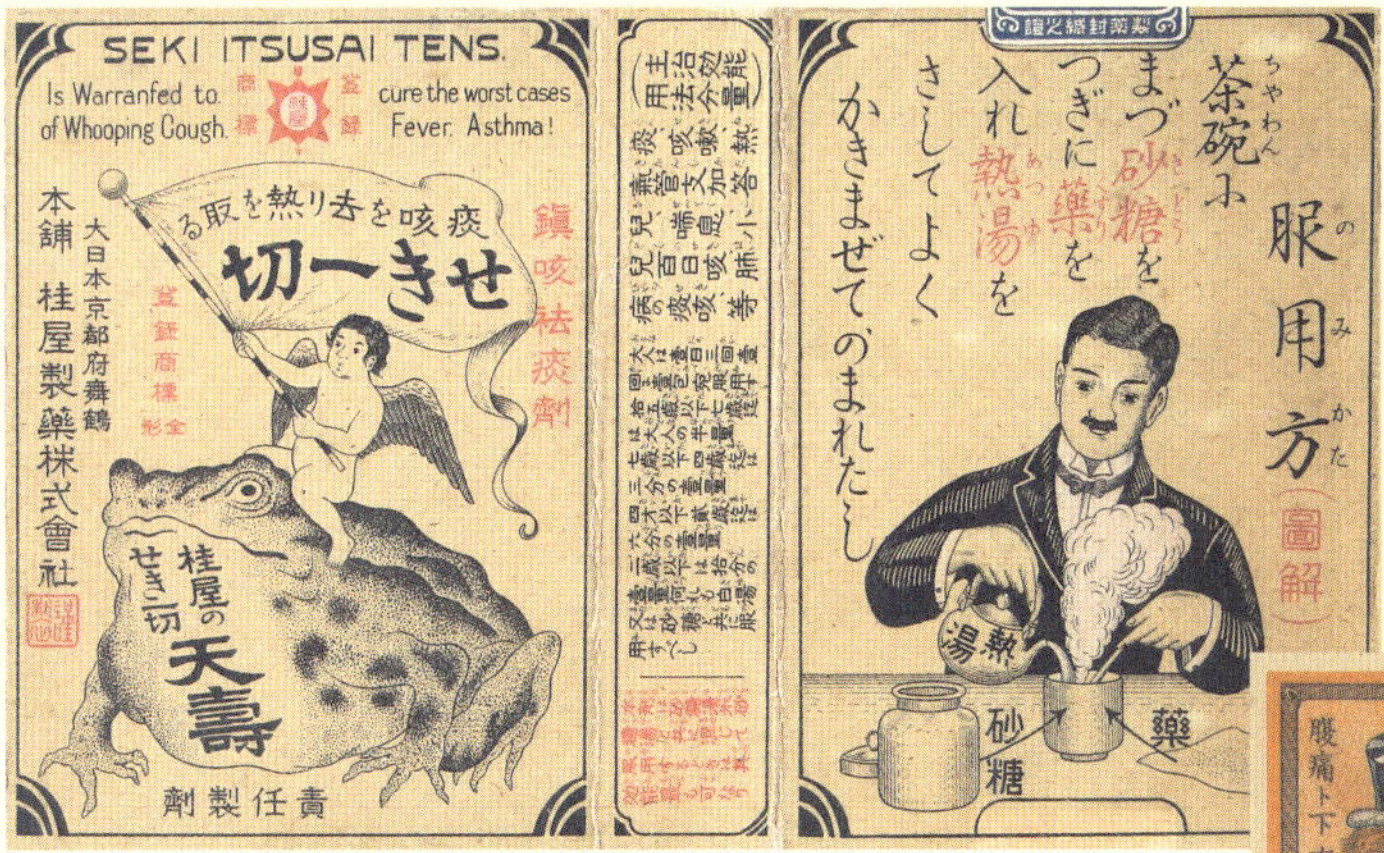
SEKI ITSUSAI TENS.
Is Warranfed to. cure the worst cases of Whooping Cough. Fever. Asthma!
商標 登録
痰咳を去り熱を取る
せき一切
鎮咳祛痰劑
登録商標 全形
本舗 大日本京都府舞鶴 桂屋製藥株式會社
桂屋の せき一切 天壽
責任製劑
主治効能
用法分量
服用方《のみかた》（圖解）
茶碗《ちやわん》へ
まづ砂糖《さとう》を
つぎに藥《くすり》を
入れ熱湯《あつゆ》を
さしてよく
かきまぜてのまれたし
熱湯
砂糖
藥

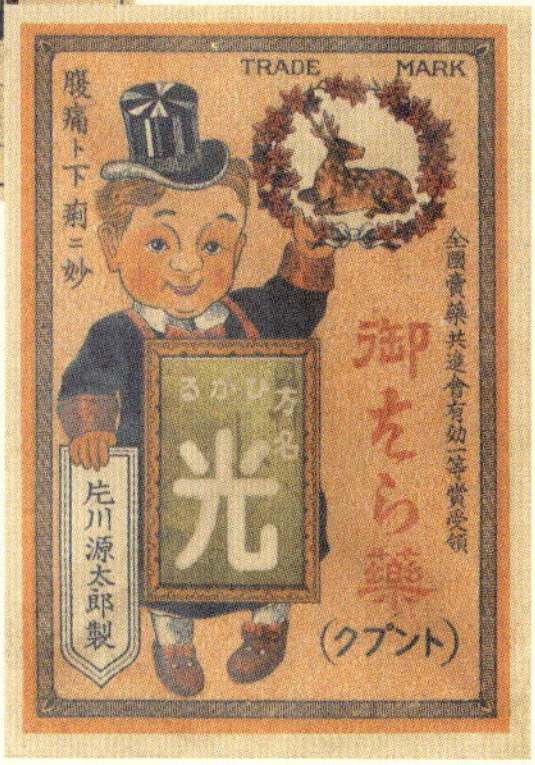
TRADE MARK
腹痛ト下痢ニ妙
全國賣藥共進會有効一等賞受領
御ちら藥
（トンプク）
名方 ひかる
光
片川源太郎製

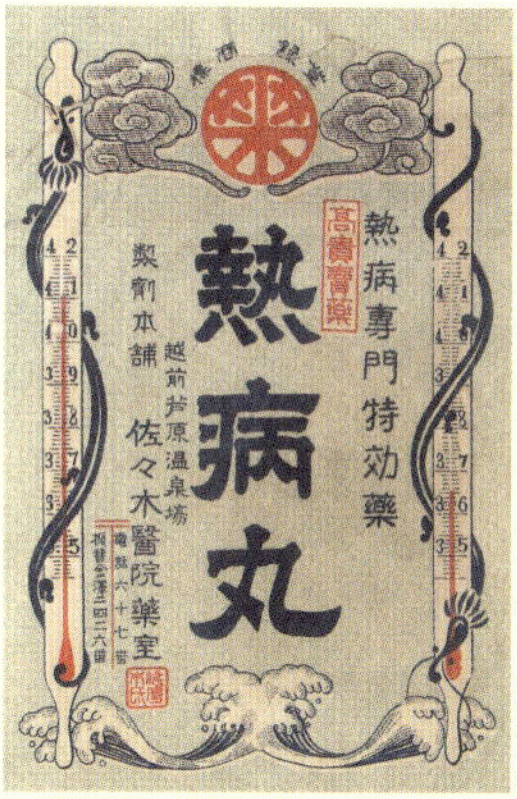
登録商標
高貴賣藥
熱病專門特効藥
熱病丸
製劑本舗
越前芦原温泉場
佐々木醫院藥室

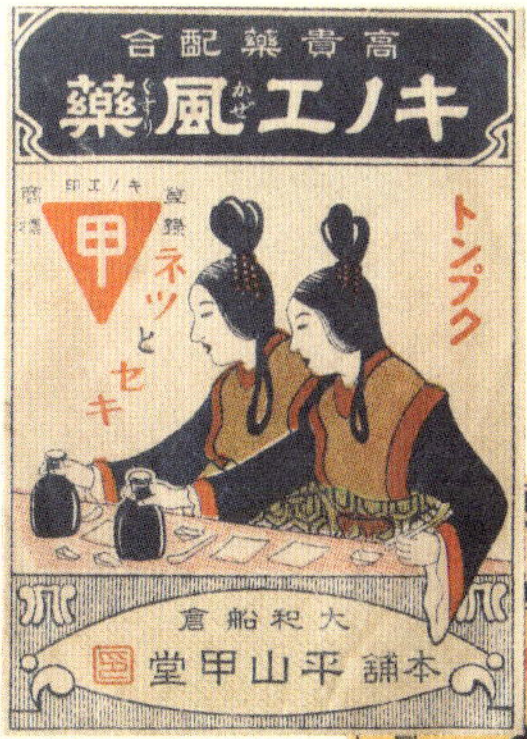
高貴藥配合
キノエ風《かぜ》藥《くすり》
商標 キノエ印
登録
甲
ネツとセキ
トンプク
大和船倉
本舗 平山甲堂

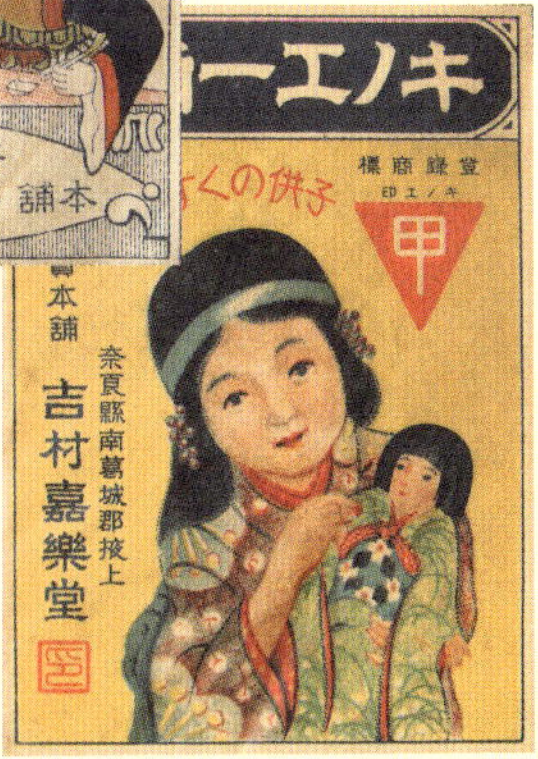
キノエ一
子供のく
登録商標
キノエ印
甲
本舗
奈良縣南葛城郡掖上
吉村嘉樂堂

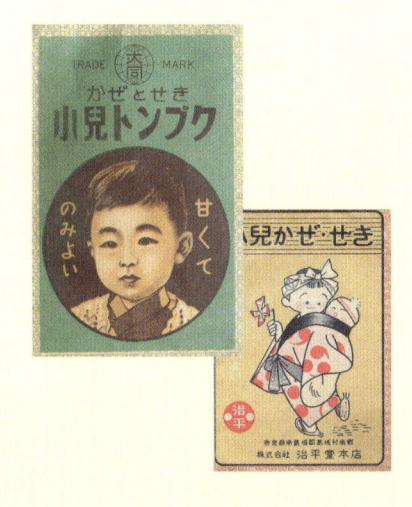

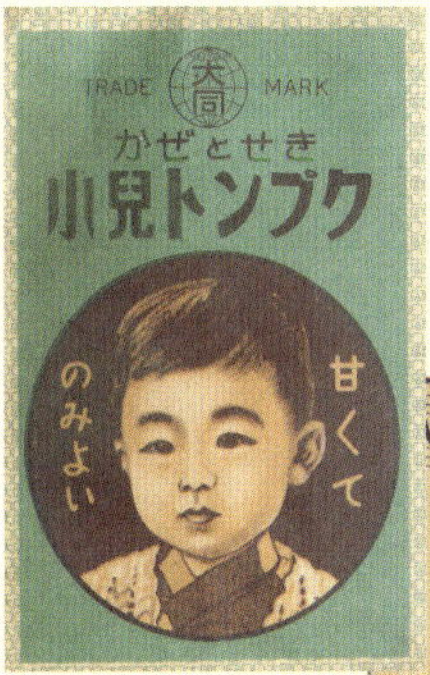
TRADE MARK
大同
かぜとせき
小児トンプク
甘くて
のみよい

小児かぜ・せき
治平
株式会社 治平堂本店

あとがき

なぜ売薬なのかと問われると、今となっては、自分自身を推察してみるしかないのですが、私の生活と共に歩んで来た身近なデザインであり、日本の近代を共に作ってきた大衆文化であったこと、そして今、一時代を形成してきたそれらが、誰からも忘れ去られようとしている時期にあることに、何らかの記録を留めておきたかったというのが要因です。などと言ってしまえば、少しは体裁も整いますが、実のところは、往年の薬袋の素直で美しいデザインの魅力がコレクター魂に火をつけたというのが偽らざるところです。コレクターには女性よりも男性が多いのは周知ですが、物に執着するのも男性の方が多いと感じます。自分の周りに自分と感性の波長の合った物で埋めつくしていき、やがてその環境の中に身を置くのは、鳥や小動物の巣造りに似ているとふと感じます。それはしつらいを超えたフェティシズムでもあります。アオアズマヤドリという鳥は、巣作りの後にブルーのガラス片など、青い色の小物をいっぱい集めて求愛をすると聞きます。コバルトブルーの神薬の瓶に惹かれて探して求めている我が身を振り返って、思わず膝をうちました。

十三年前に、「お薬グラフィティ」という本を上梓しました。その時は売薬の成り立ちや薬にまつわる伝説など、明治大正を中心に時代順に解説したのですが、今回は、デザイン的視点で図像テーマごとに大正から昭和を中心にエッセイを添えて照会しました。話の多くに、私の主観推論の域をでていないことも含んでいますが、思い出語りと共に往時を共有しながら楽しんでいただければと思います。各項の事象や人名や年代など、詳細なデータを調べることについては現代ほど容易に情報を得られる時代はないでしょう。むしろ、情報を得るためだけなら、書籍などの印刷媒体に頼る必要も少なくなっています。しかし、ただ単に知るための欲求であるなら私は膨大なこれらをコレクションする必要はありませんでした。無論それらは、コレクターという所有欲が基本にあることは否めませんが、生身の現物が持つ存在感は、たとえそれが印刷された多量生産物であっても、モニター画像をはるかに超えた、五感に渡る多くの情報を持っています。そして、あらかじめ誰かに編集された、言い換えればすでに編者のフィルターがかかったものではない、あるがままの未知な物との出会いに歓び、また、そこから自分だけが考察及び推論する面白さは、コレクションを愛でることを超えた新たな魅力を与えてくれました。そしてその魅力に共感していただけた、光村推古書院の合田様、そして、この本をお買い求めいただきました皆様に、心より感謝いたします。

参考文献

富山県薬業史（通史）　富山県
富山県薬業史（資料編）　富山県
風俗越中売薬　玉川信明　巧玄出版
反魂丹の文化史　玉川信明　社会評論社
江戸の妙薬　鈴木あきら　岩崎美術社
薬文化往来　天野宏　青蛙房
目で見るくすりの博物誌　内藤記念くすり博物館
富山の売薬文化と薬種商　富山県民館
先用後利　北日本新聞社
くすりの歴史　岡崎寛蔵　講談社
富山の薬売り　遠藤和子　サイマル出版社
広告の中の日本　中田節子　ダイヤモンド社
日本の看板　淡交社
ハラノムシ、笑う　田中聡　河出書房新社
正露丸のラッパ　田中聡　河出書房新社
マッカーサーと征露丸　町田忍　芸文社
懐かしの家庭薬大全　町田忍　角川書店
仁丹はなぜ苦い　町田忍　ボランティア情報ネットワーク
広告キャラクター大博物館　ポッププロジェクト　日本文芸社
広告図像の伝説　荒俣宏　平凡社
開かずの間の冒険　荒俣宏　平凡社
繁昌図案　荒俣宏　マガジンハウス
浪漫図案　佐野宏明　光村推古書院
広告批評（一九九四、三）　天野祐吉　マドフ出版
サライ（一九九五、八、一七）　「目薬」　小学館

著者略歴

高橋善丸（たかはし　よしまる）

Yoshimaru Takahashi

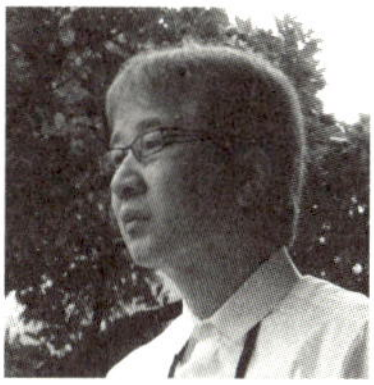

グラフィックデザイナー　大阪芸術大学大学院客員教授

株式会社広告丸主宰　www.kokokumaru.com

日本グラフィックデザイナー協会、日本タイポグラフィ協会、東京タイプディレクターズクラブ、ニューヨークタイプディレクターズクラブ 各会員

グラフィックデザインはそれ自体、時代を語る文化であるということを表現の礎に、湿度ある視覚コミュニケーション表現を探究している。ニューヨークADC銀賞、ニューヨークフェスティバル銅賞、ほか国内外の受賞多数。主な著書に、「曖昧なコミュニケーション」ハンブルク美術工芸博物館、「高橋善丸設計世界」中国広西美術出版社、「情感のあるタイポグラフィー」DNP文化振興財団など。チューリッヒデザイン美術館、ハンブルク美術工芸博物館、ほか国内外の多数の美術館に作品が収蔵されている。また、売薬美術研究家としてコレクション及びその研究発表をしている。薬関係の著書は、「お薬グラフィティ」光琳社出版、「日本伝統薬袋」中国広西美術出版社、「お薬袋」モリサワMOTS、などがある。

くすりとほほえむ元気の素

レトロなお薬袋のデザイン

平成23年11月15日　初版1刷　発行

著者　高橋善丸

ブックデザイン・撮影　高橋善丸

協力　須川まきこ　籔晶子

発行者　浅野泰弘

発行所　光村推古書院株式会社

603-8115　京都市北区北山通堀川東入

TEL:075-493-8244 FAX:075-493-6011

http://www.mitsumura-suiko.co.jp

ISBN978-4-8381-0453-6